NUTRIÇÃO HOSPITALAR

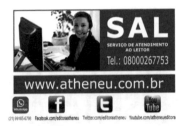

Silvia Maria Fraga Piovacari

NUTRIÇÃO HOSPITALAR

SOCIEDADE BENEFICENTE ISRAELITA BRASILEIRA ALBERT EINSTEIN - SBIBAE

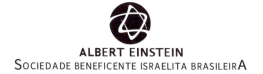
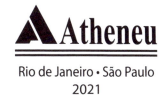

Rio de Janeiro • São Paulo
2021

EDITORA ATHENEU

São Paulo	—	*Rua Maria Paula, 123 – 18° andar* *Tel.: (11) 2858-8750* *E-mail: atheneu@atheneu.com.br*
Rio de Janeiro	—	*Rua Bambina, 74* *Tel.: (21) 3094-1295* *E-mail: atheneu@atheneu.com.br*

CAPA: Equipe Atheneu
PRODUÇÃO EDITORIAL: MWS Design

CIP-BRASIL. CATALOGAÇÃO NA PUBLICAÇÃO
SINDICATO NACIONAL DOS EDITORES DE LIVROS, RJ

N97

Nutrição hospitalar / editora Silvia Maria Fraga Piovacari. - 1. ed. - Rio de Janeiro :
Atheneu, 2021.
603 p. : il. ; 24 cm.

Inclui bibliografia e índice
ISBN 978-65-5586-293-5

1. Hospitais - Serviços de alimentação. 2. Dieta na doença. 3. Nutrição. I.
Piovacari, Silvia Maria Fraga.

21-72364	CDD: 362.176 CDU: 613.2-056.24

Meri Gleice Rodrigues de Souza - Bibliotecária - CRB-7/6439
03/08/2021   03/08/2021

Piovacari S.M.F.
Nutrição Hospitalar

© *Direitos reservados à EDITORA ATHENEU – Rio de Janeiro, São Paulo, 2021.*

Editora

Silvia Maria Fraga Piovacari

Nutricionista Graduada pelo Centro Universitário São Camilo.

Coordenadora de Nutrição Clínica do Hospital Israelita Albert Einstein – HIAE.

Coordenadora do Curso de Pós-Graduação em Nutrição Hospitalar da Faculdade Israelita de Ciências da Saúde Albert Einstein – FICSAE.

Mestre em Ensino em Saúde pela Faculdade Israelita de Ciências da Saúde Albert Einstein – FICSAE.

MBA Executivo em Gestão de Saúde pelo Instituto de Ensino e Pesquisa – INSPER com Extensão Internacional em Barcelona – Espanha.

Certificação *Lean Belt* na Metodologia Lean Six Sigma pelo Programa e Academia Einstein de Excelência Operacional.

Pós-Graduada em Nutrição Clínica pelo Centro Universitário São Camilo.

Especialista em Nutrição Clínica pela Associação Brasileira de Nutrição – ASBRAN.

Especialista em Nutrição Parenteral e Enteral pela Sociedade Brasileira de Nutrição Parenteral e Enteral – BRASPEN.

Coordenadora do Departamento de Nutrição da Sociedade Paulista de Terapia Intensiva – SOPATI Gestão 2020/2021.

Membro do Comitê Educacional da Sociedade Brasileira de Nutrição Parenteral e Enteral – BRASPEN Gestão 2020/2021.

Colaboradores

Ábner Souza Paz

Nutricionista Mestre em Cirurgia Composição Corporal pelo Programa de Pós-Graduação em Cirurgia da Universidade Federal do Amazonas – UFAM/PPGRACI. Nutricionista da Oncologia Sensumed e Fundação Centro de Controle de Oncologia do Amazonas – FCCON. Doutorando em Imunologia Básica e Aplicada pelo Programa de Pós-Graduação em Imunologia Básica e Aplicada – UFAM/PPGIBA. Pesquisador em Câncer e Estado Nutricional – FCECON/ISENP. Membro do Comitê Educacional Oncologia Especialista em Terapia Nutricional/Onco-Nutrição.

Adriana Garófolo

Nutricionista Supervisora das Unidades de Internação do Instituto da Criança do Hospital das Clínicas da Faculdade de Medicina da Universidade de São Paulo – ICr-HCFMUSP. Mestre em Ciências pelo Departamento de Pediatria da Faculdade de Medicina da Universidade de São Paulo – FMUSP. Pós-Graduada em Saúde Materno-Infantil pela Faculdade de Saúde Pública da Universidade de São Paulo – FSP-USP. Pós-Graduada em Desnutrição e Recuperação Nutricional pela Universidade Federal de São Paulo – Unifesp.

Adriana Servilha Gandolfo

Nutricionista pelo Centro Universitário São Camilo. Pós-Graduada em Saúde Materno-Infantil pela Faculdade de Saúde Pública da Universidade de São Paulo – FSP-USP. Pós-Graduada em Desnutrição e Recuperação Nutricional pela Universidade Federal de São Paulo – Unifesp. Mestre em Ciências pelo Departamento de Pediatria da Faculdade de Medicina da Universidade de São Paulo – FMUSP. Supervisora do Serviço Hospitalar do Instituto da Criança do Hospital das Clínicas da Faculdade de Medicina da Universidade de São Paulo – ICr-HCFMUSP.

Adriano Antonio Mehl

Médico Pesquisador e Consultor em novas tecnologias para prevenção e tratamento de feridas. Mestre e Doutor em Ciências/Engenharia Biomédica pela Universidade Tecnológica Federal do Paraná – UTFPR/CPGEI. Membro da Tissue Viability Society (TVS), da European Wound Management Association (EWMA) e da Sociedade Brasileira de Nutrição Parenteral e Enteral – SBNPE/BRASPEN. Coordenador do Ambulatório de Prevenção e Tratamento de Feridas e Lesões Neuropáticas do CEME – Curitiba/PR e da Neuron Dor – Florianópolis/SC. Professor Preceptor Colaborador no Curso de Especialização em Geriatria da Fundação de Apoio e Valorização do Idoso – FAVI e no Programa de Residência Médica em Dermatologia da Santa Casa de Misericórdia – Curitiba/PR. Professor nos Cursos de Pós-Graduação em Estomaterapia do Hospital Israelita Albert Einstein – HIAE – São Paulo/SP e da Pontifícia Universidade Católica do Paraná – PUCPR. Professor Coordenador do Curso de Pós-Graduação em Prevenção e Tratamento de Lesões Cutâneas da Faculdade Santa Casa de Belo Horizonte/MG. Coordenador do Núcleo de Educação e Pesquisa e Presidente do Comitê Assistencial de Tratamento de Feridas e Cuidados com a Pele do CENFE – Brasília/DF.

Alessandra Lopes da Silva

Nutricionista do Hospital Israelita Albert Einstein – HIAE. Pós-Graduada em Nutrição Hospitalar pela Faculdade Israelita de Ciências da Saúde Albert Einstein – FICSAE.

Aline Correia dos Santos

Técnica em Nutrição no Hospital Israelita Albert Einstein – HIAE. Graduada em Gestão de Recursos Humanos pela Faculdade Anhembi Morumbi. Técnica de Nutrição e Dietética pela Instituição de Ensino Centro Paula Souza.

Aline Massensini de Freitas

Nutricionista Clínica no Hospital Israelita Albert Einstein – HIAE. Graduada pelo Centro Universitário de Barra Mansa. Pós-Graduada em Nutrição Hospitalar pela Faculdade Israelita de Ciências da Saúde Albert Einstein – FICSA.

Amanda Cristina Maria Aparecida Gonçalves

Enfermeira Sênior do Departamento de Pacientes Graves do Hospital Israelita Albert Einstein – HIAE. Mestre pela Escola de Enfermagem de Ribeirão Preto da Universidade de São Paulo – EERP-USP. Especialista em Enfermagem em Estomaterapia pela Universidade Estadual de Campinas – Unicamp. Especialista em Enfermagem em Terapia Intensiva pela Faculdade Israelita de Ciências da Saúde Albert Einstein – FICSAE. Coordenadora do curso de Pós-Graduação em Enfermagem em Estomaterapia da FICSAE.

Ana Carolina G. Eisencraft

Enfermeira Graduada pela Faculdade de Medicina do ABC – FMABC. Especialista em Obstetricia pela Faculdade Santa Marcelina e em Gerenciamento de Enfermagem pela Universidade Federal de São Paulo – Unifesp. Coordenadora da Maternidade, Medicina Fetal e Centro de Parto Normal do Hospital Israelita Albert Einstein – HIAE.

Ana Claudia Fischer Bosko

Nutricionista Clínica. Especialista em Nutrição no Cuidado ao Paciente Crítico pelo Programa de Residência Multiprofissional do Hospital Sírio-Libanês – HSL. Especialista em Nutrição Hospitalar pelo Programa de Aprimoramento Profissional do Hospital Universitário da Universidade de São Paulo – HU-USP.

Ana Claudia Santos

Nutricionista Clínica. Especialista em Nutrição Clínica pelo Grupo de Apoio a Nutrição Enteral e Parenteral – GANEP – Nutrição Humana.

Ana Katia Zaksauskas Rakovicius

Nutricionista. Coordenadora de Nutrição do Hospital Municipal da Vila Santa Catarina da Sociedade Beneficente Israelita Brasileira Albert Einstein – SBIBAE. Especialista em Nutrição Clínica pela Associação Brasileira de Nutrição – ASBRAN. Especialista em Cardiologia pela Sociedade de Cardiologia do Estado de São Paulo – SOCESP. Pós-Graduada em Nutrição Clínica pelo Centro Universitário São Camilo e em Nutrição nas Doenças Crônicas Não Transmissíveis pelo Instituto Israelita de Ensino e Pesquisa Albert Einstein – IIEP. Graduanda em Gestão em Saúde pelo IIEP.

Ana Maria Pita Lottenberg

Doutora em Ciência dos Alimentos pela Faculdade de Ciências Farmacêuticas da Universidade de São Paulo – FCF-USP. Docente da Faculdade Israelita de Ciências da Saúde Albert Einstein – FICSAE. Coordenadora do Curso de Pós-Graduação em Nutrição nas Doenças Crônicas da FICSAE.

Ana Merzel Kernkraut

Psicóloga. Coordenadora do Programa de Experiência do Paciente do Hospital Israelita Albert Einstein – HIAE. Mestranda em Ciências da Saúde pela Faculdade Israelita de Ciências da Saúde Albert Einstein – FICSAE. Certified Professional Patient Experience – CPXP. *Fellow* em Cuidado Centrado na Pessoa pelo Planetree – FPCC. MBA em Gestão de Saúde pelo Instituto de Ensino e Pesquisa – INSPER. Formação Clínica em Psicodrama pela Escola Paulista de Psicodrama. Aprimoramento em Psicologia da Infância pela Universidade Federal de São Paulo – Unifesp.

Ana Paula Marques Honório

Nutricionista Graduada pelo Centro Universitário São Camilo. Especialista em Nutrição Clínica pelo Centro Universitário São Camilo. Especialista em Nutrição em Gerontologia pela Faculdade de Medicina da Universidade de São Paulo – FMUSP. Especialista em Nutrição Parenteral e Enteral pela Sociedade Brasileira de Nutrição Parenteral e Enteral – SBNPE/BRASPEN.

Ana Paula Molino de Moraes

Advogada, Coordenadora da Central de Conciliação do Conselho Regional de Enfermagem de São Paulo – Coren-SP. Especialista em Docência no Ensino Superior pela Universidade Paulista – UNIP. Formação em Capacitação em Mediação de Conflitos, Conciliação, Negociação e Arbitragem pela Escola Superior de Advocacia – ESA e Legale.

Ana Paula Monteiro de Mendonça

Nutricionista Graduada pela Universidade Estadual de Campinas – Unicamp. Residente de Nutrição Clínica em Gastroenterologia do Hospital das Clínicas da Faculdade de Medicina da Universidade de São Paulo – HCFMUSP.

Ana Paula Noronha Barrére

Nutricionista Clínica Oncológica. Professora Convidada dos Cursos de Pós-Graduação da Faculdade Israelita de Ciências da Saúde Albert Einstein – FICSAE. Mestre em Ciências da Saúde pela FICSAE. Especialista em Nutrição Clínica pelo Instituto Central do Hospital das Clínicas da Faculdade de Medicina da Universidade de São Paulo – IC-HCFMUSP. Especialista em Nutrição Parenteral e Enteral pela Sociedade Brasileira de Nutrição Parenteral e Enteral – SBNPE/BRASPEN. Especialista em Nutrição Funcional pela VP Consultoria Nutricional.

Andrea Pereira

Médica Nutróloga da Oncologia e Hematologia do Hospital Israelita Albert Einstein – HIAE. Graduação e Doutorado pela Universidade Federal de São Paulo – Unifesp. Pós-Doutorado pelo Instituto Israelita de Ensino e Pesquisa Albert Einstein – IIEP. Presidente da ONG Obesidade Brasil.

Andréa Penha Spínola Fernandes

Médica Pediatra e Neonatologista. Coordenadora do Centro de Referência de Banco de Leite Humano da Região Metropolitana de São Paulo. Membro da Câmara Técnica da Rede Brasileira de Bancos de Leite Humano. Membro do Departamento de Aleitamento Materno da Sociedade de Pediatria de São Paulo – SPSP. Preceptora de Neonatologia do Curso de Medicina da Universidade da Cidade de São Paulo – UNICID.

Anna Carolina Pompermayer Coradelli

Médica Intensivista do Hospital Sírio-Libanês – HSL. Médica da Equipe Multidisciplinar de Terapia Nutricional (EMTN) do HSL, Hospital São Luiz Itaim e Vila Nova Star. Especialização em Nutrologia pelo Hospital Israelita Albert Einstein – HIAE. Residência Médica em Terapia Intensiva pelo HSL.

Barbara Coutinho Fernandes

Engenheira de Produção. Certificação *Black Belt* na Metodologia Lean Six Sigma. Consultora de Melhoria Contínua do Hospital Israelita Albert Einstein – HIAE. Mestre em Engenharia de Produção pela Universidade Federal de Itajubá – UNIFEI.

Bárbara Valença Caralli Leoncio

Nutricionista Clínica do Centro de Oncologia e Hematologia do Hospital Israelita Albert Einstein – HIAE. Especialista em Nutrição Clínica e Terapia Nutricional pelo Grupo de Apoio a Nutrição Enteral e Parenteral – GANEP. Especialista em Oncologia pelo Instituto Israelita de Ensino e Pesquisa Albert Einstein – IIEP.

Beatriz Giachetto Santana

Nutricionista. Especialista em Gestão de Negócios com Foco em Projetos Inovadores pelo Centro Universitário do Serviço Nacional de Aprendizagem Comercial – Senac.

Branca Jardini de Freitas

Nutricionista Clínica do Departamento de Pacientes Graves do Hospital Israelita Albert Einstein – HIAE. Especialista em Nutrição Parenteral e Enteral pela Sociedade Brasileira de Nutrição Parenteral e Enteral – SBNPE/BRASPEN. Residência em Nutrição Hospitalar pela Pontifícia Universidade Católica de Campinas – PUC-Campinas. Pós-Graduada em Gestão em Saúde pela Fundação Getulio Vargas – FGV.

Bruna Cintra

Nutricionista Clínica do Departamento de Onco-Hematologia e Transplante de Células-Tronco Hematopoiéticas do Hospital Israelita Albert Einstein – HIAE. Pós-Graduada em Oncologia Multiprofissional pelo Instituto Israelita de Ensino e Pesquisa Albert Einstein – IIEP. Pós-Graduada em Nutrição Hospitalar pelo IIEP.

Bruna Zavarize Reis

Nutricionista pela Universidade Federal de Sergipe – UFS. Mestre em Nutrição Humana Aplicada pela Faculdade de Ciências Farmacêuticas da Universidade de São Paulo – FCF-USP. Doutora em Ciência dos Alimentos pela FCF-USP. Professora Adjunta do Departamento de Nutrição da Universidade Federal do Rio Grande do Norte – DNUT-UFRN. Professora Colaboradora do Programa de Pós-Graduação em Nutrição da PPGNUT-UFRN.

Camila Ventura Meneghelli

Nutricionista Clínica. Graduada pelo Centro Universitário São Camilo. Pós-Graduada em Nutrição nas Doenças Crônicas Não Transmissíveis pelo Instituto Israelita de Ensino e Pesquisa Albert Einstein – IIEP.

Camilla Mendes de Carvalho

Nutricionista Sênior do Serviço de Alimentação do Hospital Israelita Albert Einstein – HIAE. Pós-Graduação em Gestão de Negócios em Alimentação e Nutrição pelo Centro Universitário São Camilo. MBA em Gestão da Saúde com Ênfase em Administração Hospitalar pela Anhembi Morumbi.

Carla Muroya Capelli

Nutricionista Clínica da Unidade de Ortopedia do Hospital Israelita Albert Einstein – HIAE. Educadora em Diabetes do HIAE. Pós-Graduada em Nutrição Clínica em Terapia Nutricional pelo Grupo de Apoio de Nutrição Enteral e Parenteral – GANEP – Nutrição Humana.

Carolina Martins de Nadai

Nutricionista Clínica do Hospital Israelita Albert Einstein – HIAE. Pós-Graduada em Nutrição Clínica – Metabolismo Prática e Terapia Nutricional pela Universidade Gama Filho – Unidade de Campinas/SP – UGF.

Caroline Arisa Matsuda

Nutricionista Clínica e Educadora em Diabetes no Hospital Israelita Albert Einstein – HIAE. Formada em Nutrição pela Universidade Estadual de Campinas – Unicamp. Pós-Graduação em Nutrição Hospitalar pela Faculdade Israelita de Ciências da Saúde Albert Einstein – FICSAE.

Claudia Regina Laselva

Diretora de Operações e de Práticas Assistenciais do Hospital Israelita Albert Einstein – HIAE. Enfermeira e Mestre em Nefrologia (Ciências Básicas) pela Universidade Federal de São Paulo – Unifesp. MBA Executivo em Gestão em Saúde pelo Instituto de Ensino e Pesquisa – INSPER. Extensão Internacional na TUFTS University – Boston-MA.

Cristiane D'Almeida

Doutora em Ciências Nutricionais pela Universidade Federal do Rio de Janeiro – UFRJ. Tecnologista Pleno do Instituto Nacional de Câncer – INCA. Coordenadora do Nutri OncoEssencial. Membro da Comissão de Ensino em Nutrição Oncológica – INCA/M3. Membro do Grupo de Oncologia e Comitê de Assistência Domiciliar da Sociedade Brasileira de Nutrição Parenteral e Enteral – SBNPE/BRASPEN.

Daniela Alaminos

Gerente de Nutrição do Hospital Israelita Albert Einstein – HIAE. Nutricionista pela Faculdade de Saúde Pública da Universidade de São Paulo – FSP-USP. Administradora pela Universidade São Judas Tadeu – USJT. MBA em Finanças pelo Instituto Brasileiro de Mercado de Capitais – IBMEC.

Daniela Kawamoto Murakami

Nutricionista e Coordenadora Clínica do Departamento de Nutrição do Hospital Municipal Dr. Fernando Mauro Pires da Rocha. Nutricionista Responsável pelo Ambulatório de Neurologia Infantil (Dieta Cetogênica) do Instituto da Criança do Hospital das Clínicas da Faculdade de Medicina da Universidade de São Paulo – ICr-HCFMUSP. Coautora da Keto Calculadora Brasil (Danone Nutrícia), ferramenta desenvolvida para prescrição da dieta cetogênica para tratamentos de pacientes com epilepsia. Especialista em Nutrição Clínica e Terapia Nutricional pelo Grupo de Apoio a Nutrição Enteral e Parenteral – GANEP.

Danielly Oliveira Justino

Nutricionista Clínica do Setor de Gastroenterologia e Educação em Diabetes no Hospital Israelita Albert Einstein – HIAE. Pós-Graduada em Nutrição Hospitalar pelo Instituto Israelita de Ensino e Pesquisa Albert Einstein – IIEP.

Décio Diament

Médico do Departamento de Pacientes Graves e da Equipe Multidisciplinar de Terapia Nutricional do Hospital Israelita Albert Einstein – HIAE. Especialista em Medicina Intensiva pela Associação de Medicina Intensiva Brasileira – AMIB. Certificado em Área de Atuação de Nutrição Enteral e Parenteral pela Sociedade Brasileira de Nutrição Parenteral e Enteral – SBNPE/BRASPEN. Especialista em Infectologia pela Sociedade Brasileira de Infectologia – SBI. Doutor em Doenças Infecciosas e Parasitárias pela Universidade Federal de São Paulo – Unifesp. Pós-Graduado (lato sensu) em Nutrologia pela Associação Brasileira de Nutrologia – ABRAN.

Diana Borges Dock-Nascimento

Doutora em Ciências da Saúde pela Universidade de São Paulo – USP. Mestre em Ciências da Saúde pela Universidade Federal de Mato Grosso – UFMT. Especialista em Gastroenterologia e Nutrição pela Sociedade Brasileira de Nutrição Parenteral e Enteral – SBNPE/BRASPEN. Especialista em Nutrição Parenteral e Enteral Nutricionista do Projeto ACERTO.

Diogo Oliveira Toledo

Médico Graduado pela Faculdade de Medicina de Itajubá – UNIFEI. Coordenador da Equipe Multiprofissional de Terapia Nutricional do Hospital Israelita Albert Einstein – HIAE. Coordenador da Pós-Graduação em Nutrologia do HIAE. Especialista em Medicina Intensiva pela Associação de Medicina Intensiva Brasileira – AMIB. Especialista em Nutrição Parenteral e Enteral pela Sociedade Brasileira de Nutrição Parenteral e Enteral – SBNPE/BRASPEN. Pós-Graduação lato sensu em Nutrologia pela Associação Brasileira de Nutrologia – ABRAN. Mestrado em Ciência da Saúde pelo Instituto de Assistência Médica ao Servidor Público Estadual – IAMSPE. Doutorado em Ciência da Saúde pela Faculdade de Medicina da Universidade de São Paulo – FMUSP.

Drielle Schweiger Freitas Bottairi Garcia

Nutricionista Sênior do Departamento Materno-Infantil do Hospital Israelita Albert Einstein – HIAE. MBA em Gestão de Saúde com Ênfase em Administração Hospitalar pela Universidade Anhembi Morumbi. Pós-Graduada no Curso de Terapia Nutricional em Pacientes Graves pelo Instituto Israelita de Ensino e Pesquisa Albert Einstein – IIEP. Pós-Graduada no Curso de Nutrição nas Doenças Crônicas Não Transmissíveis pelo IIEP.

Elaine Gonçalves da Silva

Nutricionista do Serviço de Alimentação do Hospital Israelita Albert Einstein – HIAE. Pós-Graduada em Nutrição Hospitalar pela Faculdade Israelita de Ciências da Saúde Albert Einstein – FICSAE. Gastróloga pela Faculdade Hotec. Pós-Graduanda em Liderança e Gestão de Pessoas na Área da Saúde pela FICSAE. Técnica em Nutrição e Dietética pela Escola Técnica Estadual de São Paulo – ETEC Dona Escolástica Rosa.

Eletéa Barbosa Tasso

Especialista de Ensino a Distância da Sociedade Beneficente Israelita Brasileira Albert Einstein – SBIBAE. Mestranda em Ensino em Saúde pela Faculdade Israelita de Ciências da Saúde Albert Einstein – FICSAE. Especialização em Planejamento, Gestão e Implementação do EAD pela Universidade Federal Fluminense – UFF. MBA em Gestão de Projetos pela Fundação Getulio Vargas – FGV. Especialização em Gestão da Educação a Distância pela Universidade Federal de Juiz de Fora – UFJF. Biomédica Graduada pela Universidade Federal de São Paulo – Unifesp.

Evandro José de A. Figueiredo

Médico Intensivista e Nutrólogo do Hospital Israelita Albert Einstein – HIAE. Médico do Departamento de Pacientes Graves do HIAE. Pós-Graduado em Nutrição Clínica pelo Grupo de Apoio a Nutrição Enteral e Parenteral – GANEP.

Fabiana Aparecida Rasteiro

Nutricionista Sênior do Centro de Prevenção e Tratamento da Obesidade Einstein, do Programa de Reeducação Alimentar e da Clínica de Especialidades Pediátricas do Hospital Israelita Albert Einstein – HIAE. Graduada em Nutrição pela Universidade Nove de Julho – Uninove. Graduada em Educação Física pela Universidade Bandeirante de São Paulo – Uniban. Pós-Graduada e Especialista em Nutrição no Esporte e no Exercício pelo Centro Universitário das Faculdades Metropolitanas Unidas – FMU. Educadora em Diabetes pelo HIAE.

Fabiana Fiuza Teixeira

Nutricionista das Clínicas Einstein e Saúde Populacional do Hospital Israelita Albert Einstein – HIAE. Especialista em Teorias e Técnicas para Cuidados Integrativos pela Universidade Federal de São Paulo – Unifesp. Especialista em Nutrição Clínica Funcional – VP Consultoria Nutricional. Certificação Internacional em *Profesional, Self and Leader Coaching* – IBC. Especialista em Excelência Operacional na Área de Saúde. Lean Six Sigma – Instituto Superior de Ensino e Pesquisa Albert Einstein – IESAE.

Fabiana Lúcio

Nutricionista Clínica do Centro de Oncologia e Hematologia do Hospital Israelita Albert Einstein – HIAE. Especialista em Nutrição nas Doenças Renais da Criança e do Adulto pela Universidade Estadual de Campinas – Unicamp. Graduada pela Pontifícia Universidade Católica de Campinas – PUC-Campinas.

Fabiana Pereira dos Santos

Técnica em Nutrição do Serviço de Alimentação do Hospital Israelita Albert Einstein – HIAE. Tecnólogo em Logística.

Fabiana Poltronieri

Nutricionista pela Universidade Federal de Santa Catarina – UFSC. Mestre Doutora pela Faculdade de Ciências Farmacêuticas da Universidade de São Paulo – FCF-USP. Coordenadora da Comissão de Ética do Conselho Regional de Nutricionistas 3ª Região – CRN3. Organizadora do Tratado de Nutrição e Dietoterapia Rossi e Poltronieri.

Fabrícia Lima Alves

Farmacêutica Clínica do Departamento de Pacientes Graves do Hospital Israelita Albert Einstein – HIAE. Especialista em Farmácia Clínica pelo Centro de Educação em Saúde Abram Szajman. Educadora em Diabetes pela Associação de Diabetes Juvenil – ADJ.

Fátima Lago

Coordenadora de Fonoaudiologia do Hospital Placi-RJ. Pós-Graduada em Cuidados Paliativos no Hospital Israelita Albert Einstein – HIAE. Pós-Graduada em Fonoaudiologia Hospitalar. Pós-Graduanda em Gestão Geriátrica e Gerontologia pela Pontifícia Universidade Católica do Rio de Janeiro – PUC-RJ. Membro do Comitê de Disfagia da Sociedade Brasileira de Nutrição Parenteral e Enteral – SBNPE/BRASPEN. Membro da Academia Brasileira de Disfagia – ABD.

Fernanda Antunes Ribeiro

Enfermeira da Equipe Multidisciplinar de Terapia Nutricional do Hospital Israelita Albert Einstein – HIAE. Especialista em Terapia Nutricional Parenteral e Enteral pela Sociedade Brasileira de Nutrição Parenteral e Enteral – SBNPE/BRASPEN. Pós-Graduada em Terapia Nutricional em Pacientes Graves pela Faculdade Israelita de Ciências da Saúde Albert Einstein – FICSAE. Especialista em ECMO pela Extracorporeal Life Support Oraganization – ELSO. Pós-Graduada em Cardiologia pela Universidade Federal de São Paulo – Unifesp.

Fernanda Marini de Abreu

Nutricionista Graduada pelo Centro Universitário São Camilo. Pós-Graduada em Gastronomia pela Universidade Anhembi Morumbi. Experiência em Gestão de Qualidade, Processos Produtivos e Gastronomia Hospitalar. Atualmente Chefe de Cozinha na Sociedade Beneficente Israelita Brasileira Albert Einstein – SBIBAE.

Fernanda Marques de Deus

Médica do Departamento Materno-Infantil do Hospital Israelita Albert Einstein – HIAE. Graduada pela Faculdade de Medicina da Universidade de São Paulo – FMUSP. Especialista em Pediatria e em Neonatologia pelo Hospital das Clínicas da Faculdade de Medicina da Universidade de São Paulo – HCFMUSP e pela Sociedade Brasileira de Pediatria – SBP.

Fernanda Pisciolaro

Nutricionista Clínica. Especialista em Distúrbios Metabólicos e Risco Cardiovascular. Coordenadora da Equipe de Nutrição Clínica e Supervisora do Programa de Transtornos Alimentares (AMBULIM) do Instituto de Psiquiatria do Hospital das Clínicas da Faculdade de Medicina da Universidade de São Paulo – IPq-HCFMUSP. Coordenadora e Docente dos Cursos de Nutrição do AMBULIM-IPq-HCFMUSP. Membro do Grupo Especializado em Nutrição e Transtornos Alimentares – GENTA. Membro do Departamento de Psiquiatria e Transtornos Alimentares da Associação Brasileira para Estudo da Obesidade e Síndrome Metabólica – ABESO. Colaboradora do Instituto Nutrição Comportamental – INC.

Flávia Julie do Amaral Pfeilsticker

Médica Intensivista da UTI Adulto e Membro da Equipe Multidisciplinar de Terapia Nutricional do Hospital Israelita Albert Einstein – HIAE. Residência Médica em Medicina Intensiva pelo HIAE. Título de Especialista em Medicina Intensiva pela Associação de Medicina Intensiva Brasileira – AMIB. Mestre em Ciências da Saúde pela Faculdade Israelita de Ciências da Saúde Albert Einstein – FICSAE. Especialista em Nutrição Enteral e Parenteral pela Sociedade Brasileira de Nutrição Parenteral e Enteral – SBNPE/BRASPEN.

Gabriela Tavares Braga Bisogni

Nutricionista Clínica Pós-Graduada em Nutrição na Cirurgia Bariátrica e Metabólica e Obesidade pelo Centro Integrado de Nutrição e em Nutrição em Gastroenterologia pela Universidade Estadual de Campinas – Unicamp.

Giovanna Cavanha Corsi

Nutricionista Graduada pela Faculdade de Saúde Pública da Universidade de São Paulo – FSP-USP. Residente de Nutrição Clínica em Gastroenterologia do Hospital das Clínicas da Faculdade de Medicina da Universidade de São Paulo – HCFMUSP. Especialista em Nutrição Clínica pelo Centro Universitário São Camilo. Aprimorada em Transtornos Alimentares pelo Programa de Transtornos Alimentares (AMBULIM) do Instituto de Psiquiatria do Hospital das Clínicas da Faculdade de Medicina da Universidade de São Paulo – IPq-HCFMUSP.

Giovanna Guimarães Lopes

Nutricionista Clínica da Geriatria e Educadora em Diabetes no Hospital Israelita Albert Einstein – HIAE. Pós-Graduada em Nutrição Hospitalar pelo Instituto Israelita de Ensino e Pesquisa Albert Einstein – IIEP. Qualificada Educadora em Diabetes pela Sociedade Brasileira de Diabetes – SBD.

Giuliana Marques Barbosa

Nutricionista pela Universidade de Brasília – UnB. Pós-Graduação em Nutrição Hospitalar pelo Instituto Israelita de Ensino e Pesquisa Albert Einstein – IIEP.

Glaucia Amaral Santana

Nutricionista Especialista no Hospital Municipal Vila Santa Catarina. Graduada pela Universidade Nove de Julho – Uninove. Pós-Graduada em Nutrição Hospitalar pelo Instituto Israelita de Ensino e Pesquisa Albert Einstein – IIEP. Especialista em Nutrição Parenteral e Enteral pela Sociedade Brasileira de Nutrição Parenteral e Enteral – SBNPE/BRASPEN.

Glaucia Fernanda Corrêa Gaetano Santos

Nutricionista Clínica Sênior do Departamento da Clínica Médica Cirúrgica do Hospital Israelita Albert Einstein – HIAE. Pós-Graduada em Nutrição Humana Aplicada à Prática Clínica pelo Instituto de Metabolismo e Nutrição – IMEN. Especialista em Nutrição Parenteral e Enteral pela Sociedade Brasileira de Nutrição Parenteral e Enteral – SBNPE/BRASPEN. Especialista em Nutrição Clínica pela Associação Brasileira de Nutrição – ASBRAN. Pós-Graduada em Excelência Operacional na Área da Saúde – Lean Six Sigma, com certificação *Green Belt* pelo Instituto Israelita de Ensino e Pesquisa Albert Einstein – IIEP. Docente da Pós-Graduação em Nutrição Hospitalar na Faculdade Israelita de Ciências da Saúde Albert Einstein – FICSAE.

Graziela Biude Silva Duarte

Nutricionista pelo Centro Universitário São Camilo. Mestre e Doutora em Ciências, área de Nutrição Experimental, pela Faculdade de Ciências Farmacêuticas da Universidade de São Paulo – FCF-USP. Docente do Curso de Pós-Graduação em Nutrição Clínica do Centro Universitário São Camilo.

Guilherme Duprat Ceniccola

Nutricionista Intensivista e Membro da Equipe Multidisciplinar de Terapia Nutricional (EMTN) do Hospital de Base do Distrito Federal. Especialista em Terapia Nutricional Parenteral e Enteral pela Sociedade Brasileira de Nutrição Parenteral e Enteral – SBNPE/BRASPEN, Doutor e Mestre em Nutrição Humana pela Universidade de Brasília – UnB. Graduado no Principles and Practice of Clinical Research de Harvard. Tutor da Residência Multiprofissional em Terapia Intensiva da Secretaria de Saúde do Distrito Federal – SES/DF.

Ilusca Cardoso de Paula

Especialista em Nutrologia pela Sociedade Brasileira de Nutrição Parenteral e Enteral – SBNPE/BRASPEN. Médica Nutróloga da Equipe Multiprofissional de Terapia Nutricional (EMTN) do Hospital Israelita Albert Einstein – HIAE. Especialista em Medicina Intensiva pela Associação de Medicina Intensiva Brasileira – AMIB. Intensivista da UTI Adulto do HIAE e do Hospital Nove de Julho.

Jessica Magalhães Fonseca

Nutricionista Graduada pela Universidade Federal do Maranhão – UFMA. Residente de Nutrição Clínica em Gastroenterologia do Hospital das Clínicas da Faculdade de Medicina da Universidade de São Paulo – HCFMUSP. Mestre em Saúde Coletiva pela Universidade Federal do Maranhão – UFMA. Especialista em Nutrição Clínica Funcional e Fitoterápica pela Faculdade Laboro. Especialista em Nutrição Esportiva pela Faculdade Laboro.

João Manoel da Silva Junior

Doutor e Mestre em Ciências Médicas pela Universidade de São Paulo – USP. Diretor do Departamento de Anestesiologia do Hospital Servidor Público Estadual – IAMSPE. Médico Intensivista do Hospital Israelita Albert Einstein – HIAE. Médico Intensivista da Divisão de Anestesiologia do Instituto Central do Hospital das Clínicas da Faculdade de Medicina da Universidade de São Paulo – IC-HCFMUSP.

José Eduardo de Aguilar-Nascimento

Médico Cirurgião. Membro Titular do Colégio Brasileiro de Cirurgiões – CBC. Membro do Comitê Educacional da Sociedade Brasileira de Nutrição Parenteral e Enteral – SBNPE/BRASPEN. Editor do *Braspen Journal*. Ex-Presidente da SBNPE/BRASPEN. Diretor do Curso de Medicina do Centro Universitário de Várzea Grande – UNIVAG, Mato Grosso. Professor Titular (aposentado) do Departamento de Clínica Cirúrgica da Faculdade de Medicina da Universidade Federal de Mato Grosso – UFMT. Doutor e Mestre em Gastroenterologia Cirúrgica pela Universidade Federal de São Paulo – Unifesp. Pós-Doutor pela University of Wisconsin, EUA.

Julia Forti Roque

Nutricionista Clínica do Hospital Israelita Albert Einstein – HIAE. Graduada em Nutrição pela Universidade Metodista de Piracicaba – Unimep. Pós-Graduada em Nutrição Hospitalar pela Faculdade Israelita de Ciências da Saúde Albert Einstein – FICSAE.

Juliana Wanderley Cidreira Neves

Fonoaudióloga Sênior do Hospital Israelita Albert Einstein – HIAE. Mestranda em Distúrbios da Comunicação Humana na Faculdade de Ciências Médicas da Santa Casa de São Paulo – FCMSCSP. Especialista em Geriatria e Gerontologia pela Universidade do Estado do Rio de Janeiro – Universidade Aberta à Terceira Idade – UERJ/UnATi. Especialista em Cuidados Paliativos pela Faculdade Israelita de Ciências da Saúde Albert Einstein – FICSAE.

Julieta Regina Moraes

Nutricionista Clínica do Departamento de Pacientes Graves do Hospital Israelita Albert Einstein – HIAE. Especialista em Nutrição Clínica pela Associação Brasileira de Nutrição –ASBRAN. Especialista em Nutrição Parenteral e Enteral pela Sociedade Brasileira de Nutrição Parenteral e Enteral – SBNPE/BRASPEN. Pós-Graduada em Nutrição Clínica pelo Grupo de Apoio a Nutrição Enteral e Parenteral – GANEP – Nutrição Humana. Pós-Graduada em Terapia Nutricional em Cuidados Intensivos pelo GANEP – Nutrição Humana. Pós-Graduada em Vigilância Sanitária de Alimentos pela Universidade de São Paulo – USP.

Julliety Xavier Tazitu

Nutricionista Clínica do Hospital Beneficência Portuguesa de São Paulo – Unidade BP Mirante. Especialista em Nutrição Hospitalar pelo Instituto Israelita de Ensino e Pesquisa Albert Einstein – IIEP.

Lara Cunha Natacci

Nutricionista, Diretora Clínica da Dietnet Nutrição, Saúde e Bem-Estar. Mestre e Doutora em Ciências pela Faculdade de Medicina da Universidade de São Paulo – FMUSP. Pós-Doutoranda em Nutrição pela Faculdade de Saúde Pública da Universidade de São Paulo – FSP-USP. Certificada em *Coaching* de Saúde e Bem-Estar pela Wellcoaches e American College of Spports and Medicine. Especialização em Transtornos Alimentares na Universidade de Paris V. Especialização em Bases Fisiológicas da Nutrição no Esporte pela Universidade Federal de São Paulo – Unifesp. Especialização em Nutrição Clínica Funcional pela Universidade Ibirapuera – UNIB. Membro da Comissão de Comunicação da Sociedade Brasileira de Alimentação e Nutrição – SBAN.

Letícia Nascimento Carniatto

Nutricionista Clínica da Unidade de Internação e Ambulatório de Nutrição do A.C. Camargo Cancer Center. Mestranda em Ciências da Saúde com Ênfase em Oncologia pela Fundação Antônio Prudente – FAP. Especialista em Nutrição Oncológica pelo Programa de Residência Multiprofissional da FAP. Preceptora do Programa de Residência Multiprofissional em Nutrição Oncológica da FAP.

Liane Brescovici Nunes de Matos

Doutora em Ciências pela Faculdade de Medicina da Universidade de São Paulo – FMUSP. Título de Especialista em Medicina Intensiva pela Associação de Medicina Intensiva Brasileira – AMIB. Título de Especialista em Nutrologia pela Associação Brasileira de Nutrologia – ABRAN. Título de Especialista em Terapia Nutricional Parenteral e Enteral pela Sociedade Brasileira de Nutrição Parenteral e Enteral – SBNPE/BRASPEN. Médica Nutróloga dos Hospitais Vila Nova Star e São Luiz – Itaim. Médica Intensivista da Unidade de Terapia Intensiva do Hospital A.C. Camargo Cancer Center.

Lidiane Soares Sodré da Costa

Enfermeira Sênior do Departamento de Oncologia – Unidade de Transplante de Medula Óssea do Hospital Israelita Albert Einstein – HIAE. Especialista em Oncologia e Gestão da Qualidade em Saúde. Título de Proficiência Técnica em Hematologia e Hemoterapia pela Associação Brasileira de Hematologia e Hemoterapia – ABHH. Mestranda em Ensino pela Faculdade Israelita de Ciências da Saúde Albert Einstein – FICSAE. Membro do Comitê Científico de Enfermagem da Associação Brasileira de Linfoma e Leucemia – Abrale.

Lilian Moreira Pinto

Médica Intensivista do Departamento de Pacientes Graves do Hospital Israelita Albert Einstein – HIAE. Especialista em Terapia Intensiva pela Associação de Medicina Intensiva Brasileira – AMIB. Especialista em Nutrição Parenteral e Enteral pela Sociedade Brasileira de Nutrição Parenteral e Enteral – SBNPE/BRASPEN. Pós-Graduada em Nutrologia pela Associação Brasileira de Nutrologia – ABRAN.

Liliana Paula Bricarello

Nutricionista. Professora Substituta da Universidade Federal de Santa Catarina –UFSC. Professora Convidada de Cursos de Pós-Graduação. Colaboradora Federal do Conselho Federal de Nutricionistas – CFN (Gestão 2018-2021). Pós-Doutoranda na UFSC. Doutora em Nutrição pela UFSC. Mestre em Ciências Aplicadas à Cardiologia pela Universidade Federal de São Paulo – Unifesp. Especialização em Bioética e Pastoral da Saúde pelo Centro Universitário São Camilo. Especialização em Nutrição em Cardiologia pela Sociedade de Cardiologia do Estado de São Paulo – SOCESP. Especialização em Distúrbios Metabólicos e Risco Cardiovascular pelo Centro de Extensão Universitária – CEU.

Luci Uzelin

Pós-Graduação *lato sensu Master of Business Administration* (MBA) Executivo em Gestão de Saúde. Pós-Graduação *lato sensu Master of Business Administration* (MBA) Gastronomia. Pós-Graduação *lato sensu* Especialização em Nutrição Clínica pelo Centro Universitário São Camilo. Título de Especialista Nutrição em Cardiologia pela Sociedade de Cardiologia do Estado de São Paulo – SOCESP. Título de Especialista Alimentação Coletiva pela Associação Brasileira de Nutrição – ASBRAN. Título de Especialista Nutrição Clínica – ASBRAN. Certificação *Lean Belt* na Sociedade Beneficente Israelita Brasileira Albert Einstein – SBIBAE.

Marcelo Macedo Rogero

Nutricionista pela Faculdade de Saúde Pública da Universidade de São Paulo – FSP-USP. Especialista em Nutrição em Esporte pela Associação Brasileira de Nutrição – ASBRAN. Mestre e Doutor em Ciência dos Alimentos pela Faculdade de Ciências Farmacêuticas da Universidade de São Paulo – FCF-USP. Pós-Doutorado em Ciência dos Alimentos pela FCF-USP. Pós-Doutorado pela Faculdade de Medicina da University of Southampton, Inglaterra. Professor-Associado do Departamento de Nutrição da Faculdade de Saúde Pública da Universidade de São Paulo – FSP-USP. Coordenador do Laboratório de Genômica Nutricional e Inflamação – GENUIN.

Márcia Tanaka

Nutricionista do Centro de Oncologia e Hematologia do Hospital Israelita Albert Einstein – HIAE. Especialista em Nutrição Parenteral e Enteral pela Sociedade Brasileira de Nutrição Parenteral e Enteral – SBNPE. Especialista em Nutrição Clínica pela Associação Brasileira de Nutrição – ASBRAN. Pós-Graduada em Oncologia e em Doenças Crônico-Degenerativas pelo Instituto Israelita de Ensino e Pesquisa Albert Einstein – IIEP.

Marcus Vinicius Rezende Fagundes Netto

Psicanalista. Psicólogo e Supervisor do Serviço de Psicologia na Oncologia do Hospital Vila Nova Star – Rede Dor/SP. Coordenador do Núcleo de Psicologia Hospitalar do Conselho Regional de Psicologia do Estado de São Paulo – CRP-SP. Membro Diretor da Sociedade Brasileira de Psicologia Hospitalar – SBPH. Especialista em Psico-Oncologia e Cuidados Paliativos pelo Instituto Pallium de Buenos Aires. Mestre em Psicanálise: Clínica e Pesquisa. Doutorando pelo Programa de Pós-Graduação em Psicologia Clínica da Universidade de São Paulo – USP.

Maria Carolina Batista Campos von Atzingen

Doutor em Ciências pela Faculdade de Saúde Pública da Universidade de São Paulo – FSP-USP. Mestre em Nutrição em Saúde Pública pela FSP-USP. Nutricionista pela FSP-USP. Nutricionista do Departamento de Nutrição da FSP-USP.

Maria Carolina Gonçalves Dias

Nutricionista Chefe da Divisão de Nutrição e Dietética do Instituto Central do Hospital das Clínicas da Faculdade de Medicina da Universidade de São Paulo – IC-HCFMUSP. Coordenadora Administrativa da Equipe Multiprofissional de Terapia Nutricional do Hospital das Clínicas – EMTN-HC. Mestre em Nutrição Humana pela USP. Especialista em Nutrição Parenteral e Enteral pela Sociedade Brasileira de Nutrição Parenteral e Enteral – SBNPE/BRASPEN. Especialista em Nutrição Clínica pela Associação Brasileira de Nutrição – ASBRAN. Especialista em Administração Hospitalar.

Maria Cristina Gonzalez

Médica. Doutora pela Universidade Federal de Pelotas – UFPel. Professora Titular do Programa de Pós-Graduação em Saúde e Comportamento e do Mestrado em Saúde no Ciclo Vital da Universidade Católica de Pelotas – UCPel. Professora-Associada do Programa de Pós-Graduação em Nutrição e Alimentos e do Programa de Pós-Graduação em Epidemiologia da UFPel. Instrutora Adjunta do Laboratório de Metabolismo e Composição do Pennington Biomedical Research Center da University of Louisiana. Coordenadora do Grupo de Estudos em Composição Corporal e Nutrição – COCONUT.

Maria Emilia Gaspar Ferreira

Enfermeira Especialista Estomaterapeuta do Departamento de Apoio às Práticas Assistenciais do Hospital Israelita Albert Einstein – HIAE. Mestre em Enfermagem pela Faculdade Israelita de Ciências da Saúde Albert Einstein – FICSAE. Especialista em Enfermagem em Estomaterapia pela Escola de Enfermagem da Universidade de São Paulo – EE-USP. Especialista em Enfermagem em Administração Hospitalar pela Faculdade de Saúde Pública da Universidade de São Paulo – FSP-USP.

Maria Isabel Correia

Professora Titular Aposentada de Cirurgia da Faculdade de Medicina da Universidade Federal de Minas Gerais – UFMG. Coordenadora do Grupo de Nutrição do Instituto Alfa de Gastroenterologia do Hospital das Clínicas da UFMG. Bolsista de Produtividade em Pesquisa do Conselho Nacional de Desenvolvimento Científico e Tecnológico – CNPq. Médica da Equipe ETERNA, Rede Mater Dei. Editora-Chefe da *Revista do Colégio Brasileiro de Cirurgiões* – CBC. Coeditora-Chefe da Revista *Nutrition*. *Fellow* do American College of Surgeons – ACS. *Fellow* da American Society of Parenteral and Enteral Nutrition – ASPEN. Membro Honorário da European Society of Parenteral and Enteral Nutrition – ESPEN.

Maria Lívia Tourinho Moretto

Psicanalista, Professora Titular do Departamento de Psicologia Clínica do Instituto de Psicologia da Universidade de São Paulo – IPUSP. Coordenadora do Programa de Pós-Graduação em Psicologia Clínica do IPUSP. Presidente da Sociedade Brasileira de Psicologia Hospitalar – SBPH. Coordenadora do Grupo de Trabalho Psicanálise, Política e Clínica da Associação Nacional de Pesquisa e Pós-Graduação em Psicologia – ANPEPP. Pós-Graduação em Psicologia – ANPEPP. Bolsista Produtividade em Pesquisa do Conselho Nacional de Desenvolvimento Científico e Tecnológico – CNPq.

Maria Silvia Ferrari Lavrador

Nutricionista pela Universidade Federal de Alfenas – UNIFAL-MG. Doutora em Ciências pela Faculdade de Medicina da Universidade de São Paulo – Departamento de Endocrinologia – FMUSP. Mestre pela Universidade Federal de São Paulo – Unifesp. Especialista em Nutrição nas Doenças Crônicas Não Transmissíveis do Hospital Israelita Albert Einstein – HIAE. Especialista em Nutrição Materno-Infantil pela Unifesp.

Mariana Nicastro

Nutricionista Clínica do Hospital Israelita Albert Einstein – HIAE. Pós-Graduada em Terapia Nutricional e Nutrição Clínica pelo Grupo de Apoio a Nutrição Enteral e Parenteral – GANEP – Nutrição Humana. Pós-Graduada em Oncologia Multiprofissional Instituto Israelita de Ensino e Pesquisa Albert Einstein – IIEP.

Mariana Staut Zukeran

Nutricionista no *Check-up* da Unidade Jardins do Hospital Albert Einstein – HIAE. Doutoranda no Programa de Nutrição em Saúde Pública pela Faculdade de Saúde Pública da Universidade de São Paulo – FSP-USP. Mestre em Ciências pelo Programa de Nutrição Humana Aplicada – PRONUT-USP. Especialista em Nutrição Clínica pela Associação Brasileira de Nutrição – ASBRAN. Graduação em Nutrição pelo Centro Universitário São Camilo. Especialização em Nutrição em Gerontologia pelo Hospital das Clínicas da Faculdade de Medicina da Universidade de São Paulo – HCFMUSP. Especialização em Nutrição Clínica Funcional pela Universidade Cruzeiro do Sul – UniCSul. Especialização em Saúde da Mulher no Climatério pela FSP-USP. Especialização em Nutrição Clínica pelo Grupo de Apoio a Nutrição Enteral e Parenteral – GANEP – Nutrição Humana.

Marília de Paula Giorgetti

Fonoaudióloga do Centro de Reabilitação do Hospital Israelita Albert Einstein – HIAE, com atuação em Neonatologia e Pediatria. Professora Convidada do Curso de Pós-Graduação em Fonoaudiologia Hospitalar do HIAE. Residência Multiprofissional em Saúde da Criança e do Adolescente pela Faculdade de Medicina da Universidade de São Paulo – FMUSP. Aprimoramento em Neurorreabilitação pela Neuroqualis. Fonoaudióloga pela Universidade Estadual Paulista – Unesp.

Marília Joly

Nutricionista Clínica. Mestre em Ciências do Departamento de Endocrinologia e Metabologia da Universidade Federal de São Paulo – Unifesp. Certificada em Training in Adult Weight Management pela Academy of Nutrition and Dietetics. Pós-Graduação em Doenças Crônicas Não Transmissíveis pelo Hospital Israelita Albert Einstein – HIAE.

Mayumi Shima

Nutricionista Clínica Sênior do Departamento de Pacientes Graves do Hospital Israelita Albert Einstein – HIAE. Mestre em Ciências da Saúde pela Faculdade Israelita de Ciências da Saúde Albert Einstein – FICSAE. Especialista em Nutrição Clínica pela Associação Brasileira de Nutrição – ASBRAN e pelo Instituto Central do Hospital das Clínicas da Faculdade de Medicina da Universidade de São Paulo – IC-HCFMUSP. Especialista em Nutrição Parenteral e Enteral pela Sociedade Brasileira de Nutrição Parenteral e Enteral – SBNPE/BRASPEN. Especialista em Nutrição Funcional pela VP Consultoria Nutricional.

Melina Castro Gouveia

Médica Nutróloga pela Faculdade de Medicina da Universidade de São Paulo – FMUSP. Doutora em Ciências pela FMUSP. Médica da Equipe Multidisciplinar de Terapia Nutricional (EMTN) do Hospital Israelita Albert Einstein – HIAE. Presidente da Sociedade Brasileira de Nutrição Parenteral e Enteral – SBNPE/BRASPEN.

Michelle Leite Oliveira Salgado

Nutricionista Clínica do Hospital Israelita Albert Einstein – HIAE. Membro da Comissão Interna de Prevenção de Acidentes do HIAE. Docente do Curso de Pós-Graduação em Nutrição Hospitalar do HIAE. Pós-Graduanda em Liderança e Gestão de Pessoas na Área da Saúde pela Faculdade Israelita de Ciências da Saúde Albert Einstein. Especialista em Nutrição Parenteral e Enteral pela Sociedade Brasileira de Nutrição Parenteral e Enteral – SBNPE/BRASPEN. Especialista em Nutrição Clínica Funcional pela VP Consultoria Nutricional. Especialista em Terapia Nutricional e Nutrição Clínica pelo Grupo de Apoio à Nutrição Enteral e Parenteral – GANEP.

Mirna Maria Dourado Gomes da Silva

Nutricionista Clínica da Unidade de Pediatria e UTI Pediátrica do Hospital Israelita Albert Einstein – HIAE. Especialista em Nutrição Humana Aplicada à Prática Clínica pelo Instituto do Metabolismo e Nutrição – IMeN. Especialista em Nutrição Clínica Pediátrica pelo Hospital das Clínicas da Faculdade de Medicina da Universidade de São Paulo – HCFMUSP. Pós-Graduada em Nutrição Pediátrica pela Boston University School of Medicine.

Moisés Carmo dos Anjos Pinheiro

Nutricionista Graduado pela Universidade Federal do Rio de Janeiro – UFRJ. Residente de Nutrição Clínica em Gastroenterologia do Hospital das Clínicas da Faculdade de Medicina da Universidade de São Paulo – HCFMUSP.

Natalia Moscatelli Bianchi

Nutricionista Clínica do Hospital Israelita Albert Einstein – HIAE. Graduada em Nutrição pelo Centro Universitário São Camilo. Pós-Graduada em Nutrição Hospitalar pelo Instituto Israelita de Ensino e Pesquisa Albert Einstein – IIEP. Terapia Nutricional em Pediatria pelo Centro Integrado de Nutrição e Multiprofissional em Oncologia Pediátrica pela Universidade Federal de São Paulo – Unifesp.

Natalia Turano Monteiro

Enfermeira Sênior da Unidade Materno-Infantil e Coordenadora do Grupo de Aleitamento Materno do Hospital Israelita Albert Einstein – HIAE. Especialista em Pediatria e Neonatologia pela Universidade Federal de São Paulo – Unifesp. Especialista em Administração Hospitalar pela Fundação Getulio Vargas – FGV. Consultora Internacional de Amamentação IBLCE. Membro da Sociedade Paulista de Aleitamento Materno – SPSP.

Nathaly Russo Narciso dos Santos

Nutricionista Clínica da Unidade de Internação do A.C. Camargo Cancer Center. Mestranda em Ciências da Saúde pela Fundação Antônio Prudente – FAP. Especialista em Nutrição Clínica pelo Grupo de Apoio à Nutrição Enteral e Parenteral – GANEP. Capacitanda em Nutrição Clínica pelo Instituto Central do Hospital das Clínicas da Faculdade de Medicina da Universidade de São Paulo – IC-HCFMUSP. Preceptora do Programa de Residência Multiprofissional em Nutrição Oncológica da FAP.

Olivia Batista Gottschalk

Nutricionista Clínica no Hospital Israelita Albert Einstein – HIAE. Graduada pela Universidade do Vale do Paraíba – UNIVAP. Pós-Graduada em Nutrição Hospitalar pela Faculdade Israelita de Ciências da Saúde Albert Einstein – FICSAE.

Patrícia Maria dos Santos Chaves

Graduada em Engenharia Química pela Universidade Federal de Pernambuco – UFPE. Pós-Graduada em Engenharia de Produção pela UFPE. Pós-Graduada em Engenharia de Segurança do Trabalho pelas Faculdades Oswaldo Cruz. Pós-Graduada em Higiene Ocupacional pelo Serviço Nacional de Aprendizagem Comercial – SENAC-SP. Pós-Graduada em Gestão Ambiental pela Fundação Armando Alvares Penteado – FAAP. Mestrado em Tecnologia Ambiental pelo Instituto de Pesquisas Tecnológicas da Universidade de São Paulo – IPT-USP. Pós-Graduada em Gestão de Pessoas pela Universidade do Grande ABC – UniABC. Atua há mais de 28 anos em grandes organizações nas diversas áreas entre produção, auditoria, qualidade, segurança, saúde e meio ambiente. Há sete anos é gerente de segurança, saúde, meio ambiente e sustentabilidade na Sociedade Beneficente Israelita Brasileira Albert Einstein – SBIBAE.

Patricia Siqueira Viana da Costa

Supervisora de Serviços de Alimentação do Hospital Israelita Albert Einstein – HIAE. Graduada em Gestão de Qualidade pela Universidade Nove de Julho – Uninove. Técnica de Nutrição pelo Centro de Formação e Aperfeiçoamento em Ciências da Saúde do Instituto do Coração do Hospital das Clínicas da Faculdade de Medicina da Universidade de São Paulo – CeFACS-InCor-HCFMUSP Fundação Zerbini.

Patrícia Zamberlan

Nutricionista da Equipe Multiprofissional de Terapia Nutricional e das Unidades de Terapia Intensiva Pediátrica e Neonatal do Instituto da Criança do Hospital das Clínicas da Faculdade de Medicina da Universidade de São Paulo – ICr-HCFMUSP. Graduada pela Faculdade de Saúde Pública da Universidade de São Paulo – FSP-USP. Mestre e Doutora em Ciências pelo Departamento de Pediatria da Faculdade de Medicina da Universidade de São Paulo – FMUSP. Especialista em Nutrição Parenteral e Enteral pela Sociedade Brasileira de Nutrição Parenteral e Enteral – SBNPE/BRASPEN.

Patricia Zuanazzi Pereira Clemente

Nutricionista Clínica Especialização em Nutrição Clínica pelo Centro Universitário São Camilo. Especialização em Nutrição Clínica Funcional pela Unicsul – VP. Docente da Pós-Graduação em Nutrição Clínica do Centro Universitário São Camilo. Docente da Pós-Graduação em Nutrição Clínica Hospitalar do Hospital Albert Einstein – HIAE. Educadora em Diabetes.

Paula Alves Gonçalves

Médica. Pediatra e Neonatologista pela Faculdade de Medicina da Universidade de São Paulo – FMUSP. Mestranda em Ciências da Saúde pela Sociedade Beneficente Israelita Brasileira Albert Einstein – SBIBAE. Técnica em Nutrição e Dietética pela Escola Técnica Estadual de São Paulo – ETEC Getulio Vargas. *Certificate in Health Care Management* pelo Instituto de Ensino e Pesquisa – INSPER.

Paula de Carvalho Morelli

Nutricionista Clínica do Hospital Israelita Albert Einstein – HIAE. Especialista em Nutrição Humana Aplicada e Terapia Nutricional pelo Instituto de Metabolismo e Nutrição – IMEN. Especialista em Nutrição Clínica pela Associação Brasileira de Nutrição – ASBRAN.

Paula Pexe Alves Machado

Nutricionista. Docente dos Cursos de Nutrição e Medicina no Centro Universitário de Várzea Grande – UNIVAG/MT. Editora Executiva da Revista *BRASPEN Journal*. Doutoranda em Ciências da Saúde pela Faculdade de Medicina da Universidade Federal de Mato Grosso – UFMT. Mestre em Cirurgia, Nutrição e Metabolismo pela Faculdade de Medicina da UFMT. Especialista em Nutrição Parenteral e Enteral pela Sociedade Brasileira de Nutrição Parenteral e Enteral – SBNPE/BRASPEN.

Paula Rodrigues Anjo

Nutricionista pelo Centro Universitário São Camilo. Extensão em Bromatologia pela Universidade de São Paulo – USP. Pós-Graduação em Administração e Marketing pela Fundação Armando Alvares Penteado – FAAP. Atuação por 25 anos em posições de gestão, *marketing*, produto, treinamento e científico na indústria farmacêutica, nutracêuticos, alimentos e de diagnóstico em microbioma. Docente em Nutrição Clínica Hospitalar no Instituto Israelita de Ensino e Pesquisa Albert Einstein – IIEP. Palestrante e Consultora.

Polianna Mara Rodrigues de Souza

Médica Geriatra pela Universidade Federal de São Paulo – Unifesp. Formação em Cuidados Paliativos pela Asociación Pallium Latinoamérica, com certificação de Oxford International Center for Palliative Quare. Formação pelo Curso Avançado em Oncologia Geriátrica pela Sociedade Internacional de Oncologia Geriátrica – SIOG e Università Cattolica del Sacro Cuore, Roma – Itália. Áreas de Atuação em Dor e em Cuidados Paliativos pela Associação Médica Brasileira – AMB. Membro do Comitê de Dor no Idoso da Sociedade Brasileira para o Estudo da Dor – SBED. Membro do Comitê de Bioética do Hospital Israelita Albert Einstein – HIAE. Médica do Grupo de Suporte ao Paciente Oncológico do Centro de Oncologia e Hematologia do HIAE. Sócia-Fundadora da Oncogeriatria Brasil Ensino. Coordenadora do Grupo Nacional de Estudos em Oncogeriatria e Coordenadora da Pós-Graduação em Oncogeriatria do Instituto Israelita de Ensino e Pesquisa Albert Einstein – IIEP.

Priscila Barsanti de Paula Nogueira

Nutricionista. Especialista da Equipe Multiprofissional de Terapia Nutricional do Hospital Israelita Albert Einstein – HIAE. Especialista em Nutrição Clínica pela Associação Brasileira de Nutrição – ASBRAN. Especialista em Nutrição Parenteral e Enteral pela Sociedade Brasileira de Nutrição Parenteral e Enteral – SBNPE/BRASPEN. Pós-Graduada em Nutrição nas Doenças Crônico-Degenerativas pelo Instituto Israelita de Ensino e Pesquisa Albert Einstein – IIEP. Pós-Graduada em Nutrição Clínica pelo Centro Universitário São Camilo.

Priscila Maximino

Nutricionista. Especialização e Mestrado pela Universidade Federal de São Paulo – Unifesp. Pesquisadora do Centro de Excelência em Nutrição e Dificuldades Alimentares do Instituto PENSI-SP. Docente Convidada da Pós-Graduação em Nutrição Hospitalar pela Faculdade Israelita de Ciências da Saúde Albert Einstein – FICSAE e da FAPES Saúde e Medicina.

Rachel Helena Vieira Machado

Nutricionista. Analista de Pesquisa Clínica no Instituto de Ensino e Pesquisa do Hospital do Coração – IEP-HCor. Professora MSC do Curso de Pós-Graduação em Nutrição Hospitalar do Hospital Israelita Albert Einstein – HIAE. Mestre em Ciências da Saúde pela Universidade Federal de São Paulo – Unifesp. Certificada em Gestão de Pesquisa Clínica pela Harvard Medical School. Especialista em Nutrição Clínica Hospitalar pelo Instituto de Infectologia Emílio Ribas do Hospital das Clínicas da Faculdade de Medicina de Ribeirão Preto da Universidade de São Paulo – IIER-HCFMUSP. Especialista em Nutrição na Infância e Adolescência pela Unifesp.

Ricardo Ambrósio Fock

Farmacêutico Bioquímico. Doutor em Farmácia pela Faculdade de Ciências Farmacêuticas da Universidade de São Paulo – FCF-USP. Pós-Doutorado pela USP e pelo Interdisciplinary Stem Cell Institute at Miller School of Medicine. Professor Livre-Docente no Departamento de Análises Clínicas e Toxicológicas da FCF-USP. Diretor do Laboratório de Análises Clínicas do Hospital Universitário da Universidade de São Paulo – HU-USP.

Rita Mayra Janzantti

Nutricionista Sênior do Hospital Municipal Vila Santa Catarina. Graduada na Universidade Paulista – UNIP. Graduada em Gastronomia pela Universidade Anhembi Morumbi. MBA em Gestão em Gastronomia. Certificação *Green Belt*.

Roberta Marcondes Machado

Nutricionista Clínica. Doutorado em Ciências pela Faculdade de Medicina da Universidade de São Paulo – FMUSP. Especialista em Nutrição nas Doenças Crônicas pelo Hospital Israelita Albert Einstein – HIAE. Colaboradora do Ambulatório da Liga de Diabetes do Hospital das Clínicas da Faculdade de Medicina da Universidade de São Paulo – HCFMUSP.

Rodrigo Costa Gonçalves

Médico. Título de Especialista em Nefrologia – Terapia Intensiva – Nutrologia e Nutrição Parenteral e Enteral Presidente do Comitê de Terapia Nutricional – da Associação de Medicina Intensiva Brasileira – AMIB (2020/2021). Membro do *Board* da Diretriz Brasileira de Terapia Nutricional no Paciente Grave. Coordenador das EMTNs do Hospital HUGOL e do Hospital Israelita Albert Einstein – Unidade Goiânia – GO.

Rogerio Dib

Fisioterapeuta Referência do Departamento de Pacientes Graves do Hospital Israelita Albert Einstein – HIAE. Docente dos cursos de especialização no HIAE nas áreas: Fisioterapia, Nutrição e Nutrologia. Especialista em Fisioterapia Respiratória e Fisiologia do Exercício pela Universidade Federal de São Paulo – Unifesp. Especialista em UTI Pediátrica e Neonatal pela Faculdade de Medicina da Universidade de São Paulo – FMUSP.

Romy Schmidt Brock Zacharias

Coordenadora Médica da Neonatologia do Hospital Israelita Albert Einstein – HIAE. Doutora em Ciências pela Universidade de São Paulo – USP. Professora da Faculdade Israelita de Ciências da Saúde Albert Einstein – FICSAE.

Rosa Graziela Gomes de Moura

Técnica de Segurança do Trabalho pelo Serviço Nacional de Aprendizagem Comercial – Senac. Técnica de Enfermagem pelo Colégio Técnico Santa Maria Goretti. Especialização em Enfermagem do Trabalho pelo Senac.

Rosana Raele

Nutricionista. Mestre em Educação e Saúde pela Universidade de São Paulo – USP. Titulada Especialista em Nutrição Clínica pela ASBRAN. Especialista em Nutrição em Cardiologia pela Sociedade de Cardiologia do Estado de São Paulo – SOCESP. Pós-Graduação em Nutrição Clínica Funcional pela VP Educação – Universidade Ibirapuera –UNIB. *Coaching* em Saúde e Bem-Estar pela CareEvolution.

Rosana Tiepo Arevalo

Fonoaudióloga. Coordenadora Assistencial Multiprofissional do Centro de Reabilitação do Hospital Israelita Albert Einstein – HIAE. Mestre em Distúrbios da Comunicação Humana pela Universidade Federal de São Paulo – Unifesp. Especialista em Voz pelo Centro de Estudos da Voz – CEV/SP. Especialista em Voz pelo Centro de Especialização em Fonoaudiologia – CEFAC/SP.

Sandra Elisa Adami Batista Gonçalves

Médica Nutróloga do Setor de Oncologia e Hematologia do Hospital Israelita Albert Einsten – HIAE. Coordenadora Clínica da Equipe Multiprofissional de Terapia Nutricional – EMTN do Hospital Sancta Maggiore – Rede Prevent Senior. Especialista em Nutrologia pela Associação Brasileira de Nutrologia – ABRAN. Especialista em Nutrição Enteral e Parenteral pela Sociedade Brasileira de Nutrição Parenteral e Enteral – SBNPE/BRASPEN. Doutoranda em Ciências Médicas na Universidade Federal de São Paulo – Unifesp.

Sandra Regina Perez Jardim A. Souza

Nutricionista Sênior do Serviço de Alimentação do Hospital Israelita Albert Einstein – HIAE. Especialista em Nutrição Clínica pelo Centro Universitário São Camilo. Especialista em Nutrição Clínica pela Associação Brasileira de Nutrição – ASBRAN. Especialista em Melhoria pelo Institute of Healthcare Improvement – IHI. Certificação *Lean Belt* na Metodologia Lean Six Sigma Sociedade Beneficente Israelita Brasileira Albert Einstein – SBIBAE. Pós-Graduanda em Gestão em Saúde da SBIBAE.

Selma Tavares Valério

Consultor de Treinamento da Sociedade Beneficente Israelita Brasileira Albert Einstein – SBIBAE. Mestre em Ensino em Saúde pela Faculdade Israelita de Ciências da Saúde Albert Einstein – FICSAE. Especialização em Prevenção e Controle de Infecção pela Universidade Federal de São Paulo – Unifesp. Enfermagem em Geriatria e Gerontologia pela FICSAE. Enfermeira Graduada pela FICSAE.

Simone Cristina Azevedo Silva

Diretora de Desenvolvimento e Ensino Corporativo na Sociedade Beneficente Israelita Brasileira Albert Einstein – SBIBAE. Mestranda em Ensino em Saúde pela Faculdade Israelita de Ciências da Saúde Albert Einstein – FICSAE. MBA Executivo em Recursos Humanos pela FIA/USP. Pós-Graduada em Consultoria Interna de Recursos Humanos pela Universidade Mackenzie. Graduada em Psicologia pelo Centro Universitário das Faculdades Metropolitanas Unidas – FMU. Formação e Certificação Internacional em *Personal and Executive Coach*, em *Coaching* Integrado, pelo ICI Integrated Coaching Institute, *Coaching* em PNL pelo Instituto Lambent do Brasil, Formação como Consultor Interno e Líder Facilitador pela Adigo, Praticcioner em PNL pela SBP Neolinguística e Qualificação em MBTI – Tipos Psicológicos, *Coaching* e Psicologia Estratégica pela Consultoria Felipelli.

Tatiana Scacchetti

Coordenadora de Práticas, Qualidade, Segurança do Hospital Municipal Vila Santa Catarina. MBA Executivo em Gestão de Saúde do Einstein. Especialista em Nutrição Parenteral e Enteral pela Sociedade Brasileira de Nutrição Parenteral e Enteral – SBNPE/BRASPEN. Especialista em Nutrição Clínica pela Associação Brasileira de Nutrição – ASBRAN. Especialista em Geriatria e Gerontologia pelo Instituto Israelita de Ensino e Pesquisa Albert Einstein – IIEP. Pós-Graduação em Fisiologia do Exercício pela Escola Paulista de Medicina da Universidade Federal de São Paulo – EPM-Unifesp. Graduação em Nutrição pelo Centro Universitário São Camilo.

Tatiane Aparecida Sapata

Especialista em Auditoria na Área da Saúde pelo Instituto Israelita de Ensino e Pesquisa Albert Einstein – IIEP. Especialista em Gestão de Unidade de Alimentação e Nutrição do Centro Universitário São Camilo. Especialista em Nutrição Clínica do Centro Universitário São Camilo.

Tatiane Muniz de Oliveira

Nutricionista Clínica no Hospital Israelita Albert Einstein – HIAE. Graduada em Nutrição pela São Camilo. Pós-Graduada em Obesidade e Emagrecimento pela Universidade Gama Filho – UGF. Pós-Graduada em Nutrição Materno-Infantil pelo Instituto de Metabolismo e Nutrição – IMEN.

Tatiane Ramos Canero

Enfermeira. Certificação *Black Belt* na Metodologia Lean Six Sigma. Gerente de Apoio Assistencial e Fluxo do Paciente do Hospital Israelita Albert Einstein – HIAE. Especialista em Enfermagem em Cuidados Intensivos e Gestão da Qualidade em Saúde pela Faculdade de Enfermagem do Hospital Israelita Albert Einstein – FEHIAE. Cursou Epidemiologia Hospitalar no Programa de Educação Continuada para Executivos na Fundação Getulio Vargas – FGV. MBA Executivo em Gestão de Saúde Einstein pelo Instituto de Ensino e Pesquisa – INSPER.

Tatianna Pinheiro da Costa Rozzino

Médica Graduada pela Universidade Santo Amaro. Residência Médica em Geriatria e Especialização em Cognição pelo Hospital das Clínicas da Faculdade de Medicina da Universidade de São Paulo – HCFMUSP. Coordenadora do Setor de Pacientes Crônicos liderando equipe que atua na transição de cuidados dos pacientes internados do Hospital Israelita Albert Einstein – HIAE para domicílio e demais estruturas, equipe de cuidados paliativos e suporte ao paciente e programa de diabetes.

Thais Manfrinato Miola

Mestre em Ciências da Saúde na Área de Oncologia pela Fundação Antônio Prudente. Especialista em Nutrição Clínica pela Faculdade CBES. Aprimoramento em Nutrição Oncológica pela Fundação Antônio Prudente.

Thais Samara de Lucas

Técnica em Nutrição do Serviço de Alimentação do Hospital Israelita Albert Einstein – HIAE. Tecnólogo em Gestão de Qualidade.

Thais Silva Vieira

Médica Intensivista do Hospital 9 de Julho. Residência Médica em Terapia Intensiva pelo Hospital Sírio-Libanês – HSL.

Thayssa Carneiro Campista Tavares Martins

Farmacêutica do Serviço de Informações e Segurança de Medicamentos do Hospital Israelita Albert Einstein – HIAE. Farmacêutica da Equipe Multidisciplinar de Terapia Nutricional (EMTN) do HIAE. Especialista em Farmácia Clínica e Atenção Farmacêutica pela Universidade de São Paulo – USP. Especialista em Farmácia Clínica pela Faculdade Israelita de Ciências da Saúde Albert Einstein – FICSAE. Farmacêutica pela Universidade Federal do Rio de Janeiro – UFRJ.

Thiago José Martins Gonçalves

Médico. Graduação em Medicina pela Faculdade de Medicina de Catanduva – Fameca. Residência Médica em Ginecologia, Obstetrícia e Oncologia Pélvica pelo Centro de Referência de Saúde da Mulher – CRSM do Hospital Pérola Byington. Doutor em Ciências Médicas pela Universidade Nove de Julho – Uninove. Especialista em Nutrologia pela Associação Brasileira de Nutrologia – ABRAN. Especialista em Nutrição Parenteral e Enteral pela Sociedade Brasileira de Nutrição Parenteral e Enteral – SBNPE/BRASPEN. Tutor Nacional da Nutrologia da Prevent Senior. Coordenador Clínico e Técnico Administrativo dos Hospitais Santa Maggiore.

Vanessa Andrea Cruz Ramis Figueira

Nutricionista Sênior Responsável pelo Lactário, Banco de Leite e Dietas Enterais do Hospital Israelita Albert Einstein – HIAE. *Early Nutrition Specialist* pelo Programa ENS – Universität München. Especialista em Nutrição Clínica pela Associação Brasileira de Nutrição – ASBRAN. Certificação *Green Belt* em Lean Seis Sigma – Melhoria Contínua de Processos – SETA/Hospital Israelita Albert Einstein – HIAE. Especialista em Nutrição Parenteral e Enteral pela Sociedade Brasileira de Nutrição Parenteral e Enteral – SBNPE/BRASPEN.

Vivian Serra da Costa

Nutricionista Clínica do Departamento de Pacientes Graves do Hospital Israelita Albert Einstein – HIAE. Especialista em Nutrição das Doenças Crônicas Não Transmissíveis pela Faculdade Israelita de Ciências da Saúde Albert Einstein – FICSAE. Especialista em Gerontologia pelo Instituto Central do Hospital das Clínicas da Faculdade de Medicina da Universidade de São Paulo – IC-HCFMUSP. Especialista em Nutrição Parenteral e Enteral pela Sociedade Brasileira de Nutrição Parenteral e Enteral – SBNPE/BRASPEN.

Vivian Valéria Fernandes de Oliveira

Enfermeira Sênior do Departamento de Gerenciamento de Pacientes com Condições Crônicas e Idosos do Hospital Israelita Albert Einstein – HIAE. Especialista em Geriatria e Gerontologia pelo Instituto Israelita de Ensino e Pesquisa Albert Einstein – IIEP. Especialista em Clínica Médica pela Universidade Federal de São Paulo – Unifesp.

Wesley Pereira de Sousa

Nutricionista do Serviço de Alimentação e Nutrição do Hospital Israelita Albert Einstein – HIAE. Pós-Graduando em Vigilância Sanitária e Gestão de Pessoas pela Insira Educacional.

Yone Yamaguchi Itabashi

Nutricionista Formada pela Universidade de Mogi das Cruzes – UMC. Pós-Graduada em Gerenciamento de Marketing pela Universidade Ibirapuera. Gestão da Qualidade em Alimentos: Indústria e Serviços pela Universidade São Judas Tadeu – USJT. Gestão em Dinâmica da Segurança Higiênica e Tecnológica dos Alimentos pelo Instituto Nacional de Ensino Superior e Pesquisa – Inesp. Título de Especialista em Alimentação Coletiva pela Associação Brasileira de Nutrição – ABN.

Dedicatórias

Dedico esta obra aos meus pais,
Ataliba Fraga e Esmeralda Telles Fraga
(*in memoriam*), agradeço pela minha
formação, estímulo, amor e dedicação
em todas as fases de minha vida.

Ao meu marido, Claudio Piovacari,
companheiro fiel da minha jornada,
pelo apoio incansável de todos os
meus sonhos e objetivos.

Aos meus filhos, Pedro e André,
motivos de minha existência e pilares de
sustentação, com quem aprendo e agradeço
a dádiva da maternidade todos os dias.

Aos meus irmãos, Claudio e Candy,
pelo companheirismo, amizade e incentivo.

E à Ciência da Nutrição, pelas
melhores práticas em Nutrição Hospitalar.

Com todo meu amor e gratidão,

Silvia Maria Fraga Piovacari

Agradecimentos

Agradeço ao Hospital Israelita Albert Einstein, pela oportunidade de realização desta importante obra.

Aos meus líderes, Claudia Regina Laselva, Daniela Alaminos, Tatiane Canero, Miguel Cendoroglo Neto, Sidney Klajner e Claudio Lottenberg, nossas fontes de inspiração diária, pelo direcionamento, incentivo e confiança.

Ao time de Nutrição, EMTN e a toda a equipe Einstein, pelo convívio, amizade e aprendizado diário.

Toda minha admiração, gratidão e respeito aos competentes profissionais pela dedicação e empenho, colaborando brilhantemente na elaboração dos capítulos.

À Editora Atheneu e à equipe da Biblioteca Einstein, pela parceria, apoio e confiança.

E, finalmente, aos pacientes, nossos maiores motivadores que impulsionaram a concretização desta obra.

Silvia Maria Fraga Piovacari

Prefácio

Alimentar, revigorar e prover são alguns sinônimos encontrados nos dicionários para o verbo nutrir. Todos eles se aplicam a este livro, que alimenta, revigora e provê conhecimentos sobre o importante tema da Nutrição Hospitalar.

Elemento fundamental na manutenção da saúde, qualidade de vida e prevenção de doenças em todas as fases da nossa existência, desde a intrauterina, a nutrição adequada ganha um papel ainda mais relevante no ambiente hospitalar, um lugar de indivíduos fragilizados – seja pelas doenças que os levaram até lá, seja pelos procedimentos a que são submetidos para tratá-las. Parte de uma abordagem multidisciplinar integrada, a Nutrição Hospitalar contribui para prevenir problemas associados à desnutrição ou à nutrição inadequada e para favorecer a recuperação e um melhor desfecho clínico ao identificar e suprir as necessidades nutricionais de cada paciente.

Apesar de esses benefícios serem amplamente reconhecidos, os dados mostram que essa disciplina ainda está longe de ter a presença que deveria nas instituições, com processos e protocolos estruturados de cuidado nutricional. Estudos variados revelam que a desnutrição é uma enfermidade altamente frequente no ambiente hospitalar.

Na América Latina, a prevalência varia de 40% a 60%, de acordo com a revisão sistemática de 66 publicações envolvendo 12 países da região e cerca de 30 mil pacientes (Correia MITD *et al.*, 2016). Mas problemas nutricionais entre pacientes hospitalizados não são exclusividade da América Latina ou de países em desenvolvimento. Eles ocorrem também nos países desenvolvidos. Um consenso da American Society for Enhanced Recovery and Perioperative Quality Initiative publicado em 2018, por exemplo, indica que dois em cada três pacientes a serem submetidos a cirurgia gastrointestinal chegam desnutridos no momento do procedimento, correndo riscos três vezes maior de ter complicações e cinco vezes maior de ir a óbito na comparação com pacientes bem nutridos.

As consequências da desnutrição podem se manifestar de várias maneiras, como aumento do tempo de internação, piora no sistema imunológico, demora no processo de cicatrização, maior risco de complicações cirúrgicas, de infecções e de lesão por pressão, dentre outros. O resultado disso é uma perversa combinação de impactos negativos para o paciente, para o desfecho clínico e também para o sistema de saúde, em razão do aumento dos custos da assistência associado a essas ocorrências.

O desejável efeito oposto é colhido com o adequado cuidado nutricional, como mostra a experiência do Einstein e de outras instituições comprometidas com as práticas baseadas em evidências que se traduzem na geração de valor em saúde (combinando qualidade da assistência, custo-efetividade e ampliação do acesso).

O processo começa com a triagem de todos os pacientes internados para identificação do risco nutricional, avaliação das necessidades nutricionais e elaboração do planejamento dietoterápico. Nas diversas condições agudas e crônicas, o cuidado nutricional tem de estar presente, com definição de objetivos terapêuticos junto à equipe multidisciplinar.

É nesse contexto que se insere a importância do livro *Nutrição Hospitalar*, uma obra com condutas baseadas em evidências e conteúdos consistentes e atualizados que direcionam a equipe de nutrição clínica hospitalar para as melhores práticas, contribuindo para o melhor desfecho clínico e a segurança do paciente. Não há publicação similar na literatura nacional, o que faz de *Nutrição Hospitalar* uma obra essencial para alunos de graduação e pós-graduação, nutricionistas e demais membros da equipe multiprofissional.

Coordenadora de Nutrição Clínica do Hospital Israelita Albert Einstein e do curso de pós-graduação em Nutrição Hospitalar do Instituto Israelita de Ensino e Pesquisa, Silvia Maria Fraga Piovacari foi muito feliz ao organizar este livro, em que ela e os autores convidados, especialistas renomados de diversas instituições do Brasil, compartilham conhecimentos e experiências ao abordar temas de grande relevância da nutrição hospitalar em diferentes áreas: materno-infantil, pacientes graves, oncologia e clínica médico-cirúrgica.

A obra se debruça, ainda, sobre métodos de avaliação corporal cada vez mais explorados e estudados – como densitometria óssea e tomografia computadorizada, com a análise retrospectiva de imagens armazenadas por indicações clínicas diversas, bioimpedância elétrica e ultrassonografia de quadríceps (método para avaliação seriada) – e também sobre aspectos da Genômica Nutricional, que abrange a Nutrigenômica, a Nutrigenética e a Epigenômica Nutricional. Além disso, dedica capítulos a outros temas atualíssimos, como as boas práticas no cuidado nutricional do paciente com COVID-19, e a telenutrição, abordando a utilização das tecnologias digitais para auxiliar paciente e profissional no atendimento e acompanhamento dos casos, otimizando tempo, reduzindo custos e ampliando o acesso.

De um lado, evidências científicas reforçam a cada dia a importância da nutrição adequada no ambiente hospitalar. De outro, estudos variados mostram o quanto a falta dela ainda impacta negativamente no cuidado dos pacientes e nos desfechos. Modificar esse cenário é possível, o que depende de as instituições colocarem os cuidados nutricionais no papel de destaque que eles precisam ter e depende de profissionais bem preparados. Pela amplitude de assuntos abrangidos, pelo sólido embasamento e por seu cunho prático, este livro é um aliado indispensável para todos os interessados no tema da Nutrição Hospitalar empenhados na busca do principal alimento que nutre as boas práticas no cuidado de seus pacientes: conhecimento. É isso que Silvia Maria Fraga Piovacari e autores convidados compartilham com os leitores em *Nutrição Hospitalar*.

Dr. Sidney Klajner
Presidente da Sociedade Beneficente Israelita Brasileira Albert Einstein

Sumário

SEÇÃO 1 – INTRODUÇÃO À NUTRIÇÃO HOSPITALAR, 1

1 – Modelo Assistencial em Nutrição Clínica, 2
Silvia Maria Fraga Piovacari

2 – Triagem Nutricional e Avaliação Nutricional no Adulto e Idoso, 14
Ana Paula Noronha Barrére, Aline Massensini de Freitas, Giovanna Guimarães Lopes, Mayumi Shima, Silvia Maria Fraga Piovacari

3 – Composição Corporal, 44
Ana Paula Noronha Barrére, Gabriela Tavares Braga Bisogni, Maria Cristina Gonzalez

4 – Desnutrição Hospitalar, 50
Diogo Oliveira Toledo, Maria Isabel Correia, Silvia Maria Fraga Piovacari

5 – Prescrição Dietética no Âmbito Hospitalar, 53
Glaucia Fernanda Correa Gaetano Santos, Drielle Schweiger Freitas Bottairi Garcia, Giovanna Guimarães Lopes, Daniela Alaminos, Silvia Maria Fraga Piovacari

6 – Interpretação de Exames Laboratoriais, 65
Ricardo Ambrósio Fock, Marcelo Macedo Rogero

SEÇÃO 2 – MATERNO-INFANTIL, 79

SEÇÃO 2.1 – Gestação e Lactação, 80

7 – Avaliação Nutricional e Recomendações Nutricionais da Gestante e Nutriz, 80
Rachel Helena Vieira Machado, Tatiane Muniz de Oliveira

8 – Situações Especiais na Gestação, 95
Rachel Helena Vieira Machado

SEÇÃO 2.2 – Neonatologia, 109

9 – Terapia Nutricional no Recém-Nascido Prematuro, 109
Paula Alves Gonçalves

10 – Transição de Sonda para Via Oral em Recém-Nascidos Prematuros, 113

Marília de Paula Giorgetti, Rosana Tiepo Arevalo

11 – Composição do Leite Humano e Uso do Aditivo, 115

Vanessa Andrea Cruz Ramis Figueira

12 – Suporte Nutricional na Enterocolite, 120

Romy Schmidt Brock Zacharias

13 – Protocolo e Manejo Clínico da Amamentação, 125

Ana Carolina G. Eisencraft, Natalia Turano Monteiro

14 – Impacto dos Primeiros Mil Dias na Vida Adulta da Criança, 134

Fernanda Marques de Deus, Drielle Schweiger Freitas Bottairi Garcia

SEÇÃO 2.3 – Pediatria, 141

15 – Avaliação Nutricional e Recomendações Nutricionais, 141

Mirna Maria Dourado Gomes da Silva, Patrícia Zamberlan

16 – Introdução Alimentar e Seletividade na Infância, 147

Priscila Maximino

17 – Alergias Alimentares, 152

Maria Carolina Batista Campos von Atzingen, Mirna Maria Dourado Gomes da Silva

18 – Obesidade Infantil, 157

Fabiana Aparecida Rasteiro, Marília Joly

19 – Manejo Clínico da Dieta Cetogênica na Epilepsia Refratária, 163

Daniela Kawamoto Murakami, Mirna Maria Dourado Gomes da Silva

20 – Diabetes Melito, 170

Adriana Servilha Gandolfo

SEÇÃO 2.4 – Setores de Apoio, 175

21 – Bancos de Leite Humano, 175

Vanessa Andrea Cruz Ramis Figueira, Andréa Penha Spínola Fernandes

22 – Lactário Hospitalar: Fórmulas Infantis, Processos e Rotinas, 181

Vanessa Andrea Cruz Ramis Figueira, Carolina Martins de Nadai

SEÇÃO 3 – CLÍNICA MÉDICA CIRÚRGICA, 187

23 – Ortopedia e Fraturas, 188
Drielle Schweiger Freitas Bottairi Garcia, Carla Muroya Capelli

24 – Gerontologia, 194
Mariana Staut Zukeran, Thiago José Martins Gonçalves

25 – Doenças Hepáticas, 201
Patricia Zuanazzi Pereira Clemente, Glaucia Amaral Santana

26 – Doenças Inflamatórias Intestinais, 208
Maria Carolina Gonçalves Dias, Ana Claudia Fischer Bosko, Ana Paula Monteiro de Mendonça, Jessica Magalhães Fonseca

27 – Síndrome do Intestino Curto, 213
Maria Carolina Gonçalves Dias, Giovanna Cavanha Corsi, Moisés Carmo dos Anjos Pinheiro

28 – Cirurgia Bariátrica e Metabólica, 221
Gabriela Tavares Braga Bisogni

29 – Doenças Neurológicas, 228
Vivian Serra da Costa, Ana Paula Marques Honório, Lilian Moreira Pinto

30 – Síndrome Metabólica, Obesidade e Dislipidemias, 234
Ana Maria Pita Lottenberg, Maria Silvia Ferrari Lavrador, Roberta Marcondes Machado

31 – Cardiologia, 240
Ana Katia Zaksauskas Rakovicius, Ana Claudia Santos

32 – Diabetes Melito e Contagem de Carboidrato no Adulto e Idoso, 248
Patricia Zuanazzi Pereira Clemente, Giovanna Guimarães Lopes

33 – Transtornos Alimentares, 254
Fernanda Pisciolaro

34 – Atenção às Necessidades Especiais na Dieta Hospitalar, 259
Camila Ventura Meneghelli, Caroline Arisa Matsuda, Glaucia Fernanda Correa Gaetano Santos, Natalia Moscatelli Bianchi

35 – Cirurgias Eletivas, 265
Julia Forti Roque, Olivia Batista Gottschalk, Danielly Oliveira Justino, Giuliana Marques Barbosa

SEÇÃO 4 – ONCOLOGIA, 269

36 – Cuidados Nutricionais em Paciente Hematológico, 270
Andrea Pereira, Bruna Cintra, Lidiane Soares Sodré da Costa

37 – Oncopediatria, 275
Adriana Garófolo, Bárbara Valença Caralli Leoncio

38 – Radioterapia, Quimioterapia e Imunoterapia, 286
Ábner Souza Paz, Cristiane D'Almeida, Márcia Tanaka

39 – Tratamento Cirúrgico, 295
Thais Manfrinato Miola, Letícia Nascimento Carniatto, Nathaly Russo Narciso dos Santos

40 – Cuidados Paliativos na Oncologia: Aspectos Simbólicos e Médicos da Nutrição, 300
Marcus Vinicius Rezende Fagundes Netto, Fabiana Lúcio, Polianna Mara Rodrigues de Souza, Maria Lívia Tourinho Moretto

41 – Abordagem Pós-Tratamento, 306
Sandra Elisa Adami Batista Gonçalves, Ana Paula Noronha Barrére

SEÇÃO 5 – PACIENTES GRAVES, 313

42 – Métodos de Avaliação e Necessidades Nutricionais no Paciente Crítico, 314
Branca Jardini de Freitas, Mayumi Shima

43 – Alterações Hidreletrolíticas, 319
Rodrigo Costa Gonçalves, João Manoel da Silva Junior

44 – Drogas em Terapia Intensiva, 325
Fabrícia Lima Alves, Ilusca Cardoso de Paula

45 – Lesão Renal Aguda, Crônica e em Terapias Dialíticas, 331
Rodrigo Costa Gonçalves, Mayumi Shima

46 – Grande Queimado, 335
Flávia Julie do Amaral Pfeilsticker, Liane Brescovici Nunes de Matos, Mayumi Shima, Thais Silva Vieira

47 – Pancreatite Aguda Grave, 340
Drielle Schweiger Freitas Bottairi Garcia, Lilian Moreira Pinto

48 – Síndrome de Desconforto Respiratório Agudo, 345

Décio Diament, Drielle Schweiger Freitas Bottairi Garcia

49 – Politrauma e Traumatismo Cranioencefálico, 351

Liane Brescovici Nunes de Matos, Julieta Regina Moraes, Anna Carolina Pompermayer Coradelli, Evandro José de A. Figueiredo

50 – Paciente Cirúrgico Crítico, 355

Diana Borges Dock-Nascimento, José Eduardo de Aguilar-Nascimento, Paula Pexe Alves Machado

SEÇÃO 6 – TERAPIA NUTRICIONAL, 361

51 – Terapia Nutricional Enteral: Indicação, Escolha da Via, Administração, Monitoramento e Manejo das Complicações, 362

Fernanda Antunes Ribeiro, Priscila Barsanti de Paula Nogueira, Lilian Moreira Pinto

52 – Terapia Nutricional Parenteral: Indicação, Escolha da Via, Administração, Monitoramento e Manejo das Complicações, 369

Fernanda Antunes Ribeiro, Melina Castro Gouveia, Décio Diament

53 – Terapia Nutricional Oral: Indicação e Monitoramento, 377

Silvia Maria Fraga Piovacari, Vanessa Andrea Cruz Ramis Figueira, Drielle Schweiger Freitas Bottairi Garcia

54 – Equipe Multiprofissional de Terapia Nutricional (EMTN), 383

Thayssa Carneiro Campista Tavares Martins, Priscila Barsanti de Paula Nogueira, Fernanda Antunes Ribeiro, Diogo Oliveira Toledo

SEÇÃO 7 – UNIDADE PRODUTORA DE REFEIÇÕES, 391

55 – A Experiência Gastronômica no Ambiente Hospitalar, 392

Fernanda Marini de Abreu, Luci Uzelin, Wesley Pereira de Sousa, Sandra Regina Perez Jardim A. Souza

56 – Estrutura Física, Equipamentos e Recursos Humanos, 396

Fernanda Marini de Abreu, Tatiane Aparecida Sapata, Yone Yamaguchi Itabashi, Beatriz Giachetto Santana

57 – Planejamento de Aquisição de Gêneros Alimentícios e Materiais, 401

Camilla Mendes de Carvalho, Sandra Regina Perez Jardim A. Souza, Thais Samara de Lucas, Fabiana Pereira dos Santos

58 – Montagem e Distribuição de Refeições, 413

Alessandra Lopes da Silva, Elaine Gonçalves da Silva, Beatriz Giachetto Santana, Patricia Siqueira Viana da Costa, Aline Correia dos Santos

SEÇÃO 8 – CUIDADO MULTIPROFISSIONAL, SITUAÇÕES ESPECIAIS E ATUALIDADES, 419

59 – Preparo Imunológico e Abreviação de Jejum, 420

Camila Ventura Meneghelli, Julliety Xavier Tazitu, Mariana Nicastro

60 – Lesão por Pressão, 426

Adriano Antonio Mehl, Amanda Cristina Maria Aparecida Gonçalves, Glaucia Fernanda Corrêa Gaetano Santos, Julieta Regina Moraes, Maria Emilia Gaspar Ferreira

61 – Probióticos, Prebióticos e Simbióticos na Prática Clínica, 437

Paula Rodrigues Anjo

62 – Cuidado Nutricional no Atendimento do Paciente com COVID-19, 447

Mayumi Shima, Melina Castro Gouveia, Silvia Maria Fraga Piovacari

63 – Nutrição Humanizada e Afetiva: Estratégias e Ferramentas na Abordagem Não Prescritiva no Atendimento Nutricional, 454

Fabiana Fiuza Teixeira, Lara Cunha Natacci, Rosana Raele

64 – Planejamento para a Alta Hospitalar e Continuidade da Assistência, 463

Silvia Maria Fraga Piovacari, Rodrigo Costa Gonçalves, Tatiane Ramos Canero, Tatianna Pinheiro da Costa Rozzino, Vivian Valéria Fernandes de Oliveira

65 – Sarcopenia, Funcionalidade e Reabilitação Motora, 469

Rodrigo Costa Gonçalves, Rogerio Dib, Drielle Schweiger Freitas Bottairi Garcia

66 – Farmacologia e Interação entre Drogas e Nutrientes, 477

Fabrícia Lima Alves, Ilusca Cardoso de Paula, Paula de Carvalho Morelli

67 – Disfagia Sarcopênica, 489

Fátima Lago, Juliana Wanderley Cidreira Neves

68 – Genômica Nutricional, 493

Bruna Zavarize Reis, Graziela Biude Silva Duarte, Marcelo Macedo Rogero

69 – Telenutrição, 499

Fabiana Aparecida Rasteiro, Gabriela Tavares Braga Bisogni, Silvia Maria Fraga Piovacari

70 – Ética Profissional, 505

Fabiana Poltronieri, Liliana Paula Bricarello

71 – *Marketing* Nutricional, 509

Lara Cunha Natacci

SEÇÃO 9 – SEGURANÇA, QUALIDADE, EXPERIÊNCIA DO PACIENTE E COLABORADOR, 515

72 – Indicadores de Qualidade em Terapia Nutricional, 516

Guilherme Duprat Ceniccola, Tatiana Scacchetti

73 – Segurança do Colaborador, 523

Michelle Leite Oliveira Salgado, Patrícia Maria dos Santos Chaves, Patricia Siqueira Viana da Costa, Aline Correia dos Santos, Rosa Graziela Gomes de Moura

74 – Melhoria Contínua e Excelência Operacional, 530

Barbara Coutinho Fernandes, Glaucia Fernanda Corrêa Gaetano Santos, Rita Mayra Janzantti, Silvia Maria Fraga Piovacari

75 – Experiência do Paciente, 534

Ana Merzel Kernkraut, Claudia Regina Laselva, Silvia Maria Fraga Piovacari

76 – Educação Corporativa, 536

Eletéa Barbosa Tasso, Glaucia Fernanda Corrêa Gaetano Santos, Selma Tavares Valério, Simone Cristina Azevedo Silva

77 – Habilidades Comportamentais na Comunicação, 543

Ana Paula Molino de Moraes

Índice Remissivo, 548

SEÇÃO 1

Introdução à Nutrição Hospitalar

CAPÍTULO 1

Modelo Assistencial em Nutrição Clínica

Silvia Maria Fraga Piovacari

Introdução

É evidente a evolução da ciência da nutrição nos últimos anos em todas as áreas de atuação. No ambiente hospitalar se destaca o aprimoramento de técnicas e métodos para a avaliação nutricional e da composição corporal, bem como o uso tecnologia a favor de diagnósticos cada vez mais objetivos que auxiliam os profissionais da área na tomada de decisão. Contudo, em função, muitas vezes, do número de profissionais dedicados para a assistência, rotinas e sobrecargas administrativas, as atividades de planejamento e cuidado nutricional individualizadas e especializadas para pacientes internados podem ficar dificultadas.

É fundamental que o nutricionista tenha tempo protegido para a assistência nutricional, participação das visitas multiprofissionais e discussões clínicas, atuando na promoção da saúde, prevenção e tratamento das doenças junto à equipe interdisciplinar.

A seguir, apresenta-se o modelo de assistência em nutrição clínica hospitalar desenvolvido com base na literatura e prática clínica da autora e do time de nutrição clínica do Hospital Israelita Albert Einstein (HIAE), envolvendo todo o raciocínio nutricional para a realização do diagnóstico, avaliação, plano de cuidados e planejamento para a desospitalização.

Raciocínio nutricional em ambiente hospitalar

- Triagem nutricional.
- Avaliação nutricional.
- Determinação das necessidades nutricionais.
- Plano de cuidado nutricional.
- Definição do objetivo.
- Classificação do nível de assistência.
- Monitoramento.
- Alta.

Triagem nutricional

Tem por objetivo eleger os pacientes admitidos no hospital que apresentam risco, identificando fatores relacionados à desnutrição por meio de indicativos clínicos e antropométricos.

Pode ser realizada pelo nutricionista e/ou qualquer membro da equipe multiprofissional capacitado.

Devido à influência do estado nutricional sobre a evolução clínica de pacientes hospitalizados, todo o esforço para identificar o risco nutricional deve ser realizado.

Critérios de inclusão

Todos os pacientes admitidos devem ser avaliados por meio da triagem nutricional. As perguntas são dirigidas e realizadas na forma de entrevista ao paciente, acompanhante ou cuidador. Após a identificação de risco nutricional, o nutricionista deve realizar a avaliação e plano de cuidados em até 24 horas.

A escolha da ferramenta de triagem nutricional a ser aplicada será definida de acordo com a faixa etária e condição clínica (Fluxograma 1.1).

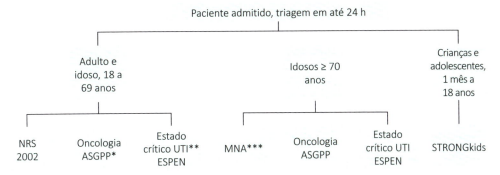

Fluxograma 1.1. Sugestão de escolha de triagem nutricional.
Fonte: acervo da autoria – Novo Modelo Assistencial em Nutrição Clínica, projeto Lean Six Sigma, Líder Silvia Piovacari, 2020. Protocolo de Conduta Nutricional, Hospital Israelita Albert Einstein, 2021.
*ASGPP – avaliação subjetiva global produzida pelo paciente; **UTI – unidade de terapia intensiva; ***MNA – miniavaliação nutricional.

▶ Ferramentas de triagem nutricional

NRS 2002 (nutritional risk screening)

Para adultos e idosos entre 18 e 69 anos internados em enfermaria, semi-intensiva ou apartamento.

Recomendada para o ambiente hospitalar, e envolve aspectos de deterioração do estado nutricional e gravidade da doença.

Parte 1 – Triagem inicial.		
Nº	Questões	
1	O IMC < 20,5?	( ) SIM ( ) NÃO
2	O doente perdeu peso nos últimos três meses?	( ) SIM ( ) NÃO
3	O doente teve redução da sua ingestão alimentar na última semana?	( ) SIM ( ) NÃO
4	Portador de doença grave, mau estado geral ou UTI?	( ) SIM ( ) NÃO

Se a resposta foi afirmativa a qualquer uma dessas questões, vá para parte 2 da triagem.
Se a resposta foi negativa a todas as questões, o paciente deve ser reavaliado semanalmente; entretanto, se o paciente for elegível para cirurgia de grande porte, o cuidado nutricional preventivo deverá ser considerado para evitar complicações do estado nutricional.

Parte 2 – Triagem final.			
Estado nutricional prejudicado		**Gravidade da doença (aumento nas necessidades nutricionais)**	
( ) AUSENTE (0 ponto)	Estado nutricional normal.	( ) AUSENTE (0 ponto)	Necessidades nutricionais normais.
( ) LEVE (1 ponto)	Perda de peso > 5% em 3 meses OU ingestão alimentar abaixo de 50-75% das necessidades na semana anterior.	( ) LEVE (1 ponto)	Fratura de quadril; doentes crônicos, em particular com complicação aguda: cirrose, DPOC, hemodiálise crônica, diabetes, oncológicos.
( ) MODERADO (2 pontos)	Perda de peso > 5% em 2 meses ou IMC 18,5-20,5 + deterioração do estado geral OU ingestão alimentar de 25-60% das necessidades na semana anterior.	( ) MODERADO (2 pontos)	Cirurgia abdominal de grande porte, AVC, pneumonia grave, malignidade hematológica.
( ) GRAVE (3 pontos)	Perda de peso > 5% em 1 mês (> 15% em 3 meses) ou IMC < 18,5 + deterioração do estado geral OU ingestão alimentar de 0-25% das necessidades na semana anterior.	( ) GRAVE (3 pontos)	Trauma cranioencefálico grave, transplante de medula óssea, doentes em cuidados intensivos (APACHE > 10).
Pontuação: + + = Pontuação total			
Se ≥ 70 anos: adicionar 1 ponto ao total acima.			
Pontuação ≥ 3 pontos: o paciente está em risco nutricional. Pontuação < 3 pontos: reavaliar paciente semanalmente.			

IMC: índice de massa corporal; DPOC: doença pulmonar obstrutiva crônica; AVC: acidente vascular cerebral; APACHE: *Acute physiology and chronic health disease classification system.*

Fonte: adaptada de Kondrup J, Allison S, Elia M, Vellas B, Plauth M. ESPEN Guidelines for Nutrition Screening 2002. Clin Nutr. 2003; 22(4):415-21.

Amaral TF, Matos L, Ferro MG, et al. Desenvolvimento de uma versão portuguesa do Nutritional Risc Screening – NRS 2002. Acta Portuguesa de Nutrição. 2020; 20:44-7.

A triagem NRS 2002 pode ser utilizada em idosos, inclusive pontuando de maneira diferenciada; entretanto, optou-se pela utilização da miniavaliação nutricional (MNA) para o público geriátrico ≥ 70 anos no HIAE pela especificidade e sensibilidade da ferramenta.

ESPEN, 2019

Para pacientes internados em UTI – adultos e idosos	
Previsão de permanência ≥ 48 h	Considere risco nutricional se a resposta for sim

Fonte: Singer P, Blaser AR, Berger MM, Alhazzani W, Calder PC, Casaer MP, et al. ESPEN guideline on clinical nutrition in the intensive care unit. Clin Nutr. 2019; 38(1):48-79.

Avaliação subjetiva global produzida pelo paciente (ASGPPP)

Para pacientes oncológicos adultos e idosos internados em enfermaria, semi-intensiva ou apartamento.

Scored Patient-Generated Subjective Global Assessment [Avaliação Subjetiva Global – Preenchida Pelo Paciente] PG-SGA

História: As caixas 1-4 foram feitas para serem completadas pelo paciente e são chamadas de versão PG-SGA Short Form.

Identificação do paciente:

1. Peso:

Resumindo meu peso atual e recente:

Eu atualmente peso aproximadamente _____kg

Eu tenho aproximadamente 1 metro e _____cm

Há 1 mês eu costumava pesar _____kg

Há 6 meses atrás eu costumava pesar _____kg

Durante as duas últimas semanas o meu peso:

☐ diminuiu (1)　　☐ ficou igual (0)　　☐ aumentou (0)

Caixa 1 ☐
Indicar soma total (Ver formulário 1)

2. Ingestão alimentar: Comparada com minha alimentação habitual, no último mês, eu tenho comido:

☐ a mesma coisa (0)

☐ mais que o habitual (0)

☐ menos que o habitual (1)
　Atualmente, eu estou comendo:
　☐ a mesma comida (sólida) em menor quantidade que o habitual (1)
　☐ a mesma comida (sólida) em pouca quantidade (2)
　☐ apenas alimentos líquidos (3)
　☐ apenas suplementos nutricionais (3)
　☐ muito pouca quantidade de qualquer alimento (4)
　☐ apenas alimentação por sonda ou pela veia (0)

Caixa 2 ☐
Indicar valor mais alto

3. Sintomas: Durante as duas últimas semanas, eu tenho tido os seguintes problemas que me impedem de comer o suficiente (marque todos os que estiver sentindo):

☐ sem problemas para me alimentar (0)

☐ sem apetite, apenas sem vontade de comer (3)

☐ náuseas (enjoos) (1)　　　　　　　　☐ vômitos (3)

☐ obstipação (intestino preso) (1)　　☐ diarreia (3)

☐ feridas na boca (2)　　　　　　　　☐ boca seca (1)

☐ coisas têm gosto estranho ou　　　☐ os cheiros me incomodam (1)
　não têm gosto (1)

☐ problemas para engolir (2)　　　　 ☐ me sinto rapidamente
　　　　　　　　　　　　　　　　　　satisfeito (1)

☐ dor; onde? (3)_____ ☐ cansaço (fadiga) (1)

☐ outros*: (1)

*ex. depressão, problemas dentários ou financeiros, etc.

Caixa 3 ☐
Indicar soma total

4. Atividades e função:

No último mês, de um modo geral eu consideraria a minha atividade (função) como:

☐ normal, sem nenhuma limitação (0)

☐ não totalmente normal, mas capaz de manter quase todas as atividades normais (1)

☐ sem disposição para a maioria das coisas, mas ficando na cama ou na cadeira menos da metade do dia (2)

☐ capaz de fazer pouca atividade e passando a maior parte do dia na cadeira ou na cama (3)

☐ praticamente acamado, raramente fora da cama (3)

Caixa 4 ☐
Indicar valor mais alto

Soma da pontuação das caixas 1 a 4 ☐

Formulário 1 - Pontuando a perda de peso

Para pontuar, use o peso de 1 mês atrás, se disponível. Use o peso de 6 meses atrás apenas se não tiver dados do peso do mês passado. Use os pontos abaixo para pontuar a mudança do peso e acrescente 1 ponto extra se o paciente perdeu peso nas duas últimas semanas. Coloque a pontuação total na caixa 1 da PG-SGA.

Perda de peso em 1 mês	Pontos	Perda de peso em 6 meses
≥ 10%	4	≥ 20%
5- 9,9%	3	10- 19,9%
3- 4,9%	2	6- 9,9%
2- 2,9%	1	2- 5,9%
0- 1,9%	0	0- 1,9%

$$\frac{\text{P anterior} - \text{P atual}}{\text{P anterior}} \times 100$$

Pontuação para o Formulário 1 ☐

Recomendações para a triagem nutricional:

O somatório da pontuação da PG-SGA é usado para definir intervenções nutricionais específicas, incluindo o aconselhamento do paciente e seus familiares; manuseio dos sintomas (incluindo intervenções farmacológicas) e a intervenção nutricional apropriada (através de alimentos, suplementos nutricionais, nutrição enteral ou parenteral).

A intervenção nutricional de 1ª linha inclui o manuseio adequado dos sintomas.

TRIAGEM BASEADA NA PONTUAÇÃO TOTAL DA PG-SGA:

0-1　Nenhuma intervenção necessária no momento. Reavaliar de maneira rotineira e regular durante o tratamento;

2-3　Aconselhamento do paciente e de seus familiares pela nutricionista, enfermeira ou outro clínico, com intervenção farmacológica conforme indicado pela avaliação dos sintomas (Caixa 3) e exames laboratoriais, conforme o caso;

4-8　Requer intervenção da nutricionista, juntamente com a enfermeira ou médico conforme indicado pelos sintomas (Caixa 3);

≥ 9　Indica uma necessidade urgente de conduta para a melhora dos sintomas e/ou opções de intervenção nutricional.

Fonte: Gonzalez MC, et al. Validação da versão em português da avaliação subjetiva global produzida pelo paciente. Rev Bras Nutr Clin. 2010; 25(2):102-8. Disponível em: http://pt-global.org/wp-content/uploads/2018/05/Brazilian-PG-SGA-18-008-v05.21.18.pdf

6

Nutrição Hospitalar

MNA – miniavaliação nutricional, versão reduzida

Para idosos ≥ 70 anos internados em enfermaria, semi-intensiva ou apartamento.

Miniavaliação nutricional, versão reduzida (MNA-SF)		
Perguntas	**Pontuação**	**Opções disponíveis**
A	A ingestão de alimentos diminuiu nos últimos três meses devido à falta de apetite, problemas digestivos, dificuldade de mastigação ou deglutição?		0 = diminuição grave da ingesta 1 = diminuição moderada da ingesta 2 = sem diminuição da ingesta
B	Perda de peso involuntária nos últimos três meses		0 = superior a três quilos 1 = não sabe informar 2 = entre um e três quilos 3 = sem perda de peso
C	Mobilidade		0 = restrito ao leito ou à cadeira de rodas 1 = deambula, mas não é capaz de sair de casa 2 = normal
D	Sofreu estresse psicológico ou doença aguda nos últimos três meses?		0 = sim 2 = não
E	Problemas neuropsicológicos		0 = demência ou depressão graves 1 = demência leve 2 = sem problemas psicológicos
F	Índice de massa corporal (IMC)		0 = IMC < 19 1 = 19 ≤ IMC < 21 2 = 21 ≤ IMC < 23 3 = IMC ≥ 23
Pontuação total:		Classificação: Estado nutricional normal (12-14 pontos) Sob risco de desnutrição (8-11 pontos) Desnutrição (0-7 pontos)

RISCO NUTRICIONAL: ( ) SIM ( ) NÃO

Fonte: Guigoz Y, Vellas B, Garry P. Assessing the Nutritional Status of the Elderly: The Mini Nutritional Assessment as Part of the Geriatric Evaluation. Nutrition Reviews. 1996; 54(1):59-65. MNA-International Group. Validation of the Mini Nutritional Assessment short-form (MNA-SF): a practical tool for identification of nutritional status. J Nutr Health Aging. 2009 nov; 13(9):782-8.

Triagem nutricional para crianças e adolescentes

STRONGkids: triagem do risco de desnutrição para crianças de 1 mês a 18 anos de idade.

Pergunta	**Sim**	**Não**
Avaliação clínica subjetiva – o paciente apresenta estado nutricional prejudicado de acordo com a avaliação clínica subjetiva (massa muscular e/ou gordura subcutânea reduzidas e/ou face encovada)?	(1 Ponto)	(0 Ponto)
Doença de alto risco – (Quadro 1.1) – existe alguma doença de base que pode causar desnutrição ou cirurgia de grande porte prevista?	(2 Pontos)	(0 Ponto)
Ingestão alimentar e perdas – apresenta alguns dos itens abaixo? • Diarreia (> 5 vezes por dia) e/ou vômito (> 3 vezes por dia) excessivos nos últimos dias? • Diminuição da ingestão alimentar durante os últimos dias antes da internação (não incluindo jejum para procedimento ou cirurgia eletivos)? • Recomendação de intervenção nutricional preexistente? • Incapacidade de ingestão alimentar adequada por causa de dor?	(1 Ponto)	(0 Ponto)
Perda de peso ou pouco ganho de peso – houve perda de peso ou nenhum ganho de peso (em crianças < 1 ano durante as últimas semanas/últimos meses)	(1 Ponto)	(0 Ponto)

Continua...

Continuação

Doença de alto risco (Quadro 1.1)

Anorexia nervosa; queimaduras; displasia broncopulmonar (idade máxima de dois anos); doença celíaca; fibrose cística; dismaturidade/prematuridade (usar idade corrigida até o sexto mês); doença cardíaca crônica; doença infecciosa (Aids); doença inflamatória intestinal; câncer; doença hepática crônica; doença renal crônica; pancreatite; síndrome do intestino curto; doença muscular; doença metabólica; trauma; deficiência/retardo mental; cirurgia de grande porte prevista; doença não especificada (classificada por um médico).

Risco de desnutrição e necessidade de intervenção

Pontuação – Intervenção e acompanhamento

4-5 pontos – Alto risco – consulte um médico e um nutricionista para fazer um diagnóstico completo, orientação nutricional individual e acompanhamento. Comece prescrevendo pequenas porções de alimento até o diagnóstico definitivo.

1-3 pontos – Médio risco – consulte um médico para um diagnóstico completo, considere uma intervenção nutricional com um nutricionista. Verifique o peso duas vezes por semana e avalie o risco nutricional após uma semana

0 pontos – Baixo risco – não é necessária intervenção nutricional. Verifique o peso regularmente e avalie o risco nutricional toda semana (ou de acordo com o protocolo do hospital).

Fonte: Hulst JM, Zwart H, Hop WC, Joosten KFM. Dutch national survey to test the STRONGkids nutritional risk screening tool in hospitalized children. Clin Nutr. 2010; 29(1):106-11.

Adaptada de Carvalho FC, et al. Tradução e adaptação cultural da ferramenta Strongkids para triagem do risco de desnutrição em crianças hospitalizadas. Rev Paul Pediatr. 2013; 31(2):159-65.

▶ Complementando a triagem de risco em idosos

Triagem para risco de sarcopenia (SARC-F) para idosos

A capacidade de reconhecer a sarcopenia rapidamente é muito importante, pois há evidências crescentes de que intervenções terapêuticas multidisciplinares podem melhorar os desfechos.

Para o diagnóstico e determinação da gravidade da sarcopenia, o Consenso Europeu, publicado em 2019, recomenda a avaliação completa que envolve medidas para identificar a baixa força muscular, avaliação muscular por densitometria ou bioimpedância em ambientes clínicos usuais, e a avaliação do desempenho físico. Na prática clínica, nem sempre todos esses métodos são disponíveis e de fácil aplicação; no entanto, realizar a identificação do risco para identificar um quadro sugestivo de sarcopenia se torna fundamental para o estabelecimento de um plano de ação interdisciplinar imediato.

SARC-F

Em complemento à triagem nutricional, com o intuito de ampliar a avaliação e hipótese diagnóstica sugere-se a aplicação da triagem para sarcopenia em idosos hospitalizados por meio da ferramenta SARC-F, visto que essa população é a que mais apresenta fragilidade e perda de funcionalidade.

O questionário SARC-F (Quadro 1.1) poderá ser aplicado como ferramenta de triagem para a sarcopenia na avaliação inicial do paciente. As perguntas devem ser realizadas como entrevista ao paciente, referindo-se à realidade do presente (não a uma capacidade que um dia o mesmo já teve).

Quadro 1.1. Questionário SARC- F.			
Componente	**Pergunta**	**Pontuação**	**Resultado**
Força	O quanto de dificuldade você tem para levantar e carregar 5 kg?	Nenhuma = 0 Alguma = 1 Muita, ou não consegue = 2	

Continua...

Quadro 1.1. Questionário SARC- F. Continuação			
Componente	**Pergunta**	**Pontuação**	**Resultado**
Ajuda para caminhar	O quanto de dificuldade você tem para atravessar um cômodo?	Nenhuma = 0 Alguma = 1 Muita, usa apoios ou incapaz = 2	
Levantar da cadeira	O quanto de dificuldade você tem para levantar de cama ou cadeira?	Nenhuma = 0 Alguma = 1 Muita, ou não consegue sem ajuda = 2	
Subir escadas	O quanto de dificuldade você tem para subir um lance de escadas com dez degraus?	Nenhuma = 0 Alguma = 1 Muita, ou não consegue = 2	
Quedas	Quantas vezes você caiu no último ano?	Nenhuma = 0 1-3 quedas = 1 4 ou mais quedas = 2	
Somatório (0-10 pontos)			Total

0-3 pontos: sem sinais sugestivos de sarcopenia no momento (cogitar a reavaliação periódica).
4-10 pontos: risco de sarcopenia (prosseguir com investigação diagnóstica completa).

Fonte: adaptada de Malmstrom TK, Morley JE. SARC-F: A Simple Questionnaire to Rapidly Diagnose Sarcopenia. JAMDA. 2013; 14:531-2.

Massa muscular

No ambiente hospitalar, a massa muscular poderá ser aferida pela tomada da medida de circunferência da panturrilha. O ponto de corte para adultos e idosos é de ≤ 34 cm para homem e ≤ 33 cm para mulheres. A circunferência da panturrilha tem sido considerada um importante marcador de massa muscular, visto que a perda da massa muscular é maior nos membros inferiores, podendo ser subestimada quando mensurada somente nos membros superiores.

A circunferência da panturrilha pode ser influenciada por edema, sendo necessária a aplicação de fator de correção. Não é sensível a variações em curto prazo, e não avalia a qualidade muscular, mas entende-se que é uma medida antropométrica de fácil coleta e com importante aplicação na prática clínica, necessitando ser incorporada na avaliação nutricional realizada pelo nutricionista.

Força muscular

A força muscular pode ser medida pela força de preensão palmar (FPP) por meio do aparelho denominado *hand grip* ou dinamômetro.

O Consenso Europeu de Sarcopenia (2019) sugere como pontos de corte mulheres > 16 kg e homens > 27 kg. Na prática clínica da equipe de nutrição clínica do HIAE, adotou-se como padrão de referência os valores normativos classificados em percentis para FPP estratificados por gênero e idade, publicados por Dodds em 2014 (Tabelas 1.1 e 1.2).

Tabela 1.1. Valores normativos para força de preensão (kg), estratificados por gênero – sexo masculino.					
Idade em anos	**Percentil 10**	**Percentil 25**	**Percentil 50**	**Percentil 75**	**Percentil 90**
5	6	7	8	9	10
10	12	15	17	20	22
15	21	25	29	33	38
20	30	35	40	46	52
25	36	41	48	55	61
30	38	44	51	58	64
35	39	45	51	58	64
40	38	44	50	57	63
45	36	42	49	56	61

Continua...

Tabela 1.1. Valores normativos para força de preensão (kg), estratificados por gênero – sexo masculino. Continuação

Idade em anos	Percentil 10	Percentil 25	Percentil 50	Percentil 75	Percentil 90
50	35	41	48	54	60
55	34	40	47	53	59
60	33	39	45	51	56
65	31	37	43	48	53
70	29	34	39	44	49
75	26	31	35	41	45
80	23	27	32	37	42
85	19	24	29	33	38
90	16	20	25	29	33

Fonte: adaptada de Dodds RM, 2014.

Tabela 1.2. Valores normativos para força de preensão (kg), estratificados por gênero – sexo feminino.

Idade em anos	Percentil 10	Percentil 25	Percentil 50	Percentil 75	Percentil 90
5	6	7	8	9	10
10	12	14	16	19	21
15	17	20	24	27	30
20	21	24	28	32	36
25	23	26	30	35	38
30	24	27	31	35	39
35	23	27	31	35	39
40	23	27	31	35	39
45	22	26	30	34	38
50	21	25	29	33	37
55	19	23	28	32	35
60	18	22	27	31	34
65	17	21	25	29	33
70	16	20	24	27	31
75	14	18	21	25	28
80	13	16	19	23	26
85	11	14	17	20	23
90	9	11	14	17	20

Fonte: adaptada de Dodds RM, 2014.

Pontos de atenção

Nas situações em que o paciente apresentar resultados de risco na triagem para sarcopenia (SARC-F), valores inferiores ao recomendado para a circunferência da panturrilha (CP) e baixa força muscular pela medida da FPP pode-se interpretar como um quadro de provável sarcopenia; deve-se instaurar o planejamento terapêutico interdisciplinar para a reabilitação do paciente, e, sempre que possível, prosseguir com a investigação diagnóstica completa.

Avaliação nutricional

É um processo sistemático, sendo o segundo passo da assistência nutricional (após a triagem nutricional), tendo como objetivo obter informações adequadas, que envolvem a coleta, verificação, interpretação de dados e a tomada de decisões.

O estudo da condição nutricional deve abranger vários parâmetros que compreendem a utilização de técnicas apropriadas de antropometria, composição corporal, dados bioquímicos, clínicos e dietéticos.

Serão discutidos os métodos de avaliação nutricional no Capítulo 2, composição corporal no Capítulo 3 e avaliação dietética no Capítulo 5. Para a avaliação em pediatria, veja o Capítulo 15.

Determinação das necessidades nutricionais

Tabela 1.3. Meta calórica e proteica – adultos e idosos.

Faixa etária/EN	Peso	UTI	Fase de reabilitação Unidade de Internação Semi-intensiva – CMC
Adulto e idoso desnutrido	Atual	15-20 kcal/kg (1º a 3º dia) 25-30 kcal/dia (após 4º dia) 1,2-2,0 g/kg/dia	30-35 kcal/kg 1,2-2,0 g/kg/dia
Adulto e idoso eutrófico	Atual	15-20 kcal/kg (1º a 3º dia) 25-30 kcal/dia (após 4º dia) 1,2-2,0 g/kg/dia	25-35 kcal/kg 1,2-2,0 g/kg/dia
Adulto e idoso obeso > 30 kg/m²	Atual Ideal Ideal Adulto em² × IMC 25 Idoso em² × IMC 28	11-14 kcal/kg 22-25 kcal/kg 2,0-2,5 g/kg/dia	20 kcal/kg 25 kcal/kg 1,2-1,5 g/kg/dia – doença crônica até 2,0 g/kg/dia – doença aguda
Adulto e idoso com risco de lesão por pressão	Atual	15-20 kcal/kg (1º a 3º dia) 25-30 kcal/dia (após 4º dia) 1,25-2 g/kg/dia	30-35 kcal/kg 1,25-2 g/kg/dia
Adulto e idoso com lesão pressão	Atual	15-20 kcal/kg (1º a 3º dia) 25-30 kcal/dia (após 4º dia) 1,5-2,0 g/kg/dia	30-35 kcal/kg 1,5-2,0 g/kg/dia
Adulto e idoso pré-TCTH, pós-TCTH e DECH	Atual	*idem recomendação padrão para paciente crítico	35-50 kcal/kg 1,5-2,0 g/kg/dia
Adulto e idoso com IRA não dialítica	Atual	25 kcal/kg 1,0-1,3 g/kg/dia	30 kcal/kg 0,8-1,0 g/kg/dia
Adulto e idoso IRC conservador	Atual	25 kcal/kg 1,2-1,5 g/kg/dia	30-35 kcal/kg 1,0-1,2 g/kg/dia
Adulto e idoso IRC-HD	Atual	25 kcal/kg 1,3-1,5 g/kg/dia	30-35 kcal/kg 1,2-1,8 g/kg/dia
Adulto e idoso IRC-CRRT	Atual	25 kcal/kg 1,5-2 g/kg/dia	30-35 kcal/kg 1,5-1,7 g/kg/dia

*Idoso > 60 anos; E: altura (m); EN: estado nutricional; IRA: insuficiência renal aguda; IRC: insuficiência renal crônica; HD: hemodiálise; CRRT: terapia de substituição renal contínua; TCTH: transplante de células-tronco hematopoiéticas; DECH: doença do enxerto contra o hospedeiro.

Fonte: acervo de documentação institucional – Nutrição Clínica e EMTN, Hospital Israelita Albert Einstein, 2020. Adaptada de: BRASPEN, 2020; ESPEN,2019; NPUAP/EPUAP/PPPIA, 2019; ASPEN/SCCM 2016; Prot AGE study group, JAMDA. 2013; 14:542-59; Consenso Brasileiro de Nutrição em Transplante de Células-Tronco Hematopoiéticas, 2020.

Para pediatria, as recomendações nutricionais estão apresentadas no Capítulo 15.

Plano de cuidado nutricional

A dietoterapia é a ciência que estuda e aplica a dieta com princípio terapêutico, tendo a dieta normal como padrão. A finalidade básica da dietoterapia é ofertar, ao organismo debilitado, nutrientes adequados à patologia apresentada e às condições físicas, nutricionais e psicológicas do paciente, mantendo ou recuperando o estado nutricional. Para isso, o nutricionista deve elaborar a prescrição dietética que envolve várias etapas como a anamnese alimentar, avaliação do estado nutricional, determinação da conduta alimentar, definição do nível de assistência e, posteriormente, a reabilitação nutricional (Maculevicius, 1994 e ASBRAN, 2014).

A atenção dietética será abordada nos Capítulos 5 e 53.

Definição do objetivo

É muito importante que o planejamento terapêutico tenha metas e objetivos mensuráveis, para a visualização de toda a equipe interdisciplinar, registrados no prontuário do paciente.

Exemplo de objetivos mensuráveis:

- Prevenir desnutrição por meio da introdução de suplementação oral para atingir 100% das necessidades.
- Reduzir nutrição enteral para xx mL, se a aceitação do paciente atender xx%.
- Suspender a nutrição enteral se a aceitação via oral do paciente atender 60-75% por pelo menos três dias.
- Progredir à nutrição enteral até xx mL para atender 100% das necessidades nutricionais do paciente.
- Promover ganho de peso de xx kg para xx kg.

Classificação do nível de assistência

A definição do cuidado nutricional pode ser categorizada em níveis de assistência nutricional.

Após a avaliação nutricional, classifica-se o paciente em nível de assistência. Essa dinâmica tem como finalidade otimizar os recursos humanos existentes e o atendimento conforme o nível de cuidado estabelecido, com base na atenção dietoterápica necessária para a condição clínica em que o paciente se encontra e o estado nutricional atual.

O cuidado nutricional por níveis de assistência permite caracterizar procedimentos conforme o estado nutricional e o grau de complexidade das ações do nutricionista, priorizando o atendimento aos pacientes com comprometimento nutricional e proporcionando uma terapêutica adequada, individualizada e diferenciada.

▶ Nível primário de assistência

Pacientes cuja patologia de base ou problema apresentado não exija cuidados dietoterápicos específicos e em que inexistam fatores de risco nutricional.

▶ Nível secundário de assistência

Pacientes cuja patologia de base ou problema apresentado não exija cuidados dietoterápicos específicos, porém existem fatores de risco nutricionais associados; ou pacientes cuja patologia de base exija cuidados dietoterápicos específicos e em que inexistam fatores de risco nutricional.

▶ Nível terciário de assistência

Pacientes cuja patologia de base exija cuidados dietoterápicos especializados, existindo fatores de risco nutricionais associados.

Monitoramento

Para garantia da assistência nutricional, é de primordial importância que seja realizado o monitoramento nutricional em tempo adequado para a reavaliação e continuidade do cuidado.

O ideal é que todo paciente internado (independentemente do risco nutricional) receba uma visita nutricional adicional em 24 horas após a avaliação de admissão para a verificação da aceitação alimentar, validação do plano estabelecido e realização das adequações necessárias. Essa medida visa uma atuação mais efetiva e proativa em busca de resultados nutricionais adequados, promovendo eficácia no cuidado, satisfação com o atendimento e melhor experiência para o paciente.

Após a visita de 24 horas (pós-avaliação inicial) em todos os pacientes internados, sugere-se:
- Reavaliação de pacientes primários a cada quatro dias, entendendo que a internação prolongada por períodos superiores a quatro dias pode modificar a condição do paciente sem risco nutricional.
- Pacientes secundários: monitoramento entre 48 e 72 horas.
- Pacientes terciários: monitoramento entre 24 e 48 horas.

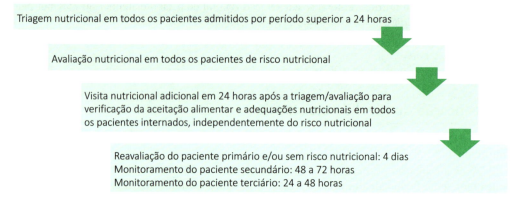

Fluxograma 1.2. Sugestão de monitoramento nutricional.
Fonte: acervo da autoria – Novo Modelo Assistencial em Nutrição Clínica, projeto Lean Six Sigma, Líder Silvia Piovacari, 2020. Protocolo de Conduta Nutricional, Hospital Israelita Albert Einstein, 2021.

Planejamento da alta hospitalar

Esse tópico está apresentado no Capítulo 64 (Planejamento para alta hospitalar e continuidade da assistência).

Considerações finais

O modelo assistencial tem por primazia proteger o tempo dos profissionais para garantir a adequada assistência nutricional aos pacientes hospitalizados, e deve ser adaptado às realidades das instituições com base nos recursos disponíveis, otimizando e priorizando o cuidado nutricional aos pacientes em nível de assistência secundário e terciário, e promovendo qualidade e segurança para o paciente e colaborador.

O *triple aim* é um conceito desenvolvido pelo Institute for Healthcare Improvement que vem estimulando o redesenho de sistemas de saúde em todo o mundo, alicerçado em três eixos: qualidade da assistência, redução dos custos *per capita* e melhoria da saúde populacional. Este livro, inspirado no modelo *triple aim*, traz importantes reflexões, conceitos, protocolos e ferramentas nas diversas condições clínicas para auxiliar os profissionais da saúde nesse compromisso.

Bom proveito e boa leitura!

Leitura recomendada

- Associação Brasileira de Nutrição (ASBRAN). Sistematização do Cuidado e Nutrição. 2014.
- Barban JB, Simões BP, Moraes BD, Anunciação CR, Rocha CS, Pintor DC, et al. Consenso Brasileiro de Nutrição em Transplante de Células-Tronco Hematopoiéticas: Adultos. Einstein (São Paulo). 2020; 18:1-50.
- Barbosa AR, Souza JM, Lebrão ML, et al. Anthropometry of elderly residents in the city of São Paulo, Brazil. Cad Saúde Pública. 2005; 21(6):1929-38.
- Barbosa-Silva TG, Bielemann RM, Gonzalez MC, Menezes AMB. Prevalence of sarcopenia among community-dwelling elderly of a medium-sized South American city: results of the COMO VAI? Study. J Cachexia Sarcopenia Muscle. 2016; 7:136-43.
- Bauer J, et al. Evidence-based recommendations for optimal dietary protein intake in older people: a position paper from the PROT-AGE Study Group. JAMDA. 2013; 14:542-59.
- Berwick DM, Nolan TW, Whittington J. The triple aim: care, health, and cost. Health Aff (Millwood). 2008; 27(3):759-69.
- Bisognano M, Kenney C. Buscando o Triple AIM na saúde. Atheneu; 2015.
- Calixto-Lima L, Gonzalez MC. Nutrição Clínica no Dia a Dia. Rio de Janeiro: Editora Rubio; 2014.
- Carvalho FC, et al. Tradução e adaptação cultural da ferramenta Strongkids para triagem do risco de desnutrição em crianças hospitalizadas. Rev Paul Pediatr. 2013; 31(2):159-65.
- Cruz-Jentoft AJ, Bahat G, Bauer J, Boirie Y, Bruyère O, Cederholm T, et al.; Writing Group for the European Working Group on Sarcopenia in Older People 2 (EWGSOP2), Extended Group for EWGSOP2. Sarcopenia: revised European consensus on definition and diagnosis. Age Ageing. 2019 jan; 48(1):16-31. DOI: 10.1093/ageing/afy169.
- Dodds RM, et al. Grip Strength across the Life Course: Normative Data from Twelve British Studies. PLoS One; 2014 dez. DOI: 10.1371/journal.pone.0113637.
- European Pressure Ulcer Advisory Panel, National Pressure Injury Advisory Panel, Pan Pacific Pressure Injury Alliance. Prevention and Treatment of Pressure Ulcers/Injuries: Clinical Practice Guideline. The International Guideline. Emily Haesler (Ed.). EPUAP/NPIAP/PPPIA; 2019.
- Guigoz Y, Vellas B, Garry P. Assessing the Nutritional Status of the Elderly: The Mini Nutritional Assessment as Part of the Geriatric Evaluation. Nutr Rev. 1996; 54(1):59-65.
- Guigoz Y. The Mini Nutritional Assessment (MNA) review of the literature--What does it tell us? J Nutr Health Aging. 2006 nov-dez; 10(6):466-85.
- Hulst JM, Zwart H, Hop WC, Joosten KFM. Dutch national survey to test the STRONGkids nutritional risk screening tool in hospitalized children. Clin Nutr. 2010; 29(1):106-11.
- Kondrup J, Allison S, Elia M, Vellas B, Plauth M. ESPEN Guidelines for Nutrition Screening 2002. Clin Nutr. 2003; 22(4):415-21.
- Maculevicius J, Baxter YC, Borghi RUA, Trecco SM, Duarte ALN. Ação Sistematizada em Ambulatório de Nutrição como agente de controle de produtividade e de qualidade. Rev Hosp Adm Saúde. 1994 set/out; 18(5).
- Maculevicius J, Fornasari MLL, Baxter YC. Níveis de assistência em nutrição. Rev Hosp Clin Fac Med S Paulo. 1994; 49(2):79-81.
- Malmstrom TK, Miller DK, Simonsick EM. SARC-F: a symptom score to predict persons with sarcopenia at risk for poor functional outcomes. J Cachexia Sarcopenia Muscle. 2016; 7:28-36.
- Malmstrom TK, Morley JE. SARC-F: A Simple Questionnaire to Rapidly Diagnose Sarcopenia. JAMDA. 2013; 14:531-2.
- Matos LBN, Piovacari SMF, Ferrer RF, et al. Campanha Diga Não à Lesão por Pressão. BRASPEN J. 2020; 35(Supl 1).
- McClave SA, et al. Guidelines for the Provision and Assessment of Nutrition Support Therapy in the Adult Critically Ill Patient: Society of Critical Care Medicine (SCCM) and American Society for Parenteral and Enteral Nutrition (A.S.P.E.N.). J Parenteral Enteral Nutr. 2016 fev; 40(2):159-211.
- MNA-International Group. Validation of the Mini Nutritional Assessment short-form (MNA-SF): a practical tool for identification of nutritional status. J Nutr Health Aging. 2009 nov; 13(9):782-8.
- Rubenstein LZ, Harker JO, Salvà A, Guigoz Y, Vellas B. Screening for undernutrition in geriatric practice: developing the short-form mini-nutritional assessment (MNA-SF). J Gerontol A Biol Sci Med Sci. 2001 jun; 56(6):M366-72.
- Santos LP, Gonzales MC, et al. New Prediction Equations to Estimate Appendicular Skeletal Muscle Mass Using Calf Circumference: Results From NHANES 1999–2006. 2019 JPEN. 2019;43(8):998-1007.
- Shima M, Piovacari SMF. Modelo de Assistência em Nutrição. In: Piovacari SMF, Toledo DO, Figueiredo EJA. Equipe Multiprofissional de Terapia Nutricional. EMTN em prática. 1 ed. São Paulo: Editora Atheneu; 2017. p. 401-10.
- Singer P, Blaser AR, Berger MM, Alhazzani W, Calder PC, Casaer MP, et al. ESPEN guideline on clinical nutrition in the intensive care unit. Clin Nutr. 2019; 38(1):48-79.
- Singer P, et al. ESPEN guideline on clinical nutrition in the intensive care unit. Clin Nutr. 2019; 38:48-79.
- Vellas B, Guigoz Y, Garry PJ, Nourhashemi F, Bennahum D, Lauque S, et al. The Mini Nutritional Assessment (MNA) and its use in grading the nutritional state of elderly patients. Nutrition. 1999 fev; 15(2):116-22.
- Volkert D, Beck AM, Cederholm T, Cruz-Jentoft A, Goisser S, Hooper L, et al. ESPEN guideline on clinical nutrition and hydration in geriatrics. Clin Nutr. 2019; 38:10-47.
- Whittington JW, Nolan K, Lewis N, Torres T. Pursuing the Triple Aim: The first seven years. Milbank Quarterly. 2015; 93(2):263-300.

CAPÍTULO 2

Triagem Nutricional e Avaliação Nutricional no Adulto e Idoso

Ana Paula Noronha Barrére
Aline Massensini de Freitas
Giovanna Guimarães Lopes
Mayumi Shima
Silvia Maria Fraga Piovacari

Introdução

Há décadas, a desnutrição hospitalar é mundialmente discutida e mantém números de prevalência altos. Nos serviços hospitalares brasileiros, o cenário é similar: 48,1% dos pacientes hospitalizados são desnutridos, segundo estudo populacional de Correia *et al*. (1998). Na América Latina, o estudo de Correia *et al*. (2017) identificou que 40% a 60% dos pacientes estão desnutridos na admissão.

O termo desnutrição provém de uma desordem nutricional e é multifatorial, englobando a desnutrição por questões socioeconômicas, caquexia, sarcopenia e fragilidade. Essa heterogeneidade colabora para o subdiagnóstico, sendo necessário critérios para avaliá-las que são suportados por meio de uma avaliação nutricional bem executada contando com ferramentas nutricionais de triagem e avaliação validadas. A desnutrição colabora para pior prognóstico e, consequentemente, com o aumento de demanda ao serviço. Segundo estudo multicêntrico realizado no Canadá de Curtis *et al*. (2017), ocorre aumento de tempo de permanência de, em média, 18% na desnutrição moderada e 34% na desnutrição severa, implicando aumento de custos generalizado de, em média, 34% a 38% nos desnutridos moderados e graves, respectivamente. Enaltece a importância da nutrição hospitalar o estudo de Lovesley *et al*. (2019), no qual foi demonstrado que a sensibilização da equipe multidisciplinar liderada por nutricionistas tem efeitos positivos como a rápida identificação de risco nutricional, diminuição significativa de custos e tempo de internação.

Triagem nutricional

A Sociedade Brasileira de Nutrição Parenteral e Enteral (BRASPEN), em 2018, lançou a campanha Diga Não à Desnutrição, enfatizando a urgência em mobilizar ações no combate à desnutrição. A triagem nutricional é definida pela American Society for Parenteral and Enteral Nutrition (ASPEN) como "processo para identificar o indivíduo desnutrido ou em risco nutricional, para determinar se uma avaliação nutricional detalhada é indicada".

No Brasil, o Ministério da Saúde dispõe da Portaria n.º 343, de 7 de março de 2005, que torna obrigatória a criação de um protocolo de triagem nutricional dentro do ambiente hospitalar do Sistema Único de Saúde (SUS). A triagem nutricional pode ser realizada por qualquer profissional da saúde em até 48 horas da admissão do paciente. As ferramentas de triagem habitualmente são compostas por fatores como perda de peso, aceitação alimentar (diminuição de apetite ou redução de ingestão) e variáveis de injúria. As ferramentas validadas pela European Society for Parenteral and Enteral Nutrition (ESPEN) para uso hospitalar, comunidade e lar de longa permanência são a *nutritional risk screening* (NRS 2002), *mini nutritional assessment short form* (MNA-SF), e *malnutrition universal screening tool* (MUST).

Seguem resumidamente alguns pontos sobre os instrumentos de triagem, de acordo com especificidade e sensibilidade (Quadro 2.1). Todos se encontram nos anexos.

Quadro 2.1. Caracterização das ferramentas de triagem nutricional.

Método	Público-alvo	Diferencial	Desvantagens
NRS 2002 Kondrup J et al. (2003)	Internados	Inclui a gravidade da doença e possui contagem diferenciada ao idoso (> 70 anos).	Até o momento, não é traduzida para português (Brasil).
MAN-SF Rubenstein LZ et al. (2001) Kaiser MJ et al. (2009)	População idosa	Inclui questões psicológicas e de mobilidade; possui versão própria complementar para avaliação nutricional.	Não inclui a gravidade da doença.
MUST BAPEN (2003)	Comunidade e internados	Pontuação diferenciada para jejum, análise da doença e instrumento recomendado de mais rápida aplicação dentre os supracitados.	Inclui apenas três fatores (IMC, perda de peso e doença)
MST Ferguson et al. (1999)	População adulta hospitalizada	Pode ser aplicada por não profissionais. Utiliza questões cotidianas.	Limitação de dados que ocorre por ser mais prática e factível para não profissionais.

Fonte: adaptada de Raslan M et al. (2008); Ferguson et al. (1999); Kaiser MJ (2009); BAPEN (2003); Kondrup et al. (2003); Rubenstein LZ et al. (2001).

A sarcopenia é uma questão de extrema relevância, em que os instrumentos de triagem acima citados não possuem especificidade comprovada para essa detecção. Em 2013, foi criada uma ferramenta de triagem denominada SARC-F por Malmstrom e Morley, que é composta por cinco perguntas autorrelatadas envolvendo a visão do próprio paciente sobre fatores como limitação de força, capacidade de caminhar, levantar de cadeira, subir escadas e queda no último ano. Em 2016, Barbosa-Silva *et al.* adicionaram a circunferência da panturrilha (*calf circumference* [CC]) para complementar o questionário como medida de massa magra, chamado SARC-F+CC, e o traduziram para a língua portuguesa. O questionário original SARC-F tem uso recomendado pelo European Working Group on Sarcopenia in Older People (EWGSOP) de 2019. O estudo de Yang *et al.* (2019), comparativo do SARC-F e SARC-F+CC em população de lares residenciais chineses, mostrou que o SARC-F+CC identificou mais pacientes sarcopênicos. No entanto, o SARC-F demonstrou melhor correlação para predizer mortalidade após um ano.

Global Leadership Initiative on Malnutrition (GLIM)

O GLIM é um instrumento que pode ser aplicado após triagem nutricional para realizar o diagnóstico e a classificação da gravidade da desnutrição. Engloba tópicos que foram discutidos de maneira unânime pelas lideranças globais envolvidas e vistos como fundamentais para a identificação do paciente desnutrido.

A estrutura do instrumento é dividida em duas partes, sendo os fatores fenotípicos e os etiológicos. Os fatores fenotípicos tratam-se de manifestações visíveis da desnutrição e englobam índice de massa corporal (IMC), perda de peso não intencional e redução da massa magra. Os fatores etiológicos, por sua vez, são relacionados à causa e origem da desnutrição, incluem redução da ingestão ou absorção alimentar e inflamação relacionada à doença. São necessários um fator fenotípico e um etiológico para prosseguir para o diagnóstico por meio da classificação da gravidade da desnutrição, que será realizada em desnutrição moderada ou desnutrição severa a depender dos resultados das questões de fatores fenotípicos. Após essa etapa, deve ser realizada a categorização do diagnóstico de desnutrição, com base nos fatores etiológicos, correlacionando a doença crônica na vigência de inflamação; doença crônica com mínima ou inflamação não persistente; doença aguda ou injúria com inflamação severa; ou inanição, incluindo fome/escassez de alimento, associada com fatores socioeconômicos ou fatores ambientais.

De van der Schueren *et al.* (2020) publicaram o Guia de Validação do GLIM com diretivas sobre as formas de validações recomendadas. Estudos robustos e heterogêneos são necessários para validar esse instrumento; até o momento não há comprovação científica que suporte o seu uso na prática clínica.

Avaliação nutricional

A condição nutricional poderá influenciar a evolução clínica do paciente, por isso todos os esforços devem ser instituídos para realizar esse processo. A nutrição provê um importante papel em auxiliá-lo por meio da avaliação e orientação nutricional individualizada, de acordo com suas necessidades e suas especificidades.

Para isso o nutricionista necessita ter em mãos o diagnóstico nutricional, que provém de informações obtidas por meio da anamnese nutricional, por dados dietéticos, antropométricos, bioquímicos e clínicos do paciente. Tem como objetivo identificar os indivíduos em risco nutricional e/ou desnutrição. Deverá revelar a presença de (ou o potencial para) alterações do estado nutricional que podem resultar em impacto na composição corporal e no desfecho clínico do paciente.

É um processo sistemático, dinâmico, que envolve coleta, análise, interpretação e reavaliação de dados do paciente. Compreende vários parâmetros e técnicas apropriados de antropometria, dados bioquímicos, clínicos e dietéticos.

Com base nos dados obtidos, é possível determinar o diagnóstico nutricional. Vários métodos têm sido utilizados e não há uma medida nutricional única, pois as condições clínicas poderão alterar as variáveis analisadas.

Pesquisas revelam que a utilização de métodos (não somente objetivos) que contemplem uma combinação de fatores como perda de peso, alterações na ingestão alimentar, sintomas gastrointestinais, alterações funcionais e exame físico do paciente têm se destacado para auxiliar na avaliação nutricional.

▶ Avaliação global subjetiva (AGS)

A avaliação global subjetiva é um método baseado na combinação de fatores como alterações de peso, modificações na ingestão alimentar, sintomas gastrointestinais, alterações funcionais e exame físico do paciente.

É um instrumento simples, de fácil execução, com baixo custo, que pode ser realizado por profissionais da equipe de saúde. Revelou boa reprodutibilidade e poderá ser aplicado em diversas condições clínicas como câncer, hepatopatias, em pacientes cirúrgicos, dentre outros.

De uma maneira subjetiva, de acordo com os parâmetros acima referidos, o paciente poderá ser classificado como bem nutrido, com risco de desnutrição ou com desnutrição moderada, ou gravemente desnutrido.

▶ Antropometria

É um método não invasivo, de baixo custo e fácil execução, que envolve a obtenção de medidas físicas do indivíduo. É um importante processo na assistência ao paciente: mensura estatura (altura); peso (habitual, atual) e o percentual de perda de peso; IMC; dobras cutâneas; e circunferências dos membros.

Apresenta boa acurácia, entretanto sofre influências do estado clínico do indivíduo. Medidas precisas e consistentes demandam treinamento nas técnicas apropriadas com instrumentos calibrados.

Peso corpóreo

É um importante indicador do estado nutricional, obtido por meio de medida simples, que corresponde à soma de todos os componentes corporais de um indivíduo. É influenciado pela presença de edema, ascite e até mesmo do grau de imobilidade do paciente.

- **Peso atual (PA)**: é o peso verificado na data da avaliação. Na impossibilidade de obtenção do peso atual, a investigação de alteração ponderal recente deve ser considerada para auxiliar no diagnóstico nutricional.
- **Peso usual (PU)**: é o peso que o indivíduo mantém por maior período de tempo. Bastante utilizado como referência para a avaliação das variações de peso e no caso de impossibilidade de obtenção do PA.
- **Peso ideal (PI)** ou peso desejável: é o peso definido de acordo com alguns parâmetros, tais como idade, biótipo, sexo e altura. A maneira mais prática para o cálculo do PI é por meio do IMC:

Quadro 2.2. Sugestão de cálculo do PI ou peso desejável por meio do IMC.

$$PI = IMC \times estatura\ (m^2)$$
IMC para adultos: 18,5-24,9 kg/m²
IMC para idosos: 23-27,9 kg/m²

Fonte: adaptada de OMS (1995) e Lebrão ML, Duarte YA, SABE/OPAS, 2003.

- **Adequação ponderal**: a avaliação da alteração de peso (PA ou PU) pode ser obtida por meio do cálculo apresentado no Quadro 2.3.

Quadro 2.3. Cálculo da porcentagem (%) de adequação do PA ou PU

Adequação do PA = PA (kg)/PI (kg) × 100
Adequação do PU = PA (kg)/PH (kg) × 100

Fonte: Blackburn GL, Thornton PA (1979); Fonseca J, Santos CA (2013).

O resultado obtido representa a porcentagem (%) de adequação do PA. Esse valor, quando comparado a parâmetros preestabelecidos, possibilita classificar o estado nutricional (EN) do indivíduo.

Tabela 2.1. Classificação do EN de acordo com adequação do peso.

Adequação do peso (%)	Estado nutricional
≤ 70	Desnutrição grave
70,1-80	Desnutrição moderada
80,1-90	Desnutrição leve
90,1-110	Eutrofia
110,1-120	Sobrepeso
> 120	Obesidade

Fonte: Blackburn GL, Thornton PA (1979); Fonseca J, Santos CA (2013).

- **Estimativa de peso**: na impossibilidade de utilizar uma balança comum ou maca-balança, o peso corporal também pode ser estimado por derivação matemática. Segue um exemplo:

Quadro 2.4. Fórmula para estimativa de peso corpóreo.

Homem: (0,98 × CP) + (1,16 × AJ) + (1,73 × CB) + (0,37 × DCSE) − 81,69
Mulher: (1,27 × CP) + (0,87 × AJ) + (0,98 × CB) + (0,4 × DCSE) − 62,35
CP: circunferência da panturrilha (cm)
AJ: altura do joelho (cm)
CB: circunferência do braço (cm)
DCSE: dobra cutânea subescapular (mm)

Fonte: Chumlea et al., 1988; Barceló M et al., 2013.

- **Estimativa ou correção de peso em pacientes amputados**: quando o paciente apresentar algum membro amputado, é importante realizar a correção de peso, essencial para comparar o peso atual ao ideal. Segue a fórmula.

Quadro 2.5. Adequação do peso em pacientes amputados.

Peso corporal estimado (kg) = PA (kg) + (PA × %peso corporal amputado)

Fonte: Osterkamp LK et al., 1995; Dias et al., 2009.

A Figura 2.1 fornece as porcentagens do peso correspondentes a cada segmento do corpo.

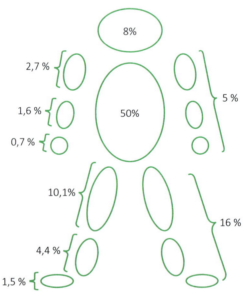

Figura 2.1. Porcentagens do peso correspondentes a cada segmento do corpo.
Fonte: Osterkamp LK et al., 1995; Dias et al., 2009.

- **Variação do peso (%)**: é importante analisar a existência de perda de peso e o período em que isso ocorreu. Essa correlação indica o risco de morbimortalidade e pode ser obtida por meio da fórmula descrita no Quadro 2.3.

Triagem Nutricional e Avaliação Nutricional no Adulto e Idoso

19

> **Quadro 2.6. Cálculo da variação ponderal.**
>
> $$\text{Perda de peso (\%)} = \frac{[(\text{peso usual (kg)} - \text{peso atual (kg)})] \times 100}{\text{peso usual (kg)}}$$

Fonte: Blackburn GL, et al. (1977).

O resultado encontrado deve ser analisado segundo os parâmetros propostos por Blackburn (Tabela 2.2).

Tabela 2.2. Classificação da perda de peso em relação ao tempo

Tempo	Perda significativa de peso (%)	Perda grave de peso (%)
1 semana	1-2	> 2
1 mês	5	> 5
3 meses	7,5	> 7,5
6 meses	10	> 10

Fonte: Blackburn GL, et al. (1977).

Em algumas situações clínicas, o paciente pode apresentar retenção de líquidos (edema, ascite), sendo necessário realizar ajuste do peso conforme o grau de retenção e sua distribuição no organismo (Quadro 2.7). Recomenda-se a utilização do peso habitual ou ideal para cálculo das necessidades nutricionais.

Quadro 2.7. Estimativa de peso em relação à retenção de líquidos.

Local e grau de edema	Peso a ser subtraído
Só tornozelo (+)	$\cong 1$ kg
Até joelho (++)	3-4 kg
Até raiz coxa (+++)	5-6 kg
Anasarca	10-12 kg

Fonte: Riella MC, Martins C, 2013.

Estatura

As medidas da estatura podem ser obtidas com uma abordagem direta ou indireta. O método direto poderá ser realizado por meio do estadiômetro.

Caso não seja possível medir a estatura, esta poderá ser estimada (métodos indiretos), incluindo medidas de joelho-altura, envergadura ou comprimento deitado usando uma fita métrica, que podem ser opções para aqueles que não podem ficar de pé ou eretos. Entretanto, esse método pode ser usado apenas com pacientes que não têm deformidades esqueléticas ou contraturas.

- **Estimativa da estatura**: pode ser determinada por meio da estatura recumbente, da medida da envergadura dos braços ou do cálculo que utiliza a altura do joelho.
- **Estatura recumbente (deitado)**: envolve a medida do comprimento do indivíduo do topo da cabeça até a planta do pé.
- **Envergadura dos braços**: considera a extensão dos braços, como a medição da meia envergadura. O paciente deve estender o braço, formando um ângulo de 90° com o corpo. Mede-se a distância desde a falange distal do dedo médio até o ponto médio da parte

superior do esterno, usando uma fita métrica flexível e inelástica. A estatura estimada corresponde à medida da meia envergadura multiplicada por 2.

- **Altura do joelho**: obtida com o auxílio do instrumento *knee caliper*. Para realizar essa medida, o paciente deve permanecer deitado e curvar o joelho a um ângulo de 90°. Faz-se a medida da coxa próximo à patela, utilizando uma régua com escalas. Em seguida, aplica-se o valor obtido na fórmula preditiva de estatura de Chumlea (1985), conforme mostra o Quadro 2.8.

Quadro 2.8. Fórmula para cálculo da estimativa da estatura.

Homem: (2,02 × altura do joelho em cm) − (0,04 × idade em anos) + 64,19
Mulher: (1,83 × altura do joelho em cm) − (0,24 × idade em anos) + 84,88

Fonte: Chumlea WC, et al. (1985).

Índice de massa corpórea (IMC)

Índice de Quetelet, ou IMC, é um método simples, de baixo custo, bastante utilizado para determinar se a massa corporal do adulto é apropriada para a estatura. Pode indicar supernutrição ou subnutrição, porém não permite identificar as alterações de composição corporal (massa magra ou gorda).

Cálculo do índice de massa corpórea

$$IMC = peso\ (kg)\ /\ estatura\ (cm)^2$$

Tabela 2.3. Classificação do estado nutricional de adultos segundo IMC.

IMC (kg/m²)	Classificação
< 16,0 kg/m²	Magreza grau III
16-16,9 kg/m²	Magreza grau II
17,0-18,4 kg/m²	Magreza grau I
18,5-24,9 kg/m²	Eutrofia
25,0-29,9 kg/m²	Sobrepeso
30,0-34,9 kg/m²	Obesidade grau I
35-39,9 kg/m²	Obesidade grau II
> 40 kg/m²	Obesidade grau III

Fonte: OMS (1995).

Circunferências corporais

As circunferências corporais têm sido utilizadas por serem extremamente úteis para classificar indivíduos dentro de um grupo com adiposidade relativa e semelhantemente às dobras cutâneas (com exceção da circunferência cefálica, que indica o crescimento cerebral). As equações baseadas na circunferência podem prever a densidade corporal e/ou percentual de gordura. As medições devem seguir padronização para garantir resultados confiáveis.

- **Circunferência da cintura**: utilizada como preditor de risco cardiovascular, é capaz de refletir acúmulo de gordura visceral ou intra-abdominal. A presença de gordura corporal excessiva em torno do abdome além da proporção da gordura corporal total é um fator de risco de doenças crônicas associadas à obesidade e à síndrome metabólica. A World Health Organization (OMS, 1998) sugere os pontos de corte para a circunferência da cintura (Tabela 2.4).

Tabela 2.4. Classificação do risco de doença cardiovascular (DCV) a partir da circunferência da cintura.		
Risco DCV	**Homens (cm)**	**Mulheres (cm)**
Sem risco	< 94	< 80
Risco	≥ 94	≥ 80
Risco muito alto	≥ 102	≥ 88

Fonte: OMS (2008).

Essa é uma forma de predizer a quantidade de gordura que o indivíduo possui na região, porém a medida para a cintura que a OMS (1998) considera nesse caso não é no ponto mais estreito do abdome, e sim no ponto médio entre a última costela e a crista ilíaca.

- **Circunferência braquial (CB)**: representa a soma das áreas de tecidos ósseos, gorduroso e muscular do braço. Permite calcular a circunferência muscular do braço (CMB) e a área muscular do braço (AMB), por meio da aplicação de fórmulas.

Para a obtenção dessa medida, o braço não dominante a ser avaliado deve estar flexionado em direção ao tórax, formando um ângulo de 90°. Deve-se: localizar e marcar o ponto médio entre o acrômio e o olécrano; solicitar que a pessoa fique com o braço estendido ao longo do corpo com a palma da mão voltada para a coxa; e contornar o braço com uma fita flexível no ponto marcado de forma ajustada, evitando compressão da pele ou folga.

O resultado obtido é comparado aos valores de referência do NHANES III (*national health nutrition examination survey*) demonstrado na tabela de percentis por Frisancho (2008).

Cálculo para adequação da % da CB.
Adequação da CB (%) = CB obtida (cm)/CB percentil 50 × 100

Tabela 2.5. Estado nutricional segundo classificação do CB por percentil.					
Desnutrição grave	**Desnutrição moderada**	**Desnutrição leve**	**Eutrofia**	**Sobrepeso**	**Obesidade**
< 70%	70-80%	80-90%	90-110%	110-120%	> 120%

Fonte: Blackburn GL, Thornton PA (1979); Fonseca J, Santos CA (2013).

Tabela 2.6. Estado nutricional segundo classificação do CB por percentil.	
Percentil	**Classificação**
< P5	Desnutrição
P5-P15	Abaixo da média
P15-P85	Média
P85-95	Acima da média
> P95	Obesidade

Fonte: adaptada de Frisancho AR, 2008.

- **Circunferência muscular do braço (CMB)**: apresenta sensibilidade para avaliar massa muscular e desnutrição proteica energética. Entretanto, essa medida revela dificuldades na análise, pois há carência de valores de normalidade para diferentes populações e há falta de fatores corrigidos para idade, estado de hidratação, atividade física e outros dados antropométricos. Essa variável avalia a reserva de tecido muscular. É obtida a partir dos valores da CB e da dobra cutânea tricipital (DCT).

CMB (cm) = CB (cm) − [(DCT (mm)/10) × 3,1416]
Adequação da CMB (%) = CMB obtida (cm)/CMB percentil 50 × 100

Tabela 2.7. Classificação do EN, segundo CMB (tabela de percentis em anexo).

Desnutrição grave	Desnutrição moderada	Desnutrição leve	Eutrofia
< 70%	70-80%	80-90%	90-110%

Fonte: Blackburn GL, Thornton PA (1979); Fonseca J, Santos CA (2013).

Dobras cutâneas

A avaliação das dobras cutâneas é um método indireto, que utiliza equações de regressão para a predição da gordura corporal. As medidas das dobras cutâneas em locais (sítios) individuais do corpo ou a combinação de várias delas em diferentes locais podem fornecer a estimativa das reservas de gordura corporal.

Esse método exige avaliadores experientes, bem treinados, para que os resultados obtidos sejam realmente confiáveis, e que os procedimentos para a obtenção dessas medidas sejam padronizados. Outros pontos que devem ser considerados como condição clínica do paciente: dificuldade para realizar a medida em obesos ou situações de anasarca em idosos, por exemplo.

Em geral, as dobras mais utilizadas para fornecer a estimativa das reservas de gordura corporal são a do tríceps e a do bíceps.

- **Dobra cutânea tricipital**: é a medida do braço, na face posterior, paralelamente ao eixo longitudinal, no ponto que compreende a distância média entre o acrômio e o processo do olecrano da ulna, sobre o músculo tríceps.
- **Dobra cutânea do bíceps**: é a medida do braço, no ponto médio na face anterior, no sentido do eixo longitudinal, entre o processo acromial da clavícula e o processo do olecrano da ulna.

O resultado obtido é comparado aos valores de referência do NHANES III (*national health nutrition examination survey*), demonstrado na tabela de percentis por Frisancho (2008).

Adequação da DCT (%) = DCT obtida (mm)/DCT percentil 50 × 100

Tabela 2.8. Estado nutricional segundo classificação de DCT por percentil.

Desnutrição grave	Desnutrição moderada	Desnutrição leve	Eutrofia	Sobrepeso	Obesidade
< 70%	70-80%	80-90%	90-110%	110-120%	> 120%

Fonte: Blackburn GL, Thornton PA (1979); Fonseca J, Santos CA (2013).

Tabela 2.9. Estado nutricional segundo classificação de DCT por percentil.

Percentil	Classificação
< P5	Desnutrição
P5-P15	Abaixo da média
P15-P85	Média
P85-95	Acima da média
> P95	Obesidade

Fonte: adaptada de Frisancho AR, 2008.

► Força de preensão palmar (FPP)

A dinamometria do aperto de mão pode proporcionar uma avaliação da função muscular, medindo a força e a resistência do aperto de mão, e é útil em medidas seriadas. A força reduzida é um sinal importante de fragilidade e é uma das características de desnutrição grave. Ela é mensurada com o uso do dinamômetro, que consiste em procedimento objetivo, prático e de fácil utilização.

Recomenda-se que o indivíduo esteja sentado com o ombro abduzido e neutramente rodado, cotovelo fletido a 90° e antebraço e punho em posição neutra. Solicita-se ao voluntário que aperte o dinamômetro com a força máxima e que o segure até que o avaliador conte até três.

O Consenso Europeu de Sarcopenia (2019) sugere como pontos de corte mulheres > 16 kg e homens > 27 kg. Entretanto, outros autores publicaram referências de pontos de corte como Dodds *et al.* (2014), de acordo com sexo e idade em percentis (Anexo).

Essa avaliação consegue verificar, em um período curto de tempo, as mudanças nutricionais funcionais antes das mudanças antropométricas e bioquímicas, e também permite, em curto prazo, avaliar a eficácia da terapêutica nutricional.

Exame físico

O exame físico é um método clínico que pode ser usado para detectar sinais e sintomas associados à desnutrição. É um indicador subjetivo do estado nutricional. Esses sinais e sintomas desenvolvem-se apenas em fase avançada da depleção nutricional; dessa forma, para diagnóstico da deficiência nutricional, não se deve utilizar como *único método*. É importante ressaltar que algumas enfermidades apresentam sinais e sintomas semelhantes aos apresentados na desnutrição, sendo necessário conhecer a história clínica do paciente para evitar um diagnóstico nutricional incorreto.

Quadro 2.9. Sinais físicos indicativos de desnutrição energético-proteica e carências específicas de nutrientes.

Local	Sinais associados à desnutrição	Possível deficiência ou doença
Cabelo	Perda do brilho natural; seco, fino e esparso, despigmentado; sinal de bandeira; fácil de arrancar sem dor	*Kwashiorkor* e, menos comum, marasmo
Olhos	Cegueira noturna	Vitamina A, zinco
	Manchas de Bitot, xerose conjuntival e de córnea, ceratomalácia	Vitamina A
	Inflamação conjuntival	Riboflavina, vitamina A
	Vermelhidão e fissuras nos epicantos	Riboflavina, piridoxina
	Defeito no campo da retina	Vitamina E
Boca	Estomatite angular, queilose	Riboflavina, piridoxina, niacina
	Língua inflamada	Ácido nicotínico, ácido fólico, riboflavina, vitamina B12, piridoxina e ferro
	Língua magenta (púrpura)	Riboflavina
	Fissura na língua	Niacina
	Atrofia das papilas	Riboflavina, niacina, ferro
	Redução da sensibilidade ao sabor	Zinco
	Hemorragia gengival	Vitamina C, riboflavina
	Perda do esmalte do dente	Flúor, zinco

Continua...

24

Nutrição Hospitalar

Quadro 2.9. Sinais físicos indicativos de desnutrição energético-proteica e carências específicas de nutrientes. Continuação

Local	Sinais associados à desnutrição	Possível deficiência ou doença
Glândulas	Aumento da tireoide	Iodo
	Aumento da paratireoide	Inanição
Pele	Xerose, hiperqueratose folicular	Vitamina A
	Petéquias (pequenas hemorragias)	Vitamina C
	Hiperpigmentação	Niacina
	Palidez	Ferro, vitamina B12, folato
	Seborreia nasolabial	Riboflavina, ácidos graxos essenciais
	Dermatose vulvar e escrotal	Riboflavina
	Dermatose cosmética descamativa	*Kwashiorkor*
	Pelagra	Ácido nicotínico
	Machuca-se facilmente	Vitamina K ou C
Unhas	Quebradiças, rugosas; coiloníquia	Ferro
Tecido subcutâneo	Edema	*Kwashiorkor*
	Gordura abaixo do normal	Inanição, marasmo
Tórax	Fraqueza do músculo respiratório	Proteína, fósforo
Sistema gastrointestinal	Hepatoesplenomegalia	*Kwashiorkor*
Sistema musculoesquelético	Desgaste muscular	Inanição, marasmo
	Ossos do crânio frágeis; fossa frontoparietal	*Kwashiorkor*
	Alargamento epifisário, persistência da abertura da fontanela anterior e perna em X	Vitamina D
	Rosário raquítico	Vitamina D ou C
	Frouxidão das panturrilhas	Tiamina
Sistema nervoso	Alteração psicomotora	*Kwashiorkor*
	Perda do senso vibratório e de posição	Tiamina, vitamina B12
	Demência	Niacina, vitamina B12, tiamina
	Neuropatia periférica	Tiamina, piridoxina, vitamina E
	Tetania	Cálcio, magnésio
	Desorientação aguda	Fósforo, niacina
Sistema cardiovascular	Aumento do coração; taquicardia	Tiamina

Fonte: adaptada de Jellife, 1966; MacLaren, 1976; Halated, 1944. In: Cuppari L, Nutrição clínica no adulto, 2019.

A avaliação das reservas de gordura, estado muscular e hidratação deve ser realizada de forma subjetiva, examinando e graduando as regiões, pelo grau de déficit, em normal, leve, moderado ou grave. Importante ressaltar que a principal característica do sinal clínico nutricional é a bilateralidade; assim, qualquer atrofia unilateral deve ser investigada, a fim de afastar a hipótese de uma causa neurológica. Seguem detalhes para a realização do exame físico (Quadro 2.10).

Triagem Nutricional e Avaliação Nutricional no Adulto e Idoso

Quadro 2.10. Exame físico da avaliação global subjetiva do estado nutricional.

Gordura subcutânea	Dicas	Déficit grave	Déficit leve/moderado	Normal
Abaixo dos olhos		Círculos escuros, depressão, pele solta flácida, "olhos fundos"	—	Depósito de gordura visível
Regiões do tríceps e do bíceps	Cuidado para não prender o músculo ao pinçar o local; movimentar a pele entre os dedos	Pouco espaço de gordura entre os dedos; ou os dedos praticamente se tocam	—	Tecido adiposo abundante
Massa muscular				
Têmporas	Observar de frente, olhar dos dois lados	Depressão	Depressão leve	É possível observar o músculo bem definido
Clavícula	Observar se o osso está proeminente	Osso protuberante	Osso levemente proeminente	Em homens, não está visível; em mulheres, pode estar visível, mas não proeminente
Ombros	O paciente deve posicionar os braços ao lado do corpo; procurar por ossos proeminentes	Ombro em forma quadrada (formando um ângulo reto), com ossos proeminentes	Acrômio levemente protuberante	Formato arredondado na curva da junção do ombro com o pescoço e do ombro com o braço
Escápula	Procurar por ossos proeminentes; o paciente deve estar com o braço esticado para frente e com a mão encostada em uma superfície sólida	Ossos proeminentes, visíveis, com depressão entre a escápula, costelas, ombro e coluna vertebral	Depressão leve ou ossos levemente proeminentes	Ossos não proeminentes, sem depressões significativas
Músculo interósseo	Observar, no dorso da mão, o músculo entre o polegar e o indicador quando esses dedos estão unidos	Área entre o dedo indicador e o polegar achatada ou com depressão	Com pequena depressão ou levemente achatado	Músculo proeminente, pode estar levemente achatado (sobretudo nas mulheres)
Joelho (a parte inferior do corpo é menos sensível às alterações nutricionais)	O paciente deve estar sentado com os pés apoiados em uma superfície sólida	Ossos proeminentes	—	Músculos proeminentes, ossos não protuberantes
Quadríceps	Pinçar e sentir o volume do músculo	Parte interna da coxa com depressão	Parte interna da coxa com leve depressão	Sem depressão
Edema/ascite				
Tornozelo e sacro	Tentar identificar outras causas não relacionadas com a desnutrição. Em pacientes com mobilidade, observar o tornozelo; naqueles com atividade muito leve, observar o sacro	Edema aparente significativo	Edema leve a moderado	Sem sinais de retenção de líquidos

Fonte: Cuppari L. Nutrição clínica no adulto. 2019.

Avaliação nutricional do idoso

A nutrição é um modulador importante da saúde e bem-estar dos idosos (60 anos ou mais). A nutrição inadequada contribui para a progressão de muitas doenças e também é considerada um importante fator contribuinte na complexa etiologia da sarcopenia e fragilidade.

O processo de cuidado nutricional ao idoso consiste em várias etapas e, entre elas, envolve triagem e avaliação nutricional. Deve-se proceder a uma avaliação detalhada para fundamentar o diagnóstico de desnutrição e servir de base para a definição dos objetivos individuais do tratamento e o desenvolvimento de um plano de atenção nutricional integral.

O instrumento de avaliação nutricional mais comum desenvolvido e validado para idosos é a miniavaliação nutricional (MNA). A soma dos escores da MNA permite identificar os pacientes idosos com estado nutricional adequado, com risco de desnutrição ou com desnutrição. Ela é aplicada em duas partes. Quando utilizada de forma parcial, com a aplicação da primeira parte, que inclui seis questões, serve para a triagem nutricional (risco nutricional); quando aplicada de forma completa, esse instrumento permite realizar a avaliação do estado nutricional e possíveis mudanças ao longo do tempo.

Para avaliação, além dos parâmetros de triagem, deve-se considerar IMC, perda de peso, ingestão alimentar, doenças que regularmente contribuem para o desenvolvimento de desnutrição. A mudança no peso corporal é frequentemente utilizada como medida de desfecho primário em intervenções nutricionais em idosos, em pesquisas, bem como na prática clínica. Os pontos de corte do IMC para o idoso são superiores aos do adulto. Isso se deve à maior suscetibilidade a doenças que esse grupo apresenta, necessitando, assim, de maior reserva de tecidos, que o protege contra a desnutrição.

Tabela 2.10. Classificação do estado nutricional de idosos, segundo IMC.	
IMC (kg/m²)	**Classificação**
< 23	Baixo peso
23-27,9	Eutrofia
≥ 28 e < 30	Sobrepeso
≥ 30	Obesidade

Fonte: Lebrão ML, Duarte YA, SABE/OPAS, 2003.

A composição corporal muda com o avançar da idade (aumento da massa gorda e redução da massa magra), mesmo em indivíduos com peso corporal estável. Ela está fortemente relacionada ao estado nutricional. A massa gorda corporal e a massa livre de gordura estão associadas à capacidade física, morbidade e mortalidade. Essa alteração, provavelmente devido a alterações hormonais, ingestão nutricional inadequada, aumento da morbidade e menor atividade física e exercícios, entre outros motivos, causa sarcopenia e comprometimento da função física.

É importante identificar a sarcopenia, caracterizada pela perda de massa muscular, força e função, que pode estar relacionada ao envelhecimento e, desse modo, pode afetar significativamente a qualidade de vida de um adulto idoso, reduzindo a mobilidade, aumentando o risco para quedas e alterando as taxas metabólicas.

Além disso, com o envelhecimento, a estatura diminui em decorrência da compressão vertebral. Uma medição exata da estatura pode ser difícil nos indivíduos incapazes de ficar em pé em posição ereta, nos acamados, naqueles com deformações da coluna vertebral e naqueles com osteoporose. As medições da envergadura dos braços ou da altura do joelho podem ser mais precisas.

A circunferência da panturrilha revela modificações da massa magra decorrentes do envelhecimento, da diminuição de atividade física e dos tratamentos médicos. Valores inferiores a 31 cm indicam perda de massa muscular. Barbosa-Silva *et al.* verificaram na população brasileira, em 1.291 idosos com mais de 60 anos, pontos de corte médios para a perda de massa muscular: 34 cm para homens e 33 cm para as mulheres.

Em estudo de Santos *et al.* (2019) foi encontrada alta correlação entre CP e a massa muscular avaliada por absormetria radiológica de dupla energia (DXA) independente de raça e idade.[43]

A tomada dessa medida é feita em posição supina, joelho dobrado em 90°, calcanhar apoiado na cama ou cadeira, medindo a maior circunferência com fita métrica.

Quanto aos indicadores de distribuição da gordura corporal, sugerem-se os mesmos pontos de cortes adotados para o adulto na avaliação da circunferência abdominal.

Considerações finais

A avaliação do estado nutricional é de suma importância na prática clínica para a determinação do diagnóstico nutricional do indivíduo.

É um processo complexo, sistemático, que envolve várias etapas para obter os dados. Sabe-se que não há métodos padrão-ouro para diagnóstico das alterações do estado nutricional.

Além das informações coletadas, de acordo com métodos apropriados à condição do indivíduo, o olhar clínico do profissional é fundamental para compor o diagnóstico nutricional.

Leitura recomendada

- Amaral TF, Matos L, Ferro MG, et al. Desenvolvimento de uma versão portuguesa do Nutritional Risk Screening – NRS 2002. Acta Portuguesa de Nutrição. 2020; 20:44-7.
- American Society for Parenteral and Enteral Nutrition, Board of Directors and Clinical Practice Committee. Definition of terms, style, and conventions used in A.S.P.E.N. Board of Directors–approved documents. Am Soc Parenteral Enteral Nutr; 2015 mai. Disponível em: http://www.nutritioncare.org/Library.aspx.
- BAPEN. THE 'MUST' REPORT Nutritional screening of adults: a multidisciplinary responsibility. Development and use of the 'Malnutrition Universal Screening Tool' ('MUST') for adults. 2003.
- Barbosa AR, Souza JM, Lebrão ML, Laurenti R, Marucci MF. Anthropometry of elderly residents in the city of São Paulo, Brazil. Cad Saúde Pública. 2005 nov-dez; 21(6):1929-38.
- Barbosa-Silva M, Barros A. Avaliação nutricional subjetiva: Parte 1 - Revisão de sua validade após duas décadas de uso. Arq Gastroenterol. 2002; 39(3):181-7.
- Barbosa-Silva TG, Menezes AM, Bielemann RM, Malmstrom TK, Gonzalez MC; Grupo de Estudos em Composição Corporal e Nutrição (COCONUT). Enhancing SARC-F: Improving Sarcopenia Screening in the Clinical Practice. J Am Med Dir Assoc. 2016 dez; 17(12):1136-41. DOI: 10.1016/j.jamda.2016.08.004. Epub 2016 set 17. PMID: 27650212.
- Barceló M, Torres O, Mascaró J, Francia E, Cardona D, Ruiz D. Assessing nutritional status in the elderly; evaluation of Chumlea's equations for weight. Nutr Hosp. 2013; 28(2):314-8.
- Barrere APN, Horie LM, Nogueira PBP, Oliveira RMC, Piovacari SMF. Triagem e avaliação nutricional. In: Piovacari SMF, Toledo DO, Figueiredo EJA. Equipe Multiprofissional de Terapia Nutricional. EMTN em prática. 1 ed. São Paulo: Editora Atheneu; 2017. p. 13-56.
- Blackburn GL, Bistrian BR, Maini BS, Schlamm HT, Smith MF. Nutritional and metabolic assessment of the hospitalized patient. JPEN J Parenter Enteral Nutr. 1977; 1(1):11-22. DOI: 10.1177/014860717700100101.
- Blackburn GL, Thornton PA. Nutritional Assessment of the Hospitalized Patient. Med Clin North Am. 1979; 63(5):1103-15. DOI: 10.1016/s0025-7125(16)31663-7.
- British Association for Parenteral and Enteral Nutrition, Malnutrition Advisory Group. MUST – Português. 2016 jan 8. Disponível em: https://www.bapen.org.uk/screening-and-must/must/must-toolkit/the-must-itself/must-portugues. Acessado em: 20 ago 2020.
- Cederholm T, Bosaeus I, Barazzoni R, Bauer J, Van Gossum A, Kelk S, et al. Diagnosis criteria for malnutrition – An ESPEN Consensus Statement. Clin Nutr. 2015; 34(1):335-40.
- Cederholm T, Jensen GL, Correia MITD, et al. GLIM criteria for the diagnosis of malnutrition: A consensus report from the global clinical nutrition community. Clin Nutr. 2019; 38:1-9.
- Chumlea WC, Guo S, Roche AF, Steinbaugh ML. Prediction of body weight for the nonambulatory elderly from anthropometry. J Am Diet Assoc. 1988; 88(5):564-8.
- Chumlea WC, Roche AF, Steinbaugh ML. Estimating stature from knee height for persons 60 to 90 years of age. J Am Geriatr Soc. 1985; 33:116e20.

- Correia MITD, Caiaffa WT, Waitzberg DL. Inquérito brasileiro de avaliação nutricional (IBRANUTRI): metodologia do estudo multicêntrico. Rev Bras Nutr Clín. 1998; 13(1):30-40.
- Correia MITD, Perman MI, Waitzberg DL. Hospital malnutrition in Latin America: A systematic review. Clin Nutr. 2017; 36(4):958-67.
- Cruz-Jentoft AJ, Bahat G, Bauer J, Boirie Y, Bruyère O, Cederholm T, et al.; Writing Group for the European Working Group on Sarcopenia in Older People 2 (EWGSOP2), Extended Group for EWGSOP2. Sarcopenia: revised European consensus on definition and diagnosis. Age Ageing. 2019 jan 1; 48(1):16-31. DOI: 10.1093/ageing/afy169.
- Cuppari L. Nutrição Clínica no adulto. 4 ed. Editora Manole; 2019.
- Curtis LJ, Bernier P, Khursheed J, Allard J, Duerksene D, Gramlichf L, et al. Costs of hospital malnutrition. Clin Nutr. 2017; 34(5):1391-6.
- de van der Schueren MAE, Keller H, Jensen GL, Barazzoni R, Compher C, Correia MITD, et al.; GLIM Consortium. Global Leadership Initiative on Malnutrition (GLIM): Guidance on validation of the operational criteria for the diagnosis of protein-energy malnutrition in adults. Clin Nutr. 2020 set; 39(9):2872-80. DOI: 10.1016/j.clnu.2019.12.022. Epub 2020 jun 11. PMID: 32563597.
- Detsky AS, McLaughlin JR, Baker JP, et al. What is subjective global assessment of nutritional status? JPEN J Parenter Enteral Nutr. 1987; 11(1):8-13. DOI: 10.1177/014860718701100108.
- Dias MC, Horie LM, Waitzberg DL. Exame físico e Antropometria. In: Waitzberg DL. Nutrição Oral, Enteral e Parenteral na Prática Clínica. 4 ed. São Paulo: Editora Atheneu; 2009. p. 383-419.
- Dias MCG, Van Aanholt DPJ, Catalani LA, Rey JSF, Gonzalez MC, Coppini L, et al. Triagem e Avaliação Nutricional. Projeto Diretrizes; 2011.
- Dodds RM, Syddall HE, Cooper R, Benzeval M, Deary IJ, Dennison EM, et al. Grip strength across the life course: normative data from twelve British studies. PLoS One. 2014 dez; 9(12):e113637. DOI: 10.1371/journal.pone.0113637. PMID: 25474696. PMCID: PMC4256164.
- Engelheart S, Brummer R. Assessment of nutritional status in the elderly: a proposed function-driven model. Food Nutr Res. 2018; 62:1366. DOI: 10.29219/fnr.v62.1366.
- FAO/WHO/UNU. Human energy requirements. Report of a Joint FAO/WHO/UNU Expert Consultation, Rome, Italy. 2001 out 17-24.
- Ferguson M, Capra S, Bauer J, Banks M. Development of a valid and reliable malnutrition screening tool for adult acute hospital patients. Nutrition. 1999 jun; 15(6):458-64. DOI: 10.1016/s0899-9007(99)00084-2. PMID: 10378201.
- Fidelix MSP (org.); Associação Brasileira de Nutrição. Manual Orientativo: Sistematização do Cuidado de Nutrição. São Paulo: Associação Brasileira de Nutrição; 2014.
- Fonseca J, Santos CA. Clinical Anatomy: Anthropometry for Nutritional Assessment of 367 Adults who Underwent Endoscopic Gastrostomy. Acta Med Port. 2013 mai-jun; 26(3):212-8.
- Frisancho AR. Anthropometric standards. An interactive nutritional reference of body size and body composition for children and adults. University of Michigan; 2008. 335 p.
- Frisancho AR. New norms of upper limb fat and muscle areas for assessment of nutritional status. Am J Clin Nutr. 1981 nov; 34(11):2540-5.
- Gonzalez MC, Orlandi SP. Avaliação Subjetiva Global. In: Waitzberg DL. Nutrição oral, enteral e parenteral na prática clínica. 5 ed. São Paulo: Editora Atheneu; 2017. p. 441-64.
- Guigoz Y, Vellas B, Garry P. Assessing the Nutritional Status of the Elderly: The Mini Nutritional Assessment as Part of the Geriatric Evaluation. Nutr Rev. 1996; 54(1):59-65.
- Guigoz Y. The Mini-Nutritional Assessment (MNA®) Review of the Literature - What does it tell us? J Nutr Health Aging. 2006; 10:466-87.
- Hajaoui M, Locquet M, Beaudart C, Reginster J-Y, Petermans J, Bruyère O. Sarcopenia: Performance of the SARC-F Questionnaire According to the European Consensus Criteria, EWGSOP1 and EWGSOP2. J Am Med Dir Assoc. 2019; 20(9):1182-3.
- Heredia LE, Pena GM, Galiana JR. Handgrip dynamometry in healthy adults. Clin Nutr. 2005; 24:250-8.
- Kaiser MJ, Bauer JM, Ramsch C, Uter W, Guigoz Y, Cederholm T, et al.; MNA-International Group. Validation of the Mini Nutritional Assessment short-form (MNA-SF): a practical tool for identification of nutritional status. J Nutr Health Aging. 2009 nov; 13(9):782-8. DOI: 10.1007/s12603-009-0214-7. PMID: 19812868.
- Kondrup J, Rasmussen HH, Hamberg O, Stanga Z; Ad Hoc ESPEN Working Group. Nutritional risk screening (NRS 2002): a new method based on an analysis of controlled clinical trials. Clin Nutr. 2003 jun; 22(3):321-36. DOI: 10.1016/s0261-5614(02)00214-5. PMID: 12765673.
- Lebrão ML, Duarte YA. SABE – Saúde, Bem-estar e Envelhecimento - O Projeto SABE no município de São Paulo: uma abordagem inicial. Brasília: Organização Pan-Americana; 2003.
- Lee RD, Nieman DC. Introduction to Nutritional assessment. In: Lee RD, Nieman DC. Nutritional Assessment. 6 ed. McGraw-Hill Education; 2013. p. 383-419.
- Lovesley D, Parasuraman R, Ramamurthy A. Combating hospital malnutrition: Dietitian-led quality improvement initiative. Clin Nutr. 2019; 30(1):19-25.
- Mahan LK, Raymond JR. Krause alimentos, nutrição e dietoterapia. 14 ed. Rio de Janeiro: Elsevier; 2018.

- Malmstrom, Theodore K, Morley JE. SARC-F: A Simple Questionnaire to Rapidly Diagnose Sarcopenia. J Am Med Dir Assoc. 2013 ago; 14(8):531-2.
- Ministério da Saúde. Portaria n.º 343, de 07 de março de 2005. Institui, no âmbito do SUS, mecanismos para implantação da assistência de Alta Complexidade em Terapia Nutricional. Diário Oficial da União; 2005 mar.
- Moreira D, Álvarez RRA, Godoy JR, Cambraia AN. Abordagem sobre preensão palmar utilizando o dinamômetro Jamar: uma revisão de literatura. R Bras Ci Mov. 2003; 11:95-9.
- Mueller C, Compher C, Ellen DM; American Society for Parenteral and Enteral Nutrition (A.S.P.E.N.) Board of Directors. A.S.P.E.N. clinical guidelines: Nutrition screening, assessment, and intervention in adults. JPEN J Parenter Enteral Nutr. 2011 jan; 35(1):16-24.
- Mussoi TD. Avaliação nutricional na prática clínica: da gestação ao envelhecimento. 1 ed. Rio de Janeiro: Guanabara Koogan; 2014.
- Mussoi TD. Avaliação nutricional na prática clínica: da gestação ao envelhecimento. 1 ed. Rio de Janeiro: Guanabara Koogan; 2014.
- Osterkamp LK. Current perspective on assessment of human body proportions of relevance to amputees. J Am Diet Assoc. 1995 fev; 95(2):215-8.
- Physical status: the use and interpretation of anthropometry. Report of a WHO Expert Committee. World Health Organ Tech Rep Ser. 1995; 854:1-452. PMID: 8594834.
- Raslan M, Gonzlez MC, Dias MCG, Paes-Barbosa FC, Cecconello I, Waitzberg D. Aplicabilidade dos métodos de triagem nutricional no paciente hospitalizado. Rev Nutr. 2008; 21(5):553-61.
- Riella MC, Martins C. Nutrição e o rim. 2 ed. Rio de Janeiro: Guanabara Koogan; 2013.
- Rubenstein LZ, Harker JO, Salvà A, Guigoz Y, Vellas B. Screening for undernutrition in geriatric practice: developing the short-form mini-nutritional assessment (MNA-SF). J Gerontol A Biol Sci Med Sci. 2001 jun; 56(6):M366-72. DOI: 10.1093/gerona/56.6.m366. PMID: 11382797.
- Santos LP, Gonzalez MC, Orlandi SP, Bielemann RM, Barbosa-Silva TG, Heymsfield SB; COCONUT Study Group. New Prediction Equations to Estimate Appendicular Skeletal Muscle Mass Using Calf Circumference: Results From NHANES 1999-2006. JPEN J Parenter Enteral Nutr. 2019 nov; 43(8):998-1007. DOI: 10.1002/jpen.1605. Epub 2019 mai 12. PMID: 31081126.
- Stratton RJ, Hackston A, Longmore D, Dixon R, Price S, Stroud M. Malnutrition in hospital outpatients and inpatients: prevalence, concurrent validity and ease of use of the 'malnutrition universal screening tool' ('MUST') for adults. Br J Nutr. 2004; 92:799-808. DOI: 10.1079/BJN20041258.
- Toledo DO, Barrere APN, Lopes GG, et al. Identification of Sarcopenia Risk in Oncology Outpatients using the SARC-F Method. J Nutr Health Food Sci. 2018; 6(5):1-5.
- Toledo DO, Piovacari SM, Horie ML, Matos LBN, Castro MG, Ceniccola G, et al. Campanha "Diga não à desnutrição": 11 passos importantes para combater a desnutrição hospitalar. Braspen J. 2018; 33(1):86-100.
- Vellas B, Villars H, Abellan G, et al. Overview of the MNA® - Its History and Challenges. J Nut Health Aging. 2006; 10:456-65.
- Volkert D, Beck AM, Cederholm T, et al. ESPEN guideline on clinical nutrition and hydration in geriatrics. Clin Nutr. 2019; 38(1):10-47. DOI: 10.1016/j.clnu.2018.05.024.
- WHO Expert Consultation. Appropriate body-mass index for Asian populations and its implications for policy and intervention strategies. Lancet. 2004 jan; 363(9403):157-63.
- World Health Organization. Waist circumference and waist–hip ratio: report of a WHO expert consultation, Geneva. 2008 dez.
- Yang M, Jiang J, Zeng Y, Tang H. Sarcopenia for predicting mortality among elderly nursing home residents: SARC-F versus SARC-CalF. Medicine (Baltimore). 2019; 98(7):e14546.

ANEXOS

A) Ferramenta de triagem NRS 2002 na versão validada traduzida por Amaral et al. (2020) para português (Portugal).

NUTRITIONAL RISK SCREENING (NRS-2002)

Tabela 1*

Rastreio inicial

		SIM	NÃO
1	O IMC é < 20,5?		
2	O doente perdeu peso nos últimos 3 meses?		
3	O doente teve uma redução na sua ingestão alimentar na última semana?		
4	O doente está gravemente doente? (p.e. em terapêutica intensiva)		

SIM: Se a resposta for "Sim" em qualquer questão, efetuar o rastreio da Tabela 2.
NÃO: Se a resposta for "Não" para todas as questões, o doente é novamente rastreado em intervalos semanais. Se o doente p.e. tem uma cirurgia 'major' programada, é considerado preventivamente um plano de cuidados nutricionais que evite o risco associado.

*Nota do tradutor: de acordo com a publicação original (2003), a Tabela 1 poderá ser aplicada em serviços/unidades de internamento onde previsivelmente a prevalência de risco nutricional seja baixa.

Tabela 2

Rastreio final

DETERIORAÇÃO DO ESTADO NUTRICIONAL			GRAVIDADE DE DOENÇA (≈ AUMENTO DAS NECESSIDADES)		
Ausente	pontuação 0	Estado nutricional normal	**Ausente**	pontuação 0	Necessidades nutricionais normais
Ligeira	pontuação 1	Perda de peso > 5% em 3 meses OU Ingestão alimentar abaixo de 50-75% das necessidades na semana anterior	**Ligeira**	pontuação 1	Fratura da anca*, Doentes crónicos, em particular com complicações agudas: cirrose*, DPOC*, *Hemodiálise crónica, diabetes, oncologia.*
Moderada	pontuação 2	Perda de peso > 5% em 2 meses OU IMC 18,5–20,5 + deterioração do estado geral OU Ingestão alimentar 25-60% das necessidades na semana anterior	**Moderada**	pontuação 2	Cirurgia abdominal 'major'**, AVC*, *Pneumonia grave, malignidade hematológica*
Grave	pontuação 3	Perda de peso > 5% em 1 mês (>15% em 3 meses) OU IMC < 18,5 + deterioração do estado geral OU Ingestão alimentar 0-25% das necessidades na semana anterior	**Grave**	pontuação 3	Lesão craneoencefálica*, Transplante de medula óssea*, *Doentes de cuidados intensivos (APACHE > 10)*
Pontuação	+		**Pontuação**		= Pontuação total:
Idade	se ≥ 70 anos: adicionar 1 à pontuação total anterior		**Idade**		= pontuação ajustada para a idade:

Pontuação ≥ 3: o doente está em risco nutricional e é iniciado um **plano de cuidados nutricionais**
Pontuação < 3: **repetir rastreio semanalmente**. Se o doente p.e. tem uma cirurgia 'major' programada, é considerado preventivamente um plano de cuidados nutricionais que evite o risco associado.

* Indica que um ensaio clínico suporta especificamente a inclusão da patologia nessa categoria de gravidade.
Os diagnósticos apresentados em itálico são baseados nos padrões de gravidade descritos abaixo.

O **NRS-2002** é baseado na interpretação de ensaios clínicos randomizados disponíveis. (Nota do tradutor: até à data de publicação do original, 2003)

Risco Nutricional é definido pelo estado nutricional atual e pelo risco de deterioração do estado atual, devido a um aumento das necessidades nutricionais causado por stress metabólico associado à condição clínica.

ESTÁ INDICADO UM PLANO DE CUIDADOS NUTRICIONAIS PARA TODOS OS DOENTES QUE ESTÃO COM:	
1	Desnutrição grave (pontuação = 3)
2	Doença grave (pontuação = 3)
3	Desnutrição moderada (pontuação = 2) e Doença ligeira (pontuação = 1)
4	Desnutrição ligeira (pontuação = 1) e Doença moderada (pontuação = 2)

Padrões de gravidade de doença:
Pontuação = 1: doente com doença crónica, admitido no hospital por complicações. O doente está fragilizado, mas faz "levante do leito" regularmente. As necessidades proteicas estão aumentadas, mas podem ser atingidas através de alimentação ou suplementação orais, na maioria dos casos.
Pontuação = 2: doente acamado devido a doença, p.e. após cirurgia abdominal 'major'. As necessidades proteicas estão substancialmente aumentadas, mas podem ser atingidas, embora em muitos casos seja necessária nutrição artificial.
Pontuação = 3: doente internado em cuidados intensivos, com necessidade de ventilação assistida, etc. As necessidades proteicas estão aumentadas e não podem ser atingidas, mesmo com nutrição artificial. O catabolismo proteico e perda de azoto podem ser significativamente atenuados.

Fonte: Amaral TF, et al. (2020).

B) Ferramenta de triagem *mini nutritional assessment* (MNA).

Triagem

A Nos últimos três meses houve diminuição da ingesta alimentar devido a perda de apetite, problemas digestivos ou dificuldade para mastigar ou deglutir?
0 = diminuição grave da ingesta
1 = diminuição moderada da ingesta
2 = sem diminuição da ingesta ☐

B Perda de peso nos últimos 3 meses
0 = superior a três quilos
1 = não sabe informar
2 = entre um e três quilos
3 = sem perda de peso ☐

C Mobilidade
0 = restrito ao leito ou à cadeira de rodas
1 = deambula mas não é capaz de sair de casa
2 = normal ☐

D Passou por algum estresse psicológico ou doença aguda nos últimos três meses?
0 = sim   2 = não ☐

E Problemas neuropsicológicos
0 = demência ou depressão graves
1 = demência ligeira
2 = sem problemas psicológicos ☐

F Índice de massa corporal = peso em kg/(estatura em m)^2
0 = IMC < 19
1 = 19 ≤ IMC < 21
2 = 21 ≤ IMC < 23
3 = IMC ≥ 23 ☐

Pontuação da triagem (subtotal, máximo de 14 pontos) ☐ ☐
12-14 pontos: estado nutricional normal
8-11 pontos: sob risco de desnutrição
0-7 pontos: desnutrido
Para uma avaliação mais detalhada, continue com as perguntas G-R

Fonte: Vellas B, et al. (2006); Rubenstein LZ, et al. (2001); Guigoz Y, et al. (1996).

C) Ferramenta de triagem MUST.

Passo 1
Pontuação do IMC

IMC kg/m²	Pontuação
>20 (>30 Obesidade)	= 0
18.5-20	= 1
<18.5	= 2

Se não for possível obter a altura e o peso, consulte a parte de trás para saber como obter medições alternativas e como utilizar os critérios subjetivos

+

Passo 2
Pontuação da perda de peso

Perda de peso involuntária nos últimos 3 a 6 meses

%	Pontuação
<5	= 0
5-10	= 1
>10	= 2

+

Passo 3
Pontuação da consequência de doença grave

Se o indivíduo está gravemente doente **e** reduziu drasticamente a ingestão nutricional ou se se prevê não conseguir alimentar-se durante >5 dias
Pontuação 2

É improvável que a consequência de doença grave seja aplicada fora do hospital. Consulte o Folheto Explicativo da 'MUST' para obter mais informações

Passo 4
Risco geral de malnutrição

Somar todas as pontuações para calcular o risco geral de malnutrição
Pontuação 0 baixo risco   Pontuação 1 risco médio   Pontuação 2 ou superior, alto risco

Passo 5
Linhas de orientação de controlo

0 – Baixo Risco
Cuidados de saúde de rotina
- Repetir o rastreio
  Hospital – semanalmente
  Instituições de cuidados – mensalmente
  Comunidade – anualmente
  para grupos especiais
  por exemplo os indivíduos >75 anos

1 – Risco Médio
Observar
- Registar a ingestão nutricional durante 3 dias
- Se for adequada – preocupação ligeira e repetir o rastreio
  - Hospital – semanalmente
  - Instituição de cuidados – pelo menos mensalmente
  - Comunidade – pelo menos de 2 a 3 meses
- Se for inadequada – preocupação clínica – seguir as políticas locais, definir objetivos, melhorar e aumentar a ingestão nutricional geral, monitorizar e rever o plano de cuidados regularmente

2 ou mais – Alto Risco
Tratar*
- Remeter ao nutricionista, à equipa de suporte nutricional ou implementar a política local
- Definir objetivos, melhorar e aumentar a ingestão nutricional geral
- Monitorizar e rever o plano de cuidados Hospital – semanalmente
  Instituição de cuidados – mensalmente Comunidade – mensalmente

* A menos que se suspeite poder prejudicar ou não beneficiar com o suporte nutricional, por exemplo, morte iminente.

Todas as categorias de risco:
- Tratar as condições subjacentes e prestar ajuda e aconselhamento nas opções alimentares, nos alimentos e nas bebidas quando necessário.
- Registar a categoria de risco da malnutrição.
- Registar a necessidade de dietas especiais e seguir a política local.

Obesidade:
- Registar a presença de obesidade. Para os doentes com condições subjacentes, estas são geralmente controladas antes do tratamento da obesidade.

Reavaliar os indivíduos identificados como estando em risco à medida que vão passando pelas instituições de cuidados
Consulte o Folheto Explicativo da 'MUST' para obter informações mais detalhadas e o Relatório 'MUST' para obter informações sobre as provas corroborantes.

Fonte: Stratton RJ, et al. (2004).

D) Ferramenta *malnutrition screening tool* (MST).

Formato final do *Malnutrition Screening Tool.*	
Questões	**Pontuação**
Você teve perda recente de peso?	
Não	0
Não sabe	2
Se sim, de quanto (em kg) foi a sua perda de peso?	
1-5	1
6-10	2
11-15	3
> 15	4
Você está comendo menos por redução do apetite?	
Não	0
Sim	1
Total	13

Fonte: Ferguson M, et al. (1999).

E) Ferramenta de avaliação global subjetiva.

Avaliação subjetiva global do estado nutricional
(Selecione a categoria apropriada com (X), ou entre com valor numérico onde indicado por #)
A. História
1. Mudança de peso
Perda total nos últimos 6 meses:
Quantidade = # _____kg; % perda = _____
Mudança nas últimas 2 semanas: _____ aumento
_____ sem alteração
_____ diminuição
2. Modificações na ingestão alimentar (em relação com o normal):
_____ Sem alteração
_____ Mudança   duração = # _____semanas;
tipo: _____dieta sólida subótima; _____dieta líquida;_____
líquidos hipocalóricos: _____jejum
3. Sintomas gastrintestinais (que persistam por mais de > 2 semanas):
_____nenhum; _____náusea; _____vômitos; _____diarreia; _____anorexia
4. Capacidade funcional:
_____ sem disfunção (e.g. capacidade total)
_____ disfunção   duração = # _____semanas;
tipo: _____ trabalho subótimo;
_____ ambulatorial;
_____ acamado
5. Doença e demanda metabólica:
Diagnóstico principal (especificar):_____
Demanda metabólica (estresse):_____sem estresse; _____baixo estresse;
_____ estresse moderado; _____ alto estresse
B. Exame físico (em cada item especificar: 0 = normal, 1+ = leve, 2+ = moderada, 3+ = grave).
_____perda de gordura subcutânea (tríceps, peito)
_____consumo muscular (quadríceps, deltoide)
_____edema de tornozelo
_____edema sacral
_____ascite
C. Categoria da ASG (selecione uma)
A = bem nutrido
B = moderadamente (ou em risco) desnutrido
C = gravemente malnutrido

Detsky AS, et al. (1987).

Percentis para circunferência do braço (CB) – sexo masculino

Idade (anos)	Percentis								
	5	10	15	25	50	75	85	90	95
2,0-2,9	14,2	14,5	14,8	15,2	16	16,8	17,2	17,5	17,9
3,0-3,9	14,4	14,8	15,2	15,6	16,6	17,5	18,0	18,3	18,9
4,0-4,9	14,4	14,9	15,3	15,8	16,9	18,0	18,6	19,0	19,6
5,0-5,9	14,4	15,0	15,4	16,1	17,3	18,5	19,2	19,7	20,4
6,0-6,9	14,5	15,2	15,7	16,5	17,9	19,4	20,2	20,7	21,5
7,0-7,9	14,8	15,6	16,2	17,0	18,7	20,4	21,3	21,9	22,9
8,0-8,9	15,2	16,1	16,7	17,7	19,5	21,4	22,4	23,1	24,2
9,0-9,9	15,6	16,6	17,3	18,4	20,4	22,4	23,6	24,4	25,6
10,0-10,9	16,1	17,2	17,9	19,1	21,2	23,5	24,8	25,6	26,9
11,0-11,9	16,7	17,9	18,7	20,0	22,3	24,8	26,2	27,1	28,5
12,0-12,9	17,5	18,8	19,7	21,1	23,6	26,3	27,8	28,8	30,4
13,0-13,9	18,5	19,9	20,8	22,3	25,0	27,8	29,4	30,5	32,1
14,0-14,9	19,7	21,1	22,0	23,5	26,2	29,1	30,7	31,8	33,4
15,0-15,9	20,9	22,2	23,1	24,5	27,2	29,9	31,4	32,5	34,0
16,0-16,9	22,1	23,1	24,2	25,5	28,0	30,5	31,9	32,9	34,3
17,0-17,9	23,1	24,4	25,2	26,5	28,9	31,4	32,8	33,7	35,2
18,0-18,9	23,9	25,2	26,1	27,5	30,0	32,7	34,2	35,2	36,7
19,0-19,9	24,5	25,8	26,7	28,0	30,5	33,1	34,5	35,5	36,9
20,0-29,9	26,1	27,3	28,2	29,4	31,8	34,2	35,6	36,5	37,8
30,0-39,9	26,3	27,6	28,5	29,8	32,3	34,9	36,3	37,3	38,7
40,0-49,9	26,9	28,2	29,1	30,5	33,0	35,7	37,1	38,1	39,6
50,0-59,9	26,6	27,9	28,8	30,1	32,6	35,2	36,6	37,6	39,0
60,0-69,9	26,5	27,6	28,5	29,7	32,0	34,4	35,7	36,5	39,7
70,0-79,9	25,1	26,2	27,1	28,3	30,6	32,9	34,2	35,1	36,4
80,0-90,9	23,5	24,7	25,5	26,7	28,9	31,2	32,5	33,4	34,7

Fonte: Frisancho AR, 2008.

Percentis para circunferência do braço (CB) – sexo feminino

Idade (anos)	Percentis								
	5	10	15	25	50	75	85	90	95
2,0-2,9	13,8	14,3	14,6	15,0	15,9	16,8	17,3	17,6	18,1
3,0-3,9	14,1	14,6	15,0	15,5	16,5	17,5	18,1	18,5	19,1
4,0-4,9	14,1	14,7	15,1	15,6	16,7	17,9	18,6	19,0	19,7
5,0-5,9	14,3	14,9	15,4	16,0	17,4	18,8	19,6	20,2	21,0
6,0-6,9	14,4	15,1	15,7	16,5	18,1	19,8	20,8	21,5	22,5
7,0-7,9	14,6	15,4	16,0	16,9	18,7	20,7	21,8	22,6	23,8
8,0-8,9	15,0	15,9	16,5	17,5	19,5	21,6	22,9	23,7	25,1
9,0-9,9	15,7	16,7	17,3	18,4	20,4	22,7	24,0	25,0	26,4
10,0-10,9	16,7	17,7	18,5	19,6	21,8	24,2	25,6	26,5	28,0
11,0-11,9	17,8	18,9	19,6	20,8	23,2	25,7	27,2	28,3	29,9
12,0-12,9	18,7	19,8	20,6	21,9	24,4	27,1	28,7	29,8	31,6
13,0-13,9	19,3	20,5	21,3	22,6	25,2	28,1	29,7	30,9	32,7
14,0-14,9	19,7	21,0	21,8	23,1	25,8	28,7	30,4	31,6	33,4
15,0-15,9	20,1	21,3	22,2	23,5	26,2	29,2	30,9	32,1	33,9
16,0-16,9	20,3	21,6	22,5	23,8	26,6	29,6	31,3	32,5	34,4
17,0-17,9	20,4	21,6	22,5	23,9	26,6	29,6	31,4	32,6	34,5
18,0-18,9	20,3	21,6	22,5	23,9	26,7	29,8	31,6	32,8	34,8
19,0-19,9	20,5	21,8	22,7	24,0	26,8	29,8	31,5	32,8	34,7
20,0-29,9	21,4	22,7	23,7	25,2	28,1	31,4	33,3	34,6	36,7
30,0-39,9	23,1	24,6	25,6	27,1	30,3	33,7	35,7	37,1	39,3
40,0-49,9	24,2	25,6	26,6	28,2	31,4	34,8	36,8	38,2	40,4
50,0-59,9	24,4	25,9	27,0	28,6	31,9	35,4	37,5	38,9	41,2
60,0-69,9	24,3	25,7	26,7	28,3	31,4	34,7	36,7	38,1	40,2
70,0-79,9	23,1	25,4	25,4	26,9	29,9	33,1	35,0	36,3	38,4
80,0-90,9	21,5	22,7	23,6	25,0	27,8	30,9	32,7	33,9	35,8

Fonte: Frisancho AR, 2008.

Percentis para circunferência muscular do braço (CMB) – sexo masculino

Idade (anos)	Percentis						
	5	10	25	50	75	90	95
1,0-1,9	11,0	11,3	11,9	12,7	13,5	14,4	14,7
2,0-2,9	11,1	11,4	12,2	13,0	14,0	14,6	15,0
3,0-3,9	11,7	12,3	13,1	13,7	14,3	14,8	15,3
4,0-4,9	12,3	12,6	13,3	14,1	14,8	15,6	15,9
5,0-5,9	12,8	13,3	14,0	14,7	15,4	16,2	16,9
6,0-6,9	13,1	13,5	14,2	15,1	16,1	17,0	17,7
7,0-7,9	13,7	13,9	15,1	16,0	16,8	17,7	19,0
8,0-8,9	14,0	14,5	15,4	16,2	17,0	18,2	18,7
9,0-9,9	15,1	15,4	16,1	17,0	18,3	19,6	20,2
10,0-10,9	15,6	16,0	16,6	18,0	19,1	20,9	22,1
11,0-11,9	15,9	16,5	17,3	18,3	19,5	20,5	23,0
12,0-12,9	16,7	17,1	18,2	19,5	21,0	22,3	24,1
13,0-13,9	17,2	17,9	19,6	21,1	22,6	23,8	24,5
14,0-14,9	18,9	19,9	21,2	22,3	24,0	26,0	26,4
15,0-15,9	19,9	20,4	21,8	23,7	25,4	26,6	27,2
16,0-16,9	21,3	22,5	23,4	24,9	26,9	28,7	29,6
17,0-17,9	22,4	23,1	24,5	25,8	27,3	29,4	31,2
18,0-18,9	22,6	23,7	25,3	26,4	28,3	29,8	32,4
19,0-24,9	23,8	24,5	25,7	27,3	28,9	30,9	32,1
25,0-34,9	24,3	25,0	26,4	27,9	29,8	31,4	32,6
35,0-44,9	24,7	25,5	26,9	28,6	30,2	31,8	32,7
45,0-54,9	23,9	24,9	26,5	28,1	30,0	31,8	32,6
55,0-64,9	23,8	24,5	26,0	27,8	29,5	31,0	32,0
65,0-74,9	22,3	23,5	25,1	26,8	28,4	29,8	30,6

Fonte: Frisancho AR, 1981.

Percentis para circunferência muscular do braço (CMB) – sexo feminino

Idade	Percentis						
(anos)	5	10	25	50	75	90	95
1,0-1,9	10,5	11,1	11,7	12,4	13,2	13,9	14,3
2,0-2,9	11,1	11,4	11,9	12,6	13,3	14,2	14,7
3,0-3,9	11,3	11,9	12,4	13,2	14,0	14,6	15,2
4,0-4,9	11,5	12,1	12,8	13,6	14,4	15,2	15,7
5,0-5,9	12,5	12,8	13,4	14,2	15,1	15,9	16,5
6,0-6,9	13,0	13,3	13,8	14,5	15,4	16,6	17,1
7,0-7,9	12,9	13,5	14,2	15,1	16,0	17,1	17,6
8,0-8,9	13,8	14,0	15,1	16,0	17,1	18,3	19,4
9,0-9,9	14,7	15,0	15,8	16,7	18,0	19,4	19,8
10,0-10,9	14,8	15,0	15,9	17,0	18,0	19,0	19,7
11,0-11,9	15,0	15,8	17,1	18,1	19,6	21,7	22,3
12,0-12,9	16,2	16,6	18,0	19,1	20,1	21,4	22,0
13,0-13,9	16,9	17,5	18,3	19,8	21,1	22,6	24,0
14,0-14,9	17,4	17,9	19,0	20,1	21,6	23,2	24,7
15,0-15,9	17,5	17,8	18,9	20,2	21,5	22,8	24,4
16,0-16,9	17,0	18,0	19,0	20,2	21,6	23,4	24,9
17,0-17,9	17,5	18,3	19,4	20,5	22,1	23,9	25,7
18,0-18,9	17,4	17,9	19,1	20,2	21,5	23,7	24,5
19,0-24,9	17,9	18,5	19,5	20,7	22,1	23,6	24,9
25,0-34,9	18,3	18,8	19,9	21,2	22,8	24,6	26,4
35,0-44,9	18,6	19,2	20,5	21,8	23,6	25,7	27,2
45,0-54,9	18,7	19,3	20,6	22,0	23,8	26,0	27,4
55,0-64,9	18,7	19,6	20,9	22,5	24,4	26,6	28,0
65,0-74,9	18,5	19,5	20,8	22,5	24,4	26,4	27,9

Fonte: Frisancho AR, 1981.

Percentis para dobra cutânea do tríceps (DCT) – sexo masculino

Idade (anos)	Percentis								
	5	10	15	25	50	75	85	90	95
2,0-2,9	6,0	6,4	6,8	7,4	8,6	10,3	11,3	12,2	13,6
3,0-3,9	5,7	6,2	6,6	7,2	8,5	10,2	11,4	12,3	13,9
4,0-4,9	5,3	5,8	6,1	6,7	8,1	10,0	11,2	12,2	14,0
5,0-5,9	4,9	5,4	5,8	6,4	8,0	10,4	12,0	13,4	16,0
6,0-6,9	4,4	5,0	5,4	6,1	8,1	11,0	13,4	15,4	19,4
7,0-7,9	4,2	4,7	5,2	6,0	8,1	11,7	14,7	17,4	23,0
8,0-8,9	4,2	4,8	5,3	6,2	8,5	12,5	15,9	19,1	26,0
9,0-9,9	4,6	5,2	5,8	6,7	9,3	13,7	17,5	21,1	28,7
10,0-10,9	5,	5,7	6,3	7,3	10,1	14,9	19,1	22,9	31,3
11,0-11,9	5,2	5,9	6,6	7,7	10,7	15,9	20,4	24,7	34,1
12,0-12,9	5,0	5,7	6,3	7,5	10,5	16,0	21,0	25,8	36,6
13,0-13,9	4,4	5,2	5,7	6,8	9,8	15,2	20,3	25,4	37,3
14,0-14,9	3,9	4,5	5,1	6,0	8,8	13,9	18,8	23,8	35,8
15,0-15,9	3,7	4,3	4,8	5,7	8,2	12,9	17,4	21,8	32,5
16,0-16,9	3,8	4,4	4,9	5,8	8,4	13,1	17,5	21,9	32,2
17,0-17,9	4,0	4,7	5,2	6,1	8,7	13,5	17,8	22,1	32,0
18,0-18,9	3,7	4,4	5,0	6,1	8,8	13,2	16,8	19,9	26,0
19,0-19,9	3,9	4,6	5,2	6,2	9,0	13,6	17,3	20,5	26,7
20,0-29,9	4,3	5,2	6,0	7,2	10,2	14,4	17,3	19,7	23,6
30,0-39,9	4,7	5,6	6,4	7,7	10,8	15,1	18,1	20,5	24,5
40,0-49,9	5,2	6,2	7,0	8,3	11,5	15,7	18,6	20,9	24,7
50,0-59,9	5,4	6,4	7,2	8,5	11,7	15,9	18,8	21,0	24,7
60,0-69,9	5,5	6,5	7,3	8,6	11,6	15,6	18,3	20,4	24,0
70,0-79,9	5,5	6,5	7,2	8,5	11,4	15,2	17,8	19,8	23,2
80,0-90,9	5,4	6,3	7,0	8,2	10,9	14,5	16,9	18,7	21,8

Fonte: Frisancho AR, 2008.

Percentis para dobra cutânea do tríceps (DCT) – sexo feminino

Idade (anos)	Percentis								
	5	10	15	25	50	75	85	90	95
2,0-2,9	5,9	6,5	6,9	7,6	8,9	10,5	11,5	12,2	13,3
3,0-3,9	5,6	6,3	6,7	7,5	9,1	10,9	12,1	12,9	14,2
4,0-4,9	5,1	5,8	6,3	7,1	8,9	11,1	12,4	13,4	15,0
5,0-5,9	4,9	5,6	6,2	7,1	9,2	11,7	13,3	14,5	16,4
6,0-6,9	4,8	5,6	6,2	7,3	9,6	12,5	14,4	15,9	18,2
7,0-7,9	4,7	5,6	6,3	7,4	10,0	13,4	15,6	17,2	19,9
8,0-8,9	4,8	5,7	6,5	7,7	10,6	14,3	16,8	18,7	21,8
9,0-9,9	5,0	6,0	6,8	8,1	11,3	15,4	18,2	20,3	23,7
10,0-10,9	5,4	6,5	7,4	8,8	12,2	16,7	19,7	22,0	25,8
11,0-11,9	6,0	7,2	8,1	9,7	13,3	18,1	21,3	23,7	27,7
12,0-12,9	6,7	8,0	9,0	10,6	14,4	19,4	22,6	25,0	29,1
13,0-13,9	7,5	8,8	9,9	11,6	15,5	20,4	23,7	26,1	30,1
14,0-14,9	8,3	9,7	10,8	12,5	16,5	21,5	24,8	27,2	31,2
15,0-15,9	8,9	10,4	11,5	13,3	17,4	22,6	25,9	28,4	32,5
16,0-16,9	9,1	10,6	11,7	13,6	17,8	23,2	26,6	29,2	33,4
17,0-17,9	8,8	10,4	11,5	13,5	17,8	23,4	27,0	29,7	34,1
18,0-18,9	9,0	10,5	11,7	13,6	17,9	23,5	27,0	29,7	34,0
19,0-19,9	9,0	10,5	11,7	13,6	18,0	23,6	27,2	29,9	34,3
20,0-29,9	10,2	12,0	13,4	15,7	20,5	26,3	29,9	32,4	36,6
30,0-39,9	10,8	13,6	15,5	18,4	23,9	29,5	32,6	34,7	37,8
40,0-49,9	12,7	15,5	17,4	20,3	25,7	31,2	34,2	36,3	39,4
50,0-59,9	13,6	16,3	18,1	20,9	26,1	31,4	34,2	36,2	39,1
60,0-69,9	12,7	15,3	17,1	19,7	24,7	29,8	32,6	34,5	37,3
70,0-79,9	10,4	12,8	14,6	17,1	21,9	26,9	29,6	31,4	34,1
80,0-90,9	6,7	8,9	10,5	12,9	17,4	22,0	24,5	26,3	28,8

Fonte: Frisancho AR, 2008.

Percentis de circunferência de braço (CB) (cm)

Mulheres por idade (60 anos ≥ 80 anos)

Idade	5	10	25	50	75	90	95
60-64	26,00	28,00	30,00	33,00	35,00	37,00	39,00
65-69	25,00	27,00	28,00	31,00	34,00	36,00	38,45
70-74	24,00	25,00	28,00	31,00	34,00	37,00	40,00
75-79	24,00	26,00	28,00	31,00	33,00	36,00	38,00
> 80	22,00	23,00	26,00	29,00	31,00	34,00	35,15

Homens por idade (60 anos ≥ 80 anos)

Idade	5	10	25	50	75	90	95
60-64	24,90	27,00	29,00	30,00	32,00	35,00	37,00
65-69	24,55	27,00	29,00	30,00	32,00	34,90	36,00
70-74	24,00	26,00	27,00	30,00	32,00	34,00	35,25
75-79	23,00	24,00	26,00	29,00	31,00	33,00	35,00
> 80	22,00	23,00	25,00	28,00	30,00	32,00	33,00

Fonte: Barbosa et al., 2005.

Percentis de dobra cutânea tricipital – DCT (mm)

Mulheres por idade (60 anos ≥ 80 anos)

Idade	5	10	25	50	75	90	95
60-64	17,00	20,00	23,00	29,00	35,00	39,00	72,00
65-69	15,00	17,00	20,75	26,00	30,00	35,00	38,00
70-74	11,05	14,00	21,25	27,00	32,00	39,00	42,00
75-79	11,95	15,00	20,00	25,00	30,00	37,00	39,00
> 80	8,00	10,00	15,00	20,00	25,50	30,00	33,50

Homens por idade (60 anos ≥ 80 anos)

Idade	5	10	25	50	75	90	95
60-64	5,75	7,00	10,00	15,00	20,00	26,00	27,00
65-69	6,00	7,00	10,00	14,00	19,00	23,00	26,00
70-74	6,00	7,00	9,00	13,00	17,00	20,60	22,60
75-79	6,00	6,80	9,00	13,00	17,00	21,00	24,10
> 80	5,00	6,00	8,00	11,00	16,00	21,00	23,00

Fonte: Barbosa et al., 2005.

Percentis de circunferência muscular do braço (CMB) (cm)

Mulheres por idade (60 anos ≥ 80 anos)

Idade	5	10	25	50	75	90	95
60-64	18,77	19,89	21,46	23,21	24,94	26,32	28,14
65-69	19,00	20,09	21,14	22,55	24,66	26,19	27,85
70-74	18,49	19,22	21,02	22,52	24,43	26,32	28,11
75-79	18,52	19,70	21,03	22,82	24,46	25,89	27,06
> 80	18,17	18,86	20,31	22,01	23,62	24,78	25,96

Homens por idade (60 anos ≥ 80 anos)

Idade	5	10	25	50	75	90	95
60-64	20,74	21,97	23,86	25,60	27,29	28,82	29,86
65-69	21,18	22,36	24,12	25,72	27,17	28,49	29,20
70-74	20,99	21,77	23,49	25,03	26,52	28,19	28,91
75-79>	20,34	21,11	23,79	24,60	26,32	28,12	28,73
> 80	19,15	20,12	21,65	23,66	25,49	26,60	27,41

Fonte: Barbosa et al., 2005.

Percentis de circunferência da panturrilha (cm)

Mulheres por idade (60 anos ≥ 80 anos)

Idade	5	10	25	50	75	90	95
60-64	31,00	32,00	34,00	36,00	40,00	42,00	44,00
65-69	29,50	31,00	33,00	36,00	38,00	41,00	42,00
70-74	29	30,00	33,00	36,00	39,00	41,00	42,00
75-79	29	30,00	32,00	35,00	37,50	40,00	41,00
> 80	27,00	28,00	31,00	34,00	36,00	38,00	41,00

Homens por idade (60 anos ≥ 80 anos)

Idade	5	10	25	50	75	90	95
60-64	30,90	32,00	34,00	36,00	38,50	40,20	43,00
65-69	31,50	32,00	34,00	36,00	38,00	40,00	42,50
70-74	30,70	31,00	32,50	35,00	38,00	39,00	40,00
75-79	29,00	30,90	33,00	35,00	38,00	40,00	41,50
> 80	27,00	29,00	31,00	34,00	36,00	38,00	39,00

Fonte: Barbosa et al., 2005.

Força de preensão palmar de acordo com sexo e idade

Valores normativos para força de preensão (em kg), estratificados por gênero – sexo masculino.

Idade em anos	Percentil 10	Percentil 25	Percentil 50	Percentil 75	Percentil 90
5	6	7	8	9	10
10	12	15	17	20	22
15	21	25	29	33	38
20	30	35	40	46	52
25	36	41	48	55	61
30	38	44	51	58	64
35	39	45	51	58	64
40	38	44	50	57	63
45	36	42	49	56	61
50	35	41	48	54	60
55	34	40	47	53	59
60	33	39	45	51	56
65	31	37	43	48	53
70	29	34	39	44	49
75	26	31	35	41	45
80	23	27	32	37	42
85	19	24	29	33	38
90	16	20	25	29	33

Fonte: adaptado de Dodds RM, 2014.

Valores normativos para força de preensão (em kg), estratificados por gênero — sexo feminino.

Idade em anos	Percentil 10	Percentil 25	Percentil 50	Percentil 75	Percentil 90
5	6	7	8	9	10
10	12	14	16	19	21
15	17	20	24	27	30
20	21	24	28	32	36
25	23	26	30	35	38
30	24	27	31	35	39
35	23	27	31	35	39
40	23	27	31	35	39
45	22	26	30	34	38
50	21	25	29	33	37
55	19	23	28	32	35
60	18	22	27	31	34
65	17	21	25	29	33
70	16	20	24	27	31
75	14	18	21	25	28
80	13	16	19	23	26
85	11	14	17	20	23
90	9	11	14	17	20

Fonte: adaptado de Dodds RM, 2014.

CAPÍTULO

3 Composição Corporal

Ana Paula Noronha Barrére
Gabriela Tavares Braga Bisogni
Maria Cristina Gonzalez

O índice de massa corporal é reconhecido como uma medida imprecisa para a avaliação detalhada do estado nutricional, por considerar somente o peso e a altura em sua leitura e não investigar os compartimentos corporais que contemplam o organismo. Dessa maneira, métodos que avaliam a composição corporal foram desenvolvidos visando a uma avaliação mais completa, favorecendo intervenções nutricionais e médicas de maneira mais individualizada e precisa.

De acordo com componentes químicos que constituem organismo, como água corporal total (ACT), proteínas, minerais e massa gorda (MG), modelos de composição corporal foram desenvolvidos. Inicialmente, o modelo de dois compartimentos considerou o corpo humano como dois componentes: MG e massa livre de gordura (MLG), considerando as densidades desses compartimentos estáveis. Posteriormente, o modelo de três compartimentos considerou também a densidade mineral óssea. Por fim, o modelo mais reconhecido foi de quatro ou mais compartimentos (compartimento múltiplo), que considera também a ACT, entre outros. Os modelos de compartimento múltiplo apresentam maior aplicabilidade e acurácia e são utilizados para desenvolver equações de estimativa da composição corporal.

Com base nesses padrões, vários métodos podem ser utilizados para avaliação da composição corporal, cada um com suas vantagens e limitações. Ao selecioná-los, deve-se levar em consideração custo, acurácia, objetivo, exposição à radiação, e local onde será realizado o exame. Os principais métodos existentes serão descritos a seguir.

Bioimpedância elétrica (BIA)

A BIA é um método não invasivo, seguro e de simples execução, que fornece resultados de modo rápido, permitindo acompanhar de forma seriada as alterações na distribuição dos diferentes segmentos corporais. Os equipamentos que o realizam apresentam um custo relativamente acessível e muitos são portáteis, permitindo a realização do exame em consultório ou à beira do leito, facilitando sua execução.

O método consiste na estimativa da composição de diferentes compartimentos corporais, por meio da resposta dos diferentes tecidos à passagem de uma corrente elétrica de baixa voltagem e avaliada por eletrodos em contato com a pele.

Dependendo do conteúdo de água e eletrólitos, os tecidos oferecerão uma maior ou menor resistência (R) à passagem da corrente e a retenção de energia elétrica por meio do efeito isolante das membranas celulares (reactância – Xc). A partir desses dados é calculada a relação entre eles (ângulo de fase – AF), e a oposição que o circuito elétrico faz à passagem da corrente elétrica (impedância – Z). Posteriormente, por equações preditivas, são estimados os diversos compartimentos hídricos e corporais. A MLG é calculada assumindo que a ACT é uma parte constante desse tecido ($\cong 73\%$). A MG então é considerada pela diferença entre o peso total e a MLG apresentados.

O exame apresenta menor acurácia em situações de balanço hídrico alterado, como na presença de edema periférico, em indivíduos com anorexia nervosa, obesidade de grau II ou mais elevado, ascite e dialíticos. A presença de próteses ortopédicas metálicas ou implantes de silicone também pode interferir na condução da corrente elétrica e, consequentemente, no resultado apresentado, devendo ser consideradas em sua interpretação. O preparo adequado deve ser realizado visando à boa condição hídrica na execução do exame, sendo recomendado jejum de 4 horas; ausência de ingestão de bebida alcoólica e da prática de atividade física intensa nas últimas 24 horas; urinar pelo menos 30 minutos antes do teste e não o realizar na semana pré-menstrual ou menstrual. É contraindicado para indivíduos portadores de marca-passo, desfibriladores cardíacos implantados.

Referente ao tipo de equipamento de BIA, existem diversos disponíveis, que variam principalmente de acordo com:

- Número de eletrodos: dois (bipolar) ou quatro (tetrapolar);
- Posição dos eletrodos: somente nos pés (pé-pé), nas mãos (mão-mão) ou nas mãos e nos pés (pé-mão);
- Região do corpo avaliada: regional (parte superior ou inferior), total (o corpo todo) ou segmentar (apenas o segmento ou membro);
- Tipo de frequência elétrica emitida: única de 50 kHz (unifrequencial) ou múltipla de 50 a 1.000 kHz (multifrequencial) e espectroscopia (50 frequências ou mais variando de 1 a 1.000-1.200 kHz).

Quanto ao uso da BIA aplicado ao prognóstico clínico, o AF é sugerido como útil na determinação do risco de morbidade e mortalidade, em certas situações clínicas. Valores de ângulos de fase mais baixos ou que diminuem com a evolução clínica são relacionados com pior prognóstico, na infecção por HIV, hemodiálise e diálise peritoneal, doenças do fígado e em pacientes idosos desnutridos.

Outra aplicação da bioimpedância útil em situações nas quais os desiquilíbrios de fluidos estão presentes e as equações da BIA não são válidas é a análise vetorial de impedância bioelétrica (BIVA), que permite a avaliação semiquantitativa da composição corporal sem o uso de equações preditivas. Baseia-se na análise da plotagem dos valores bioelétricos de R e Xc, ajustados pela altura, interpretando o vetor de impedância encontrado conforme seu comprimento e direção e comparando-o a elipses de tolerância de 50%, 75% e 95%, específicas do sexo da população de referência considerada saudável.

Assim, a BIA é considerada um método duplamente indireto, sendo o equipamento multifrequencial e tetrapolar fortemente relacionado com o DXA, quando realizado em pessoas sadias sem desequilíbrio hídrico e com o uso de equação apropriada. É útil na avaliação da composição corporal seriada, para investigar alterações dos compartimentos corporais, após intervenção nutricional. A BIVA e o AF são indicadores aplicáveis também na presença do desequilíbrio hídrico.

Ultrassom (US)

Ultrassom (US) é um método de diagnóstico por imagem que também tem sido utilizado como um instrumento para avaliação da composição corporal. É um método simples, de baixo custo, prático e portátil. Baseia-se na emissão de ondas sonoras pelo transdutor ou *probe* que se propagam pelas estruturas avaliadas.

Poderá ser utilizado na avaliação de qualquer estrutura muscular no organismo, entretanto a maioria dos estudos referenciam a medida do músculo quadríceps femoral, no plano longitudinal ou transversal.

Ele também permite investigar a qualidade da massa muscular, por meio da avaliação da ecogenicidade, que é a "cor ultrassonográfica" do músculo, baseando-se na medida dos pixels da imagem.

O US não é capaz de diagnosticar sarcopenia, pois até hoje não se dispõe de estudos com valor de corte para definir baixa muscularidade; no entanto, tem sido utilizado para avaliar variações quantitativas de massa muscular e pode potencialmente ser utilizado em muitas condições clínicas. Entretanto, estudos sobre a reprodutibilidade são necessários para determinar melhor a análise da composição corporal em diversas populações.

O US pode ser viável em identificar pacientes com risco nutricional por acompanhamento da perda de musculatura de modo linear e progressiva. Além disso, é capaz de orientar a estratégia nutricional principalmente proteica, bem como as intervenções de reabilitação motora.

No geral, o US oferece a possibilidade de avaliação da quantidade e qualidade da massa muscular, sendo um método que se revela promissor à beira do leito para orientar na tomada de decisão nutricional, bem como na otimização da reabilitação motora.

Tomografia computadorizada (TC)

Tomografia computadorizada é um método de imagem utilizado no diagnóstico clínico que também pode ser utilizado para avaliar composição corporal. Baseia-se na emissão e captação de feixes de raios X no corpo. Permite análise com maior especificidade e acurácia dos compartimentos: massa muscular, tecido adiposo visceral, intramuscular e subcutâneo.

O uso dessa técnica para investigar a composição corporal e suas alterações representa uma ótima opção devido à capacidade de discriminar os diferentes tecidos e por fazer parte da investigação de muitas doenças. Vale ressaltar que é um método que emite radiação, por isso não deve ser indicado exclusivamente para avaliação da composição corporal.

As imagens obtidas pela tomografia computadorizada são constituídas por pixels; elas identificam diferentes compartimentos corporais por meio da densidade, que corresponde à média de absorção nas áreas avaliadas expressa em unidades de Hounsfield (HU).

As unidades de Hounsfield (HU), como medida de atenuação de tecidos corporais em relação à água (HU água = 0; HU ar = −1.000), são predeterminadas e são utilizadas para identificar órgãos e tecidos corporais: massa muscular (HU = −29 a +150), tecido adiposo subcutâneo e intramuscular (HU = −190 a −30) e tecido adiposo visceral (HU = −150 a −50).

A área da terceira vértebra lombar (L3) foi identificada como a de maior associação com a massa muscular e adiposa total, de acordo com Shen *et al.* (2004). A imagem desse segmento pode ser analisada manualmente ou por meio de *softwares* específicos, que permitem a demarcação dos diferentes tecidos com base em sua densidade.

A partir da área obtida (analisada), pode-se estimar a massa muscular e tecido adiposo com equações preditivas (validadas para a população adulta) e também calcular índice muscular esquelético (IME) dos indivíduos conforme a equação: IME = área muscular esquelética da região de L3 (cm^2)/altura (m^2).

As imagens em quarta vértebra torácica (T4) também podem ser utilizadas para estratificar pacientes de acordo com a quantidade de massa muscular e subsequente associação com desfechos clínicos, mas não apresentam pontos de corte para identificar baixa muscularidade.

Apesar das vantagens desse método, apresenta limitações como exposição do indivíduo à radiação, alto custo, a necessidade de tempo e habilidade da técnica para executar a análise.

Absormetria radiológica de dupla energia (DXA)

DXA é considerada um método padrão-ouro para avaliação de densidade óssea e também pode ser utilizado para avaliar a composição corporal, baseado no princípio de que diferentes estruturas do organismo atenuam diferentemente fótons de raios X. É baseada no modelo de composição corporal de três compartimentos, diferenciando massa de gordura, massa livre de gordura e massa óssea. Fornece informações de todo o corpo, mas também medidas regionais, o que permite melhor avaliação dos compartimentos. A avaliação apendicular individualizada permite avaliação de sarcopenia e tem seus pontos de corte definidos por consenso.

DXA tem alta acurácia para detectar pequenas mudanças na composição corporal. Apresenta baixa exposição à radiação (0,04 a 0,84 mrem): dependendo do equipamento, o equivalente a 1-10% da exposição à radiação de um exame de raios X de tórax. Tem duração em torno de 10 a 15 minutos.

Há diferenças significativas nos resultados, quando são usados equipamentos de diferentes fabricantes por usarem logaritmos próprios. Assim, em estudos longitudinais, deve-se utilizar sempre o mesmo aparelho. Apresenta boa correlação com outros métodos como pesagem hidrostática e água duplamente marcada. É relatada a tendência em subestimar massa de gordura e, com isso, superestimar massa livre de gordura.

DXA não distingue a massa de gordura em subcutânea, visceral ou intramuscular como ocorre na tomografia, porém utiliza alguns *softwares* que estimam a gordura visceral; também não distingue água intra e extracelular e, por isso, não avalia desidratação, nem edema.

De acordo com a Tabela 3.1, pode-se determinar pontos de corte para baixa muscularidade para os métodos DXA, TC e BIA.

Tabela 3.1. Valores de pontos de corte sugeridos para a definição de baixa muscularidade.		
Pontos de corte		
Homens	**Mulheres**	**Referência**
Tomografia computadorizada		
IME = 52,4 cm²/m²	IME = 38,5 cm²/m²	Prado et al.[40]
IME = 43,0 cm²/m² (IMC < 25 kg/m²)	IME = 41,0 cm²/m²	Martin et al.[38]
IME = 53,0 cm²/m² (IMC ≥ 25 kg/m²)		
IME = 52,3 cm²/m² (IMC < 30 kg/m²)	IME = 38,6 cm²/m² (IMC < 30 kg/m²)	Caan et al.[39]
IME = 54,3 cm²/m² (IMC ≥ 30 kg/m²)	IME = 46,6 cm²/m² (IMC ≥ 30 kg/m²)	
IME = 45,4 cm²/m²	IME = 34,4 cm²/m²	Derstine et al.[41]
IME = 41,6 cm²/m²	IME = 32,0 cm²/m²	Van der Werf et al.[42]
Absorciometria por dupla emissão de raios X		
IMEA = 7,0 kg/m²	IMEA = 5,5 kg/m²	Cruz-Jentoft et al.[33]
IMEA = 7,26 kg/m²	IMEA = 5,45 kg/m²	Fearon et al.[31]
IMEA = 7,8 kg/m²	IMEA = 5,6 kg/m²	Barbosa-Silva et al.[49]
Bioimpedância elétrica		
IME = 8,50 kg/m²	IME = 5,75 kg/m²	Janssen et al.[46]

IME: índice de músculo esquelético; IMEA: índice de músculo esquelético apendicular.
Fonte: Horie et al. (2019).

Resumidamente, os métodos DXA e TC podem ser considerados para avaliar a composição corporal, porém são de custo elevado. A BIA e o US são de custo mais baixo, práticos e não submetem o paciente a radiação ionizante. Seguem as principais características dos métodos descritos.

Método	Vantagem	Desvantagem
TC	Avalia quantidade e qualidade da massa muscular Avalia a gordura e sua distribuição (subcutânea, visceral e intramuscular) Imagens de alta qualidade Alta acurácia	Alta radiação e alto custo Requer treinamento para análise das imagens (software ou manual) Maioria dos pontos de corte para baixa muscularidade definidos para pacientes com câncer
DXA	Avaliação rápida e não invasiva Baixa radiação, boa precisão e acurácia Avaliação da composição corporal total e regional Seguro para medidas repetidas	Massa muscular estimada a partir da massa magra apendicular (superestimada) Não avalia qualidade muscular Não validado para avaliação de massa muscular em situações clínicas
BIA	Baixo custo Sem radiação Portátil Seguro para medidas repetidas Avaliação corporal total ou segmentar	Composição corporal estimada por equações específicas por população e aparelhos Uso limitado em distúrbios hídricos e IMC extremos Grande variabilidade a nível individual
US	Sem radiação Útil para avaliação à beira do leito Portátil Seguro para medidas repetidas Avalia quantidade e qualidade da massa muscular	Falta de padronização nas técnicas de medidas e pontos de mensuração Resultados observador-dependentes Pontos de corte não definidos para identificar baixa muscularidade Possível impacto de edema nas medidas

Fonte: adaptada pelo próprio autor.

Leitura recomendada

- Andreoli A, Garaci F, Cafarelli FP, Guglielmi G. Body composition in clinical practice. Eur J Radiol. 2016 ago; 85(8):1461-8. DOI: 10.1016/j.ejrad.2016.02.005. Epub 2016 fev 15. PMID: 26971404.
- Baracos V, Caserotti P, Earthman CP, Fields D, Gallagher D, Hall KD, et al. Advances in the science and application of body composition measurement. JPEN J Parenter Enteral Nutr. 2012 jan; 36(1):96-107. DOI: 10.1177/0148607111417448. PMID: 22235108. PMCID: PMC4422066.
- Barbosa-Silva MC, Barros AJ. Bioelectrical impedance analysis in clinical practice: a new perspective on its use beyond body composition equations. Curr Opin Clin Nutr Metab Care. 2005 mai; 8(3):311-7. DOI: 10.1097/01.mco.0000165011.69943.39. PMID: 15809535.
- Barrere APN, Freitas BJ, Horie LM, Barbosa-Silva TG. Avaliação da Composição Corporal. In: Piovacari SMF, Toledo DO, Figueiredo EJA. Equipe Multiprofissional de Terapia Nutricional em Prática. Rio de Janeiro: Atheneu; 2017. p. 81-92.
- Barrere APN, Pereira A, Prado C, Koch LOM. Composição corporal em Oncologia. In: Barrere APN, Pereira A, Hamerschlack N, Piovacari SMF. Guia Nutricional em Oncologia. Rio de Janeiro: Editora Atheneu; 2017. p.103-10.
- Ceniccola GD, Castro MG, Piovacari SMF, Horie LM, Corrêa FG, Barrere APN, et al. Current technologies in body composition assessment: advantages and disadvantages. Nutrition. 2019 jun; 62:25-31. DOI: 10.1016/j.nut.2018.11.028. Epub 2018 Dec 6. PMID: 30826596.
- Cômodo ARO, Dias ACF, Tomaz BA, Silva-Filho AA, Werustsky CA, Ribas DF et al. Utilização da bioimpedância para avaliação da massa corpórea. Projeto Diretrizes. Associação Brasileira de Nutrologia; 2009.
- Earthman CP. Body Composition Tools for Assessment of Adult Malnutrition at the Bedside: A Tutorial on Research Considerations and Clinical Applications. JPEN J Parenter Enteral Nutr. 2015 set; 39(7):787-822. DOI: 10.1177/0148607115595227. PMID: 26287016.
- Eickemberg M, Oliveira CC, Roriz AKC, Sampaio LR. Bioimpedância elétrica e sua aplicação em avaliação nutricional. Rev Nutr [Internet]. 2011 dez; 24(6):873-82. DOI: 10.1590/S1415-52732011000600009.
- Gonzalez MC, Correia MITD, Heymsfield SB. A requiem for BMI in the clinical setting. Curr Opin Clin Nutr Metab Care. 2017 set; 20(5):314-21. DOI: 10.1097/MCO.0000000000000395. PMID: 28768291.
- Horie LM, Barrere APNB, Toledo DO, Gonçalves RC. Composição corporal em Oncologia. In: Piovacari SMF, Barrere APN. Nutrição Clínica em Oncologia. Rio de Janeiro: Editora Atheneu; 2019. p. 61-72.
- Horie LM, et al. Diretriz Braspen de Terapia Nutricional no Câncer. Braspen J. 2019; 34(Supl 1):2-32.
- Mazzoccoli G. Body composition: Where and when. Eur J Radiol. 2016 ago; 85(8):1456-60. DOI: 10.1016/j.ejrad.2015.10.020. Epub 2015 out 31. PMID: 26564096.

- Mourtzakis M, Prado CM, Lieffers JR, Reiman T, McCargar LJ, Baracos VE. A practical and precise approach to quantification of body composition in cancer patients using computed tomography images acquired during routine care. Appl Physiol Nutr Metab. 2008 out; 33(5):997-1006. DOI: 10.1139/H08-075. PMID: 18923576.
- Prado CM, Birdsell LA, Baracos VE. The emerging role of computerized tomography in assessing cancer cachexia. Curr Opin Support Palliat Care. 2009 dez; 3(4):269-75. DOI: 10.1097/SPC.0b013e328331124a. PMID: 19667996.
- Sheean P, Gonzalez MC, Prado CM, McKeever L, Hall AM, Braunschweig CA. American Society for Parenteral and Enteral Nutrition Clinical Guidelines: The Validity of Body Composition Assessment in Clinical Populations. JPEN J Parenter Enteral Nutr. 2020 jan; 44(1):12-43. DOI: 10.1002/jpen.1669. Epub 2019 jun 19. PMID: 31216070.
- Shen W, Punyanitya M, Wang Z, Gallagher D, St-Onge MP, Albu J, et al. Total body skeletal muscle and adipose tissue volumes: estimation from a single abdominal cross-sectional image. J Appl Physiol (1985). 2004 dez; 97(6):2333-8. DOI: 10.1152/japplphysiol.00744.2004. Epub 2004 ago 13. PMID: 15310748.

CAPÍTULO

4 Desnutrição Hospitalar

Diogo Oliveira Toledo
Maria Isabel Correia
Silvia Maria Fraga Piovacari

A desnutrição é a doença mais prevalente no ambiente hospitalar e é resultante da deficiência de nutrientes. Essa pode causar alterações da composição corporal, da funcionalidade e do estado mental, impactando o desfecho clínico dos enfermos, em decorrência da pior resposta imunológica e do atraso no processo de cicatrização. Ademais, pode causar risco elevado de complicações cirúrgicas e infecciosas, maior probabilidade de desenvolvimento de lesões por pressão, e leva ao aumento do tempo de internação, da mortalidade, e, consequentemente, ao incremento nos custos hospitalares. Os fatores de risco associados a esse estado carencial são privação alimentar, doenças e idade avançada, isoladas ou combinadas.

Diversos estudos demonstram que a taxa de desnutrição varia entre 20% e 50% em adultos hospitalizados, e durante a hospitalização essa condição piora progressivamente, principalmente em idosos e pacientes críticos. Em 1998, o inquérito brasileiro conhecido como IBRANUTRI (Inquérito Brasileiro de Avaliação Nutricional Hospitalar) avaliou 4 mil pacientes internados na rede hospitalar pública e privada de vários estados brasileiros e do Distrito Federal. A prevalência da desnutrição foi de 48,1%, em que 12,6% eram desnutridos graves e 35,5% desnutridos moderados. Na região Norte/Nordeste, essa prevalência foi mais alta, chegando a 78,8% em Belém (PA).

Após 20 anos, o cenário continua semelhante. Em 2016, Correia *et al.* publicaram revisão sistemática incluindo 66 publicações latino-americanas (12 países e 29.474 pacientes), e verificaram alta prevalência de desnutrição em pacientes hospitalizados.

A Associação Britânica de Nutrição Enteral e Parenteral (BAPEN) relata que os estudos realizados durante a NSW (Nutrition Screening Week/Semana de Triagem Nutricional) em 2007, 2008 e 2010, com utilização do instrumento MUST (*malnutrition universal screening tool* ou instrumento universal de triagem nutricional), indicaram que um a cada três pacientes admitidos nos hospitais apresentam algum risco nutricional, tendo aumentado em 28% entre 2007 e 2008, e para 34%, em 2010. Esses altos índices de comprometimento nutricional podem ser evitados se o cuidado nutricional for estabelecido precocemente para minimizar o impacto da doença sobre o estado nutricional.

Considerando esse contexto, e também o cenário brasileiro de saúde com envelhecimento populacional, aumento de doenças crônicas, redução no número de leitos hospitalares e aumento de custos com saúde, a Sociedade Brasileira de Nutrição Parenteral e Enteral (BRASPEN), baseando-se no conceito do *triple aim* (Figura 4.1), lançou em 2018 a campanha Diga Não à Desnutrição. O objetivo é disseminar conhecimento sobre esse importante problema de saúde pública, alertando e sensibilizando os profissionais que atuam na área hospitalar com relação ao impacto da desnutrição sobre a evolução do paciente; e por meio de uma série de ações que incluem a triagem, o diagnóstico, o manejo e o tratamento da desnutrição, promover melhoria no atendimento ao doente.

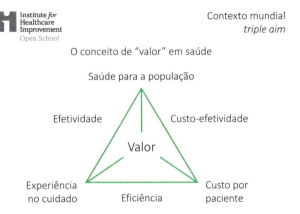

Figura 4.1. Triple AIM.

Para facilitar a conceptualização e promover a propagação do conhecimento, foi desenvolvido um método mnemônico com a palavra "desnutrição", abordando cada letra inicial de forma simples, desde o conceito até o tratamento, estabelecendo 11 passos de combate à desnutrição. Assim, a estratégia promove uma integração interdisciplinar na atuação assistencial.

Onze passos para o combate à desnutrição

D	Determine o risco e realize a avaliação nutricional
E	Estabeleça as necessidades calóricas e proteicas
S	Saiba a perda de peso e acompanhe o peso a cada sete dias
N	Não negligencie o jejum
U	Utilize métodos para avaliar e acompanhar a adequação nutricional ingerida vs. estimada
T	Tente avaliar a massa e função muscular
R	Reabilite e mobilize precocemente
I	Implemente pelo menos dois indicadores de qualidade
Ç	Continuidade no cuidado intra-hospitalar e registro dos dados em prontuário
Ã	Acolha e engaje o paciente e/ou familiares no tratamento
O	Oriente a alta hospitalar

Fonte: Campanha diga não à desnutrição. BRASPEN, 2018.

A identificação precoce da desnutrição, bem como o manejo desta por meio de ferramentas recomendadas possibilitam estabelecer planejamento adequado, direcionado e especializado ao paciente hospitalizado. Destaca-se também a importância da continuidade do cuidado por meio do empoderamento e engajamento do paciente/familiares, com concomitante monitoramento dos indicadores estabelecidos a fim de contribuir para o melhor desfecho nesses pacientes.

O dia 6 de junho (figurativamente se comemora o início do fim da Segunda Guerra mundial) foi escolhido pela Sociedade como o dia D de combate à desnutrição hospitalar. Nesse dia, ações e discussões junto a parlamentares foram realizadas em Brasília, nos anos de 2018 e 2019. O intuito foi elencar apoiadores para que esses dados da desnutrição hospitalar cheguem ao Ministério da Saúde, o qual precisa estar ciente da realidade grave da desnutrição hospitalar no país. Melhorias e recursos voltados para a implementação da campanha nos hospitais foram também abordados nesses dois eventos. Como resultado, a campanha foi incorporada ao programa governamental PROADI-SUS (Programa de Apoio ao Desenvolvimento Institucional do Sistema Único de Saúde) após acordo e apresentação ao Ministério da Saúde. O programa visa capacitar profissionais da rede pública por meio de ações de ensino realizadas por instituições privadas.

Atualmente, a BRASPEN busca chamar atenção da população, em geral, para essa causa, por meio de linguagem informal e menos técnica, para conscientizar e ao mesmo tempo empoderar esse nicho.

Leitura recomendada

- Bisognano M, Kenney C. Buscando o Triple AIM na saúde. Atheneu; 2015.
- Cederholm T, Bosaeus I, Barazzoni R, et al. Diagnostic criteria for malnutrition - An ESPEN Consensus Statement. Clin Nutr. 2015; 34:335-40.
- Correia M, Isabel TD, Caiaffa WT, Waitzberg DL. Inquérito brasileiro de avaliação nutricional (IBRANUTRI): metodologia do estudo multicêntrico. Rev Bras Nutr Clín. 1998 jan-mar; 13(1):30-40.
- Correia MI, Campos AC. Prevalence of malnutrition in Latin America: the multicentre ELAN study. Nutrition. 2003; 19:823e5.
- Correia MI, Hegazi RA, Higashiguchi T, Michel JP, Reddy BR, Tappenden KA, et al. Evidence-based recommendations for addressing malnutrition in healthcare: an updated strategy from the feedM.E. Global Study Group. J Am Med Dir Assoc. 2014; 15:544e50.
- Correia MITD, Perman MI, Waitzberg DL. Hospital Malnutrition in Latin America: A systematic review. Clin Nutr. 2016; 1-10. DOI: 10.2016/j. clnu.2016.06.025.
- Correia MITD, Waitzberg DL. The impact of malnutrition on morbidity, mortality, length of hospital stay and costs evaluated through a multivariate model analysis. Clin Nutr. 2003; 22(3):235-9. DOI: 10.1016/S0261-5614(02)00215-7.
- Piovacari SMF, Toledo DO, Figueiredo EJA. Equipe Multiprofissional de Terapia Nutricional. Rio de Janeiro: Editora Atheneu; 2017.
- Russel CA, Elia M. Nutrition screening survey in the UK and Republic of Ireland in 2010: A Report by the British Association for Parenteral and Enteral Nutrition. BAPEN. 2011; 1(1):1-56.
- Toledo DO, Piovacari SMF, et al. Campanha "Diga não à desnutrição": 11 passos importantes para combater a desnutrição hospitalar. BRASPEN J. 2018; 33(1):86-100.

CAPÍTULO

5 Prescrição Dietética no Âmbito Hospitalar

Glaucia Fernanda Correa Gaetano Santos
Drielle Schweiger Freitas Bottairi Garcia
Giovanna Guimarães Lopes
Daniela Alaminos
Silvia Maria Fraga Piovacari

A dieta hospitalar e o atendimento nutricional são importantes ferramentas para o cuidado assistencial ao paciente, podendo amenizar o sofrimento ocasionado pela doença e prolongamento das internações, reduzir a incidência de deficiências nutricionais, identificar pacientes que necessitem de apoio nutricional individualizado e oferecer uma gama de dietas com composição normal e especial para atender a essas individualidades.

Os macronutrientes (carboidratos, proteínas e lipídios) estão distribuídos nos alimentos e possuem percentual diário do valor energético total (VET) estabelecido, devendo ser ingeridos diariamente para assegurar uma alimentação saudável. Indivíduos que possuem ou que estão passando por agravamento de doença devem ter suas necessidades individualizadas.

Tabela 5.1. Recomendação dietética de macronutrientes para a população geral.				
Referências	**Carboidratos totais**	**Lipídeos**	**Proteínas**	**Fibras**
FAO/OMS (Technical Report Series n. 916), 2003	55% a 75% VET (10% de adição de açúcar/sacarose)	15% a 30% VET	10% a 15% VET, no mínimo 0,75 kg/dia	25 g/dia

*VET: valor energético total.

Fonte: Food and Agriculture Organization/World Health Organization (FAO/WHO). Diet, nutrition and prevention of chronic diseases. Report of the joint WHO/FAO expert. Technical Report Series, 916, Geneva; 2003.

O termo dieta vem do grego "*diaita*", que significa modo de vida. Nos dias de hoje, difere de sua origem e é frequentemente associado à restrição alimentar.

A dieta como restrição alimentar deve ter uma abordagem para condições específicas de saúde, como presença de doenças ou omissão de determinados alimentos/nutrientes (p. ex., doenças crônicas, alergias ou intolerâncias alimentares). Deve incluir a ingestão de alimentos levando em consideração fatores fisiológicos, emocionais, culturais, religiosos, socioeconômicos, ambientais e o prazer de comer.

Em um serviço de nutrição hospitalar, é importante que haja padronização dos tipos de dietas a serem oferecidos, descritos em manual de dietas hospitalar, a fim de direcionar a atuação da equipe multiprofissional, bem como garantir a assistência nutricional completa ao paciente. Todas as dietas descritas no manual devem conter definição, características, indicações e composição nutricional.

As dietas hospitalares são subdividas em:

- **Modificadas em consistência**: têm como objetivo a alteração da textura dos alimentos e das preparações, sendo adequadas para cada condição clínica, física e neuropsicomotora, sem restrição de nutrientes;
- **Modificadas em nutrientes**: são destinadas a particularidades de cada tratamento, reduzindo (hipo), aumentando (hiper) ou excluindo a quantidade de determinado nutriente.

No planejamento dietético, a frequência das refeições deve ser estruturada em cinco a seis por dia: desjejum, colação, almoço, lanche, jantar e ceia, para evitar o jejum prolongado.

A Figura 5.1 e as Tabelas 5.2 e 5.3 apresentam a classificação, bem como a característica e aplicabilidade de cada uma delas.

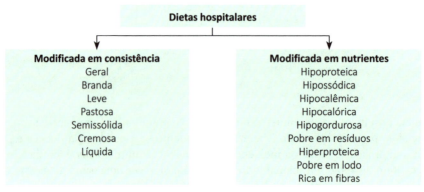

Figura 5.1. Classificação das dietas hospitalares.
Fonte: acervo de documentação institucional – Manual de Conduta Dietética, Hospital Israelita Albert Einstein, 2020.

Tabela 5.2. Aplicabilidade e classificação de dietas modificadas em consistência.

Modificadas em consistência

Dieta	Aplicabilidade	Características
Geral	Indivíduos em que a condição clínica não seja influenciada pela alimentação e que possam receber qualquer nutriente.	Normoglicídica; Normoproteica; Normolipídica; Sem restrição de consistência.
Branda	Situações clínicas e em pós-operatórios que necessitem de redução dos estímulos mecânicos do trato gastrointestinal (TGI).	Alimentos são abrandados pelo processo de cocção. Normoglicídica; Normoproteica; Normolipídica; Exclusão de hortaliças e frutas cruas, (exceto na forma de suco), alimentos fermentativos, frituras, doces concentrados, alimentos enlatados e embutidos.
Leve		Hiperglicídica; Normoproteica; Hipolipídica; A consistência das proteínas sofre ação mecânica (moídos e desfiados); Exclusão de alimentos formadores de resíduos: leite e derivados, hortaliças e frutas cruas (exceto na forma de suco), alimentos fermentativos, frituras, doces concentrados, alimentos enlatados e embutidos.

Continua...

Tabela 5.2. Aplicabilidade e classificação de dietas modificadas em consistência. Continuação.

Modificadas em consistência

Dieta	Aplicabilidade	Características
Pastosa	Pacientes disfágicos, neuropatas ou em pós-cirurgias gástricas, plásticas, buco-maxilo e outras. Pacientes que apresentem dificuldade de mastigação e/ou deglutição.	Hipoglicídica; Normoproteica; Hipolipídica; Dieta liquidificada, ou seja, a consistência dos alimentos sofre processo mecânico (proteínas batidas, legumes em forma de purês, sopas em creme, vitaminas de fruta, mingau); Os líquidos só devem ser liberados após avaliação da equipe de fonoaudiologia.
Semissólida	Pacientes disfágicos em transição de dieta pastosa para sólida, pós-operatórios, neuropatas.	Normoglicídica; Normoproteica; Hipolipídica; Carnes tenras acompanhadas de molho, purês de legumes, pães macios, arroz empapado; Exclusão de folhas cruas e/ou refogadas, grãos e alimentos integrais.
Cremosa	Situações clínicas e em pós-operatórios que necessitem de redução dos estímulos mecânicos do TGI. Dieta de transição entre a líquida e pastosa.	Normoglicídica; Normoproteica; Hipolipídica; Alimentos em consistência cremosa.
Líquida	Pós-operatório, pós-jejum prolongado, preparo de exames.	Hipoglicídica; Normoproteica; Hipolipídica; Caldo ralo e coado, gelatina, sucos coados, água de coco.

Fonte: adaptada de Silva APA, Corradi GA, Zamberian P. Manual de Dietas hospitalares em pediatria: Guia de conduta Nutricional; 2006. Manual de Dietas Hospitalares: hospital Getúlio Vargas; 2011. Acervo de documentação institucional – Manual de Conduta Dietética, Hospital Israelita Albert Einstein; 2020. Manual de Dietoterapia- ICESP: Serviço de Nutrição e Dietética; 2017. Manual de dietas do Complexo HC. São Paulo; 1980.

Tabela 5.3. Aplicabilidade e classificação de dietas modificadas em nutrientes.

Modificadas em nutrientes

Dieta	Aplicabilidade	Características
Hipoproteica	Insuficiência renal crônica pré-diálise (taxa de filtração glomerular < 25 mL/min).	Hiperglicídica; Hipoproteica; Normolipídica.
Hipossódica	Hipertensão arterial, edemas, doenças renais, cardíacas, hepatopatias com ascite, e uso de corticoide.	Normoglicídica; Normoproteica; Normolipídica; Contém < 5 g sal ou < 2.000 mg de sódio/dia.
Hipocalêmica	Nível elevado de potássio sérico.	Normoglicídica; Normoproteica; Normolipídica; Consumo de < 2.600 mg de potássio/dia* para mulheres e < 3.400 mg de potássio/dia para homens; Alimentos abrandados desprezando-se a água de cocção, exclusão de frutas, hortaliças cruas, bem como sopas, sucos de frutas, água de coco e leguminosas.

Continua...

Tabela 5.3. Aplicabilidade e classificação de dietas modificadas em nutrientes. Continuação.

Modificadas em nutrientes

Dieta	Aplicabilidade	Características
Hipocalórica	Necessidade de restrição de calorias em função de patologias, condições clínicas e patológicas (obesidade e diabetes).	Hipoglicídica; Normoproteica; Normolipídica; Redução de calorias.
Hipogordurosa	Doenças hepáticas, pancreáticas, biliares, quilotórax, hiperlipidemias, hipercolesterolemias, pós-operatório.	Hiperglicídica; Normoproteica; Hipolipídica; Contém < 20% do valor calórico total (VCT) proveniente dos lipídios; Preparada sem gordura de adição e sem alimentos ricos em lipídios.
Pobre em resíduos	Pré e pós-operatórios de cirurgia do TGI, quadros de diarreia, doenças inflamatórias intestinais, preparos para exames, controle do peristaltismo.	Hipoglicídica; Hipoproteica; Hipolipídica; Todas as dietas podem ser adaptadas; Sem alimentos gordurosos, frituras, embutidos, chá preto, café, achocolatados, leite e derivados, alimentos crus e integrais.
Hiperproteica	Pré e pós-operatório; desequilíbrio de balanço nitrogenado; pacientes submetidos a grande estresse metabólico.	Hipercalórica; Hipoglicídica; Hiperproteica; Normolipídica; Semelhante à dieta geral, porém com aumento no número de porções de proteína de alto valor biológico (PAVB) e acréscimo de suplementos nutricionais especializados para cada condição clínica.
Pobre em iodo	Pacientes em tratamento de radioiodoterapia.	Para as preparações que necessitam de sal, deve-se utilizar o sal não iodado.
Rica em fibras	Paciente com uso contínuo de opioides; pós-operatórios, histórico de obstipação colônica/renal.	Rica em fibras insolúveis; Consumo > 40 g fibras/dia.

*Segundo RDA, 2019.

Fonte: adaptada de Silva APA, Corradi GA, Zamberian P. Manual de Dietas hospitalares em pediatria: Guia de conduta Nutricional; 2006. Manual de Dietas Hospitalares: hospital Getúlio Vargas; 2011. Acervo de documentação institucional – Manual de Conduta Dietética, Hospital Israelita Albert Einstein; 2020. Manual de Dietoterapia- ICESP: Serviço de Nutrição e Dietética; 2017. Manual de dietas do Complexo HC. São Paulo; 1980.

De acordo com a Resolução do Conselho Federal de Nutricionistas (CFN) n.º 304, de 26/12/2003, a prescrição dietética é atividade privativa do nutricionista como parte da assistência nutricional. Deve ser elaborada com base nas diretrizes estabelecidas no diagnóstico nutricional, planejando, prescrevendo, analisando, supervisionando e avaliando dietas e suplementos para pessoas sadias e enfermas; considerando o paciente globalmente, respeitando suas condições clínicas, individuais, socioeconômicas, culturais e religiosas; bem como diagnósticos, laudo, pareceres dos demais membros da equipe multiprofissional e os princípios de bioética.

É responsabilidade do nutricionista a individualização da prescrição dietética, respeitando condições clínicas, biopsicossociais, socioeconômicas, culturais e religiosas, além das preferências, aversões e alergias alimentares.

Prescrição Dietética no Âmbito Hospitalar

Após a realização da triagem, avaliação nutricional e monitoramento da aceitação alimentar sistematizada do indivíduo, o nutricionista pode dispor da prescrição dietética de suplementos nutricionais necessários à complementação da dieta, quando houver baixa aceitação alimentar oral ou a deficiência de determinado nutriente. A Resolução do Conselho Federal de Nutricionistas (CFN) n.º 656, de 15/06/2020, dispõe sobre a prescrição dietética, pelo nutricionista, de suplementos alimentares.

Avaliação dietética

A avaliação dietética é uma parte fundamental e um guia no cuidado nutricional. Por meio dessa avaliação é possível identificar os pontos necessários de ajustes na alimentação do paciente; quantificar a ingestão de macronutrientes, micronutrientes, vitaminas e minerais; e monitorar a adesão de determinada orientação.

Há disponível uma gama de ferramentas para auxiliar na mensuração da ingestão oral, cada uma com suas particularidades e resultados finais distintos. Essas ferramentas são instrumentos para guiar o profissional, que podem ser utilizadas para obter resultados retrospectivos ou prospectivos do consumo alimentar.

Não existe padrão-ouro, por isso é importante o bom senso por parte do profissional no momento da escolha da melhor ferramenta.

A etapa que deve anteceder o uso das ferramentas engloba quatro principais pontos (Fluxograma 5.1):

1- **Objetivo**: necessário ter clareza no intuito da aplicação da ferramenta para realizar a escolha do melhor método;
2- **Resultado**: questionar qual informação você deseja alcançar. Por exemplo, se a informação necessária é sobre quantidade, qualidade e/ou frequência; caso seja relacionada ao tempo, se a informação que necessita é do habitual, diário, ou do dia anterior.
3- **Perfil do paciente**: analisar se é aplicável para o paciente responder as questões e adaptar a linguagem e abordagem, se necessário. Nível de escolaridade, déficit cognitivo, dificuldade de memória são exemplos de variáveis que afetam diretamente o resultado final.
4- **Tempo**: verificar se é factível a aplicação dentro do tempo de atendimento.

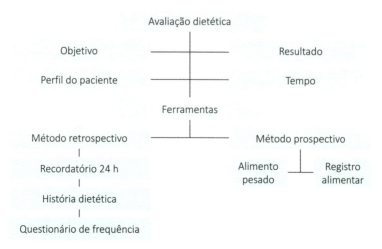

Fluxograma 5.1. Escolha do método e ferramenta mais adequados.
Fonte: adaptada de Frisberg RM, Martini LA, Slater B. In: Frisberg RM, Slater B, Marchioni DML, et al. Inquéritos Alimentares: Métodos e bases científicos. 1 ed. São Paulo: Manole; 2005. p. 2-73.

Avaliando essas variáveis, a assertividade do resultado final será compatível ao objetivo e evitará excesso de informações que não serão utilizadas e que eventualmente podem desmotivar o paciente durante o atendimento.

É importante atentar-se na data da aplicação das ferramentas. Feriados ou finais de semana habitualmente alteram a rotina alimentar, refletindo em uma avaliação dietética equivocada.

Métodos retrospectivos × métodos prospectivos

As ferramentas são divididas nas categorias retrospectivas e prospectivas devido ao objetivo central ser de informações do presente ou informações do passado recente ou longo prazo. As ferramentas estão disponibilizadas nos anexos.

▶ Métodos retrospectivos

Ferramentas retrospectivas					
Tipos	*Método de aplicação*	*Objetivo*	*Vantagens*	*Pontos de atenção*	*Limitações na aplicação*
Recordatório alimentar de 24 horas (modelo A)	Entrevista conduzida por profissional treinado (exige habilidade em criar canal de comunicação efetivo).	Informações da ingestão alimentar nas últimas 24 h precedentes à avaliação ou no dia anterior.	• Rápida aplicação; • Visão objetiva do dia anterior; • Verifica quantidade, horário e local das refeições; • Pode incluir método de preparo dos alimentos; • Pode ser utilizado em analfabetos; • Baixo custo.	• Dia da semana de aplicação; • Não reflete o habitual; • Atentar para não induzir respostas. • Sugere-se a aplicação em três dias distintos para realizar a média da aceitação (sendo dois durante a semana e um no final de semana)	Idade, distúrbio de memória e confusão mental.
Questionário de frequência do consumo alimentar (QFCA) (modelo B)	Lista entregue ao paciente para anotação ou conduzida por profissional treinado.	Visualizar a frequência da ingestão habitual de determinados alimentos ou grupos alimentares em um período de tempo.	• Visualização dos alimentos mais consumidos; • Padrão alimentar; • Análise qualitativa; • Pode ser adaptado por nutrientes e/ou quantidades (modelo semiquantitativo); • Baixo custo.	• Originalmente não específico para quantidade; • Algum alimento pode não constar na lista e ser omitido; • Adaptar com os alimentos que são acessíveis financeiramente ao seu paciente.	Escolaridade, déficit cognitivo e adesão da anotação.
História dietética (modelo C)	Entrevista conduzida por profissional treinado.	Verificar os hábitos alimentares no presente e passado de maneira global.	• Detalhamento do padrão alimentar (aversões, intolerâncias, alergias, apetite, tabus e outros); • Verifica quantidade, horários e local das refeições; • Inclui estilo de vida, uso de vitamínicos, entre outros.	• Inclui a utilização do QFCA e recordatório; • Organização e clareza no momento da entrevista; • Longo tempo para aplicação (média 1-2 h); • Custo maior para decodificar as informações.	Déficit cognitivo e dificuldade de memória

Fonte: adaptada de Frisberg RM, Martini LA, Slater B, (2005); Barrere APN, Horie LM, Nogueira PBP (2017); Piovacari SMF, Bisogni G (2019).

▶ Métodos prospectivos

Ferramentas Prospectivas					
Tipos	*Método de aplicação*	*Objetivo*	*Vantagens*	*Pontos de atenção*	*Limitações na aplicação*
Registro alimentar ou diário alimentar (modelo D)	Anotação realizada pelo próprio paciente.	Verificar o consumo alimentar do paciente no momento da refeição, incluindo bebidas.	• Representa uma "foto" do momento da refeição, diminuindo viés de memória ou quantidade; • Baixo custo.	• Educação do paciente sobre medidas caseiras; • Entrega de uma folha guia para anotações; • Habitualmente aplicado por três, cinco ou sete dias não consecutivos (deve incluir final de semana).	Escolaridade, déficit cognitivo e adesão ao proposto.
Registro alimentar pesado (modelo E)	Anotação dos pesos dos alimentos antes e após o consumo	Controle minucioso da ingestão do paciente em cada refeição do dia.	• Maior precisão da ingestão; • Inclui detalhes como quantidade de adição de sal, açúcar, óleo e molhos; • Elimina o viés de memória.	• Custo: aquisição e calibração de equipamento; • Demanda elevada de tempo; • Requer capacitação do paciente.	Escolaridade, déficit cognitivo, adesão à pesagem em cada refeição e disponibilidade para investimento em balança.
Registro alimentar por meio de métodos visuais (modelo E)	Foto ou filmagem realizadas pelo paciente com anotações simples	Acompanhamento do consumido e das sobras das refeições por meio digital.	• Melhor adesão se comparado ao registro alimentar pesado; • Boa aplicação para indivíduos com dificuldade de escrever.	• Profissional bem treinado para estimar quantidade por meio das fotografias. • Necessárias anotações quando não é possível identificar pela foto (p. ex., se o refrigerante no copo é diet ou light).	

Fonte: adaptada de Frisberg RM, Martini LA, Slater B, (2005); Barrere APN, Horie LM, Nogueira PBP (2017); Piovacari SMF, Bisogni G (2019).

As ferramentas em tempos atuais

Nos tempos atuais, a anotação em papel e caneta é algo cada vez mais escasso; a praticidade é um critério importante que compõe a adesão do paciente à orientação. Esse campo de visão é necessário principalmente com a utilização de ferramentas com o paciente a distância. Digitalizar, personalizar um aplicativo ou adaptar as ferramentas para serem mais práticas no dia a dia pode ser uma estratégia eficaz.

Vale ressaltar a necessidade de atenção no momento da escolha de *softwares* para cálculos e análise das informações dos pacientes: sempre verifique a procedência, confiabilidade, suporte técnico, programa de atualização, praticidade de uso e custo.

Modelos de ferramentas

▶ Métodos retrospectivos

Recordatório alimentar de 24 horas

Exemplo de preenchimento:

Horário	Refeição	Local	Alimento	Quantidade
08:00 h	Desjejum	Casa	Pão de forma integral	1 fatia
			Manteiga	1 ponta de faca
			Chá de erva-doce	1 xícara de chá cheia
			Açúcar	1 colher de café rasa

Fonte: acervo de documentação institucional – Modelo de recordatório alimentar do Serviço de Nutrição Clínica do Hospital Israelita Albert Einstein; 2020.

Questionário de frequência do consumo alimentar (QFCA)

Alimentos	Unidade	Medida caseira	Diária	Semanal	Mensal	Eventual	Não consome	Aversão/ alergia
Leite Tipo:	CP							
Queijo Tipo:	FT							
Iogurte	CP							
Coalhada	CP							
Total								
Carnes e ovos	PC = 100 g							
Bovina								
Suína								
Aves								
Peixe								
Embutidos								
Ovos	UND							
Total								
Leguminosas	CH/CSP							
Feijão								
Ervilha								
Soja								
Lentilha								
Grão-de-bico								
Total								
Cereais	ESC/CSP							
Arroz								
Macarrão								

Continua...

Prescrição Dietética no Âmbito Hospitalar

Continuação.

Alimentos	Unidade	Medida caseira	Diária	Semanal	Mensal	Eventual	Não consome	Aversão/ alergia
Tubérculos								
Pão	UND							
Bolacha	UND							
Biscoito	UND							
Torrada	UND							
Pão de forma	FT							
Total								
Verduras e legumes	CSP							
Legumes								
Verduras								
Total								
Frutas	UND							
Total								
Doces e açúcares								
Total								
Bebidas								
Refrigerantes								
Sucos								
Alcoólica								
Café/chá								
Água								
Total								
Gorduras e óleos								
Óleo vegetal								
Margarina								
Manteiga								
Banha								
Azeite								
Frituras								
Maionese								
Patês								
Total								

Unidade: CP = copo; XC = xícara; CSP = colher de sopa; CSB= colher de sobremesa; Cchá = colher de chá; Ccafé = colher de café; ESC = escumadeira; CH = concha; FT = fatia.

Grupos	Recomendações/porções	Encontrado
Gorduras, frituras, açúcares	2 a 6	
Leites e substitutos	2 a 3	
Verduras e legumes	3 a 5	
Carnes, leguminosas, embutidos e ovos	2 a 3	
Frutas	2 a 4	
Pães, cereais e massas	6 a 11	

Fonte: acervo de documentação institucional – Modelo de Questionário de frequência do consumo alimentar do Serviço de Nutrição Clínica do Hospital Israelita Albert Einstein; 2020.

Opção do questionário de frequência do consumo alimentar no formato semiquantitativo:

Alimento	Frequência de consumo					
	Nunca	< 1×/mês	1-3×/mês	1×/semana	2-4×/semana	1×/dia
Leite (1 xícara de chá)						

Fonte: Modelo de Questionário de frequência do consumo alimentar do Serviço de Nutrição Clínica do Hospital Israelita Albert Einstein, 2020.

História dietética

Nesse método, sugere-se a inclusão do QFCA e recordatório alimentar por, no mínimo, três dias.

• **Histórico**

Nome: _____. Idade: _____ anos. Peso: _____ kg.

Altura: _____ m. Profissão: _____. Escolaridade: _____.

Antecedentes pessoais: ( ) diabetes ( ) hipertensão ( ) obesidade ( ) doença cardíaca ( ) câncer.

Antecedentes familiares: ( ) diabetes ( ) hipertensão ( ) obesidade ( ) doença cardíaca ( ) câncer.

Em caso positivo, qual grau de parentesco: ( ) mãe ( ) pai ( ) avó ( ) avô ( ) outros: _____ .

Segue esquema alimentar específico: ( ) sim ( ) não. Qual: _____ .

Modificações alimentares devido à religião: ( ) sim ( ) não. Tipo: _____ .

Alteração de peso nos últimos 6 meses: ( ) sim ( ) não // ( ) ganho ou ( ) perda. Quantos quilos: _____ .

% de perda de peso: _____ .

Sono: quantas horas dorme por noite? _____ h.

• **Refeições**

Quantas pessoas moram com você: _____ .

Quantidade de refeição no dia: _____ .

Local da maioria das refeições: _____ .

Quem é responsável pelo preparo? _____ .

Quem faz as compras dos insumos? _____ .

Periodicidade da compra de fruta, legumes e verduras: _____ .

Consegue alimentar-se sozinho? ( ) sim ( ) não. Quem auxilia: _____ .

Ingestão de água diária: _____ litros.

Necessita ajuste de linguagem: ( ) sim ( ) não. Quais: _____ p. ex., idioma, deficiência física, compreensão e outros).

• **Momento da refeição**

Dificuldade de mastigação: ( ) sim ( ) não.

Dificuldade de deglutição: ( ) sim ( ) não.

Utiliza prótese dentária? ( ) sim ( ) não. Caso positivo, são bem adaptadas? _____ .

Distrações durante a refeição: ( ) celular ( ) TV ( ) outros: _____ .

Tempo durante cada refeição: _____ min.

Ingere líquido durante as refeições: ( ) sim ( ) não. Se sim, quais: _____ e quantidade: _____ .

Continua...

Prescrição Dietética no Âmbito Hospitalar

Continuação.

• Anamnese

Alergias alimentares: ( ) sim ( ) não. Quais: _____. Alimentos que restringe: _____ .

Intolerâncias: ( ) sim ( ) não. Quais: _____. Aceita alimentos isentos da intolerância, exemplo: aceita leite e derivados sem lactose.

Aversões: ( ) sim ( ) não. Quais: _____ .

Tabus alimentares: ( ) sim ( ) não. Quais: _____ .

Apetite: ( ) normal ( ) baixo ( ) alterações recorrentes. Motivo: _____ .

Utiliza vitaminas? ( ) sim ( ) não. Quais: _____. Frequência: _____×/_____. Quem indicou: _____ .

Utiliza suplemento alimentar? ( ) sim ( ) não. Quais: _____. Frequência: ___×/__. Quem indicou: _____ .

• Hábito intestinal/ciclo menstrual

Hábito intestinal:

Frequência: ( ) diário ( ) dias alternados ( ) outros: _____ .

Formato: ( ) pastoso ( ) ressecado ( ) líquido ( ) outros: _____ .

Faz uso de laxantes, probióticos ou fibras? ( ) sim ( ) não. Qual: _____ .

Ciclo menstrual: ( ) regular ( ) atípico ( ) menopausa – início aos _____ anos.

• Estilo de vida:

Atividade física: ( ) sim ( ) não – inclui fisioterapia.

Tipo: _____. Frequência: _____. Horário: _____.

Limitação física: ( ) sim ( ) não. Quais: _____ .

Fumo: ( ) sim ( ) não. Quantidade/frequência: _____ .

Ingestão alcoólica: ( ) sim ( ) não. Quantidade/frequência: _____ .

Fonte: Modelo de História Dietética do Serviço de Nutrição Clínica do Hospital Israelita Albert Einstein, 2020.

▶ Métodos prospectivos

Registro alimentar

A anotação deve ser realizada no momento da refeição, com detalhes. Deve ser inclusa a quantidade em todos os alimentos. Atentar na anotação de petiscos ao longo do dia, bem como adição de açúcar, sal, molhos, azeite, entre outros.

Refeição	Horário	Local	Alimento	Quantidade

Fonte: acervo de documentação institucional – Modelo de registro alimentar do Serviço de Nutrição Clínica do Hospital Israelita Albert Einstein; 2020.

Registro alimentar pesado/*registro alimentar por meio de métodos visuais

REFEIÇÃO Alimentos	Quantidade em gramas de alimento oferecido	Quantidade em gramas de alimento não consumido	VCT REAL e macronutrientes (consumidos)	Observação

Fonte: acervo de documentação institucional – Modelo de registro alimentar pesado do Serviço de Nutrição Clínica do Hospital Israelita Albert Einstein; 2020

Refeição/ horário	Peso	Local	Alimentos	Peso	*Foto	*Anotação extra
Desjejum (___h___)	Peso total da refeição: _____. Peso de sobra: _____.					

Fonte: acervo de documentação institucional – Modelo de registro alimentar por meio de métodos visuais do Serviço de Nutrição Clínica do Hospital Israelita Albert Einstein; 2020.

Considerações finais

O comportamento individual e a ampla variedade de intervenções sociais e ambientais são determinantes para a saúde. Nesse sentido, a Organização Mundial da Saúde (OMS) destaca a dieta como um importante componente para a promoção da saúde e de um estilo de vida saudável.

O planejamento dietético deve ser desenvolvido com a finalidade de atingir as recomendações nutricionais de um indivíduo de acordo com o estágio da vida (infância, adolescência, fase adulta e velhice), assim como o estado fisiológico e patológico. Devem ser considerados os aspectos psicológicos, sociais, econômicos, culturais e religiosos.

O nutricionista, por meio da prescrição dietética, realizará a adequação da alimentação atendendo às necessidades nutricionais, aplicando a nutrição como "ciência e arte", auxiliando na prevenção, promoção da saúde e no tratamento de doenças aplicando a dietoterapia.

Leitura recomendada

- Barrere APN, Horie LM, Nogueira PBP, et al. In: Piovacari SMF, Toledo DO, Figueredo EJA. Equipe Multiprofissional de Terapia Nutricional - EMTN em Prática. 1 ed. Rio de Janeiro: Atheneu; 2017. p. 13-56.
- Barrere APN, Marchini JS, Oliveira R, et al. In: Barrere APN, et al. Guia Nutricional em Oncologia. 1 ed. Rio de Janeiro: Atheneu; 2017. p. 41-63.
- Brasil. Conselho Federal de Nutricionistas. Resolução n.º 417, de 18 de março de 2008. Dispõe sobre procedimentos nutricionais para atuação dos nutricionistas e dá outras providências. Brasília (DF). 2008. Disponível em: https://www.cfn.org.br/wp-content/uploads/ resolucoes/Res_417_2008.htm. Acessado em: 28 jul 2020.
- Brasil. Conselho Federal de Nutricionistas. Resolução n.º 656, de 15 de junho de 2020. Dispõe sobre a prescrição dietética, pelo nutricionista, de suplementos alimentares e dá outras providências. Brasília (DF). 2020. Disponível em: https://www.cfn.org.br/wp-content/uploads/resolucoes/Res_656_2020.html.pdf. Acessado em: 2 ago 2020.
- Brasil. Ministério da Saúde. Secretaria de Atenção à Saúde. Guia Alimentar para a População Brasileira- Promovendo a Alimentação Saudável. 1 ed. Ministério da Saúde; 2008.
- Faludi AA, Izar MCO, Saraiva JFK, Chacra APM, Bianco HT, Afiune Neto A, et al. Atualização da Diretriz Brasileira de Dislipidemias e Prevenção da Aterosclerose – 2017. Arq Bras Cardiol. 2017; 109(2 Supl 1):1-76.
- Fisberg MR, Marchioni DML, Colucci ACA. Avaliação do consumo alimentar e da ingestão de nutrientes na prática clínica. Arq Bras Endocrinol Metab. 2009; p. 53-5.
- Food and Agriculture Organization/World Health Organization (FAO/WHO). Diet, nutrition and prevention of chronic diseases. Report of the joint WHO/FAO expert. Technical Report Series, 916. Geneva. 2003.
- Frisberg RM, Martini LA, Slater B. In: Frisberg RM, Slater B, Marchioni DML, et al. Inquéritos Alimentares: Métodos e bases científicas. 1 ed. São Paulo: Manole; 2005. p. 2-73.
- Garcia RWD. A dieta hospitalar na perspectiva dos sujeitos envolvidos em sua produção e em seu planejamento. Rev Nutr [online]. 2006; 19(2):129-44. ISSN: 1678-9865.
- Guimarães AF, Galante AP. In: Rossi L, Caruso L, Galante AP. Avaliação Nutricional: Novas Perspectivas. 1 ed. São Paulo: Roca; 2008. p. 23-35.
- Guimarães AF, Galisa MS. Planejamento Dietético. In: Cálculos Nutricionais: Conceitos e Aplicações Práticas. M.Books do Brasil; 2008.
- Hospital das Clínicas da Faculdade de Medicina da Universidade de São Paulo (São Paulo). Divisão de Nutrição e Dietética (org.). Manual de dietas do Complexo HC. São Paulo. 1980.
- Instituto do Câncer do Estado de São Paulo (São Paulo). Manual de dietoterapia – ICESP: Serviço de Nutrição e Dietética. 2017. Disponível em: http://editais.icesp.org.br/uploads/EDITAL%20178-217%20-%20ANEXO%2001%20-%20Manual%20de%20Dietas%20ICESP.pdf. Acessado em: 16 jun 2020.
- National Academies of Sciences, Engineering, and Medicine. Dietary Reference Intakes for Sodium and Potassium. Washington, DC: The National Academies Press; 2019. DOI: 10.17226/25353.
- Otten JJ, Hellwing JP, Meyers LD. Dietary reference intakes: the essential guide to nutrient requirements. National Academy of Sciences; 2006.
- Paiva AA, et al. Manual de Dietas Hospitalares: Hospital Getúlio Vargas. Hospital Getúlio Vargas; 2011. Disponível em: http://www.hgv.pi.gov.br/download/201204/HGV25_9251000eac.pdf. Acessado em: 15 mai 2020.
- Philippi ST, Aquino EC. Recomendações nutricionais nos estágios de vida e nas doenças crônicas não transmissíveis. Série SBAN. Editora Manole; 2017.
- Piovacari SMF, Bisogni GTB. In: Piovacari SMF, Barrere APN. Series Terapia de Suporte em Oncologia – Um Cuidado Centrado no Paciente – Volume Nutrição Clínica na Oncologia. 1 ed. Rio de Janeiro. 2019. p. 48-60.
- Silva DG, et al. Dietas Hospitalares modificadas em consistência. In: Silva APA, Corradi GA, Zamberian P. Manual de Dietas hospitalares em pediatria: Guia de conduta Nutricional. São Paulo: Atheneu; 2006.
- Viebig RF. Gestão de Unidades de Alimentação e Nutrição Hospitalar. In: Abreu ES, Spinelli MGN, Pinto AMS. Gestão de Unidades de Alimentação e Nutrição - Um Modo de Fazer. 7 ed. São Paulo: Metha; 2019. 384 p.

CAPÍTULO

6

Interpretação de Exames Laboratoriais

Ricardo Ambrósio Fock
Marcelo Macedo Rogero

Introdução

A interpretação de exames laboratoriais propicia um diagnóstico nutricional mais preciso, bem como complementa a anamnese, a antropometria e o exame clínico-nutricional. A solicitação de exames laboratoriais representa importante ferramenta para nutricionistas no que concerne à avaliação da evolução nutricional do paciente e à elaboração e prescrição do plano alimentar. Cabe mencionar que a regulamentação da solicitação dos exames laboratoriais necessários ao acompanhamento dietoterápico pelo nutricionista está estabelecida na Lei Federal n.º 8.234/1991, art. 4º, inciso VIII.

Hemograma

O hemograma é um exame laboratorial que tem por finalidade avaliar qualitativamente e quantitativamente as células sanguíneas. O hemograma consiste na análise da série vermelha (hemácias ou eritrócitos; que têm como principal função transportar oxigênio e nutrientes), série branca (leucócitos; que atuam na defesa do organismo) e série plaquetária (plaquetas ou trombócitos; que modulam a coagulação). Dessa forma, a análise quantitativa é composta pela contagem das células do sangue periférico (hemácias, leucócitos e plaquetas) e a contagem diferencial dos cinco tipos leucocitários (linfócito, monócito, neutrófilo, eosinófilo e basófilo), além da dosagem de hemoglobina, análise da concentração do hematócrito e os índices hematimétricos; enquanto a análise qualitativa compreende a avaliação morfológica dos diferentes tipos celulares.

Fisiologicamente, o processo de produção de células sanguíneas é dependente de diversos mecanismos de controle. Qualquer distúrbio que afete a produção, a utilização, bem como a vida média dessas células, pode afetar diretamente a fisiologia do sistema, o que laboratorialmente pode ser avaliado pelo hemograma.

O hemograma é composto por:

▶ Eritrograma

É a parte do exame hematológico que avalia especificamente a série vermelha, por meio dos seguintes parâmetros: número de glóbulos vermelhos, dosagem de hemoglobina, concentração do hematócrito e índices hematimétricos. Em métodos automatizados pode ser aferido mais um parâmetro denominado RDW (índice de anisocitose). Fisiologicamente, os valores de referência para série vermelha variam de acordo com sexo e idade do paciente, sendo que, para mulheres adultas, tem-se como valores de referência os seguintes parâmetros: número de hemácias de 3,9 a 5,4 milhões/mm^3, volume do hematócrito de 35% a 47% e concentração de hemoglobina de 12,0 a 16,0 g/dL; enquanto, para homens adultos: número de hemácias de 4,2 a 5,9 milhões/mm^3, volume do hematócrito de 38% a 52% e concentração de hemoglobina de 13,0 a 18,0 g/dL.

Entre as alterações quantitativas, podemos ter aumento da massa eritrocitária que pode ser causada de forma primária, chamada policitemia vera, uma doença tumoral que ocasiona aumento descontrolado do número de hemácias. Além da causa primária, também existem as causas secundárias, em que, ao contrário da primária, o aumento da massa eritrocitária é ocasionado por estímulos de caráter não tumoral, devido ao aumento da produção da eritropoetina, como pode ser encontrado na poliglobulia das altas altitudes, fumantes etc. Além disso, o aumento da massa eritrocitária pode estar associado à perda de volume plasmático como consequência, por exemplo, de diarreias intensas, queimaduras de grandes áreas, alterações na capacidade da drenagem linfática etc.

Além das alterações por aumento de massa eritrocitária, também existem alterações com diminuição do número de hemácias, que são chamadas anemias e, laboratorialmente, caracterizam-se por concentrações de hemoglobina abaixo do valor de referência. Considerando que a hemoglobina tem como função primordial carregar o oxigênio, uma diminuição da sua concentração acarreta sintomas relativos à dificuldade de oxigenação dos tecidos, o que ativa uma série de mecanismos corretivos. As manifestações clínicas da anemia refletem esses ajustamentos, associados aos efeitos da hipóxia celular: taquicardia, hiperpneia, aumento do débito cardíaco e aceleração do fluxo sanguíneo. São secundários, principalmente, à redução da viscosidade sanguínea e da resistência vascular periférica.

A classificação das anemias pode ser feita levando em consideração as características etiológicas, baseada na cinética de formação e destruição das hemácias: (i) anemias por deficiência na produção de hemácias; (ii) anemias por aumento da destruição de hemácias; e (iii) anemias por perdas de sangue, podendo também ser baseada em características morfológicas: (i) anemias macrocíticas; (ii) anemias microcíticas; (iii) anemias normocíticas.

Entre as anemias por deficiência na produção, a de maior prevalência na população mundial é a anemia por deficiência de ferro. Esse mineral é um elemento essencial para a hemoglobina e responsável por ser o sítio de ligação para o carreamento do oxigênio. Assim, em situações de deficiência de ferro, a síntese de hemoglobina é reduzida, o que permite a ocorrência de adicional divisão celular, com consequente desenvolvimento de hemácias menores (microcíticas). Outras situações que ocasionam também a redução na produção de hemácias devido à deficiência de nutrientes e que, apesar de serem menos frequentes na população mundial, não são menos graves, são as anemias megaloblásticas (hemácias macrocíticas), causadas por deficiência de ácido fólico e/ou vitamina B12. Além disso, outras situações podem ocasionar deficiência na produção, por exemplo as anemias por doenças na medula óssea, as quais comprometem a produção eritroide, como a insuficiência renal – com comprometimento da produção de eritropoetina –, anemia da doença crônica, aplasia de medula óssea, infecções comprometendo a medula óssea, bem como doenças neoplásicas como mielodisplasias, leucemias, linfomas e mieloma e metástases de tumores na medula óssea.

Além das causas de comprometimento da produção, existem as anemias por diminuição da vida média das hemácias, e essas incluem a anemia falciforme e outras hemoglobinopatias; as talassemias; a esferocitose e outras doenças hereditárias que causam defeitos na membrana das hemácias; deficiência de glicose-6-fosfato desidrogenase (G6PD) e outras doenças hereditárias de enzimas das hemácias; anemias hemolíticas como as hemolíticas autoimune e aloimune, como também a anemia diseritropoiética congênita e anemia de Fanconi, entre outras. Também existem as anemias que podem ser ocasionadas por perda de sangue, sendo que, quando essa perda de sangue ocorre de forma crônica, normalmente também ocorre perda de ferro.

▶ Leucogama

É a parte do hemograma que inclui a avaliação dos leucócitos (linfócitos, monócitos, neutrófilos, eosinófilos e basófilos). Compreende as contagens global e diferencial dos leucócitos, além da avaliação morfológica.

A presença aumentada de leucócitos, chamada leucocitose, caracteriza-se laboratorialmente por valores geralmente acima de 11 mil/mm³. As principais causas de leucocitose são: infecção/inflamação, traumatismo e leucemia/linfoma. De uma forma geral, as leucocitoses presentes em situações neoplásicas, como nos linfomas e leucemias, devido ao caráter clonal e maligno da doença, desobedecem aos parâmetros fisiológicos de produção e função. Além disso, apesar de muitas vezes os indivíduos apresentarem elevado número de leucócitos, as infecções oportunísticas frequentemente estão presentes devido ao comprometimento de função dessas células.

Já nas situações reacionais, é comum observar que as leucocitoses são acompanhadas pelo aumento de um tipo específico de leucócito, sendo a causa mais frequente associada ao aumento de neutrófilos, ou seja, leucocitose com neutrofilia, que é clinicamente muitas vezes acompanhada de febre devido à liberação de mediadores e citocinas pelos leucócitos. Na maioria das neutrofilias periféricas pode ocorrer aumento do número de bastonetes e, ocasionalmente, células mais primitivas, como metamielócitos e mielócitos, caracterizando o desvio à esquerda e, em alguns casos, associados à presença de granulações tóxicas, que, apesar do nome, referem-se à presença de uma granulação mais grosseira e basofílica presente nos neutrófilos maduros. Ademais, também podem ser encontradas, porém menos frequentemente, leucocitoses associadas ao aumento de linfócitos (linfocitose), por exemplo, em algumas infecções virais como mononucleose infecciosa e, em algumas situações, leucocitose com aumento de eosinófilos (eosinofilia), a qual pode ser observada em infecções parasitárias, causadas por helmintos, e doenças alérgicas. Raramente se encontram leucocitoses associadas ao aumento de monócitos (monocitose), as quais podem ser observadas na tuberculose e endocardite bacteriana; e, muito raramente, leucocitose com aumento de basófilos (basofilia), que pode ser observada na asma, sinusite e colite.

A diminuição do número de leucócitos, com valores abaixo de 4 mil/mm³, caracteriza a leucopenia e, geralmente, resulta de uma diminuição do número de neutrófilos (neutropenia). Entretanto, quando a leucopenia é grave, os linfócitos e outros tipos celulares também podem estar afetados. Dentre as principais causas que podem evoluir com leucopenia, destacam-se as de origem maligna, como as neoplasias, e as de origem reacional, como em algumas infecções agudas, em que pode ocorrer remoção excessivamente rápida dessas células da circulação, ou mesmo diminuição da vida média dessas células. Além disso, síndromes de imunodeficiência, casos e defeitos congênitos, bem como situações induzidas por medicamentos, intoxicação e radiação podem levar a quadros leucopênicos.

▶ Plaquetograma

Baseia-se primordialmente no número de plaquetas, porém pode ser avaliada também a forma e, em métodos automatizados, é possível ainda aferir mais um parâmetro denominado PDW (variação do tamanho de plaquetas). As plaquetas desempenham importante função no processo de coagulação. O valor normal das plaquetas deve estar entre 150 mil e 450 mil/mm³ de sangue. Condições clínicas que cursam com redução do número de plaquetas podem aumentar o risco de sangramento. Por outro lado, situações que levam a um aumento do número de plaquetas podem aumentar os riscos de coágulos e trombos sanguíneos.

▶ Velocidade de hemossedimentação (VHS)

A velocidade de hemossedimentação permite avaliar a velocidade com que os eritrócitos sedimentam no fundo de um frasco com sangue anticoagulado em um determinado período de tempo. O VHS não diagnostica especificamente nenhuma doença, mas pode fornecer informações referentes à presença ou não de inflamação, ou mesmo como parâmetro de monitoramento, uma vez que em processos inflamatórios há aumento das proteínas de fase aguda, o que acelera as interações entre os eritrócitos, fazendo-os sedimentar em uma taxa mais rápida. Dessa forma, valores aumentados podem ser encontrados em processos inflamatórios causados por uma ou mais condições, como infecções, tumores ou doenças autoimunes, bem como no monitoramento de condições específicas, como arterite temporal, vasculite sistêmica, polimialgia reumática ou artrite reumatoide.

▶ Bilirrubinas

A bilirrubina forma-se no sistema reticuloendotelial, também chamado sistema mononuclear fagocitário, durante a degradação das hemácias. Dessa forma, as hemácias possuem, em seu conteúdo intracelular, praticamente a totalidade (em torno de 96%) composta por hemoglobina. A molécula de hemoglobina é formada por uma parte proteica, as cadeias globínicas, e uma parte não proteica formada pelo grupamento heme com moléculas de ferro associadas. Dessa forma, quando a hemácia é degrada, o principal componente a ser eliminado é o grupamento heme devido ao seu caráter citotóxico e insolúvel. Assim, a porção heme é metabolizada em bilirrubina e transportada para o fígado sob a forma de complexo com a albumina sérica. No fígado, a bilirrubina é conjugada com ácido glicurônico, para assim se tornar solúvel e, consequentemente, ser transportada através do canal biliar e, posteriormente, ser eliminada, principalmente nas fezes e em uma pequena parte na urina. Laboratorialmente, a bilirrubina insolúvel é denominada bilirrubina indireta e a bilirrubina solúvel é chamada bilirrubina direta, sendo que a soma da bilirrubina indireta e direta se caracteriza como bilirrubina total. Situações, por meio de processos hemolíticos, produzem a bilirrubina mais rapidamente do que o fígado a consegue metabolizar, ou seja, transformá-la em solúvel. Desse modo, a concentração de bilirrubina indireta tende a aumentar na circulação e, devido ao caráter citotóxico dessa bilirrubina, pode causar danos a diversos tecidos. Outras situações como a imaturidade hepática, bem como situações em que o mecanismo de conjugação da bilirrubina possa estar afetado também causam aumento da concentração de bilirrubina na circulação. Situações de comprometimentos hepáticos – como obstrução do canal biliar ou lesões da estrutura hepatocelular – causam aumentos da concentração circulante tanto da bilirrubina direta como indireta. Dessa forma, esse exame possui uma importância na avaliação de hepatopatias e de quadros hemolíticos, em particular na avaliação da icterícia do recém-nascido, além da eritroblastose fetal, também podendo ser encontrado aumento devido a galactosemia, sífilis, toxoplasmose, citomegalia, rubéola e deficiência da G6PD. Outras causas, que também levam ao aumento da bilirrubina, incluem danos hepatocelulares (inflamatório, tóxico ou neoplásico), deficiência total ou parcial de enzimas como glicuronil transferase, infecções virais e bacterianas, síndromes de Gilbert e Crigler-Najjar, hipoalbuminemia, anemias hemolíticas hereditárias ou adquiridas, obstrução da árvore biliar intra e extra-hepática, ineficiência de eritropoiese e deficiência de folato e da vitamina B12.

▶ Transaminases (ALT e AST)

As aminotransferases (também conhecidas como transaminases) são um grupo de enzimas que tem como função catalisar a interconversão de aminoácidos e oxiácidos por transferência de grupos amino. A aspartato aminotransferase (AST), anteriormente denominada oxaloacetato transaminase (TGO), e a alanina aminotransferase (ALT), anteriormente denominada glutamato-piruvato transaminase (TGP), são as duas aminotransferases de maior importância clínica. O piridoxal-5'-fosfato, derivado da vitamina B6, juntamente ao seu análogo amino, piridoxamina-5'-fosfato, funcionam como coenzimas nas reações de transferência de grupos amino e, desse modo, catalisam a conversão dos α-cetoácidos em aminoácidos pela transferência de grupos amino. Em todas as reações de transferência de aminoácidos, o 2-oxoglutarato e o L-glutamato atuam como aceptor e doador do grupo amino, respectivamente. Assim, a ALT catalisa a transferência do grupo amino da alanina ao 2-oxoglutarato, formando piruvato e glutamato, e a AST catalisa a transferência do grupo amino do aspartato a 2-oxoglutarato, formando oxalacetato e glutamato.

Tanto a ALT como a AST são encontradas em vários tecidos, porém em maior quantidade no fígado e coração, o que as torna importantes marcadores de lesões hepáticas e cardíacas, uma vez que lesões nas células desses órgãos acarretam o extravasamento do espaço intracelular para a corrente sanguínea. Embora tanto a AST como a ALT séricas fiquem elevadas quando os processos fisiopatológicos afetam a integridade celular hepática, a ALT é a enzima mais específica do fígado, e o aumento da sua atividade persiste durante mais tempo que o da AST.

Com relação à AST, além de ser encontrada em elevada concentração nos tecidos hepático e cardíaco, também apresenta concentração significante nos tecidos muscular e renal. Dessa forma, concentrações elevadas de AST são melhores marcadores de lesões cardíacas. Além disso, o aumento da concentração sérica de AST é observado em diversas doenças hepáticas – como na hepatite infecciosa e tóxica, cirrose hepática, icterícia obstrutiva e carcinoma hepático –, infarto extenso do miocárdio, miopatias, pré-eclâmpsia e abuso crônico do álcool. Por outro lado, a redução da concentração sérica de AST pode ocorrer em indivíduos com deficiência de vitamina B6 (pirodoxal fosfato).

Indicadores do estado nutricional proteico

▶ Albumina

A albumina é sintetizada pelas células do parênquima hepático e, no plasma, representa a proteína mais abundante, perfazendo mais da metade da massa total de proteínas plasmáticas. Dentre as funções da albumina, destaca-se o seu papel na manutenção da pressão oncótica coloidal no espaço vascular, sendo que, em algumas condições clínicas, soluções de albumina são infundidas no intuito de auxiliar na manutenção do volume intravascular. Não obstante, quando há redução significativa da concentração plasmática de albumina, verifica-se maior deslocamento de fluidos para o espaço extravascular, o que colabora para a ocorrência de edema. Cabe destacar que cerca de 60% da albumina corporal está presente no espaço extravascular, apesar de a concentração ser mais elevada no espaço intravascular (concentração plasmática). A síntese da albumina é controlada primariamente pela pressão oncótica coloidal e, secundariamente, pela ingestão proteica.

Aliada à função de manutenção da pressão oncótica coloidal, a albumina também apresenta a capacidade de ligação e transporte de diversos compostos, incluindo ácidos graxos livres, bilirrubina, cálcio, hormônios esteroidais e da tireoide, drogas e compostos contendo grupos tiol.

A albumina é utilizada como um indicador de mortalidade, morbidade, tempo de internação e gravidade de doenças, pois é inversamente correlacionada com a inflamação. Dessa maneira, a identificação de hipoalbuminemia no paciente internado pode indicar a necessidade de intervenções nutricionais precoces. Entretanto, para pacientes hospitalizados, fatores como a passagem da albumina do espaço intra para o extravascular, meia-vida longa (15 a 19 dias) e presença de desidratação, edema e inflamação evidenciam que a albumina não é um marcador sensível de desnutrição proteica.

Condições de inflamação aguda ou crônica representam causas comuns de hipoalbuminemia. Nesse sentido, a inflamação promove redução da concentração plasmática de albumina por meio de: (i) aumento da permeabilidade capilar, o que permite que maior quantidade de albumina seja translocada para o espaço extravascular; (ii) redução da síntese hepática induzida pela interleucina 6 (IL-6); (iii) aumento do catabolismo; e (iv) redução da capacidade de síntese de albumina em resposta à contribuição exercida pelas proteínas de fase aguda positiva no que concerne à manutenção da pressão oncótica coloidal.

▶ Pré-albumina (transtiretina)

A pré-albumina é sintetizada no fígado e, em menor extensão, no plexo coroide no sistema nervoso central. Caracteriza-se como uma proteína de transporte, sendo composta de quatro subunidades idênticas que se associam para formar um núcleo contendo locais de ligação para os hormônios T3 e T4, sendo que a pré-albumina transporta cerca de 10% de ambos os hormônios oriundos da tireoide. Em 1981, o termo transtiretina foi proposto para a pré-albumina para refletir a sua capacidade de ligação e transporte de hormônios da tireoide e da proteína ligadora de retinol (RBP).

A concentração sérica de pré-albumina é utilizada como um indicador do estado nutricional proteico, uma vez que essa proteína apresenta meia-vida curta (2 a 3 dias) e elevada proporção de aminoácidos indispensáveis na sua composição. A concentração da pré-albumina sofre redução em condições clínicas que envolvem, por exemplo, desnutrição proteica, cirrose hepática e estados inflamatórios. A pré-albumina é classificada como uma proteína de fase negativa e, desse modo, em situações que visam à avaliação do estado nutricional, é indicado que a dosagem dessa proteína seja realizada juntamente à dosagem de uma proteína de fase aguda positiva, como a proteína C-reativa.

▶ Proteína transportadora de retinol

A proteína transportadora de retinol (RBP – *retinol-binding protein*) é uma transportadora de retinol, e sua síntese hepática é influenciada pela concentração intracelular de zinco e de vitamina A. No plasma, a RBP está ligada à pré-albumina em uma proporção de 1:1, sendo que a formação desse complexo reduz a filtração glomerular da RBP.

A captação celular de retinol é seguida da dissociação do complexo RBP/pré-albumina e depuração da apo-RBP (RBP sem retinol), a partir da circulação sanguínea, pelo rim. A meia-vida da RBP é de 12 horas, cujo tempo pode ser aumentado em situações de doença renal (por exemplo, nefropatia diabética) devido à redução da depuração renal. A redução da concentração plasmática de RBP ocorre, primariamente, em situações como hepatopatias, desnutrição proteica e resposta de fase aguda.

▶ Transferrina

A transferrina (ou siderofilina), a qual é formada pelo complexo apotransferrina com Fe^{3+}, caracteriza-se como a principal proteína transportadora de ferro (Fe^{3+}), e, desse modo, em situações de deficiência de ferro, há elevação da sua concentração no plasma. O complexo transferrina-Fe^{3+} transporta ferro até as células, as quais incorporam esse mineral em citocromos, hemoglobina, mioglobina, bem como em locais de estoque, como o fígado e o sistema reticuloendotelial. Essa proteína está presente, primariamente, no *pool* intravascular e apresenta uma meia-vida de 8 a 10 dias. Dentre os fatores que podem reduzir a concentração plasmática de transferrina, destacam-se a resposta de fase aguda, desnutrição proteica, estágios crônico ou terminal de doença hepática, síndrome nefrótica, deficiência grave de zinco, queimaduras e sobrecarga de ferro. Por outro lado, a deficiência de ferro e/ou perda de sangue e gestação (principalmente a partir do 3º mês) são exemplos de situações relacionadas ao aumento da concentração plasmática de transferrina.

Proteínas de fase aguda positiva

▶ Proteína C-reativa

A proteína C-reativa (PCR) é sintetizada no fígado e, dentre as suas funções, destacam-se mecanismos de proteção contra patógenos. O aumento da expressão de citocinas pró-inflamatórias, como o TNF-α, a IL-1 e a IL-6, induz o aumento da síntese hepática da PCR, que representa o biomarcador inflamatório mais estudado e mais comumente utilizado na prática clínica, devido à sua alta estabilidade (meia-vida de 19 horas) e ao seu rápido aumento no plasma em resposta ao estímulo inflamatório. O aumento significativo da concentração sérica da PCR ocorre em situações como infarto do miocárdio, trauma, infecção, inflamação, cirurgia e neoplasias. A PCR aumenta dentro de 6 a 12 horas após o início dos estímulos supracitados e, geralmente, alcança a sua concentração máxima em 48 horas. A PCR pode aumentar cerca de mil vezes em relação aos valores basais.

Grande ênfase tem sido dada à associação entre a concentração plasmática da PCR de alta sensibilidade e o risco e a mortalidade cardiovasculares. A magnitude do risco cardiovascular associada à PCR de alta sensibilidade tem sido sugerida como similar aos fatores de risco clássicos, como pressão arterial sistólica, colesterol total e colesterol não HDL. Devido a esses fatos, a Associação Americana de Cardiologia estabeleceu, em 2003, o primeiro *guideline* para a interpretação de marcadores de risco cardiovascular, incluindo os pontos de corte para a PCR de alta sensibilidade (< 0,1 mg/dL, 0,1-0,3 mg/dL e > 0,3 mg/dL, significando baixo, médio e alto riscos, respectivamente).

▶ Alfa-1 glicoproteína ácida

A alfa-1 glicoproteína ácida (α-1 GA) é sintetizada principalmente pelas células do parênquima hepático e apresenta uma meia-vida de três dias. A α-1 GA é caracterizada como uma proteína de fase aguda positiva e, desse modo, durante a resposta de fase aguda, principalmente em doenças inflamatórias intestinais e neoplasias, verifica-se aumento significativo da concentração plasmática da α-1 GA. Por outro lado, a ocorrência de síndrome nefrótica e o aumento da concentração sérica de estrógeno – durante a gestação ou decorrente da utilização de contraceptivos de uso oral – reduzem a síntese da α-1 GA.

▶ Fibrinogênio

O fibrinogênio é sintetizado no fígado, sendo caracterizado como uma proteína de fase aguda positiva, com meia-vida de 2 a 4 dias. O fibrinogênio é convertido em fibrina pela ação da protease designada trombina e, desse modo, exerce o seu papel no sistema de coagulação, reduzindo o risco de sangramento. A fibrina apresenta sítios de ligação para plaquetas e outros tipos celulares como eritrócitos, sendo que tal fato permite que essas células sejam retidas em uma rede de fibrina, o que acarreta a formação do coágulo. Além disso, fragmentos de fibrina gerados pela ação da plasmina – produtos de degradação da fibrina (ou dímero D) – são indicadores de aumento de trombose, sugerindo a presença de embolismo pulmonar ou trombose venosa.

A redução da concentração plasmática de fibrinogênio ocorre como resultado do consumo excessivo decorrente de grande perda de sangue ou desregulação do sistema de coagulação – por exemplo, coagulação intravascular disseminada –, enquanto o aumento da concentração plasmática de fibrinogênio ocorre em resposta a uma série de estresses fisiológicos, como trauma, infecção e inflamação. Cabe destacar que o aumento crônico da concentração plasmática de fibrinogênio acarreta maior risco cardiovascular, uma vez que, em tal condição, há aumento do risco de trombose.

Indicadores relacionados ao metabolismo da glicose

▶ Glicemia

A avaliação da glicemia é utilizada como um dos critérios de diagnóstico de diabetes melito, o qual decorre de um distúrbio metabólico caracterizado por hiperglicemia persistente, decorrente da deficiência da síntese de insulina e/ou da sua ação. A presença do quadro de hiperglicemia ocorre de forma concomitante com a hiperglucagonemia, resistência periférica à ação da insulina, aumento da produção hepática de glicose, disfunção incretínica, aumento da lipólise – e consequente aumento da concentração plasmática de ácidos graxos não esterificados – e da reabsorção renal de glicose e graus variados de deficiência de síntese e de secreção de insulina pela célula beta pancreática.

A dosagem da glicemia de jejum é útil no diagnóstico da hiperglicemia e da hipoglicemia. A glicemia em jejum é avaliada a partir de coleta de sangue periférico após jejum de, no mínimo, 8 horas. De acordo com a Sociedade Brasileira de Diabetes, valores de glicemia de jejum de 100 a 125 mg/dL indicam pré-diabetes, enquanto valores ≥ 126 mg/dL caracterizam o diagnóstico de diabetes.

▶ Hemoglobina glicada (HbA1c)

A glicação é uma adição não enzimática de um resíduo de açúcar ao grupo amino de uma proteína. A hemoglobina (Hb) em um indivíduo adulto geralmente consiste em HbA ($\approx$ 97%), HbA_2 (2,5%) e HbF (0,5%). A HbA é composta de quatro cadeias polipeptídicas, sendo duas cadeias α e duas cadeias β. Por meio de análise cromatográfica da HbA, é possível verificar diversas Hb menores, designadas HbA1a, HbA1b e HbA1c, as quais são coletivamente chamadas HbA_1 ou hemoglobina glicada, sendo que a HbA1c é a principal fração, representando cerca de 80% da HbA1.

De acordo com a Sociedade Brasileira de Diabetes, o diagnóstico laboratorial do diabetes melito pode ser realizado por meio de (i) glicemia de jejum, (ii) avaliação da glicemia duas horas após a realização do teste oral de tolerância à glicose e (iii) dosagem da hemoglobina glicada (HbA1c). O valor de HbA1c ≥ 6,5% caracteriza o diagnóstico de diabetes.

A taxa de formação da HbA1c é diretamente proporcional à concentração de glicose no sangue e reflete os valores glicêmicos dos últimos três a quatro meses. Esse exame laboratorial caracteriza-se como um bom preditor de complicações crônicas, sofre menor variabilidade no dia a dia e não depende do estado de jejum para a sua realização. Algumas condições clínicas, como anemias, hemoglobinopatias e uremia podem interferir na determinação da HbA1c e, nesses casos, é preferível a realização da dosagem da glicemia em jejum. Outros fatores, como idade e etnia, também podem interferir no resultado da HbA1c.

▶ Teste oral de tolerância à glicose

O teste oral de tolerância à glicose (TOTG) visa avaliar a glicemia duas horas após a ingestão de uma solução de 75 g de glicose. Ao final do TOTG, valores de glicemia < 140 mg/dL são considerados normais, enquanto valores de glicemia de 140 a 199 mg/dL e ≥ 200 mg/dL indicam pré-diabetes e diabetes, respectivamente. Cabe mencionar que, ao menos durante os três dias que antecedem a realização do TOTG, a dieta deve ser a habitual e sem restrição de ingestão de carboidratos.

A realização do TOTG permite a avaliação da glicemia após sobrecarga, a qual pode ser a única alteração detectável no início do diabetes, refletindo a perda da primeira fase da secreção de insulina. Além disso, o TOTG representa exame relevante no diagnóstico precoce do diabetes em idosos, uma vez que a primeira alteração fisiopatológica se refere à redução da capacidade de captação de glicose pelo músculo esquelético e tecido adiposo no período absortivo. Tal fato apresenta íntima relação com a presença de um quadro de resistência à ação da insulina, o qual, por sua vez, está relacionado à perda de massa magra associada a senescência (ou mesmo sarcopenia), situações com relativa prevalência em idosos.

Peptídeo C

A razão primária para a dosagem do peptídeo C refere-se à avaliação da hipoglicemia de jejum. Os valores basais ou estimulados (por glucagon ou glicose) do peptídeo C fornecem estimativas da capacidade e taxa secretória de insulina. A avaliação do peptídeo C também pode ser utilizada para monitorar a resposta de pacientes após cirurgia pancreática.

Esse exame laboratorial apresenta vantagens em relação à dosagem da concentração sérica de insulina, uma vez que a dosagem do peptídeo C representa melhor indicador da função da célula beta pancreática em relação à insulinemia. Além disso, a avaliação do peptídeo C não avalia a insulina exógena e não sofre efeito pela presença de anticorpos anti-insulina, os quais interferem em imunoensaios de dosagem de insulina.

▶ Frutosamina

Os termos "frutosamina" e "proteína glicada" são equivalentes e correspondem a todas as proteínas glicadas, as quais são formadas pela reação não enzimática da glicose com os grupos amina das proteínas. Cabe destacar que, do total de proteínas glicadas presentes na circulação sanguínea, cerca de 80% correspondem à albumina. Diante desse fato, a frutosamina reflete o controle glicêmico das últimas duas a três semanas, todavia esse exame não deve ser utilizado para o diagnóstico de diabetes melito.

▶ Lactato

A glicólise anaeróbica aumenta marcadamente a concentração de lactato no sangue e causa um certo aumento da concentração de piruvato, sobretudo após a prática prolongada de exercícios físicos. A causa comum do aumento de lactato e de piruvato no sangue é a anoxia, resultante de doenças como choque, pneumonia e insuficiência cardíaca congestiva. Pode também se verificar a ocorrência de acidose láctica na insuficiência renal e na leucemia. A deficiência de tiamina e a cetoacidose diabética estão associadas a um aumento das concentrações de lactato e piruvato. Dessa forma, as determinações de lactato que avaliam o estado ácido-base são utilizadas no diagnóstico e tratamento da acidose láctica, em que concentrações aumentadas podem ser encontradas após exercícios físicos, no período pós-prandial, choque, hiperventilação, anemia severa, hemorragia aguda, insuficiência renal e cardíaca, hipoxia aguda, circulação extracorpórea, cirrose, infecções, leucemias, diabetes, alcoolismo e anomalias do metabolismo de ácidos graxos e de aminoácidos.

Perfil lipídico

As lipoproteínas são formadas no enterócito, na circulação sanguínea e no fígado, e são uma combinação de triacilgliceróis (TAG), fosfolipídios, colesterol e proteínas. As lipoproteínas constituem a principal forma de transporte de lipídios no sangue, sendo classificadas de acordo com a sua densidade, em quilomícrons, lipoproteínas de muito baixa densidade (VLDL), lipoproteínas de baixa densidade (LDL), lipoproteínas de densidade intermediária (IDL) e lipoproteínas de alta densidade (HDL).

Existe ainda a lipoproteína (a), Lp(a), a qual é uma partícula de LDL com uma apolipoproteína (Apo) adicional, a Apo(a), ligada à ApoB. As concentrações plasmáticas de Lp(a) são, em grande parte, determinadas geneticamente. Cabe destacar que existem evidências robustas de associação independente entre elevações de Lp(a) e risco de doença cardiovascular na população geral.

As lipoproteínas participam de três ciclos básicos de transporte de lipídios no plasma. No que concerne ao ciclo exógeno, na condição pós-prandial, ocorre a formação de quilomícrons dentro do enterócito, os quais carreiam triacilgliceróis, inicialmente no sistema linfático e, subsequentemente, na circulação sanguínea, o que permite que os quilomícrons sejam enzimaticamente degradados e que os TAG se tornem disponíveis para a captação por tecidos periféricos. No ciclo endógeno, lipídios oriundos do fígado são direcionados aos tecidos periféricos. Nesse sentido, a VLDL – partícula rica em TAG – é secretada pelo fígado e, por ação da enzima lipase de lipoproteína, transforma-se em IDL e, posteriormente, em LDL, a qual transporta colesterol para os tecidos periféricos. O transporte reverso do colesterol caracteriza-se, principalmente, pelo transporte do colesterol a partir dos tecidos até o fígado. Nesse contexto, as HDL nascentes captam colesterol não esterificado dos tecidos periféricos – pela ação da enzima lecitina-colesterol aciltransferase –, o que acarreta a formação da HDL madura. Cabe mencionar que a proteína de transferência de ésteres de colesterol (CETP) atua na transferência de ésteres de colesterol da HDL para lipoproteínas que contêm ApoB, em troca equimolar por TAG.

A avaliação da concentração sérica de colesterol total (CT) é recomendada nos programas de rastreamento populacional para mensurar o risco cardiovascular. Porém, para a avaliação adequada do risco cardiovascular é fundamental a análise das frações não HDL-c, HDL-c e LDL-c. O não HDL-c representa a fração de colesterol contido nas lipoproteínas plasmáticas, exceto a HDL, e é calculado conforme segue: não HDL-c = CT – HDL-c. A utilização do não HDL-c tem a finalidade de estimar a quantidade de lipoproteínas aterogênicas circulantes no plasma, especialmente em indivíduos com concentração plasmática de TAG elevada.

A elevada concentração plasmática de TAG está associada, frequentemente, a baixa concentração de HDL-c e a alta concentração de partículas de LDL pequenas e densas. Além disso, a análise da concentração plasmática de TAG sem jejum prévio fornece informações importantes sobre lipoproteínas remanescentes associadas ao risco aumentado de doença coronária.

Função renal

▶ Ureia

A ureia é sintetizada no fígado a partir da amônia, que é produzida por desaminação dos aminoácidos, sendo o principal produto final do metabolismo do azoto proteico (ciclo da ureia). A ureia é principalmente excretada pelos rins, mas pequenas quantidades também podem ser excretadas pelo suor. Dessa forma, a dosagem de ureia é comumente utilizada para avaliar a função renal, principalmente quando utilizada em conjunto com determinações de creatinina sérica. Nesse sentido, um aumento da concentração de nitrogênio da ureia no sangue é observado nos casos de perfusão renal inadequada, choque, diminuição do volume sanguíneo (causas pré-renais), nefrite crônica, nefrosclerose, necrose tubular, nefrite glomerular (causas renais) e obstrução do aparelho urinário (causas pós-renais). Pode também ser observada elevação transitória durante situações de diarreia, aumento do catabolismo proteico, como hemorragia do trato gastrointestinal, infarto agudo do miocárdio e em períodos de ingestão proteica elevada. Em situações de doenças hepáticas, a concentração sérica de ureia pode variar de forma imprevisível.

▶ Creatinina

A creatinina é um produto do fosfato de creatina no metabolismo muscular, e sua concentração sérica não só dependente da taxa de filtração renal, mas também da massa muscular, idade, sexo, alimentação e uso de medicamentos, porém sofre menos influência da dieta do

Interpretação de Exames Laboratoriais

que a ureia. Assim, a geração de creatinina ocorre a uma velocidade praticamente constante. Consequentemente, a creatinina gerada é filtrada livremente pelos glomérulos e, em condições normais, não é reabsorvida pelos túbulos em quantidades relevantes, e uma quantidade pequena é secretada ativamente. Dessa forma, a determinação da creatinina sérica constitui o método mais utilizado para avaliar a função renal. Entretanto, a taxa de filtração glomerular (TFG), chamada, laboratorialmente, *clearance* da creatinina, é um exame consideravelmente mais sensível para avaliar a função renal, uma vez que leva em consideração, além da dosagem de creatinina sérica, a concentração de creatinina na urina e o fluxo urinário. Situações em que se observa aumento da creatinina no sangue envolvem, normalmente, lesões graves dos néfrons; porém, sua determinação não é adequada para detectar a doença renal numa fase inicial. Também se observam valores aumentados na insuficiência cardíaca congestiva, choque, desidratação, acromegalia, hipertireoidismo; enquanto valores diminuídos podem estar associados à idade, com diminuição de massa muscular, bem como na gestação – especialmente primeiro e segundo trimestres –, hipertireoidismo, anemia, distrofia muscular, desnutrição, doença hepática grave e em dietas vegetarianas estritas.

Eletrólitos

▶ Magnésio

O magnésio é o segundo mineral mais abundante no meio intracelular e o quarto mais abundante no organismo, sendo cofator de centenas de enzimas, atuando nas reações enzimáticas dependentes de ATP, e, dessa forma, esse mineral está envolvido em vários processos metabólicos e bioquímicos. Com relação à sua compartimentalização, cerca de 69% dos íons magnésio estão armazenadas nos ossos, sendo que o restante faz parte do metabolismo intermediário, em que 30% se encontram ligados a proteínas (especialmente à albumina), com o restante na forma livre. A concentração sérica de magnésio encontra-se em valores de 0,65 e 1,05 mmol/L, e sua regulação ocorre, principalmente, por via renal, especialmente pela alça ascendente de Henle.

A deficiência de magnésio e as alterações da homeostase do cálcio, potássio e fosfato são relatadas em diversos estudos. Além disso, a deficiência de magnésio também pode estar presente no alcoolismo crônico, diarreia grave, situações de má absorção, hipovolemia, hiperaldosteronismo, hipertireoidismo, pancreatite aguda, na terapêutica com diuréticos ou na terapêutica parentérica prolongada com líquidos sem suplementos de magnésio, glomerulonefrite, perturbações da reabsorção tubular e secreção inapropriada de ADH. Situações de excesso de magnésio são observadas na insuficiência renal aguda e crônica, bem como na insuficiência adrenocortical, acidose diabética aguda, desidratação, doença de Addison, nefrolitíase, hipercalemia, lúpus eritematoso e mieloma múltiplo.

▶ Cálcio

Dentre os elementos minerais presentes no corpo humano, o cálcio é o mais abundante, estando em cerca de 99% presente nos ossos, na forma de hidroxiapatita, enquanto o 1% restante está totalmente distribuído pelos vários tecidos e líquidos extracelulares. O cálcio tem papel relevante em muitos processos essenciais para o organismo, como sua função na coagulação sanguínea, na excitabilidade do músculo esquelético e cardíaco, na condução neuromuscular, na ativação enzimática e na conservação da integridade e permeabilidade da membrana celular.

Com relação ao controle da concentração sérica de cálcio, o hormônio da paratireoide (PTH), a calcitonina e a vitamina D desempenham importante papel, em que o desequilíbrio de qualquer um desses elementos acarreta alteração da concentração sérica de cálcio. Assim, situações de aumento de PTH ou vitamina D correlacionam-se a aumento de cálcio sérico. Ademais, outras situações, como no mieloma múltiplo e outras doenças neoplásicas, bem como na acromegalia, osteoporose, hiperparatireoidismo primário, intoxicação por vitamina D, sarcoidose, situações de imobilização e situações de excesso de exposição aos raios solares, são comumente correlacionadas a aumento da concentração sérica de cálcio. Em contrapartida, observa-se redução da concentração sérica no hipoparatireoidismo primário e/ou pós-cirúrgico, alcoolismo, deficiência de vitamina D, insuficiência renal crônica, pancreatite aguda, hipofunção hipofisária, acidose crônica, má absorção intestinal, nefropatias, osteomalácia, transfusões maciças, hipoalbuminemia e hiperfosfatemia, cirrose hepática e prematuridade neonatal, pré-eclâmpsia e em casos de nefrose e nefrite aguda.

▶ Sódio e potássio

Os eletrólitos estão envolvidos na maior parte das principais funções metabólicas do organismo. O sódio e o potássio são considerados íons importantes para o organismo, sendo obtidos, principalmente, por meio da dieta e absorvidos no sistema digestório e excretados pelos rins. O sódio é o principal cátion extracelular e tem como função manter a distribuição dos fluidos e a pressão osmótica, enquanto o potássio é o principal cátion intracelular e é crucial para a atividade celular neurológica e muscular. Assim, esses dois íons possuem relevante importância para a bomba de sódio e potássio, estando esta diretamente relacionada com a transmissão de impulsos nervosos e contração muscular. Dessa forma, sua dosagem está diretamente relacionada à avaliação do equilíbrio hidreletrolítico e acidobásico.

Entre as causas de diminuição da concentração circulante de sódio podem ser destacadas situações de desidratação hipotônica, diarreia prolongada, vômitos, síndrome nefrótica, insuficiência cardíaca, secreção inapropriada de hormônio antidiurético, nefropatias com perda de sódio, policistite, acidose tubular renal, pielonefrite, diurese osmótica, acidose metabólica, insuficiência adrenocortical primária e secundária, pseudo-hipoaldosteronismo, diabetes melito, cirrose hepática, malnutrição, hipotireoidismo, excessiva produção de ADH. Em contrapartida, as causas mais comuns do aumento de sódio incluem a perda excessiva de líquidos, desidratação hipertônica, diabetes insípido, coma hiperosmolar, acidose diabética, hiperaldosteronismo, síndrome de Cushing, coma, doença do hipotálamo, aumento da reabsorção renal e a ingestão elevada de sal.

Com relação ao potássio, as causas mais comuns de sua diminuição na circulação incluem a redução da ingestão desse mineral na alimentação ou a perda excessiva devido à diarreia, vômitos prolongados, aumento da excreção renal, acidose tubular renal, nefrite, síndrome de Fanconi, aldosteronismo, fibrose cística, hipotermia, tratamento da anemia megaloblástica com vitamina B12 ou ácido fólico, alcalose, síndrome de Cushing, tratamento com hormônio adrenocorticotrófico (ACTH). Por outro lado, aumento da concentração sérica de potássio pode ser causado por desidratação ou choque, acidose, queimaduras graves, cetoacidose diabética e retenção de potássio pelos rins.

Leitura recomendada

- Agrawal S, Dhiman RK, Limdi JK. Evaluation of abnormal liver function tests. Postgrad Med J. 2016 abr; 92(1086):223-34. DOI: 10.1136/postgradmedj-2015-133715. Epub 2016 fev 3.
- American Diabetes Association. Standards of medical care in diabetes. Diabetes Care. 2019; 42(Suppl 1):S1-193.
- Bakker J, Postelnicu R, Mukherjee V. Lactate: Where Are We Now? Crit Care Clin. 2020 jan; 36(1):115-24. DOI: 10.1016/j.ccc.2019.08.009.
- Burtis CA, Ashwood ER (eds.). Tietz textbook of clinical chemistry. 7 ed. Philadelphia: W.B. Saunders; 2015.
- Celkan TT. What does a hemogram say to us? Turk Pediatri Ars. 2020 jun; 55(2):103-16. DOI: 10.14744/TurkPediatriArs.2019.76301. eCollection 2020.
- Checchio LM, Como AJ. Electrolytes, BUN, creatinine: who's at risk? Ann Emerg Med. 1986 mar; 15(3):363-6. DOI: 10.1016/s0196-0644(86)80586-8.

- Cohn JN, Kowey PR, Whelton PK, Prisant LM. New guidelines for potassium replacement in clinical practice: a contemporary review by the National Council on Potassium in Clinical Practice. Arch Intern Med. 2000 set; 160(16):2429-36. DOI: 10.1001/archinte.160.16.2429.
- Dubey P, Thakur V, Chattopadhyay M. Role of Minerals and Trace Elements in Diabetes and Insulin Resistance. Nutrients. 2020 jun; 12(6):1864. DOI: 10.3390/nu12061864.
- Faludi AA, Izar MCO, Saraiva JFK, Chacra APM, Bianco HT, Afiune Neto A, et al. Atualização da Diretriz Brasileira de Dislipidemias e Prevenção da Aterosclerose – 2017. Arq Bras Cardiol. 2017; 109(2 Supl.1):1-76.
- Fevery J. Bilirubin in clinical practice: a review. Liver Int. 2008 mai; 28(5):592-605. DOI: 10.1111/j.1478-3231.2008.01716.x.
- Hay JE, Czaja AJ, Rakela J, Ludwig J. The nature of unexplained chronic aminotransferase elevations of a mild to moderate degree in asymptomatic patients. Hepatology. 1989 fev; 9(2):193-7. DOI: 10.1002/hep.1840090205.
- Hosten AO. BUN and Creatinine. In: Walker HK, Hall WD, Hurst JW (eds.). Clinical Methods: The History, Physical, and Laboratory Examinations. 3 ed. Boston: Butterworths; 1990.
- Lee GR. Anemia: general aspects. In: Lee GR, Foerster J, Lukens J, et al. (eds.). Wintrobe´s Clinical Hematology. 10 ed. Philadelphia: Lippincott Williams & Wilkins; 1999. p. 897-907.
- Pearson TA, Mensah GA, Alexander RW, Anderson JL, Cannon 3rd RO, Criqui M, et al. Markers of inflammation and cardiovascular disease: application to clinical and public health practice: A statement for healthcare professionals from the Centers for Disease Control and Prevention and the American Heart Association. Circulation. 2003; 107:499-511.
- Simon SI, Green CE. Molecular mechanics and dynamics of leukocyte recruitment during inflammation. Annu Rev Biomed Eng. 2005; 7:151-85. DOI: 10.1146/annurev.bioeng.7.060804.100423.
- Skubitz KM. Neutrophilic Leukocytes. In: Greer JP, Foerster J, Lukens JN (eds.). Wintrobe's Clinical Hematology. 11 ed. Baltimore: Lippincott Williams & Wilkins Publishers; 2003. p. 170-213.
- Skyler JS, Bakris GL, Bonifacio E, Darsow T, Eckel RH, Groop L, et al. Differentiation of diabetes by pathophysiology, natural history, and prognosis. Diabetes. 2017; 66(2):241-55.
- Spanaus KS, Kollerits B, Ritz E, Hersberger M, Kronenberg F, von Eckardstein A. Mild and Moderate Kidney Disease (MMKD) Study Group. Serum creatinine, cystatin C, and beta-trace protein in diagnostic staging and predicting progression of primary nondiabetic chronic kidney disease. Clin Chem. 2010 mai; 56(5):740-9. DOI: 10.1373/clinchem.2009.138826.
- Syed M, Saleem T. Erythrocyte sedimentation rate: diagnostic value and pitfalls of usage in clinical practice. J Pak Med Assoc. 2010 fev; 60(2):156.
- Werman HA, Brown CG. White blood cell count and differential count. Emerg Med Clin North Am. 1986 fev; 4(1):41-58.

SEÇÃO 2

Materno-Infantil

Seção 2.1 – Gestação e Lactação

CAPÍTULO

7

Avaliação Nutricional e Recomendações Nutricionais da Gestante e Nutriz

Rachel Helena Vieira Machado
Tatiane Muniz de Oliveira

Introdução e terminologia básica

A gestação é uma condição fisiológica complexa que inclui ajustes na homeostase materna de ordem física, metabólica, hormonal, hemodinâmica, vascular, gastrointestinal e emocional; e o monitoramento do estado nutricional da gestante é imprescindível para garantir o desenvolvimento fetal adequado e a preservação das reservas maternas.

A gestação tem duração total de 40 semanas e é classificada em três trimestres, com o tempo normal para o nascimento entre a 37ª e 42ª semana gestacional (Tabelas 7.1 e 7.2). A idade gestacional corresponde ao período desde a DUM (data da última menstruação) até o momento do acompanhamento, e é contabilizada em semanas completas e dias da semana subsequente. A DUM também é utilizada para o cálculo da data provável do parto (DPP). A DPP é estimada no período da 40ª semana de gestação e pode ser calculada por uma fórmula simples (regra de Naegelle, Tabela 7.3).

Tabela 7.1. Classificação de trimestres gestacionais.

	Diferenciação celular de acordo com o período gestacional		
Idade gestacional	*Tipo de crescimento*	*Velocidade*	*Peso médio do feto*
1º trimestre (início a 12 semanas)	Hiperplasia	Lenta	12ª semana = 300 g
2º trimestre (13 a 27 semanas)	Hiperplasia e hipertrofia	Acelerada	27ª semana = 1.000 g
3º trimestre (> 28 semanas)	Hipertrofia	Máxima	38ª semana = 3.000 g

Tabela 7.2. Classificação de idade gestacional ao nascimento.

Pré-termo (prematuro)	Antes da 37ª semana
A termo	37ª à 42ª semana
Pós-termo	42ª semana em diante

Tabela 7.3. Cálculo de DPP.

Data provável do parto (DPP) = 1º dia DUM + 7 e o mês da DUM − 3	
Exemplo	DUM = 3 de agosto de 2020 (1º dia)
	Dia = 3 + 7 = 10
	Mês = 8 − 3 = 5 (maio)
	DPP = 10 de maio de 2021

Avaliação do estado nutricional

A avaliação nutricional adequada durante a gestação engloba aspectos clínicos, bioquímicos, antropométricos e dietéticos e permite identificar e tratar os desvios ponderais em relação à idade gestacional e pós-parto; prestar assistência à comorbidades, sintomas e intercorrências típicos do período; acompanhar a vitalidade fetal durante a gestação; e estimular hábitos alimentares saudáveis. O estado de gravidez por si só infere risco nutricional à mulher. Assim, toda gestante acompanhada no ambiente hospitalar deve ter o nível de assistência classificado como secundário (NAS) ou terciário (NAT), conforme as condições da internação e evolução do quadro clínico.

▶ Anamnese inicial e avaliação clínica (gestação e lactação)

A avaliação inicial é o momento de identificar antecedentes médicos, dados gerais da gestação e questões gerais sobre o hábito alimentar da gestante/nutriz. Devem ser questionados:

- Antecedentes médicos pessoais e familiares;
- Uso de medicações: tipos, doses, horários;
- Alergias e intolerâncias alimentares;
- Avaliação de pele, mucosas, olho e unhas;
- Sintomas clínicos e dúvidas gerais sobre alimentação (informações adicionais na Tabela 7.4);
- Antecedentes ginecológicos e obstétricos (gestações anteriores, dados de parto, intercorrências atuais e anteriores para gestação e amamentação, peso habitual anterior à gestação, dados da gestação atual: idade gestacional, DPP, ganho de peso recente). Para nutrizes, verificar informações do parto, perda de peso atual, padrões de amamentação/utilização de fórmula;
- Nível de atividade física habitual;
- Padrões de sono;
- Hábito intestinal e ingestão hídrica;
- Presença de tabagismo, etilismo, uso de drogas;
- Fracionamento e padrões gerais de refeições (ingestão de frutas e vegetais, fontes de proteínas, marcadores do consumo excessivo de alimentos açucarados, ricos em sódio e gordura saturada e trans, fontes de cafeína, chás consumidos, produtos dietéticos e edulcorantes).

Tabela 7.4. Sintomas clínicos típicos da gestação e condutas sugeridas.	
Sintomas típicos da gestação	**Condutas nutricionais sugeridas**
Aumento do tempo de esvaziamento gástrico (sensação de empachamento)	• Fracionamento da dieta • Comer devagar e mastigar bem os alimentos • Moderação no consumo de alimentos gordurosos • Alteração de técnica dietética para preparo de alimentos conforme tolerância (alteração de consistência e textura)
Aumento de salivação	• Aumentar a ingestão de líquidos • Enfatizar o fracionamento correto das refeições • Chupar cubos de gelo e picolés de fruta (atenção à ingestão de açúcares) • Estimular o consumo de preparações com caldos e molhos • Moderação de alimentos secos, ácidos e azedos, que estimulam a salivação (conforme tolerância)
Intolerância a proteínas	• Alteração de técnica dietética de preparo, com oferta de consistência conforme tolerância • Estimular diversificação de fontes de proteínas na alimentação, conforme tolerância

Continua...

82 Nutrição Hospitalar

Tabela 7.4. Sintomas clínicos típicos da gestação e condutas sugeridas. Continuação.

Sintomas típicos da gestação	Condutas nutricionais sugeridas
Aumento do apetite	• Fracionamento da dieta • Educação nutricional para a autopercepção e autorregulação de fome e saciedade • Adequação de orientação alimentar para ingestão energética e de nutrientes
Acentuação de preferências ou aversões alimentares	• Adequação das refeições respeitando preferências e aversões, visando adequação nutricional da dieta
Constipação, flatulência, hemorroidas	• Aumento na ingestão de fibras alimentares e alimentos laxativos • Observar tolerância aos alimentos flatulentos e fermentativos • Aumento do consumo de líquidos • Indicação de pré e probióticos • Redução de carboidratos refinados e gorduras • Redução de doces e guloseimas • Estimular atividade física
Náuseas, vômitos, refluxo e pirose	• Dieta fracionada em menor volume (evitar jejum prolongado) • Mastigação adequada • Evitar deitar após as refeições; elevar a cabeceira da cama • Evitar o consumo de café, chás ricos em cafeína e irritantes gástricos, conforme tolerância individual • Evitar alimentos com odor forte ou desagradável ou os que causem desconforto/intolerância • Evitar usar roupas apertadas, especialmente na região abdominal • Reduzir o teor de gorduras da dieta, evitando frituras, guloseimas, preparações gordurosas, doces concentrados etc. • Iniciar as refeições pelos alimentos secos (como torradas, bolachas de sal e pães) e deixar os líquidos por último • Manter boa hidratação, especialmente em casos de vômitos • Oferta de alimentos cítricos e mentolados • Ingestão de gengibre (chás, balas etc.) • Suplementos à base de vitamina B6 devem ser utilizados em casos diagnosticados de hiperêmese gravídica após discussão multidisciplinar
Retenção hídrica e edema de extremidades	• Redução na ingestão de embutidos e industrializados, alimentos ricos em sódio (alimentação deve ser normossódica) • Estímulo para ingestão de líquidos adequada
Intolerância a alimentos gordurosos	• Moderação e fracionamento do consumo de alimentos gordurosos, conforme tolerância
Mudança nos padrões de sono e vigília	• Ajustes no fracionamento das refeições, respeitando a rotina da mulher • Estímulo para atividade física

▶ Avaliação bioquímica (gestação e lactação)

A rotina de exames obrigatoriamente solicitados durante o pré-natal segue descrita na Tabela 7.5. Para a avaliação complementar, sugere-se a triagem para anemias, diabetes, dislipidemias, carência específica de micronutrientes, marcadores de inflamação, marcadores de desnutrição e de alterações renais, vasculares e hepáticas. Durante a gestação, é importante utilizar parâmetros específicos para a interpretação adequada de resultados, devido à hemodiluição promovida pelos ajustes hormonais (Tabela 7.6). Durante a lactação, os parâmetros retornam aos padrões de mulheres adultas não grávidas para sua interpretação.

Avaliação Nutricional e Recomendações Nutricionais da Gestante e Nutriz

Tabela 7.5. Fluxo de exames bioquímicos obrigatórios durante o pré-natal.	
Trimestre gestacional	**Exames realizados**
1º e 3º trimestre	Hemograma Tipo sanguíneo e fator Rh Sorologias (HIV/hepatites/sífilis/toxoplasmose) Parasitológico Glicemia de jejum Urocultura
2º trimestre	Teste de tolerância à glicose 75 g

Tabela 7.6. Referências para análise de exames bioquímicos durante o pré-natal.	
Medidas	**Parâmetros normais na gestação**
Triagem para anemias e estoques de ferro	Hemoglobina: Normal: ≥ 110 g/L Anemia leve: 100 a 109 g/L Anemia moderada: 70 a 99 g/L Anemia grave: ≤ 70 g/L Ferro sérico: < 40 g/dL (deficiente) Ferritina sérica: < 12 ng/mL; porém a literatura sugere que valores < 30 mL já denotam estados subótimos de reservas de ferro maternas Saturação de transferrina: < 20% (carência de ferro) Folato sérico: ≤ 3 mg/mL (deficiente) Vitamina B12: < 150 pg/mL (deficiente)

Triagem para diabetes	• 1ª consulta Pré-natal (PN):
	  – Glicemia jejum ≥ 126 mg/dL ou hemoglobina glicada ≥ 6,5% = diabetes melito (DM) pré-gestacional
	  – Glicemia jejum 92-126 mg/dL = diabetes gestacional
	  – Glicemia jejum < 92 mg/dL = normal, reavaliar no 2º trimestre
	• Entre 24ª e 28ª semana: teste oral de tolerância à glicose (TOTG) com 75 g de sobrecarga oral, com pontos de corte para diabetes:
	  – Jejum ≥ 92 mg/dL
	  – 1 h após sobrecarga: ≥ 180 mg/dL
	  – 2 h após sobrecarga: ≥ 153 mg/dL

Triagem para dislipidemias	Pontos de corte para dislipidemia na gestação: • Colesterol total: > 200 mg/dL • LDL: > 160 mg/dL • HDL: < 50 mg/dL • Triglicérides: > 150 mg/dL
Função hepática	• Consideram-se níveis alterados quando transaminases > 2× concentrações normais

Função renal	• Consideram-se níveis alterados e associados a desordens hipertensivas quando:
	  – Creatinina > 1,1 mg/dL
	  – Presença de proteinúria > 300 mg/24 h

Trombocitopenia	• Plaquetas < 100 mil/mm³
Vitamina D	• Carência: < 50 nmol/L
Proteinograma	• Albumina sérica < 2,5 g/dL: níveis relacionados a desordens hipertensivas e hemodinâmicas, incluindo proteinúria, ascite, hemólise e alterações hepáticas.
Marcadores de inflamação	• Os níveis de PCR durante a gestação encontram-se naturalmente elevados devido ao estresse oxidativo presente, em relação ao período pré-gestacional. Entretanto, estudos associam o agravamento nesse aumento ao risco elevado de diabetes e doenças hipertensivas. Deve-se avaliar a evolução dos parâmetros para avaliação do risco. • Evolução de níveis plasmáticos de homocisteína: quando elevados, são associados a risco de dislipidemias e pré-eclâmpsia. Os valores de referência não são consensuais em literatura, sendo usualmente praticado como ponto de corte o limite de < 10 µmol/L para valores normais, com tendência para a redução dos valores com a evolução da gravidez. A homocisteína também auxilia na avaliação de carências de vitaminas B6, B12 e folato. Deve-se utilizar esse marcador com cuidado nessa interpretação, pois pode estar mascarado devido à suplementação usual na gestação com ácido fólico.

Avaliação antropométrica na gestação

A avaliação antropométrica durante a gestação compreende a avaliação do ganho de peso semanal (GP) e índice de massa corporal (IMC) atual da gestante, parâmetros de composição corporal e medidas de avaliação do risco cardiovascular.

▶ Programação de ganho de peso e IMC pré-gestacional

A programação do GP total materno leva em consideração o IMC pré-gestacional da mulher, portanto é necessário acessar dados de peso anterior à gestação. Pode-se também considerar o peso atual caso a mulher esteja ainda no primeiro trimestre gestacional. Na impossibilidade de obtenção desse dado, o cálculo de recomendação não poderá ser realizado. Atenção para gestantes adolescentes que engravidaram até dois anos após menarca: avaliar estatura em todas as consultas de acompanhamento, pois ainda há reflexo do crescimento estatural. Após cálculo do IMC pré-gestacional, estipula-se a meta de GP total durante a gestação, conforme classificações da Tabela 7.7.

IMC (kg/m²) – pré-gestacional	Ganho de peso (kg) total	Ganho de peso (g) semanal a partir do 2º e 3º trimestres
< 18,5 (baixo peso)	13,0-18,0	453-589
18,5 a 24,9 (eutrofia)	11,0-16,0	362-453
25 a 29 (sobrepeso)	7,0-11,0	227-317
> 30 (obesidade)	5,0-9,0	181-272

Tabela 7.7. Classificação do estado nutricional pré-gestacional e recomendação para ganho de peso (feto único).

IMC (kg/m²) – pré-gestacional	Ganho de peso (kg) total	Ganho de peso (g) semanal a partir do 2º e 3º trimestres
< 18,5 (baixo peso)	Sem recomendações, evidências insuficientes	
18,5 a 24,9 (eutrofia)	16,8-24,5	453 (362-453)
25 a 29 (sobrepeso)	14,1-22	272 (226-317)
> 30 (obesidade)	11,4-19,1	226 (181-272)

Tabela 7.8. Classificação do estado nutricional pré-gestacional e recomendação para ganho de peso para gestantes gemelares.

O GP é esperado a partir do segundo trimestre, dada a evolução do desenvolvimento fetal e ajustes fisiológicos maternos. Durante o primeiro trimestre gestacional é aceitável que a mulher mantenha o peso estável, ganhe peso ou inclusive emagreça, desde que a perda de peso não ultrapasse 5% do seu peso habitual. A programação de peso semanal deve ser utilizada como um guia, e não uma regra, para a conclusão diagnóstica e para embasar o planejamento de condutas, nunca avaliado isoladamente.

▶ Estado nutricional atual da gestante

O IMC atual da gestante deve ser avaliado em curva (ou tabela) específica, conforme idade gestacional (Figura 7.1 e Tabela 7.9), com classificações para baixo peso, eutrofia, sobrepeso ou obesidade. É importante que os traçados componham uma curva ascendente, não sendo aconselhável a perda ou manutenção de peso, nem ganho de peso excessivo durante a gravidez. Esse instrumento é de fácil visualização da condição nutricional atual da gestante e, por isso, constitui excelente ferramenta para a educação nutricional.

Gráfico de acompanhamento nutricional da gestante

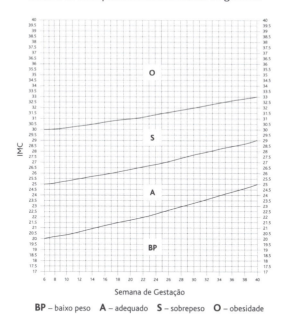

BP – baixo peso   A – adequado   S – sobrepeso   O – obesidade

Figura 7.1. Curva de IMC para a avaliação do estado nutricional durante a gestação.

Tabela 7.9. Avaliação do estado nutricional da gestante segundo IMC por semana gestacional.

Semana gestacional	Baixo peso: IMC menor do que	Adequado: IMC entre	Sobrepeso: IMC entre	Obesidade: IMC maior do que
6	19,9	20,0 – 24,9	25,0 – 30,0	30,1
7	20,0	20,1 – 25,0	25,1 – 30,1	30,2
8	20,1	20,2 – 25,0	25,1 – 30,1	30,2
9	20,2	20,3 – 25,2	25,3 – 30,2	30,3
10	20,2	20,3 – 25,2	25,3 – 30,2	30,3
11	20,3	20,4 – 25,3	25,4 – 30,3	30,4
12	20,4	20,5 – 25,4	25,5 – 30,3	30,4
13	20,6	20,7 – 25,6	25,7 – 30,4	30,5
14	20,7	20,8 – 25,7	25,8 – 30,5	30,6
15	20,8	20,9 – 25,8	25,9 – 30,6	30,7
16	21,0	21,1 – 25,9	26,0 – 30,7	30,8
17	21,1	21,2 – 26,0	26,1 – 30,8	30,9
18	21,2	21,3 – 26,1	26,2 – 30,9	31,0
19	21,4	21,5 – 26,2	26,3 – 30,9	31,0
20	21,5	21,6 – 26,3	26,4 – 31,0	31,1
21	21,7	21,8 – 26,4	26,5 – 31,1	31,2
22	21,8	21,9 – 26,6	26,7 – 31,2	31,3
23	22,0	22,1 – 26,8	26,9 – 31,3	31,4

Continua...

Tabela 7.9. Avaliação do estado nutricional da gestante segundo IMC por semana gestacional. Continuação.

Semana gestacional	Baixo peso: IMC menor do que	Adequado: IMC entre	Sobrepeso: IMC entre	Obesidade: IMC maior do que
24	22,2	22,3 – 26,9	27,0 – 31,5	31,6
25	22,4	22,5 – 27,0	27,1 – 31,6	31,7
26	22,6	22,7 – 27,2	27,3 – 31,7	31,8
27	22,7	22,8 – 27,3	27,4 – 31,8	31,9
28	22,9	23,0 – 27,5	27,6 – 31,9	32,0
29	23,1	23,2 – 27,6	27,7 – 32,0	32,1
30	23,3	23,4 – 27,8	27,9 – 32,1	32,2
31	23,4	23,5 – 27,9	28,0 – 32,2	32,3
32	23,6	23,7 – 28,0	28,1 – 32,3	32,4
33	23,8	23,9 – 28,1	28,2 – 32,4	32,5
34	23,9	24,0 – 28,3	28,4 – 32,5	32,6
35	24,1	24,2 – 28,4	28,5 – 32,6	32,7
36	24,2	24,3 – 28,5	28,6 – 32,7	32,8
37	24,4	24,5 – 28,7	28,8 – 32,8	32,9
38	24,5	24,6 – 28,8	28,9 – 32,9	33,0
39	24,7	24,8 – 28,9	29,0 – 33,0	33,1
40	24,9	25,0 – 29,1	29,2 – 33,1	33,2
41	25,0	25,1 – 29,2	29,3 – 33,2	33,3
42	25,0	25,1 – 29,2	29,3 – 33,2	33,3

Fonte: Atalah et al. Propuesta de un nuevo estándar de evaluación nutricional en embarazadas. Revista Médica do Chile. 125(12):1429-1436, 1997.

▶ Composição corporal na gestação

Para a avaliação de composição corporal e risco cardiovascular, recomendam-se as medidas da Tabela 7.10.

Tabela 7.10. Avaliação da composição corporal.

Medida de avaliação	Parâmetros de interpretação
Massa magra • Circunferência do braço • Panturrilha	• 23,5 cm de corte para baixa reserva muscular (padrão UNICEF) • Comparação da evolução da própria gestante (redução da medida relacionada à redução de massa magra)
Massa gorda • PCT • PCSE • PCT + PCSE	Parâmetros conforme curva de referência Frisancho. Não há recomendações específicas para gestação validadas para a população brasileira.
Risco cardiovascular • Circunferência do pescoço • Circunferência da cintura* • Relação cintura (cm)/estatura (cm)*	• < 34 cm para baixo risco cardiovascular • < 88 cm para baixo risco cardiovascular • < 0,5 para baixo risco cardiovascular

PCT = prega cutânea tricipital. PCSE = prega cutânea subescapular.

*Utilizar medidas de cintura apenas quando gestante ainda estiver no primeiro trimestre.

Obs.: a prática de bioimpedância na gestação é pouco utilizada devido à baixa acurácia de fórmulas preditivas, inespecíficas conforme idade gestacional.

▶ Avaliação do comportamento alimentar na gestação

Os métodos validados para uso na gestação são o questionário de frequência alimentar (QFA), o recordatório 24 h, o registro alimentar, e os marcadores de consumo alimentar da atenção básica para gestantes e nutrizes (utilizados no acompanhamento ambulatorial). Durante a internação hospitalar, também podem ser utilizados parâmetros para a avaliação da aceitação diária das refeições (percentuais 25%, 50%, 75% e 100%, comparados ao manual de dietas). A ingestão quantitativa inferior a 60%-70% das recomendações planejadas associada a deterioração do quadro clínico e/ou piora nos parâmetros de ganho de peso subsidia o planejamento de suplementação alimentar. Durante a avaliação do comportamento alimentar, deve-se atentar em comportamentos de risco para transtornos alimentares e que devem ser devidamente conduzidos pela equipe multidisciplinar conforme diretrizes específicas para cada caso:

- Vontade de ingestão de itens não alimentícios ou combinações não convencionais (picacismo);
- Obsessão por não engordar ao longo da gestação associada a práticas restritivas e compensatórias, e conversas excessivas sobre peso (pregorexia, bulimia);
- Sinais de compulsão alimentar;
- Obsessão pelo comer saudável (ortorexia);
- Autoimagem distorcida, falas sobre culpas e preocupações relacionadas à alimentação e mudanças do corpo durante a gestação, associadas ou não a comportamentos ansiosos e depressivos.

Recomendações nutricionais na gestação

▶ Segurança de alimentos

As orientações para a redução de infecções causadas por alimentos durante a gestação englobam, essencialmente, o risco de contaminação devido a práticas inadequadas de manipulação; risco de infecção por toxoplasmose (para as gestantes que não apresentarem imunidade) e por listeriose. Além disso, limites de ingestão para cafeína, chás e edulcorantes foram definidos a fim de evitar a toxicidade e prejuízo na formação fetal. Destacam-se as orientações listadas na Tabela 7.11.

Tabela 7.11. Orientações quanto à recomendação de ingestão de determinados tipos de alimentos.	
Alimentos	**Recomendações de ingestão**

Cafeína	• Não ultrapassar nível de ingestão de cafeína de 300 mg/dia, devido ao impacto no risco de aborto, aumento de vasoconstrição, correlação negativa com peso ao nascer, agitação e desordens do sono nos lactentes, piora de incontinência urinária materna, alterações neurológicas fetais.
	• Níveis médios de cafeína por tipo de bebida:
	  – Café expresso/de máquina: 100 mg/100 mL
	  – Café coado/solúvel: 20-30 mg/50 mL
	  – Chá preto/mate: 35-50 mg/130 mL
	  – Chocolates: 20 mg/barra de 30 g
	  – Bebidas com chocolate: 5 mg/200 mL
	  – Bebidas energéticas: 500 mg/unid.
	  – Medicações analgésicas: conforme medicação (p. ex., medicações para dor de cabeça com média de 65 mg/comprimido)

Continua...

Tabela 7.11. Orientações quanto à recomendação de ingestão de determinados tipos de alimentos. Continuação.

Alimentos	Recomendações de ingestão

Chás	• Tipos de chás não recomendados durante a gestação por efeitos deletérios/alterações metabólicas/baixo nível de segurança:
	  – Arruda, boldo, buchinha-do-norte, canela, jarrinha, camomila, erva-doce, cidreira.
	  – Todos os chás considerados diuréticos, laxativos e/ou hipoglicemiantes (cavalinha, hibisco, carqueja, sete ervas, sene, cáscara-sagrada).
	• Tipos de chás permitidos:
	  – Preto/mate/branco (atenção aos níveis de cafeína)
	  – Gengibre
	  – Mentolados
	  – Frutas

Peixes	• Evitar excesso de consumo de peixes com altos níveis de mercúrio: cavala, atum, corvina, marlim-azul, tubarão, robalo etc. – Literatura atual define ingestão segura de porção desses peixes de até 350 g/semana. • Estimular a ingestão de peixes na rotina de ao menos 100 g/semana (níveis associados a benefícios para o desenvolvimento neurocognitivo das crianças)
Alimentos crus	• Evitar carnes cruas, frutos do mar crus, leite e alimentos lácteos (p. ex., queijos, patês etc.) que não tenham passado por processo de pasteurização. – Para a ingestão de peixe cru, é necessário congelamento prévio em freezer com temperatura mínima de –18 °C. O processo de defumação de peixes não deve ser considerado como processo de cocção. • Frutas e vegetais devem ser higienizados conforme orientações de boas práticas (BP). Para gestantes que não estejam imunes à toxoplasmose, vegetais crus podem ser orientados apenas após processo de congelamento prévio (–12 °C por no mínimo 2 dias). • Considerar formas alternativas de preparo para manter frutas e vegetais na rotina, caso não possam ser ingeridos crus: desidratados, cozidos, em pasta, em sucos, chips assados etc.).

Adoçantes	• Recomendar utilização apenas quando essencial (devido a associações com disbiose e alterações metabólicas prejudiciais à homeostase);
	• Adoçantes permitidos durante a gestação: acessulfame-K, aspartame e neotame, sucralose e stevia;
	• Adoçantes não recomendados durante a gestação por efeito deletério no desenvolvimento fetal e/ou por baixo nível de evidência relacionado à segurança para utilização:
	  – Ciclamato de sódio
	  – Sacarina
	  – Manitol/sorbitol/xilitol

Infecções por alimentos	• Orientações para manipulação adequada de alimentos e higiene com equipamentos e superfícies; • Regulação e higienização adequada da temperatura de geladeira e freezer; • Orientações para tempo de exposição de refeições prontas em temperatura ambiente (máximo 2 h), tempo de refrigeração e descarte adequado.

▶ Recomendações nutricionais para gestantes: energia e macronutrientes

Segundo o Institute of Medicine (IOM 2006), para o cálculo de recomendações energéticas, utiliza-se o cálculo das necessidades pré-gestacionais (EER) acrescidas do adicional relacionado à gestação, a partir do segundo trimestre (Tabela 7.12). O adicional só é acrescido no primeiro trimestre em casos de desnutrição.

Tabela 7.12. Cálculo de recomendação energética para gestantes adultas.

Cálculo: EER gestação = EER pré-gestacional + adicional gestação (> 19 anos)	
1º trimestre	354 – (6,91 × idade em anos) + NAF × [(9,36 × peso PG em kg) + (726 × estatura em m)]
2º trimestre	354 – (6,91 × idade em anos) + NAF × [(9,36 × peso PG em kg) + (726 × estatura em m)] + 340 (adicional)
3º trimestre	354 – (6,91 × idade em anos) + NAF × [(9,36 × peso PG em kg) + (726 × estatura em m)] + 452 (adicional)

**Pacientes com sobrepeso/obesidade, não somar acréscimo. *Obs.: peso de cálculo ideal pré-gestacional.

Tabela 7.13. Cálculo de recomendação energética para gestantes de 14 a 18 anos.

Cálculo: EER gestação na adolescência = EER pré-gestacional + adicional gestação (14 a 18 anos)

1º trimestre	135,3 – (30,8 × idade em anos) + NAF × [(10 × peso PG em kg) + (934 × estatura em m)] + 25
2º trimestre	135,3 – (30,8 × idade em anos) + NAF × [(10 × peso PG em kg) + (934 × estatura em m)] + 25 + 340 (adicional)
3º trimestre	135,3 – (30,8 × idade em anos) + NAF × [(10 × peso PG em kg) + (934 × estatura em m)] + 25 + 452 (adicional)

**Pacientes com sobrepeso/obesidade, não somar acréscimo. *Obs.: peso de cálculo ideal no P50 da curva de IMC/idade.

Tabela 7.14. NAF – nível de atividade física.

	Gestantes adultas	Gestantes adolescentes
Sedentárias	1,0	1,0
Pouco ativas[1]	1,12	1,16
Ativas[2]	1,27	1,31
Muito ativa[3]	1,45	1,56

[1] Pouco ativa: 30-60 min. de atividade física diária.

[2] Ativa: 60 min. de atividade física diária.

[3] Muito ativa: > 2 h de atividade física diária.

O cálculo também pode ser realizado por meio de uma fórmula de bolso, que considera a necessidade pré-gestacional e acréscimo de 300 kcal a partir do segundo trimestre (exceto para gestantes com sobrepeso e obesidade pré-gestacionais). Gestantes desnutridas devem receber acréscimo desde o primeiro trimestre, conforme a Tabela 7.15.

Tabela 7.15. Cálculo simplificado do valor energético recomendado na gestação utilizando peso pré-gestacional.

Estado nutricional pré-gestacional (PG)	Cálculo energético	Adicional energético a partir do 2º trimestre
Baixo peso	40-45 kcal/kg (peso PG)	+ 300 kcal (a partir do 1º trimestre)
Eutrofia	36 kcal/kg (peso PG)	+ 300 kcal
Sobrepeso sem complicações metabólicas	30 kcal/ g (peso ideal no IMC 24,99 ou peso ajustado quando IMC PG > 27 kg/m²)	Sem acréscimo
Sobrepeso com complicações metabólicas/obesidade	25 kcal/kg (peso ideal = peso ajustado)	Sem acréscimo
Adolescentes	45 kcal/kg (peso ideal pré-gestacional no p50 da curva IMC/idade)	+ 300 kcal (a partir do 1º trimestre)
Gestação múltipla	De acordo com estado nutricional PG	+ 300 kcal usuais + 150 kcal por bebê múltiplo

Uma terceira opção de cálculo é a utilização da fórmula de bolso, considerando o peso ideal para a idade gestacional da mulher. Nesse cálculo, não são utilizados acréscimos conforme trimestres, pois o peso de cálculo é o atual, e não o pré-gestacional.

Tabela 7.16. Cálculo simplificado do valor energético recomendado na gestação utilizando peso atual.

Estado nutricional atual conforme curva da gestação	*Cálculo energético*
Baixo peso	40-45 kcal/kg (peso atual ou peso ideal no limite entre baixo peso e eutrofia)
Eutrofia	36 kcal/kg (peso atual)
Sobrepeso sem complicações metabólicas	30 kcal/kg (peso atual ou peso ideal no limite entre sobrepeso e eutrofia)
Sobrepeso com complicações metabólicas/obesidade	25 kcal/kg (peso atual ou peso ideal no limite com a categoria inferior)

Para todas as opções de cálculo, a necessidade energética mínima durante a gestação deve ser de 1.800 kcal/dia, pois valores inferiores são associados a média de reservas maternas. As recomendações para macronutrientes, líquidos e sódio seguem descritas na Tabela 7.17.

Tabela 7.17. Recomendações nutricionais da gestante.

Proteínas	Considerar peso ideal pré-gestacional para cálculos, com ingestão mínima de 71 g/dia
	• Gestantes adultas: 1,1 g/kg/dia, 10-35% VET
	• Gestantes adolescentes:
	  – < 15 anos: 1,7 g/kg/dia
	  – > 15 anos: 1,5 g/kg/dia

Carboidratos	45-65% VET • Mínimo 175 g/dia
Fibras	• Fibras: 14 g/1.000 kcal
Lipídios	20-35% VET • AG saturados: < 10% • AG poli-insaturados: 5-10% • AG monoinsaturados: 15% • AG trans: excluir da dieta
Líquidos	3 L/dia
Sódio	1.500 mg/dia (< 4 g sal/dia)

VET = valor energético total. AG = ácidos graxos.

▶ Avaliação e recomendações nutricionais na lactação

Para nutrizes, a avaliação e o planejamento nutricional auxiliam na manutenção da saúde materna, para que não haja perda de suas reservas nutricionais em detrimento da produção de leite materno. Os parâmetros utilizados na anamnese e avaliação clínica, bioquímica, antropométrica e dietética seguem as mesmas diretrizes listadas para a gestação, porém as referências retornam aos padrões da mulher não grávida. Descontando-se a perda de peso no pós-parto imediato, a perda de peso gestacional durante a lactação varia de 1-2 kg/mês, na presença de amamentação e em condições fisiológicas típicas.

O cálculo energético para nutrizes segue as diretrizes abaixo. Similarmente ao cálculo para gestação, o valor mínimo planejado deve ser de 1.800 kcal.

VET = (VET PG – peso ideal pré-gestacional × 36 cal) + kcal
produção de leite (500)** – kcal para perda de peso (170)

Ou seja:

1º semestre pós-parto: VET PG + 500 – 170

2º semestre pós-parto: VET PG + 400 – 0

**kcal para produção de leite em gestações múltiplas: considerar 650 cal.

Avaliação Nutricional e Recomendações Nutricionais da Gestante e Nutriz

91

Para a definição de necessidade energética por peso pré-gestacional (kcal/kg), os mesmos valores referenciais mencionados na Tabela 7.15 podem ser utilizados também na lactação. Pode-se também utilizar a fórmula EER para gestantes, sem o acréscimo da gestação (Tabelas 7.12 e 7.13). As recomendações para macronutrientes seguem descritas na Tabela 7.18.

Tabela 7.18. Recomendações nutricionais da nutriz.	
Proteínas	Considerar peso ideal pré-gestacional para cálculos, com ingestão mínima de 71 g/dia • 1º semestre de lactação: 1,1 g/kg peso ideal/dia + 19 g/dia = 1,3-1,4 g/kg/dia • 2º semestre de lactação: 1,1 g/kg peso ideal/dia + 12,5 g/dia = 1,2-1,3 g/kg/dia
Lipídios	30-35% do VET • AG saturados: < 10% • AG poli-insaturados: 5-10% • AG monoinsaturados: 15% • AG trans: excluir da dieta
Carboidratos	45-65% do VET • Mínimo 210 g/dia
Fibras	• Fibras 14 g/1.000 kcal
Líquidos	3,8 L/dia
Sódio	1.500 mg/dia (< 4 g sal/dia)

A orientação alimentar da nutriz deve respeitar o seu hábito alimentar e fracionamento de refeições conforme nova rotina de cuidados com o bebê, sem negligenciar o aporte adequado de nutrientes. Com exceção da hidratação adequada, não há alimentos com ação lactogoga comprovada. Medicações ou fitoterápicos com efeito lactogogo só devem ser prescritos por profissionais habilitados, devido à possibilidade de efeitos colaterais prejudiciais à saúde. Alimentos tipicamente associados a cólicas no lactente também devem ser orientados com cautela. Alimentos ricos em cafeína e teobromina (chocolate) podem causar irritabilidade no bebê e a orientação deve se manter similar à gestação, sem excessos. Como a sensibilidade do bebê a componentes da dieta é individual, deve-se orientar a mãe para moderação de condimentos, alimentos gordurosos e fermentativos aos quais não esteja habituada. Ao desconfiar de que um alimento seja causador de cólicas, a mãe deve ser orientada a testá-lo (com pequenos intervalos de ausência na dieta com posterior reintrodução) antes de excluí-lo das refeições. Quanto à prevenção de alergias alimentares no bebê, não há evidências do impacto da restrição alimentar materna nessa prevenção. Só deve haver restrição de alimentos específicos mediante indicação clínica ou bioquímica que justifique alergias ou intolerâncias na mãe e/ou bebê.

▶ Recomendações nutricionais para micronutrientes: gestação e lactação

Tabela 7.19. Valores diários de ingestão dietética para micronutrientes recomendados para gestantes e nutriz.		
Nutrientes	**Gestantes**	**Nutriz**
Ácido fólico (µg)	600	500
Cálcio (mg)	1.300 (14 a 18 anos) 1.000 (19 a 50 anos)	1.300 (14 a 18 anos) 1.000 (19 a 50 anos)
Ferro (mg)	27	10 (14 a 18 anos) 9 (19 a 50 anos)

Continua...

Tabela 7.19. Valores diários de ingestão dietética para micronutrientes recomendados para gestantes e nutriz. Continuação.

Nutrientes	Gestantes	Nutriz
Iodo (µg)	60	79
Niacina (mg)	18	17
Selênio (µg)	60	70
Vitamina B1 (mg)	1,4	1,6
Vitamina B2 (mg)	1,4	1,6
Vitamina B6 (mg)	1,9	2,0
Vitamina B12 (µg)	2,6	2,8
Vitamina A (µg)	750 (14 a 18 anos) 770 (19 a 50 anos)	1.200 (14 a 18 anos) 1.300 (19 a 50 anos)
Vitamina C (mg)	80 (14 a 18 anos) 85 (19 a 50 anos)	115 (14 a 18 anos) 120 (19 a 50 anos)
Vitamina D (UI)	600	600
Vitamina E (mg)	15	19
Vitamina K (mcg)	75 (14 a 18 anos) 90 (19 a 50 anos)	75 (14 a 18 anos) 90 (19 a 50 anos)
Zinco (mg)	12 (14 a 18 anos) 11 (19 a 50 anos)	13 (14 a 18 anos) 12 (19 a 50 anos)
Selênio (mcg)	60	70

▶ Suplementação de nutrientes na prática clínica

Tabela 7.20. Suplementação obrigatória e usual de micronutrientes durante a gestação e lactação.

Nutrientes	Recomendações para suplementação
Ferro	A suplementação deve ser iniciada no início do pré-natal e mantida até o terceiro mês pós-parto. Podem ser utilizados diferentes sais de ferro, conforme tolerância da paciente. • Ausência de anemia/depleção de ferro: 40 mg de ferro elementar/dia • Anemia leve e moderada: 120 mg de ferro elementar/dia • Dose de manutenção: 60 mg de ferro elementar/dia
Ácido fólico	A suplementação deve ser iniciada preferencialmente nos 3 a 6 meses prévios ao início das tentativas de concepção, e mantida até o parto. Pode ser administrada na forma de ácido fólico ou metilfolato, na dosagem de 400 mcg/dia para ambas as formas de suplementação.
Iodo	Suplementação não obrigatória; e a necessidade de suplementação deve ser avaliada em conjunto com equipe multidisciplinar e apoiada nos dados de ingestão e perfil bioquímico de hormônios tireoidianos. Sugerida manutenção da ingestão de iodo em 150 mcg/dia.
Antioxidantes	A suplementação não é obrigatória e deve ser considerada apenas diante da impossibilidade de adequação nutricional via alimentação. Quando considerada, deve ocorrer sem ultrapassar limites da UL para vitaminas A, E, C, zinco e selênio. Especificamente para a vitamina A, a suplementação em doses acima da UL apresenta toxicidade e é aplicada apenas em regiões de hipovitaminose A endêmica, com respaldo médico.
Cálcio	A suplementação não é obrigatória e deve ser considerada apenas diante da impossibilidade de adequação nutricional via alimentação. A manutenção de ingestão deve estar dentro dos limites da RDA e UL, sendo que ingestão inferior a 800 mg/dia está associada a quadros de elevação da pressão arterial e desmineralização óssea materna. Em quadros específicos de pré-eclâmpsia, a suplementação de cálcio é usualmente utilizada para controle nos níveis pressóricos.

Continua...

Tabela 7.20. Suplementação obrigatória e usual de micronutrientes durante a gestação e lactação. Continuação.	
Nutrientes	**Recomendações para suplementação**
Vitamina D	Suplementação não obrigatória, e a necessidade deve ser avaliada em conjunto com equipe multidisciplinar e apoiada nos dados de ingestão alimentar, exposição ao sol e perfil bioquímico. Para tal, considerar a melhor dose de ataque e manutenção conforme os parâmetros bioquímicos (usualmente entre 1.000 e 2.000 UI/dia).
DHA	Suplementação sugerida em 200 mg/dia até o final da lactação, preferencialmente com suplementos à base de algas e com cápsulas revestidas, para reduzir desconforto e sinais de intolerância.
Probiótico	Suplementação não obrigatória. As cepas mais frequentemente utilizadas na suplementação com evidências comprovadas no controle do metabolismo glicídico e homeostase, melhora de padrões intestinais, proteção para prematuridade e alergias respiratórias no feto e redução da inflamação são L. rhamnosus, L. casei, L. reuteri e Biffidum bacterium, na quantidade de 1-2 bilhões UFC/dia para cada cepa; em uso contínuo mínimo de seis semanas.

UL = *tolerable upper intake levels*. RDA = *Recommended Dietary Allowances*. DHA = *docosa-hexaenoic-acid*.

▶ Recomendações para gestantes e nutrizes vegetarianas

Para gestantes e nutrizes que seguirem estilo de alimentação vegetariano, deve-se dar atenção especial durante o planejamento alimentar para a ingestão adequada de proteínas, vitamina B12, cálcio, ferro, zinco e DHA, nutrientes de maior risco para inadequações de ingestão. Para a vitamina B12, especificamente, a suplementação nutricional está indicada devido à ausência de substitutos vegetais. Para os demais nutrientes, é possível adequar a ingestão conforme necessidades com um bom planejamento alimentar.

Tabela 7.21. Considerações especiais para adequação da dieta ao vegetarianismo na gestação e lactação.	
Nutriente	**Considerações**
Proteínas	• Recomendação padrão mantida para gestação e lactação • Equilibrar fontes de proteína com boa digestibilidade, para facilitar adequação nutricional (p. ex., soja, feijões, grão-de-bico, oleaginosas, quinoa)
Vitamina B12	• Suplementação para reposição usual, pode ser aplicada em doses semanais, diárias ou únicas, conforme estado nutricional da paciente. Avaliar o melhor esquema terapêutico junto à equipe multidisciplinar
Cálcio e vitamina D	• Atenção a alimentos fonte de oxalatos, sódio e cafeína, que reduzem a biodisponibilidade do cálcio de origem vegetal: aveia, trigo integral, morango, uva, cítricos, espinafre, salsa, beterraba, acelga, agrião, chá preto, chocolate, cacau em pó, tofu, grãos de soja, manteiga de amendoim • Fontes de cálcio de origem vegetal: vegetais verdes-escuros, derivados da soja, gergelim e derivados, feijões; devem ser distribuídas ao longo do dia para adequar as porções • Vitamina D: estimular exposição ao sol e alimentos fortificados • Para veganos (grupo de risco): pode ser necessária a suplementação complementar
Ferro	• Pelo aumento no consumo de fontes de ferro não heme e redução de fontes de ferro heme, associados ao aumento na ingestão de fatores antinutricionais para o metabolismo do ferro (fitatos), as orientações devem ser reforçadas e monitorar parâmetros bioquímicos para estoques de ferro • Manter suplementação para ferro e ácido fólico conforme padrão da gestação e lactação.
Zinco	• Aumentar práticas de redução dos fitatos dos alimentos, que reduzem biodisponibilidade do zinco • Fontes alternativas de origem vegetal: oleaginosas, semente de abóbora, feijões e lentilhas, gérmen de trigo, cereais enriquecidos etc.
DHA	• Manter suplementação na gestação, independente da dieta • Fontes alternativas de origem vegetal: linhaça (óleo prensado a frio), nozes e castanhas, abacate, azeite de oliva, sementes de abóbora, óleos de macadâmia, girassol

Para adequação de porções conforme recomendações nutricionais (macro e micronutrientes) para gestação e lactação, a literatura sugere equilíbrio entre os grupos alimentares ao longo do dia, conforme a Tabela 7.22.

Tabela 7.22. Adequação semiquantitativa para dietas vegetarianas na gestação e lactação.

Grupos alimentares	Adequação de porções diárias (considerando recomendações energéticas de 1.800 a 2.600 kcal/dia)
Cereais: pães, cereais, massas e tubérculos	9 a 13
Fontes proteicas: leguminosas, ovos, queijos	3
Verduras e legumes	6
Frutas	2 a 3
Oleaginosas	2
Gorduras: óleos vegetais e oleaginosas	2 a 6 *Fonte de DHA inclusas: 2
Fontes de cálcio: vegetais verdes-escuros, derivados da soja, gergelim e derivados, feijões	6 (pode estar contido nos outros grupos alimentares)

Adaptado de: Sebastiani et al., 2019.

Leitura recomendada

- American Association of Clinical Endocrinologists, American College of Endocrinology. CPG for Managing Dyslipidemia and Prevention of CVD. Endocr Pract. 2017; 23(Suppl 2). DOI: 10.4158/EP171764.APPGL.
- Amirian A, Rahnemaei FA, Abdi F. Role of C-reactive Protein (CRP) or high-sensitivity CRP in predicting gestational diabetes mellitus: Systematic review. Diabetes & Metabolic Syndrome: Clinical Research & Reviews. 2020; 14(3):229-36. DOI: 10.1016/j.dsx.2020.02.004.
- Beluska-Turkan K, Korczak R, Hartell B, et al. Nutritional Gaps and Supplementation in the First 1000 Days. Nutrients. 2019; 11:2891. DOI: 10.3390/nu11122891.
- Brasil. Ministério da Saúde. Secretaria de Atenção à Saúde. Departamento de Atenção Básica. Atenção ao pré-natal de baixo risco [recurso eletrônico]. 1 ed. rev. Brasília: Editora do Ministério da Saúde; 2013. 318 p. il. – (Cadernos de Atenção Básica, nº 32).
- Cozzolino SMF, Cominetti C. Bases Bioquímicas e Fisiológicas da Nutrição: nas diferentes fases da vida, na saúde e na doença. São Paulo: Manole; 2015.
- Danielewicz H, Myszczyszyn G, Debinska A, et al. Diet in pregnancy—more than food. Eur J Pediatr. 2017; 176(12):1573-9. DOI: 10.1007/s00431-017-3026-5.
- Daru J, Allotey J, Pena-Rosas JP, et al. Serum ferritin thresholds for the diagnosis of iron deficiency in pregnancy: a systematic review. Transfus Med. 2017; 27(3):167-74.
- Gaiday AN, Tussupkaliyev AB, Bermagambetova SK, et al. Effect of homocysteine on pregnancy: A systematic review. Chemico-Biological Interactions. 2018; 293:70-6. DOI: 10.1016/j.cbi.2018.07.021.
- Grammatikopoulou MG, Theodoridis X, Kiouras K, et al. Methodological quality of clinical practice guidelines for nutrition and weight gain during pregnancy: a systematic review. Nutr Rev. 2020; 78(7):546-62. DOI: 10.1093/nutrit/nuz065.
- Institute of Medicine (IOM). Weight Gain During Pregnancy: Reexamining the Guidelines. 2009. Disponível em: www.iom.edu/pregnancyweightgain
- Juul SE, Derman RJ, Auerbach M. Perinatal Iron Deficiency: Implications for Mothers and Infants. Neonatology. 2019; 115(3):269-74. DOI: 10.1159/000495978.
- National Academies of Sciences, Engineering, and Medicine. Dietary Reference Intakes (DRIs). Washington, DC: The National Academies Press. Disponível em: https://ods.od.nih.gov/HealthInformation/Dietary_Reference_Intakes.aspx
- Sebastiani G, Herranz Barbero A, Borrás-Novell C, Alsina Casanova M, Aldecoa-Bilbao V, Andreu-Fernández V, et al. The Effects of Vegetarian and Vegan Diet during Pregnancy on the Health of Mothers and Offspring. Nutrients. 2019; 11:557.
- Sociedade Brasileira de Cardiologia. Atualização da Diretriz de Prevenção Cardiovascular da Sociedade Brasileira de Cardiologia – 2019. Arq Bras Cardiol. 2019; 113(4):787-891. DOI: 10.5935/abc.20190204.
- Sociedade Brasileira de Diabetes. Diretrizes da Sociedade Brasileira de Diabetes 2019-2020. Disponível em: https://www.diabetes.org.br/profissionais/images/DIRETRIZES-COMPLETA-2019-2020.pdf
- Vitolo MR. Nutrição: da gestação ao envelhecimento. 2 ed. Rio de Janeiro: Rubio; 2015.
- World Health Organization (WHO). Nutritional anaemias: tools for effective prevention and control. 2017. Disponível em: https://www.who.int/publications/i/item/9789241513067

CAPÍTULO

8 Situações Especiais na Gestação

Rachel Helena Vieira Machado

Excesso de peso na gestação

O excesso de peso e obesidade prévios à gestação e o excesso de ganho de peso gestacional da mulher durante a gravidez estão associados a diversas intercorrências da gestação e ao impacto negativo na formação fetal; por exemplo, risco para o desenvolvimento de diabetes, doenças hipertensivas, dislipidemias, disfunções hepatobiliares, frequência de partos cesárea e risco cardiovascular aumentados no pós-parto, alterações emocionais e risco para transtornos alimentares, entre outros. Para o bebê, a presença de síndrome metabólica na gestação se associa à lipotoxicidade e disfunção endotelial precoces, o que provoca alterações na expressão genética de leptina (e futuro controle do apetite), aumento da lipogênese precoce (portanto, aumento de reservas de gordura corporal) e alterações no metabolismo de nutrientes, também colocando a criança em risco metabólico futuro.

A identificação precoce de fatores de risco para síndrome metabólica na gravidez e o aconselhamento dietético para o controle desses fatores de risco são associados ao controle da velocidade de ganho de peso semanal, redução das taxas de doenças hipertensivas, risco para diabetes gestacional, parto por cesariana, prematuridade, macrossomia e síndromes respiratórias fetais. As estratégias mais utilizadas para intervenção durante a gravidez estão relacionadas à mudança do estilo de vida, aumento da prática de atividade física, alteração de hábitos alimentares e apoio emocional para a mudança de comportamento. As intervenções devem ser iniciadas o mais cedo possível, tão logo seja realizado o diagnóstico para os fatores de risco.

Tabela 8.1. Recomendações nutricionais para gestantes com fatores de risco para síndrome metabólica.	
Energia	• Cálculo energético suficiente para manter o ganho de peso próximo à faixa mínima da recomendação para gestante com sobrepeso ou obesidade, com aporte geralmente variando entre 1.800 e 2.200 kcal/dia (ver Capítulo 7)
Proteínas	• Manter ingestão conforme recomendações para gestação de baixo risco, no mínimo 71 g/dia (ver Capítulo 7)
Carboidratos	45-55% VET • Mínimo de 175 g/dia • Máximo de 5% de açúcar simples • Reduzir índice glicêmico das refeições

Continua...

96

Nutrição Hospitalar

Tabela 8.1. Recomendações nutricionais para gestantes com fatores de risco para síndrome metabólica. Continuação.	
Fibras	• Fibras: 14 g/1.000 kcal • Prebiótico: oferta entre 4 e 14 g/dia (conforme tolerância)
Lipídios	20-35% VET • AG saturados: < 7% • AG poli-insaturados: 5-10% • AG monoinsaturados: 15% • AG trans: excluir da dieta
Sódio	1.500 mg/dia (< 4 g sal/dia)
Micronutrientes e suplementação adicional	Adequação conforme recomendações para gestação de baixo risco (ver Capítulo 7)
Probióticos	• A indicação de probióticos é considerada segura na gestação e auxilia no controle da inflamação, controle de ganho de peso e controle glicêmico. As cepas com evidência comprovada são *L. Reuteri, L. Rhamnosous, L. Paracasei, L. Acidophilus, Bifidum B*; uso mínimo de 6 semanas e quantidades a partir de 1 bilhão de UFC/dia para cada cepa.
Abordagens não prescritivas	• Adequar fracionamento e volume de refeições • Estimular reconhecimento de sinais de fome e saciedade, bem como práticas de alimentação, com atenção plena • Fornecer apoio emocional e escuta empática para ajuste de expectativas, estabelecimento de metas para adequação alimentar e ganho de peso semanal • Estimular práticas de automonitoramento e autorrecompensa por desfecho positivo • *Feedback* constante: aumento da frequência de consultas e contatos

Fonte: acervo pessoal da autoria.

Cirurgia bariátrica prévia e gestação

Para gestantes que já passaram por processo de cirurgia para correção da obesidade, o tempo mínimo de intervalo recomendado entre cirurgia e gravidez é de 12 meses, idealmente entre 18 e 24 meses após o procedimento cirúrgico. Quanto menor o intervalo, maiores as chances de presença de carências nutricionais que devem ser monitoradas e corrigidas durante o acompanhamento nutricional. O monitoramento do estado nutricional da gestante deve seguir o protocolo para gravidez de baixo risco (ver Capítulo 7) e plano de intervenção para gestantes com excesso de peso (acima), conforme estado nutricional atual da mulher, com especial atenção para os tópicos a seguir:

- **Energia:** o cálculo para recomendação energética segue os mesmos padrões do pré-natal de baixo risco, porém se deve considerar recomendação de ganho de peso **mínimo dentro da faixa recomendada conforme estado nutricional**;
- **Recomendação proteica:** garantir ingestão mínima de 60 g/dia;
- Micronutrientes de especial atenção durante avaliação do estado nutricional e planejamento de intervenção:
  - **Ferro:** 50 mg ferro elementar/dia (dose preventiva). Nos casos de anemia instalada, considerar protocolo específico (conforme próximos tópicos deste capítulo);
  - **Ácido fólico:** 400-600 mcg/dia, via suplementação adicional;
  - **Vitamina B12:** reposição adicional via oral ou parenteral, aplicada em doses semanais, diárias ou únicas, conforme estado nutricional da paciente. Avaliar o melhor esquema terapêutico junto à equipe multidisciplinar. A dose de suplementação geralmente é de 500-1.000 mcg/dia, variando o tempo de duração conforme estado nutricional (1 mês para casos de deficiência limítrofe, a uso contínuo por 3-4 meses para casos de deficiência severa).

- Cálcio, vitamina D, zinco, vitamina K, vitamina A: garantir recomendações para gestação de baixo risco, via suplementação adicional.

Diabetes e gestação

O diabetes melito (DM) pode se manifestar na gestação de três formas: quando a mulher já apresentava diabetes tipo II (DM2) antes da gravidez, quando a mulher manifesta alterações glicêmicas pela primeira vez durante o período gestacional (diabetes gestacional – DMG) e quando a mulher é portadora de diabetes melito tipo I (DM1, de menor frequência entre a população).

A triagem para diabetes na gestação é composta por avaliação da glicemia de jejum e teste oral de tolerância à glicose (TOTG), conforme descrito na Figura 8.1. Para mulheres com DM2 preexistente, a recomendação é para que se evite a gravidez quando os valores de hemoglobina glicada (HbA1C) estiverem acima de 10%, sendo os valores ideais para subsídio da gestação com menor risco de intercorrências HbA1C < 6%.

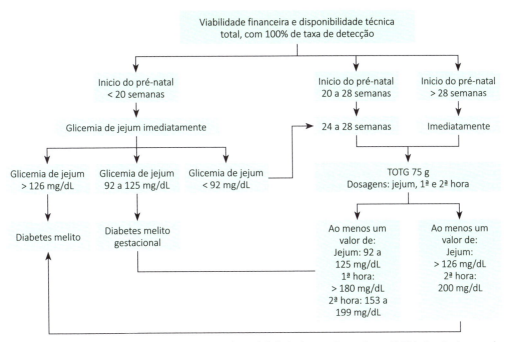

Figura 8.1. Diagnóstico de DMG em situação de viabilidade financeira e disponibilidade técnica total.
Fonte: Diretrizes SBD 2019-2020.

O acompanhamento do diabetes durante a gestação se inicia geralmente (a depender do quadro clínico) com intervenção nutricional para correção dos hábitos e, consequentemente, dos padrões glicêmicos. Se houver falha terapêutica, podem ser utilizadas insulina (primeira linha de tratamento) ou medicações hipoglicemiantes orais de uso seguro na gestação. Durante o acompanhamento, utiliza-se a glicemia capilar e valores de HbA1C para a verificação dos padrões ao longo do tempo. Para o monitoramento da glicemia capilar, sugere-se a realização de monitoramento ao menos 4×/dia (em jejum, 1 h após desjejum, almoço e jantar), e se consideram normais valores < 95 mg/dL, para glicemia de jejum, e < 140 mg/dL, para glicemia pós-prandial em 1 h. Considerações sobre a terapia nutricional seguem descritas na Tabela 8.2.

98 Nutrição Hospitalar

Tabela 8.2. Terapia nutricional para diabetes na gestação.	
Energia	Recomendação conforme cálculos indicados para a gestação, suficiente para manter ganho de peso adequado (conforme estado nutricional materno). Ajustar necessidades para manter o ganho de peso próximo à faixa mínima recomendada (ver Capítulo 7).

Macronutrientes	• Carboidratos: 45% a 50% do VET (oferta mínima de 175 g/dia na gestação e 210 g/dia na lactação).
	  — Açúcar simples, máximo de 5% VET.
	  — Para oferta de ceias noturnas, considerar padrão de 25 g de carboidratos, a fim de evitar hipoglicemia noturna.
	  — Considerar contagem de carboidratos, conforme quadro clínico e engajamento da gestante.
	  — Dar preferência a alimentos e composição de refeições com menor índice glicêmico, associado à menor prevalência de macrossomia fetal.
	  — Em caso de insulinoterapia, ajustar a ingestão de carboidratos conforme unidades e tipo de insulina administrados.
	  — Os substitutos de açúcar podem ser utilizados, porém se recomenda cautela na escolha e indicação, conforme os tipos de edulcorantes permitidos durante a gestação (ver Capítulo 7). Além disso, a utilização contínua de edulcorantes tem sido associada à disbiose intestinal e ao aumento do risco metabólico em longo prazo, além de exercer influência sobre padrões do comportamento alimentar relacionado a doces e açúcares.
	• Proteínas e lipídios: seguir recomendações padrão para gestação de baixo risco (ver Capítulo 7) ou protocolo para gestação com excesso de peso (Tabela 8.1), conforme o caso.

Fibras e probióticos	• Estimular ingestão de fibras e garantir a ingestão recomendada de 14 g/1.000 kcal. A literatura indica que o risco de DMG pode ser reduzido em 25% a cada 10 g de fibras adicionados diariamente à alimentação. • A indicação de simbióticos é considerada segura na gestação e auxilia no controle glicêmico; seguir recomendações conforme Tabela 8.1.
Micronutrientes • Sódio • Vitamina D • Antioxidantes • Polifenóis • DHA • Ferro	• A ingestão adequada dos micronutrientes está associada a aumento na sensibilidade insulínica, portanto também a maior controle glicêmico. Entretanto, não há consenso para suplementação adicional ao que já é praticado para gestação. Recomenda-se, portanto, manter indicação de suplementação conforme indicação usual para gestantes (ver Capítulo 7).
Terapia nutricional no pós-parto	• Observação do padrão glicêmico após suspensão das medicações. • Planejamento alimentar segue recomendações usuais para o puerpério (ver Capítulo 7). • Rastreamento glicêmico (glicemia de jejum ou TOTG) realizado 6 semanas após o parto. • Caso haja confirmação da manutenção do quadro de diabetes, ajustar alimentação para DM2.

Fonte: acervo pessoal da autoria.

Doença hipertensiva específica da gestação (DHEG)

A presença de hipertensão durante a gravidez é uma das principais e mais graves intercorrências na gestação, responsável por 26% dos óbitos maternos na América Latina atualmente. O risco para essa intercorrência está aumentado em mulheres diabéticas ou com resistência insulínica, com excesso de peso pré-gestacional ou excesso de ganho de peso (independentemente do estado nutricional), mulheres com histórico pessoal ou familiar de hipertensão, primiparidade ou gravidez múltipla, idade menor de 20 ou acima de 35 anos.

A gestante hipertensa deve ser acompanhada por equipe multiprofissional composta por ginecologista/obstetra, nutricionista, cardiologista e educador físico inclusive após o parto para monitoramento do risco cardiovascular futuro; e o manejo inadequado se associa a risco me-

Situações Especiais na Gestação

tabólico para a mulher no pós-parto (doenças coronárias, infarto, aterosclerose, manutenção da hipertensão no pós-parto, diabetes e dislipidemias), deslocamento placentário durante a gestação, coagulopatias, insuficiência renal e hepática, ou até morte. Para o bebê, há risco de prematuridade, baixo peso e restrição de crescimento intrauterino, alterações neurológicas por hipoxia, óbito neonatal e risco cardiovascular futuro.

A classificação da hipertensão durante a gestação segue as diretrizes do Quadro 8.1.

Quadro 8.1. Classificação da hipertensão arterial durante a gestação.

Pré-eclâmpsia	Eclâmpsia	Hipertensão gestacional	Hipertensão crônica
• PA ≥ 140 × 90 mmHg detectada após a 20ª semana • Presença de proteinúria (> 300 mg/24 h) • Possível descompensação renal, hepática, hemólise e distúrbios de coagulação (síndrome HELLP)	• Episódio de crise convulsiva provocada pelo aumento da PA, a qualquer momento (na ausência de doença neurológica de base)	• PA ≥ 140 × 90 mmHg detectada após a 20ª semana • Ausência de proteinúria	• PA ≥ 140 × 90 mmHg detectada antes da 20ª semana • Ausência de proteinúria

Fonte: acervo pessoal da autoria.

Para o diagnóstico da hipertensão na gestação, o valor de corte para pressão arterial se mantém acima de 140 × 90 mmHg, apesar da atualização recente no critério para hipertensão arterial em adultos pelas diretrizes recentes (> 120 × 80 mmHg para estágios iniciais de hipertensão). Assim, espera-se aumento na prevalência de casos de hipertensão crônica na gestação, dada a alta prevalência de casos em mulheres adultas, segundo novos padrões de diagnóstico. O tratamento para as DHEG é composto por intervenções que visam manter o quadro clínico materno estável até o momento do parto: repouso, uso de medicações anti-hipertensivas, corticoterapia para gestação abaixo de 34 semanas gestacionais e terapia nutricional para ajuste na velocidade de ganho de peso e manutenção da pressão arterial em níveis adequados (Tabela 8.3).

Tabela 8.3. Terapia nutricional para DHEG.

Energia	Recomendação conforme cálculos indicados para a gestação, suficiente para manter ganho de peso adequado (conforme estado nutricional materno). Ajustar necessidades para manter o ganho de peso próximo à faixa mínima recomendada (ver Capítulo 7).
Macronutrientes	Distribuição conforme recomendações para a gestação e baixo risco (ver Capítulo 7) ou protocolo para gestação com excesso de peso (Tabela 8.1)
Micronutrientes • Sódio • Vitamina D • Cálcio • Antioxidantes • DHA • Fibras	• Evidências insuficientes quanto ao efeito da vitamina C, E, DHA, vitamina D, ácido fólico ou restrição de sódio para redução da pré-eclâmpsia. Assim, a recomendação deve se manter dentro das recomendações usuais para a gestação (ver Capítulo 7). • Para gestantes com hipertensão crônica, é indicado manutenção da orientação para alimentação hipossódica, conforme período pré-gestacional (dessa forma, é imprescindível saber o tipo de DHEG antes da definição de condutas). Para todos os casos, adequar a ingestão de alimentos ultraprocessados, embutidos e industrializados, ricos em sódio. • A suplementação com cálcio está indicada para controle da hipertensão e prevenção de pré-eclâmpsia quando a ingestão de cálcio for < 600 mg/dia. A dose de suplementação varia entre 1.200 e 2.500 mg/dia, conforme avaliação da equipe multidisciplinar.
Probióticos	• Dadas as evidências de que a microbiota de gestantes com excesso de peso com DHEG esteja alterada e com aumento da inflamação, a indicação de probióticos é sustentada, com cepas e dosagens similares à conduta para o diabetes gestacional.

Fonte: acervo pessoal da autoria.

Carências nutricionais e gestação

▶ Baixo ganho de peso

O ganho de peso (GP) adequado durante a gestação é – conforme já visto no Capítulo 7 – imprescindível para garantir o desenvolvimento fetal saudável e manter reservas nutricionais maternas, subsidiando também os depósitos maternos saudáveis durante o puerpério. Quando esse ganho de peso não é atingido em seus requerimentos mínimos, eleva-se o risco para intercorrências diversas, como prematuridade, baixo peso ao nascer e feto pequeno para idade gestacional, restrição de crescimento intrauterino, risco metabólico para a criança em longo prazo, alterações sistêmicas, entre outros. Especialmente na mulher com estado nutricional pré-gestacional de baixo peso e que cursa a gestação com ganho de peso insuficiente, o risco para intercorrências aumenta quando o GP é inferior a 8 kg, quando a ingestão energética é inferior a 900 kcal/dia e quando ocorre restrição proteica (< 71 g/dia) antes de 26 semanas gestacionais. Quanto mais cedo ocorre o processo de desnutrição na gestação, maior é o risco de intercorrências, pelo impacto da carência nutricional na formação placentária.

▶ Baixo GP e restrição de crescimento intrauterino (RCIU)

A RCIU, desaceleração do crescimento fetal conforme percentis para a idade gestacional, é uma condição de etiologia múltipla e associada a condições médicas maternas, entre elas a desnutrição. Dessa forma, a terapia nutricional voltada para a recuperação da RCIU tem eficácia comprovada quando a causa estabelecida é a desnutrição materna, e não para outras causas. A literatura não é consensual quanto **à** existência de um protocolo específico para prevenção ou correção da RCIU via terapia nutricional, de forma que o recomendado é avaliar a ingestão dietética da mulher e estimular a ingestão energética e de macronutrientes adequados para o GP suficiente, sem adicionais específicos.

▶ Intervenção nutricional no baixo ganho de peso (Tabela 8.4)

A terapia nutricional para recuperação da gestante com baixo GP se apoia no planejamento das refeições e uso de suplementação nutricional adicional, conforme a necessidade. A prática da suplementação nesses casos se associa ao aumento da velocidade de ganho de peso materno, manutenção do crescimento linear adequado em gestantes adolescentes, redução de taxas de baixo peso ao nascer e prematuridade, e aumento do comprimento de nascimento nas crianças. A escolha do suplemento deve ser realizada baseando-se nos custos, disponibilidade e acesso, metas nutricionais, engajamento da mulher, viabilidade do seguimento das orientações em casa no pós-alta e tolerância para ingestão.

▶ Anemias carenciais (Tabela 8.5)

A anemia é uma das intercorrências mais comuns da gestação, com preval**ência de** cerca de 50% em gestantes brasileiras. Seu diagnóstico deve considerar diferentes componentes (Tabela 8.5); e, entre os diversos tipos de anemias, as carenciais são as mais frequentes, especialmente a ferropriva. Na presença de anemia, a gestante apresenta sinais clínicos típicos, como palidez, fraqueza, problemas na concentração, dispneia ao esforço e anorexia. Quando mal manejada, associa-se à elevação do risco de baixo peso ao nascer, prematuridade, defeitos de tubo neural, redução de reservas de ferro fetais e no cordão umbilical, prejuízo no desenvolvimento neurocomportamental fetal e aumento do risco metabólico em longo prazo. Além disso, eleva a probabilidade de ocorrência de cesáreas, sangramentos e disfunções placentárias, tireoidianas e cardíacas na mãe.

Tabela 8.4. Abordagens para recuperação nutricional na gestação com BP.

Abordagens prescritivas	Abordagens não prescritivas
Replanejamento das refeições: • Aumento da densidade nutricional das refeições (p. ex., mudança de ingredientes e combinações de alimentos). • Adequação de fracionamento e volume de refeições conforme a tolerância. Indicação de módulos proteicos: • Creatina: o uso da creatina é contraindicado na gestação, por ausência de evidências consistentes sobre segurança na utilização e possibilidade eventos adversos. • Soja/plant-based. • Proteínas do leite: Whey e caseína. • Albumina. Com exceção da creatina, o uso dos demais tipos de módulos proteicos é considerado seguro na gestação; podem ser utilizados conforme preferência, tolerância/alergias, poder aquisitivo e rotina alimentar. Deve-se dar atenção aos componentes dos suplementos, pois alguns apresentam edulcorantes na composição (verificar tipo e compatibilidade com a gestação), além de conservantes e componentes alergênicos Indicação de módulos lipídicos ou suplementação hiperproteica e hipercalórica: volume e frequência deve considerar a tolerância da mulher. Suplementação específica de micronutrientes: deve ser indicada conforme diagnósticos de carências específicas.	• Entrevista motivacional. • Estabelecimento de metas e etapas de acompanhamento. • Autorrecompensa por desfecho positivo. • Provisão de informações/conteúdo regular: respaldo técnico para mitos da alimentação na gestação. • *Feedback* constante: aumento da frequência de consultas e contatos. • Automonitoramento e regulação do comportamento: uso de aplicativos para registro (atenção aos sinais de transtornos alimentares, conforme capítulo 7).

Fonte: acervo pessoal da autoria.

Tabela 8.5. Diagnóstico diferencial da anemia na gestação.

Anemia na gestação: hemoglobina < 11 g/dL

Avaliação de índices hematimétricos	Avaliação complementar	Diagnóstico diferencial
Microcitose	Estado de ferro (ferritina, ferro sérico, transferrina)	• Anemia ferropriva. • Avaliar sideroblastos e possibilidade de talassemia e carência de vitamina B6. Obs.: a avaliação da ferritina é considerada o principal marcador precoce de carência de ferro durante a gestação e deve ser incluída em toda triagem para anemias.
Normocitose	Reticulócitos	• Avaliar causas não relacionadas a nutrientes (hemólise, infecções, doença renal etc.).
Macrocitose	Vitamina B12 e folato	• Hipovitaminoses. • Doença hepática. • Anemia hemolítica.

Fonte: adaptada de OMS 2017.
Obs.: para referências dos valores bioquímicos na triagem de anemias carenciais, ver Capítulo 7.

A triagem para anemias ocorre no início do pré-natal, com recomendação para suplementação preventiva de ferro e ácido fólico, além do monitoramento de vitamina B12 (ver Capítulo 7). Recomenda-se que a triagem seja repetida no terceiro trimestre gestacional, pois nesse período cerca de 40% do estoque de ferro para o desenvolvimento no primeiro ano de vida da criança é adquirido, portanto a utilização das reservas maternas é maior. O ferro disponível durante a gestação é utilizado para subsidiar a expansão de eritrócitos, utilização fetal e composição de reservas, desenvolvimento da placenta e cordão umbilical, e para compor reservas para perdas de sangue no parto. Em estados de carência, é mobilizado para a manutenção dos eritrócitos, sobrepondo necessidades das células neurológicas, cardíacas e musculares. Dessa forma, ainda que a mulher não apresente anemia, mas apenas baixas reservas de ferro, já existe associação com prejuízo no desenvolvimento fetal, e a correção de carências deve ser priorizada mesmo que o hemograma se encontre normal.

O manejo das anemias carenciais durante a gestação consiste na correção das carências nutricionais via terapia nutricional específica e suplementação adicional (Tabela 8.6). Entretanto, os efeitos colaterais decorrentes do uso dos sais de ferro, em particular os sais ferrosos (náuseas, vômitos, diarreia/constipação, fezes escuras, cólica, epigastralgia, dispepsia, apetite metálico, perda do apetite), são barreiras para a adesão adequada ao tratamento e correção das carências. Recomenda-se a troca dos sais sempre que necessário. Como recurso adicional, na presença de intolerância à suplementação via oral e/ou quadros de anemia severa, a reposição via parenteral de ferro e outros nutrientes pode ser indicada, com resultados eficazes em curto prazo e segurança comprovada.

Tabela 8.6. Manejo nutricional das anemias carenciais na gestação.

Anemia ferropriva e megaloblástica

Terapia nutricional específica:
- Adequar ingestão de fontes de ferro heme e não heme, vitaminas A, B12, B6.
- Redução de ingestão de fatores antinutricionais (p. ex., fitatos, excesso de cafeína e cálcio).
- Aumentar exposição a fatores que aumentam biodisponibilidade do ferro na dieta (p. ex., associação com vitamina C).
- Estimular a ingestão de alimentos fortificados.
- Estimular práticas de educação nutricional para promoção de engajamento e adesão ao tratamento.

Anemia ferropriva

Suplementação via oral de ferro:
- Dose de ataque: a partir de 120 mg/dia (ferro elementar), conforme quadro clínico (discutir em equipe multidisciplinar).
- Duração: entre 3 e 6 meses, até que os níveis de ferritina e hemoglobina estejam satisfatórios.
- Indicação para reposição via parenteral em casos graves ou com baixa adesão à suplementação, com necessidade de resposta em curto prazo.

Possibilidades de suplementação via oral:
- Sais ferrosos (sulfato ferroso, fumarato ferroso, gluconato ferroso): apesar de absorção mais rápida (menor tempo de resposta), devem ser administrados com estômago vazio, pois sofrem interferência de fitatos e polifenóis da dieta. Apresentam eficácia elevada, porém adesão reduzida por alta frequência de eventos adversos.
- Aminoquelados (ferro quelato, bisglicinato férrico), ferripolimaltose e/ou ferro carbonila: apresentam absorção mais lenta e eficácia elevada (maior tempo de resposta); promovendo maior adesão devido à menor incidência de efeitos colaterais. Podem ser administrados durante ou após as refeições.

Obs.: os sais devem ser convertidos em ferro elementar para a estipulação da dosagem de suplementação, conforme cada tipo de sal.

Perguntas norteadoras para a definição do sal de ferro na rotina hospitalar:
1. Presença de anemia ou suplementação preventiva?
2. Se há anemia, em que estágio está (qual a velocidade necessária de recuperação)?
3. História clínica de intolerância a sais de ferro?
4. Sintomas clínicos de alterações gástricas na gestação?

Outros tipos de anemias carenciais

Carência de vitamina B12:
- Atenção aos grupos de risco durante a triagem: pós-cirurgia bariátrica, obesidade, doenças inflamatórias intestinais, infecção por *H. pylori*, vegetarianismo, uso de medicações que modifiquem ambiente gástrico.
- Correção de carências: dosagem varia de 500 a 1.000 mcg/dia via oral ou parenteral, variando tempo de duração conforme estado nutricional (um mês, para casos de deficiência limítrofe, a uso contínuo por três a quatro meses para casos de deficiência severa).

Carência de vitamina B6:
- Dosagem de suplementação segura até 500 mg/dia.

Carência de folato:
- Suplementação conforme doses preventivas (0,4 mg/dia de folato ou metilfolato).
- Suplementação máxima tolerada (NOAEL) de 5 mg/dia.

Fonte: acervo pessoal da autoria.

Situações Especiais na Gestação

O monitoramento das anemias se dá por meio da análise de reticulócitos e hemograma (30-60 dias), ferro e ferritina (30-90 dias), e é mantido usualmente por até seis meses em nível ambulatorial. A melhora do quadro é identificada com a redução ou desaparecimento de sintomas clínicos, maior tolerância à atividade física, reticulocitose (aumento na contagem de reticulócitos, sinal de aumento na produção de glóbulos vermelhos e aumento do valor da hemoglobina e de ferritina).

▶ Hiperêmese gravídica

A hiperêmese gravídica (HG) é uma condição que afeta cerca de 1-3% da população de gestantes, caracterizada por quadro de vômitos e náuseas prolongados e que muito diferem das náuseas típicas do período, presentes em até 85% das gestações. É um dos motivos de internação hospitalar mais frequentes na gestação e se deve a um desequilíbrio hormonal entre estradiol, progesterona e B-Hcg, com etiologia multifatorial e ainda não totalmente esclarecida. Quando inadequadamente assistida, está associada a quadros de desnutrição materno-fetal, encefalopatia de Wernecke (por carência de vitamina B1), distúrbios de coagulação e hidreletrolíticos, alterações gastrointestinais, comprometimento do desenvolvimento fetal e alterações emocionais importantes para o curso da gestação.

Tabela 8.7. Critérios diagnósticos para classificação de hiperêmese gravídica.
Critérios diagnósticos para a classificação de hiperêmese
Vômitos e náuseas que se iniciam antes de 12 semanas gestacionais e persistem após o final do primeiro trimestre
> 3 episódios diários
Sinais de desidratação, cetonúria e desequilíbrio eletrolítico
Perda de peso > 3 kg/mês ou ≥ 5% do peso pré-gestacional

Fonte: acervo pessoal da autoria.

O manejo da HG consiste, essencialmente, na correção do desequilíbrio eletrolítico e desidratação, profilaxia contra outras complicações e alívio dos sintomas (Figuras 8.1 e 8.2); com condutas de primeira, segunda e terceira linha. As condutas de primeira linha são priorizadas pela equipe e, na persistência dos sintomas, parte-se para a segunda ou terceira.

A avaliação e cálculo das recomendações nutricionais seguem o protocolo para gestação (ver Capítulo 7), com provável indicação para suplementação energética, de macro e micronutrientes para garantia dos requerimentos nutricionais **mínimo**s. Nos casos de acentuada perda de peso e dificuldade de reintrodução da dieta/aceitação de suplementação alimentar, a nutrição parenteral pode ser necessária, enquanto persistirem os sintomas, para a garantia das recomendações nutricionais mínimas. Após a estabilização do quadro e liberação da alimentação por via oral, é importante avaliar a consistência tolerada pela gestante (usualmente semissólida ou leve) e iniciar com pequenos volumes, evoluindo progressivamente conforme aceitação, apetite e ausência dos sintomas. As orientações qualitativas para náuseas e vômitos devem ser mantidas até a remissão completa do quadro.

Checklist para condutas nutricionais na HG:

1. Jejum, com reposição hidreletrolítica/glicofisiológica;
2. Uso de antieméticos variados + dieta associados ao gengibre e piridoxina;
3. Se houver normalização dos sintomas, iniciar a introdução dos alimentos (dieta semissólida/leve + suplementação proteico-energética + terapia nutricional para náuseas);
4. Acompanhamento de peso e aceitação da dieta;
5. Se os sintomas persistirem, em caso de perda de peso e/ou não ingestão VO, a NPP pode ser utilizada para garantir necessidades mínimas;
6. Após normalização dos sintomas, iniciar a introdução dos alimentos (Item 3).

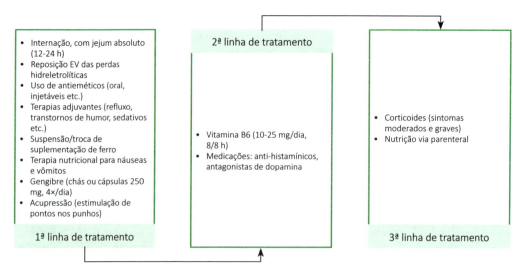

Figura 8.2. Opções de tratamento para HG.
Fonte: acervo pessoal da autoria.

Fluxograma de tratamento para náuseas e vômitos da gravidez
(se não houver melhorai, ir para o próximo passo)

Dimenidrinato 50 mg combinado com 10 mg de piridoxina, um comprimido a cada 4-6 horas até o máximo de quatro comprimidos por dia.
Ajustar dose e horário de acordo com a gravidade e aparecimento dos sintomas.

Adicionar metoclopramida 10 mg VO ou VR (via retal) a cada 6-8 horas ou prometazina 12,5 a 25 mg a cada 8 horas.

Sem desidratação	Com desidratação
Adicionar qualquer um por ordem de preferência: • Clorpromazina – 50 mg VO ou 25 mg IV a cada 4-6 horas; • Prometazina – 12,5 a 25 mg VO ou IM a cada 4-6 horas; • Metoclopramida – 10 mg VO ou VR a cada 6-8 horas.	Internação: • Reposição hidreletrolítca; • Suplementação vitamínica (complexo 8); • Dimenidrinato – 50 mg (em 50 mL de SF 0,9% lento em 20 minutos) IV a cada 4-6 horas). Adicionar qualquer um por ordem de preferência: • Clorpromazina – 25-50 mg IV a cada 4-6 horas; • Prometazina – 12,5 a 25 mg IV a cada 4-6 horas; • Metoclopramida – 10 mg IV a cada 6-8 horas. Adicionar por ordem de preferência: • Odansetron* – 8 mg em administração IV lenta por 15 minutos a cada 12 horas ou infusão contínua de 1 mg/hora por no máximo 24 horas; • Metilprednisolona* – 15 a 20 mg IV a cada 8 horas. *Usar apenas quando outras terapias falharem e evitar no primeiro trimestre. *O uso de esteroides nas primeiras 10 semanas pode aumentar o risco de fenda palatina.

Notas:
• Descartar outras causas de náuseas e vômitos.
• A qualquer momento, utilizar, se ainda não estiver em uso:
  – Piridoxina – 30 a 70 mg/dia;
  – Gengibre – 250 mg a cada 6 horas;
  – Acupressão no ponto P6.
• Considerar a qualquer momento a utilização de nutrição parenteral, quando indicada.

Figura 8.3. Fluxo de acompanhamento sugerido pelo MS (2012).
Fonte: acervo pessoal da autoria.

Doenças infecciosas e gestação

A presença de HIV-Aids, hepatites e outras doenças infecciosas na gestação é motivo de atenção durante o acompanhamento nutricional. Apesar da redução contínua das taxas de transmissão vertical de HIV no Brasil, devido **à** ampliação de cobertura no uso de medicações preventivas, o tratamento para essas doenças infringe diversos efeitos colaterais e risco metabólico que impactam o atendimento nutricional. Dessa forma, a triagem para doenças infectocontagiosas na gestação deve ocorrer conforme indicação do acompanhamento no pré-natal, para triagem de casos precocemente.

Quadro 8.2. Oferta de testagem combinada de HIV, sífilis e hepatite B à gestante.		
Testagem para HIV	**Testagem para sífilis**	**Testagem para hepatite B**
Teste rápido ou laboratorial de HIV (se resultado até 14 dias): • 1ª consulta pré-natal, idealmente no 1º trimestre da gestação • 3º trimestre da gestação • Parto • História de exposição de risco/violência sexual	Teste rápido ou laboratorial de sífilis (se resultado até 14 dias): • 1ª consulta pré-natal, idealmente no 1º trimestre da gestação • 3º trimestre da gestação • Parto/aborto • História de exposição de risco/violência sexual Testes não treponêmicos quantitativos: • Seguimento de sífilis	Teste rápido ou laboratorial de hepatite B (se resultado até 14 dias): • HBsAg na rotina da 1ª consulta pré-natal, idealmente no 1º trimestre da gestação • Histórico de vacinação • Parto (caso gestante não tenha recebido todas as doses da vacina contra hepatite B) • História de exposição de risco/violência sexual

Fonte: Ministério da Saúde, 2019.

O manejo clínico e nutricional para HIV-Aids e hepatites segue descrito na Tabela 8.8. Para gestantes estáveis e assintomáticas, o planejamento das metas nutricionais será semelhante à gestação de baixo risco. Para as que manifestarem sintomas clínicos, a dietoterapia deverá ser ajustada aos déficits e sintomas identificados, com atenção especial ao ganho de peso, reposição de nutrientes e manejo de queixas específicas.

Tabela 8.8. Condutas sugeridas para acompanhamento de gestantes com HIV-Aids e hepatites.		
	HIV-Aids	**Hepatites**
Condutas multidisciplinares durante a gestação	• Indicação de terapia antirretroviral (TARV) durante gestação, parto e puerpério. • Indicação de TARV para recém-nascido durante 6 semanas.	• Indicação de terapia antirretroviral (TARV) e vacinas durante gestação • Aplicação de vacinas e imunoglobulinas para o recém-nascido. • No caso de hepatite C, não há medicações de uso seguro na gestação, e é realizado apenas acompanhamento do estado clínico.
Indicação de amamentação	Amamentação contraindicada, mesmo quando a carga viral materna for baixa.	Amamentação permitida, exceto quando as mamas possuem fissuras e sangramentos não tratados (casos de hepatite B). Para os demais tipos de hepatites, a amamentação é permitida

Continua...

106   Nutrição Hospitalar

Tabela 8.8. Condutas sugeridas para acompanhamento de gestantes com HIV-Aids e hepatites. Continuação.		
	HIV-Aids	**Hepatites**
Efeitos colaterais decorrentes do uso de TARV – necessário adaptar anamnese e condutas para cada tipo de sintoma clínico	• Carências nutricionais: anemia ferropriva, hipovitaminose D. • Risco metabólico: dislipidemias, resistência insulínica, alterações no sono, esteatose hepática/doença hepática gordurosa não alcoólica, cirrose, hepatocarcinoma, encefalopatia hepática, alterações renais e do metabolismo ósseo. • O uso de TARV durante a gestação está associado ao aumento do risco de DMG, DHEG e ganho de peso excessivo. • Alterações no ganho de peso e composição corporal: lipodistrofia. • Alterações gastrointestinais: diarreia persistente, inapetência, caquexia ou desvios ponderais durante a gestação, candidíase (boca-esôfago), mucosite, dor durante alimentação, náuseas, vômitos, hiperêmese. • Alterações renais e do metabolismo ósseo.	
Terapia nutricional		
Energia e macronutrientes	Programação de ganho de peso e macronutrientes conforme estado nutricional materno e protocolo da gestação de baixo risco (ver Capítulo 7). Quando a gestante apresentar descompensação e perda de peso, considerar recomendações da gestante de baixo peso para os cálculos. Em caso de excesso de peso, utilizar protocolo descrito na Tabela 8.1. • A literatura sugere que a desnutrição materna pré-gestacional se associa a menores contagens de células CD4 e progressão acelerada da doença. • Monitorar a velocidade de ganho de peso e excessos decorrentes da TARV. Devido ao risco metabólico, as recomendações para macronutrientes podem seguir diretrizes para gestantes com DMG e gestantes com dislipidemias.	

Micronutrientes	• A suplementação com polivitamínicos pode ser indicada dentro dos limites máximos das DRI para gestação (ver Capítulo 7) até 6 semanas após o parto.
	• Não há evidências robustas que embasem programas de suplementação terapêutica na gestação e lactação, exceto em casos de carências específicas diagnosticadas. Assim, realizar avaliações em nível individual para definição de condutas.
	• Nutrientes sugeridos para triagem durante o acompanhamento:
	  – Ferro: anemia é efeito colateral da TARV.
	  – Zinco e selênio: estímulo para sistema imune e redução de inapetência.
	  – DHA: suplementação já obrigatória durante a gestação, impacto positivo no desenvolvimento fetal e controle de inflamação materna.
	  – Vitamina D: hipovitaminose é efeito colateral da TARV e se associa a progressão acelerada da doença.
	  – Vitamina A: reposição conforme DRI em casos de diarreia crônica.
	  – Vitaminas E, C e B12: combatem estresse oxidativo e aumentam sensibilidade de células T.
		• Manter programação de suplementação recomendada para gestantes saudáveis (ver Capítulo 7).

Probióticos	Suplementação com cepas *Rhamnosus* e *Bifidum B* (mínimo de quatro semanas, 1-2 × 10^9 UFC/dia) associadas a melhora de resposta imune, redução de progressão viral e controle de diarreia. Suplementação considerada segura mesmo quando células CD4 < 200.	
Orientações para higiene e risco de infecções transmitidas por alimentos	As orientações para restrição de alimentos crus variam conforme quadro clínico da gestante (sintomas clínicos, resultado de sorologias de toxoplasmose, carga viral e contagem de células CD4), devendo ser alinhadas com a equipe multidisciplinar.	

Fonte: acervo pessoal da autoria.

Leitura recomendada

- Abbasi J. To Prevent Cardiovascular Disease, Pay Attention to Pregnancy Complications. JAMA. 2018; 320(17):1741-3. DOI: 10.1001/jama.2018.14645.
- Achebe MM, Gafter-Gvili A. How I treat anemia in pregnancy: iron, cobalamin, and folate. Blood. 2017; 129(8):940-9. DOI: 10.1182/blood-2016-08-672246.
- ACOG Practice Bulletin No. 202 Summary: Gestational Hypertension and Preeclampsia. Obstet Gynecol. 2019; 133(1):211-4. DOI: 10.1097/AOG.0000000000003019.
- ACOG Practice Bulletin No. 202: Gestational Hypertension and Preeclampsia. Obstet Gynecol. 2019; 133(1):e1-e25. DOI: 10.1097/AOG.0000000000003018.
- American College of Obstetricians, Gynecologists' Committee on Practice Bulletins–Obstetrics and the Society for Maternal-Fetal Medicine. ACOG Practice Bulletin No. 204: Fetal Growth Restriction. Obstet Gynecol. 2019; 133(2):e97-e109. DOI: 10.1097/AOG.0000000000003070.
- Austin K, Wilson K, Saha S. Hyperemesis Gravidarum. Nutr Clin Pract. 2019 abr; 34(2):226-41. DOI: 10.1002/ncp.10205.
- Azad MB, Abou-Setta AM, Chauhan BF, et al. Nonnutritive sweeteners and cardiometabolic health: a systematic review and meta-analysis of randomized controlled trials and prospective cohort studies. CMAJ. 2017; 189(28):E929-E939. DOI: 10.1503/cmaj.161390.
- Bärebring L, Bullarbo M, Glantz A, Leu Agelii M, Jagner Å, Ellis J, et al. Preeclampsia and Blood Pressure Trajectory during Pregnancy in Relation to Vitamin D Status. PLoS One. 2016 mar; 11(3):e0152198. DOI: 10.1371/journal.pone.0152198. PMID: 27022948. PMCID: PMC4811441.
- Bärebring L, Bullarbo M, Glantz A, Leu Agelii M, Jagner Å, et al. Preeclampsia and Blood Pressure Trajectory during Pregnancy in Relation to Vitamin D Status. PLoS One. 2016; 11(3):e0152198. DOI: 10.1371/journal.pone.0152198.
- Boachie J, Adaikalakoteswari A, Samavat J, Saravanan P. Low Vitamin B12 and Lipid Metabolism: Evidence from Pre-Clinical and Clinical Studies. Nutrients. 2020; 12(7):1925. DOI: 10.3390/nu12071925.
- Boelig RC, Barton SJ, Saccone G, Kelly AJ, Edwards SJ, Berghella V. Interventions for treating hyperemesis gravidarum: a Cochrane systematic review and meta-analysis. J Matern Fetal Neonatal Med. 2018 set; 31(18):2492-505. DOI: 10.1080/14767058.2017.1342805.
- Brasil. Ministério da Saúde. Secretaria de Atenção à Saúde. Departamento de Ações Programáticas Estratégicas. Gestação de alto risco: manual técnico. 5 ed. Brasília: Editora do Ministério da Saúde; 2012. 302 p. – (Série A. Normas e Manuais Técnicos)
- Brasil. Ministério da Saúde. Secretaria de Vigilância em Saúde. Departamento de Vigilância, Prevenção e Controle das Infecções Sexualmente Transmissíveis, do HIV/Aids e das Hepatites Virais. Protocolo Clínico e Diretrizes Terapêuticas para Hepatite C e Coinfecções. Brasília: Ministério da Saúde; 2019.
- Brasil. Ministério da Saúde. Secretaria de Vigilância em Saúde. Departamento de Doenças de Condições Crônicas e Infecções Sexualmente Transmissíveis. Protocolo Clínico e Diretrizes Terapêuticas para Prevenção da Transmissão Vertical do HIV, Sífilis e Hepatites Virais. Brasília: Ministério da Saúde; 2019. 248 p.
- Brown MA, Magee LA, Kenny LC, et al. The hypertensive disorders of pregnancy: ISSHP classification, diagnosis & management recommendations for international practice. Pregnancy Hypertens. 2018; 13:291-310. DOI: 10.1016/j.preghy.2018.05.004.
- Carter GM, Esmaeili A, Shah H, Indyk D, Johnson M, Andreae M, et al. Probiotics in Human Immunodeficiency Virus Infection: A Systematic Review and Evidence Synthesis of Benefits and Risks. Open Forum Infect Dis. 2016 jul; 3(4):ofw164. DOI: 10.1093/ofid/ofw164.
- Dror DK, Allen LH. Interventions with vitamins B6, B12 and C in pregnancy. Paediatr Perinatal Epidemiol. 2012 jul; 26 Suppl 1:55-74. DOI: 10.1111/j.1365-3016.2012.01277.x.
- Evert AB, Dennison M, Gardner CD, Garvey WT, Lau KHK, MacLeod J, et al. Nutrition Therapy for Adults With Diabetes or Prediabetes: A Consensus Report. Diabetes Care. 2019 mai; 42(5):731-54. DOI: 10.2337/dci19-0014.
- Gomez-Arango LF, Barrett HL, McIntyre HD, et al. Increased Systolic and Diastolic Blood Pressure Is Associated with Altered Gut Microbiota Composition and Butyrate Production in Early Pregnancy. Hypertension. 2016; 68(4):974-81. DOI: 10.1161/HYPERTENSIONAHA.116.07910.
- Grieger JA, Bianco-Miotto T, Grzeskowiak LE, Leemaqz SY, Poston L, McCowan LM, et al. Metabolic syndrome in pregnancy and risk for adverse pregnancy outcomes: A prospective cohort study of nulliparous women. PLoS Med. 2018; 15(12):e1002710. DOI: 10.1371/journal.pmed.1002710.
- Hajianfar H, Abbasi K, Azadbakht L, Esmaeilzadeh A, Mollaghasemi N, Arab A. The Association between Maternal Dietary Iron Intake during the First Trimester of Pregnancy with Pregnancy Outcomes and Pregnancy-Related Complications. Clin Nutr Res. 2020; 9(1):52-62. DOI: 10.7762/cnr.2020.9.1.52.
- Hong H, Budhathoki C, Farley JE. Effectiveness of macronutrient supplementation on nutritional status and HIV/AIDS progression: A systematic review and meta-analysis. Clin Nutr ESPEN. 2018 out; 27:66-74. DOI: 10.1016/j.clnesp.2018.06.007.
- Juul SE, Derman RJ, Auerbach M. Perinatal Iron Deficiency: Implications for Mothers and Infants. Neonatology. 2019; 115(3):269-74. DOI: 10.1159/000495978.

- LifeCycle Project-Maternal Obesity and Childhood Outcomes Study Group. Association of Gestational Weight Gain with Adverse Maternal and Infant Outcomes. JAMA. 2019; 321(17):1702-15. DOI: 10.1001/jama.2019.3820.
- Magdaleno R Jr, Pereira BG, Chaim EA, Turato ER. Pregnancy after bariatric surgery: a current view of maternal, obstetrical and perinatal challenges. Arch Gynecol Obstet. 2012; 285(3):559-66. DOI: 10.1007/s00404-011-2187-0.
- McCarthy PJ, Zundel HR, Johnson KR, Blohowiak SE, Kling PJ. Impact of Growth Restriction and Other Prenatal Risk Factors on Cord Blood Iron Status in Prematurity. J Pediatr Hematol Oncol. 2016; 38(3):210-5. DOI: 10.1097/MPH.0000000000000536.
- McNulty H, Ward M, Hoey L, Hughes CF, Pentieva K. Addressing optimal folate and related B-vitamin status through the lifecycle: health impacts and challenges. Proc Nutr Soc. 2019; 78(3):449-62. DOI: 10.1017/S0029665119000661.
- McParlin C, O'Donnell A, Robson SC, et al. Treatments for Hyperemesis Gravidarum and Nausea and Vomiting in Pregnancy: A Systematic Review. JAMA. 2016; 316(13):1392-401. DOI: 10.1001/jama.2016.14337.
- Mohan R, Baumann D, Alejandro EU. Fetal undernutrition, placental insufficiency, and pancreatic β-cell development programming in utero. Am J Physiol Regul Integr Comp Physiol. 2018; 315(5):R867-R878. DOI: 10.1152/ajpregu.00072.2018.
- Mohsenzadeh-Ledari F, Taghizadeh Z, Motaghi Z, Keramat A, Moosazadeh M, Najafi A. Appropriate Interventions for Pregnant Women with Indicators of Metabolic Syndrome on Pregnancy Outcomes: A Systematic Review. Int J Prev Med. 2019; 10:2. DOI: 10.4103/ijpvm.IJPVM_46_18.
- Papathakis PC, Singh LN, Manary MJ. How maternal malnutrition affects linear growth and development in the offspring. Mol Cell Endocrinol. 2016; 435:40-7. DOI: 10.1016/j.mce.2016.01.024.
- Rogozinska E, Chamillard M, Hitman GA, Khan KS, Thangaratinam S. Nutritional Manipulation for the Primary Prevention of Gestational Diabetes Mellitus: A Meta-Analysis of Randomised Studies. PLoS One. 2015; 10(2):e0115526. DOI: 10.1371/journal.pone.0115526.
- Sociedade Brasileira de Cardiologia. Atualização da Diretriz de Prevenção Cardiovascular da Sociedade Brasileira de Cardiologia – 2019. Arq Bras Cardiol. 2019; 113(4):787-891. DOI: 10.5935/abc.20190204.
- Sociedade Brasileira de Diabetes. Diretrizes da Sociedade Brasileira de Diabetes 2019-2020. Disponível em: https://www.diabetes.org.br/profissionais/images/DIRETRIZES-COMPLETA-2019-2020.pdf
- World Health Organization (WHO). Nutritional anaemias: tools for effective prevention and control. 2017. Disponível em: https://www.who.int/publications/i/item/9789241513067

Seção 2.2 – Neonatologia

CAPÍTULO

9 Terapia Nutricional no Recém-Nascido Prematuro

Paula Alves Gonçalves

O recém-nascido prematuro

No Brasil, cerca de 12% de 3 milhões nascidos vivos ocorrem antes de a gestação completar 37 semanas. Isso significa que cerca de 360 mil crianças nascem prematuras todo ano.

A idade gestacional ao nascer determina a base das subcategorias do recém-nascido prematuro de acordo com Organização Mundial da Saúde:

- Pré-termo extremo: idade gestacional ao nascer < 28 semanas;
- Muito pré-termo: idade gestacional ao nascer de 28 a < 32 semanas;
- Pré-termo moderado: idade gestacional ao nascer entre 32 e < 37 semanas (sendo o pré-termo tardio com idade gestacional ao nascer entre 34 e < 37 semanas).

O baixo peso ao nascer é definido como menor que 2.500 g, tendo esse grupo um risco 20 vezes maior de morrer comparado a crianças com peso maior que 2.500 g ao nascer. O baixo peso ao nascer pode ser subcategorizado em: muito baixo peso (< 1.500 g) e extremo baixo peso (< 1.000 g).

Comparado ao restante do mundo, o Brasil ocupa o nono lugar em número absoluto de partos prematuros. Essa estatística é preocupante, pois a prematuridade é considerada a principal causa de morte em crianças nos primeiros cinco anos de vida no Brasil.

Nas crianças que sobrevivem, a prematuridade aumenta o risco de condições crônicas como prejuízo no padrão de crescimento desde o período neonatal, diabetes tipo II, doenças cardiovasculares, atrasos no desenvolvimento sensorial, motor e cognitivo.

Avaliação nutricional

Apesar de os protocolos alimentares reconhecerem que o leite materno é a melhor fonte de nutrientes para os pré-termos, a prática assistencial demonstra que há necessidade de outras fontes de nutrição, seja enteral ou parenteral, para esse grupo de pacientes críticos. Há ainda pouco consenso internacional a respeito de como devemos monitorizar o crescimento dos prematuros, ou mesmo qual seria o padrão ideal de crescimento dessa população, inclusive no período pós-termo da idade gestacional corrigida.

O ideal de que o crescimento do prematuro deveria ser igual ao do crescimento fetal deriva de recomendações gerais da Academia Americana de Pediatria (1977) que não encontram substrato na literatura atual. Raramente tal crescimento é alcançado na prática clínica, principalmente no prematuro extremo e no muito pré-termo. Comparando-se o crescimento pós-natal do muito pré-termo com as curvas de estatura e de peso para a idade gestacional fetal, os profissionais neonatologistas percebem que muitos desses prematuros não alcançam a referência média dos fetos, portanto são classificados com restrição de crescimento extrauterino, tendo falhado no crescimento pós-natal (peso na alta hospitalar abaixo do percentil 10). Porém, há embasamento em literatura de que, em muito pré-termos, existe associação entre benefícios neurocognitivos em longo prazo e crescimento rápido nas primeiras semanas pós-natais – o que não significa, necessariamente, crescer como um feto. Em contrapartida, os neonatos que têm crescimento acelerado precocemente podem ter maior risco de doenças metabólicas e cardiovasculares tardiamente na vida.

Aos apontamentos anteriores, soma-se a limitação de que estatura e perímetro cefálico são medidas antropométricas aferidas com menor frequência no período neonatal em comparação à aferição de peso, que é rotina diária na maioria dos centros neonatais. Na prática, devemos avaliar a evolução individualizada de cada prematuro por meio do acompanhamento sistemático de perímetro cefálico, peso e estatura em curva própria para neonatos prematuros (www.intergrowth21.tghn.org).

O prematuro extremo nasce com baixos estoques de nutrientes como ferro, zinco, cálcio, vitaminas, além de ter pouca gordura subcutânea e baixo estoque de glicogênio, pois a maior parte da transferência placentária desses nutrientes ocorreria no terceiro trimestre da gestação.

A imaturidade fisiológica também oferece grande desafio para a provisão da nutrição adequada. Assim, o desequilíbrio de fluidos, glicose e eletrólitos é comum nos primeiros dias de vida, enquanto a barreira cutânea imatura combinada com demandas de termorregulação, estresse respiratório e outras doenças contribuem para altas necessidades de energia e fluidos. Soma-se a essa grande necessidade de nutrientes a imaturidade estrutural e funcional do sistema gastrointestinal, o que resulta em baixa tolerância da alimentação enteral. Geralmente, inicia-se a oferta de fluidos endovenosos imediatamente após o nascimento e também a nutrição parenteral até que a nutrição total enteral seja tolerada.

Terapia nutricional do prematuro

▶ Nutrição enteral

A nutrição enteral é iniciada, assim que o neonato apresenta estabilidade da perfusão tecidual gastrointestinal, em pequenos volumes (20 mL/kg/dia), via sonda oro ou nasogástrica, até que o neonato atinja maturidade para coordenar a mamada via oral (próximo de 33 ou 34 semanas de idade gestacional corrigida). Os volumes são aumentados lentamente conforme a tolerância, enquanto se reduz o volume da oferta parenteral para manter uma oferta hídrica total próxima de 150 mL/kg/dia, conforme manutenção de peso e necessidades clínicas.

Pode ser usada fórmula láctea para prematuros ou leite materno, sendo esse último comumente fortificado com aditivos específicos que aumentam a oferta calórica, proteica e de micronutrientes, principalmente quando o leite humano tiver sido pasteurizado. O leite materno é a melhor fonte nutricional para o neonato, e as mães de prematuros produzem uma composição láctea que contém maior concentração de proteínas do que as mães de neonatos a termo. O leite materno também melhora as defesas imunes e a função gastrointestinal, reduz a incidência de enterocolite e melhora os desfechos cognitivos em longo prazo.

▶ Oferta de minerais

Os prematuros têm risco para doença metabólica óssea, caracterizada pela desmineralização óssea devido aos baixos estoques de minerais ao nascimento, baixa ingesta pós-natal, uso de drogas deletérias ao arcabouço ósseo (como diuréticos de alça e corticoides), e deficiência de vitamina D.

Atualmente, a disponibilidade de fósforo orgânico melhorou a estabilidade de soluções contendo altas concentrações de cálcio e fósforo, melhorando a oferta desses minerais ao prematuro.

Na prática, a oferta inicial de cálcio e de fósforo é limitada pela concentração máxima de cátions divalentes, mas se almeja oferecer 2 mEq/kg/dia de cálcio e 2 mmol/kg/dia de fósforo por via parenteral. Após alcançada a nutrição enteral total, almeja-se oferecer 250 mg/kg/dia de cálcio e 130 mg/kg/dia de fósforo.

A oferta de magnésio é feita enquanto usamos a nutrição parenteral em 0,5 mEq/kg/dia e deve ser ajustada, assim como a oferta de cálcio e fósforo, de acordo com a dosagem sérica dos minerais.

▶ Oferta de proteína

A quantidade de proteína necessária para o crescimento do neonato varia entre os pacientes, mas se estima a necessidade de pelo menos 3 a 4 g/kg/dia, por via enteral ou parenteral. Múltiplos estudos demonstram que essa oferta precoce é segura e bem tolerada, resultando em balanço nitrogenado positivo e melhor síntese proteica.

▶ Oferta de lipídios

A ingesta de lipídios interfere diretamente na oferta calórica do neonato. O retardo na administração de lipídios pode levar à deficiência de ácidos graxos, e, em contrapartida, a ingesta acumulada de lipídios durante as primeiras duas semanas de vida está associada a melhor neurodesenvolvimento com um ano de idade corrigida.

Estima-se a necessidade de 3 a 4 g/kg/dia de lipídios, por via parenteral e 4 a 8 g/kg/dia de lipídios por via enteral.

As emulsões baseadas em óleo de soja podem contribuir para aumento de níveis de citocinas pró-inflamatórias e estresse oxidativo e, portanto, não têm sido recomendadas. Já as emulsões contendo óleos de peixe, oliva e coco proveem uma razão equilibrada de ácidos graxos poli-insaturados ômega-6 e ômega-3, podendo ser benéficas ao pré-termo.

Oferta de glicose

Os prematuros são população de grande risco para hipoglicemia devido aos baixos estoques de glicogênio e de gordura e à dificuldade em regular o eixo insulina-glicose.

A nutrição parenteral pode oferecer altas taxas de glicose, portanto hiperglicemia também pode ocorrer nesses pacientes, colocando-os em maior risco para desfechos adversos como mortalidade, retinopatia da prematuridade e hemorragia intraventricular.

A oferta de glicose deve ser suficiente para manter os controles de glicemia capilar entre aproximadamente 70 e 150 mg/dL. Estima-se a necessidade de 7 a 15 g/kg/dia de carboidrato, por via parenteral e 10 a 15 g/kg/dia de carboidrato por via enteral.

A oferta calórica deve ser de 110 a 150 kcal/kg/dia, por via parenteral ou enteral.

Considerações finais

O cuidado nutricional do recém-nascido prematuro permanece um grande desafio na prática clínica. Há carência na literatura científica de estudos prospectivos que avaliem diferentes estratégias nutricionais com desfechos antropométricos, cognitivos e de saúde global, sendo a maioria das evidências baseadas em estudos observacionais. Portanto, há uma grande lacuna de conhecimento a ser preenchida por estudos prospectivos de grande abrangência epidemiológica que correlacionem estratégias nutricionais aos principais desfechos neonatais, infantis e da vida adulta.

Leitura recomendada

- ACOG Committee Opinion No 579: definition of term pregnancy. Obstet Gynecol. 2013; 122:1139-40.
- American Academy of Pediatrics. American Academy of Pediatrics, Committee on Nutrition. Nutritional needs of low-birth-weight infants. Pediatrics. 1977; 60(4):519-30.
- Barros FC, Papageorghiou AT, Victora CG, Noble JA, Pang R, Iams J, et al. for the International Fetal and Newborn Growth Consortium for the 21st Century (INTERGROWTH 21st). The Distribution of Clinical Phenotypes of Preterm Birth Syndrome Implications for Prevention. JAMA PED. 2015; e1-10.
- Bell EF, Acarregui MJ. Restricted versus liberal water intake for preventing morbidity and mortality in preterm infants. Cochrane Database Syst Rev. 2014; 12:CD000503.
- Brown JV, Embleton ND, Harding JE, McGuire W. Multi-nutrient fortification of human milk for preterm infants. Cochrane Database Syst Rev. 2016; 5:CD000343.
- Chawanpaiboon S, Vogel JP, Moller A-B, Lumbiganon P, Petzold M, Hogan D, et al. Global, regional, and national estimates of levels of preterm birth in 2014: a systematic review and modelling analysis. Lancet Glob Health. 2019; 7:e37-46.
- Cormack BE, Embleton ND, van Goudoever JB, Hay WW Jr, Bloomfield FH. Comparing apples with apples: it is time for standardized reporting of neonatal nutrition and growth studies. Pediatr Res. 2016; 79(6):810-20.
- França EB, Lansky S, Rego MAS, Malta DC, França JS, Teixeira R, et al. Principais causas da mortalidade na infância no Brasil, em 1990 e 2015: Estimativas do Estudo de Carga Global de Doença. Rev Bras Epidemiol. 2017; 20(Suppl 1):46-60.
- GBD Child Mortality Collaborators. Global, regional, and national under-5 mortality, adult mortality, age-specific mortality, and life expectancy, 1970–2016: a systematic analysis for the Global Burden of Disease Study 2016. Lancet. 2017; 390:1084-150.
- Horbar JD, Ehrenkranz RA, Badger GJ, et al. Weight growth velocity and postnatal growth failure in infants 501 to 1500 grams: 2000-2013. Pediatrics. 2015; 136(1). Disponível em: www.pediatrics.org/cgi/content/full/136/1/e84.
- Isaacs EB, Fischl BR, Quinn BT, Chong WK, Gadian DG, Lucas A. Impact of breast milk on intelligence quotient, brain size, and white matter development. Pediatr Res. 2010; 67:357-62.
- Leal MC, Esteves-Pereira AP, Nakamura-Pereira M, Torres JA, Theme-Filha M, Domingues RMSM, et al. Prevalence and risk factors related to preterm birth in Brazil. Reprod Health. 2016; 13(Suppl 3):127.
- Morgan J, Young L, McGuire W. Delayed introduction of progressive enteral feeds to prevent necrotising enterocolitis in very low birth weight infants. Cochrane Database Syst Rev. 2014; 12:CD001970.
- Ong KK, Kennedy K, Gutierrez EC, Forsyth S, Godfrey KM, Koletzko B, et al. Postnatal growth in preterm infants and later health outcomes: a systematic review. Acta Paediatrica. 2015; 104:974-86.
- Papageorghiou AT, Ohuma EO, Altman DG, Gravett MG, Hirst J, da Silveira MF, et al. International standards for fetal growth based on serial ultrasound measurements: the Fetal Growth Longitudinal Study of the INTERGROWTH-21st Project. Lancet. 2014; 384:869-79.
- Raiten DJ, Steiber AL, Hand RK. Executive summary: evaluation of the evidence to support practice guidelines for nutritional care of preterm infants-the Pre-B Project. Am J Clin Nutr. 2016; 103:599S-605S.
- Stoll BJ, Hansen NI, Bell EF, et al.; Eunice Kennedy Shriver National Institute of Child Health and Human Development Neonatal Research Network. Neonatal outcomes of extremely preterm infants from the NICHD Neonatal Research Network. Pediatrics. 2010; 126(3):443-56.

CAPÍTULO

10
Transição de Sonda para Via Oral em Recém-Nascidos Prematuros

Marília de Paula Giorgetti
Rosana Tiepo Arevalo

Entre os problemas decorrentes da prematuridade, a dificuldade de alimentação via oral é apontada como um dos principais desafios que a criança pode enfrentar.

Recém-nascidos pré-termo podem apresentar incapacidade para coordenar as funções de sucção, deglutição e respiração devido à imaturidade neurológica, do sistema cardiorrespiratório, gastrointestinal e motor oral. Por esse motivo, o uso de sonda orogástrica ou nasogástrica para nutrição enteral se faz necessário frequentemente nessa população. Estima-se que aproximadamente 30% dos prematuros apresentem dificuldade na transição da dieta por sonda para via oral.

Espera-se que a partir de 34 semanas de idade gestacional o bebê já consiga apresentar coordenação entre sucção, deglutição e respiração. No entanto, para iniciar a alimentação via oral, além da idade gestacional, alguns aspectos devem ser observados, tais como: peso, estado comportamental, presença de reflexos orais, características do sistema sensório motor oral, capacidade de sucção, quadro respiratório, intercorrências médicas e estabilidade clínica.

A amamentação em recém-nascidos prematuros é um grande desafio. O aleitamento materno e os seus efeitos benéficos para a saúde da criança e da mãe estão bem estabelecidos na literatura. Porém, considerando a dificuldade dos bebês pré-termo, formas alternativas de oferta via oral complementando o aleitamento materno, por exemplo o uso de mamadeira, podem contribuir para alcançar a competência alimentar exclusiva por via oral em menor intervalo de tempo.

O uso de mamadeira pode auxiliar a treinar a coordenação das funções de sucção, deglutição e respiração, sendo importante em casos que o recém-nascido prematuro não apresenta, naquele momento, condições adequadas do sistema sensório motor oral para a prática do aleitamento materno exclusivo. Porém, recomenda-se que essa alternativa seja transitória, e que, com o desenvolvimento do bebê, ele alcance as habilidades suficientes para posteriormente ser amamentado exclusivamente, diminuindo ou até mesmo cessando a necessidade de complementação por mamadeira.

Na prática, pode-se observar um período de cerca de 10 a 15 dias para que ocorra a transição de sonda para via oral. A transição deve ocorrer de forma gradual e individualizada, respeitando os sinais e respostas apresentados pelo bebê, sendo eles: engasgo, tosse ou dessaturações durante a oferta; sinais discretos de desconforto; estado comportamental e postural, monitorando tempo de mamada, bem como ganho de peso.

A competência alimentar é um dos critérios utilizados para a alta hospitalar. Assim, essa habilidade, se não estabelecida rapidamente, aumenta o tempo de internação e custos significantemente.

O fonoaudiólogo é o profissional que atua concomitantemente à equipe multidisciplinar e médica, visando à estimulação da sucção e reflexos orais para a transição sonda-via oral de forma segura, efetiva e em menor intervalo de tempo.

Leitura recomendada

- Arvedson J, Cark H, Lazarus C, et al. Evidence-based systematic review: effects of oral motor interventions on feeding and swallowing in preterm infants. Am J Speech Lang Pathol. 2010; 19:321-40.
- Asadollahpour F, Yadegari F, Soleimani F, Khalesi N. The Effects of Non-Nutritive Sucking and Pre-Feeding Oral Stimulation on Time to Achieve Independent Oral Feeding for Preterm Infants. Iran J Pediatr. 2015; 25(3):809.
- Crowe L, Chang A, Wallace K. Instruments for assessing readiness to commence suck feeds in preterm infants: effects on time to establish full oral feeding and duration of hospitalization. The Cochrane Library. 2009; (7).
- Fujinaga CI, Zamberlan NE, Rodarte MDO, Scochi CGS. Confiabilidade do instrumento de avaliação da prontidão do prematuro para alimentação oral. Pró-Fono Revista de Atualização Científica. 2007; 19(2):143, 150.
- Lau C, Smith EO. Interventions to improve the oral feeding performance of preterm infants. Acta Paediatrica. 2012; 101(7):269-74.
- Levy DS, Almeida ST. Manejo das disfagias no período neonatal. In: Disfagia infantil. Rio de Janeiro: Thieme Revinter; 201. p. 119-28.
- López CP, Chiari BM, Goulart AL, Furkim AM, Guedes ZCF. Avaliação da deglutição em prematuros com mamadeira e copo. CoDAS. 2014; 26(1):81-6.
- Ribeiro FGSM. Protocolo para transição da alimentação para via oral em prematuros. In: Furkim AM, Rodrigues KA. Disfagias nas unidades de terapia intensiva. São Paulo: Roca; 2014. p. 189-99.
- Yamamoto RCC, Prade LS, Bolzan GP, Weinmann ARM, Keske-Soares M. Prontidão para início da alimentação oral e função motora oral de recém-nascidos pré-termo. Rev. CEFAC. 2017 jul-ago; 19(4):503-9.

CAPÍTULO 11

Composição do Leite Humano e Uso do Aditivo

Vanessa Andrea Cruz Ramis Figueira

As principais organizações como a Organização Mundial da Saúde (OMS), United Nations Children's Fund (UNICEF), European Society for Pediatric Gastroenterology Hepatology and Nutrition (ESPGHAN), American Academy of Pediatrics (AAP) e Sociedade Brasileira de Pediatria recomendam aleitamento exclusivo nos primeiros seis meses de vida, e que, a partir de então, a amamentação seja mantida por um a dois anos ou mais.

A amamentação é o padrão-ouro para a nutrição infantil. No entanto, a importância do leite humano para o lactente vai além do atendimento de suas necessidades nutricionais. Seu consumo está associado a menor risco de morbidades em longo prazo, incluindo obesidade e síndrome metabólica, que constituem grandes problemas de saúde pública em todo o mundo.

Ao contrário da fórmula infantil, a composição do leite humano é dinâmica e pode variar de acordo com fatores maternos como a alimentação da nutriz, fase de lactação, idade gestacional do recém-nascido, entre mães e populações, e fatores ambientais, por exemplo o manejo do leite após a coleta, forma de armazenamento, e se é pasteurizado ou cru.

O colostro é o primeiro fluido produzido após o parto, rico em componentes imunológicos como a IgA secretora, lactoferrina, leucócitos, além de fatores de desenvolvimento como o fator de crescimento epidérmico. Contém concentrações relativamente baixas de lactose, indicando que suas funções primárias são imunológicas e tróficas, em vez de nutricionais.

O leite de transição representa um período de aumento da produção de leite para apoiar as necessidades nutricionais e de desenvolvimento do recém-nascido e ainda compartilha algumas das características do colostro. É secretado entre cinco dias a duas semanas após o parto. Após o primeiro mês, o leite humano não sofrerá tantas alterações em sua composição e passa a ser considerado maduro.

Ballard *et al.* justificam resultados divergentes entre os estudos sobre composição do leite humano devido a fatores como: falta de padronização na coleta das doadoras, diferentes condições de armazenamento ou tipo de pasteurização.

Macronutrientes

A composição média de macronutrientes do leite maduro a termo é estimada em aproximadamente 0,9 a 1,2 g/dL para proteína, 3,2 a 3,6 g/dL para gordura e 6,7 a 7,8 g/dL para lactose.

116

A estimativa de energia varia de 65 a 70 kcal/dL e está altamente correlacionada com o teor de gordura do leite humano.

As proteínas do leite humano são divididas em frações ou complexos de soro de leite e caseína, cada um composto por um conjunto de proteínas e peptídeos específicos. As proteínas mais abundantes são caseína, α-lactalbumina, lactoferrina, imunoglobulina IgA secretora, lisozima e albumina sérica. Os níveis de proteína diminuem no leite humano ao longo das primeiras 4 a 6 semanas de vida.

A gordura é o macronutriente do leite com maior variação. O perfil de ácidos graxos do leite humano varia em relação à dieta materna, principalmente nos ácidos graxos poli-insaturados de cadeia longa.

Micronutrientes

Muitos micronutrientes variam no leite humano dependendo da dieta materna e dos estoques corporais, incluindo vitaminas A, B1, B2, B6, B12, D e iodo. Independentemente da dieta materna, as vitaminas D e K apresentam baixas concentrações no leite humano, havendo necessidade de suplementação pós-natal de vitamina D e injeção de vitamina K para evitar doenças hemorrágicas do recém-nascido.

A importância do leite humano vai além de apenas nutrir; o reconhecimento de fatores potentes e bioativos do leite humano indica a importância de preservar sua atividade biológica, por meio do processo de coleta, armazenamento e pasteurização do leite. Os componentes bioativos do leite humano são provenientes de várias fontes: produzidos e secretados pelo epitélio mamário, produzidos por células transportadas no leite e retirados do soro materno; e transportados através do epitélio mamário por transporte mediado por receptor.

O Quadro 11.1 apresenta os principais componentes bioativos presentes no leite humano.

Quadro 11.1. Componentes bioativos do leite humano.

Fatores imunológicos	Fatores de crescimento	Hormônios	Anti-inflamatórios	Enzimas digestivas
IgA, IgM, IgG	EGF epidérmico	Insulina	Fator necrose	Amilase
Lactoferrina	IGF	Leptina	tumoral	Proteases
Lisozima	Gastrina	Resistina	Prostaglandinas	BSSL (lipase
Leucócitos	Peptídeo YY	Grelina	Interferon-g	estimuladora do
Fator bifidus	GDNF (fator neurotrófico	Prolactina	Macrófagos	sal biliar)
Oligossacarídeos	derivado da linhagem de	Calcitonina		Lipase lipoproteína
	células gliais)	Eritropoietina		
	BDNF (fator neurotrófico			
	derivado do cérebro)			

Fonte: adaptada de Ballard O, Morrow AL. Human milk composition: nutrients and bioactive factors. Pediatr Clin North Am. 2013; 60(1):49-74.

- **Fatores de crescimento**: desempenham efeitos abrangentes no trato intestinal, no sistema nervoso e no sistema endócrino. A imaturidade do intestino do recém-nascido estende-se ao sistema nervoso enteral, que requer fator neurotrófico derivado do cérebro (BDNF) e fator neurotrófico derivado da linha celular da glia (GDNF) para seu desenvolvimento. O fator de crescimento epidérmico (EGF) é fundamental para a maturação e cura da mucosa intestinal, sendo resistente ao baixo pH e às enzimas digestivas, e estimula o enterócito a aumentar a síntese de DNA, divisão celular e síntese de proteínas.

- **Fatores imunológicos**: o perfil imunológico do leite materno é dinâmico e pode ser influenciado por uma vasta gama de fatores, dentre os quais, a semana da gestação e a lactação. Após o nascimento, os recém-nascidos dependem completamente das imunoglobulinas maternas devido ao fato de o sistema imunológico ser imaturo. As imunoglobulinas fornecidas com o leite materno são cruciais para moldar a imunidade neonatal durante os primeiros três meses, uma vez que há uma falta de células plasmáticas funcionais, responsáveis pela síntese de IgG do recém-nascido.

O leite humano contém uma variedade de células, incluindo macrófagos, células T, células-tronco e linfócitos. A quantidade relativa dessas células difere entre as mães, mas cerca de 80% das células no leite inicial são macrófagos do leite materno, fornecendo proteção contra patógenos enquanto estimula o desenvolvimento do próprio sistema imunológico do lactente. As principais funções biológicas da IgA incluem neutralização intracelular de vírus, inibição da adesão de bactérias patogênicas à mucosa do hospedeiro e aglutinação de vírus e bactérias. A maior concentração de IgA é encontrada no colostro, de aproximadamente 2,5 g/L, reduzindo para aproximadamente 0,7 g/L no leite maduro.

Os oligossacarídeos do leite humano (HMOS) constituem aproximadamente 1 g/dL, dependendo do estágio da lactação e de fatores genéticos maternos. São agentes prebióticos que estimulam seletivamente o crescimento de organismos benéficos, os probióticos, e também são reconhecidos como inibidores de ligação a patógenos que funcionam como receptores solúveis para patógenos que têm afinidade para se ligar a receptores de oligossacarídeos expressos na superfície intestinal do lactente.

- **Hormônios:** os hormônios presentes no leite humano e que regulam a função metabólica são vistos como potenciais fatores de programação dentro do conceito de programação nutricional durante "os primeiros mil dias de vida". O leite humano contém quantidades significativas de eritropoietina, principal hormônio responsável pelo aumento dos glóbulos vermelhos e também um fator trófico importante, podendo ajudar a reduzir o risco de enterocolite necrosante. A adiponectina, encontrada em grande quantidade no leite humano, regula ativamente o metabolismo e suprime a inflamação. Seus níveis se correlacionam inversamente com o peso da criança e o índice de massa corporal (IMC) durante a amamentação exclusiva. Outros hormônios reguladores do metabolismo encontrados no leite humano são a leptina, a resistina e a grelina, que parecem desempenhar um papel importante na regulação da conversão de energia, composição corporal e controle do apetite.
- **Fatores anti-inflamatórios:** o papel das citocinas inflamatórias encontradas no leite humano permanece sob investigação, mas se sabe que participam do recrutamento de neutrófilos, aumentam o desenvolvimento intestinal e a interleucina-8 pode ajudar a proteger contra os danos mediados pelo fator de necrose tumoral (TNFα).
- **Enzimas digestivas:** a lipase estimuladora de sal biliar (BSSL) é uma enzima altamente glicosilada que quebra a gordura do leite, liberando energia para o metabolismo e que também protege os lactentes contra infecções virais, como o HIV.

O glóbulo de gordura do leite (MFG) contém mucinas derivadas da membrana plasmática materna que são multifuncionais e protegem contra infecções por HIV, rotavírus, *Salmonella*.

Aditivos de leite humano

Estudos demonstram que a adequação da quantidade e qualidade da ingestão de proteína por recém-nascidos de muito baixo peso influencia a taxa e a qualidade relativa do ganho de peso. Um suprimento inadequado de cálcio, fósforo e zinco também pode culminar em crescimento e desenvolvimento deficientes, uma vez que são responsáveis pela maturação e pela funcionalidade de diversos sistemas enzimáticos. Diante da impossibilidade de aumentar o volume de leite humano e, consequentemente, a absorção de nutrientes, a estratégia é utilizar aditivos comerciais no próprio leite materno (cru ou pasteurizado) ou leite humano de doação.

Segundo a RDC 171, de 4 de setembro de 2006, o uso de aditivo no leite humano extraído é restrito ao ambiente hospitalar. Sua utilização é vetada durante as fases de: coleta, processamento, distribuição e no porcionamento. Em condições excepcionais, o acréscimo de aditivos poderá ser realizado, sob prescrição médica, no momento da administração, mediante a garantia da isenção de riscos à saúde do receptor.

No Brasil há, atualmente, duas marcas de aditivos comercializadas. Ambos são provenientes de proteína do soro do leite de vaca e devem ser adicionados na diluição de um sachê a cada 25 mL de leite humano.

De modo geral, recomenda-se que o início da fortificação do leite humano em recém-nascidos de muito baixo peso ocorra quando a alimentação atinge 100 mL/kg/dia. Senterre e Rigo relataram que a introdução de aditivo pode ocorrer quando a alimentação enteral excede 50 mL/kg/dia, permitindo melhorar a ingestão nutricional e o crescimento pós-natal.

Apesar de propiciarem crescimento e ganho de peso aos prematuros, estudos demonstram que alteram parcialmente a qualidade imunológica do leite humano, aumentam a osmolaridade e o risco de sensibilização por proteínas heterólogas, bem como a ocorrência de enterocolite necrosante.

No Brasil, Oliveira *et al.* publicaram, em 2019, estudo que confirmou a possibilidade de formular leite humano concentrado a partir da liofilização do leite doado ao banco de leite humano, com osmolalidade e níveis de certos macronutrientes e micronutrientes compatíveis com as necessidades nutricionais dos recém-nascidos de muito baixo peso.

Há divergentes resultados na literatura quando o leite materno fortificado com aditivo derivado do leite humano é comparado ao derivado do leite de vaca. Alguns estudos demonstram melhora nas taxas de morbidade e mortalidade, menor incidência de enterocolite necrosante, diminuição do tempo de internação hospitalar, melhora do crescimento infantil e ganho de peso. Outros estudos não identificaram diferenças estatisticamente significativas nas interrupções alimentares, no índice de mortalidade e morbidade ou medidas antropométricas, em recém-nascidos prematuros alimentados exclusivamente com leite materno fortificado com aditivo derivado do leite humano em comparação com o derivado do leite de vaca.

Mais estudos são necessários para compreender o papel dos compostos bioativos do leite humano, comparar aditivo à base do leite humano com aditivo à base do leite de vaca em desfechos clínicos em curto e longo prazo e desenvolvimento e avaliação de diferentes técnicas de pasteurização para melhorar a qualidade biológica e nutricional, mantendo a segurança microbiológica do leite humano.

Leitura recomendada e referências bibliográficas

- American Academy of Pediatrics. Breastfeeding and the use of human milk. Pediatrics. 2012; 129(3):e827-41.
- Ballard O, Morrow AL. Human milk composition: nutrients and bioactive factors. Pediatr Clin North Am. 2013; 60(1):49-74.
- Brasil. Agência Nacional de Vigilância Sanitária. Resolução RDC n.º 171, de 4 de setembro de 2006. Dispõe sobre o Regulamento Técnico para o Funcionamento de Bancos de Leite Humano. Brasília, DF: Diário Oficial da União; 2006 set.
- Cortez J, Makker K, Kraemer DF, Neu J, Sharma R, Hudak ML. Maternal milk feedings reduce sepsis, necrotizing enterocolitis and improve outcomes of premature infants. J Perinatol. 2018 jan; 38(1):71-4.
- Czosnykowska-Łukacka M, Lis-Kuberka J, Królak-Olejnik B, Orczyk-Pawiłowicz M. Changes in Human Milk Immunoglobulin Profile During Prolonged Lactation. Front Pediatr. 2020; 8:428.
- Galante L, Pundir S, Lagström H, et al. Growth Factor Concentrations in Human Milk Are Associated With Infant Weight and BMI From Birth to 5 Years. Front Nutr. 2020; 7:110.
- Hair AB, Bergner EM, Lee ML, Moreira AG, Hawthorne KM, Rechtman DJ, et al. Premature infants 750–1,250g birth weight supplemented with a novel human milk-derived cream are discharged sooner. Breastfeed Med; 2016.
- Koletzko B, von Kries R, Monasterolo RC, Subías JE, Scaglioni S, Giovannini M, et al. Can infant feeding choices modulate later obesity risk? Am J Clin Nutr. 2009; 89:1502S-8S.

- Kreissl A, Zwiauer V, Repa A, Binder C, Haninger N, Jilma B, et al. Effect of fortifiers and additional protein on the osmolarity of human milk: is it still safe for the premature infant? J Pediatr Gastroenterol Nutr. 2013 out; 57(4):432-7.
- Liu B, Newburg DS. Human milk glycoproteins protect infants against human pathogens. Breastfeed Med. 2013; 8:354-62. DOI: 10.1089/bfm.2013.0016.
- O'Connor DL, Kiss A, Tomlinson C, et al. Nutrient enrichment of human milk with human and bovine milk-based fortifiers for infants born weighing <1250 g: a randomized clinical trial [published correction appears in Am J Clin Nutr. 2019 ago; 110(2):529] [published correction appears in Am J Clin Nutr. 2020 mai; 111(5):1112]. Am J Clin Nutr. 2018; 108(1):108-16.
- Oliveira MM, Aragon DC, Bomfim VS, et al. Development of a human milk concentrate with human milk lyophilizate for feeding very low birth weight preterm infants: A preclinical experimental study. PLoS One. 2019; 14(2):e0210999.
- Owen CG, Martin RM, Whincup PH, Smith GD, Cook DG. Effect of infant feeding on the risk of obesity across the life course: a quantitative review of published evidence. Pediatrics. 2005; 115:1367-77. DOI: 10.1542/peds.2004-1176.
- Premkumar MH, Pammi M, Suresh G. Human milk-derived fortifier versus bovine milk-derived fortifier for prevention of mortality and morbidity in preterm neonates. Cochrane Database Syst Rev. 2019; 2019(11):CD013145.
- Senterre T. Practice of Enteral Nutrition in Very Low Birth Weight and Extremely Low Birth Weight Infants. In: Koletzko B, Poindexter B, Uauy R (eds.). Nutritional care of preterm infants. Basel: Karger; 2014. p. 201-2014.
- van Belkum M, Mendoza Alvarez L, Neu J. Preterm neonatal immunology at the intestinal interface. Cell Mol Life Sci. 2019; 77:1209-27.
- World Health Organization. The optimal duration of exclusive breastfeeding – Report of an Expert Consultation. Geneva, Switzerland; 2001 mar.

CAPÍTULO 12

Suporte Nutricional na Enterocolite

Romy Schmidt Brock Zacharias

A enterocolite necrosante (ECN) é uma patologia comum em recém-nascidos (RN), sendo mais prevalente em recém-nascidos prematuros, e pode ter um desfecho grave ou até fatal dependendo do grau de acometimento intestinal.

Recém-nascidos de termo também podem apresentar enterocolite, mas esses casos geralmente apresentam fatores de risco associados como cardiopatias congênitas, sepse ou hipotensão sistêmica.

A classificação proposta por Bell *et al.* em 1978 propõe três estágios de ECN:

Estágio 1 – suspeita de ECN;

Estágio 2 – ECN estabelecida;

Estágio 3 – ECN avançada ou complicada.

Essa classificação foi posteriormente modificada por Walsh e Kligman em 1986, estabelecendo subdivisões dentro das categorias de acordo com sinais sistêmicos, intestinais e radiológicos.

Dependendo do grau de acometimento e gravidade, indica-se uma proposta de tratamento que varia desde tratamento clínico até intervenção cirúrgica.

Em cerca de 60-80% dos casos de enterocolite o tratamento é clínico. Os casos que necessitam de cirurgia geralmente são de RN com menores idades gestacionais e estão relacionados a maior morbimortalidade e sequelas em longo prazo.

Tratamento clínico

O tratamento clínico consiste em:

- Suporte clínico: manter estabilidade ventilatória, hemodinâmica e hidreletrolítca;
- Antibioticoterapia;
- Nutrição adequada;
- Controle da dor.

Neste capítulo enfatizaremos o suporte nutricional na enterocolite, englobando estratégias nutricionais de prevenção de ECN, ou seja, antes da ECN, durante a ECN nos casos confirmados da doença, e abordagem nutricional depois dos casos não complicados da ECN.

Prevenção

Nos RN, como estratégia de prevenção da ECN, a oferta de leite materno deve ser sempre a primeira escolha. Trabalhos mostram que o risco de enterocolite diminui em seis a dez vezes em recém-nascidos prematuros que são alimentados com leite materno exclusivo em comparação com a oferta de fórmula láctea. O leite materno contém imunoglobulinas e anticorpos que auxiliam na prevenção de infecções e fatores de crescimento que ajudam a restaurar a função de barreira da mucosa, contribuindo para a homeostase natural do intestino. Ele também proporciona a melhor relação entre macro e micronutrientes para promover adequado crescimento do recém-nascido.

Em casos em que o leite materno ordenhado não esteja disponível, a recomendação é a utilização de leite humano de banco de leite.

▶ Oferta da dieta enteral

A oferta de dieta enteral em RNPT deve ser iniciada nas primeiras 48 horas de vida com uma dieta enteral mínima, também chamada nutrição trófica, que consiste na administração de uma oferta de 15-20 mL/kg/dia de leite de modo intermitente, em intervalos de três horas.

▶ Aumento ou progressão da dieta enteral

A partir do início da dieta enteral, seu aumento também ocorre de maneira lenta e programada. A maioria das unidades neonatais realiza aumentos diários de 15-30 mL/kg/dia a depender da tolerância da dieta caracterizada por adequada aceitação da mesma, ausência de resíduos gástricos de características patológicas, adequado exame físico abdominal e presença de evacuações.

A oferta da alimentação enteral nesses prematuros ocorre por meio de uma sonda nasogástrica, e a maneira de administração pode ocorrer de modo contínuo ou intermitente. A administração da dieta no modo intermitente é mais fisiológica, pois permite o desenvolvimento de um ritmo fisiológico de liberação dos hormônios intestinais, estimula a motilidade intestinal e reduz a hiperinsulinemia, permitindo períodos de pausa entre as mamadas.

▶ Intolerância alimentar

A presença de intolerância alimentar em RN que estavam aceitando a dieta pode ser um sinal de ECN.

A definição de intolerância alimentar não é muito clara. Alguns autores reconhecem que a presença de resíduos gástricos em quantidade maior que 50% da oferta oferecida, presença de resíduos amarelados ou biliosos (resíduos patológicos) e distensão abdominal devem ser valorizados e, nesses casos, o volume da dieta deve ser diminuído ou a dieta deve ser suspensa.

▶ Fortificante do leite humano

O fortificante de leite humano aumenta a osmolaridade do leite materno, mas não existe evidência de que isso exerça efeitos colaterais em nível de intestino; por isso, pode ser usado com segurança em RNPT que preencham critérios de indicação de seu uso.

Tratamento da ECN

A primeira estratégia de tratamento da ECN é manter o trato gastrointestinal em pausa alimentar. O tempo de jejum é discutível. A Sociedade Americana de Nutrição Enteral e Parenteral afirma que não existe protocolo fechado relacionado ao tempo de jejum e planejamento de reiniciar a dieta enteral. Dois estudos retrospectivos sugerem que o início precoce ajuda a diminuir tempo de cateter e infecção relacionada a cateter, com menor tempo para se atingir dieta plena, portanto apresenta benefícios. Historicamente, existe a sugestão de manter em jejum por 10 a 14 dias, avaliando clinicamente a presença de sinais que indicam retomada do trânsito intestinal como presença de ruídos intestinais, abdome flácido e presença de evacuações.

▶ Manejo de nutrição parenteral

Os pacientes que apresentam quadros de ECN necessitam de terapia com nutrição parenteral por longos períodos, seja pelo tempo necessário de jejum e recuperação intestinal ou devido à necessidade de procedimentos cirúrgicos intestinais sequenciais evoluindo com dificuldade de retomada da dieta enteral.

Esses RN, durante o quadro de ECN, devem receber nutrição parenteral total que atenda às necessidades nutricionais e promova crescimento.

Necessidade energética

A nutrição parenteral total (NPT) deve conter cerca de 85-95 kcal/kg/dia para permitir crescimento normal. Esse valor é 20% menor que as necessidades calóricas enterais, pois as ofertas administradas por via enteral consomem mais energia no processo de digestão e absorção.

Essa necessidade energética é oferecida pelos três principais macronutrientes que compõe a NPT: carboidratos (glicose), lipídios e proteínas (aminoácidos).

Glicose

A glicose é a primeira opção de carboidratos a ser usada na NPT e objetiva evitar a hipoglicemia, sendo o principal substrato para fornecimento de energia para órgãos vitais como o cérebro. A quantidade de glicose na nutrição parenteral deve atingir 40% das necessidades calóricas totais e é calculada em mg/kg/min, iniciando com 5-8 mg/kg/min e chegando a valores máximos de 10-12 mg/kg/min, sendo sempre monitorizada diariamente com o controle de glicemia sérica ou glicemia capilar. Lembrar que a concentração de glicose infundida em veia periférica não deve exceder 12%, e em veia central sua concentração máxima é de 25%.

Lipídios

A oferta de lipídios deve totalizar 30-50% das calorias não proteicas, o que equivale a 2-3 g/kg/dia de oferta de lipídios. A emulsão lipídica usada de rotina apresenta formulação com óleo de soja e fosfolipídios em solução a 20%, que é melhor tolerada em relação às formulações a 10% pela menor quantidade de fosfolipídios.

Aminoácidos

A oferta de aminoácidos de 1-1,5 g/kg/dia parece ser suficiente para evitar catabolismo e balanço nitrogenado negativo, no entanto, para promoção de crescimento, recomenda-se na NPT oferecer quantidade de aminoácidos de 3-4 g/kg/dia.

Sempre utilizar formulações de aminoácidos pediátricos, pois contêm maior concentração de aminoácidos essenciais em comparação com as preparações de adulto.

▶ Outros componentes da NPT

Cálcio e fósforo

Oferecer quantidade adequada para maximizar mineralização óssea, ou seja, 65-100 mg/kg/dia de cálcio e 50-80 mg/kg/dia de fósforo. É importante lembrar que a relação Ca:P na NPT também interfere na incorporação óssea desses componentes, por isso a relação ideal recomendada é de 1,7:1 (Ca:P).

Eletrólitos

A oferta de eletrólitos como Na, K e magnésio deve obedecer às necessidades diárias recomendadas para cada componente, devendo ser ajustados e monitorizados com dosagens séricas.

Oligoelementos

Devem ser adicionados em casos de NPT e NP prolongadas. Suas formulações contêm zinco, cobre, selênio, manganês e crômio; no entanto, as doses de zinco são baixas, por isso doses adicionais devem ser incluídas na nutrição parenteral em casos de RN pré-termo extremo ou com perdas intestinais excessivas para adequar as suas necessidades diárias.

Vitaminas

Os RNPT necessitam de maiores quantidades de vitaminas devido a seu ritmo de crescimento. Recomenda-se a utilização de formulações de vitaminas pediátricas para atender às necessidades dessa população.

A terapia de nutrição parenteral prolongada carrega com ela o risco de desenvolvimento de doença hepática secundária; por isso devemos sempre otimizar a prevenção desse quadro.

A lesão hepática pode ser evitada ou minimizada tomando alguns cuidados, como a seleção adequada de emulsões lipídicas e a otimização da oferta de outros macronutrientes.

A escolha de emulsões lipídicas de óleo de peixe (p. ex., SMOF) parece ser benéfica para a prevenção e tratamento de possíveis lesões hepáticas, assim como diminuir a oferta de lipídios (1 g/kg/dia *vs.* 3 g/kg/dia).

A quantidade de glicose também deve ser controlada, pois o excesso pode causar lesão hepática e esteatose. Recomenda-se que a taxa de infusão de glicose seja de, no máximo, 10-12 mg/kg/min.

Também é importante realizar a monitorização constante de dosagem de cobre e manganês, pois altos níveis séricos desses oligoelementos estão diretamente associados a doença hepática.

A realização de nutrição parenteral cíclica, ou seja, com intervalo de descanso, também é bem tolerada e previne a ocorrência de lesão hepática.

Abordagem nutricional após ECN

▶ Nutrição enteral

Para RN com ECN, após o período adequado de jejum, e apresentando exame abdominal sem distensão, com ausência de resíduos patológicos e evacuações presentes, deve-se iniciar a dieta enteral o mais rápido possível. Recomenda-se que o leite materno seja a dieta de escolha, como pontuado anteriormente. Quando o leite materno não estiver disponível, pode-se utilizar leite humano doado de banco de leite, que apresenta benefícios semelhantes.

Na ausência dessas possibilidades citadas, existem algumas fórmulas com proteínas extensamente hidrolisadas e à base de aminoácidos no mercado que podem ser usadas em casos específicos sob prescrição e seguimento médico.

A retomada da oferta da dieta enteral deve ocorrer em volumes pequenos de 10-20 mL/kg/dia, com aumentos diários na mesma quantidade conforme tolerância, e ser ofertada de maneira intermitente a cada três horas.

À medida que se progride com o aumento da nutrição enteral, a nutrição parenteral é progressivamente e proporcionalmente retirada.

Controvérsias

▶ Suplementação com aminoácidos específicos

Baixas concentrações de arginina parecem estar relacionadas à ocorrência da ECN, como foi demonstrado em estudos animais de modelo de ECN, em que a suplementação com arginina demonstrou efeito protetor. Em recém-nascidos prematuros, a suplementação com L-arginina mostrou reduzir a incidência de estágios II a III de ECN em comparação com placebo; no entanto, novos estudos clínicos randomizados são necessários antes de iniciar essa rotina na prática diária.

A glutamina é um importante nutriente para a proliferação e crescimento intestinal. Apesar de alguns estudos demonstrarem que a suplementação de glutamina na nutrição parenteral diminui a incidência de ECN, outros estudos não confirmam esses achados.

▶ Probióticos

Pesquisas com o uso de probióticos para a diminuição de ECN têm sido promissoras, no entanto ainda existe a necessidade de realização de estudos clínicos randomizados que definam qual probiótico deve ser utilizado, qual a dose que deve ser prescrita e intervalo para garantir os benefícios sem riscos associados.

▶ Ácidos graxos poli-insaturados de cadeia longa

Os ácidos graxos poli-insaturados de cadeia longa (LCPUFA), como ácido doco-hexanoico (n-3 LCPUFA) e ácido araquidônico (n-6 LCPUFA), apresentam papel importante na imunorregulação e cascata inflamatória. Em um estudo com 900 RN de idade gestacional menor de 32 semanas, a suplementação com LCPUFA se mostrou segura e associada a diminuição do risco de ECN.

▶ Glicocorticoides

O uso de glicocorticoides antenatais em casos de iminência de trabalho de parto prematuro está relacionado a menor incidência de ECN nesses RNPT.

O uso do glicocorticoide pós-natal não apresenta associação com a ECN, mas está associado a perfuração intestinal, principalmente se administrado em conjunto com indometacina.

Leitura recomendada e referências bibliográficas

- Alfaleh K, Anabrees J. Probiotics for prevention of necrotizing enterocolitis in preterm infants (review). Cochrane Database Syst Rev. 2014; (4):CD005496.
- Burattini I, Bellagamba MP, Spagnoli C, D'Ascenzo R, Mazzoni N, Peretti A, et al. Targeting 2.5 versus 4 g/kg/day of amino acids for extremely low birth weight infants: a randomized clinical trial. J Pediatr. 2013; 163(5):1278.
- Capriati T, Diamanti A, de Ville de Goyet J. New nutritional and therapeutic strategies of NEC. Curr Pediatr Rev. 2019; 15:92-105.
- Christian VJ, Polzin E, Welak S. Nutrition Management of Necrotizing Enterocolitis. Nutr Clin Pract. 2018; 33(4).
- Deshpande G, Rao S, Patole S, Bulsara M. Updated meta-analysis of probiotics for preventing necrotizing enterocolitis in preterm neonates. Pediatrics. 2010; 125(5):921-30.
- Deshpande G, Simmer K. Lipids for parenteral nutrition in neonates. Curr Opin Clin Nutr Metab Care. 2011; 14(2):145.
- Fallon EM, Nehra D, Potemkin AK, Gura KM, Simpser E, Compher C; American Society for Parenteral and Enteral Nutrition (A.S.P.E.N.) Board of Directors, Puder M. A.S.P.E.N. Clinical Guidelines: Nutrition Support of Neonatal Patients at Risk for Necrotizing Enterocolitis. JPEN J Parenter Enteral Nutr. 2012; 36(5):506-23.
- McGuire W, Anthony MY. Donor human milk versus formula for preventing necrotising enterocolitis in preterm infants: Systematic review. Arch Dis Child Fetal Neonatal Ed. 2003; 88(1):F11-F14.
- Moyses HE, Johnson MJ, Leaf AA, Cornelius VR. Early parenteral nutrition and growth outcomes in preterm infants: a systematic review and meta-analysis. Am J Clin Nutr. 2013 abr; 97(4):816-26. Epub 2013 fev 27.
- Quigley MA, Henderson G, Anthony MY, McGuire W. Formula milk versus donor breast milk for feeding preterm or low birth weight infants. Cochrane Database Syst Rev. 2007; (4):CD002971.

CAPÍTULO

13 Protocolo e Manejo Clínico da Amamentação

Ana Carolina G. Eisencraft
Natalia Turano Monteiro

O aleitamento materno é a mais sábia estratégia natural de vínculo, afeto, proteção e nutrição para a criança e constitui a mais sensível, econômica e eficaz intervenção para a redução da morbimortalidade infantil. Por ser da mesma espécie, o leite materno contém todos os nutrientes essenciais para o crescimento e o desenvolvimento infantil, além de ser mais bem digerido quando comparado com leites de outras espécies. O leite materno é capaz de suprir sozinho as necessidades nutricionais da criança nos primeiros seis meses, e continua sendo uma importante fonte de nutrientes no segundo ano de vida ou mais.

A amamentação pode melhorar a qualidade de vida das famílias, uma vez que as crianças amamentadas adoecem menos, necessitam de menos atendimento médico, hospitalizações e medicamentos, o que pode implicar menos gastos à família e sociedade.

Graças aos inúmeros fatores existentes no leite materno que protegem contra infecções, ocorrem menos mortes entre as crianças amamentadas. Estima-se que o aleitamento materno poderia evitar 13% das mortes em crianças menores de 5 anos em todo o mundo, por causas preveníveis. Segundo estudos no mundo em desenvolvimento poderiam ser salvas 1,47 milhões de vidas por ano se a recomendação de aleitamento materno exclusivo por seis meses e complementado por dois anos ou mais fosse cumprida. Atribui-se ao aleitamento subótimo, conforme classificação da Organização Mundial da Saúde (OMS), 55% das mortes por doença diarreica e 53% das causadas por infecção do trato respiratório inferior em crianças dos 0 aos 6 meses; 20% e 18% dos 7 aos 12 meses, respectivamente; e 20% de todas as causas de morte no segundo ano de vida. Nenhuma outra estratégia isolada alcança o impacto que a amamentação tem na redução das mortes de crianças menores de cinco anos.

A amamentação oferece vários benefícios para a saúde, tanto para a mãe quanto para a criança.

Benefícios para a mãe:

- Ajuda o útero a contrair e expulsar produtos de concepção como a placenta e as membranas. Reduz risco de sangramento vaginal pós-parto.
- Auxilia na perda de peso, reduz o risco de diabetes tipo 2, osteoporose, câncer de mama e câncer de ovário.
- A amamentação exclusiva pode inibir a ovulação e funciona como um método anticoncepcional natural.
- Previne a depressão pós-natal por favorecer o contato entre mãe e filho.
- Econômico e prático. Não tem custo e dispensa a atividade de lavar, esterilizar, preparar e transportar mamadeiras.

Benefícios para o bebê:
- Oferece proteção imunológica; contém anticorpos, permitindo maior resistência a infecções, bem como menos incidentes de doenças e hospitalização.
- O leite materno contém ácidos graxos poli-insaturados de cadeia longa, que são essenciais para o desenvolvimento do cérebro.
- A amamentação promove o desenvolvimento orofacial.
- Reduz o risco de desenvolvimento de alergias.
- O leite materno possui bactérias probióticas, que protegem contra processos inflamatórios do sistema digestivo.
- Reduz a probabilidade de infecções que podem causar diarreia, infecções do trato urinário, desenvolvimento de obesidade, diabetes e doença cardíaca.
- Os bebês amamentados possuem uma probabilidade menor de apresentar constipação intestinal, gazes, e suas fezes possuem menos odor.
- Os bebês amamentados tendem a ter QI mais elevados devido ao adequado desenvolvimento do cérebro no início da vida.
- O leite materno favorece a proteção imunológica das vacinas, já que os níveis de anticorpos são mais elevados em bebês amamentados.
- Reduz o risco de síndrome de morte súbita infantil (SIDS).
- Prático; favorece a nutrição adequada; o bebê não precisa esperar para se alimentar; pode ser oferecido a qualquer hora e em qualquer lugar.
- O leite materno é um "alimento natural e renovável", ambientalmente seguro, produzido e entregue ao consumidor sem causar poluição, sem embalagens desnecessárias e desperdícios.

Anatomia da mama

Os ductos lactíferos irradiam-se a partir da base do mamilo e seguem por baixo da aréola, estendendo-se radialmente em direção à parede torácica, ramificando-se em ductos menores até terminarem em formações pequenas e saculares – os alvéolos. Os alvéolos formam lóbulos que, por sua vez, se reúnem para formar 15 a 20 lobos mamários, independentes, que têm entre si projeções do tecido fibroso (ligamentos suspensores de Cooper) envolvendo a mama, depósitos de gordura e por onde passam os vasos sanguíneos, vasos linfáticos e nervos.

Como visto na Figura 13.1, a mama é composta pelo mamilo, aréola, glândula mamária (onde estão localizados as células produtoras de leite) e canal lactífero, responsáveis pelo transporte de leite até o mamilo.

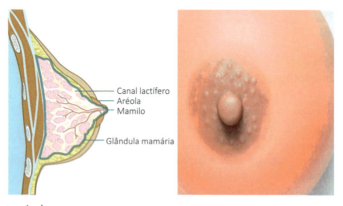

Figura 13.1. Anatomia da mama.
Fonte: acervo do Hospital Israelita Albert Einstein.

Como o leite é produzido?

A mama, durante a gravidez, é preparada para a amamentação sob a ação de diferentes hormônios, sobretudo do estrogênio e do progestogênio. Após o parto, a prolactina, em conjunto com outros hormônios, estimula a produção do leite. Para manter níveis altos de prolactina e ter uma boa produção de leite, a amamentação deve ser realizada em esquema de livre demanda, ou seja, oferecer o seio sempre que o bebê der sinais de que quer mamar, sem restrição na duração ou frequência das mamadas.

A ocitocina, hormônio responsável pelo reflexo materno de "saída do leite", é liberada principalmente pelo estímulo provocado pela sucção da criança, mas também é disponibilizada em resposta a estímulos condicionados, tais como visão, cheiro e choro da criança, e a fatores de ordem emocional como motivação, autoconfiança e tranquilidade. Por outro lado, a dor, o desconforto, o estresse, a ansiedade, o medo, a insegurança e a falta de autoconfiança podem inibir a liberação da ocitocina. Na amamentação, o volume de leite produzido varia na dependência da quantidade e frequência com que a criança mama; se por qualquer motivo o esvaziamento da mama for prejudicado, pode haver diminuição da produção de leite.

Composição do leite materno

O leite materno humano é um alimento completo, pois nele são encontrados todos os elementos necessários à nutrição do bebê. Desde o nascimento, o leite passa por três períodos: o colostro, leite de transição e leite maduro.

O colostro é o primeiro produto de secreção láctica da nutriz, é secretado desde o último trimestre da gestação e na primeira semana pós-parto. Possui aspecto líquido ou espesso de coloração amarelada. Além de proteínas e alguns minerais, o colostro apresenta grande quantidade de betacaroteno e outras vitaminas lipossolúveis. As proteínas contidas no colostro são conhecidas como protetoras, especialmente a imunoglobulina secretória, e existem em maior quantidade do que no leite maduro. Este, em contrapartida, contém proteínas nutritivas em maior quantidade do que o colostro. O colostro possui ação laxativa e auxilia na eliminação do mecônio, primeiras fezes do recém-nascido.

A apojadura ("descida do leite") costuma ocorrer em média no 3º ou 4º dia pós-parto. Nessa fase, as mamas aumentam de tamanho, ficam mais pesadas, doloridas e ligeiramente mais quentes. A mulher pode apresentar febre e calafrios.

O colostro, presente em média até o sétimo dia após o parto, modifica-se para leite de transição. O leite de transição é produzido até a estabilização dos componentes, que ocorre em média a partir do 15º dia após o parto. Ao final do primeiro mês, o leite materno é considerado maduro devido à estabilização dos seus componentes.

A composição do leite maduro consiste, principalmente, em proteínas, carboidratos, lipídios, minerais, oligoelementos, vitaminas e imunoglobulinas. O principal carboidrato é a lactose, fundamental na absorção de minerais.

As propriedades nutricionais e anti-infecciosas do leite da mãe do recém-nascido prematuro são adequadas às necessidades fisiológicas e imunológicas. O leite produzido possui maior quantidade de nitrogênio, é rico em proteínas, tem menor quantidade de lactose e mais energia.

Manejo do aleitamento materno

Logo após o parto, o bebê está alerta e é capaz de mamar. A amamentação deve ser iniciada sempre que possível na primeira hora de vida, ainda na sala do parto. Caso o bebê não deseje mamar, mantenha-o em contato pele a pele. O contato pele a pele promove um aumento na resposta cardiorrespiratória e termorreguladora do bebê e auxilia na colonização da pele com a microbiota materna.

A permanência do bebê em alojamento conjunto no hospital aumenta os índices de aleitamento materno, facilita o estabelecimento do vínculo afetivo entre mãe e filho, reduz o índice de infecções hospitalares cruzadas e beneficia o aprendizado da mãe sobre os cuidados com o recém-nascido.

▶ Dicas práticas

É recomendado lavar as mãos ou higienizar com gel alcoólico sempre antes de amamentar. Para iniciar a mamada, o bebê deve estar e calmo e alerta. Se estiver muito excitado ou chorando, é recomendável tentar tranquilizá-lo e acalentá-lo.

A escolha correta do sutiã é importante na amamentação. O sutiã deve ser prático, de algodão, ter o tamanho adequado (não esqueça que as mamas aumentam de tamanho na amamentação), sem bojo, com alças largas e possuir abertura frontal.

A poltrona de amamentação deve oferecer apoio para cabeça, costas e braços, ter altura adequada para o tamanho da mãe e possuir apoio para os pés na poltrona ou no pufe. As mais confortáveis costumam ser aquelas que são mais largas e robustas, pois elas acabam comportando bem o corpo, estimulando o repouso e relaxamento da mãe durante a amamentação.

Escolher um local arejado, calmo, tranquilo e sem muitas interrupções. A interferência de várias pessoas e palpites nesse momento pode atrapalhar.

É importante uma adequada hidratação, buscar uma alimentação saudável e equilibrada e descansar nos intervalos das mamadas.

Posições para amamentar

Existem várias posições para amamentar: a mais indicada é aquela na qual a mãe e o bebê se adaptam melhor, sentindo-se confortáveis. Almofada de amamentação e travesseiros são importantes para o apoio dos braços.

▶ Posição tradicional

É recomendada uma cadeira adequada de amamentação com apoio para as costas, braços e pernas. Pode-se colocar travesseiro nas costas para proporcionar maior conforto ou utilizar almofadas de amamentação. A mãe segura o bebê no colo e o coloca deitado de lado, como se o bebê estivesse olhando a mama. Com a outra mão, sustenta a mama e oferece o seio ao bebê. Verificar se a cabeça do bebê está alinhada com o resto do corpo, mantendo a coluna reta. Os ombros da mãe devem estar relaxados.

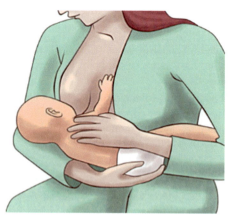

Figura 13.2. Posição tradicional para amamentar.
Fonte: acervo do Hospital Israelita Albert Einstein.

▶ Posição deitada

Se a mulher passou por uma cesariana, a posição deitada é adequada, pois o corpo da criança não comprime a região operada. Pode ser colocado um travesseiro nas costas do bebê para mantê-lo de lado e apoiado. A mulher pode usar travesseiros para elevar seu tronco, em um ângulo de 30 graus. O corpo do bebê é encaixado no corpo da mãe (barriga com barriga). Com a outra mão, a mãe sustenta a mama para o bebê. A recomendação para amamentar nessa posição é apenas se a mãe estiver bem acordada para não correr risco de acidentes e asfixia.

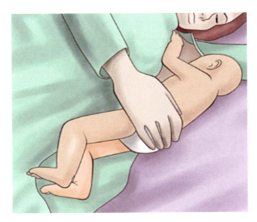

Figura 13.3. Posição deitada para amamentar.
Fonte: acervo do Hospital Israelita Albert Einstein.

▶ Posição invertida

A mãe se senta com apoio nas costas, afastada do encosto da cadeira. O bebê é deitado em um travesseiro por baixo do braço da mãe (os pés do bebê apontam para as costas da mãe). Em uma das mãos, a mãe sustenta a cabeça do bebê, e com a outra oferece a mama. A posição invertida favorece a amamentação para prematuros, bebês com baixo peso, bebês que possuem dificuldade em manter a pega no seio, para a mulher com mamas grandes e para auxiliar no tratamento de lesões mamilares (o rodízio de posições na amamentação favorece a cicatrização do seio, pois muda o ponto de pressão da boca do bebê).

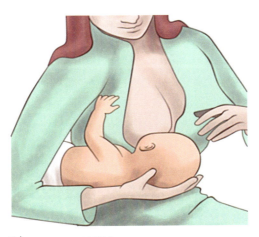

Figura 13.4. Posição invertida para amamentar.
Fonte: acervo do Hospital Israelita Albert Einstein.

▶ Posição cruzada

A mãe se senta com as costas retas e com os ombros relaxados. Segura o bebê no colo e o coloca deitado de lado, como se o bebê estivesse olhando a mama. Sustenta o corpo do bebê com o antebraço, enquanto uma mão sustenta a cabeça e a outra mão sustenta a mama. Após a pega correta e sucção efetiva, pode retornar o braço para a posição tradicional. O apoio com travesseiros ou almofadas é fundamental. Posição muito utilizada para bebês prematuros, hipotônicos ou bebês que possuem dificuldade em manter a pega no seio.

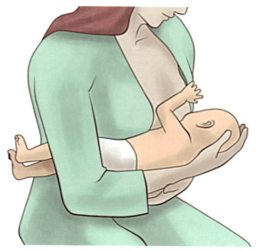

Figura 13.5. Posição cruzada para amamentar.
Fonte: acervo do Hospital Israelita Albert Einstein.

Pega e posicionamento na mama

Depois de escolher a melhor posição, a mãe deve sustentar a mama com a mão em forma de "C", colocando seu polegar acima da aréola, com os outros dedos e a palma da mão sustentando a mama. Convém retirar previamente algumas gotas de leite, com uma delicada expressão manual, e tocar o lábio inferior do bebê com o mamilo. Essas manobras estimulam o bebê a abrir a boca. Ele precisa abocanhar o mamilo e a maior parte da aréola, mantendo o lábio superior e inferior virados para fora.

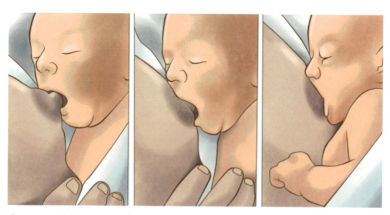

Figura 13.6. Pega e posicionamento da mama.
Fonte: acervo do Hospital Israelita Albert Einstein.

Sinais de pega incorreta:
- Lábio inferior virado para dentro;
- O bebê abocanha só o mamilo;
- Grande parte da aréola para fora da boca do bebê;
- Observam-se "covinhas" nas bochechas durante a mamada;
- Escutam-se estalidos (como beijinhos) durante a mamada.

Ao remover o seu bebê do seio, ou se precisar interromper uma mamada caso a pega esteja errada, deve-se introduzir o dedo mínimo no canto inferior da sua boca do bebê. Para não machucar o mamilo, convém retirar o bebê do seio suavemente. A mamada seguinte deve começar pela última mama oferecida na anterior ou então pela que estiver mais cheia.

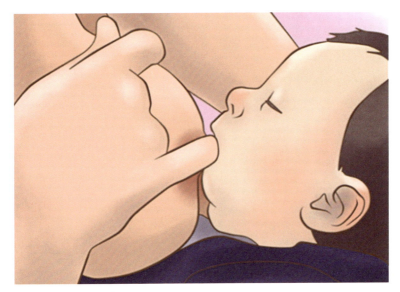

Figura 13.7. Remoção do bebê do seio.
Fonte: acervo do Hospital Israelita Albert Einstein.

▶ Livre demanda

Oferecer a mama em livre demanda significa oferecer o seio sempre que o bebê der sinais de que quer mamar, sem restrição na duração ou frequência das mamadas. A duração da mamada é determinada pelo seu bebê e varia de criança para criança, pois se trata de uma característica individual. Poderão ocorrer mamadas mais curtas ou mais longas.

O leite materno sofre variações em sua composição e volume no decorrer do dia e durante a mamada. O leite produzido no início da mamada tem uma quantidade maior de água, aparência aquosa e cor azulada. É chamado leite anterior. O leite do final da mamada tem aspecto mais esbranquiçado e denso e é mais rico em gordura, mais calórico, e, por isso, satisfaz o bebê. É importante deixar o bebê esgotar uma mama antes de oferecer a outra, para que ele receba o leite posterior.

No término da amamentação, é importante colocar o bebê para arrotar para eliminar o ar que possa ter deglutido durante a mamada. Para isso, a mãe pode colocar o bebê no seu colo, na posição vertical, por 10 a 15 minutos. Pode ser útil colocar uma fralda no ombro para proteger a roupa, pois é comum a saída de um pouco de leite quando o bebê arrota. Nem sempre se escuta som da saída do ar, o que não indica que não tenha ocorrido.

Cuidados importantes antes da mamada

Antes da mamada, caso as mamas estejam cheias e com áreas endurecidas, convém massageá-las com a ponta dos dedos, em movimentos circulares, iniciando na região próxima à aréola e avançando progressivamente até a base das mamas. Após a massagem, coloque o bebê para mamar. Caso a mama ainda esteja muito cheia após a amamentação, realize ordenha manual até ponto de alívio.

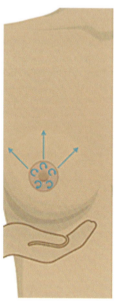
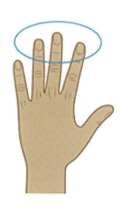

Figura 13.8. Massagem na mama.
Fonte: acervo do Hospital Israelita Albert Einstein.

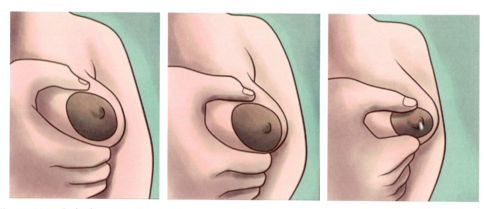

Figura 13.9. Ordenha manual e esvaziamento areolar.
Fonte: acervo do Hospital Israelita Albert Einstein.

Lesões mamilares

Dentre todos os possíveis problemas que surgem durante o período de amamentação, os traumas mamilares são os mais preocupantes e estão como a primeira causa de desmame precoce. As lesões podem aparecer nas mamas como hiperemia, edema, equimose, fissuras, vesículas e dilaceração.

Os traumatismos resultam principalmente de:

- Pega incorreta pela dificuldade de manejo;
- Falha na técnica de amamentação;
- Língua posteriorizada;
- Mamilos não protráteis;
- Uso inadequado de bombas de ordenha;
- Interrupção inadequada da mamada;
- Uso de protetores de silicone.

Infelizmente, o tratamento para as lesões mamilares é difícil devido à sucção repetida do bebê no seio e infecções causadas pela entrada de microrganismos através da fissura do mamilo. A correção da pega e posição por meio de técnica adequada auxiliam na cicatrização do tecido. Incentivar o aleitamento materno sob livre demanda permite que o bebê vá ao seio mais tranquilo e com menos fome.

A ordenha da região mamilo-areolar é fundamental para tornar a aréola mais flexível e facilitar a pega, e iniciar a amamentação pela mama menos traumatizada e amamentar em posições diferentes rodiziam o ponto de pressão da boca do bebê nas lesões, favorecendo a cicatrização. O uso do próprio leite materno, de pomada à base de lanolina ou de tratamento com laserterapia, após avaliação profissional, auxiliam a cicatrização.

O sucesso da amamentação depende de uma equipe capacitada no manejo do aleitamento materno. A equipe de saúde deve estar apta na avaliação da mamada para prevenir e diagnosticar possíveis dificuldades. As habilidades de aconselhamento fornecem um elo de comunicação entre a equipe e a família. Devemos respeitar o desejo da mãe em amamentar, fortalecer a sua autoconfiança e estimular a participação da rede de apoio e a presença do pai e da família durante a amamentação.

Leitura recomendada e referências bibliográficas

- AC American College of Obstetricians and Gynecologists. Breastfeeding. Breastfeeding: maternal and infant aspects. Special report from ACOG. ACOG Clin Rev. 2007; 12:1-16.
- American Academy of Pediatrics, The American College of Obstetricians and Gynecologists. Breastfeeding Handbook for Physicians. 2 ed. 2014.
- Brasil. Cartilha para a mãe trabalhadora que amamenta. Brasília: Ministério da Saúde; 2010.
- Brasil. Ministério da Saúde. Guia apara Implementação de apoio a amamentação para a mulher trabalhadora. Brasília: Ministério da saúde, Agência Nacional de Vigilância Sanitária; 2015.
- Brasil. Ministério da Saúde. Secretaria de Atenção à Saúde. Departamento de Atenção Básica. Saúde da criança: aleitamento materno e alimentação complementar. 2 ed. Brasília: Ministério da Saúde; 2015.
- Brasil. Ministério da Saúde. Secretaria de Atenção à Saúde. Departamento de Ações Programáticas e Estratégicas. Atenção à saúde do recém-nascido: guia para os profissionais de saúde. Brasília: Ministério da Saúde; 2011.
- Brasil. Ministério da Saúde. Secretaria de Atenção à Saúde. Departamento de Atenção Básica. Cadernos de Atenção Básica: Saúde da criança, Aleitamento materno e Alimentação complementar. 2 ed. Brasília. 2015.
- Brasil. Ministério da Saúde. Secretaria de atenção primária à saúde. Departamento de Promoção da Saúde. Guia alimentar para crianças brasileiras menores de dois anos. Brasília: Ministério da Saúde; 2019.
- Carvalho MR, Gomes CF. Amamentação: bases científicas. 4 ed. Rio de Janeiro: Guanabara Koogan; 2017.
- Carvalho MR, Gomes CF. Amamentação: bases científicas. 4 ed. Rio de Janeiro: Guanabara Koogan; 2017.
- Departamento Científico de Aleitamento Materno da Sociedade Brasileira de Pediatria. Manual de Aleitamento Materno. São Paulo: Manole; 2013.
- Goodind MJ, Finlay J, Shipley JÁ, Halliwell M, Duck FA. Three-dimensional ultrasound imaging of mammary ducts in lactating women: a feasibility study. J Ultrasound Med. 2010; 29(1):95-103.
- Lawrence RA, Lawrence RM. Breastfeeding a guide for the medical profession. 8 ed. Philadelphia: Elsevier; 2016.
- Rego JD. Aleitamento Materno. 3 ed. São Paulo: Atheneu; 2015.
- São Paulo (Estado). Secretaria da Saúde. Manual de acompanhamento da criança. Secretaria de Estado da Saúde de São Paulo; 2015 ago.
- The Lancet. Breastfeeding. Lancet. 2016 jan; 387(10017):404.
- The Lancet. Breastfeeding: a missed opportunity for global health. Lancet. 2017 ago; 390(10094):532.
- Vitolo MR. Nutrição: da gestação ao envelhecimento. 2 ed. Rio de Janeiro: Rubio; 2015.
- www.redeblh.fiocruz.br

CAPÍTULO

14 Impacto dos Primeiros Mil Dias na Vida Adulta da Criança

Fernanda Marques de Deus
Drielle Schweiger Freitas Bottairi Garcia

Os primeiros mil dias de vida se iniciam na concepção e terminam no aniversário do segundo ano pós-natal, sendo o período mais ativo do crescimento e desenvolvimento humano.

Dentre as estruturas que se desenvolvem até os dois anos de vida, temos: os sistemas sensoriais (especialmente auditivos e visuais), o hipocampo (aprendizado e memória), a mielinização (velocidade de processamento) e os sistemas de neurotransmissores (afeto e recompensa). Mesmo o córtex pré-frontal (planejamento, atenção, inibição e multitarefa) e circuitos cerebrais envolvidos no desenvolvimento social têm início nos primeiros mil dias.

As intervenções nutricionais podem afetar permanentemente o desenvolvimento biológico e metabólico individual e levar a alterações fisiopatológicas adaptativas mais tarde na infância e/ou na fase adulta, como as doenças não transmissíveis – diabetes, doenças cardiovasculares, câncer, doenças respiratórias crônicas e doenças neurodegenerativas.

O conceito de programação vem da teoria que o professor David Barker desenvolveu sobre a origem fetal da doença no adulto, na década de 1980. Ele descreveu a associação entre o peso ao nascer e a obesidade, a doença coronariana e a intolerância à glicose na idade adulta; e observou uma correlação entre baixo peso ao nascer e taxas de mortalidade por doença coronariana. Mais tarde esse conceito evoluiu para a teoria da origem do desenvolvimento da saúde e doença (DOHaD).

O DNA celular não pode ser modificado em sua sequência única; no entanto, os padrões de expressão de genes podem ser afetados pelo ambiente de um organismo ao longo de sua vida, levando à origem potencial de doenças não transmissíveis.

A epigenética descreve uma variedade de modificações reversíveis no genoma individual que são hereditárias e podem ter origem durante a vida fetal. As mudanças epigenéticas incluem metilação do DNA, modificações de histonas, remodelação da cromatina e arranjos de micro-RNA. Esses mecanismos epigenéticos podem fornecer a ligação entre fatores ambientais exógenos e mudanças fenotípicas da expressão de genes.

Essa interação entre a expressão gênica e os fatores ambientais (como desnutrição, hipóxia, níveis hormonais e radicais livres), nos estágios críticos específicos da vida caracterizados pelo rápido crescimento dos tecidos (fetal e primeiros dois anos de vida), pode produzir efeitos adaptativos prejudiciais no organismo em desenvolvimento.

Estudos em modelos animais mostraram que tanto uma dieta restrita em proteínas como uma dieta rica em gordura durante a gravidez estão associadas à diminuição das células beta no pâncreas, fonte precoce ou reduzida de leptina, aumento do peptídeo orexigênico, resistência à glicose, adipócitos hipertróficos e, finalmente, desenvolvimento do fenótipo obeso. Outro exemplo é o modelo de restrição de nutrientes intrauterinos, no qual o feto modifica sua via metabólica (ou seja, secreção de insulina), evoluindo com restrição de crescimento intrauterino (RCIU) e modificando também estruturas biológicas (vascularização) para poupar os recursos nutricionais limitados. Logo após o nascimento, entretanto, esse mesmo bebê enfrenta um ambiente diferente e irrestrito em nutrientes, e as alterações permanentes estabelecidas durante a vida fetal o tornam mais vulnerável ao desenvolvimento de doenças.

Evidências da literatura apoiam a associação entre o metabolismo da prole e a nutrição materna durante o período gestacional. A desnutrição materna pré-concepcional e gestacional leva a um aumento dos resultados adversos ao nascimento como baixo peso ao nascer, parto prematuro e pequeno para a idade gestacional. Além disso, com as alterações na programação intrauterina, há consequentemente um maior risco de obesidade infantil e adulta.

O índice de massa corporal (IMC) pré-gravidez e o ganho de peso gestacional materno em excesso são fatores de risco críticos para o comprometimento do desenvolvimento metabólico na infância e na idade adulta. A obesidade materna também está associada a menores taxas de aleitamento, com retardo no início da produção do leite e diminuição do fornecimento do leite.

Além do risco cardiovascular, modelos pré-clínicos de desnutrição no início da vida indicam que a restrição de proteína ou proteína-energia resulta em cérebros menores com conteúdo reduzido de RNA e DNA, menos neurônios, arquitetura dendrítica e sináptica mais simples e concentrações reduzidas de neurotransmissores e fatores de crescimento. A RCIU modifica a paisagem epigenética do cérebro, fornecendo um mecanismo potencial para efeitos no neurodesenvolvimento de longo prazo.

Cada vez mais evidências sugerem que os efeitos da nutrição fetal podem persistir até a idade adulta, com possíveis efeitos intergeracionais. Embora uma dieta saudável e variada continue sendo o melhor meio para atender às necessidades nutricionais, algumas destas durante a gravidez são desafiadoras de serem atendidas apenas com dieta. Por isso, o uso de suplementos pode ser prescrito e programas de fortificação de alimentos, como iodação de sal, leite fortificado com vitamina D e pães e cereais fortificados com folato também desempenham um papel importante no apoio às mulheres para atender às demandas nutricionais crescentes da gravidez.

As diretrizes mais recentes do American College of Obstetricians and Gynecologists (ACOG) indicam um ganho de peso na gestação de 12 a 16 kg para mulheres com peso normal (IMC 18,5-24,5), enquanto uma faixa significativamente menor é recomendada para sobrepeso (IMC 25-29) e mães obesas (IMC > 30): 7 a 12 kg e 5 a 9 kg, respectivamente.   Durante a gravidez, apenas um ligeiro aumento (10%) na necessidade calórica é sugerido, enquanto maiores ingestas de micronutrientes e oligoelementos são necessárias: ácido fólico e vitaminas A, B e D aumentam em 50% e as necessidades de ferro dobram.

Embora a prevenção da obesidade materna seja importante para reduzir o risco de bebês macrossômicos, complicações obstétricas e trauma de nascimento; os benefícios potenciais da perda e/ou manutenção do peso materno às custas da restrição energética devem ser pesados contra possíveis danos, incluindo a restrição do crescimento fetal. Dada à ausência de evidências suficientes, a restrição energética atualmente não é recomendada durante a gravidez e quaisquer recomendações para a ingesta de energia devem ser individualizadas com base no IMC pré-gravidez e nas metas de ganho de peso gestacional.

O leite humano (LH) é o melhor alimento para o lactente nos primeiros meses de vida, contendo todos os nutrientes essenciais para o crescimento e desenvolvimento, de fácil digestão, além de contribuir em aspectos nutricionais, imunológicos, psicológicos e cognitivos. Além de contribuir na diminuição do risco de obesidade na infância e doença crônicas não transmissíveis na vida adulta.

A recomendação de duração do aleitamento materno entre o Ministério da Saúde (MS), Organização Pan-americana de Saúde (OPAS) e Organização Mundial da Saúde (OMS) é consonante, sendo exclusivo até o 6° mês de vida, após este período a lactação deve ser complementada com outros alimentos e mantida até pelo menos os dois anos de idade.

A composição do LH pode sofrer alterações de valor energético, quantidade de macro e micro nutrientes de acordo com a fase da lactação. Outros componentes relacionados ao sistema imunológico, como imunoglobulinas (IgA, IgM, IgG), leucócitos, oligossacarídeos, lisozima, lactoferrina, interferon-G, nucleotídeos, citocinas e outros compostos biologicamente ativos que oferecem proteção no trato gastrointestinal, no trato respiratório superior, evitando a aderência de patógenos à mucosa, protegendo o lactente contra infecções invasivas estão presentes nas três fases de lactação, desempenhando papel importante nos benefícios para a saúde associados à amamentação.

O colostro humano é o primeiro produto da secreção láctea da nutriz até o 7° dia pós-parto, está adaptado às necessidades específicas do recém-nascido (RN). Apresenta aspecto amarelado e espesso e maior conteúdo de proteínas, vitaminas lipossolúveis, minerais e menor teor lipídico, lactose e vitaminas hidrossolúveis em comparação ao leite maduro.

O leite de transição é produzido entre o 7° e 14° dia pós-parto, proteínas e vitaminas lipossolúveis tem sua concentração diminuída, já a lactose, lipídeos, densidade calórica e vitaminas hidrossolúveis aumentam.

A composição do leite maduro produzido a partir do 15° dia pós-parto pode sofrer influência por fatores maternos como idade, paridade, estado nutricional e uso de drogas e medicamentos.

O leite de mães de RN prematuros é diferente das mães de bebês a termo (Tabela 14.1).

Tabela 14.1. Composição do colostro e do leite materno maduro de mães de crianças a termo e pré-termo.				
Nutriente	**Colostro**		**Leite maduro**	
	A termo	**Pré-termo**	**A termo**	**Pré-termo**
Calorias (kcal/dL)	48	58	62	70
Lipídeo (g/dL)	1,8	3,0	3,0	4,1
Proteínas (g/dL)	1,9	2,1	1,3	1,4
Lactose (g/dL)	5,1	5,0	6,5	6,0

Fonte: Saúde da criança: aleitamento materno e alimentação complementar / Ministério da Saúde, Secretaria de Atenção à Saúde, Departamento de Atenção Básica. – 2. ed. – Brasília: Ministério da Saúde, 2015. 184 p.: il. – Cadernos de Atenção Básica; n. 23.

Estima-se que 25%-30% da microbiota bacteriana infantil se origina do leite materno. A diversidade da microbiota é dominada por espécies envolvidas no metabolismo dos oligossacarídeos do leite humano (HMO) que desempenham um papel único na formação do microbiota infantil no início da vida e mediando o crescimento em bebês amamentados. Os primeiros colonizadores da microbiota intestinal infantil são tipicamente anaeróbios facultativos, seguidos pelo acúmulo de anaeróbios obrigatórios, incluindo *Bifidobacterium*, *Bacteroides* e *Clostridium* durante os seis meses seguintes.

A importância do aleitamento materno vai além do ato de alimentar o RN, cria o vínculo mãe--filho, fortalecendo o afeto, a intimidade, os sentimentos de segurança e de autoconfiança, além de estar associado à redução de 13% no sobrepeso/obesidade; e a cada mês adicional de amamentação resulta em 4% menor prevalência de obesidade em idades posteriores. Outras metanálises mostram que existem efeitos protetores da amamentação na pressão sanguínea sistólica e diastólica.

A partir de seis meses, a criança tem desenvolvidos reflexos necessários para a deglutição, como o reflexo lingual, excitação à visão do alimento, começa a estabelecer preferências alimentares, sustenta a cabeça, facilitando a alimentação oferecida por colher e tem-se o início da erupção dos primeiros dentes, o que facilita na mastigação.

A alimentação complementar é definida como o início do processo quando o leite materno sozinho não é mais suficiente para atender as necessidades nutricionais de bebês. Portanto, outros alimentos e líquidos são necessários, junto com o leite materno. Esse período de introdução alimentar, entre 6 e 24 meses, é a oportunidade de prover quantidades suficientes de água, energia, proteínas e micronutrientes (particularmente ferro, zinco, cálcio, vitamina A, vitamina C e folatos), por meio de alimentos seguros, culturalmente aceitos, economicamente acessíveis e que sejam agradáveis à criança, a fim de reduzir taxas de desnutrição, sobrepeso e obesidade.

As necessidades da alimentação complementar são calculadas como a diferença entre os nutrientes fornecidos pelo leite materno e a necessidade total estimada. Em países em desenvolvimento, a densidade energética do leite humano varia de 0,53 a 0,70 kcal/g, enquanto nos países desenvolvidos ele é maior, variando de 0,60 a 0,83 kcal/g. A Sociedade Brasileira de Pediatria (SBP) orienta como deve seguir o esquema de introdução alimentar conforme as Tabelas 14.2 a 14.5.

Tabela 14.2. Esquema para introdução dos alimentos complementares.

Faixa etária	Tipo de alimento
Até 6º mês	Leite materno exclusivo
6º a 24º mês	Leite materno complementado
6º mês	Frutas (amassadas ou raspadas)
6º mês	Primeira papa principal de misturas múltiplas
7º a 8º mês	Segunda papa principal de misturas múltiplas
9º a 11º mês	Gradativamente, passar para a refeição da família com ajuste da consistência.
12º mês	Comida da família – observando a adequação dos alimentos.

Fonte: Manual de Alimentação: orientações para alimentação do lactente ao adolescente, na escola, na gestante, na prevenção de doenças e segurança alimentar / Sociedade Brasileira de Pediatria. Departamento Científico de Nutrologia. – 4ª. ed.- São Paulo: SBP, 2018.

Tabela 14.3. Esquema para o dia alimentar.

Café da manhã	Leite materno ou fórmula infantil
Lanche da manhã ou colação	Leite materno ou fórmula infantil + fruta
Almoço	Cereal ou tubérculo + proteína animal + leguminosa + hortaliças (verduras + legumes) + fruta
Lanche da tarde	Leite materno ou fórmula infantil + fruta
Jantar	Igual almoço
Lanche da noite	Leite materno ou fórmula infantil

Fonte: Manual de Alimentação: orientações para alimentação do lactente ao adolescente, na escola, na gestante, na prevenção de doenças e segurança alimentar / Sociedade Brasileira de Pediatria. Departamento Científico de Nutrologia. – 4ª. ed.- São Paulo: SBP, 2018.

Tabela 14.4. Componentes das misturas.

Cereal ou tubérculo	Leguminosa	Proteína animal	Hortaliças
Arroz	Feijões	Carne bovina	**Verduras**
Milho	Soja	Vísceras	alface
Macarrão	Ervilha	Carne de frango Carne	couve
Batatas	Lentilhas	suína	repolho
Mandioca	Grão-de-bico	Carne de peixe	**Legumes**
Inhame		Ovos	tomate
Cará			abóbora
Farinha de trigo			cenoura
Aveia			pepino

Fonte: Manual de Alimentação: orientações para alimentação do lactente ao adolescente, na escola, na gestante, na prevenção de doenças e segurança alimentar / Sociedade Brasileira de Pediatria. Departamento Científico de Nutrologia. – 4ª. ed.- São Paulo: SBP, 2018.

Tabela 14.5. Recomendações: Idade, textura e quantidade.

Idade	Textura	Quantidade
A partir de 6 meses	Alimentos amassados	Iniciar com 2 a 3 colheres de sopa e aumentar a quantidade conforme aceitação
A partir dos 7 meses	Alimentos amassados	2/3 de uma xícara ou tigela de 250 mL
9 a 11 meses	Alimentos cortados ou levemente amassados	3/4 de uma xícara ou tigela de 250 mL
12 a 24 meses	Alimentos cortados	Uma xícara ou tigela de 250 mL

Fonte: Manual de Alimentação: orientações para alimentação do lactente ao adolescente, na escola, na gestante, na prevenção de doenças e segurança alimentar / Sociedade Brasileira de Pediatria. Departamento Científico de Nutrologia. – 4ª. ed.- São Paulo: SBP, 2018.

Mesmo havendo recusa alimentar, indica-se continuar oferecendo aproximadamente 8-15 vezes, em momentos distintos, para observar a aceitação.

A densidade energética dos alimentos complementares varia de acordo com a quantidade de leite ingerido, a idade da criança e a concentração de gordura (40% a 55% da energia do LH são provenientes de gordura) e da frequência que ela recebe os alimentos complementares.

Quanto ao conteúdo de gordura, sugere-se 30% a 45% da energia total sejam fornecidas pelos lipídeos da alimentação complementar, garantindo ingestão adequada de ácidos graxos essenciais e absorção de vitaminas lipossolúveis.

Em ordem de proteínas de alto valor biológico e melhor digestibilidade estão: o leite humano, seguido pelas proteínas de origem animal (carne, leite, ovos). Vale lembrar que combinações apropriadas de vegetais também podem fornecer proteínas de alta qualidade, como o caso do popular arroz e feijão.

Com o crescimento e desenvolvimento acelerado no primeiro ano de vida, as necessidades de vitaminas aumentam, devendo assim, vir de fontes complementares por meio da alimentação. Nos casos de alimentação deficiente, as vitaminas devem ser suplementadas na forma medicamentosa.

A SBP, 2018 dá enfoque as seguintes vitaminas:

- **Vitamina K**: dada ao nascimento, na dose de 1 mg por via intramuscular, a fim de prevenir doença hemorrágica;
- **Vitamina D**: para RN a termo, desde a primeira semana de vida, mesmo que em aleitamento materno exclusivo ou fórmula infantil; e RN pré-termo recomenda-se suplementação profilática oral quando peso for > 1.500 g;
- **Vitamina A**: apenas em regiões com alta prevalência de deficiência de vitamina A, a OMS, o Ministério da Saúde e a SBP preconizam o esquema para suplementação, na forma de megadoses por via oral, administradas a cada 4 a 6 meses;
- **Ferro**: departamentos Científicos de Nutrologia e de Hematologia da Sociedade Brasileira de Pediatria passaram a recomendar o início da suplementação de ferro aos três meses de idade. Além da prevenção medicamentosa, é importante incluir alimentos ricos/fortificados com ferro e estratégias para melhorar sua absorção.

Considerações finais

O período dos primeiros mil dias representa uma janela de oportunidade, influenciando o crescimento e o desenvolvimento infantil, a fim de promover uma melhor qualidade de vida com menor impacto na vida adulta. Nós, profissionais da saúde, podemos formar uma rede de apoio sensibilizando e envolvendo todo o núcleo familiar para a nutrição adequada desta criança, oferecendo o suporte à mãe para o tempo preconizado ao aleitamento materno, e garantindo quantidade, qualidade, harmonia e adequação na introdução alimentar.

Leitura recomendada

- AAP Council on Environmental Health. (2016). Prevention of Lead Toxicity. Pediatrics, 138(1).
- Agosti M, Tandoi F, Morlacchi L, Bossi A. Nutritional and metabolic programming during the first thoudans days of life. La Pediatria Medica e Chirurgica. 2017; 39(157): 57-61.
- Barbosa JM, et al. Fisiologia da lactação e composição do leite materno. In: Vasconcelos, Maria Josemere de Oliveira Bora et al. Nutrição Clínica: obstetrícia e pediatria. Rio de Janeiro: Medbook, 2011. Cap. 11.p. 172-179.
- Beluska-Turkan K, Korczak R, Hartell B, et al. Nutritional Gaps and Supplementation in the First 1000 Days. Nutrients 2019, 11, 2891; doi:10.3390/nu11122891
- Binns C, Lee MK, Yun Low W, Baker P, Bulgiba A, Dahlui M, Thuy Duong DT, Guldan G, Hairi N, Hokama T, Kagawa M, Karunathilake I, Abdul Majid H, Maycock B, Nanishi K, Qiu L, Raheem RA, Scott J, Tang L. Guidelines for Complementary Feeding of Infants in the Asia Pacific Region: APACPH Public Health Nutrition Group. Asia Pac J Public Health. 2020 May;32(4):179-187. doi: 10.1177/1010539520931328. Epub 2020 May 30. PMID: 32475150.
- Branum A. (2016). Prepregnancy Body Mass Index by Maternal Characteristics and State: Data From the Birth Certificate,2014. National Vital Statistics Reports. Vol. 65.
- Christian P, Mullany LC, Hurley KM, Katz J, Black RE. Nutrition and maternal, neonatal, and child health. Semin Perinatol. 2015; 39: 361-372.
- Cusick SE, Georgieff MK. The role of nutrition in brain development: The Golden Opportunity of the "First 1000 Days". J Pediatr. 2016; 175: 16-21.
- Deputy NP, Sharma AJ, Kim SY, Hinkle SN (2015). Prevalence and characteristics associated with gestational weight gain adequacy. Obstetrics and gynecology, 125(4), 773-781.
- DeSalvo, Karen B, Richard Olson, Kellie O. Casavale. "Dietary guidelines for Americans." JAMA 315.5 (2016): 457-458.
- ESPGHAN Committee on Nutrition, Agostoni C, Braegger C, Decsi T, Kolacek S, Koletzko B, Michaelsen KF, Mihatsch W, Moreno LA, Puntis J, Shamir R, Szajewska H, Turck D, van Goudoever J. Breast-feeding: A commentary by the ESPGHAN Committee on Nutrition. J Pediatr Gastroenterol Nutr. 2009 Jul;49(1):112-25. doi: 10.1097/MPG.0b013e31819f1e05. PMID: 19502997.
- Fewtrell M, Bronsky J, Campoy C, Domellöf M, Embleton N, Fidler Mis N, Hojsak I, Hulst JM, Indrio F, Lapillonne A, Molgaard C. Complementary Feeding: A Position Paper by the European Society for Paediatric Gastroenterology, Hepatology, and Nutrition (ESPGHAN) Committee on Nutrition. J Pediatr Gastroenterol Nutr. 2017 Jan;64(1):119-132. doi: 10.1097/MPG.0000000000001454. PMID: 28027215.
- Flegal KM, Kruszon-Moran D, Carroll MD, Fryar CD, Ogden CL (2016). Trends in Obesity Among Adults inthe United States, 2005 to 2014. JAMA, 315(21), 2284-2291.
- Gabbianelli R, Damiani E. Epigenetics and neurodegeneration: role of early-life nutrion. J Nutritional Biochemistry. 2018; 57:1-13.
- Giuliana ERJ, Victoria CG. Alimentação complementar. J Pediatr (Rio J) 2000;76(Supl.3):s253-s62.
- Harder T, Bergmann R, Kallischnigg G, et al. Duration of Breastfeeding and Risk of Overweight: A Meta-Analysis. Vol. 162, No. 5 Printed in U.S.A. DOI: 10.1093/aje/kwi222.
- Horta BL, et al. Evidence of the long-term effects of breastfeeding: systematic reviews and metaanalyses. Geneva: WHO, 2007.)
- Horta BL, Mola CL, Victoria C. Long term consequences of breastfeeding on cholesterol, obesity, systolic blood pressure and type two diabetes: A systematic review and meta-analysis. Acta Paediatr. 2015, 104, 30–37
- Institute of Medicine (IOM). (2007). Preterm Birth: Causes, Consequences, and Prevention. National Academies Press
- Manual de Alimentação: orientações para alimentação do lactente ao adolescente, na escola, na gestante, na prevenção de doenças e segurança alimentar / Sociedade Brasileira de Pediatria. Departamento Científico de Nutrologia. – 4ª. ed. - São Paulo: SBP, 2018.
- Mousa A, Naqash A, Lim S. Macronutrient and Micronutrient Intake during Pregnancy: An overview of recent evidence. Nutrients. 2019; 11 (443): 1-20.
- Nasuti G, Blanchard C, Naylor PJ, Levy-Milne R, Warburton DE, Benoit C et al. (2014). Comparison of the dietary intakes of New parents, second-time parents, and nonparents: a longitudinal cohort study. Journal of theAcademy of Nutrition and Dietetics, 114(3), 450-456.
- Oliveira MGOZ et al. Aleitamento Materno: Importância e situação atual. In: Vasconcelos, Maria Josemere de Oliveira Bora et al. Nutrição Clínica: obstetrícia e pediatria. Rio de Janeiro: Medbook, 2011. Cap. 10. p. 161-169.
- Pietrobelli A, Agosti M, Group M. Nutrition in the First 1000 Days: Ten Practices to Minimize Obesity Emerging from Published Science. Int. J. Environ. Res. Public Health 2017, 14, 1491; doi:10.3390/ijerph14121491
- Robertson RC, Manges AR, Finlay BB, et al. The Human Microbiome and Child Growth – First 1000 Days and Beyond. Trends in Microbiology, February 2019, Vol. 27, No. 2 https://doi.org/10.1016/j.tim.2018.09.008
- Rollins NC, Bhandari N et al. (2016). Why invest, and what it will take to improve breastfeeding practices? The Lancet,387(10017):491-504.

- Saavedra JM et al. (2013). Lessons from the Feeding Infants and Toddlers Study in North America: What Children Eat, and Implications for Obesity Prevention. Annals of Nutrition and Metabolism, 62 (suppl 3):27–36.
- Saúde da criança: aleitamento materno e alimentação complementar / Ministério da Saúde, Secretaria de Atenção à Saúde, Departamento de Atenção Básica. – 2. ed. – Brasília: Ministério da Saúde, 2015. 184 p.: il. – (Cadernos de Atenção Básica ; n. 23
- Schwarzenberg SJ, Georgieff MK, AAP Committee on Nutrition. Advocacy for Improving Nutrition in the First 1000 Days To Support Childhood Development and Adult Health. Pediatrics. 2018;141(2):e20173716
- Schwarzenenberg SJ, Georgieff MK and Committe on Nutrition AAP. Advocacy for improving nutrition in the first 1000 days to support childhood development and adult health. Pediatrics. 2018; 141(2): 1-12.
- Simons DA. Alimentos Complementares ao desmame: Quais, Quand e comointroduzi-los. In: Rego JD. Aleitamento Materno. São Paulo: Atheneu, 2011. Cap. 22. p. 1355-369.
- Wadhwa PD, Buss C, Entringer S, Swanson JM. Developmental origins of health and disease: brief history of approach and current focus on epigenetic mechanisms. Semin Reprod Med. 2009; 27(5): 358-368.
- World Health Organization. Complementary feeding. Acesso: Maio 30, 2021. https://www.who.int/nutrition/topics/complementary_feeding/en/

Seção 2.3 – Pediatria

CAPÍTULO

15 Avaliação Nutricional e Recomendações Nutricionais

Mirna Maria Dourado Gomes da Silva
Patrícia Zamberlan

Introdução

O crescimento é a principal característica da infância, sendo um sensível indicador do estado nutricional. Alterações no crescimento, especialmente nos primeiros anos de vida, estão associadas a aumento do risco de doenças, tanto em curto (infecções) como em longo prazo (doenças cardiovasculares, diabetes tipo 2, obesidade).

No âmbito hospitalar, a condição nutricional dos pacientes tem sido amplamente debatida nos últimos anos, com estudos recentes mostrando que o número de crianças subnutridas é elevado. Esse estado nutricional precário resulta em numerosas deficiências funcionais, que levam a desfechos desfavoráveis como aumento da mortalidade, maior tempo de internação, maior incidência de infecções e maior necessidade de ventilação mecânica, com consequente elevação dos custos hospitalares, especialmente em pacientes gravemente doentes.

Posto isso, fica evidente que a monitorização da condição clínica e nutricional da criança se faz importante, sendo a avaliação nutricional uma etapa fundamental nesse processo. Deve incluir: exame físico e história alimentar, que fazem parte da triagem nutricional; além de exames laboratoriais, quando necessários; antropometria; composição corporal; e determinação das necessidades nutricionais.

Avaliação nutricional

▶ Triagem nutricional

A triagem nutricional tem o objetivo de reconhecer o risco nutricional do paciente (de subnutrir durante a internação), para que sejam instituídas medidas de intervenção nutricional mais precocemente. Após a triagem, o paciente deve ser encaminhado para a avaliação objetiva do estado nutricional, bem como planejamento e início da terapia nutricional (TN), caso necessária.

De modo geral, a triagem nutricional em pacientes hospitalizados deve ser realizada em até 72 horas da admissão. A ferramenta mais utilizada na prática clínica para a avaliação subjetiva de crianças e adolescentes hospitalizados é o *screening tool for risk of nutritional status and growth* (STRONGkids), que tem se mostrado precisa, especialmente na triagem dos pacientes com maior risco nutricional.

142 Nutrição Hospitalar

▶ Antropometria

A antropometria é um componente básico da avaliação do estado nutricional, especialmente de crianças. Os dados antropométricos nessa população refletem sua condição de saúde, bem como crescimento e desenvolvimento.

Na avaliação antropométrica da criança e do adolescente, as principais medidas utilizadas são peso, comprimento ou estatura e perímetro cefálico (PC) até dois anos, para as quais existem referenciais (curvas) de crescimento. Pela aferição das medidas de peso e estatura é possível obter os índices antropométricos preconizados pela Organização Mundial de Saúde (OMS) para a classificação nutricional: peso para a idade (P/I), estatura para a idade (E/I), peso para a estatura (P/E) e índice de massa corporal para a idade (IMC/I), que podem ser expressos em percentis ou escore Z. O padrão de referência empregado mundialmente para a classificação nutricional é o IMC/I da OMS (disponível em http://www.who.int/childgrowth/standards/en/), como demonstrado nos Quadros 15.1 e 15.2.

Quadro 15.1. Classificação nutricional de crianças de 0 a 5 anos de acordo com o IMC/I (OMS).

Escore Z	Percentil	Classificação nutricional
< −3	< 0,1	Magreza acentuada
≥ −3 e < −2	≥ 0,1 e < 3	Magreza
≥ −2 e ≤ +1	≥ 3 e ≤ 85	Eutrofia
> +1 e ≤ +2	> 85 e ≤ 97	Risco de sobrepeso
> +2 e ≤ +3	> 97 e ≤ 99,9	Sobrepeso
> +3	> 99,9	Obesidade

Fonte: World Health Organization. Multicentre Growth Reference Study Group. WHO Child Growth Standards based on length/height, weight and age. Acta Paediatr. 2006; 450:76-85S.

Quadro 15.2. Classificação nutricional de crianças de 5 a 19 anos de acordo com o IMC/I (OMS).

Escore Z	Percentil	Classificação nutricional
< −3	< 0,1	Magreza acentuada
≥ −3 e < −2	≥ 0,1 e < 3	Magreza
≥ −2 e ≤ +1	≥ 3 e ≤ 85	Eutrofia
> +1 e ≤ +2	> 85 e ≤ 97	Sobrepeso
> +2 e ≤ +3	> 97 e ≤ 99,9	Obesidade
> +3	> 99,9	Obesidade grave

Fonte: World Health Organization. Multicentre Growth Reference Study Group. WHO Child Growth Standards based on length/height, weight and age. Acta Paediatr. 2006; 450:76-85S.

▶ Composição corporal

As medidas de circunferência do braço (CB) e dobra cutânea tricipital (DCT) são úteis para avaliar a condição nutricional da criança, especialmente as alterações de composição corporal; uma vez que as quantidades de gordura subcutânea e de massa muscular são indicadoras de reservas calóricas e proteicas, respectivamente. Com os valores de CB e DCT, é possível obter ainda a circunferência muscular do braço (CMB) e a área muscular do braço (AMB), por intermédio das relações matemáticas: CMB = CB − (DCT × 0,314) e AMB = CMB¾. Os referenciais utilizados para esses indicadores são os propostos por Frisancho, por contemplar todas as faixas etárias.

A bioimpedância elétrica (BIA), que se baseia na passagem de uma corrente elétrica de baixa intensidade (800 µA) pelo corpo, é outro método de avaliação que tem apresentado resultados consistentes nas estimativas da composição corporal tanto de adultos como de crianças, desde que haja hidratação constante, padronização da técnica, e sejam utilizadas equações apropriadas para a população avaliada.

Avaliação Nutricional e Recomendações Nutricionais

Além de identificar os compartimentos corporais no aspecto nutricional propriamente dito, assim como inúmeros indicadores nutricionais, a avaliação da composição corporal vem sendo utilizada como marcador de prognóstico em várias condições clínicas. Nesse contexto, dentre os parâmetros da BIA, o ângulo de fase (AF) – transformação angular da relação reactância/resistência – é o mais clinicamente estabelecido e vem mostrando grande capacidade de predizer desfechos numa ampla variedade de situações. Em crianças gravemente doentes, por exemplo, baixos valores de AF ($< 2,8°$) foram preditores de mortalidade e maior tempo de internação na unidade de terapia intensiva.

▶ Recomendações nutricionais

O estado nutricional reflete o grau no qual as necessidades fisiológicas dos nutrientes estão sendo alcançadas, ou seja, a relação entre o consumo de alimentos e as necessidades nutricionais do indivíduo.

A estimativa das necessidades nutricionais envolve muitas variáveis, como idade, peso, nível de atividade física, alterações metabólicas e condição de doença, que formam uma linha tênue entre subestimar ou superestimar essas demandas. A inadequada oferta de nutrientes tem impacto negativo significante no organismo, e no caso de indivíduos hospitalizados pode dificultar a recuperação clínica.

A determinação precisa das necessidades de nutrientes é praticamente impossível, e, por esse motivo, as atuais "recomendações nutricionais", foram elaboradas com base em evidências científicas e observações epidemiológicas, e constituem um importante instrumento no planejamento alimentar do indivíduo.

▶ Necessidade de energia

A taxa metabólica basal (TMB) se refere ao gasto mínimo necessário para a manutenção das funções vitais do indivíduo em repouso. Para as mensurações desses valores, a calorimetria indireta (CI) se destaca como padrão-ouro, por ser um método mais preciso e seguro, inclusive para crianças de baixa idade. Entretanto, a maioria dos serviços não dispõe do equipamento, tendo que utilizar equações como a de Schofield (Quadro 15.3) e da OMS (Quadro 15.4) para estimar a TMB.

Para crianças hospitalizadas em cuidados intensivos, os últimos *guidelines* sugerem que na impossibilidade da CI seja utilizada a equação de Schofield ou OMS, como meta inicial a ser atingida.

Quadro 15.3. Cálculo da TMB, segundo a equação de Schofield.

Idade	Meninos	Meninas
0 a 3 anos	$(0,167 \times P) + (1517,4 \times E) - 617,6$	$(16,25 \times P) + (1023,2 \times E) - 413,5$
3 a 10 anos	$(19,59 \times P) + (130,3 \times E) + 414,9$	$(16,97 \times P) + (161,8 \times E) + 371,2$
10 a 18 anos	$(16,25 \times P) + (137,2 \times E) + 515,5$	$(8,365 \times P) + (465 \times E) + 200$

Em que: P = peso (kg); E = estatura (m).

Fonte: Schofield WN. Predicting basal metabolic rate, new standards and review of previous work. Hum Nutr Clin Nutr. 1985; 39:5-41.

Quadro 15.4. Cálculo da TMB, segundo a equação da OMS.

Idade	Meninos	Meninas
0 a 3 anos	$(60,9 \times P) - 54$	$(61 \times P) - 51$
3 a 10 anos	$(22,7 \times P) + 495$	$(22,5 \times P) + 499$
10 a 18 anos	$(17,5 \times P) + 651$	$(12,2 \times P) + 496$

Em que: P = peso (kg).

Fonte: World Health Organization. Energy and Protein Requirements. Report of a Joint FAO/WHO/UNU Expert Consultation. Geneva, Switzerland: World Health Organization; 1985.

Para crianças com crescimento e metabolismo adequado para a idade, é possível utilizar a equação de *dietary reference intake* (DRI) (Quadro 15.5) para estimar as necessidades de energia, levando em consideração os fatores que contribuem para o gasto energético, inclusive o fator atividade (Quadro 15.6).

Quadro 15.5. Necessidade de energia, segundo a DRI.	
Idade	**Requerimento estimado de energia (REE)**
0 a 3 meses	EER = (89 × P − 100) + 175 kcal
4 a 6 meses	EER = (89 × P − 100) + 56 kcal
7 a 12 meses	EER = (89 × P − 100) + 22 kcal
13 a 36 meses	EER = (89 × P − 100) + 20 kcal
Meninos	
3 a 8 anos	EER = 88,5 − (61,9 × I) + AF × (26,7 × P) + (903 × E) + 20 kcal
9 a 18 anos	EER = 88,5 − (61,9 × I) + AF × (26,7 × P) + (903 × E) + 25 kcal
Meninas	
3 a 8 anos	EER = 135,3 − (30,8 × I) + AF × (10,0 × P) + (934 × E) + 20 kcal
9 a 18 anos	EER = 135,3 − (30,8 × I) + AF × (10,0 × P) + (934 × E) + 25 kcal

Em que: I = idade (anos); P = peso (kg); E = estatura (m).

Fonte: Institute of Medicine, Food and Nutrition Board. Dietary Reference Intakes for Energy, Carbohydrate, Fiber, Fat, Fatty Acids, Cholesterol, Protein, and Amino Acids. Washington, DC: National Academies Press; 2005.

Quadro 15.6. Fator de atividade física.				
Gênero	**Sedentário**	**Pouco ativo**	**Ativo**	**Muito ativo**
Meninos	1,00	1,13	1,26	1,42
Meninas	1,00	1,16	1,31	1,56

Fonte: Institute of Medicine, Food and Nutrition Board. Dietary Reference Intakes for Energy, Carbohydrate, Fiber, Fat, Fatty Acids, Cholesterol, Protein, and Amino Acids. Washington, DC: National Academies Press; 2005.

▶ Necessidade proteica

Quanto às necessidades proteicas, para crianças com crescimento e desenvolvimento adequado são utilizadas as recomendações DRI descritas no Quadro 15.7.

Quadro 15.7. Recomendações proteicas para recém-nascidos, lactentes, crianças e adolescentes com crescimento e desenvolvimento adequado.	
Idade	**Proteína (g/kg/dia)**
0 a 6 meses	1,52*
7 a 12 meses	1,2
12 a 36 meses	1,05
4 a 13 anos	0,95
14 a 18 anos	0,85

*Adequate intake (AI – ingestão adequada).

Fonte: Institute of Medicine, Food and Nutrition Board. Dietary Reference Intakes for Energy, Carbohydrate, Fiber, Fat, Fatty Acids, Cholesterol, Protein, and Amino Acids. Washington, DC: National Academies Press; 2005.

Crianças em estresse metabólico e catabolismo proteico, ou seja, gravemente doentes, devem receber oferta proteica mínima de 1,5 g de proteína/kg/dia seguindo as recomendações da American Society for Parenteral and Enteral Nutrition (ASPEN), descritas no Quadro 15.8.

Quadro 15.8. Recomendação de proteínas para recém-nascidos, lactentes, crianças e adolescentes gravemente doentes.	
Idade	*Proteína (g/kg/dia)*
0 a 2 anos	2-3
2 a 13 anos	1,5-2
13 a 18 anos	1,5

Fonte: adaptada de Mehta NM, Compher C; ASPEN Board of Directors. A.S.P.E.N. clinical guidelines: nutrition support of the critically ill child. JPEN J Parenter Enteral Nutr. 2009; 33:260-76.

▶ Necessidade hídrica

Em pediatria, as necessidades hídricas são estimadas por intermédio da regra de Holliday e Segar, descrita no Quadro 15.9.

Quadro 15.9. Cálculo da necessidade hídrica.	
Peso corpóreo	*Volume (mL/kg)*
Peso até 10 kg	Volume 100 mL/kg
De 10 a 20 kg	1.000 mL + 50 mL para cada kg acima de 10 kg
Maior que 20 kg	1.500 mL + 20 mL para cada kg acima de 20 kg

Fonte: Holliday MA, Segar WE. The maintenance need for water in parenteral fluid therapy. Pediatrics. 1957; 19:823-32.

Recomendação de macronutrientes, vitaminas e minerais

Tanto a distribuição de macronutrientes quanto a necessidade de vitaminas e minerais para crianças e adolescentes, inclusive as gravemente doentes, baseiam-se na DRI, cujas recomendações podem ser encontradas em:

https://www.nal.usda.gov/sites/default/files/fnic_uploads/recommended_intakes_individuals.pdf

Leitura recomendada e referências bibliográficas

- American Society for Parenteral and Enteral Nutrition (A.S.P.E.N.) Board of Directors. Clinical guidelines for the use of parenteral and enteral nutrition in adult and pediatric patients, 2009. JPEN J Parenter Enteral Nutr. 2009; 33(3):255-9.
- Becker P, Carney LN, Corkins MR, Monczka J, Smith E, Smith SE, et al. Consensus statement of the Academy of Nutrition and Dietetics/American Society for Parenteral and Enteral Nutrition: indicators recommended for the identification and documentation of pediatric malnutrition (undernutrition). Nutr Clin Pract. 2015; 30(1):147-61.
- Costa CAD, Tonial CT, Garcia PCR. Association between nutritional status and outcomes in critically-ill pediatric patients: a systematic review. J Pediatr (Rio J). 2016; 92:223-9.
- Freijer K, van Puffelen E, Joosten KF, Hulst JM, Koopmanschap MA. The costs of disease related malnutrition in hospitalized children. Clin Nutr ESPEN. 2018; 23:228-33.
- Frisancho AR. Anthropometric standards for the assessment of growth and nutritional status. USA: University Michigan Press; 1999.
- Holliday MA, Segar WE. The maintenance need for water in parenteral fluid therapy. Pediatrics. 1957; 19:823-32.
- Hulst JM, Zwart H, Hop WC, Joosten KFM. Dutch national survey to test the STRONGkids nutritional risk screening tool in hospitalized. Clin Nutr. 2010; 29:106-11.

- Institute of Medicine, Food and Nutrition Board. Dietary Reference Intakes for Energy, Carbohydrate, Fiber, Fat, Fatty Acids, Cholesterol, Protein, and Amino Acids. Washington, DC: National Academies Press; 2005.
- Institute of Medicine. Dietary Reference Intakes. Disponível em: https://www.nal.usda.gov/sites/default/files/fnic_uploads/recommended_intakes_individuals.pdf. Acessado em: 10 ago 2020.
- Koletzko B. Pediatric nutrition in practice. Basel: Karger; 2008.
- Kyle UG, Bosaeus I, De Lorenzo AD, Deurenberg P, Elia M, Gómez JM, et al. Bioelectrical impedance analysis - part I: review of principles and methods. Clin Nutr. 2004; 23:1226-46.
- Mehta NM, Compher C; ASPEN Board of Directors. A.S.P.E.N. clinical guidelines: nutrition support of the critically ill child. JPEN J Parenter Enteral Nutr. 2009; 33:260-76.
- Mehta NM, Skillman HE, Irving SY, Coss-Bu JA, Vermilyea S, Farrington EA, et al. Guidelines for the Provision and Assessment of Nutrition Support Therapy in the Pediatric Critically Ill Patient: Society of Critical Care Medicine and American Society for Parenteral and Enteral Nutrition. JPEN J Parenter Enteral Nutr. 2017; 41(5):706-42.
- Pileggi VN, Monteiro JP, Margutti AV, Camelo JS Jr. Prevalence of child malnutrition at a university hospital using the World Health Organization criteria and bioelectrical impedance data. Braz J Med Biol Res. 2016; 49(3):e5012.
- Schofield WN. Predicting basal metabolic rate, new standards and review of previous work. Hum Nutr Clin Nutr. 1985; 39:5-41.
- World Health Organization. Energy and Protein Requirements. Report of a Joint FAO/WHO/UNU Expert Consultation. Geneva, Switzerland: World Health Organization; 1985.
- World Health Organization. Multicentre Growth Reference Study Group. WHO Child Growth Standards based on length/height, weight and age. Acta Paediatr. 2006; 450:76-85S.
- World Health Organization. Multicentre Growth Reference Study Group. Disponível em: http://www.who.int/childgrowth/standards/en. Acessado em: 10 ago 2020.
- Zamberlan P, Feferbaum R, Doria Filho U, Brunow de Carvalho W, Figueiredo Delgado A. Bioelectrical impedance phase angle and morbidity and mortality in critically ill children. Nutr Clin Pract. 2019; 34(1):163-71.

CAPÍTULO

16 Introdução Alimentar e Seletividade na Infância

Priscila Maximino

O nascimento do bebê impõe a necessidade da alimentação desde o primeiro dia de vida. Desde então, o ato de alimentar-se será realizado várias vezes todos os dias da vida. Nos primeiros seis meses de vida, o leite materno é o único alimento que supre todas as necessidades nutricionais, contribuindo para o fortalecimento do vínculo entre mãe e filho, e favorecendo o desenvolvimento físico da face e da cavidade oral.

A amamentação já é amplamente reconhecida como o modo inigualável de alimentação do lactente devido aos benefícios associados à saúde, tanto para o bebê como para a mãe. A Organização Mundial da Saúde recomenda que os bebês sejam amamentados até os seis meses de vida de maneira exclusiva, posteriormente se estendendo até os dois anos de idade como parte da fonte nutricional da criança. O leite humano é caracterizado por extrema variabilidade e complexidade em sua composição em relação aos nutrientes e compostos bioativos. Essa composição é capaz de proteger o neonato contra patógenos infecciosos enquanto o sistema imunológico se desenvolve.

Além dos benefícios para o bebê, uma metanálise publicada por Victoria *et al.* em 2016 demonstrou uma relação inversa entre amamentação e câncer de mama. Cada 12 meses de amamentação se relaciona à redução de 4,3% (95% IC = 2,9-6,8) na incidência do câncer. Além disso, foi demonstrada também a redução na incidência de câncer de ovário. Além do câncer, outros estudos também relacionam a amamentação com a redução da adiposidade e fator protetor para o surgimento da depressão.

Diante das inúmeras evidências em relação aos benefícios do aleitamento materno, a proteção e a promoção desse ato precisam ser consideradas como parte de toda iniciativa de saúde materno-infantil por toda a equipe multidisciplinar.

O surgimento da dificuldade alimentar

Embora o leite materno seja a alimentação ideal para os primeiros seis meses de vida, as taxas de amamentação são inferiores às recomendadas. Há dificuldades vivenciadas pelas mães nos primeiros dias e meses que se associam à interrupção do aleitamento exclusivo. A investigação de Gianni ML *et al.* (2019) avaliou 552 mães e demonstrou que 70,3% têm dificuldade para amamentação em relação a: mamilos rachados, interpretação da saciedade do bebê, quantidade de leite insuficiente, dor e cansaço. Foi também verificado que essas dificuldades ocorreram principalmente no primeiro mês após o parto. A percepção materna de não ter quantidade suficiente de leite, déficit de crescimento do bebê, mastite e retorno ao trabalho foram associados a um maior risco de interrupção da amamentação.

A primeira orientação para prevenir ou mesmo intervir em uma dificuldade alimentar ocorre no primeiro momento da amamentação. O apoio e a orientação da equipe de saúde é fator decisivo para o sucesso da nutrição do bebê desde os primeiros dias de vida. Apenas metade das mães relata ter recebido uma abordagem adequada do profissional no momento de início da amamentação.

Na impossibilidade do aleitamento materno, a recomendação da Sociedade Brasileira de Pediatria é que o lactente até seis meses de vida seja alimentado com a fórmula infantil. A fórmula láctea de partida é alimento que está adaptado às necessidades nutricionais e à condição gastrointestinal ainda imatura do lactente nessa fase do desenvolvimento. Essa imaturidade é fisiológica e vai se modificando à medida que o bebê cresce. Sua capacidade digestiva é limitada; a produção de enzimas e a motilidade intestinal não estão ainda preparadas para receber outros tipos de alimentos como o leite *in natura*.

Os estudos brasileiros que avaliam a ingestão alimentar de bebês de até um ano de idade indicam a introdução precoce de alimentos como água, chás e sucos, além de alimentos sólidos como frutas e vegetais. Essa introdução precoce de outros alimentos advém de crenças, de natureza sociocultural, de que o bebê precisa de outros alimentos. Nesse sentido, as orientações dos profissionais de saúde individuais e políticas públicas devem ser reforçadas e constantemente revisitadas nas comunidades, esclarecendo o momento oportuno da introdução de alimentos.

A introdução alimentar

De acordo com o desenvolvimento neurológico infantil, ao completar seis meses de vida é observado que a maioria dos bebês saudáveis apresenta sinais que revelam sua prontidão para o início da alimentação. Para que o bebê receba a alimentação de maneira confortável e segura, durante a etapa de alimentação complementar é importante observar e incentivar alguns sinais, tais como:

- Capacidade de sentar-se, controlando bem o tronco e a cabeça;
- Curiosidade para segurar com as mãos (preensão palmar);
- Interesse pelos alimentos que os adultos ao redor estão comendo;
- Leva objetos à boca;
- Reflexo de protrusão da língua menos intenso e gradativamente perdido;
- Mesmo na ausência da dentição, o bebê tem capacidade de produzir movimentos mastigatórios com o estímulo do alimento sólido;
- Movimento de pinça, tentando pegar os alimentos com polegar e o indicador.

Presentes os sinais de prontidão, a recomendação da Sociedade Brasileira de Pediatria é que no sexto mês de vida deve ser iniciado o esquema de alimentação complementar (Tabela 16.1). Todas as frutas podem ser oferecidas nesse momento, e todos os grupos alimentares podem ser oferecidos a partir da primeira papa principal: cereais, tubérculos, leguminosas, legumes, verduras e proteínas animais, com utilização somente de temperos naturais como ervas, salsinha, cebolinha, dentre outros.

Não se recomenda adicionar sal no preparo da alimentação complementar para lactentes de até um ano. O mel, a cafeína e as bebidas açucaradas também não devem ser oferecidos, assim como o açúcar é totalmente desencorajado até 24 meses de vida.

Vale ressaltar que a necessidade energética é alta durante o primeiro ano de vida, e a ingestão de gordura é um importante contribuinte da oferta energética nessa fase. Recomenda-se ingestão lipídica em 40% da ingestão energética dos 6 aos 12 meses de vida, incluindo 100 mg/dia de ácido docosa-hexanóico (DHA). A alimentação complementar insuficiente nesse macronutriente poderá contribuir para a inadequação calórica. Os ácidos graxos poli-insaturados de cadeia longa (LCPUFA), especialmente o DHA, desempenham um importante papel no desenvolvimento da visão e do cérebro; os peixes gordurosos são fontes de DHA e devem ser incluídos na alimentação complementar.

Introdução Alimentar e Seletividade na Infância

Tabela 16.1. Esquema alimentar para lactentes entre 6 e 12 meses de vida.

Faixa etária	Esquema alimentar
Até o 6º mês de vida	Leite materno exclusivo. Para bebês que estão em uso de fórmula, manter uso exclusivo da fórmula.
6º a 24º mês	Leite materno complementado com a introdução dos alimentos complementares.
6º mês	Frutas (amassadas ou raspadas).
6º mês	Primeira refeição principal com todos os grupos alimentares – almoço
7º a 8º mês	Segunda refeição principal com todos os grupos alimentares – jantar
9º a 11º mês	Gradativamente passar para a refeição da família, desde que seja adequada nutricionalmente ao bebê
12º mês	Comida da família, em relação a rotinas, refeições e também texturas.

Fonte: adaptada de Manual de Alimentação da infância à adolescência. 4 ed. rev. ampl. Departamento de Nutrologia, Sociedade Brasileira; 2018.

As necessidades de ferro proveniente dos alimentos complementares aumentam muito a partir do sexto mês de vida, quando os estoques endógenos do bebê se esgotam, e frequentemente não são atingidas pela alimentação complementar na prática. Portanto, recomenda-se o uso de alimentos fortificados e de suplementação via oral de ferro.

As dificuldades alimentares na infância

A alimentação exige integração de múltiplos órgãos e sistemas, considerando a condição orgânica, estado nutricional, habilidades psicossociais e motoras, concomitantemente à interação com a família e cuidadores. Essa complexidade de interações que ocorrem demanda intenso investimento tanto do bebê como da família em se envolver e liderar o processo de alimentação para proporcionar um ambiente favorável.

A dificuldade alimentar surge quando alguma etapa do processo não está a contento dos pais ou da criança. Quando há alguma insatisfação por parte do cuidador, pode-se dizer que já se instalou uma dificuldade alimentar. Mesmo que de origem e causa desconhecida, há insatisfação e desprazer durante as refeições.

Cerca de 25% a 50% das crianças podem apresentar alguma dificuldade alimentar durante as etapas do seu crescimento. Cerca de 90% das dificuldades alimentares não apresentam causas orgânicas e patológicas associadas, não exigindo cuidados intensivos e suporte nutricional especializado. São crianças eutróficas que, junto às suas famílias, apresentam algum sintoma no momento de refeição.

A literatura aborda as dificuldades alimentares (Tabela 16.2) com diferentes aspectos e definições. Não há um consenso que defina os critérios que devem ou não ser considerados em uma avaliação.

Tabela 16.2. Definições para dificuldades alimentares na infância.

"Falta de interesse em novos alimentos, forte a tal ponto que interfere na rotina alimentar diária, tornando-se uma problemática para as relações familiares".	Lumeng, 2005
"Consumo de uma variedade inadequada de alimentos com rejeição substancial de alimentos além do usual. Inclui neofobia e pode incluir rejeição a texturas específicas".	Dovey et al., 2008
"Ingestão restrita, especialmente de vegetais, e preferências alimentares muito restritas, fazendo com que os pais ofereçam uma alimentação diferente da família"	Mascola et al., 2010
"Rejeição de alimentos com consumo de quantidade insuficiente ou variedade inadequada"	Hafstad et al., 2013
"Dificuldade alimentar instalada ocorre quando há alguma insatisfação dos cuidadores quanto à alimentação da criança."	Kezner et al., 2015

Intervenção para dificuldades alimentares

A alimentação com característica responsiva é a mais indicada para ser adotada tanto pelas famílias que estão iniciando a alimentação da criança, como por aqueles que estão sendo assistidos para a solução de problemas alimentares. A alimentação responsiva inclui características como:

- Interação e atenção do cuidador com a criança durante as refeições;
- Permitir que a criança se autoalimente, para o desenvolvimento da autonomia;
- Aceitar comportamentos característicos da idade, como bagunça e maior tempo dedicado a cada refeição;
- Respeitar sinais de saciedade como empurrar o prato, virar o rosto, fechar a boca;
- Oferecer alimentos saudáveis adaptados à faixa etária;
- Encorajar a criança a se alimentar sem coerção, força ou chantagem.

É comum os pais terem expectativas não realistas, principalmente em relação ao ganho de peso e ao crescimento das crianças. Essas expectativas exacerbadas impelem os pais a utilizar artifícios para fazer com que a criança coma além de suas necessidades e capacidades. Ao aplicar práticas inadequadas, a criança reage comumente com comportamentos aversivos em relação ao alimento, iniciando um ciclo de recusa alimentar e desgosto pelas refeições. É de suma importância que essas práticas sejam identificadas o quão precocemente possível pela equipe de saúde, para que a recusa alimentar não se intensifique necessitando de intervenções mais intensas ao longo da infância.

Seletividade e neofobia podem ser parte característica do desenvolvimento normal da criança, ou características intrínsecas do comportamento e temperamento. Dependendo da intensidade da escolha e da seleção de alimentos, pode ocorrer em cerca de 60% das crianças, e uma parte delas (cerca de 22%) pode desenvolver maiores intensidades de recusa e persistir. Mesmo com a seletividade infantil identificada, a maioria das crianças que relatam essas dificuldades alimentares cresce eutrófica e não necessita de intervenções intensivas.

Em geral, quando os pais procuram ajuda profissional, a criança é mais seletiva e recusa grande parte dos alimentos que lhe são oferecidos. Em particular, o grupo que tem maior rejeição é o dos vegetais, frutas e carnes, por isso há atenção especial a nutrientes como ferro, zinco e fibras.

A escolha dos alimentos pode estar associada às características sensoriais de aparência como cor, textura e cheiro. Para orientar e auxiliar essas famílias, as orientações mais aplicadas para seletividade infantil são:

- Aumento da frequência da exposição de alimentos diferentes do repertório atual;
- Aprendizagem por modelagem (as crianças tendem a imitar o modelo de alimentação dos pais);
- Atividades lúdicas para promover a aproximação da criança com os alimentos (cheirar, tocar, lamber ou apenas encostar nos alimentos recusados de maneira divertida);
- Pode incluir atividades de integração sensorial, com acompanhamento do terapeuta ocupacional especializado;
- *Food chaining*: é o encadeamento de alimentos com características semelhantes, sendo oferecido gradualmente etapa por etapa, progressivamente, partindo dos alimentos que a criança já aceita.

Por fim, o estabelecimento do bem-estar nos momentos de refeição é o principal objetivo do aconselhamento nutricional em dificuldades alimentares. Respeitar a recusa e entender o motivo da dificuldade alimentar faz parte de uma avaliação nutricional minuciosa e direcionada ao problema. É fato que, devido à natureza multifatorial do problema, a atuação de uma equipe multidisciplinar se torna fundamental na abordagem das dificuldades alimentares.

Leitura recomendada

- Dovey TM, Staples PA, Gibson EL, Halford JCG. Food neophobia and "picky/fussy" eating in children: a review. Appetite. 2008; 50(2-3):181-93.
- Fewtrell M, et al. Complementary feeding: A position paper by the ESPGHAN CoN. JPGN. 2017; 64(1):119-32.
- Gianni ML, Bettinelli ME, Manfra P, et al. Breastfeeding Difficulties and Risk for Early Breastfeeding Cessation. Nutrients. 2019 set; 11(10):2266. DOI: 10.3390/nu11102266.
- Hafstad GS, Abebe DS, Torgersen L, von Soest T. Picky Eating in Preschool Children: The Predictive Role of the Child's Temperament and Mother's Negative Affectivity. Eat Behav. 2013; 14(3):274-7.
- Kerzner B, Milano K, MacLean Jr WC, Berall G, Stuart S, Chatoor I. A Practical Approach to Classifying and Managing Feeding Difficulties. Pediatrics. 2015; 135(2):344-53.
- Lumeng J. Picky eating. In: Parker SZB, Augustyn M (eds.). Developmental and behavioral pediatrics: a handbook for primary care. Philadelphia, PA: Lippincott Williams & Wilkins; 2005. p. 265-7.
- Mascola AJ, Bryson SW, Agras WS. Picky Eating During Childhood: A Longitudinal Study to Age 11 Years. Eat Behav. 2010; 11(4):253-7.
- Maximino P, Machado RHV, Fontanezzi NM, Nogueira LR, Ramos CC, Fisberg M. Aspectos comportamentais e ambientais associados às dificuldades alimentares na infância: Estudo com grupo controle. Int J Nutrol. 2020; 12:109-15.
- Maximino P, Machado RHV, Junqueira P, Ciari M, Tosatti AM, Ramos CC, et al. Como acompanhar a criança com dificuldade alimentar em escopo multidisciplinar? Protocolo de atendimento multiprofissional na infância e adolescência - estudo piloto. J Hum Growth Dev. 2018; 26(3):331-40.
- Milano K, Chatoor I, Kerzner B. A Functional Approach to Feeding Difficulties in Children. Curr Gastroenterol Rep. 2019 ago; 21(10):51. DOI: 10.1007/s11894-019-0719-0.
- Silva GAP, Costa KAO, Giugliani ERJ. Infant feeding: beyond the nutritional aspects. J Pediatr (Rio J). 2016; 92(3 Supl 1):2-7.
- Sociedade Brasileira de Pediatria, Departamento de Nutrologia. Manual de Alimentação da infância à adolescência. 4 ed. rev. ampl. São Paulo: SBP; 2018.
- Tinôco LDS, Lyra CO, Mendes TCO, Freitas YNL, Silva ASD, Souza AMS, et al. Práticas de alimentação no primeiro ano de vida: desafios às políticas de alimentação e nutrição. Rev Paul Pediatr. 2020; 38:e2018401. DOI: 10.1590/1984-0462/2020/38/2018401.
- Victoria CG, Bahl R, Barros AJ, et al. Breastfeeding in the 21st century: epidemiology, mechanisms, and lifelong effect. Lancet. 2016; 387:475-90.
- WHO/UNICEF. Global strategy for infant and Young Child feeding. Geneva: World Health Organization; 2003.

CAPÍTULO

17 Alergias Alimentares

Maria Carolina Batista Campos von Atzingen
Mirna Maria Dourado Gomes da Silva

Introdução

As alergias alimentares são decorrentes de uma reação imunológica desencadeada pela ingestão de determinadas frações proteicas dos alimentos. Para o desenvolvimento de tal condição clínica, alguns aspectos estão envolvidos, como constituição genética do indivíduo, dieta com proteínas de alta capacidade alergênica e alterações dos mecanismos de defesa do trato gastrointestinal, além de fatores ambientais e epigenéticos.

Sua prevalência vem aumentando de maneira significativa nas últimas décadas, com valores estimados de 6% em menores de três anos e de 3,5% em adultos; entretanto, sua determinação exata é dificultada em função de os estudos apresentarem dados para populações ou alimentos específicos, além de utilizarem diferentes metodologias. Resultados apresentados a partir de teste de provocação oral (TPO), padrão-ouro para o diagnóstico, são escassos. No Brasil, um estudo realizado com crianças de até dois anos de idade observou prevalência de alergia às proteínas do leite de vaca de 5,4%.

Em decorrência da chamada tolerância oral, nem todos os indivíduos, embora expostos frequentemente a potenciais alérgenos, desenvolvem alergia alimentar. O tecido linfoide intestinal limita a resposta inflamatória a proteínas alimentares, ocorrendo assim uma resposta fisiológica à ingestão de tais componentes da dieta. Nesse contexto, os mecanismos imunológicos envolvem reconhecimento dos antígenos alimentares por células dendríticas, além de indução de células T e B reguladoras. Desequilíbrios na microbiota intestinal, ou disbiose, promovem alterações nos mecanismos reguladores (linfócitos Treg), culminando em incapacidade de desenvolvimento da tolerância oral, e induzindo respostas de hipersensibilidade, como as alergias alimentares.

Tipos de reações alérgicas e manifestações clínicas

As reações alérgicas podem ser do tipo IgE-mediadas, não IgE-mediadas e mistas. As mediadas por IgE são caracterizadas por sinais e sintomas como urticária, rinoconjuntivite alérgica, síndrome da alergia oral, anafilaxia, que aparecem em um curto período de tempo. Nas reações alérgicas não IgE-mediadas, de manifestação tardia, são observadas dermatite herpetiforme, enterocolite induzida por proteína alimentar e proctocolite induzida por proteína alimentar. Nas mistas, são observadas dermatite atópica, esofagite eosinofílica e gastroenterite eosinofílica.

Diagnóstico

Os métodos diagnósticos para identificação das alergias alimentares incluem, além da história clínica do paciente, testes cutâneos, dosagem de IgE sérica específica e TPO.

O TPO é o método mais confiável para diagnóstico e deve ser realizado na presença de equipe médica apta a atender o paciente em caso de reação grave. Após a oferta do alimento suspeito, sinais e sintomas são monitorados para identificar possível positividade do teste.

Prevenção

Dentre os fatores que contribuem para a prevenção das alergias alimentares, destaca-se o aleitamento materno. O leite humano contém diversos componentes que contribuem para o estabelecimento da microbiota intestinal do bebê, apresentando papel fundamental no processo de indução da tolerância oral. Diferentemente, as fórmulas à base de leite de vaca podem induzir disbiose intestinal. O uso de fórmulas hidrolisadas ou parcialmente hidrolisadas, assim como a introdução precoce de alimentos não apresentam evidências consistentes que justifiquem sua indicação como modo de prevenção de alergias alimentares.

Alterações na dieta materna durante a gestação e lactação, com exclusão de determinados alimentos, também não têm sido associadas à prevenção de quadros alérgicos.

História natural

A maioria das alergias alimentares em crianças tem evolução favorável, entretanto, em adultos, o quadro tende a ser persistente. Em ambos os casos, o mecanismo imunológico envolvido e o alimento responsável influenciam significativamente o prognóstico da doença.

Principais alérgenos

Embora qualquer alimento possa causar reações alérgicas, 80% das alergias ocorrem após a ingestão de leite de vaca, trigo, ovo, amendoim, oleaginosas, peixe e crustáceos.

As reações alérgicas, de modo geral, envolvem a parte proteica dos alimentos, porém é válido destacar, mesmo sendo a exceção, alérgenos compostos de carboidrato, como fucoses ou xiloses e alfa-gal. Embora os mecanismos de tais reações não estejam totalmente esclarecidos, é apontada a possibilidade de junção do alérgeno com partes proteicas do organismo com consequente estímulo da síntese de IgE específica.

A reatividade cruzada deve ser considerada em algumas situações clínicas, a exemplo do leite de vaca e leite de outros mamíferos como cabra, ovelha e búfala, ou ovo de galinha e ovo de outras aves.

A leitura de rótulos de produtos industrializados pela equipe de nutrição em hospitais é de suma importância para o gerenciamento de pacientes com alergias alimentares. Nesse contexto, a RDC n.º 26/2015, que exige que os rótulos informem a presença dos principais alérgenos alimentares, facilita esse processo. Uma vez que o padrão de dietas já existe, após a anamnese com paciente, o copeiro deve ser orientado em relação aos itens que podem compor a bandeja do paciente de acordo com a alergia relatada de maneira personalizada.

Tabular por alérgeno todos os produtos disponíveis para serem entregues aos pacientes segundo informações contidas em seus rótulos pode ser um passo importante para guiar a equipe no atendimento mais seguro, assim como uso de foto das refeições servidas a fim de garantir os itens certos e usar como exemplos futuros.

As equipes de copa e de nutricionistas do hospital devem ser constantemente treinadas sobre alergias, para que seja compreendida a possível gravidade dos casos e garantir a segurança do paciente. Devem ser oferecidas simulações com situações reais envolvendo toda equipe, desde a anamnese realizada pelo nutricionista até a montagem da bandeja pelo copeiro.

Tratamento

A exclusão do alérgeno é a principal linha de tratamento, mas, para isso, é necessário um diagnóstico preciso com laudo médico para que a dieta de exclusão seja planejada e orientada com educação continuada ao paciente e/ou cuidador, a fim de que não ocorra nenhuma deficiência nutricional. O monitoramento desse paciente é indispensável, com o intuito de evitar comprometimento de seu estado nutricional e possível neofobia alimentar, decorrente da dieta de exclusão.

Caso tal dieta não seja bem planejada e orientada, podem ocorrer carências nutricionais decorrentes de inadequada densidade calórica e/ou proteica, cálcio, fósforo, ácido fólico, dentre outros micronutrientes.

A dieta de exclusão deve ocorrer em situações como suspeita e/ou diagnóstico de alergias no recém-nascido (RN), sendo que a exclusão do alérgeno na dieta materna deve ser estimulada a fim de evitar ruptura no aleitamento materno.

O tempo de exclusão é variável, devendo-se considerar algumas questões como se a reação é IgE-mediada ou não, se se trata de alergia múltipla e se há presença de colite. Entretanto, a criança pode tolerar reintrodução antes do previsto, sendo imprescindível avaliação periódica e individualizada.

Além do suporte nutricional, o profissional de saúde precisa dar apoio a esse paciente/família para encontrar um equilíbrio em relação à execução e precisão da dieta prescrita e a rotina familiar.

No tratamento de alergia a proteína do leite de vaca no RN em aleitamento materno e/ou necessidade de fórmula, é imprescindível seguir dieta de exclusão, com entendimento sobre a melhor escolha de fórmula (Quadro 17.1).

Quadro 17.1. Tipo de reação e conduta para manejo da alergia alimentar.	
IgE-mediada	*Não IgE-mediada*
Em caso de aleitamento materno: exclusão de leite de vaca e seus derivados da dieta materna	Em caso de aleitamento materno: exclusão de leite de vaca e seus derivados da dieta materna
< 6 meses: fórmula extensamente hidrolisada	< 6 meses: fórmula extensamente hidrolisada
> 6 meses: fórmula extensamente hidrolisada ou fórmula de soja	> 6 meses: fórmula extensamente hidrolisada
Em caso de não resposta a essas fórmulas, considerar fórmula de aminoácidos livres, em crianças menores ou maiores de 6 meses.	Em caso de não resposta a essa fórmula, considerar fórmula de aminoácidos livres, em crianças menores ou maiores de 6 meses.

Existem no mercado fórmulas infantis completas à base de proteína hidrolisada do arroz, porém ainda não há um consenso sobre o seu uso.

A partir de dois anos, em pacientes com dieta nutricionalmente adequada e em uso de fórmula à base de soja, é possível a transição para bebidas à base de soja fortificadas que garantam adequada oferta proteica. Outras bebidas vegetais à base de arroz, coco, amêndoas e outras castanhas podem ser utilizadas em receitas culinárias na substituição do leite de vaca, assim como podem ser utilizados água e suco de fruta para oferecer umidade à receita; e, para agregar textura, é possível utilizar amido e gordura.

Para a maioria das receitas que levam algum tipo de alérgeno em sua composição, é possível a substituição por outros ingredientes; por exemplo, em receitas que utilizam ovo para conferir textura, como em bolos e pães, pode-se utilizar um pacote de gelatina comum com duas colheres de sopa de água quente, ou uma colher de sopa de farinha de linhaça (pó) com três colheres de sopa de água (necessário que a mistura descanse por, pelo menos, dois minutos). Já em receitas que levam trigo é possível utilizar amido de milho, farinha de mandioca, polvilho azedo ou doce, farinha de arroz, batata, inhame, cará, dentre outras muitas opções.

Prebióticos e probióticos

Os prebióticos são fibras não digeríveis que servem de substrato para o crescimento de bactérias desejáveis no cólon, exercendo assim um potencial benéfico ao paciente. Por sua vez, os probióticos são micro-organismos vivos capazes de modular a microbiota intestinal, melhorando funções como digestibilidade, assim como podem contribuir para o desenvolvimento de defesas do sistema imunológico. Porém, um resultado satisfatório dependerá das cepas utilizadas e do tempo de administração.

Embora se saiba que o equilíbrio da microbiota intestinal está diretamente relacionado com a imunidade do indivíduo, as evidências em relação ao uso de prebióticos e probióticos para prevenir e/ou tratar a alergia alimentar ainda são muito baixas, com qualidade conflitante; dessa maneira, seu uso ainda não está bem estabelecido.

Imunoterapia oral

A imunoterapia oral (ITO) constitui uma maneira de tratamento das alergias alimentares na qual o alimento alergênico é oferecido à criança por meio de um veículo em doses crescentes. Tal procedimento produz modificações imunológicas, levando à dessensibilização e tolerância à ingestão do alimento, que podem ser temporárias ou permanentes. Diversos protocolos têm sido empregados, com uso, por exemplo, de leite e ovo submetidos a determinadas temperaturas (*"baked"*) por certo período de tempo. Destaca-se que a ITO deve ser restrita a casos bem-selecionados e ocorrer em ambiente com equipe preparada para o atendimento de possíveis reações graves. Além disso, considerando-se a história natural da alergia, com desenvolvimento espontâneo de tolerância, o não uso de tal procedimento pode ser uma opção adequada, exceto em casos de alergia persistente, na qual a imunoterapia oral bem-sucedida poderá melhorar a qualidade de vida da criança.

Contaminação cruzada

A contaminação cruzada ocorre quando um alimento considerado livre de alérgeno é contaminado por meio de contato com superfície e/ou outro alimento. Pode ocorrer com uso de panelas comuns, tábuas, bancadas, assim como outros utensílios em um ambiente onde se tem o alérgeno circulante.

O processamento térmico e/ou cocção podem alterar a estrutura proteica e, consequentemente, sua alergenicidade, porém não eliminam as chances de uma reação alérgica.

O ambiente hospitalar oferece uma série de desafios à equipe de nutrição, sendo necessária a anamnese detalhada para entender o grau da alergia, além de considerar o risco de contaminação cruzada que pode ocorrer não só na cozinha industrial como na copa onde são feitas preparações como sucos, vitaminas, sanduíches quentes, dentre outros. Caso não seja possível garantir o fluxo do preparo do alimento livre de alérgenos, como em uma cozinha metabólica, recomenda-se que seja oferecido um serviço terceirizado fresco ou congelado para evitar riscos a esse paciente.

Cuidados gerais

O portador de alergia alimentar, assim como seus familiares devem seguir algumas condutas com o intuito de evitar possível contaminação e ingestão acidental do alérgeno. Alguns cuidados incluem: em restaurantes, informar-se sobre os componentes das preparações; na escola, orientar equipe para cuidados específicos; em festas, comer antes do evento e/ou levar opções de alimentos; sempre ler o rótulo de produtos antes do consumo; evitar adquirir produtos a granel; separar produtos na despensa de casa; não consumir frituras se não puder se certificar sobre possível contaminação do óleo; em caso de viagem de avião/navio, solicitar dieta específica. Em todas as situações, deve-se considerar manter caneta de adrenalina autoinjetável para possível quadro de anafilaxia.

Leitura recomendada

- Anvisa. Resolução da diretoria colegiada – RDC n.º 26, de 2 de julho de 2015. Dispõe sobre os requisitos para rotulagem obrigatória dos principais alimentos que causam alergias alimentares. Diário Oficial da União; 2015 jul 3.
- Groetch M, Nowak-Wegrzyn A. Practical approach to nutrition and dietary intervention in pediatric food allergy. Pediatr Allergy Immunol. 2013; 1-10.
- Nwaru BI, Hickstein L, Panesar SS, Muraro A, Werfwl T, Cardona V, et al. The epidemiology of food allergy in Europe – Systematic review and meta-analysis. Allergy. 2014; 69:62-75.
- Pinto APR, de Mello ED. Alergia alimentar ao trigo. Int J Nutrol. 2019; 12:13-7.
- Pinto-e-Silva MEM, Yonamine GH, Atzingen MCBCV. Técnica dietética aplicada à dietoterapia. 1 ed. São Paulo: Manole; 2015. p. 1-200.
- Sicherer SH, Sampson HA. Food allergy: a review and update on epidemiology, pathogenesis, diagnosis, prevention, and management. J Allergy Clin Immunol. 2018; 141:41-58.
- Solé D, et al. Consenso Brasileiro sobre Alergia Alimentar: 2018 - Parte 1 - Etiopatogenia, clínica e diagnóstico. Documento conjunto elaborado pela Sociedade Brasileira de Pediatria e Associação Brasileira de Alergia e Imunologia. Arq Asma Alerg Imunol. 2018; 2(1):7-38.
- Solé D, et al. Consenso Brasileiro sobre Alergia Alimentar: 2018 - Parte 2 - Diagnóstico, tratamento e prevenção. Documento conjunto elaborado pela Sociedade Brasileira de Pediatria e Associação Brasileira de Alergia e Imunologia. Arq Asma Alerg Imunol. 2018; 2(1):39-82.
- Solé D, et al. Guia prático de diagnóstico e tratamento da Alergia às Proteínas do Leite de Vaca mediada pela imunoglobulina E. Rev Bras Alerg Imunopatol. 2012; 35(6):203-33.
- Souza F, et al. Prebióticos, probióticos e simbióticos na prevenção e tratamento das doenças alérgicas. Rev Paul Pediatr. 2010; 28(1):86-97.
- Vieira MC, Morais MB, Spolidoro JVN, Toporovski MS, Cardoso AL, Araujo ATB, et al. A survey on clinical presentation and nutritional status of infants with suspected cow' milk allergy. BMC Pediatr. 2010; (25).
- Wood RA. Oral Immunotherapy for Food Allergy. J Investig Allergol Clin Immunol. 2017; 27(3):151-9.
- Yu W, Freeland DMH, Nadeau KC. Food allergy: immune mechanisms, diagnosis and Immunotherapy. Nat Rev Immunol. 2016; 16(12):751-65.

CAPÍTULO 18

Obesidade Infantil

Fabiana Aparecida Rasteiro
Marília Joly

Epidemiologia

A obesidade é caracterizada pelo excesso de gordura corporal, gerando consequências metabólicas prejudiciais ao indivíduo.

A obesidade infantil é um problema de saúde pública, e seus números vêm aumentando em diversos países, como no Brasil. Ainda, a obesidade é associada ao desenvolvimento de doenças crônicas não transmissíveis e afeta crianças e adolescentes.

Segundo a Organização Mundial de Saúde (OMS), é esperado que, em 2025, 70 milhões de crianças com menos de cinco anos de idade apresentem obesidade e sobrepeso.

Os dados de 2019 do Sistema de Vigilância Alimentar e Nutricional (SISVAN) com crianças brasileiras mostraram que 16,33% das crianças entre cinco e dez anos de idade apresentam sobrepeso; 9,38%, obesidade; e 5,22%, obesidade grave. Já entre os adolescentes, 18% apresentam sobrepeso; 9,53%, obesidade; e 3,98%, obesidade grave.

Causas e consequências

A obesidade é uma doença multifatorial, com aspectos genéticos, comportamentais e ambientais. Fatores genéticos são responsáveis por 30-50% da variação na adiposidade, e há evidências sobre o papel da epigenética no desenvolvimento da obesidade. Os fatores epigenéticos podem modificar a interação do ambiente, nutrição e microbioma, e promover o aumento de peso.

Existem diversos genes que codificam e participam da regulação da gordura corporal; alguns genes participam no mecanismo do gasto energético, e outros, na ingesta alimentar, existindo ainda genes que participam em ambos os mecanismos.

O comportamento alimentar e o risco de obesidade infantis estão associados aos hábitos alimentares dos pais, estresse e depressão.

Pesquisas revelam que existem outros fatores que podem estar associados à obesidade, como peso ao nascer, duração da amamentação, exposição a toxinas, microbiota e uso de antibióticos.

O hábito alimentar também apresenta fator importante no desenvolvimento da obesidade infantil, como aumento de bebidas açucaradas, alimentos com alto índice glicêmico, excesso de *fast-food* e alimentos ricos em açúcares e gordura. No Brasil, dados do SISVAN mostram que 33% de crianças entre 6 a 23 meses de idade consomem bebidas adoçadas, e nas crianças de 5 a 9 anos a prevalência é de 68%. Os níveis reduzidos de atividade física e o aumento do tempo com hábitos sedentários, como assistir televisão, jogar *videogame* e o uso de celulares, também contribuem para o aumento da prevalência da obesidade infantil.

A obesidade infantil está associada a comorbidades, podendo afetar alguns sistemas como o endócrino, pulmonar, gastrointestinal e cardiovascular. Crianças com obesidade apresentam maior risco de resistência à insulina e de pré-diabetes, e, consequentemente, de diabetes tipo 2. Além disso, crianças com obesidade apresentam maior risco de hipertensão arterial, síndrome metabólica e dislipidemia.

Atualmente, a doença hepática gordurosa não alcoólica é a doença hepática mais comumente encontrada em crianças e está associada ao excesso de peso.

Além das consequências metabólicas, a obesidade infantil acarreta consequências psicossociais como baixa autoestima, ansiedade e depressão. Crianças com obesidade têm maior probabilidade de sofrer *bullying* e diminuição da qualidade de vida.

Crianças e adolescentes obesos possuem mais chance de se tornar adultos obesos, e quanto maior o índice de massa corporal (IMC) durante a infância, maior o risco de desfechos cardiovasculares negativos durante a vida adulta.

Diagnóstico nutricional

Para o correto tratamento e prevenção da obesidade infantil, é necessário que se realize uma adequada investigação dos fatores associados à obesidade e, então, o diagnóstico nutricional. A anamnese nutricional detalhada e o exame físico são ferramentas para realizar o diagnóstico nutricional da obesidade.

Na anamnese nutricional da criança com sobrepeso e obesidade, deve-se aprofundar alguns temas como:

- Histórico familiar: ocorrência de doenças cardiovasculares, diabetes, dislipidemia, obesidade, hipertensão arterial nos pais, avós, irmãos e tios;
- Histórico de tratamento nutricional e obesidade: se já realizou algum tratamento nutricional anterior e qual o tratamento proposto, início da obesidade e fatores associados ao início;
- Histórico dos primeiros mil dias (gestação até dois anos de idade): intercorrências durante a gestação, peso ao nascer, tipo de parto, uso de medicamentos, início e tempo do aleitamento materno, uso de fórmulas e composto lácteo, aspectos qualitativos e quantitativos da introdução alimentar;
- Hábitos alimentares atuais: pode ser aplicado o recordatório alimentar habitual ou de 24 horas, frequência alimentar e/ou registro alimentar, local onde se alimenta (escola, casa, creche, casa de avós etc.), hábitos do final de semana, mastigação, uso de televisão, computadores ou celulares durante a refeição;
- Hábitos de estilo de vida: nível de atividade física, duração do sono, se apresenta características de compulsão alimentar, quais atividades e brincadeiras mais gosta de fazer.

O exame físico deve contemplar medidas de peso, estatura (altura ou comprimento) e circunferência abdominal. As medidas antropométricas devem ser realizadas com a técnica correta e os equipamentos devidamente calibrados. Após a coleta desses dados, o índice antropométrico utilizado para diagnosticar o sobrepeso ou obesidade infantil é o IMC/idade, usando referências da OMS 2006 e 2007. Após o cálculo do IMC, a classificação é feita por meio de percentil ou *score*-z, de acordo com o Quadro 18.1.

A circunferência abdominal é outro dado antropométrico importante no diagnóstico da obesidade infantil, pois reflete o excesso de gordura abdominal que é associado a diversas alterações metabólicas. O método adequado para a sua realização deve ser feito no ponto médio entre a última costela e a borda superior da crista ilíaca. A classificação para uso clínico e ambulatorial é feita por meio da referência proposta por Freedman em 1999.

Quadro 18.1. Valores de referência para diagnóstico do estado nutricional, utilizando o IMC para idade.			
Percentil	**Score-z**	**0-5 anos incompletos**	**5-20 anos incompletos**
> 85 e ≤ 97	> +1 e ≤ +2	Risco de sobrepeso	Sobrepeso
> 97 e ≤ 99,9	> +2 e ≤ +3	Sobrepeso	Obesidade
> 99,9	> +3	Obesidade	Obesidade grave

Fonte: OMS, 2006.

Após a correta avaliação e diagnóstico nutricional, é necessário desenvolver o melhor tratamento nutricional para o paciente com sobrepeso ou obesidade infantil.

Tratamento

O tratamento clínico convencional é o mais utilizado em crianças e adolescentes obesos. Baseia-se na redução da ingestão calórica, no aumento do gasto energético, nas modificações comportamentais e no auxílio e envolvimento da família no processo de mudanças.

A proposta para o tratamento dietético em crianças e adolescentes obesos é baseada na idade, no estágio de maturação biológica, nos fatores emocionais, no grau de obesidade em que se encontra e nas comorbidades associadas.

Não existe um consenso da melhor estratégia nutricional para perda de peso em crianças e adolescentes. Diminuir o tamanho das porções e selecionar grupos alimentares de menor densidade energética podem ser estratégias efetivas para a redução do peso. Outras estratégias comportamentais para o tratamento da obesidade são incentivar a prática esportiva ou a participação da criança em exercícios divertidos adequados à faixa etária, e diminuir as atividades sedentárias como as telas, televisão, *videogame* e internet para o máximo de 2 h ao dia.

Crianças que apresentam obesidade leve podem ter a manutenção do peso como meta, pois com o crescimento o IMC diminuirá. Entretanto, para crianças com obesidade grave e com associação de comorbidades, a perda de peso pode ser sugerida. A perda de peso é recomendada para adolescentes pós-estirão pubertário.

Graus mais graves de obesidade, associados a importantes comorbidades, requerem outras estratégias de tratamento, tais como dietas mais restritivas em relação ao valor calórico, tratamentos com associação medicamentosa e, em alguns casos, a cirurgia bariátrica.

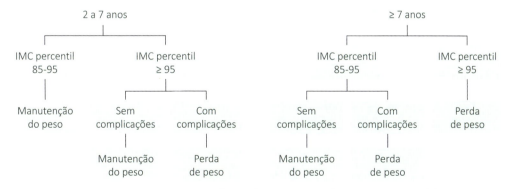

Figura 18.1. Metas para manutenção e redução do peso corporal para crianças e adolescentes com excesso de peso.

Fonte: adaptada de Barlow & Dietz, 1998.

160

Segundo a Sociedade Brasileira de Pediatria, a conduta nutricional pode ser dividida em cinco etapas:

▶ Etapa 1 – Esclarecimentos

Os hábitos alimentares da criança ou do adolescente devem ser de conhecimento do profissional, para assim estabelecer as estratégias necessárias de atuação em curto e longo prazo. Deve-se estimular a alimentação saudável de maneira positiva, evitando conceitos de alimentos permitidos ou alimentos proibidos. A adesão ao tratamento será mais efetiva quando o paciente e a família se sentirem seguros e sem dúvidas.

▶ Etapa 2 – Avaliação do comportamento

Conhecer comportamentos comuns entre crianças e adolescentes antes de propor mudanças é de extrema importância, bem como identificar hábitos tais quais mastigação rápida, refeições em frente à TV, rotina alimentar comprometida ou não ter rotina, pular refeições ou ficar beliscando alimentos ao longo do dia. As mudanças devem ser realizadas de modo gradual; a família pode auxiliar começando com as que apresentam menor grau de dificuldade para as de maior dificuldade. Ao final dessa etapa é esperado que a criança faça seis refeições por dia (café da manhã, lanche da manhã, almoço, lanche da tarde, jantar e ceia) e que esteja realizando essas refeições em ambiente calmo e sentada à mesa.

▶ Etapa 3 – Quantidade

Nessa etapa é importante estimular de maneira gradativa a redução dos alimentos consumidos em excesso. As mudanças não devem ser feitas de modo drástico, pois isso pode atrapalhar a adesão do paciente ao tratamento.

▶ Etapa 4 – Qualidade

Considerada a última etapa do tratamento nutricional, quando o controle de peso foi atingido e se obteve a adequação das quantidades ingeridas, deve-se priorizar a melhoria da qualidade da dieta, incentivando o consumo de alimentos que não fazem parte do hábito alimentar da criança ou adolescente, como frutas, verduras, legumes e cereais integrais.

▶ Etapa 5 – Manutenção

Esse é o momento em que o paciente ou sua família utilizam as informações adquiridas para se adaptar às situações diversas como festas, viagens e cotidiano, buscando controlar excessos, realizando substituições e mantendo uma alimentação saudável e equilibrada.

Cálculo das necessidades energéticas

TEE = *total energy expenditure* (gasto energético total).
BEE = *basal energy expenditure* (gasto energético basal).
PA = *physical activity coefficient* (coeficiente de atividade física).

Para meninos com sobrepeso e obesos de 3 a 18 anos:
BEE (kcal/dia) = 420 – 33,5 × idade [anos] + 418 × altura [m] + 16,7 × peso [kg]
TEE para manutenção do peso em meninos com sobrepeso e obesos de 3 a 18 anos:
TEE = 114 – 50,9 × idade [anos] + atividade física × (19,5 × peso [kg] + 1161,4 × altura [m])

Coeficiente de atividade física:

PA = 1,00 se PAL é estimada como ≥ 1,0 < 1,4 (sedentário)

PA = 1,12 se PAL é estimada como ≥ 1,4 < 1,6 (atividade leve)

PA = 1,24 se PAL é estimada como ≥ 1,6 < 1,9 (atividade moderada)

PA = 1,45 se PAL é estimada como ≥ 1,9 < 2,5 (atividade intensa)

Para meninas com sobrepeso e obesas de 3 a 18 anos:

BEE (kcal/dia) = 516 – 26,8 × idade [anos] + 347 × altura [m] + 12,4 × peso [kg]

TEE para manutenção do peso em meninas com sobrepeso e obesas de 3 a 18 anos:

TEE = 389 – 41,2 × idade [anos] + atividade física × (15,0 × peso [kg] + 701,6 × altura [m])

Coeficiente de atividade física:

PA = 1,00 se PAL é estimada como ≥ 1,0 < 1,4 (sedentário)

PA = 1,18 se PAL é estimada como ≥ 1,4 < 1,6 (atividade leve)

PA = 1,35 se PAL é estimada como ≥ 1,6 < 1,9 (atividade moderada)

PA = 1,60 se PAL é estimada como ≥ 1,9 < 2,5 (atividade intensa)

Fonte: adaptada de Sociedade Brasileira de Pediatria, 2019.

Prevenção

A obesidade é uma das doenças crônicas mais prevalentes, e a prevenção iniciada desde a concepção até a adolescência é vista como a maneira mais segura de controle.

A prevenção da obesidade se inicia na vida intrauterina: durante o pré-natal, deve-se monitorar o estado nutricional da gestante, evitando o ganho de peso excessivo, orientando alimentação e estilos de vida saudáveis e identificando os fatores de risco como diabetes melito, hipertensão arterial, dislipidemias, doenças cardiovasculares, dentre outros. Promover o aleitamento materno exclusivo nos primeiros seis meses e aleitamento complementar até os dois anos ou mais é de extrema importância, pois crianças que são amamentadas apresentam menor risco de desenvolver obesidade.

O ganho de peso na infância deve ser monitorado. A introdução alimentar deve ser adequada às necessidades nutricionais e ao desenvolvimento da criança. A família tem papel fundamental no desenvolvimento dos hábitos alimentares da criança, oferecendo uma alimentação saudável e equilibrada, promovendo uma alimentação rica em alimentos como frutas, verduras, legumes, grãos integrais, laticínios com baixo teor de gordura, carnes magras e hidratação adequada. Além disso, deve evitar o consumo de alimentos ricos em gorduras, açúcares e sal, além de bebidas de baixo valor nutricional como sucos artificiais e refrigerantes.

A prática de exercícios físicos e a promoção de brincadeiras mais ativas devem ser estimuladas, pois auxiliam na prevenção da obesidade e apresentam diversos benefícios à saúde. O entretenimento de maneira sedentária deve ser desestimulado; o uso de eletrônicos deve ser excluído para crianças menores de dois anos, e seu uso deve ser limitado para crianças maiores de dois anos.

Além da participação da família, a escola, a comunidade, a mídia (evitando propagandas de alimentos de baixo valor nutritivo e promovendo propagandas de mudanças do estilo de vida de maneira saudável), os órgãos governamentais (criando locais para recreação) e as indústrias alimentícias (reduzindo o conteúdo de ingredientes prejudiciais à saúde e melhorando a rotulagem para melhor compreensão da população) são responsáveis pela prevenção da obesidade.

A prevenção é mais eficaz e gera menos despesas do que tratar a obesidade e as suas comorbidades.

Leitura recomendada

- ABESO – Associação Brasileira para o Estudo da Obesidade e da Síndrome Metabólica. Diretrizes brasileiras de obesidade 2016. 4 ed. São Paulo. 2016.
- Barlow SE, Dietz WH. Obesity Evaluation and Treatment: Expert Committee Recommendations. The Maternal and Child Health Bureau, Health Resources and Services Administration, and the Department of Health and Human Services. Pediatrics. 1998; 102:E29.
- Bouchard C. Genetic determinants of regional fat distribution. Hum Reprod. 1997; 12(Suppl 1):1-5.
- Brasil. Ministério da Saúde. Sistema de Vigilância Alimentar e Nutricional. 2019.
- Daniels SR, Hassink SG. The Role of the Pediatrician in Primary Prevention of Obesity. Pediatrics. 2015; 136(1):e275-e292.
- Feldman-Winter L, et al. Weight gain in the first week of life predicts overweight at 2 years: A prospective cohort study. Matern Child Nutr; 2017.
- Han JC, et al. Childhood obesity 2010: Progress and Challenges. Lancet. 2010; 375:1737-48.
- Kumar S, Kelly AS. Review of Childhood Obesity. Mayo Clinic Proceedings. 2017; 92(2):251-65.
- Ministério da Saúde, Secretaria de Atenção à Saúde, Departamento de Atenção Básica. Estratégias para o cuidado da pessoa com doença crônica: obesidade. Brasília: Ministério da Saúde; 2014. (Cadernos de Atenção Básica, n. 38).
- Nicklas TA, Hayes D; American Dietetic Association. Position of the American Dietetic Association: nutrition guidance for healthy children ages 2 to 11 years. J Am Diet Assoc. 2008; 108(6):1038-44, 1046-7.
- Skinner AC, Perrin EM, Moss LA, Skelton JA. Cardiometabolic risks and severity of obesity in children and young adults. N Engl J Med. 2015; 373(14):1307-17.
- Sociedade Brasileira de Pediatria, Departamento de Nutrologia. Obesidade na infância e adolescência – Manual de Orientação. 3 ed. São Paulo: SBP; 2019.
- Vitolo MR. Nutrição: da gestação ao envelhecimento. Rio de Janeiro: Ed. Rúbio; 2008.
- WHO. Commission on Ending Childhood Obesity meets to develop global responses to obesity epidemic. Geneva. 2015; 13-14.
- World Health Organization. WHO Child growth standards: Length/height-for-age, weight-for-age, weight-for-length, weight-for-height and body mass index-for-age. Methods and development. WHO (nonserial publication). Geneva, Switzerland: WHO; 2006. Disponível em: https://www.who.int/ childgrowth/standards/en/ e https://www.who.int/ childgrowth/en. Acessado em: jul 2020.

CAPÍTULO

19 Manejo Clínico da Dieta Cetogênica na Epilepsia Refratária

Daniela Kawamoto Murakami
Mirna Maria Dourado Gomes da Silva

Introdução

Hoje em dia, apesar de novos medicamentos antiepiléticos, cerca de 30% dos pacientes epilépticos permanecem refratários ao tratamento medicamentoso, normalmente definido como a falha de dois ou mais medicamentos anticonvulsivantes com indicação e dosagem adequadas. Dessa maneira, há um aumento do interesse em terapias dietéticas que exerçam efeitos benéficos no controle de crises.

A dieta cetogênica (DC) é uma terapia não farmacológica utilizada mundialmente desde 1921 e aprimorada nos últimos anos para tratamento da epilepsia refratária. É caracterizada por simular o metabolismo do jejum, exercendo um efeito benéfico para controle de crises. Para isso, ela deve ser rica em lipídios, podendo fornecer até 90% das calorias em sua forma clássica, e deve ser adequada as necessidades proteicas do paciente e restrita significantemente em carboidratos.

Embora os mecanismos anticonvulsivantes da DC ainda não sejam completamente compreendidos, acredita-se que as orientações da dieta desencadeiam uma mudança no metabolismo da glicose para o metabolismo de ácidos graxos (cetogênese), produzindo corpos cetônicos, como o acetoacetato e β-hidroxibutirato. Estes atravessarão a barreira hematoencefálica e servirão de substrato energético para o cérebro no ciclo de Krebs. As principais mudanças do metabolismo pela DC são: aumento de corpos cetônicos no plasma, efeito sedativo, grau de acidose, desidratação parcial, estabilização dos níveis séricos de glicose, alteração da concentração lipídica e adaptação do cérebro.

O objetivo principal ao iniciar a DC é cessar ou diminuir significativamente a frequência de crises convulsivas e, dessa maneira, melhorar a qualidade de vida.

Pode ser iniciada a nível ambulatorial ou na internação hospitalar, e requer monitoramento nutricional constante ao longo do tratamento para garantir sua eficácia e para reduzir a probabilidade de efeitos adversos. A implementação dessa dieta depende do apoio ativo da equipe multiprofissional e empenho da família.

Indicação e contraindicação

A DC já é amplamente utilizada e considerada padrão-ouro para tratamento de doenças relacionadas ao metabolismo do carboidrato, como síndrome de deficiência da proteína transportadora 1 (GLUT-1) e deficiência de piruvato desidrogenase.

Há alguns distúrbios refratários que são descritos como com melhor resposta à DC, sendo, principalmente, epilepsias mioclônicas, incluindo síndrome de Dravet e epilepsia com convulsões mioclônico-atônicas (síndrome de Doose), dentre outros. Pacientes com espasmos infantis também podem se beneficiar dos efeitos, principalmente se for iniciada desde o diagnóstico.

A DC é absolutamente contraindicada para doenças que envolvam algum distúrbio do metabolismo de lipídios como deficiência de carnitina (primária), deficiência de carnitina palmitoil-transferase (CPT) II ou I, defeitos de betaoxidação, dentre outros. Porém, é importante pensarmos em casos de contraindicação relativa, já que estes podem ser constatados pela equipe multiprofissional que assiste esses pacientes; dentre eles estão a incapacidade de manter nutrição adequada e o não cumprimento da dieta por parte dos pais ou responsáveis.

Tipos de dieta cetogênica

Além da dieta clássica, foram desenvolvidos outros três tipos de dietas cetogênicas modificadas no intuito de melhorar palatabilidade, redução de efeitos adversos e adesão ao tratamento.

▶ Clássica

É uma dieta rígida, matematicamente calculada de maneira a combinar uma proporção de gramas de gordura com gramas de proteína mais carboidratos combinados. Quanto maior a quantidade de lipídio utilizado em relação ao demais macronutrientes, maior a possibilidade de alcançar os níveis de cetose desejados, podendo ser caseira, industrializada ou *blend*, levando em consideração alergias ou intolerâncias. A proporção mais comum é de 4 g de gordura para 1 g de proteína e carboidrato (descrito como 4:1). Proporção 3:1 ou inferior pode ser usada como alternativa de redução dos efeitos adversos e para aumentar a ingestão de carboidrato, melhorando assim a palatabilidade.

Os triglicerídeos de cadeia média (TCM) podem ser usados como um suplemento para aumentar a cetose e em casos de constipação, podendo ser administrados na dieta como óleo de coco ou como uma emulsão.

A dieta deve ser executada com auxílio de uma balança (1 g/1 g), já que não é possível utilizar medida caseira.

▶ Atkins modificada (ATM)

Caracterizada pela restrição de carboidratos e alto teor de gordura, não restringe consumo de proteína, líquido ou calorias, o que facilita o planejamento dietoterápico. O consumo diário inicial de carboidratos é de aproximadamente 10-15 g, com um possível aumento para 20 g por dia após um a três meses. É indicada para adolescentes e adultos que já não conseguem seguir uma DC clássica.

▶ Triglicerídeos de cadeia média (TCM)

A dieta utiliza TCM por ter maior potencial de formação de corpos cetônicos do que os triglicerídeos de cadeia longa (TCL), normalmente consumidos na DC clássica, permitindo assim que mais carboidratos sejam incorporados na dieta. Em sua forma tradicional, tem cerca de 60% da energia proveniente de TCM, porém essa proporção apresenta maior possibilidade de desconfortos abdominais, tais como diarreia, náusea e vômito. Para melhorar essa dificuldade, foi criada uma dieta modificada, em que, desses 60%, 30% é proveniente de TCM e 30% de TCL.

▶ Baixo índice glicêmico

Permite a ingestão diária total de aproximadamente 40-60 g/dia de carboidrato, mas favorece carboidratos com índices glicêmicos < 50, pois se acredita que níveis estáveis de glicose desempenham um papel no mecanismo da DC.

Avaliação e manejo nutricional

▶ Antropométrica e bioquímica

Os controles antropométricos de peso, altura e índice de massa corporal (IMC) devem ser realizados em todas as consultas utilizando as curvas de referência da Organização Mundial da Saúde (OMS): Anthro (2006) e Anthro *plus* (2007). Em crianças < 1 ano, recomendam-se controles mais frequentes (a cada um ou dois meses), pelo menos nos primeiros seis meses de DC.

Com relação aos parâmetros bioquímicos, é importante que haja monitoramento antes da introdução à dieta e durante o tratamento. Exames normalmente solicitados pelo neurologista são: hemograma, sódio, potássio, ureia, creatinina, bicarbonato e albumina, perfil hepático, cálcio, fósforo, magnésio, glicose, vitamina D, perfil lipídico, perfil de acilcarnitina, vitaminas A, B12, zinco, selênio, cobre, ácido fólico, ferritina; urina: relação cálcio-creatinina, hematúria, ácidos orgânicos.

O acompanhamento por meio de exames de imagem como ultrassom renal e eletroencefalograma (EEG) também se torna necessário antes e durante o tratamento, para afastar risco de litíase renal e permitir uma avaliação objetiva da resposta clínica, principalmente dos pacientes com crises subclínicas ou durante o sono, respectivamente.

Protocolo de início e jejum

O jejum não é necessário para a introdução da DC. Um estudo realizado no Children's Hospital of Philadelphia evidenciou que a eficácia no controle das crises epilépticas no seguimento de três meses é a mesma, com ou sem a realização do jejum no início da DC.

Quando iniciada sem internação, há o aumento gradativo da proporção de gordura da dieta: 1:1 ou 2:1 (na primeira semana), 3:1 (na segunda e terceira semana) e 4:1 (quarta semana em diante). Pode-se também utilizar de proporções intermediárias como 2,5:1 ou 3,5:1 dependendo da resposta do paciente em relação à cetose e às crises.

Na internação, caso o paciente já esteja em jejum, a dieta pode ser introduzida sem a necessidade de aumentar gradativamente a dieta, podendo já ser prescrita uma dieta 3:1 (em caso de crianças pequenas) ou 4:1 (em crianças em idade escolar ou adolescentes). Se optado por não realizar jejum, no primeiro dia, a DC é introduzida com a quantidade total de calorias diárias na proporção 1:1; no segundo dia, 2:1; no terceiro, 3:1; e dependendo da cetose e do controle de crises, no quarto dia, na proporção 4:1.

Para a progressão e monitoramento da dieta, deve-se considerar a aceitação alimentar do paciente, nível de cetose e a presença de efeitos adversos como náuseas, vômitos, sonolência, perda ou ganho de peso, diarreia ou constipação etc.

Cálculo da dieta e elaboração do cardápio

Na ausência de calorimetria indireta (CI), recomenda-se o uso da equação DRI (*dietary reference intakes*) (2002/2005) em função da idade e peso do paciente, bem como da estatura e fator de atividade física.

Alguns centros preconizam que o cálculo dos requerimentos de energia seja entre 80% a 90% da DRI (crianças > 3 anos), mas isso não é um consenso. Mesmo para crianças menores de 3 anos, se houver restrição significativa de movimento, deve ser avaliado o cálculo com menor aporte calórico, pois tendem a ganhar peso com maior facilidade.

O aporte proteico será estimado conforme as recomendações proteicas diárias. Normalmente, calcula-se 1 g/kg/dia de proteínas para crianças maiores de 1 ano, e 1,2 a 1,5 g/kg/dia para as menores de 1 ano em razão do crescimento acelerado nessa fase, aumentando as necessidades proteicas.

A ingestão hídrica é mensurada por meio da fórmula de Holliday-Segar (1957).

Calculadas as necessidades calóricas e proteicas diárias, a DC em si será calculada a partir de unidades dietéticas (UD). A unidade dietética da dieta 3:1, por exemplo, significa que há 3 gramas de gordura para cada grama da soma de proteína + carboidrato. Cada grama de gordura fornece 9 calorias, assim: $9 \times 3 = 27$. A proteína e o carboidrato fornecerão 4 calorias por grama ($4 \times 1 = 4$). Logo, as calorias por UD da DC 3:1 serão o resultado da soma $27 + 4 = 31$.

Proporção	Gorduras	Calorias	Proteína + carboidrato	Calorias por unidade dietética
2:1	2 g × 9 kcal/g	18	1 g × 4 kcal/g = 4	22
3:1	3 g × 9 kcal/g	27	1 g × 4 kcal/g = 4	31
4:1	4 g × 9 kcal/g	36	1 g × 4 kcal/g = 4	40

▶ Exemplo de cálculo

G.L.F., 3 anos, sexo feminino. Será introduzida a dieta cetogênica 2:1. Peso: 14 kg; estatura: 97 cm. Estado nutricional: eutrofia.

Aporte calórico diário, segundo faixa etária, segundo DRI:

1-3 anos: {89 × P (kg) − 100} + 20

{89 × 14 − 100} + 20 = 1.166 kcal/dia

Composição calórica por unidade dietética

2 g de gordura × 9 calorias/g = 18 calorias

1 g de proteína + carboidrato × 4 calorias/g = 4 calorias

18 calorias + 4 calorias = 22 calorias

Número total de unidade dietética por dia

Divide-se o valor total de calorias por dia pelo teor calórico de cada caloria por unidade dietética (no exemplo de dieta 2:1, será 22): $1.166 \div 22$ calorias = 53 UD. Multiplica-se o número de unidades dietéticas pela quantidade de gordura da proporção, no caso 2 (dieta 2:1): $53 \times 2 = 106$ g.

Teor de proteína + carboidrato

Multiplica-se o número de unidades dietéticas pela quantidade de proteína + carboidrato da proporção, no caso 1 (dieta 2:1): $53 \times 1 = 53$ g.

Proteína adequada para faixa etária

1 g × 14 g = 14 g.

Carboidrato

Se proteína + carboidrato = 53, e proteína = 14, temos: $53 - 14 = 39$ g.

	Gordura	Proteína	Carboidrato
Gramas diárias	106 g	14 g	39 g
Gramas por refeição (quatro refeições ao dia)	26,5 g	3,5 g	9,75 g

▶ Exemplo de cálculo para o desjejum com creme de leite fresco, ovo e fruta

Alimento	Quant. (g)	LIP	PTN	CHO
		26,50	3,50	9,75
Desjejum				
Creme de leite 35%	60	21,00	1,38	0,60
Ovo	15	1,47	1,70	0,41
Mamão	105	0,11	0,53	8,72
Óleo	4	4,00	0,00	0,00
Total		26,58	3,60	9,72

LIP: lipídios; PTN: proteínas; CHO: carboidratos.

▶ Exemplo de esquema alimentar para o desjejum com as quantidades de cada alimento e seus substitutos

Alimentos	Quantidade	Substitutos
Creme de leite fresco	60 g	Não tem
Ovo	15 g	Ver lista
Mamão	105 g	Ver lista
Óleo	4 mL	Ou azeite

▶ Lista de substitutos

Para calcularmos os substitutos das frutas, devemos considerar a soma do teor de proteína + carboidrato. O alimento substituto deverá apresentar o mesmo total de proteína e carboidrato do alimento considerado para a base do cálculo.

No exemplo, foi considerado o mamão. Em 105 g de mamão, a quantidade de proteína + carboidrato é de 9,25 g (0,53 g de proteína + 8,72 g de carboidrato). Desse modo, as outras frutas da lista deverão apresentar a mesma quantidade. Como exemplo, temos a melancia como substituto do mamão:

100 g de melancia possuem 0,5 g de proteínas e 5,3 g de carboidratos = 5,8 g de proteína + carboidrato

100 g de melancia --------------------- 5,80 g de proteína + carboidrato

X g de melancia ------------------------ 9,25 g de proteína + carboidrato

X = 159,48 g; arredondando, 159 g de melancia.

Para o cálculo do substituto do ovo, o raciocínio será o mesmo, mas há a necessidade em adequar a quantidade de gordura. Assim, se quisermos substituir o ovo por frango:

Em 15 g de ovo, há 2,11 g de proteína + carboidrato (1,70 g + 0,41 g). Em 100 g de frango há 18,2 g de proteína + carboidrato (18,2 g + 0 g).

100 g de frango ------------------------ 18,20 g de proteína + carboidrato

X g de frango --------------------------- 2,11 g de proteína + carboidrato

X = 11,59 g; arredondando, 12 g de frango.

15 g de ovo ----------------------------- 1,47 g de gordura

12 g de frango-------------------------- 1,22 g de gordura

1,47 − 1,22 = 0,25 mL de óleo a mais deve ser ofertado.

Esse raciocínio deve ser também considerado para a elaboração da lista de substitutos de outros alimentos como hortaliças e tubérculos. Essas quantidades equivalem ao alimento cru (exceto o ovo que deve ser pesado após preparo). Deve-se utilizar uma balança digital caseira de precisão de 1 g/1 g.

Como fonte proteica podem ser utilizadas proteínas animais em geral, inclusive ovos, miúdos. Os exemplos mais comuns de alimentos fontes de lipídios são: creme de leite fresco (35 g de gordura em 100 g do produto), maionese tradicional, *bacon*, óleos vegetais ou módulo de TCM e, em caso de restrições ou alergias, pode-se utilizar creme de leite de soja, porém deve ser corrigido com óleo. Já para as fontes de carboidrato são prioritariamente utilizadas frutas, legumes e hortaliças. Pães, cereais, massas e doces devem ser evitados.

Atualmente, existe um *software* que permite o cálculo e prescrição da DC com mais facilidade e agilidade chamado Keto Calculadora, disponibilizado no site: http://ketocalculadora.com.br.

Monitoramento da cetose

Para o monitoramento da produção efetiva de corpos cetônicos e da adesão ao tratamento, é importante a medição da cetose, por urina ou pelo sangue. Este último é mais fidedigno, pois não há interferência da diluição da urina ou de outras alterações do balanço hídrico. A medição da cetose deve ser realizada todos os dias, duas vezes ao dia, antes das refeições. O valor ideal para a DC é de 2 a 5 mmol/L quando medida no sangue (beta-hidroxibutirato) e de 80 mg/dL a 160 mg/dL na medição pela urina (cetoacetato), o que equivaleria a 3-4+.

Suplementação de vitaminas e minerais

Como a DC não supre todas as necessidades de vitaminas e minerais que o paciente requer diariamente (salvo normalmente os que recebem dieta industrializada exclusiva), é inevitável a suplementação de vitaminas e minerais de acordo com faixa etária e sexo. Usualmente, orienta-se um polivitamínico e polimineral de A a Z (isento de carboidratos) e um suplemento de cálcio a mais para suprir as necessidades do indivíduo.

Durante o tratamento, essas necessidades devem ser revistas, bem como o consumo de nutrientes provenientes da dieta e da suplementação, rotineiramente avaliados pela utilização dos valores propostos de EAR e UL, avaliando assim a probabilidade de adequação e o risco de toxicidade. Esse manejo deve ser realizado em todos os pacientes. Para os que recebem fórmula cetogênica industrializada, que possui diversas vitaminas e minerais, deve haver ajustes finos de acordo com as necessidades individuais.

▶ ### Dieta cetogênica industrializada/modulada

A DC normalmente é planejada com alimentos caseiros; porém, para lactentes, para pacientes com alimentação via gastrostomia e para uso em unidades de terapia intensiva em paciente em estado de mal epiléptico, é indicada a oferta de fórmulas cetogênicas industrializadas para minimizar os riscos de contaminação e facilitar a administração. Existem atualmente, no mercado brasileiro, o KetoCal 4:1® (Nutricia) e o KetoVOLVE 4:1® (Nutr-e-volution), ambos em pó. Há também como modular a dieta, com módulo de proteínas, de carboidratos e lipídios. Deve-se observar a homogeneidade da mistura, já que quando se utiliza o óleo vegetal o mesmo fica separado em fases e pode não ser infundido corretamente, podendo interferir no tratamento. O uso de emulsões lipídicas é uma boa opção principalmente para uso hospitalar.

Efeitos adversos

Dentre os efeitos adversos possíveis, os mais comuns são as alterações gastrointestinais como náuseas, constipação e diarreia. De maneira geral, manter uma hidratação adequada e consumir alimentos ricos em fibra na presença de constipação ou evitá-los na diarreia podem ajudar nesses sintomas, assim como o uso de medicações específicas livres de carboidrato, quando necessário.

A hipoglicemia é um dos mais temidos pela equipe e família. A glicemia do paciente em vigência da DC tende a se estabilizar entre 50 e 70 mg/dL. Níveis iguais ou menores que 50 mg/dL e/ou com sintomas clínicos de hipoglicemia devem ser corrigidos. Se o paciente estiver em condições de usar a via oral, utilizar solução de reidratação oral, soro glicosado (SG) a 10% ou 30 a 60 mL de suco de fruta, realizando monitoramento em 30 a 60 minutos até estabilizar a glicemia. Caso necessária a reposição endovenosa, deverá receber soro glicosado, 2,5 mL/kg de SG 10%, em bólus; posteriormente a glicemia deve ser checada em dez minutos, repetindo o procedimento caso necessário.

Sobre a hiperlipidemia, estudos sugerem que, apesar de um aumento precoce nos lipídios séricos durante os primeiros seis meses de terapia, após esse período se observa uma tendência de estabilidade dos exames. O acompanhamento nutricional e a atenção à qualidade dos lipídios podem ajudar durante o tratamento, ou seja, a substituição de fontes de gordura saturada por alimentos ricos em gorduras monoinsaturadas e poli-insaturadas.

Desmame

A DC geralmente é mantida por pelo menos dois anos em pacientes que obtiveram o controle efetivo de crises.

O desmame da DC deve ser individualizado e feito gradualmente, em poucos dias ou semanas. A proporção da dieta cetogênica deve ser reduzida gradualmente, de 4:1 para 3:1 e, depois, para 2:1, seguida de introdução de alimentos com baixo índice glicêmico e liberação de uma alimentação saudável de acordo com a faixa etária. Aproximadamente 80% das crianças com epilepsia refratária não apresentam crises recorrentes após a retirada da dieta. Em casos emergenciais, quando o paciente apresenta efeitos adversos ou quando há piora nas crises, o desmame pode ser feito de maneira abrupta.

Leitura recomendada

- Armeno M, Caraballo R, Vacarezza M, Alberti MJ, Rios V, Galicchio S, et al. Consenso nacional sobre dieta cetogênica. Rev Neurol. 2014; 59(5):213-23.
- D'Andrea Meira I, et al. Ketogenic Diet and Epilepsy: What We Know So Far. Front Neurosci. 2019; 13:5.
- Dietary Reference Intakes for Energy, Carbohydrate, Fiber, Fat, Fatty Acids, Cholesterol, Protein and Amino Acids (Macronutrients). Washington, DC: Food and Nutrition Board, Institute of Medicine; 2002/2005. p. 335-432, 465-608.
- Freeman JM, Kossoff EH, Hartman AL. The ketogenic diet: one decade later. Pediatrics. 2007 mar; 119(3):535-43.
- Goswani JN, Sharma S. Current Perspectives on the role of the Ketogenic Diet in Epilepsy Management. Neuropsychiatr Dis Treat. 2019; 15:3273-85.
- Holliday MA, Segar WE. Maintenance need for water in parenteral fluid therapy. Pediatrics. 1957; 19:823.
- Kossof EH, Zupec Kania BA, Amark PE, Ballaban-Gil KR, Christina Bergqvist AG, Blackford R, et al.; Charlie Foundation, Practice Committee of the Child Neurology Society; International Ketogenic Diet Study Group. Optimal Clinical management of children receiving the ketogenic diet: recommendations of the International Ketogenic Diet Study Group. Epilepsia. 2009; 50(2):304-17.
- Kossoff EH, et al. Optimal clinical management of children receiving dietary therapies for epilepsy: Updated recommendations of the International Ketogenic Diet Study Group. Epilepsia Open. 2018; 3(2):175-92.
- Prudencio MB, Murakami DK. Inadequação do Consumo de Micronutrientes na Dieta Cetogênica. In: Damasceno NRT, Lima PA, Prudencio MB, et al. Dieta Cetogênica no tratamento da epilepsia. 1 ed. São Paulo: Weight Science; 2016. p. 133-46.
- Rizzutti S, Ramos AM, Muszkat M, Gabbai AA. Is hospitalization really necessary during the introduction of the ketogenic diet? J Child Neurol. 2007; 22:33-7.
- Sampaio LPB, Takakura C, Manreza MLG. The use of a formula-based ketogenic diet in children with refractory epilepsy. Arq Neuropsiquiatr. 2017; 75(4):234-7.
- Sampaio LPB. ABC da dieta cetogênica para epilepsia refratária. 1 ed. Rio de Janeiro: Editora DOC Content; 2018. 220 p.
- Ułamek-Kozioł M, et al. Ketogenic Diet and Epilepsy. Nutrients. 2019; 11:2510.
- WHO (World Health Organization). Curvas de crescimento 2006 e 2007. Disponível em: http://www.who.int/childgrowth/en. Acessado em: 15 ago 2020.
- Zupec Kania B. Professional's Guide to the Ketogenic Diet. Ketogenic Diet Seminars; 2016.

CAPÍTULO 20

Diabetes Melito

Adriana Servilha Gandolfo

O diabetes melito tipo 1 (DM1) é uma doença crônica e autoimune, decorrente da destruição das células beta pancreáticas, que ocasiona deficiência completa na produção de insulina. Predominante na faixa etária pediátrica, o número de casos vem aumentando nas últimas décadas, principalmente entre crianças com menos de cinco anos de idade. Em 2017, o número mundial de pessoas com DM1, na faixa etária de 0 a 19 anos, era de aproximadamente 1.104.500, com estimativa de surgimento de 132 mil casos novos por ano.

O tratamento consiste em realização de insulinoterapia (aplicação de insulina basal e bólus de insulina para correção e/ou cobrir a alimentação); monitorização de glicemia; educação alimentar, incluindo alimentação saudável com controle de carboidratos (CHO), gorduras e proteínas; atividade física com regularidade; e orientação aos pacientes, familiares e/ou cuidadores.

O principal objetivo do tratamento é manter o bom controle glicêmico para favorecer crescimento e desenvolvimento adequados; promover o bem-estar psicossocial do paciente e da família; e evitar as complicações agudas e em longo prazo da doença.

Quando não há insulina suficiente, a glicose não consegue entrar na célula e seus níveis no sangue aumentam, resultando no que chamamos de hiperglicemia. Os sintomas no DM1 geralmente se iniciam de maneira repentina e podem incluir: muita sede e fome, vontade frequente de urinar, cansaço e fraqueza constantes; além de perda de peso. É mais frequentemente diagnosticada em crianças, adolescentes e, em alguns casos, adultos jovens.

Quanto ao diabetes melito tipo 2 (DM2), sua incidência também vem crescendo entre adolescentes, e geralmente está associado à história familiar, excesso de peso e sinais de resistência insulínica. Caracteriza-se como uma doença poligênica, com forte herança familiar, ainda não completamente esclarecida, em que a influência ambiental contribui significativamente para sua ocorrência. Dessa influência, hábitos dietéticos e inatividade física, que podem levar à obesidade, destacam-se como os principais fatores de risco. Em, pelo menos, 80% a 90% dos casos está associado ao excesso de peso e a outros componentes da síndrome metabólica.

O tratamento de DM2 e resistência periférica à insulina em adolescentes tem por objetivo promover níveis normais de hemoglobina glicada; prevenir ganho de peso quando o índice de massa corpórea (IMC) estiver entre os percentis 85 e 95; e promover perda de peso e manutenção do crescimento linear adequado, quando o percentil de IMC for maior que 95.

Alimentação

A alimentação de crianças e adolescentes com DM1 e DM2 segue as mesmas recomendações da alimentação saudável desse público sem a doença, ou seja, adequada em qualidade e quantidade e composta por grupos alimentares presentes na pirâmide alimentar (cereais, massas, raízes, tubérculos, leguminosas, verduras, legumes, frutas, carnes, ovos, lácteos, óleos e açúcar).

Distribuição dos macronutrientes

A distribuição dos macronutrientes recomendada para DM é de 45% a 60% de CHO do valor energético total (VET), com moderado consumo de açúcar (cerca de 5% a 10% do VET), de 30% a 35% do VET em lipídios, sendo < 10% sob a forma de gordura saturada e isenta de gorduras trans, e de 15% a 20% do VET em proteínas.

Composição da alimentação

Na alimentação, indica-se o consumo de cereais, pães, massas integrais, sementes (linhaça, chia, gergelim etc.), leguminosas, frutas, verduras, legumes e produtos lácteos (leite, iogurte, queijos) com redução de gordura, exceto para crianças menores de 2 anos.

O modelo "meu prato saudável" é uma ferramenta útil e atraente para orientar a alimentação das crianças, pois ilustra visualmente os alimentos que devem compor o prato nas grandes refeições e nos lanches intermediários.

A foto a seguir exemplifica uma refeição (almoço ou jantar), cujo prato é composto por alimentos que são fontes de CHO, proteína animal, verduras e legumes, crus e cozidos.

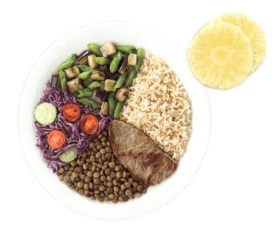

Fonte: http://meupratosaudavel.com.br/como-montar-o-prato-saudavel (acesso 15 de setembro 2020).

Os lactentes, crianças e adolescentes devem ser incentivados a ingerir água. A Sociedade Brasileira de Pediatria (SBP) preconiza a não oferta de suco de fruta natural para crianças menores de 2 anos de idade.

O consumo de bebidas açucaradas está associado ao ganho de peso e ao aumento de glicemia pós-prandial, sendo desaconselhável o seu consumo. Bebidas *diet* ou *light*, em situações especiais, podem ser oferecidas em substituição às bebidas açucaradas para crianças em idade escolar ou adolescentes. O consumo de alimentos contendo açúcar deve ser controlado, e se forem consumidos por crianças ou adolescentes com DM1, deve-se ajustar a dose de insulina.

Em situação de hipoglicemia, sugere-se a oferta de alimentos fonte de CHO, sendo que a diretriz mais atual (2020) da Sociedade Brasileira de Diabetes (SBD) apresenta como opções:

- Crianças < 5 anos: 5 g de CHO (meia unidade de maçã, banana ou frutas em geral, ou 50 mL de suco de laranja ou bebida doce);
- Crianças de 5 a 10 anos: 10 g CHO (uma unidade pequena de maçã, banana ou frutas em geral, ou 100 mL de suco de laranja ou bebida doce);
- Crianças a partir de 10 anos: 15 g CHO (uma unidade média de maçã, banana ou frutas em geral, ou 150 mL de suco de laranja ou bebida doce).

A International Society for Pediatric and Adolescent Diabetes (ISPAD) sugere, para correção de hipoglicemia, 0,3 g de CHO de rápida absorção por kg de peso corpóreo.

Os alimentos ricos em fibras solúveis e/ou insolúveis estão associados a menor risco de doença cardiovascular e coronariana, modulação da microbiota intestinal, melhora no controle glicêmico, melhora na saciedade e prevenção do ganho de peso. A recomendação de fibras é de 14 g/1.000 kcal para crianças a partir de 1 ano, ou idade da criança + 5 gramas, sendo indicado o consumo diário de frutas, verduras, legumes, cereais integrais e leguminosas (feijão, ervilha, lentilha, grão-de-bico).

Quanto aos lipídios, gorduras saturadas encontradas em produtos lácteos, carnes gordurosas, e gorduras trans presentes nas margarinas e nos produtos ultraprocessados (bolos, *cookies*), estão associadas ao aumento no risco de doença cardiovascular. A dieta mediterrânea à base de gordura monoinsaturada, CHO integrais, verduras, legumes, leguminosas, pequena quantidade de carne vermelha e de carnes processadas é benéfica à saúde, uma vez que reduz o risco de doença cardiovascular. Recomenda-se substituir a gordura saturada por mono ou poli-insaturada, aumentando o consumo de peixes (1 a 2 vezes por semana), reduzindo o teor de gordura de produtos lácteos e cozinhando os alimentos com óleos vegetais. O suplemento de ômega-3 é indicado em casos de hipertrigliceridemia.

Quanto às proteínas, as recomendações são facilmente atendidas por meio da alimentação, não sendo necessária a oferta de bebidas com alto teor de proteína e suplementos proteicos para crianças e adolescentes com DM, exceto em situações especiais, por exemplo, subnutrição ou atividade física intensa e extenuante.

Com relação ao sódio, o consumo acima das recomendações é comum em crianças com DM, sendo necessário checar o consumo de alimentos ultraprocessados e orientar os familiares ou cuidadores quanto ao preparo dos alimentos, explorando uso de temperos naturais, e quanto ao controle na quantidade de sal de incremento nas preparações.

As necessidades de vitaminas e minerais para crianças e adolescentes são semelhantes a crianças saudáveis. Não há evidência de que há benefícios na suplementação de crianças que não apresentam deficiências nutricionais.

Os produtos dietéticos não são recomendados, pois apresentam custo elevado e podem conter edulcorantes tais como sorbitol, que podem apresentar efeito laxante. Em pediatria, a recomendação é, sempre que possível, manter as bebidas no sabor natural, sem incrementos de edulcorantes. Entretanto, caso seja necessário, os adoçantes naturais ou artificiais podem substituir o açúcar, devendo ser consumidos com moderação. Sugere-se o rodízio no uso de adoçantes nas versões sintéticas (artificiais).

Entre adolescentes com DM, a ingestão de bebidas alcóolicas pode ocorrer e levar à indução de hipoglicemia prolongada (acima de 10 a 12 horas depois de beber). Para evitar esse problema, recomenda-se o consumo de CHO antes, durante e/ou após o consumo da bebida alcóolica.

Crianças e adolescentes com DM devem ser encorajados a praticar atividade física regularmente, que promove saúde cardiovascular e controle de peso. No entanto, a atividade física planejada ou não é uma das causas mais comuns de hipoglicemia em pessoas com DM1, sendo recomendada, portanto, antes da atividade a checagem da glicemia, do tempo da última refeição, do tipo e tempo de exercício a ser realizado, para que haja um planejamento alimentar adequado conforme necessidade.

Diabetes Melito

O principal diferencial na alimentação dos indivíduos com DM1 é a necessidade de treinamento para realizar a contagem de CHO, gorduras e proteínas, uma vez que esses nutrientes têm efeito na glicemia. Portanto, é necessário identificar como eles se comportam, e a partir daí administrar insulina em dose adequada para garantir um bom controle glicêmico.

Contagem de carboidratos (CHO)

A contagem de CHO é recomendada como estratégia para individualizar e flexibilizar a ingestão alimentar, sem comprometer o bom controle glicêmico. As informações da qualidade e quantidade de CHO a serem consumidos devem acontecer simultaneamente.

O método relaciona a quantidade de CHO (em gramas ou substituições/trocas) consumida com a dose de insulina adequada para sua absorção. Essa estratégia nutricional tem como objetivo reduzir as variações de glicemia pós-prandial, resultantes da variação, do tipo e da quantidade dos alimentos ingeridos.

Os CHO são os nutrientes que mais afetam a glicemia, com quase 100% do consumido sendo convertido em glicose, em um tempo que pode variar de 15 minutos a 2 horas. De 35% a 60% das proteínas são convertidas em glicose em 3 a 4 horas, e somente 10% das gorduras, em aproximadamente 5 horas ou mais.

A contagem de CHO por gramas consiste em somar os gramas de CHO de cada alimento ingerido por refeição e ajustar a dose de insulina ultrarrápida necessária para a refeição. As informações podem ser obtidas em aplicativos, tabelas e rótulo de alimentos.

A monitorização da glicemia pré (antes das refeições) e pós-prandial (2 horas após o início da refeição), bem como a aplicação de insulina para cobrir o CHO (bólus de alimentação) e/ou corrigir a hiperglicemia (bólus de correção) são importantes para realizar os ajustes necessários e promover o bom controle glicêmico.

Índice glicêmico

No DM1, o índice glicêmico (IG) não pode ser usado de maneira isolada. É consenso que a qualidade e a quantidade dos CHO consumidos afetam a resposta glicêmica. O IG pode trazer benefícios adicionais quando o total de CHO da refeição é contabilizado, sendo utilizado na prática clínica como uma ferramenta para minimizar elevações de glicemia pós-prandial e melhorar a qualidade da dieta.

Contagem de gorduras e proteínas

Desde 2017, as recomendações da American Diabetes Association (ADA) para tratamento nutricional de pessoas em terapia insulínica foram adaptadas para incluir também a contagem de proteínas e gorduras em adição à de CHO para alguns pacientes. Existem evidências de que esses nutrientes aumentam o risco de hiperglicemia tardia, depois de 2 a 8 horas após a refeição.

Para as pessoas em uso de bomba de infusão contínua de insulina, as doses extras para a contagem de proteínas e gorduras tornam-se seguras. É possível o uso de bólus de insulina diferenciado, como o estendido ou o duplo.

Pankowska *et al.* criaram um algoritmo que considera 10 g de carboidratos para cada 100 kcal provenientes de gordura e proteína consumidas.

Outra maneira para contabilizar gorduras e proteínas seria adicionar para as refeições ricas em gorduras (≥ 40 g) cerca de 30% a 35% na dose de insulina prandial, usando bólus duplo com 50% imediatamente, e 50% estendido em 2 a 2 horas e meia para os pacientes em uso de bomba de insulina. Para pessoas em terapia de múltiplas injeções diárias, deve-se considerar a insulina adicional 1 hora após a refeição, equivalente a 30% a 35% da dose pré-prandial.

Apesar dos avanços nas pesquisas para otimizar as doses de insulinas prandiais, ainda se fazem necessários mais estudos para alcançarmos um algoritmo de maior segurança para o seu uso de modo amplo, e evidenciado cientificamente. O nutricionista, médico e educador em DM devem, juntamente ao paciente, estabelecer o algoritmo que melhor o atenda, estudando seu controle glicêmico, o tipo de tratamento e a disponibilidade do mesmo de maneira individual.

Leitura recomendada

- Bell KJ, Smart CE, Steil GM, Brand-Miller JC, King B, Wolpert HA, et al. Impact of fat, protein and glycemic index on postprandial glucose control in type 1 diabetes: Implications for intensive diabetes management in the continuous glucose monitoring era. Diabetes Care. 2015; 38:1008-15.
- Koontz MB, Cuttler L, Palmert MR, O'Riordan M, Borawski EA, McConnell J, et al. Development and validation of a questionnaire to assess carbohydrate and insulin-dosing knowledge in youth with type 1 diabetes. Diabetes Care. 2010; 33:457-62.
- Kordonouri O, Hartmann R, Remus K, Bläsig S, Sadeghian E, Danne T. Benefit of supplementary fat plus protein counting as compared with conventional carbohydrate counting for insulin bolus calculation in children with pump therapy. Pediatr Diabetes. 2012; 13:540-4.
- Mayer-Davis EJ, Kahkoska AR, Jefferies C, et al. ISPAD Clinical Practice Consensus Guidelines 2018: Definition, epidemiology, and classification of diabetes in children and adolescents. Pediatr Diabetes. 2018; 19(Suppl. 27):7-19. DOI: 10.1111/pedi.12773.
- Pankowska E, Blazik M, Groele L. Does the fat-protein meal increase postprandial glucose level in type 1 diabetes patients on insulin pump: the conclusion of a randomized study. Diabetes Technol Ther. 2012; 14:16-22.
- Pankowska E, Ladyzynski, P, Foltynski P, Mazurczak K. A randomized controlled study of an insulin dosing application that uses recognition and meal bolus estimations. J Diabetes Sci Technol. 2017; 11:43-9.
- Peters AL, Davidson MB. Protein and fat effects on glucose responses and insulin requirements in subjects with insulin dependent diabetes mellitus. Am J Clin Nutr. 1993; 58:555-60.
- Smart CE, Annan F, Higgins LA, Jelleryd E, Lopez M, Acerini CL. ISPAD Clinical Practice Consensus Guidelines 2018: Nutritional management in children and adolescents with diabetes. Pediatr Diabetes. 2018; 19(Suppl. 27):136-54. DOI: 10.1111/pedi.12738.
- Smart CE, Evans M, O'Connell SM, McElduff P, Lopez PE, Jones TW, et al. Both dietary protein and fat increase postprandial glucose excursions in children with type 1 diabetes, and the effect is additive. Diabetes Care. 2013; 36:3897-902.
- Sociedade Brasileira de Diabetes (SBD) Gestão 2018-2019. Departamento de Nutrição da SBD Gestão 2018-2019. Terapêutica nutricional no diabetes conversão de ingestão de proteínas e gorduras para bolus alimentar. São Paulo: Sociedade Brasileira de Diabetes; 2018.
- Sociedade Brasileira de Diabetes (SBD). Princípios gerais da orientação nutricional no diabetes mellitus. Diretrizes da Sociedade Brasileira de Diabetes 2019/2020.
- Sociedade Brasileira de Pediatria, Departamento de Nutrologia. Manual de Alimentação: orientações para alimentação do lactente ao adolescente, na escola, na gestante, na prevenção de doenças e segurança alimentar. 4 ed. São Paulo: SBP; 2018. 172 p.

Seção 2.4 – Setores de Apoio

CAPÍTULO

21 Bancos de Leite Humano

Vanessa Andrea Cruz Ramis Figueira
Andréa Penha Spínola Fernandes

Histórico da rede brasileira

O primeiro banco de leite humano (BLH) no mundo foi inaugurado no início do século 20, em 1909, em Viena, Áustria, com a finalidade de prover alimento para crianças com problemas gastrointestinais, intolerâncias e alergias alimentares.

No Brasil, em período anterior, até metade do século 20, as amas de leite eram uma opção para as famílias que não conseguiam amamentar seus filhos. No primeiro momento, essas lactantes eram as índias cunhãs; posteriormente, as negras escravas; e, com o advento da abolição da escravatura, mulheres de classes menos abastadas.

Houve propagação desse modelo de banco de leite humano no mundo, e, finalmente, em outubro de 1943, o Brasil inaugurou o primeiro banco de leite humano no Instituto Nacional de Puericultura, atualmente Instituto Fernandes Figueira (IFF) da Fundação Oswaldo Cruz (Fiocruz, Ministério da Saúde) na cidade do Rio de Janeiro. De 1943 a 1979, cinco novos bancos de leite foram implantados no Brasil. O *modus operandi* estava pautado na aquisição e distribuição do leite humano, semelhantemente aos modelos estrangeiros. As mulheres, na maioria de classes menos favorecidas, encontravam na doação de leite uma maneira de colaborar com o sustento da família em troca do leite ordenhado, com recebimento de alimento, dinheiro e/ou prioridade de atendimento em serviços de saúde.

Na década de 1980, a mortalidade infantil no Brasil atingiu a cifra de 83,2 por 1.000 nascidos vivos. As dificuldades na economia, a precariedade das condições de vida nas regiões Norte e Nordeste, aliadas às baixas taxas de aleitamento materno (2,5 meses de aleitamento materno), corroboravam a dificuldade no declínio das mortes infantis.

Diante desse cenário, o Brasil, representado pelo Ministério da Saúde (MS), instituiu o Programa Nacional de Incentivo ao Aleitamento Materno com ações que visavam à promoção do aleitamento por meio de campanhas publicitárias; capacitação dos profissionais de saúde; proteção do aleitamento com leis trabalhistas e controle do *marketing* das indústrias produtoras de substitutos do leite materno; promoção ao aleitamento com a elaboração de material educativo; criação de grupos de apoio à amamentação na comunidade; aconselhamento; implantação de alojamento conjunto obrigatório nas maternidades por meio da publicação de portarias e início da amamentação logo após o nascimento. Finalmente, em 1988, a Portaria MS n.º 322 regulamentou a instalação e funcionamento dos bancos de leite humano.

Assim, o banco de leite humano deixa de ser um mero coletor e distribuidor de leite, para se tornar centro de apoio, promoção e proteção ao aleitamento materno. Tecnologias da engenharia de alimentos foram incorporadas ao processamento e controle de qualidade do leite humano, visando atender às peculiaridades dos pacientes das unidades neonatais, principalmente a prematuridade. A partir da quebra do paradigma, ocorre a expansão da Rede Brasileira de Bancos de Leite (rBLH), consolidando-se como política pública de saúde.

Em 2001, o trabalho da rBLH foi reconhecido como o melhor projeto de saúde pública, contemplado com o Prêmio Sasakawa de Saúde concedido pela Organização Mundial da Saúde (OMS), destacando o impacto positivo de suas ações na área da saúde infantil no Brasil. Em 2003, frente à evolução dos indicadores alcançados pelo trabalho em conjunto da rBLH, iniciou-se a sua expansão internacional, primeiramente na Venezuela e, posteriormente, para toda a América Latina. Em 2007, a rBLH chegou à península ibérica e depois à África.

Com o crescimento consolidado e processos pautados na qualidade, a rBLH conta atualmente com 222 bancos de leite humano e 213 postos de coleta de leite humano. Em 2019, foram atendidas individualmente 1.962.162 mulheres, realizadas 322.307 visitas domiciliares, coletados 222.969,6 litros de leite humano e distribuídos 165.927,2 litros para atender 214.515 receptores. Esses dados demonstram a extensão e o alcance da rBLH, que trabalha em prol da saúde materno-infantil.

Bancos de leite humano

Os bancos de leite humano são serviços especializados vinculados a um hospital de atenção materna e/ou infantil. Já os postos de coleta de leite humano (PCLH) são unidades fixas ou móveis, intra ou extra-hospitalares, vinculadas tecnicamente ao BLH e administrativamente a um serviço de saúde ou ao próprio banco. Estes não podem executar as atividades de processamento do leite, que são exclusivas do BLH.

A qualidade do leite humano cru oferecido ao receptor está diretamente relacionada aos riscos higiênico-sanitários observados desde o momento da retirada até a sua administração. A seguir são descritas as principais atividades realizadas em um banco de leite de modo sucinto.

▶ Alvará de funcionamento

Tanto o BLH quanto o PCLH devem possuir licença de funcionamento/licença sanitária/alvará sanitário em vigor, emitida pelo órgão de vigilância sanitária competente.

▶ Recursos humanos

Dependendo das atividades desenvolvidas, da complexidade do atendimento, do volume de leite coletado e/ou processado por mês, da carga horária e da escala adotada pela instituição, a equipe pode ser composta por: médicos, nutricionistas, enfermeiros, farmacêuticos, engenheiros de alimentos, biólogos, biomédicos, médicos veterinários, psicólogos, assistentes sociais, fonoaudiólogos, terapeutas ocupacionais, auxiliares e técnicos (de enfermagem, laboratório e nutrição), dentre outros, cabendo a um desses profissionais de nível superior assumir a responsabilidade técnica pelo serviço.

Devido à exposição a diversos riscos biológicos e ergonômicos, é necessária a adoção de várias medidas de prevenção e utilização correta dos equipamentos de proteção individual (EPI). A paramentação do profissional inclui avental, gorro, luvas de procedimento, óculos de proteção e máscara.

Os profissionais devem realizar exames periódicos com o objetivo de prevenção, rastreamento e diagnóstico precoce de agravos à saúde.

Deve ser realizado um programa de educação permanente e disponibilizado o registro de formação e qualificação dos profissionais. A rBLH (www.rblh.fiocruz.br) oferece cursos aos profissionais que atuam nos bancos de leite humano, segundo as atividades desenvolvidas. As capacitações realizadas nos Centros de Referência Estaduais são importantes, uma vez que o leite humano é um alimento que não possui uma proteção física que impeça o acesso da microbiota aos seus nutrientes, tendo menor efetividade contra os contaminantes secundários advindos do ambiente, de utensílios, das doadoras e dos profissionais do BLH.

▶ Infraestrutura física

É indispensável a correlação entre os ambientes e suas funções para o desenvolvimento das atividades e de todas as etapas de coleta, processamento e armazenamento de leite humano, conforme exemplo de *layout* apresentado na Figura 21.1. Deve-se evitar o cruzamento de fluxos e facilitar a higienização, de maneira a não comprometer a qualidade do leite processado, tanto do ponto de vista físico-químico quanto do microbiológico.

A RDC n.º 171, de 4 de setembro de 2006, descreve os ambientes obrigatórios e opcionais, incluindo a metragem, material de acabamento, instalações físicas e elétricas, climatização e iluminação dessas áreas.

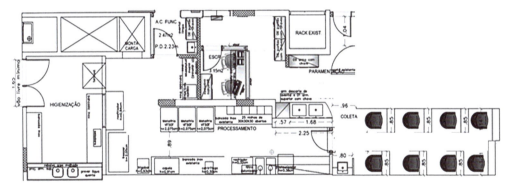

Figura 21.1. *Layout* das áreas de paramentação, coleta, processamento e higienização do banco de leite do Hospital Israelita Albert Einstein.
Fonte: imagem ilustrativa do layout do banco de leite humano do Hospital Israelita Albert Einstein, 2020.

▶ Equipamentos e instrumentos

Todo o material utilizado deve ser de uso exclusivo do banco de leite humano.

O BLH e o PCLH devem manter atualizados e disponíveis, a todos os profissionais, procedimentos operacionais de limpeza, desinfecção, esterilização e funcionamento dos equipamentos, materiais e superfícies. Deve-se realizar a calibração, e manutenções preventivas e corretivas nos equipamentos em intervalos regulares.

A higienização dos utensílios, frascos e acessórios das bombas de extração pode ocorrer no banco de leite ou centro de esterilização de materiais.

▶ Embalagens e materiais

Os frascos destinados ao acondicionamento do leite humano extraído devem ser de vidro, de fácil limpeza e desinfecção; e apresentar vedamento perfeito, não permitindo trocas indesejáveis com o produto acondicionado e mantendo seu valor biológico. Além dos frascos, os materiais como os acessórios das bombas de extração, que entram em contato com o leite retirado, precisam ser resistentes aos processos de esterilização.

▶ Rotulagem

Os frascos contendo leite humano extraído cru, provenientes de coleta domiciliar e no banco de leite, devem ser obrigatoriamente rotulados, permitindo a rastreabilidade, sempre que necessário. Os rótulos do leite pasteurizado estocado no BLH devem conter, no mínimo, informações que, além de permitir a rastreabilidade, facilitem a adequação do uso às necessidades do receptor, tais como: identificação da doadora, conteúdo energético e validade do leite humano.

Doadoras

O controle clínico das doadoras é de suma importância, pois permite detectar algumas doenças que podem ser transmitidas aos recém-nascidos, as quais impedem a amamentação e a doação do leite humano.

São consideradas doadoras as nutrizes saudáveis que apresentam secreção láctica superior às exigências de seu filho e que se dispõem a doar o excedente de maneira espontânea. A seleção de doadoras é de responsabilidade do médico responsável pelas atividades médico-assistenciais do BLH ou PCLH. Para que a nutriz seja confirmada como doadora de leite humano, os seguintes requisitos devem ser respeitados: estar amamentando ou extraindo leite para o próprio filho, ser saudável, não fumar mais que dez cigarros por dia, não usar medicamentos incompatíveis com a amamentação, não usar álcool ou drogas ilícitas, e realizar exames e demais sorologias usualmente realizadas durante o pré-natal e compatíveis com a doação de leite humano. Outros exames podem ser realizados conforme perfil epidemiológico local ou necessidade individual da doadora.

O Decreto n.º 40.134, de 7 de junho de 1995, de São Paulo, segue em vigor e determina que as nutrizes admitidas no banco de leite devem ser submetidas aos seguintes exames laboratoriais: Chagas, HTLV I/II, sífilis, hepatite B e C, HIV. As sorologias para Chagas e HTLV I/II devem ser solicitadas mesmo que São Paulo não seja uma região endêmica.

A extração pode ser realizada no BLH, no PCLH ou no domicílio da doadora e deve ser conduzida com rigor higiênico-sanitário para garantir a manutenção das características imunobiológicas e nutricionais do leite humano. A Figura 21.2 ilustra a paramentação e atendimento na sala de coleta do banco de leite. É essencial que a nutriz seja orientada sobre os cuidados e importância dos procedimentos.

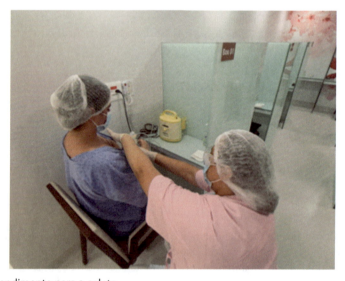

Figura 21.2. Atendimento para a coleta.

Fonte: imagem ilustrativa do banco de leite humano do Hospital Israelita Albert Einstein, 2020.

A doação deve ocorrer ao BLH ou PCLH mais próximo do domicílio da doadora, que realiza seu cadastro e fornece as orientações necessárias para a coleta e armazenamento do leite humano extraído. As orientações estão disponíveis no site www.rblh.fiocruz.br.

Seleção e classificação

A seleção compreende a avaliação das condições da embalagem, presença de sujidades, cor, *off-flavor* e acidez Dornic. A classificação compreende a verificação de: período de lactação, acidez Dornic e conteúdo energético – crematócrito.

A acidez do leite humano pode ser classificada como original e desenvolvida; a primeira resulta da presença de seus constituintes, e a segunda é consequente ao crescimento bacteriano, da microbiota primária e secundária, com produção de ácido láctico devido à fermentação da lactose, ocasionando aumento da osmolaridade e diminuição da biodisponibilidade do cálcio e do fósforo. Resultado acima de 8 °D desqualifica o leite para o consumo.

Pasteurização e controle microbiológico

A pasteurização é um processo térmico em que os frascos de leite são submetidos à temperatura 62,5 °C durante 30 minutos, sendo denominado método Holder. É recomendada por todas as diretrizes nacionais e internacionais de bancos de leite humano, sendo um procedimento eficaz que visa a uma letalidade que garanta a inativação de 100% dos microrganismos patogênicos e 99,99% da microbiota saprófita (normal). O processo elimina a maioria dos vírus, incluindo o vírus da imunodeficiência humana (HIV), herpes e citomegalovírus (CMV), porém pode afetar alguns componentes bioativos e nutritivos do leite humano. Com relação à inativação da Sars-CoV-2, Unger *et al.* publicaram um estudo em 2020 realizado no Canadá, no qual, após pasteurizarem amostras de leite humano de doação contendo o vírus, não detectaram atividade citopática em nenhuma das amostras, tornando o leite seguro tanto para os profissionais da saúde quanto para os receptores. Cabe ressaltar que a rBLH, em Nota Técnica n.° 5/2020-COCAM/CGCIVI/DAPES/SAPS/MS, contraindica a doação por mulheres com sintomas compatíveis com síndrome gripal, infecção respiratória ou confirmação de caso de Sars-CoV-2 durante 14 dias, período de infecção. A contraindicação é estendida a mulheres que entram em contatos domiciliares com pacientes de síndrome gripal ou casos confirmados de Sars-CoV-2.

Nos últimos anos, vários estudos estão em desenvolvimento buscando técnicas que preservam mais os nutrientes sensíveis ao calor e as proteínas bioativas presentes no leite humano, como o método térmico *high-temperature short-time* (HTST) e os métodos não térmicos UV-C *irradiation* e *high hydrostatic pressure* (HHP).

No método Holder, após a pasteurização, os frascos devem ser resfriados até atingirem a temperatura de 5 °C, e, na sequência, deve ser iniciado o controle de qualidade microbiológico do leite pasteurizado, por meio da inoculação de 4 mL de amostra de cada frasco em tubos com 10 mL de caldo bile verde brilhante (BGBL) a 50 g/L (5% p/v), com tubos de Durham em seu interior. Caso o resultado seja positivo para microrganismos do grupo coliforme, o leite é considerado impróprio para consumo e deve ser descartado. É importante que seja investigada a origem da contaminação.

Distribuição

No Brasil, todo o leite humano oferecido a lactentes de mulher que não é a mãe biológica deve analisado, pasteurizado e submetido ao controle de qualidade realizado nos BLH. Após análises das suas características, o leite é distribuído de acordo com as necessidades específicas de cada recém-nascido internado, principalmente prematuros em unidades neonatais. Os critérios para recebimento do leite humano estão descritos na RDC n.° 171.

A amamentação cruzada é contraindicada formalmente pelo Ministério da Saúde e pela OMS, pois traz diversos riscos ao bebê, podendo transmitir doenças como o HIV/Aids.

Os bancos de leite desempenham um papel essencial para a promoção, proteção e apoio ao aleitamento materno, estando comprovado que a sua presença diminui o uso de fórmula infantil durante as primeiras semanas de vida dos recém-nascidos, uma vez que diretrizes atuais recomendam que o leite humano de doação é a alimentação de escolha para prematuros, quando o leite da própria mãe não está disponível.

Leitura recomendada

- Almeida JAG. Amamentação um híbrido natureza-cultura. Rio de Janeiro: Editora Fiocruz; 1999. 120 p. Disponível em: http://books.scielo.org/id/rdm32/pdf/almeida-9788575412503-06.pdf
- Almeida JAG. Rede Nacional de Bancos de Leite Humano: gênese e evolução Recife: Rev Bras Saúde Matern Infant. 2006 jul/set; 6(3):285-92.
- Brasil. Agência Nacional de Vigilância Sanitária. Banco de leite humano: funcionamento, prevenção e controle de riscos/Agência Nacional de Vigilância Sanitária. Brasília: Anvisa; 2008. Disponível em: http://www.redeblh.fiocruz.br/media/blhanv2008.pdf. Acessado em: 24 jul 2020.
- Brasil. Agência Nacional de Vigilância Sanitária. Resolução RDC n.º 171, de 4 de setembro de 2006. Dispõe sobre o Regulamento Técnico para o Funcionamento de Bancos de Leite Humano. Brasília, DF: Diário Oficial da União; 2006 set 5.
- Brasil. Agência Nacional de Vigilância Sanitária. Resolução RDC n.º 50, de 21 de fevereiro de 2002. Dispõe sobre o Regulamento Técnico para Planejamento, Programação, Elaboração e Avaliação de Projetos Físicos de Estabelecimentos Assistenciais de Saúde. Brasília, DF: Diário Oficial da União; 2002 mar 20.
- Brasil. Ministério da Saúde, Secretaria de Atenção à Saúde, Departamento de Ações Programáticas Estratégicas. Bases para a discussão da Política Nacional de Promoção, Proteção e Apoio ao Aleitamento Materno. Brasília: Ministério da Saúde; 2007. Disponível em: https://rblh.fiocruz.br/sites/rblh.fiocruz.br/files/usuario/8/bases_para_a_discussao_da_politica_nacional_de_promocao_protecao_e_apoio_ao_aleitamento_materno.pdf
- Britto MGM, Barbosa LL, Hamann EM. Avaliação sanitária dos bancos de leite humano na rede hospitalar do Distrito Federal. Rev Saúde Distrito Federal. 2002 jul/dez; 13(3/4):17-28.
- Donalisio M, Rittà M, Francese R, et al. High Temperature-Short Time Pasteurization Has a Lower Impact on the Antiviral Properties of Human Milk Than Holder Pasteurization. Front Pediatr. 2018; 6:304. DOI: 10.3389/fped.2018.00304.
- Dutta S, Singh B, Chessell L, Wilson J, Janes M, McDonald K, et al. Guidelines for feeding very low birth weight infants. Nutrients. 2015 jan; 7(1):423-42.
- Escuder-Vieco D, Espinosa-Martos I, Rodríguez JM, et al. High-Temperature Short-Time Pasteurization System for Donor Milk in a Human Milk Bank Setting. Front Microbiol. 2018; 9:926.
- Fiocruz (Fundação Oswaldo Cruz). Programa Nacional de Qualidade em Bancos de Leite Humano. Rio de Janeiro. 2003.
- Hinrichsen SL. Biossegurança e controle de infecções: risco sanitário hospitalar. Rio de Janeiro: Medsi; 2004. p. 153-7.
- Pitino MA, Unger S, Doyen A, et al. High Hydrostatic Pressure Processing Better Preserves the Nutrient and Bioactive Compound Composition of Human Donor Milk. J Nutr. 2019; 149(3):497-504.
- Rede Global de Bancos de Leite Humano. Norma Técnica NT 47.18. Uso do Leite Humano Cru Exclusivo em Ambiente Neonatal. 2018 jun; 1(47). Disponível em: https://rblh.fiocruz.br/pt-br/todas-normas-tecnicas. Acessado em: 22 ago 2020.
- Silva VG. Normas técnicas para banco de leite humano: uma proposta para subsidiar a construção para Boas Práticas [tese de doutorado em Saúde da Mulher e da Criança]. Rio de Janeiro: Instituto Fernandes Figueira/Fundação Oswaldo Cruz; 2004.
- Unger S, Christie-Holmes N, Guvenc F, et al. Holder pasteurization of donated human milk is effective in inactivating Sars-CoV-2. CMAJ. 2020; 192(31):E871-E874.
- Venâncio SI. A tendência da prática da amamentação no Brasil nas décadas de 70 e 80. Rev Bras Epidemiol. 1998; 1(1). Disponível em: https://www.scielo.br/pdf/rbepid/v1n1/05.pdf

CAPÍTULO

22 Lactário Hospitalar: Fórmulas Infantis, Processos e Rotinas

Vanessa Andrea Cruz Ramis Figueira
Carolina Martins de Nadai

Fórmulas infantis

A Organização Mundial da Saúde (OMS) e o Ministério da Saúde (MS) indicam o aleitamento materno exclusivo nos primeiros seis meses de vida, pois o leite materno é um alimento nutricionalmente completo, que supre todas as necessidades nutricionais da criança nesse período, podendo ser complementado até os dois anos de vida ou mais.

Porém, segundo Kozhimannil *et al.*, a decisão de amamentar é pessoal e frequentemente influenciada por muitos fatores, além de não ser possível em algumas situações, o que justifica a interrupção da amamentação. A fórmula infantil é um substituto eficaz da alimentação infantil. Embora a produção de um produto idêntico ao leite materno não seja viável, a tecnologia em sua produção tem avançado para melhor se aproximar à composição do leite materno e obter benefícios à saúde.

No Brasil, sua regulamentação segue várias resoluções e legislações de proteção, promoção e apoio ao direito à alimentação da criança, previstas no Estatuto da Criança e Adolescente. A Norma Brasileira para Comercialização de Alimentos para Lactentes e Crianças de Primeira Infância, Bicos, Chupetas e Mamadeiras (NBCAL) é uma das estratégias, cujo objetivo é assegurar o uso apropriado desses produtos.

O Codex Alimentarius classifica as fórmulas infantis em três categorias: fórmula infantil para lactente; fórmula infantil de seguimento para lactentes e crianças

de primeira infância; e fórmulas infantis destinadas a necessidades dietoterápicas específicas. A Tabela 22.1 apresenta os tipos de fórmula e indicação para facilitar a visualização dos produtos manipulados no lactário.

Tabela 22.1. Fórmulas infantis: categorias e indicação.

Categoria	Faixa etária	Indicação
Fórmula para prematuro	Prematuros	Possui nutrientes específicos para um prematuro. Geralmente é modificada para facilitar processo digestivo e absortivo, e é acrescida de nutrientes essenciais para o desenvolvimento psicomotor, cerebral e visual da criança.
Fórmula de transição	Prematuros	Transição de recém-nascidos prematuros para fórmula de partida.

Continua...

182

Nutrição Hospitalar

Categoria	Faixa etária	Indicação
Fórmula de partida	0-6 meses	Alimentação para atender às necessidades nutricionais durante os primeiros 6 meses de vida.
Fórmula de transição	A partir de 10 meses	Lactentes e crianças até os 36 meses de vida.
Fórmula de seguimento	6-12 meses	Para lactentes a partir do sexto mês de vida até 12 meses de idade, constituindo-se o principal elemento líquido de uma dieta progressivamente diversificada.
Fórmula antirrefluxo	Lactentes/crianças na primeira infância	Fórmula acrescida com amido de arroz ou milho, pré-gelatinizado, que se espessa em contato com a secreção gástrica; indicada para crianças com episódios frequentes de vômitos, regurgitações e refluxo gastroesofágico (RGE).
Fórmula sem lactose	Lactentes/crianças na primeira infância	Indicada para lactentes com necessidades de restrição à lactose (diarreia ou intolerância à lactose).
Fórmula hipoalergênica	Lactentes/crianças na primeira infância	Parcialmente hidrolisada, sendo indicada para crianças com histórico de alergia ao leite de vaca.
Fórmula à base de soja	Lactentes/crianças na primeira infância	Indicada a partir dos 6 meses de vida em situações de alergia à proteína do leite de vaca IgE mediada e intolerância a lactose.
Fórmula à base de aminoácidos	Lactentes/crianças na primeira infância	Fórmula em que a proteína se encontra na forma de aminoácidos livres. Considerada fórmula não alergênica – indicada para paciente com APLV.
Fórmula à base do leite de cabra	0-12 meses	Leite isento da proteína alfa-S1-caseína, que é a principal responsável pelo desenvolvimento da alergia ao leite de vaca.
Compostos lácteos	Lactentes/crianças acima de 1 ano	Produtos em pó, resultantes da mistura do leite e produtos lácteos e não lácteos adicionados. Divididos em dois grupos: - Sem adição: 100% de produtos lácteos. - Com adição: o produto final deve apresentar, no mínimo, 51% de massa de ingredientes lácteos.

Fonte: Guia de produtos dos fabricantes.

Rotulagem

A informação nutricional das fórmulas infantis deve ser declarada por 100 g ou por 100 mL do alimento tal como exposto à venda (conforme o caso), bem como por 100 mL do alimento pronto para o consumo, preparado de acordo com as instruções do fabricante.

Lactário

No ambiente hospitalar, as fórmulas infantis devem ser manipuladas no lactário, que é a unidade hospitalar ligada ao serviço de nutrição, destinada ao preparo, higienização e distribuição de preparações lácteas e fórmulas infantis modificadas em pó, prescritas pela equipe médica ou pelo nutricionista para atender às necessidades do recém-nascido e dos lactentes nas unidades de internação. Deve existir em todas as unidades hospitalares que atendam pacientes pediátricos, obedecendo à Resolução da Diretoria Colegiada (RDC) n.º 307, de 14 de novembro de 2002.

Sua localização é importante para garantir o fluxo de distribuição em tempo adequado, sendo ideal estar localizado próximo às unidades pediátricas, mas, caso não seja possível, fluxos de distribuição devem ser desenhados para garantir a distribuição e temperatura adequadas das mamadeiras, frascos e/ou seringas contendo os produtos lácteos ou não, preparados no lactário.

Os processos realizados no lactário devem seguir rigorosas técnicas de assepsia, de maneira a oferecer ao lactente uma alimentação adequada e segura do ponto de vista microbiológico, pois as fórmulas infantis são excelente meio de cultura para a maioria dos micro-organismos e, considerando o público atendido, os lactentes são mais vulneráveis às doenças de origem alimentar pela imaturidade do sistema intestinal e do sistema imunológico.

Apesar de existirem várias legislações para o setor de produção de alimentos, ainda não há um regulamento específico para o lactário; por essa razão, geralmente os lactários seguem, principalmente, duas legislações: RDC n.º 171, de 4 de setembro de 2006, específica para bancos de leite humano, pois muitos lactários são responsáveis pela manipulação e envase do leite humano; e a RDC n.º 63, de 6 de julho de 2000, por também manipularem dietas, suplementos nutricionais ou preparações que serão administrados via enteral. As demais legislações se referem à estrutura física, boas práticas de manipulação em serviços de alimentação, procedimentos operacionais, qualidade da água e alimentos, controle de resíduos:

Desse modo, em 2008 foi criado o Grupo de Estudos em Nutrição Enteral e Lactário (GENELAC), com o objetivo de iniciar discussões para a padronização de processos e procedimentos de boas práticas nos lactários das instituições participantes, e em 2019 foi lançado o Manual de Boas Práticas em Nutrição Enteral e Lactário.

A implantação do Sistema de Análise de Perigos e Pontos Críticos de Controle (APPCC) no lactário de um hospital é de grande importância, pois se baseia na análise das diversas etapas de produção de alimentos, identificando e avaliando os perigos e sua probabilidade de ocorrência, determinando medidas preventivas para controlá-los com base em pontos críticos de controle.

Conforme a Resolução CFN n.º 600, de 25 de fevereiro de 2018, o lactário é uma subárea da nutrição clínica, competindo ao nutricionista ser responsável técnico do setor. A seguir estão as principais atribuições:

- Estabelecer e supervisionar a execução de protocolos técnicos do serviço;
- Planejar, implantar, coordenar e supervisionar as atividades de preparo, acondicionamento, esterilização, armazenamento, rotulagem, transporte e distribuição de fórmulas;
- Elaborar e implantar manual de boas práticas e procedimentos operacionais padronizados (POP), mantendo-os atualizados;
- Promover periodicamente o aperfeiçoamento e atualização de funcionários por meio de cursos, palestras e ações afins;
- Elaborar relatórios técnicos de não conformidades e respectivas ações corretivas, impeditivas da boa prática profissional e que coloquem em risco a saúde humana, encaminhando-os ao superior hierárquico e às autoridades competentes, quando couber;
- Interagir com a equipe multiprofissional, quando couber, definindo os procedimentos complementares na assistência aos clientes/pacientes/usuários.

O lactarista é o profissional responsável pela execução operacional das atividades abaixo:

- Recebimento e armazenamento de produtos;
- Identificar as mamadeiras/copos/frascos/seringas a serem envasados;
- Produção, envase, autoclavagem, resfriamento e distribuição de fórmulas infantis;
- Manipulação, processamento, envase e distribuição do leite materno/leite humano pasteurizado;
- Higienização de mamadeiras, utensílios e equipamentos;
- Controlar a temperatura ambiente e dos equipamentos.

Para a execução das atividades, o profissional deve estar paramentado adequadamente para garantir a segurança dos processos e sua própria segurança quando efetuar manipulação de leite humano e higienização das mamadeiras e copos que retornam das unidades de internação.

Apesar da responsabilidade exigida desse profissional, a profissão ainda não faz parte das atividades da Classificação Brasileira de Ocupações (CBO) do Ministério do Trabalho e Emprego (MTE), dificultando a formação de profissionais qualificados para atuar na área.

Preparo das fórmulas infantis

Inicialmente deve ser realizada a higienização da área, dos equipamentos e utensílios, seguindo-se a separação dos ingredientes/materiais, paramentação e higienização das mãos do lactarista. A utilização de luvas é indicada para a manipulação de alimentos prontos para o consumo, que já sofreram tratamento térmico; para o preparo e manipulação de alimentos que não sofrerão tratamento térmico; e manipulação de frutas e/ou vegetais que já foram higienizados, devendo ser trocadas a cada mudança de procedimento. Para os processos de produção das fórmulas com ou sem mucilagens, complementos e envase de leite materno com ou sem fortificante, sugerem-se os passos a seguir:

1. Checagem das etiquetas de identificação das fórmulas e/ou leite materno/humano conforme lista de ordem de produção, alterando-a se necessário;
2. Cálculo da quantidade total de cada tipo de fórmula a ser preparada, conforme lista de produção dos pacientes internados;
3. Preenchimento do formulário de controle de lote de produção dos insumos para rastreamento;
4. Pesagem dos ingredientes necessários para iniciar a diluição;
5. Envase das fórmulas, conferindo o volume com o previsto na etiqueta, seguindo a ordem de preparo: (1) fórmulas autoclaváveis; (2) fórmulas não autoclaváveis; (III) leite materno/humano com adição de fortificante.

Recomenda-se que sejam utilizados utensílios distintos para cada tipo de fórmula infantil, evitando-se a contaminação cruzada.

O tratamento térmico utilizando autoclave em fórmulas infantis visa à garantia da qualidade da sua utilização em ambiente hospitalar, permitindo utilização em 24 horas sob refrigeração.

A OMS recomenda, desde 2007, que todas as fórmulas que não são autoclavadas sejam, obrigatoriamente, preparadas com água mineral à temperatura mínima de 70 °C para inibir o crescimento da bactéria *Enterobacter sakazakii* (ES), que possui a habilidade de contaminar as fórmulas por meio de duas maneiras: intrinsecamente, resultante da introdução da bactéria na fórmula durante o processo de manufatura do produto; e extrinsecamente, resultante do uso de utensílios contaminados durante a reconstituição da fórmula. A população de risco à infecção é composta por prematuros, recém-nascidos abaixo de 2.500 g ou a termo até atingirem quatro a seis semanas de idade, crianças imunocomprometidas de qualquer idade ou que necessitem de cuidados especiais (UTI neonatal). A maioria dos casos de infecção por ES relatada na literatura científica descreve recém-nascidos com sepse, meningite ou enterocolite necrosante como consequência da infecção.

É importante monitorar o tempo de preparo e envase das fórmulas para não exceder 30 minutos em temperatura ambiente não climatizada e 1 hora e 30 minutos em ambientes climatizados, com temperatura entre 20 e 24 °C e umidade do ar relativa de 50% a 60%.

Amostra das fórmulas e preparações

Recomenda-se separar amostra de 100 mL de cada tipo de produto por lote produzido e armazenar por 72 horas sob refrigeração. Essas amostras devem ser encaminhadas para análise microbiológica periodicamente para acompanhamento dos processos do setor ou quando há alguma intercorrência com o paciente em que a fórmula infantil ou preparação dispensada deva ser analisada, servindo como contraprova. A periodicidade das análises pode ser definida pela instituição, porém a água utilizada para manipulação deve ser encaminhada mensalmente segundo a RDC n.º 63.

Validade das fórmulas infantis sob refrigeração (2 a 4 °C)

- Fórmulas infantis autoclavadas: validade de 24 horas;
- Fórmulas infantis não autoclavadas: validade de 12 horas.

Reaquecimento e distribuição

Devem ser desenvolvidos padrões e técnicas para o reaquecimento das fórmulas infantis no momento que antecede a distribuição, que deve ser realizada imediatamente após a realização do choque térmico em recipientes apropriados. O processo deve ser validado e padronizado conforme o volume da mamadeira, seringa ou frasco de sonda a ser dispensado, tipo de micro-ondas ou banho-maria e temperatura que será atingida para a distribuição.

Os processos executados no lactário devem seguir as legislações vigentes para nortear as atividades e assegurar as boas práticas na manipulação dos insumos, garantindo a segurança microbiológica e qualidade do produto final destinado aos pacientes.

Leitura recomendada

- Brasil. Agência Nacional de Vigilância Sanitária Anvisa. Perguntas & Respostas - Fórmulas Infantis. Gerência de Regularização de Alimentos. 3 ed. Brasília. 2019 jun 14. [Acesso em 22 de julho de 2020]
- Brasil. Conselho Federal de Nutricionistas (CFN). Resolução n.º 600, texto retificado em 23 de maio de 2018. Dispõe sobre a definição das áreas de atuação do nutricionista e suas atribuições, indica parâmetros numéricos mínimos de referência, por área de atuação, para a efetividade dos serviços prestados à sociedade e dá outras providências. Diário Oficial da União; 2018.
- Brasil. Ministério da Saúde. Agência Nacional de Vigilância Sanitária (Anvisa). Resolução da Diretoria Colegiada - RCD n.º 63, de 6 de julho de 2000. Regulamento Técnico para a Terapia de Nutrição Enteral. Disponível em: http://bvsms.saude.gov.br/bvs/saudelegis/anvisa/2000/rdc0063_06_07_2000.html. Acessado em: 4 ago 2020.
- Brasil. Ministério da Saúde. Saúde da Criança: Nutrição infantil. Caderno de Atenção Básica. 2 ed. Ministério da Saúde; 2009. 23 n.
- Cardoso TZ, Hamanaka HDN, Teixeira EP, Oliveira RC, Fonseca YSK, Arine MLB, et al. Controle de qualidade em lactário. Hig Aliment. 2004; 18(120):64-9.
- Codex Alimentarius. FAO/WHO International Food Standards. Standard for infant formula and formulas for special medical purposes intended for infants. Codex STAN 72 - 1981 (Amendment: 1983, 1985, 1987, 2011, 2015 and 2016); 2017.
- Da Silva DRB, et al. A importância dos ácidos graxos poliinsaturados de cadeia longa na gestação e lactação. Disponível em: https://www.scielo.br/pdf/rbsmi/v7n2/02.pdf. Acessado em: 16 jul 2020.
- Divisão de Nutrição do Instituto Central do Hospital das Clínicas. Faculdade de Medicina da USP. Manual de Boas Práticas e Organização do Lactário. São Paulo. 2017.
- Food and Agriculture Organization of the United Nations (FAO) and World Health Organization (WHO). Guidelines for the safe preparation, storage and handling of powdered infant formula. Genebra. 2007. p. 9-10. Disponível em: https://www.who.int/health-topics/food-safety. Acessado em: 22 jul 2020.
- Koletzko BV, Shamir R. Infant formula: does one size fit all? Curr Opin Clin Nutr Metab Care. 2016; 19(3):205-7.
- Kozhimannil KB, Jou J, Attanasio LB, Joarnt LK, McGovern P. Medically Complex Pregnancies and Early Breastfeeding Behaviors: A Retrospective Analysis. PLoS One. 2014; 9(8):e104820.
- Martin CR, Ling P-R, Blackburn GL. Review of Infant Feeding: Key Features of Breast Milk and Infant Formula. Nutrients. 2016; 8:279.
- NBCAL - LEI Nº 11.265, de 03 de janeiro de 2006. Disponível em http://www.anvisa.gov.br/e-legis. [Acesso em 22 de julho de 2020]
- Piovacari SMF, Figueira VACR, Potenza ALS. Segurança alimentar: lactário. Einstein Educ Contin Saúde. 2009; 7(4 Pt 2):216-8.
- Silva DDA, Galego DS, Faim MMR, Mendes RG. Definição, planejamento, estrutura física e legislações. Manual de Boas Práticas em Nutrição Enteral e Lactário. São Paulo: Ed. Manole; 2020. [Cap. 1, 3-10].
- Silva Jr EA. Manual de Controle higiênico-sanitário em alimentos. 7 ed. São Paulo: Varela; 2014.
- Sociedade Brasileira de Pediatria, Departamento de Nutrologia. Manual de Alimentação: orientações para alimentação do lactente ao adolescente, na escola, na gestante, na prevenção de doenças e segurança alimentar. 4 ed. São Paulo: SBP; 2018.

SEÇÃO 3

Clínica Médica Cirúrgica

CAPÍTULO 23

Ortopedia e Fraturas

Drielle Schweiger Freitas Bottairi Garcia
Carla Muroya Capelli

O aumento da expectativa de vida mundial está ligado diretamente ao envelhecimento população, uma vez que avanços na saúde ocorreram diminuindo as taxas de mortalidade, controlando doenças infecto-parasitárias, medidas de saneamento básico e imunizações, dentre outros. No Brasil, a projeção é que em 2050, a população com idade maior ou igual a 65 anos seja de aproximadamente 21,87%, um aumento de 12% em relação a 2019, segundo o Instituto Brasileiro de Geografia e Estatística (IBGE).

Mesmo com os avanços na saúde e no tratamento e diagnóstico de doenças crônicas, no processo de envelhecimento somam-se deficiências multissistêmicas ocasionando a síndrome da fragilidade. Fried *et al.*, em 2001, definem fragilidade como redução da capacidade de respostas do organismo a agentes estressores, ocasionando maior incapacidade funcional e sarcopenia.

Diretamente proporcionais ao aumento da idade, as quedas são eventos que fazem com que uma pessoa fique inadvertidamente sobre o solo ou em nível inferior, excluindo mudanças de posição intencionais, segundo a Organização Mundial da Saúde (OMS). Esses eventos acontecem sem testemunhas entre 80% e 90% dos casos, e 50% a 70% ocorrem a partir da cama, cadeira, ou em transferência entre ambas. As quedas em banheiros representam 10% a 20% dos casos. Estima-se que um a cada três indivíduos com mais de 65 anos sofra uma queda pelo menos uma vez por ano, e que 1 a cada 20 dos que experienciaram a queda sofram fraturas e necessitem de internação. Dentre os idosos, com 80 anos ou mais, 40% caem a cada ano

Essas fraturas podem ser explicadas pela fragilidade óssea devido à redução de massa óssea, aumentando a suscetibilidade de fraturas e traumas. Como demonstra a Figura 23.1, até os 30 anos, homens e mulheres possuem o pico da formação de massa óssea realizada por meio da reabsorção da antiga matriz óssea pelos osteoclastos, seguido de uma fase de formação da matriz orgânica pelos osteoblastos. A partir dessa idade, a perda óssea ocorre por desacoplamento desses processos, e a reabsorção passa a superar a formação óssea (atividade aumentada dos osteoclastos). Dá-se, então, o processo conhecido como osteoporose, podendo ser classificada em tipo 1 e 2, conforme a Tabela 23.1. Encontramos como fatores de risco para a osteoporose as seguintes condições: história familiar de osteoporose, etnia, baixa estatura e peso ao nascer, gênero, menarca tardia, menopausa precoce, baixa ingestão de cálcio, alta ingestão de sódio, sedentarismo, tabagismo, alcoolismo crônico e o uso de medicamentos específicos como os glicocorticoides.

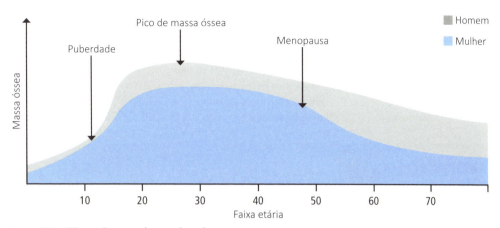

Figura 23.1. Massa óssea ao longo da vida.
Fonte: International Osteoporosis Foundation – IOF. Bone Biology. 2020.

Tabela 23.1. Massa óssea ao longo da vida.	
Tipo 1 (pós-menopausa)	**Tipo 2 (senil)**
• Consequente à deficiência de estrógeno; • A perda óssea predomina no osso trabecular (Figura 23.2); • Fraturas comuns: rádio distal e vertebrais.	• Perda mais lenta do osso trabecular e cortical (Figura 23.2); • Fraturas comuns: fêmur proximal, úmero e vértebras.

Fonte: acervo pessoal da autoria.

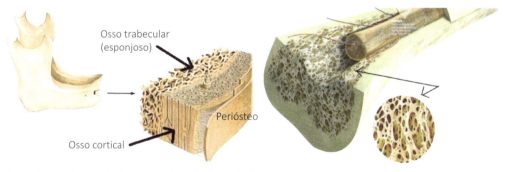

Figura 23.2. Anatomia do osso trabecular e cortical.
Fonte: Macedo TL, Pereira MM, Oliveira AAR. Características estruturais e degradação de matrizes de poli (álcool vinílico)/quitosana/vidro bioativo obtidas por liofilização. Dissertação de mestrado. Belo Horizonte: Universidade Federal de Minas Gerais, 2013.

Quando analisada a saúde óssea, a nutrição pode auxiliar desde o desenvolvimento até a preservação desse tecido, com o consumo adequado de cálcio, vitamina D, proteínas, e no acompanhamento pós-operatório quando é necessária intervenção cirúrgica.

Cálcio

Segundo as *dietary reference intakes* (DRI), a ingestão deve ser de 1.200 mg/dia para indivíduos a partir de 51 anos, sendo seu limite máximo tolerável de 2.500 mg/dia. Porém, seu consumo ainda é insuficiente em alguns países, como mostra a Figura 23.3. Uma alimentação/suplementação de cálcio adequada pode reduzir a perda óssea, além de reduzir a taxa de fraturas.

Os alimentos fontes de cálcio são: leite e derivados, leguminosas (feijão, soja e seus derivados), e verduras verde-escuras. Porém, alguns componentes alimentares podem reduzir a capacidade absortiva de cálcio no organismo, são eles:
- Fatores antinutricionais: fitatos (cereais e sementes); oxalato (espinafre e nozes) e taninos (chá);
- Preparações ricas em sódio: alimentos industrializados, *fast-food* e o excesso do uso de sal no preparo das refeições. Recomenda-se que a ingestão de sódio não ultrapasse 2.400 mg/dia, equivalente a até 5 g de sal de cozinha/dia, segundo a Sociedade Brasileira de Cardiologia.

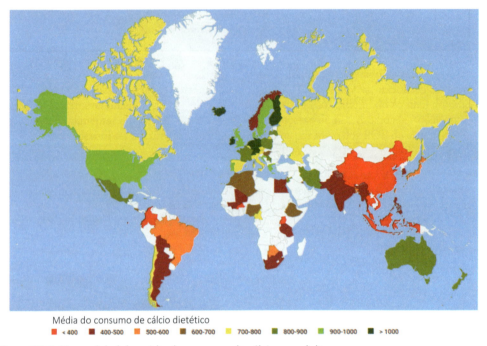

Figura 23.3. Mapa global da média de consumo de cálcio em adultos.
Fonte: Osteoporos Int (2017) 28:3315-24.

Vitamina D

A vitamina D em sua forma de colecalciferol (D3) é produzida por meio da exposição solar, sendo responsável por 80% a 90% do estoque no organismo. Encontramos por meio de fontes vegetais sua forma de ergocalciferol (D2). O contato dos raios UV-B com a pele desencadeia reações que ajudam na absorção de cálcio, na renovação e mineralização óssea. A recomendação de vitamina D para adultos a partir dos 51 anos é de 15 a 20 µg para maiores de 70 anos. Alguns alimentos são fontes de vitamina D, como: cogumelos, farinha de linhaça, peixes, frutos do mar, leite e ovos.

Proteína

Semelhante à massa óssea, a massa muscular também sofre perdas na sua composição com o passar da idade (Figura 23.4), havendo grande relação entre idosos, ingestão proteica e massa muscular.

Idosos com ingestão proteica aumentada possuem benefícios na recuperação da saúde, e compensação de condições inflamatórias com doenças crônicas associadas. Para esses indivíduos, as sociedades especialistas fazem recomendações gerais (Tabela 23.2). Cabe à individualização por um profissional de saúde.

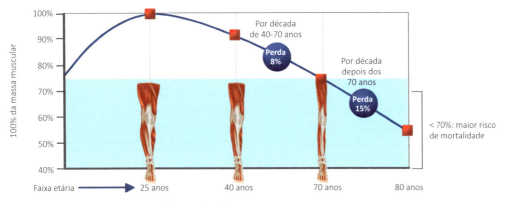

Figura 23.4. Massa muscular ao longo da vida.
Fonte: Baier S, Johannsen D, Abumrad N, Rathmacher JA, Nissen S, Flakoll P. JPEN J Parenter Enteral Nutr. 2009; 33(1):71-82.

Tabela 23.2. Recomendação proteica para idosos e condições de saúde.	
Idosos saudáveis	1,0 a 1,2 g/kg/dia
Idosos com doenças agudas ou crônicas	1,2 a 1,5 g/kg/dia
Idosos com doença grave	1,2 a 1,5 g/kg/dia
Doença renal crônica (TFG* < 30 mL/min 1,73 m^2)	0,6 a 0,8 g/kg/dia
Doença renal crônica (TFG* > 30 e < 60 mL/min 1,73 m^2)	Até 0,8 g/kg/dia
Doença renal crônica leve (TFG* > 60 mL/min 1,73 m^2)	1,0 a 1,2 g/kg/dia

*Taxa de filtração glomerular.
Fonte: adaptada de Gonçalves TJM, Horie LMG, Golçalves SEAB, Bacchi MK, Nailer MC, Barcosa-Silva TG, et al. Diretriz BRASPEN de terapia nutricional no envelhecimento. BRASPEN J. 2019; 34(S3):2-58.

Tratamento

▶ Pós-Operatório ou fraturas

A desnutrição em pacientes cirúrgicos no pós-operatório pode ser causada pelo fato de o trauma induzir o aumento do catabolismo, especialmente naqueles com doenças gastrointestinais mais vulneráveis a condições clínicas, como ingestão alimentar insuficiente, má absorção intestinal e expressiva perda de massa muscular.

Conforme já mencionado, a alimentação é pilar importante para a prevenção de osteoporose e fraturas. Entretanto, quando esse evento acontece, são necessários alguns cuidados para o auxílio na cicatrização e reabilitação desse paciente.

Outros cuidados durante a internação hospitalar são importantes, como a prevenção da constipação, que é definida como alteração no intestino grosso caracterizada pela diminuição do número de evacuações (menos de três evacuações por semana), sensação de esvaziamento retal incompleto, fezes endurecidas, esforço para eliminar fezes ou necessidade de toque para esvaziamento retal.

Essa complicação, além de associada com alimentação pobre em fibras e uma hidratação inadequada, também está associada com o uso frequente de opioides (medicamento utilizado normalmente para diminuição da dor), podendo afetar o peristaltismo.

Recomendações dietéticas e teor de fibras alimentares são de grande importância no tratamento da constipação intestinal. É importante também cuidar da hidratação (aproximadamente 1,5 a 2,0 L de água por dia) para garantir os efeitos benéficos das fibras em relação à maciez das fezes e alteração do peso. A ingestão adequada de fibras alimentares é de 15 a 30 g por dia, sendo 75% das fibras insolúveis e 25% solúveis.

Os prebióticos, probióticos e simbióticos, "micro-organismos vivos", oferecem grande benefício para a melhora da constipação intestinal, pois agem na flora intestinal, promovendo o crescimento de bactérias benéficas e impedindo o desenvolvimento de bactérias patogênicas.

Para os pacientes idosos com fratura de quadril, é recomendado, segundo ESPEN 2018, oferecer por via oral suplementos nutricionais no pós-operatório, buscando melhorar a ingestão alimentar e reduzir o risco de complicações, independentemente do seu estado nutricional. Quando oferecido em pacientes desnutridos ou em risco de desnutrição, o suplemento nutricional deverá ser continuado por, pelo menos, um mês, devendo reavaliar a eficácia e o benefício.

Intervenções nutricionais em pacientes idosos após fratura de quadril e cirurgia ortopédica devem fazer parte da intervenção nutricional, como o aconselhamento dietético, multidimensional e multidisciplinar da equipe, a fim de garantir a ingestão adequada de alimentos, melhorar os desfechos clínicos e manter a qualidade de vida.

Na alta hospitalar, é recomendado orientação nutricional contendo a associação do aconselhamento dietético com a suplementação nutricional por um período de, pelo menos, um mês, auxiliando na ingestão alimentar e recuperação do estado nutricional para a promoção da cicatrização, recuperação e/ou manutenção de massa muscular, o que contribui efetivamente para o pós-operatório.

Leitura recomendada

- Baier S, Johannsen D, Abumrad N, Rathmacher JA, Nissen S, Flakoll P. Year-long changes in protein metabolism in elderly men and women supplemented with a nutrition cocktail of beta-hydroxy-beta-methylbutyrate (HMB), L-arginine, and L-lysine. JPEN. 2009 jan-fev; 33(1):71-82. DOI: 10.1177/0148607108322403.
- Campos FM, Marshall NG. Correlação e acurácia de métodos subjetivos de avaliação do estado nutricional com desfechos clínicos em pacientes cirúrgicos. BRASPEN J. 2019; 35(3):258-64.
- Fried LP, Tangen CM, Walston J, Newman AB, Hirsch C, Gottdiener J, et al. Frailty in Older Adults: Evidence for a Phenotype. J Gerontol Med Sci. 2001; 56 (3):M146-M156.
- Gonçalves TJM, Horie LMG, Golçalves SEAB, Bacchi MK, Nailer MC, Barcosa-Silva TG, et al. Diretriz BRASPEN de terapia nutricional no envelhecimento. BRASPEN J. 2019; 34(S3):2-58.
- Guérios TR. Uso da associação tramadol e paracetamol para analgesia pós-operatória ambulatorial, em pacientes idosos submetidos à cirurgias. Rev Dor. 2010 out-dez; 11(4):309-12.
- Instituto Brasileiro de Geografia e Estatística (IBGE). Projeção da população do Brasil e das Unidades da Federação. 2020 jan. Disponível em: https://www.ibge.gov.br/apps/populacao/projecao. Acessado em: 18 jan 2020.
- Internation Osteoporosis Foundantion (IOF). Modifiable Risk Factors. Internation Osteoporosis Foundantion (IOF); 2012 fev. Disponível em: https://www.iofbonehealth.org/modifiable-risk-factors. Acessado em: 1 jul 2020.
- Internation Osteoporosis Foundation (IOF). Serve Up Bone Strength throughout life. Internation Osteoporosis Foundation (IOF); 2015 out. Disponível em: https://share.iofbonehealth.org/WOD/2015/patient-brochure/WOD15-patient_brochure.pdf. Acessado em: 15 dez 2019.
- International Osteoporosis Foundation (IOF). Bone Biology. International Osteoporosis Foundation (IOF); 2020 fev. Disponível em: https://www.osteoporosis.foundation/health-professionals/about-osteoporosis/bone-biology. Acessado em: 8 fev 2021.
- International Osteoporosis Foundation (IOF). Fixed Risk Factors. International Osteoporosis Foundation (IOF); 2012 fev. Disponível em: https://www.iofbonehealth.org/fixed-risk-factors. Acessado em: 15 dez 2019.
- International Osteoporosis Foundation (IOF). Ingestão de cálcio na dieta de adultos ao redor do mundo. Calcium Map. 2017. Disponível em: https://www.iofbonehealth.org/facts-and-statistics/calcium-map. Acessado em: 1 jul 2020.
- Macedo TL, Pereira MM, Oliveira AAR. características estruturais e degradação de matrizes de poli(álcool vinílico)/quitosana/ vidro bioativo obtidas por liofilização. Minas Gerais. 2013. Disponível em: https://ppgem.eng.ufmg.br/defesas/2109M.PDF?src=23720. Acessado em: 1 jul 2020.
- Macedo TL, Pereira MM, Oliveira AAR. Características estruturais e degradação de matrizes de poli(álcool vinílico)/quitosana/ vidro bioativo obtidas por liofilização [dissertação de mestrado]. Belo Horizonte: Universidade Federal de Minas Gerais; 2013.
- Ministério da Saúde. Portal Brasil. Dicas em saúde: Quedas em idosos [Internet]. Brasília. 2009. Disponível em: https://bvsms.saude.gov.br/bvs/dicas/184queda_idosos.html. Acessado em: 1 jul 2020.

- Radominski SC, Bernardo W, Paula AP, Albergaria BH, Moreira C, Fernandes CE, et al. Diretrizes brasileiras para o diagnóstico e tratamento da osteoporose em mulheres na pós-menopausa. Rev Bras Reumatol. 2017 jun; 57(S2):452-66. DOI: 10.1016/j.rbr.2017.06.001.
- Santos AC, Mancio CM, Diament D. Constipação. In: Piovacari SMF, Toledo DO, Figueiredo EJA. Equipe Multiprofissional de Terapia Nutricional. São Paulo: Atheneu; 2017.
- Volkert D, Beck AN, Cederholm T, Cruz-Jentoft A, Goisser S, Hooper L, et al. ESPEN guideline on clinical nutrition and hydration in geriatrics. Clin Nutr. 2018 mai; xxx: 1-38. DOI: 10.1016/j.clnu.2018.05.024.
- World Gastroenterology Organisation Practice Guidelines. Constipação: uma perspectiva mundial. 2010. Disponível em: https://www.worldgastroenterology.org/UserFiles/file/guidelines/constipation-portuguese-2010.pdf. Acessado em: 20 jan 2020.
- World Health Organization. Falls. 2012. Disponível em: http://www.who.int. Acessado em: 1 jul 2020.

CAPÍTULO 24

Gerontologia

Mariana Staut Zukeran
Thiago José Martins Gonçalves

Epidemiologia do envelhecimento

O envelhecimento da população, ao mesmo tempo que representa um dos maiores triunfos da humanidade, também se torna um grande desafio de saúde pública. Atualmente, no Brasil, pelos últimos dados do Instituto Brasileiro de Geografia e Estatística (IBGE, 2019), os idosos representam cerca de 14% da população geral. Hoje, no país, há uma redução de doenças transmissíveis e maior ocorrência de doenças crônico-degenerativas em função da mudança do perfil epidemiológico da população.

O aumento no número de idosos traz consigo problemas de saúde que desafiam tanto o sistema público quanto a saúde suplementar, principalmente devido à associação entre o envelhecimento populacional e o aumento da demanda por uma assistência especializada e de alto custo. Isso se deve, em grande parte, ao aumento, com o passar dos anos, no risco de desenvolver comorbidades ou deficiências decorrentes da idade avançada. Assim, o envelhecimento da população e o aumento da expectativa de vida causam o incremento de doenças crônicas e de incapacidades que requerem atenção mais efetiva.

A população idosa é heterogênea, apresentando necessidades de cuidados individualizados. Diversas são as modificações que ocorrem no organismo que envelhece, e elas necessitam ser conhecidas para que se possa diferenciar os padrões normais do envelhecimento (senescência) daqueles associados ao envelhecimento patológico (senilidade). O desconhecimento dessas particularidades pode induzir tanto tratamentos fúteis, por se considerar aspectos próprios do envelhecimento como indicativos de doenças, como negligências, por se considerar sinais e sintomas importantes como normais no idoso.

Dentro desse universo está a necessidade crescente de um melhor entendimento do que seja envelhecer. O envelhecimento, apesar de ser um processo natural, submete o organismo a diversas alterações anatômicas, funcionais, bioquímicas e psicológicas, com repercussões sobre as condições de saúde e nutrição. O idoso, diante de tantas peculiaridades, deve ser avaliado de maneira ampla e interdisciplinar. Dentro desse contexto está a importância da avaliação do seu estado nutricional, evitando-se, portanto, a visão de que as alterações nutricionais do idoso fazem parte do processo normal do envelhecimento.

Durante a avaliação nutricional do idoso, várias ferramentas podem ser utilizadas: exame físico, indicadores antropométricos, parâmetros bioquímicos, questionários para avaliação nutricional

Gerontologia

subjetiva, impedância bioelétrica, entre outras. A experiência do profissional nesse momento é fundamental para que haja uma avaliação fidedigna, em que serão consideradas as limitações de cada instrumento e as alterações do próprio envelhecimento.

Alterações fisiológicas do envelhecimento

O idoso está exposto a uma série de modificações próprias do envelhecimento que afetam a sua dinâmica de vida devido às alterações estruturais e funcionais dos sistemas envolvidos, conforme mostrado no Quadro 24.1.

O idoso tende a ter, de maneira geral, uma discreta diminuição de seu peso e da sua altura, e esses dados não devem ser interpretados como patológicos. Seu peso diminui por causa da perda de massa óssea e massa muscular e da redução fisiológica do apetite. A estatura, por outro lado, sofre alterações, sendo observada uma diminuição dela ao longo das décadas; isso se deve, entre outros fatores, ao achatamento plantar, à diminuição da altura das vértebras e discos intervertebrais e a alterações posturais.

Uma das alterações mais descritas e documentadas são as perdas sensoriais, já que o sistema sensorial pode deteriorar-se em função de uma grande diversidade de fatores, incluindo o uso de medicamentos, intervenções cirúrgicas, exposição ambiental, e como consequência própria do envelhecimento. Todas as sensações podem estar reduzidas: paladar, odor, visão, audição e tato, que diminuem em proporções individuais.

Quadro 24.1. Alterações próprias do envelhecimento que comprometem o estado nutricional em idosos.

- Redução do olfato e paladar, devido à redução nos botões e papilas gustativas sobre a língua
- Redução da biodisponibilidade de vitamina D
- Deficiência na absorção da vitamina B6
- Redução da acidez gástrica com alterações na absorção de ferro, cálcio, ácido fólico, vitamina B12 e zinco
- Xerostomia
- Dificuldade no preparo e ingestão dos alimentos
- Tendência à diminuição da tolerância à glicose por resistência insulínica
- Atividade reduzida da amilase salivar
- Redução da atividade de enzimas proteolíticas como a amilase e a lipase pancreáticas
- Redução do fluxo sanguíneo renal e da taxa de filtração glomerular
- Aumento da necessidade proteica

Fonte: acervo pessoal da autoria.

A disgeusia e a hiposmia são definidas por uma redução na sensação de paladar e na perda do olfato, respectivamente; iniciam-se por volta dos 60 anos e se agravam com a idade, principalmente entre os idosos mais longevos. A reduzida habilidade em detectar odores e sabores pode não apenas reduzir o prazer associado à alimentação, como também prejudicar a correta seleção dos alimentos mais saudáveis e com menos aditivos artificiais. As perdas de audição e visão também podem influenciar o reconhecimento e a escolha alimentares, além de limitar fisicamente o idoso que prepara suas próprias refeições.

A xerostomia afeta mais de 70% dos idosos com causas multifatoriais; pode reduzir sobremaneira a ingestão alimentar e aumentar as dificuldades de mastigação e deglutição, predispondo risco nutricional importante. A salivação, além de umedecer a boca, tem ação tamponante e neutralizante de ácidos bacterianos, sendo, portanto, cariostática. Desse modo, sua redução pode prejudicar a saúde bucal de idosos que, em conjunto com uma higiene reduzida, pode aumentar o risco de infecções, doenças periodontais e perdas dentárias.

Existem também evidências acerca das alterações na função gastrointestinal no processo de envelhecimento. Com relação ao estômago, uma das alterações é a gastrite atrófica e a consequente incapacidade de secretar ácidos gástricos. Além disso, idosos frequentemente utilizam medicamentos inibidores de bombas de prótons (derivados prazólicos), o que colabora para a redução da secreção ácida gástrica e leva à redução na digestão de proteínas e na absorção de vitaminas e minerais, muito disso causado por supercrescimento bacteriano no intestino delgado.

Com relação ao intestino grosso é observado certo grau de atrofia na mucosa e no revestimento muscular, o que pode prejudicar a motilidade dos cólons, favorecendo a constipação intestinal e a doença diverticular colônica. A constipação intestinal é muito frequente e geralmente é multifatorial devido à ingestão deficiente de líquidos e fibras, falta de atividades físicas, menor número de refeições diárias e uso de psicotrópicos e analgésicos.

O fígado pode sofrer várias alterações no envelhecimento, como diminuição de volume à custa da redução de hepatócitos e aumento do tecido fibroso, interferência na biotransformação de drogas, na síntese proteica, no metabolismo das lipoproteínas e na secreção biliar.

Avaliação geriátrica ampla

A saúde e a qualidade de vida dos idosos, mais do que em outros grupos etários, sofrem influência de múltiplos fatores: físicos, psicológicos, sociais e culturais, de tal modo que avaliar e promover a saúde do idoso significa considerar variáveis de distintas maneiras, em uma atuação interdisciplinar e multidimensional. Nesse contexto, os modelos assistenciais referentes à saúde do idoso devem se adequar a essa nova e grandiosa demanda, compreendendo o processo de envelhecimento e suas características básicas para que se obtenha uma rede de apoio eficaz aos cuidados centrados no idoso.

Desse modo, faz-se necessário que os profissionais de saúde tenham uma compreensão ampla sobre as complexas e específicas situações de saúde do idoso, para realizar uma efetiva assistência interdisciplinar a essa população, que demanda cuidados diferenciados.

Nesse sentido, acredita-se que a utilização de uma avaliação geriátrica eficiente e completa, a custos razoáveis, torna-se cada vez mais importante nesse cenário. Sendo assim, a avaliação geriátrica ampla (AGA) pode ser entendida como um conjunto de avaliações composto por testes, cuja finalidade é avaliar o estado funcional e nutricional, a mobilidade, a cognição e o humor do paciente idoso, visando assim ao diagnóstico precoce dos problemas de saúde e à orientação de serviços de apoio nos casos que se façam necessários.

Os princípios da AGA relacionam o grau de complexidade nos cuidados do idoso sob os seguintes domínios:

- **Função cognitiva**: realizada por meio de um miniexame do estado mental (MEEM) para triagem das dificuldades cognitivas em orientação, registro, atenção, cálculo, recordação e linguagem. É um teste de rastreio que varia de 0 a 30 pontos e que possibilita classificar o idoso como normal ou com possível síndrome demencial (< 24 pontos).
- **Mobilidade e equilíbrio**: avaliação da mobilidade por meio do *timed up and go* (TUG) e avaliação de risco de quedas pelo teste de Tinetti (TT). O TUG inicia com o idoso sentado em uma cadeira, com o assento a 45 cm do solo, e assim é submetido a uma caminhada de 3 metros até um objeto, ida e volta, o que é devidamente cronometrado até a sua volta à cadeira. Uma boa mobilidade ocorre quando o tempo medido é de até 20 segundos, e a mobilidade está prejudicada com valores acima de 20 a 30 segundos. O TT compreende 16 parâmetros que avaliam a mobilidade, levando em consideração risco de queda pelos

pilares do equilíbrio (nove itens) e marcha (sete itens). O escore varia de 0 a 28 pontos, sendo que o idoso com alto risco de queda corresponde a quando a pontuação está menor que 19 pontos.

- **Condições emocionais**: os distúrbios psiquiátricos no idoso, principalmente a depressão, estão presentes em 5% a 20% e podem interferir na aceitação e aderência às estratégias terapêuticas, manejo dos efeitos colaterais e nos cuidados pessoais de autonomia e independência. A avaliação do humor no idoso é realizada por um questionário de 15 perguntas chamado escala de depressão geriátrica (EDG-15). Pontuações entre 5 e 10 pontos indicam síndrome depressiva, e entre 11 e 15 pontos indicam depressão grave.

- **Risco nutricional**: a miniavaliação nutricional (MAN) é uma abordagem validada para verificar a possibilidade de risco nutricional e/ou desnutrição, problema comum entre 15-60% dos idosos com doenças crônicas, durante internações hospitalares e com rede de apoio social inadequada. Os componentes do MAN, na sua versão reduzida, incluem a avaliação de perda de peso não intencional nos últimos três meses, redução da ingestão, mobilidade alterada, estresse psicológico ou doença aguda, distúrbios neuropsicológicos e avaliação do índice de massa corpórea (IMC). Pontuação entre 0 e 7 pontos indica desnutrição, e entre 8 e 11 pontos indica risco nutricional.

A avaliação da anorexia do envelhecimento permite a identificação precoce de necessidade de intervenções nutricionais de modo anterior ao aparecimento de desfechos negativos como má nutrição, sarcopenia e fragilidade. O instrumento SNAQ (questionário simplificado de avaliação do apetite), com pontuação < 14 pontos, permite a detecção desse quadro.

- **Polifarmácia**: as interações medicamentosas pelo uso de inúmeros medicamentos prescritos e não prescritos, especialmente analgésicos e psicotrópicos, pode favorecer o risco de eventos adversos e cascata medicamentosa entre idosos. As alterações envolvidas na polifarmácia (uso de cinco ou mais medicamentos diários) podem aumentar o risco de quedas, perda de equilíbrio, declínio cognitivo e risco de desnutrição.

Essa avaliação faz parte de um processo valioso para desenvolver um plano coordenado e integrado nos cuidados do paciente idoso, melhorando a sobrevida global e a qualidade de vida. Diante dos benefícios da utilização da AGA, urge-se, na prática assistencial, o conhecimento desse importante instrumento de avaliação por parte de todos os profissionais da saúde que tenham contato com idosos, tendo em vista o acompanhamento do paciente devido à possibilidade de comparação dos testes quantitativos ao longo do tempo, sugerindo ao profissional o grau de eficácia de suas escolhas terapêuticas.

Necessidades nutricionais

As alterações biopsicossociais específicas do envelhecimento evidenciam a necessidade de o planejamento nutricional ser elaborado a partir de um olhar multidisciplinar que inclua os pontos apresentados na AGA e proporcionem o suporte nutricional adequado para a manutenção ou melhora do estado nutricional, visando a um desempenho funcional e clínico, conforme as recomendações nacionais e internacionais de cuidado ao paciente idoso.

▶ Necessidade calórica

O cálculo da necessidade calórica para idosos, saudáveis ou hospitalizados, deve ser realizado individualmente e considerar o estado e risco nutricionais, nível de atividade física e demais comorbidades. Considerando a mudança fisiológica da composição corporal, a indicação de 30 a 35 kcal por kg de peso corporal por dia é uma estimativa e requer monitoramento diário de peso, ingestão alimentar e funcionalidade, especialmente em idosos hospitalizados, conforme as diretrizes da ESPEN de 2018 e da BRASPEN de 2019.

Devido à importância da atividade física ao longo de toda a vida, especialmente no envelhecimento, a BRASPEN de 2019 indica oferta de 32 a 38 kcal por kg por dia para idosos desnutridos ou em risco nutricional durante o período em que estiverem sob estímulo de atividade física.

▶ Necessidade proteica

Evidências sugerem que indivíduos idosos apresentam necessidades proteicas maiores do que adultos, com o objetivo de manutenção da massa magra, estado de saúde e capacidade funcional. Nesse sentido, o estudo PROT-AGE de 2013 indicou que idosos saudáveis devem receber 1,0 a 1,2 g de proteínas por kg por dia, sendo necessário o fracionamento dessa oferta em cerca de 25 a 30 g de proteínas por refeição contendo 2,5 a 2,8 g de leucina. O Quadro 24.2 apresenta um resumo das indicações proteicas em algumas situações clínicas específicas. Posteriormente, a diretriz da ESPEN de 2018 reforça que idosos não devem receber menos do que 1,0 g de proteína por kg por dia, considerando que a prescrição deve ser ajustada conforme o estado do paciente e possíveis condições clínicas. É sugerido o consumo de 1,0 a 1,2 g de proteínas por kg para idosos saudáveis, e de 1,2 a 1,5 g de proteínas por kg para idosos desnutridos ou com doenças crônicas.

No Brasil, a BRASPEN de 2019 indica 1,0 a 1,5 g de proteínas por kg por dia para idosos, sendo que deve ser avaliada a funcionalidade de presença de sarcopenia. Os idosos que recebem a intervenção de atividade física, sem risco nutricional, podem receber de 1,0 a 1,2 g de proteína por kg por dia, entretanto os idosos desnutridos ou em risco nutricional devem receber 1,2 a 1,5 g de proteínas por kg por dia. Essas recomendações devem sempre ser ajustadas de acordo com a intensidade da atividade física realizada e outras condições clínicas. A suplementação de creatina também pode ser uma alternativa ao considerar a necessidade de aumento de massa muscular e força em idosos.

Quadro 24.2. Metas proteicas em situações específicas.	
Idosos saudáveis	1,0-1,2 g/kg/dia Fracionamento 25-30 g/refeição com 2,5-2,8 g de leucina
Idosos com doenças crônicas ou agudas	1,2-1,5 g/kg/dia, podendo chegar a 2,0 g/kg/dia
Idosos com DFG	
• IRC com TFG < 30	Limitar ingestão proteica em até 0,8 g/kg/dia
• IRC com TFG 30-60	Ingestão proteica > 0,8 g/kg/dia (monitoramento da taxa de filtração glomerular 2×/ano)
• IRC com TFG > 60	Ingestão proteica de acordo com necessidade do paciente
• IRC diálise peritoneal ou hemodiálise	1,2-1,5 g/kg/dia
Idosos com diabetes	
• Com nefropatia	0,8 g/kg/dia
• Sem nefropatia	30% VCT

DRC: doença renal crônica; TFG: taxa de filtração glomerular; IRC: insuficiência renal crônica.

Fontes: Bauer J, et al. (2013). Estudo PROT-AGE; Volkert D, et al. (2018). ESPEN; Gonçalves TJM, et al. (2019). BRASPEN.

▶ Necessidade hídrica

Os pacientes idosos hospitalizados sempre devem ser avaliados quanto à hidratação. Além de prejuízo nas funções corporais como um todo, para os idosos, a desidratação também pode ser uma das causas de quadros de *delirium*. Entre as causas da desidratação podem ser citadas a anorexia do envelhecimento, xerostomia, disgeusia, distúrbios gastrointestinais, isolamento social, depressão, entre outras.

A indicação da quantidade de água a ser consumida deve ser calculada de modo individualizado. A BRASPEN de 2019 indica consumo de 1,6 litros de água por dia para mulheres idosas e 2,0 litros de água por dia para homens idosos.

▶ Outras recomendações nutricionais

É indicado o consumo de cerca de 25 g de fibras por dia segundo a BRASPEN de 2019, sendo sugerido o uso de produtos com fibras caso seja necessária a nutrição via enteral.

As indicações para micronutrientes devem estar de acordo com o previsto pelas *dietary reference intakes* para a faixa etária, respeitando as necessidades específicas na presença de outras condições clínicas.

▶ Indicação de terapia nutricional enteral (TNE) para idosos

A indicação de TNE para idosos tem como objetivo a garantia da oferta de calorias e nutrientes adequada para a melhora ou manutenção do estado nutricional. Segundo a Diretriz BASPEN de 2019, a TNE é necessária quando a via oral estiver contraindicada ou quando a ingestão oral estiver em torno de 60% do necessário por três dias consecutivos, em que o trato digestório possa ser utilizado. Algumas condições clínicas podem exigir maior aporte de nutrientes, por exemplo: estado crítico, cicatrização de feridas, grandes cirurgias, sarcopenia, queimaduras extensas. Do mesmo modo, alguns quadros impossibilitam a ingestão via oral, por exemplo: lesões graves de cavidade oral, cirurgias de face e/ou cabeça e pescoço, obstruções completas de trato gastrointestinal e fístulas de alto débito.

Possíveis intervenções nutricionais comuns no envelhecimento

Conforme mencionado anteriormente e apresentado no Quadro 24.1, o envelhecimento apresenta algumas alterações comuns, as quais podem necessitar de atenção e orientação nutricional específicas e alinhadas com os membros da equipe multiprofissional. Entre elas, podemos citar:

- Avaliação do ambiente alimentar: no momento da refeição, o paciente deve estar em local bem-iluminado e tranquilo, de preferência próximo a cuidadores e/ou familiares com quem possua bons vínculos. Em alguns casos, durante o período de internação, pode tornar-se necessário auxílio (estímulo verbal, auxílio parcial ou total para a oferta de alimentos) por parte do cuidador/familiar.
- Preparo para a alta hospitalar: ao longo da internação hospitalar, deve-se avaliar como é a rotina alimentar no domicílio, e, gradativamente, deve-se introduzir as orientações referentes à educação nutricional e/ou necessidade de prescrições dietoterápicas necessárias.
- Avaliação fonoaudiológica para sintomas disfágicos, seguida de adaptações à consistência de alimentos e líquidos.
- Avaliação de terapia ocupacional em relação à dinâmica alimentar, com possibilidade de indicação de louça e talheres adaptados devido a alterações motoras e/ou cognitivas, e auxílio na dinâmica de planejamento, aquisição, preparo e consumo dos alimentos; nesses casos, principalmente quando há prejuízo cognitivo.
- Avaliação odontológica considerando a saúde bucal e, quando necessário, adaptação de próteses ou implantes dentários, além de reforço em relação à higiene oral.

Leitura recomendada

- Arai H, Ouchi Y, Yokode M, Ito H, Uematsu H, Eto F, et al. Toward the realization of a better aged society: messages from gerontology and geriatrics. Geriatr Gerontol Int. 2012 jan; 12(1):16-22.

- Bauer J, et al. Evidence-based recommendations for optimal dietary protein intake in older people: a position paper from the PROT-AGE Study Group. JAMDA. 2013; 14:542-59.
- Brett L, Georgiou A, Jorgensen M, Siette J, Scott G, Gow E, et al. Ageing well: evaluation of social participation and quality of life tools to enhance community aged care (study protocol). BMC Geriatr. 2019 mar; 19(1):78.
- Cesari M, Marzetti E, Thiem U, Perez-Zepeda MU, Abellan Van Kan G, Landi F, et al. The geriatric management of frailty as paradigm of "The end of the disease era". Eur J Intern Med. 2016; 31:11-4.
- Ellis G, Gardner M, Tsiachristas A. Comprehensive geriatric assessment for older adults admitted to hospital. Cochrane Database Syst Rev. 2017; 9(9):CD006211.
- Fundação Instituto Brasileiro de Geografia e Estatística. Diretoria de Pesquisas, Censos Demográficos, IBGE. Disponível em: http://www.ibge.gov.br. Acessado em: 23 jul 2020.
- Gonçalves TJM, et al. Diretriz BRASPEN de terapia nutricional no envelhecimento. BRASPEN J. 2019; 34(Suppl 3):2-58.
- Hickson M. Malnutrition and ageing. Postgrad Med J. 2006; 82(963):2-8.
- Jiang S, Li P. Current Development in Elderly Comprehensive Assessment and Research Methods. Biomed Res Int. 2016; 2016:3528248.
- Malafaia G. A importância do encorajamento de estudos sobre o envelhecimento da população. 2010; p. 271-2.
- Omran ML, Morley JE. Assessment of protein energy malnutrition in older persons, part I: History, examination, body composition, and screening tools. Nutrition. 2000; 16(1):50-63.
- Pae M, Meydani SN, Wu D. The role of nutrition in enhancing immunity in aging. Aging Dis. 2012; 3(1):91-129.
- Pivi GAK, Schultz RR. Bertolucci PHF (org.). Nutrição em Demência. 1 ed. São Paulo: SCIO Conteúdo Colaborativo Ltda; 2013.
- Studenski S. Improving care for community dwelling frail elders through patient and provider engagement. J Nutr Health Aging. 2014; 18(5):455-6.
- Volkert D, et al. ESPEN Guideline on clinical nutrition and hydration in geriatrics. Clin Nutr; 2018.
- Zukeran, MS, Aprahamian, I, Vicente, BM, Ribeiro, SML. Portuguese version of the SNAQ questionnaire: translation and cultural adaptation. Arq Gastroenterol. 2020; 57(2):178-81.

CAPÍTULO

25 Doenças Hepáticas

Patricia Zuanazzi Pereira Clemente
Glaucia Amaral Santana

A integridade do fígado, bem como a sua funcionalidade, é de fundamental importância para a atividade metabólica adequada do corpo. Qualquer doença que acometa esse órgão pode progredir desde uma doença aguda até uma doença crônica. As principais doenças que cursam para cronificação são as hepatites virais, mais precisamente pelo vírus da hepatite C (HCV) e pelo vírus da hepatite B (HBV), a doença hepática alcoólica (DHA) e a doença hepática gordurosa não alcoólica (DHGNA). Essas doenças têm grande potencial patológico para evoluir para cirrose hepática, que é o curso final da cronificação, sendo indicado o transplante hepático.

Neste capítulo serão abordados os cuidados nutricionais associados à doença hepática alcoólica, doença hepática gordurosa não alcoólica e cirrose hepática com os cuidados pré e pós-transplante.

Doença hepática alcoólica

A doença hepática alcoólica (DHA) é uma das principais causas de doença hepática crônica em todo o mundo e é responsável por até 48% das mortes associadas à cirrose. É considerada uma doença comportamental, uma vez que depende do uso abusivo de álcool para o seu surgimento. Além disso, a progressão da cirrose em pacientes com DHA é influenciada por fatores genéticos e ambientais, bem como a idade, sexo, obesidade e tabagismo. Estima-se que o consumo de 60 a 80 g de etanol por dia para homens, e 40 a 60 g para mulheres, durante 10 anos, estabelece risco para o desenvolvimento de doença hepática alcoólica.

A toxicidade do etanol está associada ao metabolismo via álcool desidrogenase (ADH), o qual aumenta a redução de moléculas adicionais de nicotinamida adenina dinucleotídeo (NAD), transformando-as em nicotinamida adenina dinucleotídeo reduzido (NADH). O excesso de NADH pode induzir alterações metabólicas, como redução da neoglicogênese, aumento da lipogênese e redução da oxidação de triglicerídeos, o que contribui para a hiperuricemia, hipoglicemia e esteatose hepática; assim como os sistemas de metabolização do etanol que convertem o etanol a acetato e acetaldeído. O acetaldeído é uma molécula tóxica com efeitos prejudiciais em vários tipos celulares, que levam à ativação do sistema imunológico adaptativo, função da glutationa prejudicada, estresse oxidativo e apoptose, causando inflamação e lesão hepática. A ingestão de álcool também induz disbiose no intestino e altera a permeabilidade intestinal, levando a níveis aumentados de lipopolissacarídeos na circulação portal. Esse aumento de lipopolissacarídeos induz a ativação inflamatória das células de Kupffer por meio da via *do receptor toll-like* CD14 (TLR) 4.

Na ingestão de etanol superior a 30% do total de calorias, ocorre comprometimento também na ingestão de proteínas e lipídios, além de maior suscetibilidade às deficiências de micronutrientes, como vitamina A, D, E, C, folato, piridoxina, cianocobalamina, tiamina, ferro, zinco, magnésio e selênio. A esteatose hepática, presente em alcoolistas, se deve possivelmente à deficiência dos fatores lipotrópicos, metionina, folato, vitamina B12 e colina.

As recomendações nutricionais para essa população, além da abstinência alcoólica total, são o estímulo à alimentação saudável rica em frutas, vegetais, fitoquímicos, além de 50% a 60% de carboidratos complexos, considerando 20 g de fibras pré-bióticas diariamente; 20% a 35% de lipídios de preferência mono e poli-insaturados; assim como 1,2 a 1,5 g de proteínas/kg/peso/dia. Deve-se avaliar a deficiência de nutrientes e suplementar, se necessário, de acordo com a ingestão dietética recomendada (RDA).

Doença hepática gordurosa não alcoólica

A doença hepática gordurosa não alcoólica (DHGNA) é caracterizada pelo acúmulo de lipídios nos hepatócitos, que representam pelo menos 5% do peso desse tecido. Inclui esteatose simples, esteato-hepatite não alcoólica (NASH) e, quando não tratada, fibrose, cirrose e carcinoma hepatocelular. Considera-se a DHGNA como manifestação hepática da síndrome metabólica, associada a ingestão excessiva de açúcar simples, gordura saturada e sedentarismo. É atribuída como a maior causa da cirrose criptogênica.

A fisiopatogenia da DHGNA pode envolver duas fases. Na primeira, ocorre o armazenamento inadequado ou ectópico de lipídios. Essa deposição de lipídios nos hepatócitos ocorre devido a diferentes fatores, tais como excesso de gordura na dieta, resistência à insulina e distúrbios metabólicos. A segunda fase é marcada por estresse oxidativo que causa lesão de hepatócitos, determinando a peroxidação lipídica, disfunção mitocondrial, aumento da produção de citocinas inflamatórias, desequilíbrio na produção de adiponectinas e leptina, além dos fatores genéticos e ambientais.

O fígado é a primeira linha de defesa contra antígenos derivados do intestino e é o primeiro órgão-alvo quando existe alteração da permeabilidade intestinal. O desequilíbrio na microbiota intestinal pode gerar lipopolissacarídeos que são componentes da parede celular de bactérias Gram-negativas que chegam ao fígado pela veia porta, levando à endotoxemia e à resultante ativação das células de Kupffer e das células estreladas. A modulação da microbiota intestinal por meio da alimentação, incluindo fontes pré e probióticas, favorecem a produção de substâncias antibacterianas, melhora da função da barreira epitelial e redução da inflamação intestinal.

O diagnóstico da DHGNA pode ser feito por meio de exames de imagem como ultrassonografia, tomografia e ressonância magnética, exames laboratoriais e história clínica para eliminação das demais causas. A maioria dos pacientes portadores da NASH é assintomática ou não desenvolve sintomas específicos. Pode estar presente o aumento de enzimas hepáticas como TGO e TGP, assim como hipertrigliceridemia, ferritina alta, hiperglicemia, hiperlipidemia, aumento de circunferência abdominal e obesidade.

Recomendação nutricional

O primeiro passo para uma boa conduta é a realização de anamnese e avaliação nutricional, análise de exames bioquímicos, e identificar a presença de comorbidades como esteato-hepatite, hiperinsulinemia, obesidade, hiperlipidemia, estresse oxidativo, resistência periférica à insulina e disbiose. Na Tabela 25.1, encontram-se as recomendações nutricionais para DHGNA.

Tabela 25.1. Recomendações nutricionais na DHGNA.

Recomendações	Nutrientes
Excesso de peso e obesidade	Reduzir ingestão calórica atual em 30%, ou redução de 750 a 1.000 kcal/dia Perda de 5% a 10% do peso atual
Carboidratos	40% a 60% Alimentos de baixa carga glicêmica Excluir frutose industrializada (xarope de milho de alta frutose)
Lipídios	20% a 30%, com preferência aos mono e poli-insaturados Atentar para ômega-3 na hipertrigliceridemia
Proteínas	10% a 20%
Fibras	20 a 30 g Incluir formadores de butirato, como inulina e amido resistente
Atividade física	Mínimo de 150 min. por semana de exercícios de moderada intensidade
Perfil da dieta	Estilo mediterrâneo

Fontes: ESPEN 2019, Oliveira L, 2014, Hepatology, 2018

Estudos mostram que a frutose (xarope de milho) é um nutriente altamente lipogênico, relacionado com a esteatose hepática e resistência à insulina. O mecanismo pelo qual a frutose induz resistência insulina é principalmente devido à ativação do fator de transcrição SREBP-1C, independentemente da insulina, o que ativa os genes envolvidos na lipogênese *de novo*.

O consumo de ultraprocessados deve ser desencorajado, sendo estimulado o consumo de frutas, vegetais e alimentos ricos em compostos bioativos como a cúrcuma, café, astaxantina, resveratrol, quercetina, dentre outros, devido ao seu conteúdo de fitoquímicos e polifenóis associados a um perfil anti-inflamatório e antioxidante, contribuindo na prevenção e regressão da fibrose hepática.

O acompanhamento nutricional é fundamental para motivar a adesão com a perda ponderal e a manutenção de peso adequado por longo tempo. Deve-se estabelecer estratégias com reeducação alimentar e manutenção da atividade física como meta para um estilo de vida saudável, de modo a promover o controle de peso, perfis lipídicos, glicêmicos e pressóricos adequados para favorecer a regressão e impedir a progressão da DHGNA.

Cirrose hepática

A cirrose hepática é o estágio final das doenças que acometem o fígado. Embora suas causas sejam multifatoriais, existem algumas características patológicas comuns a todos os casos de cirrose hepática, incluindo degeneração e necrose de hepatócitos, substituição do parênquima hepático por tecidos fibróticos e nódulos regenerativos, e perda da função hepática, sendo indicado o transplante hepático.

A desnutrição é frequente entre os pacientes, sendo relatada em 20% dos pacientes com cirrose compensada e em mais de 80% dos pacientes com doença hepática descompensada. A desnutrição e a perda de massa muscular (sarcopenia) estão associadas a uma maior taxa de complicações, como a suscetibilidade a infecções, encefalopatia hepática (HE) e ascite, além de serem preditores independentes de menor sobrevida na cirrose. As causas de desnutrição incluem ingestão alimentar inadequada em razão de anorexia, náusea, vômitos, saciedade precoce, alteração do paladar, dietas restritivas, refluxo, síntese e absorção de nutrientes prejudicada, aumento das perdas proteicas, estado hipermetabólico, aumento do gasto e dos requerimentos energético-proteicos, resistência à insulina, sangramento gastrointestinal, ascite, hiponatremia, inflamação e infecção.

Avaliação nutricional

Vários fatores podem comprometer a avaliação do estado nutricional em pacientes com cirrose. Muitos dos marcadores comumente utilizados para avaliar a desnutrição não são parâmetros aplicáveis a essa população, devido às alterações na homeostase hídrica, metabolismo proteico, modelagem e remineralização óssea, dificultando a identificação do risco de desnutrição e eficácia da intervenção nutricional. As ferramentas para avaliação de risco nutricional, como a NRS-2002, MUST, e RFH-NPT (avaliação global do Royal Free Hospital), podem ser consideradas. A utilização de medidas antropométricas, como dobras cutâneas do tríceps, circunferência muscular do braço e área muscular do braço, também são encorajadas, por não serem afetadas pela presença de ascite ou de edema periférico, assim como o uso da dinamometria que fornece uma avaliação da força muscular e, em pacientes com cirrose, é um marcador sensível e específico para a depleção da massa celular corporal. Recomenda-se também a utilização de DXA e tomografia computadorizada, sempre que possível, para avaliação do risco ou presença de sarcopenia.

Complicações

A ascite é a complicação mais comum em pacientes com cirrose, resultante de hipertensão portal e vasodilatação. Está associada a um risco aumentado para o desenvolvimento de hiponatremia, insuficiência renal, e tem uma alta taxa de mortalidade de 20% ao ano. A terapia combinada com restrição de sal e diurético é recomendada como terapia de primeira linha, embora evidências sugiram que a restrição de sal possa aumentar o risco de desnutrição. Veja as recomendações na Tabela 25.2.

Assim como a ascite, outra complicação comum é a encefalopatia hepática, caracterizada por ser uma complicação neuropsiquiátrica comum e grave de cirrose, insuficiência hepática aguda e desvio porto-sistêmico, manifestando-se com um amplo espectro de anormalidades cognitivas que variam de comprometimento cognitivo sutil a coma, tendo sido associada à hiperamonemia e neuroinflamação.

Estudos evidenciam que a disbiose intestinal, alterações da permeabilidade intestinal, inflamação e estresse oxidativo parecem desempenhar um papel fundamental na patogênese da encefalopatia. A restrição proteica deve ser evitada, uma vez que esses pacientes já apresentam estado nutricional comprometido e o tecido muscular desempenha um papel importante na remoção de amônia circulante. Nos pacientes com grave intolerância à proteína, particularmente aqueles com grau III e IV de encefalopatia, o consumo de proteína vegetal pode ser considerado por um curto período de tempo, e a suplementação de aminoácidos de cadeia ramificada pode estar indicada a 0,25 g/kg/peso/dia. Os suplementos de BCAA, em doses diárias divididas, podem facilitar o fornecimento de uma ingestão adequada de nitrogênio em pacientes intolerantes à proteína da carne. A substituição da carne por proteína láctea/vegetal mais suplementos de BCAA é provavelmente preferível a uma redução na ingestão total de proteína. A utilização de prebióticos e probióticos em pacientes hepatopatas vem sendo muito discutida. Os probióticos mostraram-se capazes de diminuir o supercrescimento bacteriano, a permeabilidade da parede intestinal, a translocação bacteriana e a endotoxemia.

A doença hepática avançada, principalmente a doença hepática alcoólica, leva à deficiência de folato, tiamina, riboflavina, vitaminas A, B6, D, E, K, ácido ascórbico, selênio, zinco, cobre e magnésio, em decorrência da ingestão e absorção reduzida de nutrientes. A deficiência de zinco pode diminuir a atividade de enzimas do ciclo da ureia, levando ao aumento dos níveis circulantes de amônia no cérebro, aumentando o risco de encefalopatia hepática, diminuição do olfato, paladar e do apetite, prejuízos na imunidade e metabolismo proteico alterado.

A intervenção precoce é importante para permitir a correção da deficiência de nutrientes e melhora da condição nutricional e imunológica do paciente, favorecendo a recuperação no pós-transplante, diminuindo o risco de infecção, o tempo de hospitalização e de complicações relacionadas ao enxerto.

Doenças Hepáticas

Tabela 25.2. Recomendação de nutrientes para pacientes em tratamento pré- e pós-transplante hepático (ASPEN/2012).

Requerimentos	Pré-transplante	Pós-transplante
Calorias (kcal/kg)	Harris-Benedict: 1,2-1,4 × GEB (gasto energético basal) Manutenção: 25 a 35 kcal/kg Desnutrição: 35 a 40 kcal/kg Dieta fracionada	Agudo: 30 a 35 kcal/kg Tardio (kcal/kg): 20 a 25 – repleção 28 a 30 – manutenção 30 a 35 – recuperação
Proteína (g/kg/dia)	1,2 a 1,5 g/kg/dia	Agudo: 1,5 a 2,0 g/kg Tardio: 1,0 g/kg Avaliar função renal
Carboidratos	50% a 60% do VET Carboidratos complexos	Verificar necessidade de restrição de carboidratos simples em caso de hiperglicemia
Lipídios (%)	30% a 40% do VCT Com esteatorreia: preferir uso de TCM	Até 30% de VCT
Líquidos	30 mL/kg/preso Se houver hiponatremia (sódio < 125 mEq/L): restrição de 1.000 a 1.500 mL/dia	Se houver hiponatremia (sódio < 125 mEq/L): restrição de 1.000 a 1.500 mL/dia
Ascite	• ~ 80 mmol por dia = 2 g de sódio, correspondentes a 5 g de sal adicionado diariamente à dieta • Não deve ser reduzida abaixo de 60 mmol/dia de sódio • Evitar ultraprocessados • Estimular uso de ervas e temperos caseiros • Gerenciamento personalizado de sal, com base no balanço individual de sódio do paciente, com reavaliação regular do estado de sódio e líquidos	Verificar edema e ascite
Encefalopatia	• Não realizar restrição proteica • Recomendado 1,2 a 1,5 g/kg/dia • Devem ser encorajados a dividir sua ingestão calórica e proteica em refeições pequenas e frequentes • No café da manhã e em um lanche noturno: incluir proteínas. • Para intolerantes a proteína animal, incluir fontes proteicas vegetais, lácteas e BCAA 0,25 g/kg/dia • Prebióticos e probióticos	
Fibras	20 a 25 g/dia	20 a 25 g/dia

Fontes: EASL 2019; ESPEN 2019.

Recomendações nutricionais

Os requerimentos nutricionais variam de acordo com a situação clínica do paciente. Recomenda-se uma dieta fracionada com menor volume, em intervalos regulares, e a substituição de carboidratos simples por complexos. Suplementos nutricionais podem ser necessários para que as necessidades de nutrientes sejam atingidas, principalmente nos lanches noturnos para estímulo de ganho e manutenção de massa muscular. Na Tabela 25.2, encontram-se as recomendações para essa fase.

Pós-Transplante hepático

O pós-transplante agudo é o período geralmente referido entre quatro e seis semanas após a cirurgia, quando o estresse cirúrgico, combinado com altas doses de imunossupressores, pode

206   Nutrição Hospitalar

levar a um maior catabolismo proteico, particularmente nos pacientes desnutridos. Nessa fase, é importante estabelecer uma oferta adequada de nutrientes para repor ou minimizar perdas, prover substratos para evitar infecção e modulação da resposta imunológica, melhorar a cicatrização e fornecer energia para permitir ao paciente o envolvimento em sua reabilitação física e em atividades da vida diária. A Tabela 25.2 mostra as recomendações nutricionais nessa fase. Apesar dos avanços na terapia imunossupressora empregada no tratamento para evitar a rejeição, efeitos colaterais como catabolismo proteico, síndrome metabólica, obesidade, dislipidemia, diabetes, hipertensão e osteoporose, dentre outros, são evidenciados no pós-transplante tardio.

A Tabela 25.3 demonstra alguns medicamentos imunossupressores utilizados no transplante, seus efeitos colaterais no metabolismo e estado nutricional e as intervenções sugeridas.

Tabela 25.3. Medicamentos imunossupressores, efeitos colaterais no estado nutricional e sugestão de intervenções.

Medicamento	Efeitos colaterais relacionados à nutrição	Sugestão de intervenção relacionada à nutrição
Corticosteroides (Prednisona®, Solumedrol®)	• Hiperglicemia • Retenção de sódio • Osteoporose • Hiperfagia • Cicatrização prejudicada e risco aumentado de infecção • Hipertensão	Monitorar a glicemia e ingestão de carboidratos na dieta e uso de medicação anti-hiperglicêmica Controlar o sal de adição e alimentos ricos em sódio Assegurar ingestão adequada de cálcio, magnésio, vitamina K2 e vitamina D; considerar calcitriol e bifosfonatos Orientação de comportamento alimentar Assegurar adequada ingestão proteica e avaliar a necessidade de suplementação Evitar alimentos ricos em sódio; manter peso adequado
Ciclosporina (Sandimun neoral®)	• Hipercalemia • Hipomagnesemia • Hipertensão • Hiperglicemia • Hiperlipidemia	Restrição de alimentos ricos em potássio Aumentar a oferta de magnésio na alimentação ou suplementar Evitar alimentos ricos em sódio; manter um peso saudável Monitorar a glicemia e ingestão de carboidratos na dieta e uso de medicação anti-hiperglicêmica Limitar a ingestão de gordura a < 30% das calorias e manter um peso saudável
Tacrolimus (Prograf®) FK506	• Hiperglicemia • Hipercalemia • Náusea e vômitos • Dor ou desconforto • abdominal	Monitorar a glicemia e ingestão de carboidratos e uso de medicação anti-hiperglicêmica Restrição de alimentos ricos em potássio Monitorar a ingestão oral; se a ingestão for muito insatisfatória, considerar suplementação ou dieta enteral
Sirolimus (Rapamune®) Everolimus (Certican®)	• Hiperlipidemia • Desordens gastrointestinais (constipação, diarreia, náusea, vômito, dispepsia)	Limitar a ingestão de gordura a < 30% das calorias e manter um peso saudável Assegurar e monitorar a ingestão adequada de nutrientes
Micofenolato mofetil (Cell Cept®) e micofenolato sódico (Myfortic®)	• Diarreia	Rever as medicações junto à equipe e assegurar boa hidratação e reposição de nutrientes.
Antilinfócitos séricos (ATGAM, timoglobulina®)	• Febre e calafrios • Risco aumentado de infecção, leucopenia grave, trombocitopenia	Fornecer dieta concentrada em nutrientes de fácil aceitação pelo paciente Assegurar a oferta proteica ao paciente

Fonte: adaptada de Hasse e Matarese, 2012.

Leitura recomendada

- Anania C, Perla FM, Olivero F, Pacifico L, Chiesa C. Mediterranean diet and nonalcoholic fatty liver disease. World J Gastroenterol. 2018 mai; 24(19):2083-94. DOI: 10.3748/wjg.v24.i19.2083.
- Campion D, Giovo I, Ponzo P, Saracco GM, Balzola F, Alessandria C. Dietary approach and modulation of the intestinal microbiota for chronic liver encephalopathy in cirrhosis. World J Hepatol. 2019; 11(6):489-512. DOI: 10.4254/wjh.v11.i6.489.
- EASL Clinical Practice Guidelines for the management of patients with decompensated cirrhosis [published correction appears in J Hepatol. 2018 nov; 69(5):1207]. J Hepatol. 2018; 69(2):406-60. DOI: 10.1016/j.jhep.2018.03.024.
- European Association for the Study of the Liver. EASL clinical practice guidelines on nutrition in chronic liver diseases. J Hepatol. 2019; 70(1):172-93. DOI: 10.1016/j.jhep.2018.06.024.
- Hasse JM, Matarese LE. Solid organ transplantation. In: Gottschlich MM (ed.). The A.S.P.E.N. adult nutrition support core curriculum: a case-based approach: The adult patient. Silver Spring: American Society for Parenteral and Enteral Nutrition; 2012. p. 523-35.
- Jesus RP, Oliveira LPM, Lyra LGC. Nutrição e Hepatologia: abordagem terapêutica clínica e cirúrgica. 1 ed. Rio de Janeiro: Rubio; 2014.
- Lima MM, et al. Perfil clínico-epidemiológico das doenças hepáticas crônicas no ambulatório de gastroenterologia do Unifeso. Rev Cad Med. 2018; 1(1).
- Perdomo CM, Frühbeck G, Escalada J. Impact of Nutritional Changes on Nonalcoholic Fatty Liver Disease. Nutrients. 2019; 11:677.
- Plauth M, Bernal W, Dasarathy S, et al. ESPEN guideline on clinical nutrition in liver disease. Clin Nutr. 2019; 38(2):485-521. DOI: 10.1016/j.clnu.2018.12.022.
- Shasthry SM, Sarin SK. New treatment options for alcoholic hepatitis. World J Gastroenterol. 2016; 22(15):3892-906. DOI: 10.3748/wjg.v22.i15.3892.
- Singal AK, Bataller R, Ahn J, Kamath PS, Shah VH. Clinical Guideline ACG: Alcoholic liver disease. Am J Gastroenterol. 2018; 113(2):175-94. DOI: 10.1038/ajg.2017.469.
- Tagliari E, et al. The impact of the use of symbiotics on the progression of non alcoholic fat liver disease in a rat model. ABCD Braz Arch Dig Surg. 2017; 30(3):211-5. DOI: 10.1590/0102-6720201700030011.
- Vilar-Gomez E, Martinez-Perez Y, Calzadilla-Bertot L, Torres-Gonzalez A, Gra-Oramas B, Gonzalez-Fabian L, et al. Weight Loss Through Lifestyle Modification Significantly Reduces Features of Nonalcoholic Steatohepatitis. Gastroenterology. 2015 ago; 149(2):367-78.
- Zhou WC, et al. Pathogenesis of liver cirrhosis. World J Gastroenterol. 2014; 20(23):7312-24. DOI: 10.3748/wjg.v20.i23.7312.

CAPÍTULO

26 Doenças Inflamatórias Intestinais

Maria Carolina Gonçalves Dias
Ana Claudia Fischer Bosko
Ana Paula Monteiro de Mendonça
Jessica Magalhães Fonseca

As doenças inflamatórias intestinais (DII) são caracterizadas pela presença de inflamação intestinal crônica e recidivante. Apesar de sua etiologia desconhecida, fatores ambientais e predisposição genética influenciam a resposta imune e desempenham papel importante na patogênese da DII. Nos últimos anos, a incidência da DII tem sido crescente em países recém-industrializados como África, Ásia e América do Sul. Estima-se que, em 2017, havia 6,8 milhões de casos de DII no mundo, com prevalência estimada em mais de 0,3% na Oceania, América do Norte e alguns países da Europa.

A doença de Crohn (DC) e a retocolite ulcerativa (RCU) são as principais formas de DII crônicas, caracterizando-se por períodos alternados de exacerbação e remissão, dor abdominal, alteração no hábito intestinal, com predomínio da diarreia, febre e manifestações extraintestinais.

A distinção entre a DC e RCU é realizada por meio das características clínicas, laboratoriais, endoscópicas e radiológicas. A DC é transmural e difusa, podendo comprometer qualquer parte do trato gastrointestinal (TGI), da boca ao ânus, especialmente o íleo terminal e o cólon, estando associada a complicações como abscessos, fístulas, estenose e doença perianal. A RCU é uma condição de inflamação crônica superficial, contínua, delimitada à mucosa, que se inicia no reto e progride até o cólon.

Estado nutricional

As alterações nutricionais na DII são resultantes da ingestão oral inadequada, má-absorção intestinal, aumento das perdas gastrointestinais e aumento das necessidades nutricionais.

A desnutrição acomete cerca de 41,1% dos pacientes com DC e 32,4% dos pacientes com RCU, sendo um fator de risco para maior tempo de doença ativa, infecções e complicações pós-cirúrgicas. O tipo mais comum de desnutrição em pacientes com DII é a depleção proteico-energética.

Paradoxalmente ao quadro de desnutrição, observa-se uma porcentagem significativa de obesidade em indivíduos com DII. Com base no índice de massa corporal (IMC), 30,2% e 35,2% dos portadores de DC e RCU, respectivamente, são obesos. A obesidade em pacientes com DII pode elevar o risco de complicações pós-operatórias e maior tempo de internação. Dessa maneira, a avaliação do estado nutricional é imprescindível para evitar prognósticos desfavoráveis e para estabelecer a conduta nutricional mais adequada.

O estado nutricional do paciente apresentará papel importante no curso das fases ativas e de remissão. Apesar da ausência de um método padrão-ouro para determinar o estado nutricional desses pacientes, a avaliação nutricional pode englobar: avaliação antropométrica, avaliação bioquímica, avaliação funcional, ferramentas de triagem nutricional e avaliação dietética.

A avaliação antropométrica deverá englobar o IMC, circunferência da cintura, circunferência do braço, prega cutânea tricipital, circunferência muscular do braço e a perda de peso não intencional. O peso em pacientes com DII deve ser avaliado com cautela, uma vez que o uso de corticoides pode ocasionar retenção hídrica. Em crianças, a desnutrição e o estado de inflamação crônica resultam na baixa estatura. Nesta população, medidas anteriores do peso e altura para avaliação da taxa de crescimento e ganho de peso são essenciais.

Devido à ocorrência de deficiências nutricionais decorrentes, principalmente, da má-absorção de nutrientes, a avaliação bioquímica torna-se necessária. Dentre os principais parâmetros, destacam-se: vitamina D, vitamina B12, vitamina K, ferritina e ferro sérico. Aliado a isso, a inflamação característica das DII está associada com o aumento das proteínas de fase aguda positivas, como proteína C reativa e ferritina, e redução das proteínas de fase aguda negativa, como albumina e pré-albumina. A hipoalbuminemia demonstrou 100% de sensibilidade para identificação de inflamação ativa; desse modo a dosagem da albumina tem sido utilizada como marcador sensível de DC.

A avaliação funcional, realizada por meio da dinamometria manual (força do aperto de mão), é considerada um método sensível que tem sido utilizado para analisar alterações do EN em curto prazo, detectando perda ou recuperação funcional. A perda funcional, nesse caso, será caracterizada pela depleção de massa magra, sendo um indicador de desnutrição.

Ferramentas de triagem nutricional, como a *nutritional risk screening* 2002 (NRS-2002) e *malnutrition universal screening tool* (MUST), são eficientes para a investigação precoce do risco nutricional. Uma vez que o risco de desnutrição foi identificado, a avaliação subjetiva global (ASG) pode ser realizada para a avaliação do estado nutricional.

A avaliação dietética, realizada por meio do recordatório de 24 horas e por registros alimentares, deve ser coletada a fim de identificar ingestão alimentar inadequada de nutrientes secundária à exclusão dietética de alimentos.

Necessidades nutricionais

Segundo a European Society for Clinical Nutrition and Metabolism (ESPEN), os objetivos principais do suporte nutricional nas DII são: prevenir ou tratar a desnutrição, tratar a fase ativa das doenças no pré-operatório, manter a fase de remissão e auxiliar no manejo dos sintomas.

As necessidades calórico-proteicas dos pacientes com DII variam de acordo com a gravidade e fase da doença, condição nutricional do paciente e objetivos individuais. As necessidades energéticas não estão, necessariamente, elevadas nos pacientes com DC e RCU como resultado direto da doença, a menos que seja necessário um aumento ponderal do peso. Nos pacientes com DC, um aporte energético de 25 a 35 kcal/kg de peso ideal/dia pode ser utilizado na manutenção ou ganho de peso, respectivamente. Na RCU, recomenda-se um aporte calórico de 25 a 30 kcal/kg de peso ideal/dia. A medição do GER por calorimetria indireta pode ser usada em casos problemáticos.

Recomenda-se de 1,2 a 1,5 g de proteína/kg de peso ideal/dia na fase ativa e 1 g/kg de peso ideal/dia na fase de remissão. Na DC, devido à presença de fístulas e inflamação intestinal, as necessidades proteicas encontram-se aumentadas.

Em indivíduos com má-absorção e quadro habitual de diarreia, recomenda-se uma dieta hipolipídica, não excedendo 20% do aporte energético total sob a forma de lipídios, e aporte normoglicídico, isento de lactose. Segundo a ESPEN (2017), não existe uma "dieta ideal para DII" que possa ser geralmente recomendada para promover a remissão em pacientes com doença ativa.

Terapia nutricional

Indivíduos com DII apresentam maior risco de desnutrição e deficiências nutricionais relacionadas tanto à apresentação clínica da doença quanto ao seu tratamento. A definição sobre a via ideal para terapia nutricional em pacientes com DII pode ser complexa e envolve diversos aspectos, como atividade da doença e capacidade de absorção do TGI.

▶ Terapia nutricional oral (TNO)

Dietas de exclusão não são recomendadas para induzir e manter a remissão em pacientes com DII. Durante a fase ativa da doença, recomenda-se evitar alimentos que possam piorar os sintomas gastrointestinais, como leite e derivados, frituras e alimentos gordurosos, excesso de sacarose e fibras que ocasionam fermentação e diarreia. O retorno de tais alimentos à dieta habitual do paciente deve ser feito de modo gradual e conforme a melhora clínica da doença. Durante a remissão, a TNO deve ocorrer sem restrições e a exclusão de alimentos deve ser feita apenas quando houver intolerâncias.

O uso de suplementos nutricionais orais (SNO) é indicado quando a ingestão alimentar via oral não atingir as recomendações nutricionais. Uma ingestão suplementar de até 600 kcal/dia pode ser utilizada sem comprometer a ingestão alimentar em adultos.

▶ Terapia nutricional enteral (TNE)

A alimentação via enteral deve ser iniciada quando as necessidades não são atingidas pela via oral. A TNE é sempre preferível à nutrição parenteral total (NPT), por apresentar menor incidência de complicações severas e manter o trofismo da mucosa intestinal.

Em crianças e adolescentes com DC ativa, a nutrição enteral exclusiva (NEE) é eficaz e recomendada como a primeira linha de tratamento para induzir a remissão, prevenir os efeitos deletérios da desnutrição sobre o crescimento e desenvolvimento e evitar o uso de esteroides ou atrasar sua introdução.

Em adultos, a TNE é recomendada para prevenir e tratar a desnutrição na fase aguda e perioperatória. A NEE pode ser utilizada em casos refratários e no preparo para cirurgias. A TNE em conjunto com uma dieta habitual pode ser utilizada para manutenção da remissão na DC, reduzindo as recorrências clínicas e endoscópicas.

Na RCU, os benefícios da TNE ainda não foram claramente demonstrados durante a fase ativa e de remissão, entretanto a TNE é preferível desde que não existam contraindicações.

Uma dieta polimérica, com teor moderado de lipídios, pode ser empregada para TNE em DII ativa. Entretanto, pacientes com DC que apresentam lesões no intestino delgado podem se beneficiar com dietas oligoméricas. O mesmo se aplica aos pacientes que não toleram, por algum motivo, dietas poliméricas. As dietas especializadas segundo os *guidelines* necessitam de mais estudos para demonstração clara de benefícios, embora possam ser indicadas. Dietas específicas contendo glutamina e ácidos graxos ômega-3 não são recomendadas.

▶ Terapia nutricional parenteral (TNP)

A TNP é indicada apenas quando há contraindicação ou intolerância a TNE e, especialmente, em casos de desnutrição grave crônica. O "descanso intestinal" com NPT não é necessário para induzir a remissão na DII; entretanto, a NPT pode ser necessária como via principal para aporte de nutrientes nos casos em que a absorção intestinal está comprometida, como na presença de obstruções, fístulas, doença grave de difícil controle, ressecções intestinais, síndrome do intestino curto, e durante o período perioperatório.

Em longo prazo, a TNP deve ser utilizada apenas em casos de desnutrição crônica associada a falência intestinal. Em pacientes em remissão com jejuno/ileostomia de alto débito, a nutrição parenteral desempenha papel crucial no fornecimento de nutrientes e fluidos.

As fórmulas de nutrição parenteral devem ser ajustadas para atender às necessidades de cada paciente. A escolha para a via de acesso (central ou periférica) deve levar em consideração o tempo de uso da TNP. A combinação da nutrição enteral e parenteral pode ser considerada em pacientes em que há necessidade de suporte nutricional e que atingem menos que 60% das necessidades de energia por via enteral.

Pacientes com DC frequentemente apresentam fístulas, a maioria ocorrendo no pós-operatório, e a TN precoce é fundamental para diminuir sua ocorrência e a gravidade. A TNP e o repouso intestinal são medidas para garantir a cicatrização da fístula ou no preparo cirúrgico. Pacientes com fístulas distais (ileal ou colônica baixa) e de baixo débito podem adotar a TNE; já para fístulas proximais e/ou com um débito muito alto, a NPT ou parcial pode ser utilizada.

Deficiências nutricionais

Pacientes com DII são vulneráveis a déficits de nutrientes devido à perda intestinal por diarreia e ingestão alimentar inadequada pela anorexia. As deficiências de vitaminas e micronutrientes estão mais comumente presentes nas fases agudas e após cirurgias extensas. Dentre as principais, podemos destacar: vitamina B12, vitamina D, vitamina K, ácido fólico, cálcio, cobre, ferro, cálcio, magnésio, fósforo, selênio e zinco.

Nos pacientes com DC, comumente se observa a deficiência da vitamina B12 como uma consequência da doença ativa no íleo terminal e de ressecções nesse segmento, que é local de absorção dessa vitamina.

Estudos mostram que a deficiência de vitamina D está associada com o desenvolvimento das DII e com a piora da sua evolução. Essa deficiência é observada nos pacientes com DC e RCU em virtude da má-absorção, a qual promove perda de densidade mineral óssea, podendo aumentar o risco de osteoporose e osteopenia. A deficiência de cálcio e zinco também é frequente na DII, devido a ingestão oral inadequada, má-absorção e aumento das perdas.

As deficiências de vitamina B12, ácido fólico e ferro, frequentes nos pacientes com DII, são responsáveis pela anemia, manifestação extraintestinal mais frequente na DII, geralmente complicando o curso tanto na RCU como DC. As taxas de prevalência de anemia na DII variam amplamente de 6% a 74%. A suplementação de ferro é recomendada em todos os pacientes com DII quando a anemia por deficiência de ferro está presente.

Nutrientes específicos

▶ Probióticos

A microbiota intestinal exerce papel fundamental no sistema imunológico e no adequado funcionamento do organismo. A disbiose é considerada um dos fatores ambientais da fisiopatologia das DII. Um estudo realizado pela American Gastroenterological Association (AGA, 2020), demonstrou que não foi observada eficácia dos probióticos para induzir e manter a remissão nas DII. Outros estudos destacaram também a contraindicação do uso na fase ativa devido ao risco de translocação bacteriana. A ESPEN (2017), contudo, recomenda o uso de tipos específicos de probióticos em pacientes com RCU leve a moderada para a indução da remissão.

▶ Glutamina

A glutamina tem sua necessidade aumentada em estados de hipercatabolismo e é um nutriente com importante ação na nutrição dos enterócitos, auxiliando na melhora da integridade intestinal e na redução da translocação bacteriana. Apesar de ser um nutriente trófico para a mucosa intestinal com efeito positivo na redução dos mediadores inflamatórios em diferentes doenças inflamatórias, resultados de estudos clínicos que utilizaram suplementação de glutamina em pacientes com DC não observaram restauração da permeabilidade intestinal e/ou indução de remissão da DII.

▶ Ômega-3

Redução da capacidade antioxidante e alteração no perfil lipídico são características comuns das DII. Contudo, apesar da sua potente ação anti-inflamatória, os ácidos graxos ômega-3 e sua suplementação ainda apresentam resultados controversos. Segundo Cuppari (2019), a suplementação de 3 a 6 g/dia de ácidos graxos ômega-3 contribui para a redução da resposta inflamatória na RCU; no entanto, segundo a ESPEN (2017), existem evidências insuficientes na literatura para a determinação de recomendações firmes.

A terapia nutricional apresenta-se bem estabelecida na remissão das DII, no entanto o benefício de nutrientes específicos ainda não foi comprovado e necessita de mais evidências clínicas que evidenciem suas eficácias.

Considerações finais

Pacientes com DII necessitam de acompanhamento nutricional adequado como parte de uma abordagem multidisciplinar. O papel da nutrição na DII é essencial, uma vez que está envolvida tanto na patogênese da doença quanto em seu tratamento. Pesquisas futuras e elaborações de novos protocolos nutricionais são necessárias para garantir melhor adequação da terapia nutricional, manutenção e recuperação do estado nutricional, bem como auxiliar no controle dos sintomas gastrointestinais, garantindo qualidade de vida para os pacientes.

Leitura recomendada

- Baumgart DC, Sandborn WJ. Crohn's disease. Lancet. 2012; 142(1):46-54.
- Ciocîrlan M, Ciocîrlan M, Iacob R, Tanțau A, Gheorghe L, Gheorghe C, et al. Malnutrition Prevalence in Newly Diagnosed Patients with Inflammatory Bowel Disease – Data from the National Romanian Database. J Gastrointest Liver Dis. 2019; 28:163-8.
- Forbes A, Escher J, Héuterne X, Klęk S, Krznaric Z, Schneider S, et al. ESPEN guideline: Clinical nutrition in inflammatory bowel disease. Clin Nutr. 2017; 36(2):321-47.
- Hartman C, Eliakim R, Shamir R. Nutritional status and nutritional therapy in inflammatory bowel diseases. World J Gastroenterol. 2009; 15(21):2570-8.
- Kaplan GG. The global burden of IBD: from 2015 to 2025. Nat Rev Gastroenterol Hepatol. 2015; 12(12):720-7.
- Nazarenkov N, Seeger K, Beeken L, Ananthakrishnan AN, Khalili H, Lewis JD, et al. Implementing Dietary Modifications and Assessing Nutritional Adequacy of Diets for Inflammatory Bowel Disease. Gastroenterol Hepatol. 2019; 15(3):133-44.
- Oliveira AM. Dietoterapia nas doenças gastrointestinais do adulto. 1 ed. Rio de Janeiro: Rubio; 2016.
- Seyedian SS, Nokhostin F, Malamir MD. A review of the diagnosis, prevention, and treatment methods of inflammatory bowel disease. J Med Life. 2019; 12(2):113-22.
- Singh S, Dulai PS, Zarrinpar A, Ramamoorthy S, Sandborn WJ. Obesity in IBD: epidemiology, pathogenesis, disease course and treatment outcomes. Nat Rev Gastroenterol Hepatol. 2017; 14(2):110-21.
- Su GL, Ko CW, Bercik P, et al. AGA Clinical Practice Guidelines on the Role of Probiotics in the Management of Gastrointestinal Disorders. Gastroenterology; 2020.
- Vidarsdottir JB, Johannsdottir SE, Thorsdottir I, Bjornsson E, Ramel A. A cross-sectional study on nutrient intake and -status in inflammatory bowel disease patients. Nutr J. 2016; 15(1):61.
- Waitzberg DL. Nutrição oral, enteral e parenteral na prática clínica. 5 ed. São Paulo: Atheneu; 2017. v. 2.
- Zhang Y-Z, Li Y-Y. Inflammatory bowel disease: pathogenesis. World J Gastroenterol. 2014 jan; 20(1):91-9.

CAPÍTULO 27

Síndrome do Intestino Curto

Maria Carolina Gonçalves Dias
Giovanna Cavanha Corsi
Moisés Carmo dos Anjos Pinheiro

Introdução

A síndrome do intestino curto (SIC) é uma condição clínica em que há uma capacidade de absorção intestinal inadequada devido a doenças congênitas ou ressecções cirúrgicas, ocasionadas principalmente por trombose mesentérica, doença de Crohn, trauma, enterite actínica ou câncer. Em adultos, o comprimento normal do intestino delgado varia de 275 a 850 cm, e na SIC, é inferior a 200 cm.

Dependendo da anatomia do intestino remanescente, a SIC pode ser classificada em três categorias: jejunostomia final sem o cólon em continuidade; anastomose jejunocólica sem a válvula ileocecal e com uma parte do cólon em continuidade; e a anastomose jejunoileal com a válvula íleo-cecal e todo o cólon em continuidade.

A SIC leva à insuficiência ou falência intestinal (FI). A primeira é a redução absortiva em que não é necessária a suplementação intravenosa. Já a FI é a redução abaixo do mínimo necessário para a absorção de nutrientes, água ou eletrólitos, sendo preciso suplementação intravenosa. FI pode ser classificada em:

- **Tipo I:** aguda e de curta duração. Uma condição comum que ocorre geralmente no período perioperatório, após a cirurgia abdominal, e requer suplementação intravenosa por dias ou poucas semanas.
- **Tipo II:** aguda e prolongada. Associada a complicações e pacientes metabolicamente instáveis, sendo necessário tratamento complexo e suplementação intravenosa por semanas ou meses.
- **Tipo III:** crônica. Requer suplementação intravenosa por meses ou anos. Ocorre em pacientes metabolicamente estáveis e pode ser reversível.

A prevalência real de casos não é totalmente conhecida na literatura devido a subnotificações e ausência de banco de dados de pacientes com SIC. As estimativas geralmente são baseadas em pacientes que recebem nutrição parenteral de longo prazo e podem variar bastante. Relata-se que a SIC é mais frequente em mulheres, possivelmente pelo menor comprimento do intestino feminino.

Após a ressecção, o intestino é capaz de se adaptar consideravelmente e aumentar a capacidade de absorção da porção remanescente. O processo adaptativo gradativo tem início nas primeiras 24 horas e pode durar até 2 anos após a cirurgia. Os mecanismos responsáveis pelo aprimoramento na absorção incluem o aumento da altura e da densidade dos vilos e microvilos, a ampliação da profundidade das criptas e a rápida proliferação de células epiteliais.

A adaptação é maior no íleo do que no jejuno. Entretanto, essa resposta adaptativa depende de vários fatores, como doença de base, comprimento do intestino remanescente, presença do cólon e da válvula ileocecal, potencial de adaptação intestinal da parte remanescente, tempo de ressecção, integridade da mucosa intestinal e manejo alimentar adequado.

A SIC pode provocar diversas complicações metabólicas, nutricionais e infecciosas e pode ocorrer como consequência da própria doença ou devido ao uso prolongado da nutrição parenteral. Devido à má-digestão e absorção de nutrientes, os pacientes normalmente apresentam diarreia, esteatorreia, deficiências de nutrientes, distúrbios eletrolíticos, desidratação, desnutrição e perda de peso.

Avaliação do estado nutricional

O conhecimento do tamanho e funcionalidade do intestino remanescente é necessário para uma adequada avaliação nutricional, estimativa das necessidades e planejamento da terapia nutricional. A desnutrição é uma das complicações mais frequentes e aumenta o risco de morbidade e mortalidade. Por isso, a avaliação periódica do estado nutricional deve ser realizada assim que a SIC for diagnosticada. As informações obtidas devem incluir peso, índice de massa corpórea (IMC), histórico de perda de peso, uso de medicações e suplementos, aceitação alimentar, sintomas gastrointestinais e sinais de deficiências nutricionais.

Na composição corporal de pacientes com SIC há uma grande depleção de massa gorda e, principalmente, de massa magra. Essa avaliação e monitoramento podem ser realizados por adipômetro e bioimpedância elétrica (BIA). Entretanto, deve-se ter cautela com o uso e interpretação dos resultados com a BIA, pois a massa magra determinada por esse método varia com o estado de hidratação.

Exames laboratoriais devem ser monitorados regularmente. Avaliam-se os micronutrientes (principalmente vitaminas lipossolúveis, vitamina B12, ferro e zinco), eletrólitos, perfil lipídico, hemograma, glicose e, principalmente para pacientes com terapia nutricional parenteral (TNP), exames da função renal e hepática. Além disso, é recomendado medir e acompanhar a densidade óssea desses pacientes.

Para determinar o balanço hídrico e auxiliar no manejo de fluidos, os pacientes com SIC devem ser orientados a monitorar a ingestão de líquidos e as perdas fecais e urinárias por, pelo menos, 24 horas.

Tratamento farmacológico

A terapia farmacológica consiste em atenuar os sintomas e as mudanças funcionais causadas pela doença. Dentre os medicamentos mais utilizados estão os antidiarreicos e os antissecretores. Os primeiros, normalmente opioides ou agonistas de receptores de opioides, são prescritos para reduzir a motilidade intestinal, controlando a diarreia e aumentando o trânsito intestinal para facilitar a absorção de nutrientes. Os medicamentos antissecretores têm o objetivo de tratar um sintoma comum nos primeiros meses após a ressecção: a hipersecreção gástrica. A medicação de primeira linha é a inibidora da bomba de prótons.

Outros medicamentos utilizados são antibióticos (para reduzir a superpopulação bacteriana) e resinas de ligação de ácidos biliares e enzimas pancreáticas (para diminuir a ação de sais biliares sobre o cólon). Mais recentemente, o teduglutide, análogo sintético do peptídeo semelhante ao glucagon 2 (GLP-2), é utilizado para melhorar a capacidade absortiva do intestino delgado.

Hidratação oral

Pacientes que foram submetidos a ressecções de íleo ou cólon apresentam alto risco de diarreia e desidratação. Particularmente, pacientes com jejunostomia terminal ou ileostomia devem ter a ingestão oral de líquidos que supere o débito da ostomia (geralmente de 1,5-2,0 L/dia).

A quantidade de líquido absorvido tem relação com osmolaridade, glicose, sódio e outros íons. Todos os pacientes com SIC devem evitar líquidos hipertônicos, como suco de frutas e refrigerantes, pois eles contêm altas concentrações de açúcar não balanceadas com sódio, promovendo o influxo de água e sódio para a luz intestinal e aumentando a diarreia e a desidratação. Os hipotônicos, como água, também devem ser evitados, já que podem promover a perda de sódio, além de não oferecerem quantidades necessárias de sódio e glicose para facilitar sua absorção. Bebidas que contenham cafeína e álcool também não são recomendadas.

Na SIC, são recomendadas as bebidas isotônicas, como água de coco, soro e bebidas esportivas *diet* (a versão tradicional pode conter muito açúcar, portanto não é indicada). Esses pacientes, principalmente os com ressecção do cólon, podem precisar de soluções de reidratação oral (SRO), soros especialmente formulados com glicose e eletrólitos. SRO utilizam o sistema ativo de cotransporte de moléculas de sódio e glicose na borda intestinal para otimizar a absorção de líquido e manter a hidratação. Recomenda-se que a ingestão seja lenta e fracionada ao longo do dia.

Objetivos da terapia nutricional

O tratamento nutricional em pacientes com SIC é um dos grandes pilares para a melhora da qualidade de vida e uma ótima evolução, visando à adequação de macro e micronutrientes, eletrólitos, água e redução da diarreia. O objetivo da terapia nutricional (TN) em pacientes com FI será correspondente à ressecção cirúrgica realizada e ao processo de adaptação do intestino remanescente, sendo um dos fatores determinantes do uso prolongado da nutrição parenteral.

Conforme a ESPEN recomenda, as necessidades proteico-calóricas devem considerar as características individuais do paciente, por meio de uma avaliação completa, englobando os parâmetros antropométricos, clínicos e bioquímicos, a capacidade de absorção intestinal estimada e doenças associadas/subjacentes.

Levando em consideração a abordagem nutricional no período pós-cirúrgico, a evolução absortiva intestinal pode ser dividida em três fases: aguda, adaptativa e manutenção, conforme a Tabela 27.1.

Tabela 27.1. Fases de adaptação do intestino remanescente, após a ressecção cirúrgica em pacientes com síndrome do intestino curto.	
Fase aguda	• Após a ressecção intestinal; • De 4 semanas até 3 meses; • Diarreia intensa, má-absorção, dismotilidade e hipersecreção gástrica; • 20 a 35 kcal/kg/dia, com até 1 g lipídio/kg/dia (30% a 40% do VET), 2,5-7 g carboidratos/kg/dia e 1,5 g proteína/kg/dia.
Fase adaptativa	• Dura em torno de 1 a 2 anos; • Adaptação intestinal mediante nutrientes no lúmen intestinal; • Progressão da TNE e TNO, associada ou não ao desmame da TNP; • 60 kcal/kg/dia ou 200% a 400% das necessidades basais, 1,5-2 g proteínas/kg/dia, 0,5-1,5 g lipídios/kg/dia.
Fase de manutenção	• Após a fase adaptativa; • Máxima capacidade absortiva do intestino pela via oral; • Alguns pacientes necessitam associar TNE/TNP pela baixa adaptação intestinal; • Hipercalórica, hiperproteica, hipolipídica, rica em fibras solúveis e com aporte hídrico adequado às necessidades.

Fonte: Dias et al., 2017.

Terapia nutricional oral (TNO)

A reintrodução da dieta oral deve ser feita de maneira gradual e progredida conforme a tolerância individual de cada paciente, a fim de compensar a má-absorção por hiperfagia. Consiste em uma dieta dividida por fases, sendo: fase I, fase IIa, fase IIb, fase IIc, fase IId e fase III (em anexo no final do capítulo).

A dieta tende a ser hipolipídica, sem gordura de adição no primeiro momento, devendo ser introduzida de maneira gradativa, mediante a presença ou ausência do cólon, devido ao risco de agravamento da esteatorreia que pode favorecer a perda de nutrientes. Esses doentes se beneficiam do uso de triglicerídeos de cadeia média (TCM), uma vez que não necessitam dos sais biliares e são facilmente absorvidos pela mucosa intestinal. É necessário manter o cuidado quanto à possibilidade de deficiência de ácidos graxos essenciais e vitaminas lipossolúveis, corrigidos pela suplementação.

Segundo o último *guideline* publicado pela ESPEN, a lactose não deve ser excluída da dieta de pacientes com SIC; somente nos casos em que a intolerância tenha sido comprovada. No geral, uma dieta contendo 20 g/dia de lactose foi bem tolerada por pacientes com SIC, com atenção voltada para aqueles que apresentam sinais de intolerância.

As dietas ricas em carboidratos simples possuem a capacidade de retirar água para o lúmen intestinal e ao epitélio permeável do jejuno, devido à alta carga osmótica, favorecendo as perdas de nutrientes, eletrólitos e fluidos. Desse modo, o consumo de alimentos ricos em açúcares simples, como doces, refrigerantes e sucos de frutas, deve ser evitado.

Por servirem como estimulante intestinal, tanto a cafeína quanto o álcool devem ser evitados pelos pacientes com SIC. Além disso, a adição de fibras solúveis (como a pectina), com o intuito de aumentar a absorção intestinal, não deve ser recomendada.

Terapia nutricional enteral (TNE)

A alimentação pela via enteral tem um forte benefício ao paciente com SIC devido à estimulação adaptativa do intestino remanescente após a ressecção. Ao acontecer de modo contínuo, a TNE fornece nutrientes ao intestino de maneira lenta, fazendo com que estes sejam expostos à mucosa de maneira potencializada, e estimulando as secreções gastrointestinais e hormonais endógenas, que são vitais para o avanço da adaptação intestinal, manutenção e/ou melhora do estado nutricional e progresso na qualidade de vida do paciente. Além disso, a administração em bólus pode levar a quadros de distensão abdominal e diarreia.

A introdução da TNE deve ser levada em consideração quando o débito diarreico for inferior a 2 L/dia, na ausência de distúrbios hidreletrolíticos e mediante o trato gastrointestinal funcionante.

Em pacientes com falência intestinal crônica em terapia nutricional enteral, o uso de dietas poliméricas é indicado, pois apresenta menor osmolaridade e melhores resultados em relação ao estado nutricional. A utilização da glutamina e do probiótico não estão recomendados para pacientes com SIC, devido à escassez de evidências científicas que sustentem a teoria de melhora morfológica e absortiva do intestino.

Terapia nutricional parenteral (TNP)

No período pós-operatório, a implementação da TNP é destinada a todos os pacientes para o controle hidreletrolítico e do estado nutricional. Esses pacientes devem receber: 20-35 kcal/kg/dia, 1-1,5 g proteína/kg/dia, ≤ 7g carboidratos/kg/dia, e limitar a 1 g lipídios/kg/dia. Deve-se atentar para a infusão dos ácidos linoleico e α-linolênico, sendo 1-2% e 0,5% do correspondente do valor calórico total, respectivamente. As indicações, formulações e monitoramento da TNP estão descritas com maiores detalhes no Capítulo 52.

Ambulatório multidisciplinar de síndrome do intestino curto (AMULSIC)

O AMULSIC surgiu em 1991 pela necessidade de dar continuidade à assistência aos pacientes com SIC após alta hospitalar, devido ao risco de desenvolvimento de deficiências nutricionais e, quando necessário, para o monitoramento da TN especializada, principalmente enteral e/ou parenteral.

Pacientes com SIC que se encontram fora do ambiente hospitalar devem receber assistência especializada com acompanhamento periódico e preferencialmente com equipe multiprofissional especializada. Aos pacientes internados com SIC é oferecido um programa de alta hospitalar para o domicílio e acompanhamento ambulatorial. Geralmente recebem orientação médica e dietética especializada em relação a dieta via oral, enteral, parenteral ou uso de suplemento nutricional e assistência farmacêutica.

Considerações finais

O tratamento nutricional dos pacientes com SIC é complexo e heterogêneo, necessitando de uma equipe especializada e multidisciplinar para monitorar possíveis deficiências nutricionais e complicações da doença, a fim de alcançar o êxito na terapia nutricional, farmacológica e cirúrgica, ao longo da reabilitação.

Os avanços no campo da nutrição, medicina e farmácia têm possibilitado a esses doentes uma melhora da qualidade e aumento da expectativa de vida, viabilizando um menor tempo do uso da terapia nutricional parenteral, diretamente associada a restauração do intestino remanescente.

Leitura recomendada

- Billiauws L, Corcos O, Joly F. What's new in short bowel syndrome? Curr Opin Clin Nutr Metab Care. 2018; 21:313-8.
- Bizari L, Santos AFS, Marchini JS, et al. Antropometría, diferencias en el consumo de alimentos y aplicabilidad de instrumentos de bajo coste para la medición de la composición corporal en dos grupos distintos de individuos con síndrome del intestino corto. Nutr Hosp. 2014; 30:205-12.
- Borges VC, da Silva MLT, Dias MCG, et al. Evaluación nutricional a largo plazo de pacientes con grave síndrome de intestino corto controlada con nutrición enteral e ingestión oral. Nutr Hosp. 2011; 26:834-42.
- Carroll RE, Benedetti E, Schowalter JP, et al. Management and Complications of Short Bowel Syndrome: an Updated Review. Curr Gastroenterol Rep. 2016; 18:40.
- Da Rocha MHM, Lee ADW, Marin MLDM, et al. Treating short bowel syndrome with pharmacotherapy. Exp Opin Pharmacother. 2020; 21:709-20.
- Da Silva LPR, Coutinho VF, Malagutti W, et al. A sistemática dos efeitos da suplementação de glutamina na síndrome do intestino curto como elemento de gestão na área de nutrição clínica: síntese de evidências. JHM Rev. 2018; 4.
- Dias MCG, et al. Falência Intestinal. In: Waitzberg DL. Nutrição Oral, Enteral e Parenteral na prática clínica. 5 ed. Rio de Janeiro: Atheneu; 2017.
- Donohoe CL, Reynolds JV. Short bowel syndrome. Surgeon. 2010; 8:270-9.
- Eça R, Barbosa E. Short bowel syndrome: Treatment options. J Coloproctol. 2016; 36:262-72.
- Jeppesen PB, Fuglsang KA. Nutritional Therapy in Adult Short Bowel Syndrome Patients with Chronic Intestinal Failure. Gastroenterol Clin North Am. 2018; 47:61-75.
- Kumpf VJ. Pharmacologic management of diarrhea in patients with short bowel syndrome. JPEN J Parenter Enteral Nutr. 2014; 38:38S-44S.
- Lakananurak N. Risk factors for parenteral nutrition-dependence and mortality with the short bowel syndrome: A 10-year retrospective study in Thailand. Asia Pac J Clin Nutr. 2018; 27:770-6.
- Maricato DP. Terapia Nutricional em Doentes com Síndrome do Intestino Curto [dissertação]. Coimbra: Faculdade de Farmácia da Universidade de Coimbra; 2015.
- Massironi S, Cavalcoli F, Rausa E, et al. Understanding short bowel syndrome: Current status and future perspectives. Dig Liver Dis. 2020; 52:253-61.
- Matarese LE, Jeppesen PB, O'Keefe SJD. Short bowel syndrome in adults: the need for an interdisciplinary approach and coordinated care. JPEN J Parenter Enteral Nutr. 2014; 38:60S-64S.
- Matarese LE. Nutrition and fluid optimization for patients with short bowel syndrome. J Parenter Enter Nutr. 2013; 37:161-70.

- Parreiras-e-Silva LT, de Araújo IM, Elias J, et al. Short bowel syndrome: influence of nutritional therapy and incretin GLP1 on bone marrow adipose tissue. Ann N Y Acad Sci. 2018; 1415:47-56.
- Pironi L, Arends J, Baxter J, et al. ESPEN endorsed recommendations: Definition and classification of intestinal failure in adults. Clin Nutr. 2015; 34:171-80.
- Pironi L, Arends J, Bozzetti F, et al. ESPEN guidelines on chronic intestinal failure in adults. Clin Nutr. 2016; 35:247-307.
- Sociedade Brasileira de Nutrição Parenteral e Enteral. Terapia Nutricional na Síndrome do Intestino Curto - Insuficiência/Falência Intestinal. Brasil: Projeto Diretrizes Associação Médica Brasileira e Conselho Federal de Medicina; 2011. Disponível em: https://diretrizes.amb.org.br/_BibliotecaAntiga/terapia_nutricional_na_sindrome_d o_intestino_curto_insuficiencia_falencia_intestinal.pdf. Acessado em: 31 ago 2020.

Anexo

> **Quadro 27.1. Padrão de dieta para SIC utilizado pela equipe multiprofissional de terapia nutricional do Instituto Central do Hospital das Clínicas da Faculdade de Medicina da Universidade de São Paulo.**

Fase I		Substituição
Desjejum Lanche da tarde Ceia	Tapioca simples Sagu Água de coco	Mingau de tapioca*
Almoço Jantar	Tapioca simples Gelatina diet com albumina Sagu	Mingau de tapioca*

*Feito com suco em pó *diet*. Quando não houver tapioca, podem ser acrescentados 5 g de fibra solúvel a cada 300 mL de SRO (soro de reidratação oral, 1 L/dia, fracionado).

Dieta para SIC, fase IIa.

Fase IIa		Substituição
Desjejum Lanche da tarde Ceia	Tapioca simples Geleia diet Sagu Água de coco	Mingau de tapioca* Papa de fruta Mingau de tapioca*
Almoço Jantar	Arroz branco Legumes cozidos Sagu Gelatina com albumina	Sopa de legumes (para consistência líquida) Abóbora, mandioquinha, chuchu, batata, beterraba, abobrinha Mingau de tapioca*

*Feito com extrato de soja. Quando não houver tapioca, podem ser acrescentados 5 g de fibra solúvel a cada 300 mL de SRO (soro de reidratação oral, 1 L/dia, fracionado).

Dieta para SIC, fase IIb.

Fase IIb		Substituição
Desjejum Lanche da tarde Ceia	Tapioca simples Pão bisnaga Geleia diet Sagu Água de coco	Mingau de tapioca* Torrada simples Papa de fruta Mingau de tapioca*
Almoço Jantar	Arroz branco Legumes cozidos Sagu Gelatina com albumina	Sopa de legumes (para consistência líquida) Abóbora, mandioquinha, chuchu, batata, beterraba, abobrinha Mingau de tapioca*

*Feito com extrato de soja. Quando não houver tapioca, podem ser acrescentados 5 g de fibra solúvel a cada 300 mL de SRO (soro de reidratação oral, 1 L/dia, fracionado).

Dieta para SIC, fase IIc.

Fase IIc		Substituição
Desjejum	Tapioca simples	Mingau de tapioca*
Lanche da tarde	Pão bisnaga	Torrada simples
Ceia	Geleia diet	Papa de fruta
	Sagu	Mingau de tapioca*
	Água de coco	
Almoço	Arroz branco	Sopa de legumes com clara de ovo e
Jantar	Clara de ovo	TCM (para consistência líquida)
	Legumes cozidos	Abóbora, mandioquinha, chuchu, batata,
	TCM	beterraba, abobrinha
	Sagu	Mingau de tapioca*
	Gelatina com albumina	

*Feito com extrato de soja. Quando não houver tapioca, podem ser acrescentados 5 g de fibra solúvel a cada 300 mL de SRO (soro de reidratação oral, 1 L/dia, fracionado).

Dieta para SIC, fase IId.

Fase IId		Substituição
Desjejum	Tapioca simples	Mingau de tapioca*
Lanche da tarde	Pão bisnaga	Torrada simples
Ceia	Geleia diet	Papa de fruta
	Sagu	Mingau de tapioca*
	Fruta cozida	Gelatina diet com albumina
	Água de coco	
Almoço	Arroz branco	Sopa de legumes com clara de ovo e
Jantar	Carne cozida	TCM (para consistência líquida)
	Legumes cozidos	Carne bovina, de aves, suína ou ovo
	TCM	Abóbora, mandioquinha, chuchu,
	Sagu	batata, beterraba, abobrinha
	Gelatina diet com albumina	Mingau de tapioca*

*Feito com extrato de soja. Quando não houver tapioca, podem ser acrescentados 5 g de fibra solúvel a cada 300 mL de SRO (soro de reidratação oral, 1 L/dia, fracionado).

Dieta para SIC, fase III.

Fase III		Substituição
Desjejum	Tapioca simples	Mingau de tapioca*
Lanche da tarde	Pão bisnaga	Torrada simples
Ceia	Geleia diet	Papa de fruta
	Sagu	Mingau de tapioca*
	Fruta cozida	Gelatina diet com albumina
	Água de coco	
Almoço	Arroz branco	Sopa de legumes com clara de ovo e
Jantar	Carne cozida	TCM (para consistência líquida)
	Caldo de feijão	Carne bovina, de aves, suína ou ovo
	Legumes cozidos	Abóbora, mandioquinha, chuchu,
	TCM	batata, beterraba, abobrinha
	Sagu	Mingau de tapioca*
	Gelatina diet com albumina	

*Feito com extrato de soja. Quando não houver tapioca, podem ser acrescentados 5 g de fibra solúvel a cada 300 mL de SRO (soro de reidratação oral, 1 L/dia, fracionado).

Fonte: AMULSIC e DND-IC-HCFMUSP.

CAPÍTULO

28 Cirurgia Bariátrica e Metabólica

Gabriela Tavares Braga Bisogni

Definição

A obesidade é uma doença de causa multifatorial, caracterizada pelo acúmulo excessivo de gordura corporal que provoca consequências prejudiciais à saúde. É definida em diferentes graus, sendo diagnosticada quando o índice de massa corporal (IMC) se apresenta acima de 29,9 kg/m^2. Sua incidência é alta, atingindo cerca de 13% da população mundial e 20,3% dos brasileiros.

Para o seu tratamento, em situações de obesidade severa ou com quadro metabólico importante e quando falham os métodos clínicos tradicionais, a cirurgia bariátrica e metabólica (CBM) é considerada uma alternativa eficaz, possibilitando a perda de peso corporal e o controle de comorbidades associadas a obesidade por meio de mecanismos de restrição alimentar, disabsorção nutricional e neuroendócrinos.

Os procedimentos de CBM reconhecidos pelo Conselho Federal de Medicina são:
- Balão intragástrico (BIG);
- Banda gástrica ajustável (BG);
- Gastrectomia vertical ou *sleeve* (GV);
- Gastroplastia em Y de Roux ou *bypass* gástrico (BGYR);
- Cirurgia *duodenal switch* (DS);
- Derivação biliopancreática de Scopinaro (DBP).

A indicação médica da cirurgia bariátrica é baseada nos critérios: IMC, idade, doenças associadas, tempo de doença e insucesso em tratamentos clínicos anteriores. A cirurgia pode ser contraindicada mediante a identificação da presença de determinadas doenças genéticas, riscos psicológicos e/ou intelectuais ou do uso abusivo de álcool e/ou drogas ilícitas.

A Sociedade Brasileira de Cirurgia Bariátrica e Metabólica considera que o controle das doenças metabólicas e melhor qualidade de vida são os principais desfechos a serem alcançados e define os critérios de classificação do sucesso ou não da CBM:

▶ Controle da obesidade
- Obesidade controlada: perda do peso total > 20% em 6 meses;
- Obesidade parcialmente controlada: perda do peso total entre 10% e 20% em 6 meses;
- Obesidade não controlada: perda do peso total < 10% em 6 meses.

> ▸ Recidiva da obesidade
> - Recidiva controlada: recuperação entre 20% e 50% do peso perdido em longo prazo;
> - Recidiva não controlada: recuperação de 50% ou de 20% do peso perdido em longo prazo, associada ao reaparecimento de comorbidades.

Acompanhamento nutricional

Independentemente da técnica cirúrgica, devido aos riscos nutricionais inerentes à CBM, todos os pacientes devem passar por acompanhamento nutricional no pré, trans e pós-operatório (PO). Esse cuidado visa principalmente:
- Alcançar e manter o estado nutricional adequado;
- Prevenir e corrigir possíveis deficiências nutricionais.

A frequência de consultas nutricionais depende da técnica cirúrgica, estado nutricional, gravidade das comorbidades, dentre outros fatores, como o perfil da adesão à conduta pelo paciente. São recomendadas, no mínimo:
- Consultas pré-operatórias: duas;
- Consultas pós-operatórias: mensal a trimestral até 1 ano de PO, e após esse período, semestrais a anuais.

Pré-Operatório

▸ Avaliação nutricional pré-operatória

	Avaliar	Considerar
Anamnese nutricional	Histórico clínico e familiar	Doenças associadas a obesidade
	Histórico do ganho de peso e de tratamentos para perda	Perspectiva do paciente de perda de peso no PO
	Hábitos alimentares	Inquérito alimentar
	Aspectos psicológicos	Histórico de distúrbios alimentares
	Estado motivacional para mudanças	Apoio social e familiar
	Outros	Problemas de dentição, deglutição e cognição
Estado nutricional	Peso, altura e IMC	Grau de obesidade apresentado
	Circunferência abdominal e relação cintura-estatura	Distribuição da gordura corporal
	Bioimpedância elétrica multifrequencial e tetrapolar ou densitometria óssea	Massa de gordura e massa muscular esquelética: evolução da composição corporal
	Calorimetria indireta	Taxa metabólica de repouso
	Exames laboratoriais	Conforme sugestão em tabela a seguir
	Exame físico	Inspeção visual de cabelo, unha e pele

▸ Orientação nutricional pré-operatória

Orientar	Considerar
Início do processo de reeducação alimentar	Preparo pré-operatório, como a prática de melhor mastigação, fracionamento alimentar e hidratação.
Acompanhamento para perda de 5% a 10% do peso pré-operatório	Em casos selecionados pela equipe: pacientes com IMC > 40 kg/m^2, na presença de esteatose hepática e/ou difícil controle glicêmico.

Continua...

Cirurgia Bariátrica e Metabólica

Continuação

Orientar	Considerar
Correção de possíveis deficiências nutricionais pré-operatórias	Suplementação vitamínica, mineral e/ou proteica, com base no rastreamento laboratorial realizado.
Cuidados nutricionais no PO	Riscos nutricionais inerentes à CBM e importância do acompanhamento nutricional e da reeducação alimentar para evitar a recidiva da obesidade; Fases da alimentação; Oferta adequada de macro e micronutrientes na alimentação; Hidratação, mastigação e fracionamento alimentar adequados; Suplementação vitamínica, mineral e proteica preventiva e em longo prazo.

Pós-Operatório

▶ Monitoramento nutricional pós-operatório

	Avaliar	Considerar
Anamnese nutricional	Adesão à conduta nutricional e incorporação de novos hábitos	Seguimento do plano alimentar, uso dos suplementos, hidratação, mastigação, fracionamento das refeições
	Sintomas digestivos indesejados	Intolerâncias alimentares, náuseas, vômitos, diarreia, esteatorreia, constipação, flatulência excessiva e síndrome de dumping.
	Outros sintomas, sinais e quadros nutricionais indesejados	Fraqueza, cetose, desidratação, queda de cabelo, unhas fracas, desnutrição e recidiva da obesidade
Estado nutricional	Reavaliar indicadores descritos no pré-operatório	

▶ Orientação nutricional pós-operatória

Orientar	Considerar
Continuidade do processo de reeducação alimentar	Comportamentos alimentares preexistentes e rotina do paciente
Continuidade da orientação das fases da alimentação	Líquida, pastosa, branda e geral
Continuidade da suplementação nutricional preventiva	Vitamínica, mineral e proteica
Correção de possíveis deficiências nutricionais	Suplementação vitamínica, mineral e/ou proteica, com base no rastreamento laboratorial realizado.
Cuidados nutricionais para controle dos sintomas digestivos e sinais físicos indesejados	Conforme tabela a seguir

▶ Cuidados nutricionais para o controle de complicações pós-operatórias

Complicação	Orientação
Síndrome de *dumping*	Evitar o consumo de açúcar e gordura concentrados
Engasgos, náuseas e vômitos	Ingestão e mastigação lentas, fracionamento das refeições adequadas e respeitar alimentos de cada etapa do PO. Experimentar um alimento novo de cada etapa por vez, para avaliar tolerância.
Desidratação	Garantir adequada hidratação, com o consumo lento e fracionado de água entre as refeições

Continua...

Continuação

Cetose	Fracionamento das refeições e ingestão de carboidratos adequados
Recidiva da obesidade	Reorientação de práticas alimentares saudáveis e plano alimentar hipocalórico individualizado
Desnutrição	Leve: correção ambulatorial com ingestão proteica via alimentação e suplementação oral adequadas; Grave: correção hospitalar com terapia nutricional parenteral em pacientes que são incapazes de atingir suas necessidades nutricionais via oral ou enteral, durante, pelo menos, 5 a 7 dias com doença não crítica ou 3 a 7 dias com doença grave.
Alopecia	Suplementação nutricional vitamínica, mineral e proteica e alimentação adequadas
Diarreia	Alimentação com baixo teor de fibras e sem lactose, se houver intolerância diagnosticada
Esteatorreia	Evitar consumo de gorduras
Flatulência	Alimentação com baixo teor de fibras e sem lactose, se houver intolerância diagnosticada. Uso de probióticos para tratar possível disbiose intestinal, se necessário.

Exames laboratoriais

A detecção precoce e o manejo apropriado das complicações nutricionais na CBM são de suma importância no acompanhamento do paciente bariátrico. A investigação dos parâmetros nutricionais laboratoriais deve ser iniciada na fase pré-operatória e continuada no PO de todos os tipos de CBM:

Nutriente	Pré-operatório	1 mês	3 meses	6 meses	12 meses	Anual
Vitamina B12	√	√	√	√	√	√
Ácido fólico	√		√	√	√	√
Ferro sérico, hemograma e ferritina	√		√	√	√	√
Vitamina D	√		√	√	√	√
PTH	√		√	√	√	√
Vitamina B1 (com suspeita da deficiência)	√	√	√	√	√	√
Vitamina A (BGYR, DS e DBP)	√	√		√	√	√
Zinco, cobre e selênio (BGYR, DS e DBP, com suspeita da deficiência)	√	√	√	√	√	√

Estágios da alimentação

As fases da consistência da alimentação no PO visam otimizar o processo digestivo com alimentação adequada a cada etapa, favorecendo a cicatrização cirúrgica e tolerância alimentar. A progressão da alimentação no pós-operatório segue de maneira geral, conforme descrição a seguir.

Alimentação	Início no PO (dias)	Duração (dias)
Líquida clara	1-2 (fase hospitalar)	1-2
Totalmente líquida	2-16 (após alta hospitalar)	10-14
Pastosa	16-30	10-14
Branda	30-60	≥ 14
Regular	60	-

Líquida clara: líquidos claros com baixo teor de açúcar podem ser iniciados em 24 horas após qualquer procedimento bariátrico. Deve ser isenta de açúcar, com baixo teor calórico. Os alimentos sugeridos são água, chá, gelatina sem açúcar e água de coco. O volume deve ser de 1.800 a 2.000 mL/dia, em porções de 20 a 30 mL a cada 10 a 15 minutos.

Totalmente líquida: além dos líquidos já liberados na fase líquida clara, podem ser incluídos nessa etapa caldos ralos de legumes liquidificados e coados, leite desnatado, iogurte líquido sem gordura e sem açúcar, bebida de soja, suco de frutas natural coado. O volume e velocidade de ingestão se mantêm como na fase líquida clara.

Pastosa: alimentos liquidificados e de consistência mais espessa que na fase líquida. A transição de dieta líquida para pastosa deve acontecer de acordo com a tolerância do paciente. Pode ser adicionado, nessa fase, vitaminas de leite batido com frutas, purês de frutas, purês de legumes, iogurtes sem gordura e açúcar mais espessos, queijos macios tipo *cottage* com baixo teor de gordura e sopas liquidificadas pastosas.

Branda: alimentos sólidos macios, com textura modificada, que requerem o mínimo de mastigação, sendo uma fase de transição para a alimentação regular. Inclui, por exemplo, carnes moídas e desfiadas com molho magro, ovos mexidos, legumes macios em pedaços.

Regular: baseada nos princípios propostos por Moize *et al.*, 2010.

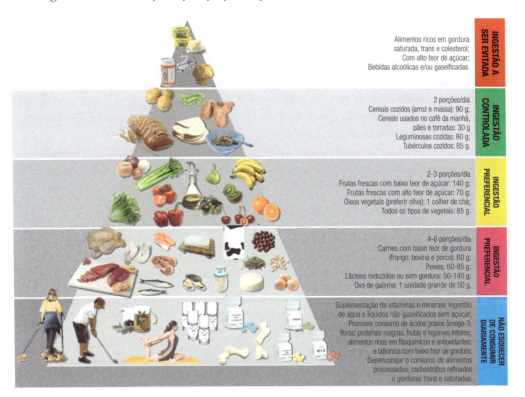

Suplementação

▶ Vitaminas e minerais

O risco nutricional na CBM está relacionado com a extensão da mudança na anatomia e fisiologia normal gastrointestinal de cada técnica cirúrgica. As diretrizes atuais recomendam a seguinte suplementação preventiva por técnica cirúrgica:

Suplementação	BG	GV	BGYR	DBP/DS
Polivitamínico e mineral completo e com dose diária: Ferro – 18 a 60 mg Ácido fólico – 400 a 10.000 µg Vitamina B1 – 12 a 100 mg Zinco – 8 a 22 mg Cobre – 1 a 2 mg Vitamina A – 5.000 a 10.000 UI Vitamina E – 14 mg Vitamina K – 90 a 300 µg	1/dia	2/dia	2/dia	2/dia
Citrato de cálcio – 1.200 a 2.400 mg/dia	√	√	√	√
Vitamina D ≥ 3.000 UI/dia	√	√	√	√
Vitamina B12 350 a 500 µg/dia: via oral, sublingual ou spray nasal ou 1.000 µg/mês via intramuscular	√	√	√	√

Para a suplementação corretiva, a Sociedade Americana de Cirurgia Bariátrica e Metabólica define, em sua última diretriz, atualizada e publicada em 2020, a indicação para cada deficiência específica apresentada.

▶ Proteína

A ingestão de proteína deve considerar no mínimo 60 g/dia ou 1,5 g/kg de peso ideal. Quantidades mais elevadas, de 80 a 90 g/dia, podem ser ainda mais benéficas para a manutenção de massa magra, mas a ingestão acima de 2,1 g de proteína/kg de peso corporal ideal deve ser avaliada de modo individualizado.

Devido à ingestão proteica alimentar ser reduzida após a cirurgia, ela pode ser facilitada com o fracionamento alimentar adequado e uso de suplementos proteicos, sendo recomendados desde a fase líquida clara da dieta (na forma líquida).

Grupos específicos

Gestantes	As mulheres que engravidam após a cirurgia bariátrica devem ser orientadas e monitoradas para o ganho de peso e suplementação nutricional adequados para a saúde e desenvolvimento fetal, sendo também importante a vigilância laboratorial para a deficiência de cada trimestre, incluindo ferro, folato e B12, cálcio, vitamina D e vitaminas lipossolúveis, zinco e cobre, nos procedimentos disabsortivos. As pacientes que engravidam após BGA devem ter ajustes necessários para o ganho de peso adequado para a saúde fetal.
Idosos	Além dos cuidados nutricionais considerados aos adultos, deve-se atentar nas alterações fisiológicas inerentes a essa faixa etária para adequar os cuidados nutricionais para a prevenção e tratamento das mesmas, por exemplo, constipação, hipocloridria, disfagia, problemas dentários, alteração no paladar e no estímulo da sede e maior risco de sarcopenia.
Adolescentes	Além dos cuidados nutricionais considerados aos adultos, deve-se atentar nos nutrientes específicos para o adequado desenvolvimento e crescimento dessa faixa etária, como o cálcio, vitamina D, zinco e vitamina B1. É recomendada a suplementação vitamínica de tiamina em dose ≥ 12 mg desde o pré-operatório. O cuidado voltado à mudança comportamental de hábitos e envolvimento dos pais no processo é imprescindível para o sucesso da cirurgia.

Leitura recomendada

- Associação Brasileira para o Estudo da Obesidade e da Síndrome Metabólica (ABESO). Diretrizes brasileiras de obesidade 2009/2010. São Paulo. 2009.
- Barrére APN, Freitas BJ, Horie LM, Barbosa-Silva TG. Cirurgia Bariátrica e Metabólica. In: Bisogni GTB, Rosenbaum P. Equipe multiprofissional de terapia nutricional – EMTN em prática. 1 ed. São Paulo: Editora Atheneu; 2017. p. 327-36.
- Conselho Federal de Medicina, Resoluções nº 1942/10 e nº 2.131/15, 2016.
- Mechanick JI, Apovian C, Brethauer S, et al. Clinical Practice Guidelines for the Perioperative Nutritional, Metabolic, and Nonsurgical Support of patients undergoing bariatric procedures – 2019 update. American Association of Clinical Endocrinologists/American College of Endocrinology, The obesity Society, American Society for Metabolic and Bariatric Surgery, Obesity Medicine Association and American Society of Anesthesiologists. Surgery for Obesity and Related Diseases. 2020. p. 175-247.
- ML Jeffrey, Youdim A, Jones DB, Garvey WT, Hurley DL, McMahon M, et al. Clinical Practice Guidelines for the Perioperative Nutritional, Metabolic, and Nonsurgical Support of the Bariatric Surgery Patient. American Society for Metabolic and Bariatric Surgery. Obesity (Silver Spring). 2013; 21(1):1-27.
- NCD Risk Factor Collaboration. Trends in adult body-mass index in 200 countries from 1975 to 2014: a pooled analysis of 1698 population-based measurement studies with 19.2 million participants. Lancet. 2016; 387:1377-96.
- Parrott J, Frank L, Rabena R, et al. Nutritional guidelines for the surgical weight loss patient 2016 update: micronutrients. American Society for Metabolic and Bariatric Surgery Integrated Health. Surg Obes Relat Dis. 2017; 13(5):727-41.
- Pratt JSA, Browne A, Browne NT, et al. ASMBS pediatric metabolic and bariatric surgery guidelines, 2018. Surgery for Obesity and Related Disease; 2018.
- Secretaria de Vigilância em Saúde, Ministério da Saúde. Boletim Epidemiológico – Vigitel. 2020. Disponível em: https://saude.gov.br/saude-de-a-z/vigitel . Acessado em: jun 2020.
- Segal A, Franques ARM. Atuação Multidisciplinar na Cirurgia Bariátrica – A visão da Comissão de Especialidades Associadas (COESAS) – Sociedade Brasileira de Cirurgia Bariátrica e Metabólica. 1 ed. São Paulo: Miró Editorial; 2012.
- Sociedade Brasileira de Cirurgia Bariátrica e Metabólica. Disponível em: https://www.sbcbm.org.br. Acessado em: jun 2020.

CAPÍTULO

29 Doenças Neurológicas

Vivian Serra da Costa
Ana Paula Marques Honório
Lilian Moreira Pinto

As doenças neurológicas são caracterizadas como patologias do sistema nervoso central e periférico, incluindo desordens do cérebro, medula espinhal, nervos periféricos e junção neuromuscular, acometendo cerca de 1 bilhão de pessoas em todo o mundo. As principais são: acidente vascular cerebral, esclerose lateral amiotrófica, esclerose múltipla, síndromes demenciais, autismo, cefaleia, epilepsia e paralisia cerebral.

Síndromes demenciais

O aumento da longevidade e consequente crescimento do número de idosos no mundo atual estão relacionados ao aumento proporcional de doenças crônicas degenerativas e aumento da incidência de síndromes demenciais. Essas doenças levam à perda das funções cognitivas do idoso, tais como: memória, pensamento e linguagem; e podem ocasionar comprometimento progressivo das atividades diárias e piora na qualidade de vida.

Muitos nutrientes podem contribuir para a prevenção das síndromes demenciais. A intervenção nutricional não promove a cura propriamente dita dessas síndromes, mas efetivamente evidencia que o quanto antes haja intervenção no processo da doença, maiores serão os benefícios para o paciente como prevenção e retardo da progressão dessas patologias.

Doença de Alzheimer

A doença de Alzheimer é decorrente do acúmulo exagerado de duas proteínas no cérebro: a proteína beta-amiloide e a Tau; que formam placas e emaranhados neurofibrilares que comprometem as conexões sinápticas, atrofiando os neurônios, alterando a sua morfologia, e diminuindo, assim, o seu tempo de vida. A morte dos neurônios e a perda sináptica em diversas regiões do cérebro, como hipocampo, estriado ventral, córtex cerebral e córtex entorrinal (que são encarregados pela função cognitiva e principalmente a memória), podem ser explicadas também pelo estresse oxidativo (desbalanço entre a aumentada produção de radicais livres e diminuição de antioxidantes); declínio da atividade da enzima colina acetiltransferase que resulta na redução de acetilcolina; e consequente prejuízo na transmissão do impulso nervoso nas fendas sinápticas. A fisiopatologia da doença de Alzheimer também pode ser decorrente da hiper-homocisteinemia devido a seus efeitos neurotóxicos vasculares, que se mostrou associada à aceleração da atrofia cerebral.

Estudos têm mostrado papel positivo da alimentação na proteção a danos neuronais. Os principais nutrientes associados à prevenção da doença de Alzheimer estão bastante presentes na dieta do Mediterrâneo; dieta constituída de alimentos frescos como frutas e legumes, cereais, azeite, peixes e oleaginosas.

A composição dessa dieta é rica em alimentos fontes de ômega-3 (que reduzem a formação das placas amiloides e aumentam a fluidez das membranas plasmáticas); vitaminas do complexo B: vitamina B1 (tiamina), relacionada com a liberação de acetilcolina nas fendas sinápticas, e vitaminas B6 (piridoxina), B9 (folato) e B12 (cobalamina), capazes de diminuir a hiper-homocisteinemia; e vitamina C, vitamina D, vitamina E e selênio (que reduzem e atenuam o estresse oxidativo). Nutrientes que interferem positivamente na fisiopatologia da doença.

Doença de Parkinson

A doença de Parkinson é uma doença degenerativa crônica e progressiva do sistema nervoso central que acomete principalmente o sistema nervoso motor extrapiramidal. Os pacientes podem cursar com quadro de tremores, alterações posturais, rigidez muscular, disfagia, bradicinesia e dificuldade de locomoção. Muitos desenvolvem também outros sintomas como síndrome demencial, depressão, constipação intestinal, distúrbios de sono e fala.

A doença é decorrente da redução da quantidade do neurotransmissor dopamina na substância negra e corpo estriado. A etiologia é idiopática, mas diversos estudos consideram que a produção de radicais livres, predisposição genética, envelhecimento e quadros depressivos estão envolvidos na fisiopatologia da doença.

Os prejuízos nutricionais são decorrentes da magnitude dos sintomas, da fase da doença, e do tratamento prescrito. Os idosos podem apresentar dificuldade de mastigação e deglutição, ocasionando perda de peso, sarcopenia e desnutrição.

A terapia nutricional visa garantir a oferta do aporte calórico e proteico adequado, priorizando alimentos semissólidos nos pacientes disfágicos, ricos em antioxidantes, hidratação adequada, tratamento das disfunções do trato gastrointestinal como obstipação e gastroparesia.

Nos pacientes em tratamento com a medicação levodopa, a atenção dada à terapia nutricional deve ser otimizada. Essa medicação pode ocasionar diminuição do apetite decorrente de náuseas e vômitos, boca seca e diminuição do olfato. Além disso, a biodisponibilidade da droga compete com a absorção das proteínas tanto em nível de transportadores plasmáticos, como pelos carreadores absortivos no trato gastrointestinal.

Recomenda-se adaptar os horários das refeições para melhorar a efetividade da medicação e evitar a competição da droga com a absorção dos aminoácidos, espaçando a alimentação dos horários de administração da levodopa. Não é recomendado reduzir a oferta proteica diária, mas sim incrementar o consumo de proteínas de alto valor biológico para evitar desnutrição.

Esclerose múltipla (EM)

A EM é uma doença crônica, inflamatória e autoimune do sistema nervoso central, que leva a uma degradação generalizada da bainha de mielina (desmielinização) que causa incapacidade em adultos jovens.

Perda de peso, desnutrição e até mesmo caquexia são características bem-reconhecidas de pacientes com EM. As possíveis causas de perda de peso e desnutrição em EM foram bem identificadas: mobilidade reduzida e fadiga, dieta inadequada, dificuldade física para comer ou beber, inapetência, visão prejudicada, cognição reduzida e disfagia. A TN deve ser guiada pela identificação da causa da perda de peso e desnutrição em cada caso. A disfagia pode ser uma das complicações mais importantes de EM que pode afetar o estado nutricional.

▶ Principais recomendações ESPEN neuro 2018

- Sugerimos uma dieta pobre em gorduras saturadas e rica em ácidos graxos poli-insaturados para a prevenção de EM.
- Não recomendamos suplementação de ácidos graxos ômega 3 para a prevenção da EM e outras doenças desmielinizantes.
- Recomendamos suficiente ingestão dietética de vitamina D e exposição adequada à luz solar que garanta níveis adequados de vitamina D para a prevenção de EM. Em casos de baixa ingestão de vitamina D, baixa exposição solar e subsequentes níveis baixos de vitamina D, recomenda-se suplementação dietética.
- Não recomendamos a suplementação de vitamina B12 como maneira de prevenir a EM.
- A prevenção da obesidade na adolescência e início da idade adulta é recomendada para a prevenção de EM.
- Não recomendamos a suplementação de vitamina C como uma maneira para prevenir a EM.
- Uma dieta livre de glúten para prevenir a EM não é recomendada.

▶ Protocolo Wahls

Foi desenvolvido pela Dra. Terry Wahls, portadora de EM desde 2000. A médica acreditava que poderia controlar a sua doença apenas mudando os seus hábitos alimentares: introduzindo alimentos que pudessem ajudar o seu cérebro a se fortificar e aumentar sua energia para que ela pudesse se mover e fazer seus afazeres diários; e excluindo alimentos que pudessem deixar o seu metabolismo mais lento e causar inflamação. Com os princípios da dieta paleolítica, ela desenvolveu sua dieta própria baseada também na medicina funcional. O protocolo da Dra. Wahls se divide em três estágios:

O primeiro é chamado dieta Wahls:

- Consumir nove xícaras de frutas e vegetais por dia;
- Não comer glúten ou laticínios;
- Consumir alimentos orgânicos, carnes e verduras orgânicas.

O segundo estágio, chamado Wahls paleo, inclui todos os requisitos do estágio anterior e mais:

- Redução de todos os grãos, legumes e batatas a apenas duas porções por semana;
- Adição de algas e miúdos na dieta;
- Adição de comidas fermentadas, de nozes em geral e maior consumo de comidas cruas.

O terceiro estágio (Wahls paleo *plus*), o mais extremo de todos é o único que pode supostamente trazer benefícios completos:

- Eliminar todos os grãos da dieta, legumes e batatas;
- Consumir no mínimo seis xícaras de verduras diariamente;
- Reduzir o consumo de vegetais e frutas considerados fontes de amido;
- Adicionar óleo de coco e leite de coco à dieta;
- Comer apenas duas vezes por dia e fazer jejum por 12 a 16 horas durante a noite.

O protocolo Wahls é uma dieta com custo elevado, de difícil adesão e sem comprovação científica. Sua indicação deve ser feita em conjunto com toda a equipe, avaliando individualmente riscos e benefícios.

▶ Dieta do Mediterrâneo

Há poucos trabalhos sobre dietas de estilo mediterrâneo em EM. Não existe comprovação científica de sua eficácia com relação à prevenção e/ou controle da EM; no entanto, as evidências preliminares revisadas sobre o papel de vários componentes da dieta sugerem que esse tipo de

Doenças Neurológicas

dieta pode ser benéfico, visto que a dieta do mediterrâneo é pobre em gorduras saturadas, rica em gorduras poli-insaturadas e monoinsaturadas, rica em frutas e legumes e evita alimentos processados, o que implica também baixo teor sódio.

Portanto, não existe nenhuma dieta ou orientação alimentar específica para EM com comprovação científica. As recomendações devem ser individualizadas após a avaliação nutricional, baseadas nos princípios de uma alimentação saudável e equilibrada. De acordo com os principais estudos, os maiores pontos de atenção devem ser o tipo de gordura e a vitamina D.

Acidente vascular cerebral (AVC)

Segundo a Organização Mundial da Saúde, é uma síndrome caracterizada pelo rápido desenvolvimento de sintomas e/ou sinais focais e, algumas vezes, globais (nos pacientes em coma) de disfunção neurológica, com uma duração dos sintomas superior a 24 horas, podendo resultar na morte, sem outra causa aparente que não a origem vascular. É classificado em:

- Isquêmico: causado por trombose ou embolia cerebral;
- Hemorrágico: causado por ruptura de algum vaso cerebral, hemorragia intracerebral ou subaracnóidea.

É identificado como a segunda maior causa de mortalidade e como uma das dez maiores causas de internações, tendo como principais fatores de risco: antecedente de diabetes e/ou hipertensão, obesidade, dislipidemia, cardiopatias e estilo de vida. Nesse contexto, a nutrição e alimentação têm sido discutidas como fator de prevenção e proteção ao desenvolvimento da doença. Assim, devemos ter maior atenção e incentivo ao consumo de:

- Frutas, vegetais e cereais integrais: possuem alto teor de fibras, auxiliando na redução de absorção de gorduras e colesterol;
- Peixes: possuem em sua maioria ômega-3, que auxilia na redução do colesterol e doenças cardíacas;
- Leite e produtos lácteos: ricos em cálcio, potássio e magnésio, que auxiliam na regulação da pressão arterial, processo aterosclerótico e resistência à insulina.

A desnutrição nesse paciente, assim como em outros diagnósticos, está diretamente relacionada a maior risco de mortalidade após 6 meses, maior tempo de internação e maior risco de complicações. Sendo assim, é clara a importância da atuação da nutrição, devendo-se sempre levar em conta se o paciente se encontra na fase aguda ou crônica (reabilitação) da doença, para determinação das necessidades nutricionais:

- Calorias: 25 a 35 kcal/kg/dia, sendo que na fase aguda se preconizam maiores valores devido ao alto catabolismo;
- Proteína: 0,8 a 1,5 g/kg/dia;
- Carboidratos: 50% a 55% das calorias totais programadas;
- Lipídios: 25% a 35% das calorias totais programadas;
- Vitaminas e minerais: 100% das DRI para indivíduos saudáveis;
- Água: 30 a 50 mL/kg/dia.

Acerca das consequências do AVC, algumas possuem influência direta na nutrição como no caso da disfagia, que é caracterizada como disfunção neuromuscular causada pela fraqueza, paralisia e/ou perda sensitiva nos músculos associados à deglutição. Dada a severidade dos comprometimentos neurológicos, podemos ter a indicação de terapia via oral com adaptação de consistência, como dieta pastosa e semissólida; e em alguns casos é indicada a terapia nutricional enteral, podendo ela ser administrada por sonda nasoenteral ou ostomia (gastrostomia e jejunostomia), em que, independentemente da via de alimentação, o nutricionista deve procurar ofertar as necessidades nutricionais na sua plenitude. Na terapia nutricional por via oral são realizadas adaptações conforme hábitos e preferências, mas, principalmente, deve-se ter um olhar focado na porcentagem de aceitação *vs.* suprimento das necessidades, devendo ser indicada a suplementação via oral quando as necessidades não estiverem sendo atingidas na sua plenitude, e terapia nutricional enteral quando as necessidades não forem atingidas em pelo menos 60% das necessidades ou quando a via oral estiver contraindicada.

Vale ressaltar também a importância do controle de sódio da dieta ofertada, a fim de melhor controle da pressão arterial, e do uso de anticoagulantes, que possui relação direta com o consumo de vitamina K.

Esclerose lateral amiotrófica (ELA)

Doença que afeta o sistema nervoso de maneira degenerativa e progressiva, acarretando paralisia motora irreversível, em que os pacientes sofrem paralisia gradual e morte precoce como resultado da perda de capacidades cruciais, como falar, movimentar, engolir e até mesmo respirar. O óbito, em geral, ocorre entre 3 e 5 anos após o diagnóstico.

As alterações nutricionais e a deficiente ingestão alimentar podem ter como consequências a perda de peso e alteração da composição corporal. As causas são múltiplas e incluem: ingestão inadequada de nutrientes, principalmente pelo quadro de disfagia; inapetência; dificuldade de autoalimentação; depressão e hipermetabolismo. As alterações de composição corporal têm implicações diretas no tempo de evolução da doença. Há evidências que associam a perda de peso, redução do índice de massa corporal (IMC) e de massa muscular com a menor sobrevida em pacientes com ELA. Desse modo, a avaliação nutricional regular e sistemática somada à intervenção nutricional são componentes indispensáveis para o tratamento do paciente com ELA. A periodicidade não deve ser superior a 3 meses.

Na avaliação antropométrica, deve-se atentar na circunferência do braço e da dobra cutânea tricipital aliadas à circunferência muscular do braço, área muscular do braço e área gordurosa do braço; todas elas guardam estreita relação com a evolução da doença. Ainda, há de se considerar a porcentagem de perda de peso e o IMC como parâmetros do estado nutricional.

As características da dieta devem ser:

- Hipercalórica;
- Hiperproteica: em que a ingestão de proteína de alto valor biológico deve ser priorizada, contemplando cerca de 70%, e está contraindicado o uso de módulo de proteínas que contenham aminoácidos de cadeia ramificada, uma vez que estes podem acelerar a evolução da doença, provavelmente por serem os precursores do glutamato;
- Normo a hiperlipídica: há evidências de que a dislipidemia exerce fator protetor para a evolução da doença em mais de 12 meses de sobrevida;
- Rica em fibras;
- Adequada oferta hídrica;
- Consistência ideal frente à disfagia apresentada;
- Micronutrientes: o consumo de alimentos ricos em antioxidantes e carotenoides parece associar-se positivamente com a evolução da doença, demonstrando melhora da função motora e respiratória.

A perda de peso corpóreo, associada às alterações de deglutição, evidencia a necessidade de cuidado nutricional precoce e específico a cada estágio da doença. Com esse quadro instalado, não é incomum os indivíduos apresentarem desnutrição ou perda de peso, sendo indicado suporte nutricional, que compreende a precoce detecção da diminuição da ingestão alimentar, principalmente em quilocalorias, a modificação da consistência da dieta e a indicação precoce de via alternativa de alimentação. As vias alternativas de alimentação para os pacientes com ELA incluem sondas ou ostomias (gastrostomia ou jejunostomia). Vale ressaltar que o suporte nutricional

Doenças Neurológicas

adotado precocemente pode prevenir a depleção dos estoques corpóreos, em especial de gordura corporal, amenizando, assim, a perda de massa magra inerente à doença e colaborando para a sobrevida e qualidade de vida desses doentes. Na ELA, a indicação de gastrostomia endoscópica percutânea é soberana dentre os demais modos de acesso ao trato digestório com finalidade de nutrição. Representa uma opção no tratamento sintomático, proporcionando nutrição adequada, estabilização da perda de peso, alternativa para a administração de líquidos e medicamentos, permitindo ainda a alimentação por via oral, quando possível. A terapia nutricional enteral é programada mantendo as mesmas características das orientações dietéticas realizadas por via oral: dieta polimérica, hipercalórica, hiperproteica, de normo a hiperlipídica, com fibras.

Leitura recomendada

- Bagur MJ, et al. Influence of diet in multiple sclerosis: a systematic review. Adv Nutr. 2017; (8):463-72.
- Brasil. Ministério da Saúde, Secretaria de Atenção à Saúde, Departamento de Ações Programáticas Estratégicas. Diretrizes de atenção à reabilitação da pessoa com acidente vascular cerebral. Brasília: Ministério da Saúde; 2013.
- ESPEN (European Society of Parenteral and Enteral Nutrition). ESPEN guideline clinical nutrition in neurology. Clin Nutr. 2018 set; 37:354-75.
- Frota NAF, Nitrini R, Damansceno BP, Forlenza O, Tosta ED, Silva AB, et al. Dement Neuropsychol. 2011; 5(1):5-10.
- Instituto Alzheimer Brasil. 2015. Disponível em http://www.institutoalzheimerbrasil.org.br.
- Klack K, Carvalho JF. Vitamina K: Metabolismo, fontes e interação com o anticoagulante Varfarina. São Paulo: Ver Bras Reumat. 2006; p. 398-406.
- Limong JCP. Conhecendo melhor a Doença de Parkinson. São Paulo: Plexus; 2001.
- Penesová A, et al. Nutritional intervention as an essential part of multiple sclerosis treatment? Physiol Res. 2018; 67: 521-533.
- Pereira EMS, Farhud CC, Marucci MFN. A alimentação na doença de Parkinson. São Paulo: Boeringer Ingelhein; 2001.
- Reis C, Pinto I. Intervenção Nutricional na Esclerose Lateral Amiotrófica - Considerações Gerais. Rev Nutrícias. 2012; 14:31-4.
- Ricio P, Rossano R. Nutrition facts in multiple sclerosis. ASN Neuro. 2015 jan-fev; 1-20.
- Rodrigues MA, Cechella M. A alimentação na doença de Parkinson. Disciplinarum Scientia. Serie Cien. Biol. e Saúde. 2002; 3(1):13-22.
- Salvioni CCSS, et al. Nutritional care in motor neurone disease/amyotrophic lateral sclerosis. Arq Neuropsiquiatric. 2014; 72(2):157-63.
- Stanich P. Suplementação nutricional em pacientes com doença do neuro motor/esclerose lateral amiotrófica. Rev Neurociênc. 2006; 14(2):72-4.
- Wahls T. The Wahls Protocol. Ed Avery; 2014.
- Wahls TW, Chenard CA, Snetseelaar LG. Review of two popular eating plans within the multiple sclerosis community: low saturated fat and modified paleolithic. Nutrients. 2019; 2-32.

CAPÍTULO

30 Síndrome Metabólica, Obesidade e Dislipidemias

Ana Maria Pita Lottenberg
Maria Silvia Ferrari Lavrador
Roberta Marcondes Machado

Introdução

A síndrome metabólica representa um conjunto dos principais fatores de risco para o diabetes melito tipo 2 e doença cardiovascular. Embora os critérios para sua identificação possam variar de acordo com as diversas sociedades médicas internacionais, todas as definições dessa síndrome contemplam a elevação da circunferência da cintura e da pressão arterial, baixa concentração plasmática de HDL (lipoproteína de alta densidade), elevação dos triglicerídeos e intolerância a glicose. O estudo multicêntrico The Brazilian Longitudinal Study of Adult Health (ELSA-Brasil), o qual vem sendo conduzido em seis capitais, mostrou que entre 12.313 participantes com idade média de 51,2 anos, a prevalência de síndrome metabólica foi de 34,6%, e de sobrepeso e obesidade, de 60,1%. Já de acordo com o levantamento realizado pelo VIGITEL (Sistema de Vigilância de Fatores de Risco e Proteção para Doenças Crônicas por Inquérito Telefônico), a prevalência de sobrepeso na população brasileira aumentou de 43% para 57%, quando se comparou o ano de 2018 ao ano de 2006. Já a prevalência de obesidade aumentou de 11,8% para 19,8% no mesmo período. De acordo com os dados da OMS (Organização Mundial da Saúde), o crescimento da obesidade no mundo é exponencial e praticamente triplicou nos últimos 40 anos.

A obesidade é decorrente de causas multifatoriais, destacando-se questões ambientais, como a inatividade física e o seguimento de dietas inadequadas, condições apontadas pela OMS como as principais causas de morte atualmente. Assim, neste capítulo serão abordadas as recomendações nutricionais vigentes, indicadas para o tratamento da obesidade e das dislipidemias, que são preconizadas pelas principais diretrizes e posicionamentos internacionais preparados pela American Heart Association, American Diabetes Association, European Society of Cardiology (ESC)/European Atherosclerosis Society (EAS) e a Dietary Guidelines for Americans (2015-2020), as quais reforçam a importância do seguimento de padrões alimentares saudáveis, como o padrão mediterrâneo (PREDIMED) e dieta DASH (*Dietary Approach to Stop Hypertension*). Os alimentos que compõem esses padrões alimentares, como frutas, hortaliças, grãos, carnes e produtos lácteos magros, e redução de carboidratos refinados também são recomendados pelo Guia Alimentar Para a População Brasileira, que reitera que os benefícios para a saúde não devem ser atribuídos a determinados alimentos de modo isolado.

Relação entre obesidade e concentração plasmática de glicose, triglicerídeos e HDL

O sobrepeso e a obesidade são as principais causas de síndrome metabólica, sendo a resistência periférica à ação da insulina o fator desencadeante das alterações observadas nessa síndrome. A insulina desempenha papel central na homeostase metabólica, tanto pela regulação da concentração plasmática de glicose quanto de triglicerídeos, e seu pico máximo de secreção ocorre após 60 minutos do início da alimentação. Ao se ligar aos seus receptores celulares, a insulina induz cascata de fosforilação intracelular, que culminará na translocação do GLUT4 (transportador de glicose) para a membrana da célula, o qual captará a glicose presente no plasma. Quanto à sua ação sobre a regulação da concentração plasmática de triglicerídeos, a insulina atua na ativação de uma proteína denominada apo CII (apolipoproteína CII), e ativará a enzima lipoproteína lipase. Essa enzima se localiza no endotélio de todos os tecidos extra-hepáticos e é responsável pela hidrólise dos triglicerídeos presentes nos quilomícrons e nas VLDL (lipoproteínas de baixa densidade). Os quilomícrons são lipoproteínas responsáveis pelo transporte da gordura exógena, proveniente da alimentação, enquanto as VLDL transportam os triglicerídeos endógenos, que foram sintetizados pelo fígado por meio da lipogênese *de novo*. Normalmente, a elevação da trigliceridemia observada na obesidade é acompanhada pela redução da concentração plasmática de HDL, aumentando o risco cardiovascular. As HDL são partículas antiaterogênicas, em razão de seu papel no transporte reverso de colesterol, retirando-o da parede da artéria e redirecionando-o para o fígado, para que seja excretado pela bile. Outro ponto importante observado na obesidade é a presença de partículas de VLDL de maior tamanho, as quais geram partículas de LDL (lipoproteínas de baixa densidade) menores e mais densas, que são mais aterogênicas por serem mais facilmente captadas pelos macrófagos da parede arterial, induzindo maior risco cardiovascular.

Refeições ricas em gorduras, especialmente saturadas, também exacerbam o risco cardiovascular, por induzirem a formação de grande quantidade de remanescentes de quilomícrons, os quais são originados da hidrólise dos quilomícrons pela lipoproteína lipase. Esses remanescentes também são partículas pequenas e, por isso, mais suscetíveis a serem captadas pelos macrófagos da parede arterial, induzindo aumento do risco cardiovascular por liberarem colesterol para a artéria.

Além de a hipertrigliceridemia estar fortemente associada à obesidade, é importante salientar que essa alteração também pode ocorrer por causa primária, em decorrência de menor atividade ou produção da enzima lipoproteína lipase.

Hipercolesterolemia

O aumento da concentração plasmática de colesterol é caracterizado pela elevação do colesterol LDL, partícula responsável pelo transporte de dois terços do colesterol do plasma, que é considerado um dos principais fatores de risco cardiovascular. A forma primária mais comum da hipercolesterolemia decorre da diminuição dos receptores B/E, os quais fazem o reconhecimento e remoção das partículas de LDL, levando ao aumento da concentração plasmática dessa partícula. Os indivíduos portadores da forma leve desse tipo de hipercolesterolemia podem, eventualmente, ser tratados apenas com mudança de estilo de vida, o que inclui adequação do padrão alimentar. No entanto, para as formas moderadas e graves, o tratamento medicamentoso é necessário. A escolha da terapia indicada para o tratamento da hipercolesterolemia deve ser a critério médico, levando-se em conta a presença de demais fatores de risco cardiovascular.

Dependendo do grau de controle do diabetes melito (na presença do diabetes melito descompensado), as partículas de LDL podem encontrar-se na forma glicada, condição que dificulta o seu reconhecimento a receptores celulares, levando ao seu aumento no plasma. Essas LDL glicadas também são mais suscetíveis a oxidação, e esse processo de glico-oxidação, juntamente à formação de LDL pequenas (no obeso), contribuem com o aumento do risco cardiovascular observado em indivíduos diabéticos.

Os resultados de estudos clínicos, epidemiológicos e experimentais mostram que tanto a quantidade quanto os tipos de ácidos graxos e de carboidratos da dieta estão intimamente relacionados ao risco cardiovascular, por influenciar a concentração plasmática de lipídios (colesterol e triglicerídeos) e de lipoproteínas, metabolismo lipídico hepático e do tecido adiposo.

Classificação dos ácidos graxos

A influência dos ácidos graxos alimentares (AG) sobre os lipídios e as lipoproteínas plasmáticas dependerá principalmente do comprimento da cadeia de carbono, bem como da ausência ou presença de duplas ligações. Os AG classificam-se em saturados (SAT), monoinsaturados (MONO), poli-insaturados (POLI) ou trans.

Os ácidos graxos saturados (SAT) apresentam cadeia carbônica retilínea e *são classificados de acordo com o comprimento das cadeias de carbono em: cadeia* curta – acetato (C2:0), propionato (C3:0) e butirato (C4:0); cadeia média – caproico (C6:0), caprílico (C8:0) e cáprico (C10:0); cadeia longa – láurico (C12:0), mirístico (C14:0), palmítico (C16:0) e esteárico (C18:0). Encontram-se tanto em fontes animais, como as carnes e lácteos, como em fontes vegetais, como o óleo de palma e a gordura de coco. O ácido graxo mais abundante na alimentação é o palmítico (carnes e óleo de palma), seguido do esteárico (cacau), mirístico (leite e derivados) e, em quantidades muito pequenas, o ácido láurico (coco).

Os ácidos graxos insaturados classificam-se em função do comprimento da cadeia de carbono (monoinsaturados ou poli-insaturados) e da quantidade de duplas ligações e podem pertencer a diferentes séries como ômega-3, ômega-6 ou ômega-9. O ácido graxo monoinsaturado (MONO) mais abundante da dieta é o oleico (18:1, ômega-9), cujas principais fontes são os óleos de oliva e canola, e também está presente no abacate e oleaginosas (nozes, macadâmia e amendoim). Os poli-insaturados (POLI) podem fazer parte da série ômega-6 ou ômega-3, em função da localização da primeira dupla ligação na cadeia carbônica a partir do terminal metila. Os ácidos graxos da série ômega-6 classificam-se em linoleico (18:2), cujas principais fontes são óleos (girassol, milho e soja), nozes e castanha-do-pará, e ácido araquidônico (20:4), obtido a partir da conversão endógena do ácido linoleico. Já os ácidos graxos da série ômega-3 são o ácido alfalinolênico (ALA [C18:3]), de origem vegetal, cujas fontes principais são a soja, canola, linhaça e chia, e os ácidos eicosapentaenoico (EPA [C20:5]) e docosahexaenoico (DHA [C22:6]), cujas fontes são peixes e crustáceos encontrados de águas muito frias. Os ácidos EPA e DHA são minimamente sintetizados no organismo humano sob ação das enzimas dessaturases e elongases a partir do ácido alfalinolênico. Tanto o ácido graxo linoleico como o linolênico são considerados essenciais para humanos e devem ser providos pela dieta, pois não são sintetizados endogenamente.

Os ácidos graxos trans (p. ex., elaídico) são produzidos pela hidrogenação catalítica parcial dos óleos vegetais, o que confere consistência sólida a essa gordura, e são utilizados no preparo de alimentos industrializados como biscoitos, bolachas recheadas, empanados do tipo *nuggets*, sorvetes cremosos, tortas e alimentos comercializados em restaurantes *fast-food*. Podem também ser encontrados em salgados fritos e assados servidos em lanchonetes e produtos de padaria, que muitas vezes não apresentam rótulos.

Efeito dos ácidos graxos sobre os lipídios do plasma e risco cardiovascular

Dentre os ácidos graxos alimentares, os trans são aqueles que mais elevam o risco cardiovascular, por aumentarem a concentração plasmática de LDL, e por induzirem redução do HDL e a elevação de LDL pequenas e densas. Os ácidos graxos saturados também induzem a elevação da concentração plasmática de LDL e, por isso, quando consumidos em maior quantidade, elevam o risco cardiovascular. O ácido graxo mirístico possui o maior potencial de elevação do colesterol plasmático, em comparação aos demais ácidos graxos saturados. Um dos principais mecanismos de ação dos ácidos graxos saturados envolvidos no aumento da colesterolemia é o fato de diminuírem a expressão dos receptores celulares B/E, os quais fazem o reconhecimento das partículas de LDL da circulação. Além disso, em razão de possuírem cadeia retilínea de carbono, empacotam-se dentro das LDL, de modo que aumentam a capacidade dessas partículas em transportar colesterol. Desse modo, os saturados formam partículas de LDL mais aterogênicas em razão de liberarem mais colesterol ao macrófago presente na parede arterial.

Outro efeito deletério dos ácidos graxos saturados é a sua ação sobre o aumento da concentração plasmática de triglicerídeos, que se inicia com a ativação das vias lipogênicas hepáticas. No fígado, os SAT ativam o fator de transcrição denominado SREBP (proteína de ligação ao elemento regulador de esterol), que é o responsável pela síntese das enzimas que sintetizam os ácidos graxos. Desse modo, a síntese de triglicerídeos é aumentada, e estes poderão ser armazenados no fígado e/ou ser secretados na forma de VLDL para a circulação. Já os ácidos graxos MONO ou POLI, quando consumidos em quantidades recomendadas, não induzem a elevação do colesterol e dos triglicerídeos no plasma. Ao contrário dos SAT, os POLI não alteram os receptores B/E, e diminuem a expressão do SREBP.

A magnitude da associação dos ácidos graxos saturados à doença cardiovascular não se resume apenas a sua ação sobre os lipídios do plasma, mas também ao seu efeito sobre inflamação, resistência à insulina, adiposidade visceral e disfunção endotelial. Já se demonstrou que os SAT ativam importantes vias de sinalização inflamatória por ligarem-se aos receptores do tipo TOLL, presentes tanto em células intestinais como em adipócitos e macrófagos da parede arterial.

Efeito dos carboidratos sobre a concentração plasmática de triglicerídeos e risco cardiovascular

Os dados do estudo PURE (*Prospective Urban and Rural Epidemiological Study*) e do ARIC (*Atherosclerosis Risk in Communities*) mostraram que tanto o baixo (abaixo de 40%) quanto o alto consumo (acima de 60% do VCT) se relacionam com aumento na mortalidade. Além disso, diversos estudos têm demonstrado que o aumento da ingestão de açúcares de adição, como a sacarose e o xarope de milho, aumentam o risco para doenças cardiometabólicas. Esses dois açúcares são compostos por glicose e frutose em partes iguais, sendo que o xarope de milho pode apresentar concentrações superiores de frutose. Embora a glicose e a frutose sejam captadas pela mesma via no fígado (por meio dos GLUT), diferem quanto ao seu modo de metabolização. A primeira etapa de metabolização da glicose depende da ação da insulina, e a velocidade de geração de acetil-CoA, o qual é precursor da síntese de ácidos graxos, é autorregulada pela célula. Já a frutose não é dependente da insulina, e a sua metabolização a acetil-CoA é mais rápida, uma vez que não é autorregulada pela célula. Assim, pode-se afirmar que o componente deletério do açúcar é a frutose, por gerar ácidos graxos mais rapidamente.

Além de ser modulada pelas gorduras, a via lipogênica hepática também é induzida pelos carboidratos, especialmente os açúcares, sendo a frutose a mais eficiente. O excesso de carboidratos aumenta a expressão do CHREBP (proteína de ligação ao elemento responsivo a carboidrato), o qual aumenta a produção das enzimas responsáveis pela síntese de ácidos graxos e, consequentemente, de triglicerídeos.

Em razão de seus efeitos deletérios, a OMS recomenda o consumo máximo de 10% das calorias da dieta na forma de açúcares, e o Guia Alimentar Americano, que será lançado para o período de 2021-2025, pretende reduzir esse percentual para 6% das calorias.

Efeito do álcool sobre a obesidade concentração plasmática de triglicerídeos

As bebidas alcoólicas contribuem com alto valor calórico (7 kcal/g) e estudos epidemiológicos encontraram associação positiva de seu consumo com sobrepeso e obesidade. Além disso, induzem elevação da concentração plasmática de triglicerídeos. O álcool é metabolizado preferencialmente pela via do álcool desidrogenase, enzima responsável pela sua conversão em acetil-CoA. Na vigência do alto consumo de álcool, o acetil-CoA é utilizado para a síntese de ácidos graxos, em vez de entrar no ciclo de geração de energia. Assim, o consumo de álcool induz aumento da síntese de triglicerídeos, que poderá ser armazenado no fígado, induzindo esteatose hepática, e também ser secretado na forma de VLDL, aumentando a concentração plasmática de triglicerídeos.

Tratamento nutricional das dislipidemias

A principal ênfase para o tratamento de todos os tipos de dislipidemias é a adequação do peso corporal, com seguimento de dieta hipocalórica quando necessário. Para as dislipidemias secundárias ao diabetes melito, recomenda-se a normalização da glicemia, com o seguimento de tratamento médico apropriado.

Em razão de os ácidos graxos saturados relacionarem-se com a elevação dos lipídios plasmáticos, as diretrizes internacionais e nacionais para o tratamento da hipercolesterolemia recomendam a exclusão de ácidos graxos trans e o consumo máximo de 7% das calorias na forma de ácidos graxos saturados para indivíduos com maior risco cardiovascular. Quanto ao tratamento da hipertrigliceridemia, recomenda-se adequação do consumo de ácidos graxos saturados, consumo mínimo de açúcar e exclusão de álcool.

Considerações finais

Tanto para o tratamento da obesidade quanto das dislipidemias, o padrão alimentar do Mediterrâneo e DASH são indicados, com ênfase na inclusão de alimentos fontes de ácidos graxos insaturados, redução de saturados e de açúcares e inclusão de alimentos ricos em fibras. O estudo *Global Burden of Disease Study* 2017 (GDB, 2019) conduzido em 195 países, incluindo o Brasil, mostrou que o alto consumo de sódio e de gorduras trans e o baixo consumo de frutas, hortaliças, grãos e de alimentos fontes de ácidos graxos poli-insaturados associaram-se a maior impacto sobre morbidade e mortalidade associadas às doenças crônicas não transmissíveis.

Leitura recomendada

- American Diabetes Association. 8. Obesity Management for the Treatment of Type 2 Diabetes: Standards of Medical Care in Diabetes-2020. Diabetes Care. 2020 Jan;43(Suppl 1):S111-S134. doi: 10.2337/dc20-S008. Review.
- Astrup A, Bertram HC, Bonjour JP, de Groot LC, de Oliveira Otto MC, Feeney EL, et al. WHO draft guidelines on dietary saturated and trans fatty acids: time for a new approach? BMJ. 2019;366:l4137.
- Brasil. Ministério da Saúde. Secretaria de Atenção à Saúde. Departamento de Atenção Básica. Guia alimentar para a população brasileira / Ministério da Saúde, Secretaria de Atenção à Saúde, Departamento de Atenção Básica. – 2. ed., 1. reimpr. – Brasília: Ministério da Saúde, 2014. 156 p: il. ISBN 978-85-334-2176-9.
- Diniz MFHS, Beleigoli AMR, Schmidt MI, et al. Homeostasis model assessment of insulin resistance (HOMA-IR) and metabolic syndrome at baseline of a multicentric Brazilian cohort: ELSA-Brasil study. Cad Saude Publica. 2020;36(8):e00072120. Published 2020 Sep 2. doi:10.1590/0102-311X00072120
- Eckel RH, Jakicic JM, Ard JD, de Jesus JM, Houston Miller N, Hubbard VS, et al; American College of Cardiology/American Heart Association Task Force on Practice Guidelines. 2013 AHA/ACC guideline on lifestyle management to reduce cardiovascular risk: a report of the American College of Cardiology/American Heart Association Task Force on Practice Guidelines. Circulation. 2014;129(25 Suppl 2):S76-99.

- Estruch R, Ros E, Salas-Salvadó J, Covas MI, Corella D, Arós F, et al. Primary prevention of cardiovascular disease with a Mediterranean diet supplemented with extra-virgin olive oil or nuts. N Engl J Med. 2018;378(25):e34.
- Grundy SM, Stone NJ, Bailey AL, Beam C, Birtcher KK, Blumenthal RS, et al. 2018 AHA/ACC/AACVPR/AAPA/ABC/ACPM/ ADA/AGS/APhA/ASPC/NLA/PCNA Guideline on the Management of Blood Cholesterol: A Report of the American College of Cardiology/American Heart Association Task Force on Clinical Practice Guidelines. Circulation. 2019;139:e1082-e1143.
- Grundy SM, Stone NJ, Bailey AL, Beam C, Birtcher KK, Blumenthal RS, et al. 2018 AHA/ACC/AACVPR/AAPA/ABC/ACPM/ ADA/AGS/APhA/ASPC/NLA/PCNA Guideline on the Management of Blood Cholesterol: A Report of the American College of Cardiology/American Heart Association Task Force on Clinical Practice Guidelines. Circulation. 2019;139:e1082-e1143.
- Health Effect of dietary risks in 195 countries, 1990-2017: a systematic analysis for the Global Burden of Disease Study 2017. Lancet. 2019 May 11; 393 (10184):1958-1972.
- Jensen MD, Ryan DH, Apovian CM, et al. 2013 AHA/ACC/TOS guideline for the management of overweight and obesity in adults: a report of the American College of Cardiology/American Heart Association Task Force on Practice Guidelines and The Obesity Society. Circulation. 2014; 129(25 Suppl 2):S102–38. DOI: 10.1161/01.cir.0000437739.71477.ee [PubMed: 24222017]
- Lottenberg AM, Afonso Mda S, Lavrador MS et al. The role of dietary fatty acids in the pathology of metabolic syndrome. J Nutr Biochem. 2012;23(9):1027-40.
- Mach F, Baigent C, Catapano AL, Koskinas KC, Casula M, Badimon L, Chapman MJ, De Backer GG, Delgado V, Ference BA, Graham IM, Halliday A, Landmesser U,Mihaylova B, Pedersen TR, Riccardi G, Richter DJ, Sabatine MS, Taskinen MR, Tokgozoglu L, Wiklund O; ESC Scientific Document Group. 2019 ESC/EAS Guidelines for the management of dyslipidaemias: lipid modification to reduce cardiovascular risk. Eur Heart J. 2019. pii: ehz455. doi: 10.1093/eurheartj/ehz455.
- Mensink RP. Effects of saturated fatty acids on serum lipids and lipoproteins: a systematic review and regression analysis. Geneva, Switzerland: World Health Organization; 2016.
- Moore TJ, Vollmer WM, Appel LJ, Sacks FM, Svetkey LP, Vogt TM, et al. Effect of dietary patterns on ambulatory blood pressure: results from the Dietary Approaches to Stop Hypertension (DASH) Trial. DASH Collaborative Research Group. Hypertension 1999;34(3):472-477.
- Pesquisa de orçamentos familiares 2017-2018: primeiros resultados / IBGE, Coordenação de Trabalho e Rendimento. - Rio de Janeiro: IBGE, 2019. 69 p. ISBN 978-85-240-4505-9
- Semnani-Azad Z, Khan TA, Blanco Mejia S, et al. Association of Major Food Sources of Fructose-Containing Sugars With Incident Metabolic Syndrome: A Systematic Review and Meta-analysis. JAMA Netw Open. 2020;3(7):e209993. Published 2020 Jul 1. doi:10.1001/jamanetworkopen.2020.9993
- Shan Z, Rehm CD, Rogers G, Ruan M, Wang DD, Hu FB, Mozaffarian D, Zhang FF, Bhupathiraju SN. Trends in Dietary Carbohydrate, Protein, and Fat Intake and Diet Quality Among US Adults, 1999-2016. JAMA. 2019 Sep 24;322(12):1178-1187. doi: 10.1001/jama.2019.13771.
- Smethers AD, Rolls BJ. Dietary Management of Obesity: Cornerstones of Healthy Eating Patterns. Med Clin North Am. 2018;102(1):107-124. doi:10.1016/j.mcna.2017.08.009
- U.S. Department of Health and Human Services and U.S. Department of Agriculture. 2015 – 2020 Dietary Guidelines for Americans. 8th Edition. December 2015.
- WHO. Guideline: sugars intake for adults and children. Disponível em: https://www.who.int/publications/i/item/9789241549028. Acesso em 21 de setembro de 2020.

CAPÍTULO 31

Cardiologia

Ana Katia Zaksauskas Rakovicius
Ana Claudia Santos

Introdução

A doença cardiovascular (DCV) é a principal causa de morte no Brasil e no mundo. A presença dos fatores de risco clássicos (hipertensão, dislipidemia, obesidade, sedentarismo, tabagismo, diabetes e histórico familiar) aumenta a probabilidade de DCV, com ênfase para a doença arterial coronariana (DAC), e norteia a prevenção primária e secundária. Vários outros fatores, incluindo questões sociodemográficas, étnicas, culturais, dietéticas e comportamentais, podem também explicar as diferenças na carga de DCV entre as populações e suas tendências ao longo das décadas. A implementação de políticas de saúde, dentre elas, o estímulo aos hábitos de vida saudáveis e o acesso a medidas para prevenção primária e secundária de DCV, associados ao tratamento de eventos cardiovasculares (CV), é essencial para o controle das DCV em todos os países, incluindo o Brasil.

A população vivencia um processo de transição nutricional caracterizado pela modificação do perfil de morbidade de causas nutricionais, observando-se aumento de sobrepeso e obesidade. Essas mudanças decorrem principalmente das modificações dos hábitos alimentares ao longo dos anos e da inatividade física. Os inquéritos nacionais demonstram a tendência contínua de redução da desnutrição no país, associada ao aumento do excesso de peso nas diferentes fases do ciclo de vida. Diante desse quadro, o Ministério da Saúde tem proposto medidas para a vigilância e prevenção de doenças crônicas não transmissíveis e para a melhoria da qualidade da alimentação da população.

O processo de transição demográfica e epidemiológica e o aumento da prevalência das doenças crônicas não transmissíveis trazem consigo implicações no estado nutricional e na composição corporal da população. A adoção de um estilo de vida sedentário, com baixo nível de atividade física, e consumo de dietas hipercalóricas, com baixo consumo de fibras, são fatores preponderantes para o aumento da prevalência de sobrepeso, obesidade e, como consequência, das alterações metabólicas no organismo.

A DCV é uma doença caracterizada pela formação das placas de ateroma nas paredes dos vasos sanguíneos, e suas consequências clínicas podem ocasionar infarto do miocárdio e acidente vascular cerebral encefálico, estes associados aos fatores de risco como hipercolesterolemia, hipertrigliceridemia, diminuição da lipoproteína de alta densidade (HDL), hipertensão arterial sistêmica, diabetes melito e obesidade. De um modo geral, a base fisiopatológica para o risco de doença cardiovascular é a aterosclerose, processo que se desenvolve ao longo de décadas de maneira insidiosa, podendo os primeiros sinais ser fatais ou altamente limitantes.

O processo de transição nutricional é multifatorial e caracteriza-se por alterações sequenciais do padrão da dieta e da composição corporal dos indivíduos, resultantes de mudanças sociais, econômicas, demográficas, tecnológicas e culturais que afetam diretamente o estilo de vida e o perfil de saúde da população. Esse cenário de transição nutricional se caracteriza na presença da deficiência de micronutrientes, excesso de peso e doenças crônicas não transmissíveis. A ingestão de gordura saturada é a principal causa alimentar da elevação do colesterol plasmático. Os ácidos graxos saturados aumentam a colesterolemia, por diminuírem receptores celulares específicos e por terem uma estrutura retilínea, o que permite maior entrada de colesterol na lipoproteína de baixa densidade (LDL). Alguns fatores dietéticos, como quantidade de gorduras, colesterol e fibras, influenciam o perfil e o metabolismo de lipoproteínas. As fibras apresentam um efeito sequestrador dos ácidos biliares do intestino, diminuindo o seu retorno ao fígado pela circulação êntero-hepática. Assim, ocorre uma maior transformação do colesterol hepático em ácido biliar, levando a maior síntese dos LDL receptores, que provocam mais captação de LDL, reduzindo seu teor plasmático.

O consumo habitual caracterizado por elevada ingestão de carnes vermelhas, produtos lácteos integrais, bebidas adocicadas, açúcares e doces está diretamente relacionado ao risco de desenvolver doenças crônicas como obesidade, diabetes e DCV. Por tais motivos, é indispensável a atenção às alterações na saúde da população, principalmente em pessoas com uma idade mais avançada, e intervir prontamente, de maneira adequada, com vistas a uma melhor adaptação do indivíduo. Diante da situação, é preciso implementar orientações capazes de contribuir para a manutenção da qualidade de vida. A redução de 5% a 10% do peso corporal nos indivíduos obesos está associada com significativa diminuição do risco cardiometabólico. A dieta é um recurso terapêutico insubstituível na abordagem desses pacientes.

Seguem as recomendações dietéticas para o tratamento das dislipidemias:

Tabela 31.1. Recomendações dietéticas para o tratamento das dislipidemias.					
Recomendações	LDL-c dentro da meta e sem comorbidades* (%)	LDL-c acima da meta ou presença de comorbidades* (%)	Triglicerídeos		
			Limítrofe 150-199 mg/dL (%)	Elevado 200-499 mg/dL (%)	Muito elevado† > 500 mg/dL (%)
Perda de peso	Manter peso saudável	5-10	Até 5	5-10	5-10
Carboidrato (%VCT)	50-60	45-60	50-60	50-55	45-50
Açúcares de adição (%VCT)	< 10	< 10	< 10	5-10	< 5
Proteína (%VCT)	15	15	15	15-20	20
Gordura (%VCT)	25-35	25-35	25-35	30-35	30-35
Ácidos graxos trans (%VCT)			Excluir da dieta		
Ácidos graxos saturados (%VCT)	< 10	< 7	< 7	< 5	< 5
Ácidos graxos monoinsaturados (%VCT)	15	15	10-20	10-20	10-20
Ácidos graxos poli-insaturados (%VCT)	5-10	5-10	10-20	10-20	10-20
Ácido linolênico (g/dia)	1,1-1,6				
EPA e DHA (g)	-	-	0,5-1	1-2	> 2
Fibras	25 g, sendo 6 g de fibra solúvel				

*Comorbidades: hipertensão arterial sistêmica, diabetes, sobrepeso ou obesidade, circunferência da cintura aumentada, hipercolesterolemia, hipertrigliceridemia, síndrome metabólica, intolerância a glicose ou aterosclerose significativa; † recomendação dietética na hipertrigliceridemia primária homozigótica: ver texto. 145 LDL-c: colesterol da lipoproteína de baixa densidade; VCT: valor calórico total; EPA: ácido eicosapentanóico; DHA: ácido docosahexaenóico. Fonte: Adaptado de American Heart Association.143 e I Diretriz sobre o consumo de Gorduras e Saúde Cardiovascular.144.

Fonte: atualização da Diretriz Brasileira Sobre Dislipidemias e Prevenção da Aterosclerose. Sociedade Brasileira de Cardiologia. Arq Bras Cardiol. 2017; 109(2 supl.1):21.

Obesidade, diabetes e síndrome metabólica

A síndrome metabólica constitui um fator de risco cardiovascular, sendo caracterizada pela associação de hipertensão arterial sistêmica, obesidade abdominal, hipertrigliceridemia e baixas concentrações sanguíneas de HDL-colesterol, estados pró-trombótico e pró-inflamatório observados, além de tolerância à glicose prejudicada, o que constitui um fator preditivo de desenvolvimento de diabetes melito, independentemente de outros fatores de risco.

O National Cholesterol Education Program (NCEP) norte-americano descreveu que o diagnóstico de síndrome metabólica é determinado pela presença de três ou mais das seguintes afecções: obesidade abdominal (determinada por valores de circunferência de cintura superiores a 102 cm e 88 cm, respectivamente em homens e mulheres), hipertensão arterial sistêmica, tolerância à glicose prejudicada (glicemia de jejum entre 110 e 125 mg/dL), hipertrigliceridemia (valores iguais ou superiores a 150 mg/dL) e baixas concentrações sanguíneas de HDL-c (inferiores a 40 mg/dL para homens e 50 mg/dL para mulheres).

A genética, o sedentarismo, o tabagismo, o ganho ponderal progressivo e uma dieta rica em carboidratos refinados, gorduras saturadas e pobre em fibras alimentares contribuem para o desenvolvimento da síndrome metabólica, considerada um fator que promove a aterosclerose e eleva o risco cardiovascular.

O excesso de gordura corporal (em especial a obesidade abdominal), o sedentarismo e a predisposição genética podem promover a resistência à insulina, que ocorre quando uma concentração normal desse hormônio produz uma menor resposta biológica nos tecidos periféricos, como músculo, fígado e tecido adiposo. A ativação do receptor de insulina resulta na translocação da proteína transportadora de glicose 4 (GLUT4) do citosol para a membrana celular, o que permite a entrada de glicose na célula. A resistência insulínica pode decorrer de diversos fatores: defeitos na secreção e/ou ação da insulina por menor número de receptores ou menor afinidade desses; redução na quantidade de GLUT4 ou na translocação de GLUT4 para a membrana, sendo este último considerado o fator mais importante. Sabe-se que, em resposta à resistência tecidual, a secreção de insulina é aumentada, resultando em hiperinsulinemia. A resistência insulínica é observada anos antes do diagnóstico de diabetes melito tipo 2.

O diabetes melito (DM) é uma síndrome de etiologia múltipla, decorrente da falta de insulina e/ou da incapacidade da mesma de exercer adequadamente seus efeitos, resultando em resistência insulínica. Caracteriza-se pela presença de hiperglicemia crônica, frequentemente acompanhada de dislipidemia, hipertensão arterial e disfunção endotelial.

A educação em saúde, enquanto medida de prevenção ou retardo do DM, é uma ferramenta importante para a redução de custos para os serviços de saúde. As intervenções que focalizam aspectos múltiplos dos distúrbios metabólicos, incluindo a intolerância à glicose, a hipertensão arterial, a obesidade e a hiperlipidemia, poderão contribuir para a prevenção primária do DM.

A modificação do comportamento alimentar inadequado e a perda ponderal, associadas à prática de atividade física regular, são consideradas terapias de primeira escolha para o tratamento da síndrome metabólica por favorecer a redução da circunferência abdominal e da gordura visceral, melhorar a sensibilidade à insulina, diminuir as concentrações plasmáticas de glicose e triglicerídeos, aumentar os valores de colesterol HDL e, consequentemente, reduzir os fatores de risco para o desenvolvimento de DM do tipo 2 e doença cardiovascular.

O diagnóstico do DM depende da identificação de alterações específicas da glicemia plasmática. Na tolerância diminuída à glicose (IGT), observa-se resistência à captação de glicose, estimulada pela insulina, independentemente da hiperglicemia, e a deterioração dessa tolerância dependerá da capacidade do pâncreas em manter o estado de hiperinsulinemia crônica. Entretanto, o fato de que um aumento na concentração plasmática de insulina poderia prevenir a descompensação da IGT, em um indivíduo insulinorresistente, não significa que essa resposta compensatória seja benigna. A resistência à captação de glicose, estimulada pela insulina, está associada a uma série de alterações que aumentam o risco para doenças cardiovasculares, intolerância à glicose, hiperinsulinemia, hipertrigliceridemia, redução do HDL-c, hipertensão arterial e obesidade.

Na obesidade, a secreção de insulina está aumentada, enquanto a captação hepática e a eficácia periférica da insulina diminuem. A elevada secreção de insulina está relacionada ao grau de obesidade; já a redução na depuração hepática e a resistência periférica ao hormônio estão relacionadas ao tipo de obesidade (obesidade visceral). Os ácidos graxos livres aumentados na circulação, pela elevada sensibilidade lipolítica da gordura abdominal e pelo menor efeito antilipolítico da insulina nesse tecido, inibem a depuração hepática de insulina, levando à hiperinsulinemia e à resistência periférica, além do direcionamento desses ácidos graxos para a síntese de triglicerídeos pelo fígado.

A hiperinsulinemia poderia elevar a pressão arterial por intermédio da ativação do sistema nervoso simpático, do comprometimento da vasodilatação periférica, da maior resposta à angiotensina e do aumento da reabsorção renal de sódio e água, com consequente sobrecarga de volume.

A forma mais comum de dislipidemia associada à síndrome metabólica, chamada dislipidemia aterogênica, é caracterizada por três anormalidades lipídicas: hipertrigliceridemia, baixas concentrações plasmáticas de HDL-c e partículas de lipoproteína de baixa densidade (LDL-c) pequenas e densas. A sua etiologia está relacionada à resistência insulínica, na qual, em virtude do menor metabolismo de lipoproteína de muito baixa densidade (VLDL-c), decorrente da hiperinsulinemia, a concentração plasmática de triglicerídeos encontra-se aumentada, enquanto a de HDL-c está diminuída. A hipertrigliceridemia é também causada pela maior síntese de apolipoproteína C-III, que interfere na ação da lipoproteína lipase, responsável pela hidrólise dos triglicerídeos da partícula de VLDL-c. Além disso, a apolipoproteína C-III interfere na captação de remanescentes de VLDL-c pelos receptores de LDL-c nas células hepáticas. Tais mecanismos levam ao acúmulo de triglicerídeos na corrente sanguínea.

O estilo de vida está diretamente relacionado com a incidência de DM do tipo 2, e síndrome metabólica, obesidade e sedentarismo aumentam dramaticamente esse risco. Alguns estudos mostraram que pessoas que consomem uma dieta rica em cereais integrais e ácidos graxos poli-insaturados, associada ao consumo reduzido de ácidos graxos trans e de alimentos com elevado índice glicêmico, apresentam riscos diminuídos para o desenvolvimento de DM.

O sedentarismo é um fator de risco para a obesidade tão importante quanto o consumo de dieta inadequada, possuindo uma relação direta e positiva com o aumento da incidência do DM do tipo 2 em adultos, independentemente do índice de massa corporal (IMC) ou de história familiar de DM.

A terapia nutricional com os portadores de síndrome metabólica deve focar não somente o controle glicêmico, como também reduzir os demais fatores de risco cardiovasculares. Desse modo, a estratégia inicial para o tratamento dessa síndrome baseia-se na modificação de suas causas originais: excesso de peso e sedentarismo, visando à diminuição da resistência insulínica. As mudanças no estilo de vida, com perda ponderal moderada, porém progressiva, são a conduta aceita como mais efetiva. Além disso, perda de peso, com aumento da atividade física, reduz em 60% a probabilidade de a tolerância à glicose prejudicada evoluir para o DM.

O tratamento dietoterápico de pacientes com síndrome metabólica deve priorizar a perda ponderal, o que, por si só, melhora a sensibilidade à insulina e confere benefícios adicionais em relação às demais anormalidades características da síndrome. A perda de 5% a 10% da massa corporal é suficiente para conferir efeito benéfico clínico, sendo que este é preservado desde que não haja ganho de peso. Deve-se aumentar o consumo de alimentos com baixo teor de gordura saturada e estimular a ingestão de alimentos de baixo índice glicêmico e com quantidades adequadas de fibras alimentares. É necessário, ainda, limitar o consumo de sódio e estimular a prática regular de atividades físicas, com o intuito de evitar o ganho ponderal. Frente a isso, intervenções eficazes no hábito alimentar desses indivíduos são necessárias, tornando a educação nutricional um fator indispensável na prevenção e controle dessa síndrome.

Hipertensão arterial sistêmica (HAS)

A hipertensão arterial sistêmica (HAS) é uma das mais importantes causas modificáveis de morbimortalidade cardiovascular na população adulta mundial, além de ser fator de risco para desenvolvimento de doenças cardiovasculares.

A linha demarcatória que define HAS considera valores de pressão arterial (PA) sistólica ≥ 140 mmHg e/ou de PA diastólica ≥ 90 mmHg em medidas de consultório. O diagnóstico deverá ser sempre validado por medidas repetidas, em condições ideais, em, pelo menos, três ocasiões.

Alguns estudos de caráter epidemiológico demonstram que a HAS, ou mesmo níveis elevados de pressão arterial, aumentam o risco de doença vascular encefálica, doenças arteriais coronarianas, insuficiência cardíaca congestiva e insuficiência renal crônica. Essa associação entre HAS e esses comprometimentos orgânicos torna essencial seu controle permanente, como uma ação preventiva fundamental.

A dieta DASH (*Dietary Approach to Stop Hypertension*) é um padrão alimentar que foi desenvolvido para reduzir a hipertensão em indivíduos com pressão moderada a alta, que incentiva o consumo de frutas, legumes, cereais integrais, nozes, legumes, sementes, lácteos com baixo teor de gordura e carnes magras e limita o sal, bebidas com cafeína e alcoólicas. Os benefícios sobre a pressão arterial têm sido associados ao alto consumo de potássio, magnésio e cálcio nesse padrão nutricional.

Segundo a Diretriz Brasileira de Hipertensão, a dieta DASH tem grau de recomendação I e nível de evidência A.

A dieta do Mediterrâneo associa-se também à redução da PA. O alto consumo de frutas e hortaliças revelou ser inversamente proporcional aos níveis de PA, mesmo com um mais alto percentual de gordura. A substituição do excesso de carboidratos nessa dieta por gordura insaturada induz uma mais significativa redução da PA.

Segundo a Diretriz Brasileira de Hipertensão, a dieta mediterrânea para hipertensos possui grau de recomendação IIa e nível de evidência B.

Dietas vegetarianas podem ocasionar discreta redução na pressão arterial sistólica em hipertensos leves. O estilo de vida vegetariano com atividade física regular, controle de peso, aumento do consumo de potássio, e rica em fibras pode ser favorável na redução da PA.

Segundo a Diretriz Brasileira de Hipertensão, a dieta vegetariana para hipertensos tem grau de recomendação IIa e nível de evidência B.

A relação entre PA e a quantidade de sódio ingerido é heterogênea. Há evidências de que a pressão arterial varia diretamente com o consumo de sal tanto em normotensos como em hipertensos. Portanto, mesmo reduções modestas no consumo diário podem produzir benefícios.

A necessidade nutricional de sódio para os seres humanos é de 500 mg (cerca de 1,2 g de sal), tendo sido definida recentemente, pela Organização Mundial de Saúde, como 5 g de cloreto de sódio ou sal de cozinha (que corresponde a 2 g de sódio) a quantidade considerada máxima saudável para ingestão alimentar diária, em uma dieta hipossódica.

A dieta habitual do brasileiro contém em média de 10 a 12 g/dia de sal. É considerado saudável uma pessoa ingerir até 6 g de sal por dia. Para tanto, recomenda-se reduzir o sal adicionado aos alimentos, evitar o saleiro à mesa e reduzir ou abolir os alimentos industrializados, como enlatados, conservas, frios, embutidos, sopas, temperos, molhos prontos e salgadinhos. Por outro lado, a redução excessiva do consumo de sal também deve ser evitada, principalmente em pacientes em uso de diuréticos, podendo provocar hiponatremia, hipovolemia e hemoconcentração.

O uso de cloreto de potássio em lugar do sal, como modo de redução do consumo de sódio ou suplementação de potássio, pode ser recomendado, porém é absolutamente contraindicado em pacientes com risco de hiperpotassemia.

Recomenda-se moderação no consumo de bebidas alcoólicas, limitar o consumo de bebidas alcoólicas a, no máximo, 30 g/dia de etanol para homens e 15 g/dia para mulheres. Aos pacientes que não se enquadrarem nesses limites de consumo, sugere-se o abandono.

Cardiologia

O tabagismo deve ser agressivamente combatido e eliminado. Hipertensos podem usar com segurança terapias reposicionais com nicotina para abandono do tabagismo. A cessação do tabagismo constitui medida fundamental e prioritária na prevenção primária e secundária das doenças cardiovasculares e de diversas outras doenças.

Insuficiência cardíaca congestiva (ICC)

A insuficiência cardíaca (IC) é uma síndrome clínica ocasionada por uma anormalidade da função do coração em bombear e/ou em acomodar o retorno sanguíneo, não atendendo às necessidades de oxigênio dos tecidos ou apenas oferecendo um adequado débito cardíaco pelo aumento anormal das pressões de enchimento, deflagrando uma complexa resposta neuro-humoral e inflamatória. A IC pode ser determinada de acordo com a fração de ejeção:

A classificação da New York Heart Association enfoca a condição funcional e classifica o cardiopata em classes funcionais, que vai de classe I até a classe V.

- Classe I: pacientes com cardiopatia, mas sem limitações resultantes da atividade física. A atividade física comum não causa fadiga anormal, palpitações ou dor anginosa.
- Classe II: pacientes com cardiopatia levando a leve limitação da atividade física. Assintomáticos em repouso. A atividade física comum resulta em fadiga, palpitação, dispneia ou dor anginosa.
- Classe III: pacientes com cardiopatia resultando em marcada limitação de atividade física. Assintomáticos em repouso. Mínimo esforço físico, menos que a atividade física comum, causa fadiga, palpitação, dispneia ou dor anginosa.
- Classe IV: pacientes com cardiopatia incapazes de executar qualquer atividade física sem desconforto. Os sintomas de IC ou de síndrome anginosa podem estar presentes mesmo em repouso. A qualquer esforço físico empreendido, o desconforto aumenta.
- Classe V: severas limitações com sintomas presentes mesmo em repouso. Não tolera a ergonometria.

A evolução clínica dos pacientes com IC comumente caminha para quadros variáveis de desnutrição. Esta pode ocorrer devido à ingestão alimentar inadequada, ao metabolismo alterado, ao estado pró-inflamatório, ao aumento do estresse oxidativo e à maior perda de nutrientes, até mesmo pelas interações medicamentosas. A anorexia é consequência da redução da ingestão de nutrientes ou da associação das alterações absortivas e metabólicas (hipermetabolismo, hipóxia, aumento do gasto energético, inflamação). O edema das alças intestinais na insuficiência cardíaca pode ser responsável pela presença de náuseas, má-absorção de lipídios, sensação de plenitude gástrica e perdas proteicas. A presença da desnutrição constitui importante fator preditivo de redução de sobrevida nos pacientes com IC independentemente de variáveis importantes como idade, classe funcional e fração de ejeção.

Embora a retenção de sal e água desempenhe papel fundamental na fisiopatologia da IC, a restrição dietética de sódio ainda é tema controverso no tratamento desses pacientes, e recomenda-se evitar ingesta excessiva de sódio (níveis > 7 g de sal por dia) para todos pacientes com insuficiência cardíaca crônica. A restrição hídrica é mais controversa ainda. Com relação à restrição de líquidos, a diretriz brasileira de 2018 não faz nenhuma recomendação devido à evidência conflitante, enquanto as diretrizes da ESC e do ACCF/Manual de Insuficiência Cardíaca, AHA mantém a recomendação de restrição hídrica de 1,5 a 2 L em pacientes sintomáticos para controle de sintomas, em especial naqueles com hiponatremia.

Para o planejamento da terapia nutricional adequada de um indivíduo com insuficiência cardíaca é necessário: estimar as necessidades e a ingestão alimentar habitual para verificar a existência de desvios quanto à adequação dos nutrientes; realizar a avaliação física dos mesmos, incluindo a determinação do percentual de massa gorda e massa magra; fazer uma adequada avaliação dos sinais e sintomas associados à deficiência, bem como do excesso de nutrientes; utilizar análises bioquímicas que também possam guiar quanto à adequação dos nutrientes ingeridos; e considerar os sintomas e fisiopatologias da doença, bem como as interações droga-nutriente. Dessa maneira, os erros dietéticos certamente serão minimizados e o tratamento não farmacológico estará otimizado.

Para evitar sobrecarga prandial e para uma melhor absorção dos nutrientes é importante oferecer uma dieta com volume reduzido e fracionamento aumentado (6 a 8 refeições/dia). A consistência da dieta deve ser modificada em casos de dispneia, disfagia, odinofagia e dificuldade mastigatória. Se a ingestão oral estiver abaixo de 60%, a suplementação com terapia nutricional enteral se faz necessária.

Transplante cardíaco

O candidato ao transplante exige cuidados constantes durante o período de espera em função da alta morbidade oferecida pela insuficiência cardíaca.

O sucesso do transplante depende, dentre outros fatores, da qualidade do enxerto, devendo-se assegurar que ele seja capaz de manter condições hemodinâmicas adequadas ao receptor após o implante e estar isento de transmitir doenças infecciosas ou tumorais.

No pré-transplante a avaliação do estado nutricional tem como objetivo identificar os distúrbios nutricionais presentes e planejar a intervenção terapêutica nutricional adequada, de modo a auxiliar na recuperação e/ou manutenção do estado de saúde do indivíduo. Não existe uma técnica ideal que, exclusivamente, indique o diagnóstico nutricional com precisão. A avaliação deve ser feita de maneira subjetiva e objetiva por meio de indicadores antropométricos, bioquímicos e de consumo alimentar utilizados de modo integrado.

Dentre os indicadores antropométricos, a aferição das pregas cutâneas tricipital, bicipital, subescapular, suprailíaca, a circunferência do braço e a circunferência muscular do braço são os melhores índices a serem utilizados em pacientes com IC grave, uma vez que são melhores índices na presença de edemas.

Os parâmetros bioquímicos, tais como albumina, transferrina e pré-albumina, devem ser analisados com cautela, pois podem estar diminuídos em processos de inflamação, infecção e aumento de catabolismo.

A caquexia cardíaca é frequentemente encontrada em pacientes com IC avançada e é variável de predição de prognóstico adverso. Pacientes com essa condição clínica, portanto, devem ser diligentemente tratados para a reversão da caquexia antes do transplante cardíaco.

O consumo alimentar pode ser avaliado por métodos prospectivos e retrospectivos, importantes para a verificação da alimentação habitual.

Dentre os métodos subjetivos, deve-se utilizar a avaliação nutricional subjetiva global e exame físico com análise dos sinais físicos indicadores de desnutrição energético-proteica e carências específicas de nutrientes.

Além da avaliação nutricional, recomenda-se realizar o acompanhamento dos pacientes com IC que apresentam comorbidades, tais como diabetes, hiperlipidemia, doença renal, alcoolismo, caquexia cardíaca e obesidade, que necessitam orientações dietéticas específicas.

Caso o paciente não tenha condições de se alimentar de modo adequado em virtude da doença cardíaca, deve-se prontamente instituir terapia nutricional, incluindo nutrição enteral ou parenteral, a fim de facilitar a cicatrização após o transplante cardíaco e, no período perioperatório, reduzir a probabilidade de eventos desfavoráveis. É, portanto, extremamente necessário que o candidato seja submetido ao transplante cardíaco em condições nutricionais adequadas.

Leitura recomendada

- American Diabetes Association. Clinical practice recommendations. Diabetes Care. 2020 jan; 43(Suppl. 1).
- Associação Brasileira para o Estudo da Obesidade e da Síndrome Metabólica. Diretrizes Brasileiras de Obesidade. 4 ed. 2016. p. 73-92.
- Bacal F, Marcondes-Braga FG, Rohde LEP, Xavier Júnior JL, de Souza Brito F, Moura LZ, et al. 3ª Diretriz Brasileira de Transplante Cardíaco. Arq Bras Cardiol. 2018; 111(2):230-89.
- de Albuquerque DC, et al. Diretriz Brasileira de Insuficiência Cardíaca Crônica e Aguda. Arq Bras Cardiol. 2018; 111(3):436-539.
- Francischi RP, Pereira LO, Junior AHL. Frequência de ingestão alimentar e desenvolvimento de obesidade e diabetes mellitus. Rev Bras Nutr Clín. 2003; 19(1):32-42.
- Gottschall CBA, Schneider CD, Rabito EI, Busnello FM. Guia prático de clínica nutricional: tabelas, valores e referências. São Paulo: Editora Atheneu; 2012.
- Gusmão LS, et al. Utilização de indicadores dietéticos como critérios prognósticos da Síndrome Metabólica. São Paulo, SP: Rev Assoc Bras Nutr. 2014 jan-jun; (1):37-46.
- Martelli A. Redução das concentrações de cloreto de sódio na alimentação visando a homeostase da pressão arterial. Santa Maria: Rev Centro de Ciências Naturais e Exatas UFSM. 2014 abr; 18(1):428-36.
- Miranda VPN, et al. Marcadores Inflamatórios na avaliação nutricional: relação com parâmetros antropométricos, composição corporal e níveis de atividade física. São Paulo, SP: Rev Assoc Bras Nutr. 2014 jan-jun; 6(1):61-72.
- Nakazato VL. Aconselhamento nutricional e redução de fatores de risco associados à síndrome metabólica: relato de caso. São Paulo, SP: Rev Assoc Bras Nutr. 2013; 5(1):81-85.
- Précoma DB, Oliveira GMM, Simão AF, Dutra OP, Coelho OR, Izar MCO, et al. Atualização da Diretriz de Prevenção Cardiovascular da Sociedade Brasileira de Cardiologia – 2019. Arq Bras Cardiol; 2019.
- Sociedade Brasileira de Cardiologia – SBC. 7ª Diretriz Brasileira de Hipertensão Arterial. 2016 set; 107(3 supl. 3).
- Sociedade Brasileira De Cardiologia. Atualização da diretriz brasileira de dislipidemias e prevenção da aterosclerose. 2017 set; 109(2 supl. 1).
- Taddei JA, et al. Nutrição em Saúde Pública. Rio de Janeiro: Editora Rubio; 2011.

CAPÍTULO

32 Diabetes Melito e Contagem de Carboidrato no Adulto e Idoso

Patricia Zuanazzi Pereira Clemente
Giovanna Guimarães Lopes

O diabetes melito (DM) consiste em uma doença crônica, caracterizada por distúrbios metabólicos que têm em comum a hiperglicemia persistente devido a deficiência absoluta ou relativa na secreção e/ou ação da insulina. Dados recentes estimam que 425 milhões de pessoas no mundo convivem com a doença. O DM pode induzir várias complicações micro e macrovasculares, o que contribui para alta morbimortalidade e redução da qualidade de vida, como doenças cardiovasculares diabéticas, nefropatia, retinopatia, neuropatia. É classificado, segundo sua etiologia, em diabetes tipo 1, tipo 2, gestacional e, ainda, outros tipos raros de diabetes. Neste capítulo, enfatizaremos o cuidado nutricional no diabetes tipo 1 e tipo 2.

Diabetes tipo 1

O diabetes melito tipo 1 (DM1) é uma doença autoimune ou idiopática, poligênica, decorrente da destruição de células beta pancreáticas, ocasionando deficiência completa na produção de insulina. Além de fatores genéticos, alguns fatores ambientais são descritos por influenciar na fisiopatologia do DM1, como infecções virais, componentes dietéticos e certas composições da microbiota intestinal. Acomete em sua maioria crianças, adolescentes e, mais raramente, adultos. Consiste em 5% a 10% do total de casos. Os sintomas iniciais clássicos incluem poliúria, polidipsia e polifagia, assim como cetoacidose diabética.

Diabetes tipo 2

O diabetes tipo 2 (DM2) se caracteriza por intolerância à glicose e hiperglicemia crônica, mostrando defeitos na ação e/ou secreção da insulina. Acomete cerca de 90% a 95% dos casos. Sua etiologia é multifatorial e envolve fatores genéticos e ambientais, sendo observada sua prevalência em adultos maiores de 40 anos. Os principais fatores de risco para o seu desenvolvimento estão relacionados ao excesso de peso, síndrome metabólica e sedentarismo. Normalmente assintomático, é diagnosticado por meio de exames laboratoriais.

Diagnóstico

Na história natural do DM, alterações fisiopatológicas precedem em muitos anos o diagnóstico da doença. Exames como glicemia em jejum acima de 126 mg/dL, teste de tolerância oral a glicose acima de 200 mg/dL, hemoglobina glicada acima de 6,5% e glicemia ao acaso acima de 200 mg/dL com sintomas inequívocos de hiperglicemia são indicadores da presença do diabetes melito.

Cuidado nutricional

O cuidado nutricional é um dos pilares no manejo do tratamento do diabetes e tem como objetivo controlar a glicemia de jejum, pós-prandial e hemoglobina glicada, assim como atingir ou manter peso saudável, controlar níveis pressóricos e lipídicos, e enfatizar o cuidado na prevenção e tratamento da hipoglicemia e das complicações em longo prazo.

O acompanhamento nutricional pode favorecer parâmetros clínicos e metabólicos, dentro de um plano alimentar saudável associado à prática de atividade física e mudanças no estilo de vida. Na Tabela 32.1, encontram-se as recomendações de nutrientes ao paciente diabético.

Tabela 32.1. Recomendação de nutrientes.	
Macronutrientes	**Ingestão diária recomendada**
Carboidratos	45% a 60%, sendo possível reduzir essa quantidade (em DM2) de maneira individualizada e acompanhada por profissional especializado. OMS recomenda não reduzir abaixo de 130 g/dia.
Sacarose	Máximo 5% a 10% do VET.
Proteínas	15% a 20% do VET com função renal preservada. Função renal comprometida: até 0,8 g/kg/dia.
Lipídios	20% a 35% do VET; dar preferência para ácidos graxos monoinsaturados e poli-insaturados; limitar saturados em até 10%; dieta isenta de gordura trans
Fibras	Mínimo 14 g/1.000 kcal; 20 g/1.000 kcal para DM2

VET: valor energético total; OMS: Organização Mundial da Saúde.

Fonte: adaptada de Sociedade Brasileira de Diabetes 2019-2020.

O controle e redução de peso, quando necessário, pode beneficiar o controle glicêmico, sendo recomendado um déficit energético de 500 a 750 kcal/dia ou um plano alimentar de 1.200 a 1.500 kcal/dia para mulheres e 1.500 a 1.800 kcal/dia para homens, ajustados ao peso corporal inicial do indivíduo. Para obesos a perda de 5% a 10% do peso promove resultados benéficos em relação ao controle metabólico.

Índice glicêmico e perfil da dieta

Estudos têm demonstrado que o índice glicêmico e principalmente a carga glicêmica dos alimentos auxiliam na predição da glicemia pós-prandial, sendo consenso que a qualidade e a quantidade dos carboidratos consumidos afetam a resposta glicêmica. Fibras solúveis e insolúveis devem ser consideradas na alimentação do paciente diabético, uma vez que elas contribuem para reduzir o índice glicêmico dos alimentos, retardar a absorção dos carboidratos, evitar picos de glicemia, assim como promover saciedade, melhora na diversidade da microbiota intestinal, controle lipídico e redução de risco de doença cardiovascular.

Os perfis das dietas DASH (*Dietary Approaches to Stop Hypertension*) e mediterrânea devem ser contemplados, uma vez que a presença de vegetais, frutas e fibras alimentares, assim como seus componentes bioativos, demonstrou efeitos positivos da composição e abundância da microbiota intestinal, como a alteração da permeabilidade intestinal, a produção de ácidos graxos de cadeia curta (SCFA), a diminuição de lipopolissacarídeos (LPS), e a inibição da inflamação. Ainda, os polifenóis conferem ação antioxidante e anti-inflamatória, protegem as células beta pancreáticas, inibem a formação de produtos de glicação avançada e inibem a alfaglucosidase, trazendo benefícios metabólicos, vasculares, assim como no controle glicêmico.

A montagem do plano alimentar deve considerar a característica de o diabetes ser uma doença crônica e de a alimentação ter impacto no controle glicêmico. Dessa maneira, o manejo nutricional não deve ser somente prescritivo, mas também apresentar um olhar comportamental, colocando o indivíduo no centro do cuidado.

Estresse oxidativo e micronutrientes

Diversos estudos mostram que pacientes diabéticos sofrem estresse oxidativo crônico, principalmente devido à hiperglicemia. O estresse oxidativo desempenha um papel na inflamação sistêmica, disfunção endotelial, secreção prejudicada de células pancreáticas e utilização prejudicada de glicose nos tecidos periféricos. A inibição da produção de radicais livres induzida por hiperglicemia, usando expressão de enzimas antioxidantes ou compostos antioxidantes, pode impedir ou retardar o desenvolvimento de retinopatia diabética, nefropatia e neuropatia. Outros minerais, como o magnésio, cromo, ácido alfalipoico, zinco e nutrientes como ômega-3 e vitamina D, também desempenham importante papel na modulação da insulina e glicose.

Contagem de carboidratos

A contagem de carboidratos é uma estratégia consolidada há mais de 20 anos para o efetivo cuidado e controle glicêmico do paciente diabético. Tem como vantagem oferecer maior flexibilidade e individualização no tratamento, conforme o estilo de vida. É amplamente utilizada no DM1, mas aplica-se ao DM2 e diabetes melito gestacional (DMG), com o intuito de alcançar uma boa correlação entre valores glicêmicos pré e pós-prandiais, quantidade insulínica e alimentação.

Ao iniciar a contagem de carboidratos com o paciente, o primeiro passo é ter o engajamento do mesmo com clareza dos fatores necessários como disciplina, comprometimento, consciência de uma alimentação saudável e equilibrada, acompanhamento de profissionais capacitados, domínio das insulinas, entendimento das rotulagens, medidas padrão, fontes dos macronutrientes e utilização das tabelas de composição dos alimentos.

Identificar o estágio da mudança comportamental que o paciente se encontra é importante para definir a melhor abordagem educacional. Não se deve restringir nenhum alimento durante a contagem, incluindo os doces, mas é necessária a conscientização de quantidade, definição de dias e horários.

O nutricionista deverá calcular as necessidades diárias do paciente, envolvendo calorias, proteínas, gorduras, fibras, quantidade de carboidrato, vitaminas e micronutrientes que auxiliem no controle glicêmico. O plano alimentar deve ser fracionado (5 a 6 refeições/dia), baseado nas condições socioeconômicas, preferências, culturas e limitações do paciente. A Figura 32.1 ilustra um guia ao profissional dos principais pontos a serem avaliados no momento da contagem de carboidratos.

Dentro da contagem, cada nutriente desempenha um papel importante. O carboidrato (CHO) é o macronutriente chave por ser convertido integralmente em glicose em um período de 15 minutos a 2 horas. As escolhas das fontes de CHO, por sua vez, devem ser realizadas com foco no impacto na glicemia, avaliando a combinação do tamanho da porção, tipo de carboidrato a partir do índice glicêmico e da carga glicêmica e composição dos demais itens que estarão nesse plano alimentar.

O consumo de proteína e gorduras deve ser incentivado, pois se apresentam como aliados na diminuição da glicemia pós-prandial. Ao consumir fonte proteica, o aumento da glicemia não é imediato; aproximadamente 35% a 60% viram glicose no período de 3 a 4 horas, e o mesmo ocorre com as gorduras: apenas 10% convertem-se em glicose após 4 a 5 horas.

O grupo de vegetais (até 1 xícara de vegetais crus e 1/2 xícara de cozidos) e o de proteínas (carnes, aves, pescados, ovos; até 1 porção de 120 g) não precisam ser inclusos no momento da contagem de CHO. Em ocasiões em que o grupo de gorduras for consumido com o grupo de proteínas (como churrasco, pizza e outros), pode haver hiperglicemia tardia pós-prandial, comparada ao habitual, durante 2 a 8 horas, sendo necessário ajustes no bólus de alimentação; e, no caso de múltiplas doses, a dose extra devido a essa característica deve ser realizada 1 hora após a alimentação. Na bomba de insulina, essa função está disponível como bólus estendido ou duplo, no qual a insulina é liberada gradualmente, combinando com o processo de digestão.

Métodos como a lista de substitutos de carboidratos e a contagem por grama (calculada sobre a gramagem do alimento) auxiliam na realização da montagem do plano alimentar. O caderno de anotações será um importante meio para visualização da rotina do paciente pelo profissional. O Quadro 32.1 apresenta uma sugestão de modelo.

A insulina é um dos elos mais importantes dentro da contagem de carboidratos. No uso da insulina intermediária e rápida, é necessário ter atenção aos picos de ação com ingestão fixa de carboidratos nesses horários para evitar hipoglicemia. Já no uso de insulina rápida ou ultrarrápida na refeição em conjunto à insulina de ação longa, considerado mais fisiológico, o paciente tem maior autonomia na escolha do horário e quantidade de CHO a consumir. No caso do DM2, que utiliza antidiabéticos orais, realizar um ajuste na quantidade de carboidrato diária, habitualmente, é suficiente.

Desse modo, alguns conceitos são importantes, como a hiperglicemia, caracterizada por sinais clássicos como a poliúria, polidipsia, polifagia, perda de peso não intencional e valores de glicose acima de 99 mg/dL. Oposto a isso, a hipoglicemia é o valor de glicose abaixo de 70 mg/dL, com sintomas como fraqueza, mal-estar, dentre outros. A correção de maneira efetiva deste episódio é fundamental para evitar a demora na recuperação e a transição para uma hiperglicemia. A medida de correção é de 15 g de CHO de absorção rápida, como 3 balas de caramelo ou 1 unidade de gel de glicose. Para glicemias abaixo de 50 mg/dL, a dose de correção deve ser duplicada. Após a correção, deve-se aguardar 15 minutos para verificar novamente a glicemia.

Para evitar esses episódios de alteração glicêmica, o domínio sobre bólus e insulina basal torna-se fundamental. A insulina basal é de ação prolongada (24 horas) e se trata de uma estratégia para mimetizar a fisiologia pancreática ao longo do dia. O bólus de alimentação é a relação da quantidade de carboidrato que será consumida com a quantidade de insulina adequada para manter o controle glicêmico. O cálculo realizado é de 1 unidade de insulina (UI) para cada 15 g de CHO. O bólus de correção, por sua vez, será a dose de insulina ultrarrápida para correção da hiperglicemia no pré-prandial e pós-prandial (após 2 horas). O cálculo dessa quantidade de insulina é realizado a partir das metas glicêmicas e do fator sensibilidade (FS), estabelecidos pela equipe multidisciplinar. A regra "1800" (fórmula: Glicemia atual – Meta glicêmica / fator sensibilidade) é um padrão para determinar a sensibilidade à insulina (FS), que é a relação direta com quantos pontos da glicemia a insulina ultrarrápida é capaz de diminuir.

A confirmação de que a contagem de CHO está sendo realizada de maneira correta é a harmonia entre a alimentação e o controle glicêmico. Uma estratégia para facilitar o processo é o uso do recurso fotográfico das refeições, para a equipe analisar em conjunto com o paciente se a contagem está sendo feito de maneira correta e reforçar orientações. Na Tabela 32.2, encontram-se as metas glicêmicas de acordo com as sociedades de diabetes.

Educação nutricional

A educação do paciente diabético é fundamental para o sucesso do tratamento; todo o processo deve ter o paciente no centro das decisões. Os profissionais envolvidos devem ser facilitadores e incentivar o autocuidado. Grupos de apoio, oficinas, revistas de conteúdos pertinentes e aplicativos de contagem de carboidratos de fontes confiáveis devem ser estimulados, auxiliando no engajamento do paciente.

Leitura recomendada

- Agência Nacional de Vigilância Sanitária. Resolução n.º 54, de 12 de novembro de 2012. Res n. 259, de 20 de setembro de 2002. Res n. 123, de 13 de maio de 2004. Portaria n. 29, de 13 de janeiro de 1998. Manual de Orientação aos Consumidores – Educação para o Consumo Saudável - Anvisa. Lei 8.078/90 (CDC) art.4º caput, incisos I a III; art6ºI, II, III; art 8º, art.10 e art.18. Disponível em: http://portal.anvisa.gov.br/publicacoes?tagsName=diet%20e%20light. Acessado em: 7 jul 2020.
- Dal S, Sigrist S. The Protective Effect of Antioxidants Consumption on Diabetes and Vascular Complications. Diseases. 2016; 4(3):24. DOI: 10.3390/diseases4030024.
- Diabetes Care. ADA. 2019; 42(Suppl. 1):S1-S2.
- Gerber PA, Rutter GA. The Role of Oxidative Stress and Hypoxia in Pancreatic Beta-Cell Dysfunction in Diabetes Mellitus. Antioxid Redox Signal. 2017; 26(10):501-18. DOI: 10.1089/ars.2016.6755.
- Kim Y, Keogh JB, Clifton PM. Polyphenols and Glycemic Control. Nutrients. 2016; 8(1):17. DOI: 10.3390/nu8010017.
- Lean ME, Leslie WS, Barnes AC, Brosnahan N, Thom G, Mc-Combie L, et al. Primary care-led weight management for remission of type 2 diabetes (DiRECT): an open-label, cluster-randomised trial. Lancet. 2018; 391(10120):541-51.
- Li BY, Xu XY, Gan RY, et al. Targeting Gut Microbiota for the Prevention and Management of Diabetes Mellitus by Dietary Natural Products. Foods. 2019; 8(10):440. DOI: 10.3390/foods8100440.
- Marreiro DN, Severo JS, Morais JBS, et al. Diabetes melito. In: Rossi L, Poltronieri F (orgs.). Tratado de nutrição e dietoterapia. Rio de Janeiro: Guanabara Koogan; 2019. p. 814-25.
- Netto AP; Sociedade Brasileira de Diabetes. Manual Básico sobre Diabetes para Profissionais da Saúde. 2014; 1(1):1-47.
- Rewers M, Ludvigsson J. Environmental risk factors for type 1 diabetes. Lancet. 2016; 387(10035):2340-8.
- Sociedade Brasileira de Diabetes, Departamento de Nutrição da Sociedade Brasileira de Diabetes. Manual de Contagem de Carboidratos para Pessoas com Diabetes. Conectando Pessoas; 2016.
- Sociedade Brasileira de Diabetes, Departamento de Nutrição da Sociedade Brasileira de Diabetes. Manual Oficial de Contagem de Carboidratos para Profissionais da Saúde. Rio de Janeiro. 2009.
- Sociedade Brasileira de Diabetes. Diretrizes SBD 2019-2020. Ed Clannad; .
- Sociedade Israelita Albert Einstein, Divisão de Prática Assistencial. Manual de Carboidrato. 2008.
- Verma H, Garg R. Effect of magnesium supplementation on type 2 diabetes associated cardiovascular risk factors: a systematic review and meta-analysis. J Hum Nutr Diet. 2017; 30(5):621-33. DOI: 10.1111/jhn.12454.

Anexos

Quadro 32.1. Sugestão de ferramenta para controle diário da alimentação e insulinoterapia.

Refeição	Horário	Glicemia capilar pré-refeição (mg/dL)	Insulina (tipo e quantidade)	Alimento ou preparação	Quantidade	CHO (gramas)	Glicemia capilar pós-refeição (2 horas)	Insulina (tipo e quantidade)	Data:__/__/__ Observação

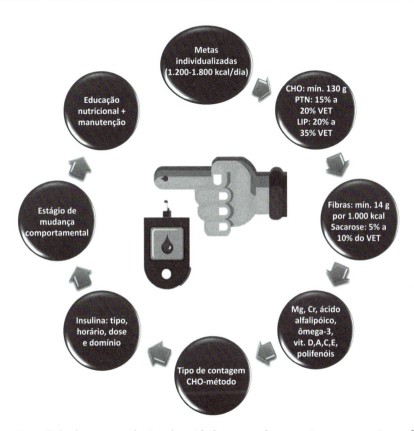

Figura 32.1. Ciclo de recomendações de cuidados centrado no paciente, para guiar profissionais, no momento do planejamento da contagem de CHO.

Siglário: PTN: proteína; LIP: lipídios; Mg: magnésio; Cr: cromo; vit.: vitaminas; CHO: carboidrato.

Tabela 32.2. Metas de controle glicêmico de acordo com as sociedades, em adultos e idosos.

Sociedade	Glicemia pré-prandial (mg/dL)	Glicemia pós-prandial (mg/dL)	HbA1c (%)
ADA	80 a 130	< 180	< 7,0
IDF	< 115	< 160	< 7,0
AACE	< 110	< 140	< 6,5
SBD	< 100	< 160	< 7,0

Fonte: ADA (Associação Americana de Diabetes), IDF (Federação Internacional de Diabetes), AACE (Associação Americana de Endocrinologistas Clínicos), SBD (Sociedade Brasileira de Diabetes). HbA1c: hemoglobina glicada.

CAPÍTULO

33 Transtornos Alimentares

Fernanda Pisciolaro

Introdução

Os transtornos alimentares (TA) são caracterizados por inadequações persistentes na alimentação ou em comportamentos que envolvem a comida e que resultam em consumo ou absorção alteradas de alimentos que comprometem consideravelmente a saúde física e/ou funcionamento psicossocial do indivíduo.

As descrições diagnósticas mais atualizadas dos TA podem ser encontradas na 5ª edição do *Manual Diagnóstico e Estatístico de Transtornos Mentais* (DSM-5), publicada em 2013 pela American Psychiatric Association, e na nova *Classificação Estatística Internacional de Doenças e Problemas Relacionados à Saúde* (CID-11) da Organização Mundial da Saúde (OMS), que entrará em vigor em 2022 e possui versão de pré-visualização publicada em inglês (<https://icd.who.int/browse11/l-m/en>).

Os sistemas de classificação descrevem critérios diagnósticos para os seguintes TA: anorexia nervosa, bulimia nervosa, transtorno de compulsão alimentar, transtorno de ruminação, transtorno alimentar restritivo evitativo, pica e duas categorias residuais chamadas "outro transtorno alimentar especificado" e "transtornos alimentares não especificados". O aprimoramento diagnóstico tem contribuído para diagnósticos mais precisos, o que reduziu o número de pessoas que antes ficavam categorizados com TA residuais. O Quadro 33.1 descreve resumidamente tais critérios diagnósticos.

Esses TA são determinados por uma etiologia multifatorial, em que aspectos socioculturais (internalização do ideal de magreza, elevada relevância do peso e forma corporais, estigma do peso, provocações ou *bullying*, crenças nutricionais disfuncionais, aculturação de minorias raciais e étnicas, redes de apoio sociais limitadas, vivências traumáticas como história de abuso sexual), psicológicos (individuais e familiares, como autoavaliação negativa, excessivas preocupações com peso e corpo que geram insatisfação corporal, perfeccionismo, história pregressa de transtorno de ansiedade, comportamento inflexível), vulnerabilidade biológica (genética, sexo feminino, diabetes tipo 1, problemas alimentares na infância, história de TA na família, história de outros transtornos psiquiátricos e, mais atualmente estudado, alterações do microbioma intestinal) e prática de dietas restritivas (que promovem balanço energético negativo e podem ser gatilho para o início de alterações metabólicas e psicológicas) se unem para o surgimento, desenvolvimento e manutenção dos sintomas.

Quadro 33.1. Resumo dos critérios diagnósticos em transtornos alimentares.

Anorexia nervosa (AN)	Manutenção de baixo peso obtido de maneira voluntária pela evitação de alimentação suficiente; perturbação no modo de vivenciar o peso, tamanho ou forma corporal como elementos centrais na autoavaliação e negação da gravidade do baixo peso; uso de comportamentos persistentes para impedir o restabelecimento de peso normal (restrição alimentar, indução de vômitos, abuso de laxantes ou diuréticos, atividade física em excesso, dentre outros), podendo também apresentar episódios de compulsão alimentar.
Bulimia nervosa (BN)	Episódios frequentes e recorrentes de compulsão alimentar (com perda de controle sobre o que ou quanto come, com consumo de uma quantidade de comida claramente maior que o habitual e do que seria consumido pela maioria das pessoas na mesma situação), acompanhados por comportamentos compensatórios inadequados para evitar o ganho de peso (vômitos autoinduzidos, abuso de laxantes, diuréticos, enemas ou outras drogas, exercícios físicos em excesso, dieta restrita, jejum); com autoavaliação significantemente influenciada por seu peso e forma corporais. Não há baixo peso.
Transtorno de compulsão alimentar (TCA)	Episódios frequentes e recorrentes de compulsão alimentar (com perda de controle sobre o que ou quanto come, com consumo de uma quantidade de comida claramente maior que o habitual e do que seria consumido pela maioria das pessoas na mesma situação). A compulsão alimentar é percebida de maneira muito desagradável e que traz sofrimento marcante (de culpa, arrependimento, desgosto, tristeza, comendo até se sentir desconfortavelmente cheio, mais rápido que o habitual, na ausência de fome física e/ou sozinho por vergonha). Não tem associação com uso de métodos compensatórios inapropriados como na BN e também não ocorre durante o curso de AN.
Transtorno de ruminação	Regurgitação intencional e repetida de alimentos, realizada de maneira frequente e sustentada por mais de 1 mês, que não pode ser justificada por outra condição de saúde. O alimento é trazido de volta à boca sem náusea, ânsia de vômito ou repugnância.
Transtorno alimentar restritivo evitativo (TARE)	Esquiva ou restrição da ingestão alimentar manifestada por fracasso em satisfazer as demandas de nutrição a partir da ingestão oral, levando a perda de peso, deficiência nutricional, necessidade de alimentação enteral ou suplementos e/ou interferência marcante no funcionamento psicossocial que interferem de maneira significativa no desenvolvimento do indivíduo e que não refletem preocupações com peso e forma corporais.
Pica	Ingestão persistente ou suficientemente severa para receber atenção clínica, de substâncias não nutritivas, como objetos e materiais não alimentares ou ingredientes alimentares crus, que causam danos à saúde. É o único com possibilidade de diagnóstico mútuo com outros TA.
Outro transtorno alimentar especificado	Aplica-se a indivíduos que possuem um TA que resulta em prejuízo significativo psicossocial ou da saúde, mas não satisfaz todos os critérios diagnósticos anteriores mencionados; pode ser classificado como: AN atípica, BN de baixa frequência e/ou duração limitada, TCA de baixa frequência e/ou duração limitada, transtorno de purgação ou síndrome do comer noturno.
Transtorno alimentar não especificado	Aplica-se a situações em que o indivíduo apresenta sintomas de TA clinicamente relevantes ou que causam grande impacto social ou funcional, mas não satisfazem os critérios anteriores, sem especificação da razão pela qual os critérios não foram preenchidos ou quando não há informações suficientes para um diagnóstico preciso.

A anorexia nervosa (AN) é mais comum em mulheres, estimada entre 0,5% e 1% da população e geralmente tem início na adolescência, por meio de restrição alimentar que se torna cada vez mais extrema e inflexível. Em suas etapas iniciais de desenvolvimento e em idade precoce há melhor resposta ao tratamento. O prognóstico é desfavorável quando o indivíduo sofre de história longa, grave perda de peso ou presença de compulsão alimentar e métodos compensatórios inapropriados. Em 10% a 20% dos casos, mostra-se crônica e sem melhora significativa mesmo com tratamento intensivo. Estima-se recuperação completa em aproximadamente 50% dos casos tratados. É comum que após o tratamento fiquem características residuais, especialmente algum grau de preocupação exagerada com a forma, o peso e a alimentação, o desenvolvimento da compulsão alimentar e, às vezes, migração para a bulimia nervosa.

A bulimia nervosa (BN) tem uma idade de início um pouco mais alta, geralmente no fim da adolescência ou início da idade adulta. A incidência é de 1% a 1,5% da população, mas esses números podem ser maiores em grupos específicos (como jovens universitários) ou se considerarmos quadros parciais. A prevalência é majoritariamente feminina. Em geral, inicia também com restrição alimentar, mas o surgimento de episódios de compulsão alimentar impede perda de peso (ou promove ganho de peso) e perpetua o uso de métodos purgativos. Não foram identificados bons preditores de resultados, embora haja evidências de que a grande frequência de métodos purgativos, tempo de doença, demora para o início do tratamento, obesidade infantil, sinais de transtornos de personalidade e relacionamentos interpessoais conturbados se associem a um pior prognóstico. O curso e a evolução são extremamente variáveis, com recuperação favorável em cerca de 50% dos casos.

Já o transtorno de compulsão alimentar (TCA) tem idade de apresentação e curso diferentes. A maioria dos pacientes o desenvolve ao redor dos 27 anos, e aproximadamente um terço são homens. As mulheres iniciam dietas e comportamento de compulsão mais precocemente e os homens procuram menos o tratamento. Tende a se mostrar em fases, em vez de persistente, com períodos sem episódios de compulsão intercalados por exageros alimentares, com maior tendência ao ganho de peso, que geralmente precede a dieta e episódios de compulsão alimentar. O TCA está associado a diversas consequências funcionais incluindo problemas no desempenho de papéis sociais, prejuízo na qualidade de vida e insatisfação com a saúde, inclusive incorrendo em maior utilização de serviços de saúde em comparação a controles pareados por índice de massa corpórea (IMC). Especialmente quando em associação comórbida com outras condições psiquiátricas, está relacionado a maior risco de suicídio.

Em geral, o curso subsequente ao desenvolvimento é crônico, a presença de comorbidades psiquiátricas é comum, e pode estar associado a graves complicações clínicas. As principais complicações clínicas dos TA estão descritas no Quadro 33.2. A mortalidade em pacientes diagnosticados com TA é alta, tanto por complicações clínicas em decorrência da desnutrição ou dos métodos compensatórios utilizados, como também por suicídio, sendo necessário aprimoramento cada vez melhor do diagnóstico, tratamentos e abordagem interdisciplinar para evitar desfechos negativos.

Quadro 33.2. Principais complicações clínicas nos TA.	
AN	**Pele e anexos:** pele com aspecto amarelado por hipercarotenemia, pele seca, lanugo, cabelos finos e quebradiços, perda de cabelo.
	Sistema digestório: retardo no esvaziamento gástrico, diminuição de peristaltismo intestinal, pancreatite e constipação intestinal, alterações de enzimas hepáticas, lesões esofágicas causadas por vômitos, perda dentária.
	Sistema circulatório: bradicardia, diminuição da pressão arterial, arritmias, insuficiência cardíaca, parada cardíaca, hipotensão postural, aumento do intervalo QT, miocardiopatias.
	Sistema excretor: edema, cálculo renal, aumento da ureia sérica, poliúria, desidratação.
	Sistema hematológico: anemia, leucopenia, trombocitopenia.
	Sistema reprodutivo: infertilidade, recém-nascidos com baixo peso, partos prematuros, complicações perinatais.
	Distúrbios hidreletrolíticos: hipocalemia, hiponatremia, hipofosfatemia, hipomagnesemia, síndrome da realimentação.
	Sistema endocrinológico: amenorreia, diminuição de gonadotrofinas, LH e estrogênios, hipertireoidismo, aumento do hormônio do crescimento, do cortisol e das leptinas.
	Outras alterações: hipertermia e intolerância ao frio, convulsões, osteopenia/osteoporose, hipoglicemia, atrofia cerebral, alterações neurocomportamentais.

Continua...

Quadro 33.2. Principais complicações clínicas nos TA. Continuação.

BN	Complicações dermatológicas: xerose cutânea, lanugo, queda de cabelos, acne, unhas fracas, prurido, sinal de Russell (presença de calos ou feridas na face dorsal do dedo usado para induzir vômitos; pode estar presente também em pacientes com AN subtipo purgativo). Complicações dentárias: erosão (tipicamente na face lingual dos dentes maxilares), diminuição de salivação, cáries, hipersensibilidade, xerostomia, gengivite. Complicações gastrointestinais: esvaziamento gástrico retardado, disfunção motora, dilatação gástrica, gastrite, esofagite, refluxo gastroesofágico, sensação de fome e saciedade prejudicadas, atraso no trânsito intestinal e constipação, aumento da glândula paratireoide. Distúrbios hidreletrolíticos: hipopotassemia, desidratação, hipocalemia. Complicações cardiovasculares: arritmia cardíaca, hipotensão, prolongamento do intervalo QT.
TCA	Complicações metabólicas: síndrome metabólica, diabetes melito, hipertensão arterial, acidente vascular encefálico (AVE), apneia do sono, dislipidemia, osteoartrose e outras doenças crônicas debilitantes, entretanto não está claro se o TCA está associado a complicações médicas além daquelas observadas em pacientes com obesidade.

LH: hormônio luteinizante

Fonte: Alvarenga et al., 2020.

Diretrizes para o tratamento nutricional

O TA, por suas características diferenciadas, exige uma abordagem nutricional própria, em que a prescrição tradicional produz efeito limitado ou, às vezes, prejudicial, exigindo conhecimento em outras áreas e estratégias e intervenções específicas para a remissão dos quadros.

Devido à condição multifatorial, o tratamento deve basear-se na presença ou não de comorbidades psiquiátricas ou clínicas e deve ter caráter interdisciplinar. A equipe mínima exigida no tratamento deve ser composta por psiquiatra, psicólogo e nutricionistas especializados em TA.

O papel do nutricionista na equipe será na adequação do consumo alimentar e nutricional, para ajuste do estado nutricional e adequação e manutenção de boa saúde e correção das complicações clínicas. Entretanto, para que seja possível tal ajuste, o nutricionista precisará atuar nas atitudes alimentares que envolvem as escolhas alimentares dos pacientes. As atitudes alimentares são compostas por crenças, pensamentos, interpretações, sentimentos e comportamentos relacionados à comida. Para tal, serão necessárias abordagens que envolvam modificação do comportamento em relação à comida e ao próprio corpo.

A Associação Dietética Americana (ADA) e Associação Americana de Psiquiatria (APA) destacam a importância do papel do nutricionista especializado na equipe de tratamento, durante a internação e tratamento ambulatorial, e estabelecem diretrizes para o cuidado nutricional, que envolve:

- **Avaliação nutricional**: identificação de problemas nutricionais; monitoramento de dados bioquímicos e identificação de risco de síndrome da realimentação; realização de medidas antropométricas, histórico e evolução de peso e altura; avaliação do consumo, padrão e atitudes alimentares e em relação ao corpo; identificação de comportamentos relacionados ao TA (restrição alimentar, compulsão alimentar, rituais ou preocupações e medos, hipercontrole e impulsividade alimentar, métodos compensatórios, exercício, uso de álcool e drogas etc.); fazer o diagnóstico nutricional e criar plano de tratamento, que deve ser coordenado junto aos demais profissionais envolvidos no tratamento.
- **Intervenção nutricional**: estabelecer necessidades nutricionais e meta de recuperação de peso e adequação de composição corporal e de saúde, quando se aplicar; orientar o consumo de suplementos, quando indicado; propor metas graduais para a normalização do comportamento alimentar; fornecer instrumentos para que haja melhora gradual do perfil alimentar, garantindo o consumo de quantidade e qualidade adequadas, e a variedade de alimentos consumidos; guiar a percepção e respeito aos sinais internos de fome

e saciedade; auxiliar na decisão em situações que envolvem vontade de comer; auxiliar na cessação dos métodos purgativos e compensatórios, da restrição e compulsão; e diminuir ou eliminar os distúrbios de imagem corporal. Durante todo o processo, o nutricionista deve aplicar estratégias de mudança de comportamento alimentar e aconselhamento nutricional, oferecer suporte emocional com empatia e sem julgamento, garantindo que haja colaboração mútua e respeito entre profissional e paciente.

- **Monitoramento e evolução nutricional**: monitorar ingestão real e realizar ajustes para que o plano alimentar e as metas possam ser gradativamente alcançados; monitorar evolução ponderal e manutenção de um peso compatível com saúde, que seja mantido por meio de alimentação e exercícios equilibrados; trabalhar em conjunto com os demais profissionais da equipe, comunicando progressos e dificuldades, e buscando ajustes para a obtenção de boa evolução e prevenção de recaídas.

- **Coordenação do cuidado nutricional**: treinar, orientar e monitorar equipe de tratamento sobre os protocolos de alimentação e cuidados nutricionais; trabalhar de maneira colaborativa, fornecendo informações e educação para pacientes, profissionais e familiares; manter supervisão constante e contato periódico com outros profissionais da equipe interdisciplinar; e defender o uso de tratamento baseado em evidências e acesso ao tratamento especializado.

Essa abordagem inclui educação nutricional, mas seu foco principal está em desmistificar o medo de determinados alimentos e nutrientes, ensinando uma alimentação flexível, sem foco perfeccionista e sem classificar os alimentos em "bons" ou "ruins"; dando menor evidência ao valor calórico e mais foco para aspectos psicológicos e sociais, que envolvem promoção do prazer em comer; e habilitando os indivíduos a fazerem boas escolhas alimentares em qualquer lugar ou situação.

Além de trabalhar com aconselhamento nutricional, desenvolvendo bom vínculo, habilidades interpessoais e de comunicação, observando a interface da alimentação com a história de vida, questões psiquiátricas e psicológicas, familiares e socioculturais, e atuando de modo empático, colaborativo e flexível, os nutricionistas precisam estar aptos ao uso de algumas abordagens avançadas para a modificação das atitudes alimentares, por exemplo: terapia cognitivo-comportamental (TCC), terapia comportamental dialética (DBT), entrevista motivacional (EM), *mindfulness* e *mindful eating*, comer intuitivo e competências alimentares.

Assim, o nutricionista que deseja trabalhar com transtornos alimentares deve ser capaz de reconhecer sinais e sintomas característicos do TA, avaliar com amplitude os aspectos alimentares do paciente, promover manutenção de peso apropriada para cada fase de tratamento e diagnóstico, orientar sobre como manter uma alimentação equilibrada e flexível, dar suporte durante as mudanças nas atitudes alimentares e se manter atualizado em relação aos protocolos de tratamento.

Leitura recomendada

- Alvarenga MS, Dunker KLL, Philippi ST (orgs.). Transtornos Alimentares e nutrição: da prevenção ao tratamento. 1 ed. Barueri: Manole; 2020.
- Alvarenga MS, Figueiredo M, Timerman F, Antonaccio C (orgs.). Nutrição comportamental. 2 ed. Barueri: Manole; 2019.
- American Dietetic Association. Position of the American Dietetic Association: Nutrition intervention in the treatment of anorexia nervosa, bulimia nervosa, and other eating disorders. J Am Diet Assoc. 2006; 106:2073-82.
- American Psychiatric Association. Feeding and eating disorders. In: American Psychiatric Association. Diagnostic and statistical manual of mental disorders (DSM-5). 5 ed. Arlington, VA: American Psychiatric Publishing; 2013. p. 338-54.
- Crow SJ, Peterson CB, Swanson SA, Raymond NC, Specker S, Eckert ED, et al. Increased mortality in bulimia nervosa and other eating disorders. Am J Psychiatry. 2009; 166:1342-6.
- Ernst V, Bürger A, Hammerle F. Prevalence and severity of eating disorders: A comparison of DSM-IV and DSM-5 among German adolescents. Int J Eat Disord. 2017; 50:1255-63.
- Fairburn CG, Cooper Z. Transtornos Alimentares: Um protocolo transdiagnóstico. In: Barlow DH (org.). Manual clínico dos transtornos psicológicos: tratamento passo a passo. 5 ed. Porto Alegre: Artmed; 2016. p. 665-96.
- Organização Mundial Da Saúde [homepage na internet]. CID-11: International Classification of Diseases, 11th Revision (ICD-11). Disponível em: https://icd.who.int/browse11/l-m/en. Acessado em: set 2020.

CAPÍTULO

34 Atenção às Necessidades Especiais na Dieta Hospitalar

Camila Ventura Meneghelli
Caroline Arisa Matsuda
Glaucia Fernanda Correa Gaetano Santos
Natalia Moscatelli Bianchi

Alergias e intolerâncias alimentares

A alergia alimentar (AA) é definida como uma doença provocada pelo consumo e/ou contato de um determinado alimento, ou mais, capaz de estimular uma resposta imunológica de hipersensibilidade a uma determinada substância (em geral, proteínas), que causa sintomas muito variáveis e individuais, desde reações mais leves até as mais graves, potencialmente fatais, como a anafilaxia.

Atualmente considerada um problema de saúde pública, a AA acomete indivíduos de diferentes faixas etárias, e se estima uma prevalência de 3% a 5% em adultos, sendo os principais alérgenos alimentares: leite de vaca, ovo, soja, trigo, oleaginosas, peixes e frutos do mar, embora qualquer alimento possa desencadear uma reação alérgica.

A intolerância alimentar, diferentemente da alergia, não possui relação com o sistema imune, e seus sintomas, frequentemente gastrointestinais, são resultado da deficiência de certas enzimas responsáveis pela digestão da substância presente no alimento, sendo as mais comuns a intolerância à lactose e a intolerância ao glúten.

Diante desse cenário, o diagnóstico correto estabelecido por um médico especializado na área, que associe corretamente a história clínica e os exames complementares, é imprescindível, assim como determinar o nível de tolerabilidade da ingestão dos alimentos ou distinguir uma alergia de uma intolerância alimentar. Apesar de todas levarem a um mesmo tratamento, a dieta de exclusão, essa especificação possibilitará uma maior flexibilidade da alimentação para evitar restrições dietéticas desnecessárias que possam ocasionar deficiências nutricionais e risco de surgimento de uma nova doença.

Com o objetivo de evitar o aparecimento ou a piora dos sintomas e a progressão da doença, o tratamento é realizado exclusivamente pela retirada dos alimentos alergênicos e seus derivados, pela adoção de uma série de cuidados especiais (conforme descrito no Quadro 34.1) e pelo hábito da leitura de rótulos, a fim de identificar a presença do alimento alergênico ou mesmo de mínimas quantidades, conhecidas como traços, que devem ser evitados em casos mais graves de alergia.

Existem alimentos que naturalmente não possuem a substância alergênica, mas que em algum momento tiveram contato com o alérgeno, durante o plantio, fabricação e comercialização, dividindo o mesmo ambiente ou maquinário; ou dentro de casa, ao compartilhar o mesmo utensílio, causando a contaminação cruzada.

Quadro 34.1. Cuidados especiais para indivíduos com alergias alimentares.

Não compartilhar talheres, pratos, panelas, frigideiras e outros utensílios de cozinha

Não reutilizar óleos de fritura que foram utilizados para preparar o alimento alergênico

Separar alimentos de uso comum, como margarina, requeijão, geleia e similares

Utilizar uma esponja exclusiva para lavar os utensílios

Cuidado com produtos domésticos ou de higiene que contêm a substância alergênica, como medicamentos, cosméticos, sabonetes, alimentos para animais, cremes e loções

Adquirir informações de como são realizadas as preparações nos restaurantes

Realizar as refeições junto a seus familiares, amigos e colegas de trabalho; e crianças, com os demais colegas de escola

Consultar fontes confiáveis, como a Associação Brasileira de Alergia e Imunologia e demais associações certificadas

Fonte: fluxo de atendimento ao paciente com alergia alimentar. Serviço de Nutrição Clínica do Hospital Israelita Albert Einstein, 2020.

Todos esses cuidados também são necessários no âmbito hospitalar, ao iniciar pelo primeiro contato da nutricionista com o paciente, por meio de uma anamnese adequada, buscando informações sobre o grau da alergia, sobre a tolerância aos traços, e o questionamento dos cuidados realizados no dia a dia. Com isso, define-se o tipo de alimentação que será fornecido para esse paciente de modo seguro, tanto para as refeições que necessitam de preparo em uma cozinha, como para a montagem das bandejas de outras refeições, conforme descrito no Fluxograma 34.1.

Devido ao número elevado de itens alimentícios que causam alergias e intolerâncias, é de difícil manejo criar um espaço dentro da cozinha hospitalar que seja totalmente isento de todos os ingredientes e sem contaminação cruzada (uso dos mesmos utensílios e tubulação de ar). Portanto, se o paciente não tolerar os traços contidos nos utensílios, por exemplo, não poderá consumir uma refeição preparada no hospital (mesmo que não contenha na preparação o alimento em si, como leite e derivados, nos casos de alergia à proteína do leite de vaca), sendo necessário obter essa refeição de um restaurante especializado externo com certificação.

A rotulagem dos principais alimentos que causam alergias tornou-se obrigatória por meio da Resolução RDC n.º 26, de 2 de julho de 2015, que traz as declarações "Alérgicos: contém...", "Alérgicos: contém derivados de..." e "Alérgicos: podem conter...".

É também imprescindível realizar a leitura dos rótulos dos alimentos ofertados nessas refeições, e que concomitantemente não comprometam o valor nutricional, quantitativamente e qualitativamente, uma vez que o paciente não pode consumir aquele alimento com a substância alergênica, e este deve ser substituído. Para esse fim, indica-se o cadastramento de todos os produtos alimentícios oferecidos no serviço hospitalar, contendo o nome do alimento, ingredientes e informações sobre alergias contidas nos rótulos de "contém" e "pode conter" (Tabela 34.1), e, posteriormente, estratificação pelas alergias/intolerâncias alimentares (Tabela 34.2). Com isso, foi criado no serviço de nutrição do HIAE um Manual de Alergias e Intolerâncias Alimentares que possibilita uma consulta rápida dos alimentos que são proibidos para pacientes com determinada restrição e a adaptação individualizada das dietas hospitalares dentro de cada prescrição médica. Entretanto, vale ressaltar que a tabela pode ser utilizada como uma ferramenta adicional, mas que deve haver uma periodicidade de atualização devido às modificações na composição do padrão de dietas, ou ao modo de preparo dos produtos pelas indústrias.

Por fim, vale criar um sistema de sinalização por meio de ferramentas visuais nas etiquetas de identificação dos pacientes com alergias e intolerâncias alimentares, como a utilização de etiquetas coloridas (Figura 34.1), para destacar essa informação e servir como uma barreira extra pela dupla checagem das bandejas, a fim de evitar erros e garantir um cuidado adicional.

Atenção às Necessidades Especiais na Dieta Hospitalar

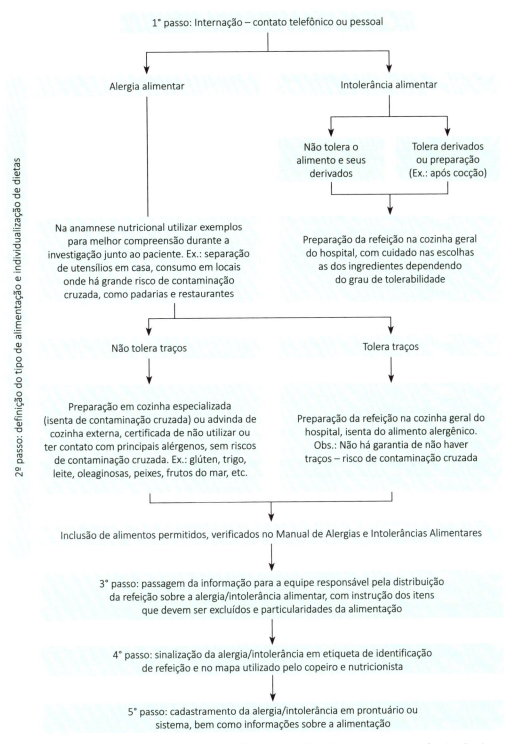

Fluxograma 34.1. Sugestão de fluxo para atendimento nutricional de pacientes com alergia e/ou intolerância alimentar em ambiente hospitalar.

Fonte: fluxo de atendimento ao paciente com alergia alimentar. Serviço de Nutrição Clínica do Hospital Israelita Albert Einstein, 2020.

Tabela 34.1. Exemplos de alimentos disponíveis no padrão de dietas e no Manual de Alergias e Intolerâncias Alimentares.

Alimento	Ingredientes	Contém	Pode conter
Biscoito de maisena	Farinha de trigo enriquecida com ferro e ácido fálico, açúcar, gordura vegetal, amido, açúcar invertido, farinha de rosca, extrato de malte, sal, vitaminas: B1, B2, niacina, B6 e A, emulsificante: lecitina de soja, fermentos químicos: bicarbonato de amônio, pirofosfato ácido de cálcio e bicarbonato de sódio, aromatizantes e melhorador de farinha: metabissulfito de sódio.	Glúten, derivados de trigo, cevada, soja	Centeio, aveia, triticale, amendoim, amêndoas, avelãs, castanhas, nozes, gergelim, leite, ovos
Iogurte de polpa de ameixa	Leite desnatado e/ou leite desnatado reconstituído, açúcar, preparado de ameixa (água, polpa de ameixa, amido modificado, citrato de cálcio, acidulante ácido cítrico, aromatizante, espessantes goma xantana, carboximetilcelulose e pectina, corante caramelo IV, conservador sorbato de potássio e edulcorantes artificiais acessulfame de potássio e sucralose), leite em pó desnatado, amido modificado, proteína concentrada deleite, fermento lácteo, proteínas lácteas e estabilizantes gelatina e pectina.	Lactose, glúten, leite e derivados	Centeio, trigo, aveia, cevada
Pão francês	Farinha de trigo enriquecida com ferro e ácido fólico, gordura vegetal hidrogenada, fermento biológico, sal, açúcar, estabilizantes: monoleato de polioxietileno sorbitana, estearoil-2-lactilato de cálcio, melhorador de farinha ácido ascórbico e enzima alfa-amilase.	Glúten, derivados de trigo, leite, soja	Amêndoas, amendoim, avelãs, castanhas, centeio, gergelim, cevada, macadâmia, nozes, pecãs, pistache, ovos

Fonte: Manual de Alergias e Intolerâncias Alimentares do Serviço de Nutrição Clínica do Hospital Israelita Albert Einstein, 2020.

Tabela 34.2. Estratificação por alergia/intolerância alimentar (ex.: contém glúten e contém lactose).

Contém glúten	Contém lactose
Achocolatado em pó	Adoçante em pó
Aveia em flocos finos	Bebida láctea aromatizado de chocolate
Bebida láctea aromatizada de chocolate	Biscoito *cream-cracker*
Biscoito *cream-cracker*	Biscoito de polvilho salgado
Biscoito de maisena	Bolos (diversos sabores)
Bolos (diversos sabores)	Farinha láctea
Farinha láctea	Iogurte integral e desnatado (diversos sabores)
Iogurte de polpa de ameixa	Leite integral e desnatado
Mix de castanhas brasileiras	Manteiga com e sem sal
Pães (diversos sabores)	Pães (diversos sabores)
Pão de forma tradicional e integral	Picolé sabor chocolate e coco
Picolé sabor chocolate	Queijo branco frescal
Sorvete de massa sabor chocolate	Requeijão cremoso
Torrada salada tradicional e multigrãos	Sorvete de massa (diversos sabores)

Fonte: Manual de Alergias e Intolerâncias Alimentares do Serviço de Nutrição Clínica do Hospital Israelita Albert Einstein, 2020.

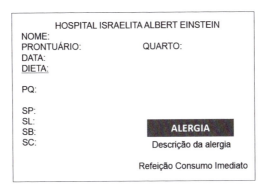

Figura 34.1. Etiqueta de identificação do paciente com alergia alimentar do HIAE.

Fonte: modelo de etiqueta de identificação de paciente do Serviço de Nutrição Clínica do Hospital Israelita Albert Einstein, 2020.

Particularidades alimentares

Ao longo dos anos é crescente o número de indivíduos da população brasileira que se tornaram adeptos da dieta vegetariana, na qual não consomem carne vermelha, frango e peixe. Segundo a Sociedade Vegetariana Brasileira (SVB), podemos categorizá-los de acordo com o consumo de subprodutos animais, sendo estes, ovos e laticínios.

O ovolactovegetariano é o vegetariano que utiliza ovos, leite e laticínios na alimentação; o lactovegetariano é o vegetariano que não utiliza ovos, mas faz uso de leite e laticínios; e o ovovegetariano é o vegetariano que não utiliza laticínios, mas consome ovos.

O vegetariano estrito é o vegetariano que não utiliza nenhum derivado animal na sua alimentação, podendo também ser conhecido como vegetariano puro. Já o vegano é o indivíduo vegetariano estrito que também recusa o uso de componentes animais não alimentícios, como vestimentas de couro, lã e seda, assim como produtos testados em animais.

O indivíduo semivegetariano é o que consome carnes brancas até 3 vezes por semana, logo apenas consome carne em quantidade menor que o onívoro, mas não é vegetariano.

O paciente internado tem autonomia para seguir qualquer uma das preferências alimentares citadas acima. Desse modo, adequamos o cardápio para atendê-lo, porém sem abrir mão da dieta prescrita pela equipe médica. Então, podemos fornecer dietas vegetarianas com restrição de sal, açúcar, glúten, dependendo das comorbidades e alergias dos pacientes.

Outras culturas como o hinduísmo, na qual o paciente realiza restrição dos alimentos de origem animal, em que considera a vaca um animal sagrado, pois oferta seu leite, sendo considerada a segunda mãe para o homem. No budismo, a alimentação tende ser a mais natural possível: os pacientes restringem os alimentos de origem animal, açúcar e óleo, porém alguns consomem peixe.

As particularidades dos pacientes devem ser respeitadas conforme demanda e dietas prescritas. Logo, podem adequar as refeições respeitando as origens e crenças, por exemplo, incluir alimentos de outras regiões do Brasil e realizar preparações típicas, ou até mesmo incluir a culinária de outras regiões do mundo, como a culinária japonesa, introduzindo sushis feitos com alimentos cozidos, molho *shoyu* e gergelim; culinária italiana com diversas massas, molhos e pizzas etc.

Para atender às necessidades especiais em relação à alimentação dos pacientes, é necessário criar protocolos e fluxos operacionais eficientes e adequados à demanda, assim como criar uma padronização para o grupo de nutricionistas clínicos da maneira em que as informações serão inseridas no sistema e incluir todos os detalhes sobre as alergias, aversões e preferências no sistema eletrônico e físico (mapas de nutricionistas e copeiros), com a realização de treinamentos periódicos com todos os colaboradores que realizam o atendimento do paciente com dieta especial.

A individualização referente à alimentação dos pacientes, sobre alergias e intolerâncias alimentares, religião e cultura, aversões e preferências, deve ser respeitada e seguida no ambiente hospitalar a fim de contribuir para uma boa adesão ao tratamento dietoterápico.

Leitura recomendada

- Alergia Alimentar. Associação Brasileira de Alergia e Imunologia - ASBAI; 2019. Disponível em: http://asbai.org.br/alergia-alimentar-4/. Acessado em: 8 jul 2020.
- Sociedade Vegetariana Brasileira, Departamento de Medicina e Nutrição. Guia Alimentar de Dietas Vegetarianas para Adultos. Sociedade Vegetariana Brasileira; 2012.
- Solé D, Silva L, Cocco R, Ferreira C, Sarni R. Consenso Brasileiro sobre Alergia Alimentar: 2018 - Parte 1 - Etiopatogenia, clínica e diagnóstico. Documento conjunto elaborado pela Sociedade Brasileira de Pediatria e Associação Brasileira de Alergia e Imunologia. São Paulo: Arq Asma Alerg Imunol. 2018 fev; 2(1):7-38.
- Solé D, Silva L, Cocco R, Ferreira C, Sarni R. Consenso Brasileiro sobre Alergia Alimentar: 2018 - Parte 2 - Diagnóstico, tratamento e prevenção. Documento conjunto elaborado pela Sociedade Brasileira de Pediatria e Associação Brasileira de Alergia e Imunologia. São Paulo: Arq Asma Alerg Imunol. 2018 fev; 2(1):7-38.

CAPÍTULO

35 Cirurgias Eletivas

Julia Forti Roque
Olivia Batista Gottschalk
Danielly Oliveira Justino
Giuliana Marques Barbosa

Introdução

Para alcançar uma efetiva recuperação à resposta metabólica provocada pelo estresse de uma cirurgia eletiva, é necessário o planejamento adequado de aporte nutricional, e esse manejo pré--operatório pode ser crucial para um bom desfecho em curto e longo prazo.

Quanto ao jejum, pacientes que serão submetidos a cirurgia e que não possuem risco de aspiração devem beber líquidos claros até duas horas antes da anestesia, e os sólidos são permitidos até seis horas antes. A fim de reduzir o desconforto pré-operatório, em vez da realização de um jejum prolongado, é recomendado que na noite anterior e duas horas antes da cirurgia seja ingerido um suplemento à base de carboidratos.

Após a cirurgia, a ingestão oral incluindo líquidos deve ser iniciada em poucas horas, sendo adaptada de acordo com a tolerância do paciente e o tipo de cirurgia realizada, tendo especial atenção ao paciente idoso. Essa prática tem sido associada a menor taxa de complicações pós-cirúrgicas e à diminuição de dias de internação. Um retorno da ingestão oral mais precoce deve ser planejado quando é possível prever que o paciente ficará por mais de sete dias com dificuldade em se alimentar e que essa ingestão será menor que 60% do habitual.

Cirurgias eletivas

Segundo dados do Ministério da Saúde, as três cirurgias com maiores demandas são as do aparelho digestivo, órgãos anexos e parede abdominal (185.666), aparelho da visão (137.776) e aparelho geniturinário (121.205). Além dessas, também estão na lista de pequenas cirurgias as cirurgias de pele, tecido subcutâneo e mucosa, das glândulas endócrinas, do sistema nervoso central e periférico, das vias aéreas superiores, da face, cabeça e pescoço, cirurgias oftalmológicas e oncológicas, do aparelho circulatório e do aparelho osteomuscular.

Há evidências da relação dos cuidados nutricionais perioperatórios em procedimentos eletivos de cirurgias em geral.

Aconselha-se que o paciente receba informações no momento antecedente ao procedimento, a fim de que possíveis dúvidas em relação à nutrição sejam esclarecidas, possibilitando uma melhor recuperação pós-cirúrgica.

Estudos demonstram melhores desfechos clínicos em pacientes submetidos a intervenções nutricionais pré-cirúrgicas, sejam elas por via oral, enteral ou parenteral, por exemplo a prescrição de suplementos proteicos com o objetivo de garantir um bom estado nutricional do paciente antes da realização cirúrgica.

A utilização da imunonutrição com fórmulas nutricionais contendo arginina, ácidos graxos ômega-3 e nucleotídeos, em cirurgias que submetem o paciente a um maior risco nutricional, parecem favorecer as respostas inflamatórias, imunológicas e acelerar o processo de cicatrização.

Essas recomendações auxiliam no processo de recuperação pós-operatória, bem como na diminuição do tempo de internação, provável reinternação, morbidade e, consequentemente, na redução dos custos hospitalares.

Cirurgia ginecológica

Segundo os dados levantados no DATASUS, houve 27.303 internações para efetivação das cirurgias ginecológicas no ano de 2019. Dentre elas, as cirurgias mais destacadas foram: histerectomia total, ooforectomia, salpingectomia e linfadenectomia pélvica. No pós-operatório dessas cirurgias, a conduta dietética na maioria das vezes é a dieta leve, posteriormente evoluindo para uma dieta geral com a finalidade de evitar distensão abdominal e possíveis dores pós-procedimento cirúrgico.

Cirurgia urológica

As cirurgias urológicas mais encontradas em âmbito hospitalar são: vasectomia, cistoscopia, biópsia de próstata, ressecção laparoscópica e prostatectomia.

No pós-operatório, não há nenhuma restrição alimentar, mas é indicado dietas mais laxativas para auxiliar na função gastrointestinal, de modo que diminua esforços e evite sangramentos.

Cirurgia oftalmológica

A deficiência visual apresenta uma alta prevalência em todo o mundo. Segundo a Organização Mundial de Saúde (OMS), 217 milhões de pessoas apresentam essa deficiência. Atualmente, no Brasil, 6,5 milhões de indivíduos manifestam algum problema de visão. Diante desse panorama, observa-se o aumento de ações efetivas na prevenção e/ou tratamento ocular.

A concepção dos efeitos moleculares e bioquímicos de nutrientes na prevenção da deficiência visual apresentou nos últimos anos avanços significativos. Sabe-se que as vitaminas A, E, C, luteína, zeaxantina, selênio e zinco são nutrientes que apresentam funções fisiológicas que impactam positivamente o processo visual. Esses nutrientes podem ser encontrados em diversas fontes alimentares, tais como: leite e derivados, óleo de peixe, ovos, vegetais verde-escuros, fígado, alaranjados, óleos vegetais, oleaginosas, carnes, aves, cereais e alimentos integrais.

Os estudos apontam que há redução de complicações na deficiência visual a partir da oferta precoce desses nutrientes por meio da ingestão alimentar. Em vista disso, a alimentação e a nutrição são relevantes para o desenvolvimento humano e devem ser aplicadas em ações voltadas para a prevenção e/ou tratamento de problemas oculares.

As cirurgias oftalmológicas são indicadas para diferentes problemas oculares, com a finalidade de corrigir ou amenizar as complicações futuras, de modo que garantam ao paciente uma melhora na qualidade de vida. As cirurgias mais comuns em âmbito hospitalar são: facectomia, vitrectomia, cirurgia refrativa e trabeculectomia. O tempo de permanência hospitalar para os procedimentos clínicos oftalmológicos normalmente é inferior a 24 horas.

O acompanhamento nutricional na fase do pré-operatório visa proporcionar o aporte necessário de nutrientes e calorias para adequar ou manter o estado nutricional. A fase do pós-operatório tem como objetivo ajustar a dieta de acordo com as preferências alimentares do paciente e promover a boa aceitação alimentar a fim de auxiliar na rápida recuperação e cicatrização.

Essas categorias de cirurgias não necessitam de modificações dietoterápicas específicas, ou seja, não há restrições de preparações, consistências e nutrientes.

Com relação à suplementação oral após o procedimento cirúrgico, não há comprovação a respeito de uma recomendação substancialmente concreta.

Tireoidectomia

Uma alimentação saudável, balanceada em todos os nutrientes, é recomendada para a manutenção da saúde. Para indivíduos com distúrbios na tireoide, não é diferente: seja hipotireoidismo ou hipertireoidismo, não são recomendadas restrições alimentares. Porém, sabe-se que certos alimentos consumidos em grande quantidade e em longo prazo podem influenciar o metabolismo da tireoide.

Algumas recomendações são aplicadas para pacientes que possuem distúrbios na glândula, como redução do consumo de sal e de alimentos que podem causar bócio, como repolho, couve, soja. Recomenda-se consumo moderado desses alimentos, não sendo necessário exclui-los totalmente da alimentação.

▶ Iodo × bócio

O iodo é um micronutriente essencial na biossíntese de hormônios tireoidianos, como tiroxina (T4) e triiodotironina (T3), sendo essencial para o crescimento e desenvolvimento do cérebro e sistema nervoso central.

O bócio é uma doença causada pela deficiência de iodo no organismo, sendo considerado um problema de saúde pública. Como estratégia para a redução do bócio, na década de 1950 foi adotada como ação governamental a adição de iodo no sal de cozinha, como medida preventiva. Em contrapartida, o consumo excessivo de iodo (20 mg/dia) pode ocasionar hipotireoidismo.

Algumas principais fontes de iodo alimentar são: peixes marinhos, crustáceos, sal de cozinha iodado, lentilha, laticínios, ovos, aspargos, alho e cogumelos.

▶ Neoplasia de tireoide: alimentação pré-iodoterapia

São os principais tipos de tratamento para o câncer de tireoide a radiação ionizante e a tireoidectomia total. A dieta com restrição de iodo é indicada de 7 a 14 dias precedente ao tratamento com iodo (radiação ionizante), com o objetivo de reduzir os níveis de iodo plasmático para receber a dose terapêutica de iodo, intensificando a captação de iodo pela glândula e agindo na morte das células neoplásicas. Estudos mostram benefícios da dieta com restrição de iodo no período pré-iodoterapia, favorecendo uma melhor captação do iodo radioativo.

Não há recomendações de restrições alimentares após tratamento de **iodoterapia.**

Cirurgia ortognática

A cirurgia ortognática é um procedimento focado principalmente em mover os maxilares na posição correta, restabelecendo um padrão facial normal ao paciente. A técnica é indicada para pessoas com desarmonias esqueléticas e dentárias, cuja solução não pode ser proporcionada apenas pelo tratamento ortodôntico convencional. Assim, é possível observar uma melhora respiratória, da fala, mastigação, oclusão e estética da face. É classificada de acordo com a complexidade do procedimento, que leva em consideração o nível de deformidade em que cada paciente se encaixa (classes I, II, III).

É importante ressaltar que, após o procedimento cirúrgico, algumas manifestações do organismo podem ser sentidas pelos pacientes. Dentre elas, podem ocorrer: inchaço da face, alterações na sensibilidade de partes como queixo, lábios e região lateral do nariz, sangramento nasal, dificuldade de respiração, ressecamento dos lábios, dor de garganta, baixa ingestão alimentar e perda de peso.

Diante disso, faz-se necessária uma correta prescrição dietética, com adaptações da consistência nesse período e restrição de temperatura conforme orientação médica ou do cirurgião. O paciente deve respeitar as fases de evolução da dieta, que são:

Dieta líquida: inclui sucos coados, bebida de soja, água de coco, isotônicos, picolés de frutas, leite e iogurtes batidos, caldos ralos e coados preparados com proteínas, verduras e legumes.

Dieta cremosa: deve evitar alimentos sólidos, integrais e com casca, incluindo sopa batida sem pedaços utilizando carnes, frango ou peixe, além dos legumes e verduras, vitamina de frutas, leite com achocolatado, café com leite, purês de frutas ralos, mingau de aveia, amido de milho ou farinha láctea, sorvetes de massa sem pedaços, iogurte cremoso. Manter um adequado consumo de líquidos.

Dieta pastosa: são permitidos alimentos na consistência de purês, batidos e cremosos, como sopa batida, proteínas liquidificadas, purês de legumes, mingau, iogurte, vitamina de frutas, sorvete de massa, flãs, musse, açaí e líquidos finos.

Recomenda-se o uso de suplementos orais hipercalóricos e hiperproteicos para auxiliar no aporte nutricional adequado, a fim de atender às demandas do pós-operatório, bem como na diminuição de infecções e melhora na cicatrização.

Seguir rigorosamente as orientações médicas e nutricionais evita que o paciente possa ter indesejadas complicações, possibilitando uma recuperação mais acelerada e o alcance dos melhores resultados após o procedimento.

Leitura recomendada

- Agte V, Tarwadi K. The importance of nutrition in the prevention of ocular disease with special reference to cataract. Ophthalmic Res. 2010; 44(3):166-72. DOI: 10.1159/000316477.
- Al Owaifeer AM, Al Taisan AA. The Role of Diet in Glaucoma: A Review of the Current Evidence. Ophthalmol Ther. 2018; 7(1):19-31. DOI: 10.1007/s40123-018-0120-3.
- Brasil. Anvisa – Agência Nacional de Vigilância Sanitária. Iodação do sal para consumo humano. Disponível em: http://portal.anvisa.gov.br/resultado-de-busca?p_p_id=101&p_p_lifecycle=0&p_p_state=maximized&p_p_mode=view&p_p_col_id=column-1&p_p_col_count=1&_101_struts_action=%2Fasset_publisher%2Fview_content&_101_assetEntryId=2672113&_101_type=content&_101_groupId=219201&_101_urlTitle=publicada-a-norma-sobre-iodacao-do-sal-para-consumo-humano&inheritRedirect=true. Acessado em: 29 jun 2020.
- Chagas D, et al. Consumo alimentar de iodo versus neoplasia de tireoide: a utilização de dietas restritivas pré-iodoterapia. Nutr Clín Diet Hosp. 2017 ago/dez; 37(4):29-33.
- Cumming RG, Mitchell P, Wayne S, et al. Diet and cataract. The blue mountains eye study. Ophthalmology. 2000; 107:450-6.
- ESPEN. Guideline – Clinical Nutrition in Surgery. 2017. Disponível em: https://www.espen.org/files/ESPEN-guideline_Clinical-nutrition-in-surgery.pdf
- Figueiredo LMG, Carvalho MC, Sarmento VA, Brandão GRR, Oliveira TFL, Junior CB, et al. Avaliação do estado nutricional pré e pós-operatório em pacientes submetidos à cirurgia ortognática: estudo piloto. Rev Cir Traumatol Buco-Maxilo-Fac. 2013 out/dez; 13(4):71-80.
- Maia AL, et al. Nódulos de tireoide e câncer diferenciado de tireoide: Consenso Brasileiro. Rio Grande do Sul: Arq Bras Endocrinol Metabol. 2007; 51(5).
- Mezzomo TR, Nadal J. Efeito dos nutrientes e substâncias alimentares na função tireoidiana e no hipotireoidismo. Paraná: Aliment Nutr Saúde. 2016; 11(2).
- Nascimento JEA, Salomão BA, Waitzberg DL, Nascimento DBD, Correa MITD, Campos AC, et al.; Comissão de Cuidados Perioperatórios do Colégio Brasileiro de Cirurgiões, Sociedade Brasileira de Nutrição Parenteral e Enteral (SBNPE). Diretriz ACERTO de intervenções nutricionais no perioperatório em cirurgia geral eletiva. Rev Col Bras Cir. 2017; 44(6):633-48.
- Ooi K, Inoue N, Matsishita K, Yamaguchi H, Mikoya T, Kawahiri S, et al. Factor related to patients' nutritional state after orthognathic surgery. Oral Maxillofac Surg. 2019; 23:481-6.
- Ramdas WD. The relation between dietary intake and glaucoma: a systematic review. Acta Ophthalmol. 2018; 96(6):550-6. DOI: 10.1111/aos.13662.
- Santos MRM, Souza CS, Turrini RNT. Percepção dos pacientes submetidos à cirurgia ortognática sobre o cuidado pós-operatório. Rev Esc Enferm USP. 2012; 46(Esp):78-85.
- Silva ARM, Melchert WR. Iodo: risco e benefícios para a saúde humana. São Paulo: Ciênc Cult. 2019; 71(2).
- Sociedade Brasileira de Endocrinologia e Metabologia. Alimentação e Tireoide. 2013. Disponível em: https://www.endocrino.org.br/alimentacao-e-tireoide. Acessado em: 28 jun 2020.
- World Health Organization. World report on vision. Geneva: World Health Organization; 2019.

SEÇÃO 4

Oncologia

CAPÍTULO

36 Cuidados Nutricionais em Paciente Hematológico

Andrea Pereira
Bruna Cintra
Lidiane Soares Sodré da Costa

Introdução

A leucemia, o linfoma de Hodgkin e não Hodgkin são os tumores hematológicos mais frequentes no Brasil. Desconsiderando os tumores de pele não melanoma, a leucemia é a 5ª neoplasia mais comum em homens na região Norte e a 6ª em mulheres nas regiões Sul e Norte; o linfoma não Hodgkin em homens e mulheres é a 8ª mais frequente, respectivamente, na região Sudeste e Sul; e o linfoma de Hodgkin em homens é a 10ª na região Norte e nas mulheres é a 16ª na região Sudeste. O número estimado de casos novos para o Brasil, para cada ano do triênio 2020-2022:

1. **Leucemia:** 5.920 casos em homens e 4.890 em mulheres, correspondendo a um risco estimado de 5,67 casos novos/100 mil homens e de 4,56/100 mil mulheres;
2. **Linfoma não Hodgkin:** 6.580 casos em homens e 5.450 em mulheres, correspondendo a um risco estimado de 6,31 casos novos/100 mil homens e de 5,07/100 mil mulheres;
3. **Linfoma Hodgkin:** 1.590 casos em homens e 1.050 em mulheres, correspondendo a um risco estimado de 1,52 casos novos/100 mil homens, e, para as mulheres, o risco estimado foi de 0,95/100 mil.

A desnutrição pode ocorrer entre 15% e 40% dos pacientes com câncer, incluindo os hematológicos; porém, em relação à perda de peso, está entre as menores porcentagens de variação de peso, ficando atrás apenas do câncer de mama e próstata. No transplante de medula óssea, um dos tratamentos usados para o tratamento de doenças hematológicas, tanto a desnutrição quanto a obesidade pioram o prognóstico e aumentam o risco de mortalidade.

A perda de massa muscular e a sarcopenia associam-se a aumento de mortalidade, de complicações pós-cirúrgicas e de toxicidade na quimioterapia em pacientes oncológicos. Além disso, alguns quimioterápicos podem ocasionar a redução da massa muscular por meio da redução do aporte calórico-proteico por inapetência, do consumo de ômega-3 e vitamina D, fadiga, redução da atividade física, ação direta do quimioterápico no músculo, mucosite e insuficiência pancreática ocasionando má-absorção, dentre outros.

Além disso, de acordo com a literatura, os profissionais de saúde negligenciam a avaliação e o acompanhamento nutricional nos pacientes com câncer, por isso o envolvimento de toda a equipe e a multidisciplinaridade são essenciais para uma melhor adesão aos cuidados de nutrição.

Terapia nutricional

Portanto, a terapia nutricional em pacientes hematológicos engloba interdisciplinaridade, avaliação e acompanhamento, e fatores de risco como desnutrição, obesidade e sarcopenia. A seguir discutiremos os principais aspectos dessa terapia.

Terapia nutricional

A terapia nutricional em pacientes onco-hematológicos é indispensável para a adequada elaboração da estratégia nutricional que será proposta, junto à equipe multidisciplinar, ao paciente em cada fase do tratamento, seja no momento do diagnóstico da doença, programação de quimioterapia, radioterapia ou transplante de células-tronco hematopoiéticas (TCTH), pois quando a intervenção nutricional é realizada precocemente, os pacientes apresentam melhor resposta ao tratamento, melhor qualidade de vida, menores taxas de perda de peso e massa muscular.

O cuidado nutricional tem por objetivo uma atenção individualizada, destacando-se alguns aspectos importantes como: conhecer os **hábitos alimentares** do paciente, realizar a triagem e avaliação nutricional, adequar o aporte de nutrientes para suprir necessidades nutricionais e realizar o manejo nutricional de acordo com efeitos adversos que ocorram decorrentes do tratamento, dentre eles: inapetência, náusea, vômitos, mucosite, diarreia, obstipação, disgeusia, xerostomia, doença do enxerto contra o hospedeiro (DECH), visando minimizar perda de peso e o risco de desnutrição, bem como promover a manutenção da massa muscular.

Para o tratamento de doenças hematológicas é frequente a recomendação do transplante de células-tronco hematopoiéticas, visto que são realizados aproximadamente 50 mil por ano no mundo. É importante que antes da realização do TCTH seja feita a avaliação nutricional, em que o profissional nutricionista, com o objetivo de conhecer o estado nutricional atual do paciente e elaborar a estratégia de assistência, pode utilizar ferramentas de triagem nutricional como: *Nutritional Risk Screening* (NRS-2002), *Malnutrition Universal Screening Tool* (MUST), Miniavaliação Nutricional (MAN), STRONGkids, e ferramentas de avaliação nutricional subjetiva como: Avaliação Subjetiva Global (ASG), Avaliação Subjetiva Global Produzida pelo Paciente (ASG-PPP), Avaliação Subjetiva em Pediatria (ASG pediátrica). Cada vez mais frequente nas avaliações nutricionais também é encontrada a avaliação de funcionalidade pela dinamometria ou força de pressão palmar, e a avaliação da composição corporal por meio de tomografia computadorizada (TC), DEXA (absorciometria radiológica de dupla energia) e BIA (bioimpedância elétrica). A avaliação de consumo alimentar pode ser realizada por meio do recordatório de 24 horas ou questionário de frequência alimentar, a fim de conhecer as preferências, aversões e avaliar quantitativa e qualitativamente a rotina alimentar do paciente (Livro nutrionco e Consenso TCTH).

Na preparação para o TCTH, os pacientes são submetidos ao regime de condicionamento (quimioterapia e/ou radioterapia), que tem como objetivo reduzir e erradicar a doença neoplásica existente, além de induzir a imunossupressão, possibilitando a enxertia das células-tronco hematopoiéticas (CTE). Após a infusão das CTE e em consequência ao condicionamento, o paciente apresenta uma fase imediata de toxicidade, em que sintomas como náuseas, vômitos, diarreia e mucosite de grau leve a grave ocorrem frequentemente e ocasionam baixa aceitação alimentar, levando à necessidade de utilização de suplementos nutricionais orais, sondas enterais e nutrição parenteral para a compensação de aporte nutricional.

É comum que efeitos adversos associados ao condicionamento se prolonguem durante o tempo de internação e possam ser associados a maior tempo de permanência hospitalar, exigindo da equipe de nutrição adaptações em relação às preferências/tolerâncias alimentares e horário das refeições, e maior utilização de temperos, aumentando a percepção do sabor dos alimentos.

A doença do enxerto contra o hospedeiro (DECH) é um grande desafio para as equipes de TCTH, visto que acomete aproximadamente de 30% a 50% dos transplantados alogênicos; é uma das maiores causas de morbimortalidade relacionada a essa categoria de TCTH e impacta significativamente a qualidade de vida dos pacientes. É uma complicação que pode acometer diversos tecidos corpóreos, como: pele, boca, olhos, trato gastrointestinal (TGI), fígado, pulmão, articulações e trato genital feminino. Os pacientes acometidos por DECH de TGI comumente apresentam dificuldade alimentar acentuada, cólicas intestinais, depleção da albumina sérica, diminuição do trânsito intestinal, obstrução intestinal, náuseas, vômito e grande volume de diarreia aquosa. O manejo nutricional deve ser feito conforme sintomatologia apresentada e grau de DECH TGI (Figura 36.1).

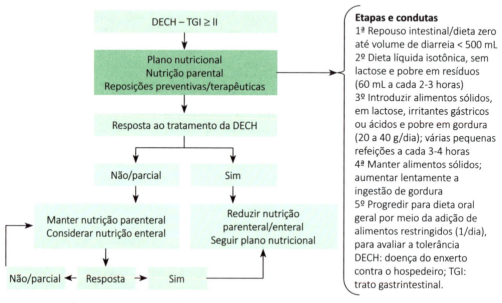

Figura 36.1. Planejamento nutricional da doença do enxerto contra o hospedeiro do trato gastrointestinal.
Fonte: Consenso Brasileiro de Nutrição no Transplante de Células Tronco Hematopoiéticas: doença do enxerto contra o hospedeiro; 2020.

A dieta com baixo teor microbiológico é utilizada pela maioria dos centros transplantadores. É indicada na condição de neutropenia, que tem como definição: contagem de neutrófilos abaixo de 500/µL ou menor que 1.000/µL com previsão de queda para 500/µL em dois dias. Devido ao risco aumentado de infecções nessa fase, algumas medidas profiláticas são adotadas. Contudo, não há consenso na literatura sobre os benefícios dessa prática, e por esse motivo os padrões dessas dietas vêm seguindo a tendência de terem caráter menos restritivo e mais orientativo, em que se prioriza a qualidade dos procedimentos de higienização, cuidados extras na aquisição, armazenamento e preparo dos alimentos.

Tabela 36.1. Procedimentos sugeridos em relação à alimentação e ao preparo de alimentos.		
Alimento	**Higienização/preparo**	**Solução sanitizante**
Frutas e hortaliças cruas	Lavagem em água corrente e remoção de sujidades aparentes	Deixar em imersão por 15 minutos: 1 colher de sopa de solução de hipoclorito para 1 L de água*
Ovos e carnes (aves e peixes)	Sempre após cocção a 74 ºC	Atingir 74 °C no centro do alimento (suco e parte interna dos alimentos devem estar claros e não rosados ou avermelhados; ovos cozidos até a gema ficar firme; e peixes devem estar opacos e desmanchar facilmente)
Leite	Usar o pasteurizado ou UHT	Até 3 dias em geladeira após aberto

Continua...

Cuidados Nutricionais em Paciente Hematológico

Tabela 36.1. Procedimentos sugeridos em relação à alimentação e ao preparo de alimentos. Continuação.

Alimento	Higienização/preparo	Solução sanitizante
Queijos	Não consumir os de mofo branco (*brie* e *camembert*) e azul (*gorgonzola*)	Manter o queijo em recipiente fechado na geladeira e consumir em até 5 dias após aberto (inclusive requeijões)
Iogurtes	Não consumir iogurtes com adição de probióticos	Manter sob refrigeração e consumir em até 48 horas após aberto
Sucos e mel	Consumir os pasteurizados	Até 3 dias em geladeira após aberto
Frios (presunto e *blanquet* etc.)	Preferir os embalados a vácuo	Até 3 dias em geladeira após aberto

Fonte: Adaptado de Silva Junior EA, editor. Manual de controle higiênico sanitário em serviços de alimentação. São Paulo: Varela; 2007. p. 239-66.

*Consumo máximo diário de cloro considerado seguro: 5,1 milhões µg. Média ingerida em uma refeição com vegetais os: 7.000 µg.

O papel da enfermagem

Este capítulo tem abordado como o diagnóstico e tratamento oncológico podem impactar significativamente o estado nutricional dos pacientes, podendo resultar em piores desfechos clínicos. O suporte nutricional poderá ser realizado por meio de nutrição enteral (NE) e nutrição parenteral (NP).

Avaliações multifatoriais são necessárias para a melhor escolha de suporte nutricional; dentre as modalidades, temos a nutrição oral (NO), nutrição enteral (NE) e nutrição parenteral (NP).

Na divisão da hematologia, em especial os pacientes submetidos ao TCTH, como um padrão de qualidade assistencial, devem ser submetidos a uma avaliação nutricional completa. Alguns fatores são importantes para a escolha entre a NO, NE e NP nesses cenários, como o grau de mucosite e presença de vômitos incoercíveis.

Em avaliação ao papel da enfermagem nesse cenário, podemos considerar que a interação da equipe de nutrição com a equipe de enfermagem é relevante; a nutrição apoia as práticas das melhores escolhas de suporte nutricional; e a equipe de enfermagem apoia a execução adequada da prescrição nutricional, além da provisão de dados que auxiliarão nas avaliações de resultados nutricionais da terapia prescrita.

As abordagens das diferentes modalidades de nutrição pela enfermagem são distintas. A NO requer supervisão de enfermagem da aceitação diária, observações de alterações ou dificuldades de deglutição, digestão e funcionamento intestinal.

Com relação **à** NE, esta pode ser realizada por meio de sondas nasais ou tubos transabdominais. As sondas nasogástricas ou sondas nasoenterais podem ser colocadas por meio de técnicas ou procedimentos de enfermagem, enquanto os tubos transabdominais são procedimentos exclusivamente médicos.

Cuidados específicos são necessários, como a escolha do melhor dispositivo, posicionamento adequado, fixação e cuidados de enfermagem diários para manutenção da permeabilidade, e podem colaborar para evitar complicações e para solucionar problemas potenciais.

A NP, por sua vez, necessita de um acesso venoso periférico ou central para a sua administração. A assistência de enfermagem envolve diretamente os cuidados com acessos venosos, sendo um grupo desses cuidados as medidas de prevenção de infecção de corrente sanguínea associada aos cateteres, e controle de glicemia com observação de sinais clínicos de hiperglicemia associada a NP; esses são alguns dos cuidados de enfermagem mais importantes e específicos para essa terapia.

Ao relacionar o papel da interação multiprofissional entre a nutrição e a enfermagem, percebe-se que não está somente nos cuidados com dispositivos e administração da prescrição nutricional, mas está também relacionado **à** provisão de informações que auxiliarão nas avaliações de resultados nutricionais da terapia prescrita. Os principais dados a partir dos cuidados de enfermagem prestados aos pacientes estão associados com a tolerância, valores de volume infundido, controles de glicemias e pesagem dos pacientes.

Considerações finais

A terapia nutricional é essencial para o paciente hematológico, pois reduz fatores de risco para menor sobrevida, maior toxicidade, maiores complicações associadas ao tratamento, dentre outros. O envolvimento de toda a equipe oncológica na compreensão de seu papel nesse tratamento é essencial para uma maior adesão das recomendações dietéticas, contribuindo para um melhor prognóstico.

Leitura recomendada

- Arends J, Baracos V, Bertz H, Bozzetti F, Calder PC, Deutz NEP, et al. ESPEN expert group recommendations for action against cancer-related malnutrition. Clin Nutr [Internet]. 2017; 36(5):1187-96. DOI: 10.1016/j.clnu.2017.06.017.
- Baracos VE, Martin L, Korc M, Guttridge DC, Fearon KCH. Cancer-associated cachexia. Nat Publ Gr [Internet]. 2018; 4:1-18. DOI: 10.1038/nrdp.2017.105.
- Barban JB, Simões BP, Moraes BDGC, Anunciação CR, Rocha CS, Pintor DCQ, et al. Consenso Brasileiro de Nutrição em Transplante de Células-Tronco Hematopoiéticas: Adultos. Einstein (São Paulo). 2020; 18:AE4530. DOI: 10.31744/einstein_journal/2020AE4530.
- Baumgartner A, Bargetzi M, Bargetzi A, et al. Nutritional support practices in hematopoietic stem cell transplantation centers: A nationwide comparison. Nutrition. 2017; 35:43-50. DOI: 10.1016/j.nut.2016.10.007.
- Brasil. Ministério da Saúde. Instituto Nacional de Câncer José Alencar Gomes da Silva (INCA). Consenso Nacional de Nutrição Oncológica [Internet]. 2 ed. Rio de Janeiro (RJ): INCA; 2016. Disponível em: http://www1.inca.gov.br/inca/Arquivos/Consenso_Nutricao_vol_II_2_ed_2016.pdf.
- Chow R, Bruera E, Arends J, et al. Enteral and parenteral nutrition in cancer patients, a comparison of complication rates: an updated systematic review and (cumulative) meta-analysis [published correction appears in Support Care Cancer; 2019 Dec 31]. Support Care Cancer. 2020; 28(3):979-1010. DOI: 10.1007/s00520-019-05145-w.
- Davis MP, Panikkar R. Sarcopenia associated with chemotherapy and targeted agents for cancer therapy. Ann Palliat Med. 2019; 8(1):86-101.
- Fernández AC, Pintor B, Maza D, Casariego AV, Taibo RV, José J, et al. Food intake and nutritional status influence outcomes in hospitalized hematology-oncology patients. Nutr Hosp. 2015; 31(6):2598-605.
- Hirose EY, et al. Transplante de células-tronco hematopoiéticas. In: Silva ACL, Hirose EY, Kikuchi ST. Manual prático de assistencia nutricional ao paciente oncológico adulto e pediátrico.
- Lord LM. Enteral Access Devices: Types, Function, Care, and Challenges. Nutr Clin Pract. 2018; 33(1):16-38. DOI: 10.1002/ncp.10019.
- Ministério da Saúde, Instituto Nacional de Câncer José Alencar Gomes da Silva. Estimativa 2020: Incidência de Câncer no Brasil. INCA; 2020. p. 1-122.
- Nicastro M, Sá BL. Cuidado nutricional em onco-hematologia. In: Piovacari SMF, Barrere APN. Nutrição Clínica na oncologia – Série de Terapias de suporte em oncologia um cuidado centrado no paciente. Rio de Janeiro: Atheneu; 2019. p. 145-52.
- Nunes G, Fonseca J, Barata AT, Dinis-Ribeiro M, Pimentel-Nunes P. Nutritional Support of Cancer Patients without Oral Feeding: How to Select the Most Effective Technique? GE Port J Gastroenterol. 2020; 27(3):172-84. DOI: 10.1159/000502981.
- O'Grady NP, Alexander M, Burns LA, et al. Guidelines for the prevention of intravascular catheter-related infections. Clin Infect Dis. 2011; 52(9):e162-e193. DOI: 10.1093/cid/cir257.
- Pereira AZ, Gonçalves SEA, Rodrigues M, Hamerschlak N, Flowers ME. Challenging and Practical Aspects of Nutrition in Chronic Graft-versus-host Disease. Biol Blood Marrow Transplant. 2020; 26(11):e265-e270.
- Pereira AZ, Victor ES, Campregher PV, Piovacari SMF, Barban JSB, Pedreira Jr WL, et al. High body mass index among patients undergoing hematopoietic stem cell transplantation: results of a cross-sectional evaluation of nutritional status in a private hospital. Nutr Hosp. 2015; 32(6):2874-9.
- Pereira AZ, Vigorito AC, Almeida AM, Candolo AA, Silva AC, Brandão-Anjos AE, et al. Consenso Brasileiro de Nutrição no Transplante de Células-Tronco Hematopoiéticas: doença do enxerto contra o hospedeiro. Einstein (São Paulo). 2020; 18:eAE4799. DOI: 10.31744/einstein_journal/2020AE4799.
- Rauh S, Antonuzzo A, Bossi P, Eckert R, Fallon M, Fröbe A, et al. Nutrition in patients with cancer: A new area for medical oncologists? A practising oncologist's interdisciplinary position paper. ESMO Open. 2018; 3(4):1-4.
- Tree AC, Harding V, Bhangu A, et al. The need for multidisciplinarity in specialist training to optimize future patient care. Nat Rev Clin Oncol. 2017; 14(8):508-17. DOI: 10.1038/nrclinonc.2016.185.

CAPÍTULO

37 Oncopediatria

Adriana Garófolo
Bárbara Valença Caralli Leoncio

Incidência, carcinogênese e etiologia

Dados do Instituto Nacional do Câncer (INCA) estimam que 8.460 novos casos de câncer infantojuvenil (0 a 19 anos) serão diagnosticados no Brasil, no período de 2020-2022. O câncer infantojuvenil corresponde a 1% a 4% de todas as neoplasias, e os tipos predominantes são leucemias (28%), tumores do sistema nervoso central (26%) e linfomas (8%), além de neuroblastoma, sarcomas de partes moles, tumor de Wilms e tumores ósseos. Esse grupo de doenças tem em comum a proliferação descontrolada de células anormais que pode ocorrer em qualquer local do organismo, predominantemente nas células do tecido sanguíneo e ósseo. Apesar de muitos estudos buscarem a correlação dos fatores ambientais com a etiologia do câncer infantil, ainda há poucas evidências científicas conclusivas. Diferentemente do câncer adulto, os fatores de risco relacionados com estilo de vida não influenciam o risco de desenvolvimento do câncer infantil, que é predominantemente de natureza embrionária e pode estar correlacionado com alguma predisposição genética. Devido à inespecificidade dos sintomas apresentados e à baixa frequência dos tumores na infância, o diagnóstico do câncer infantil é desafiador. Quando diagnosticado precocemente e tratado em centros especializados, em torno de 80% das crianças e adolescentes acometidos da doença podem ser curados.

Terapias antineoplásicas e dietoterapia nos efeitos adversos do tratamento

As bases do tratamento do câncer infantojuvenil se estruturam nos princípios da quimioterapia, radioterapia e cirurgia. A imunoterapia e o transplante de células-tronco hematopoiéticas (TCTH) também são modalidades terapêuticas utilizadas. Atualmente, a quimioterapia é um dos recursos mais importantes para o tratamento do câncer infantojuvenil. Diferentemente da radioterapia, que apresenta efeito mais localizado, a quimioterapia é sistêmica e destrói as células de alta taxa de proliferação, portanto destrói as células malignas, mas também pode prejudicar outros tecidos com alta taxa de crescimento (medula óssea, mucosas do trato gastrointestinal, dentre outros). Portanto, apesar da eficácia da quimio e radioterapia no combate às células cancerígenas, ambas provocam inúmeros efeitos adversos, dentre eles uma grande toxicidade ao trato gastrointestinal, que podem levar a distúrbios como: mucosite oral, mucosite gastrointestinal, náuseas, vômitos, obstipação, diarreia, flatulência, intolerância à lactose, xerostomia (boca seca), alterações de paladar, dentre outros. Todos esses efeitos adversos têm impacto significativo no estado nutricional dos pacientes, portanto é importante que sejam traçadas estratégias nutricionais para minimizar os possíveis sintomas decorrentes do tratamento (Tabela 37.1).

Tabela 37.1. Efeitos adversos do tratamento oncológico e dietoterapia.

Efeitos colaterais	Dietoterapia
Anorexia	• Aumentar densidade calórica dos líquidos • Ofertar dieta hipercalórica • Aumentar o fracionamento das refeições, oferecer pequenos lanches a cada 2 horas ou, em casos mais graves, a cada 1 hora • Procurar oferecer alimentos que atendam o paladar prazeroso da criança • Oferecer suplementos nutricionais • A higiene bucal deve ser estimulada concomitantemente com as orientações nutricionais: encaminhar o paciente para o odontólogo.
Disgeusia	• Oferecer alimentos com aparência e odor agradáveis (pratos coloridos e atrativos) • Oferecer alimentos como peixe, frango e ovos, quando a carne apresentar sabor desagradável • Utilizar temperos naturais e condimentos alternativos para melhorar o sabor das preparações (considerar o sabor umami) • Variar alimentos e preparações • Excluir e não oferecer/forçar alimentos indesejados a fim de evitar aversões alimentares • Utilizar utensílios com aparência agradável, evitando material não metálico ou plástico que solte cheiro.
Xerostomia	• Oferecer alimentos que aumentam o fluxo salivar e gomas de mascar sem açúcar • Estimular consumo de água e outros líquidos • Preferir alimentos macios, com caldos e molhos • Oferecer frutas com maior conteúdo de água • Considerar utilização de soluções orais refrescantes (módulos alimentares)
Náuseas	• Existe uma variabilidade individual quanto aos alimentos causadores de náuseas. Alimentos muito gordurosos, muito doces, condimentados e com odor forte frequentemente causam esse sintoma, porém se deve evitar esses alimentos apenas quando associados ao quadro • Evitar realizar as refeições em ambientes abafados ou com odor forte de comida; • Evitar alimentos muito quentes; dar preferências para alimentos gelados • Evitar alimentos favoritos durante a quimioterapia (pode causar aversão alimentar) • Evitar alimentos com menor teor de água • Descansar após a refeição para facilitar a digestão • Se as náuseas ocorrem pela manhã, consumir alimentos secos ainda na cama • Vestir roupas confortáveis • Se o sintoma é comum durante a terapia (quimioterapia e/ou radioterapia), evitar alimentos 1 a 2 horas antes. • Tentar observar as condições e momentos do sintoma para poder relatá-lo adequadamente.
Vômitos	• Evite alimentos ou bebidas enquanto o sintoma não estiver controlado • Realizar o consumo de alimentos sentado, e evitar deitar-se logo após as refeições • Quando o sintoma estiver controlado, oferecer pequenas quantidades de alimentos, aumentando gradativamente de acordo com a tolerância do paciente • Preferir alimentos de fácil digestão e absorção • Diminuir o volume das refeições, aumentando o fracionamento • Pode ser necessária a terapia de reidratação oral.

Continua...

Tabela 37.1. Efeitos adversos do tratamento oncológico e dietoterapia. Continuação.	
Efeitos colaterais	*Dietoterapia*
Constipação	• Corrigir volume, fracionamento e horários das refeições • Corrigir ingestão diária de líquidos: oferecer 1 copo de água no intervalo de cada refeição • Corrigir/aumentar ingestão de fibras, quando necessário; considerar módulo de fibras solúveis e insolúveis • Quando possível, incluir exercícios físicos leves • Incluir alimentos com potencial laxativo • Considerar probióticos e prebióticos com cautela, evitando a utilização principalmente em períodos de neutropenia
Diarreia	• Retirar alimentos com alto teor de lactose até 1 semana da resolução do sintoma • Evitar alimentos com excesso de sacarose • Manter ingestão normal de alimentos • Aumentar ingestão de líquidos durante o dia, atentando-se para a condição de hidratação • Oferecer alimentos ricos em sais minerais • Manter ingestão de frutas e sucos, a fim de repor micronutrientes • Aumentar o consumo de alimentos ricos em fibras solúveis • Considerar probióticos e prebióticos com cautela, evitando a utilização principalmente em períodos de neutropenia • Em casos de diarreia importante, considerar suplementação de zinco
Intolerância à lactose	• Excluir alimentos com lactose • Substituir o leite por outros derivados fermentados: iogurte, queijos, leites fermentados, leite com baixo teor ou isentos de lactose. • Reintroduzir gradativamente a lactose, conforme a tolerância do paciente
Mucosite oral	• Adaptar a consistência, a acidez e a temperatura da dieta; dependendo da severidade, a consistência pode variar para branda, pastosa ou líquida • Evitar excesso de sal nos alimentos • Evitar alimentos ácidos e preparações com condimentos picantes e bebidas gasosas • Evitar alimentos em alta temperatura; alimentos gelados favorecem a cicatrização e são anestésicos • Oferecer suplementos nutricionais, se necessário
Retenção de sódio e água (corticosteroides em altas doses)	• Oferecer dieta hipossódica, enviando 1 sachê (1 g de sal) no almoço e jantar • Gotas de limão na comida • Temperos e ervas naturais e aromáticos para melhorar a aceitação • Evitar alimentos industrializados e ricos em sódio

Fonte: Garófolo, 2012; Baiocchi et al., 2018.

Cuidados nutricionais na neutropenia

A neutropenia é uma das complicações infecciosas mais comuns durante o tratamento oncológico, principalmente após quimioterapia e TCTH nos pacientes com tumores hematológicos. O paciente neutropênico fica mais suscetível às infecções oportunistas, inclusive àquelas causadas por alimentos. Uma das estratégias utilizadas nos grandes centros de cuidado ao paciente oncológico é a dieta para neutropenia que, geralmente, restringe uma série de alimentos como frutas e vegetais crus, ovos e carne malcozidos, água não esterilizada, laticínios não pasteurizados, dentre outros. O uso dessas dietas teve início há mais de 30 anos, principalmente em pacientes pós-TCTH, porém sua eficácia na redução dos níveis de infecção permanece controversa, além de limitar o consumo de alimentos que são fontes de vitaminas, antioxidantes e minerais, e restringir as opções de escolha alimentar desse paciente, que, geralmente, já apresenta maior seletividade alimentar. De acordo com as diretrizes da Sociedade Europeia de

Nutrição Enteral e Parenteral (ESPEN) de 2016, não há evidências científicas que suportem o uso da dieta com baixo teor microbiológico para neutropenia, porém se faz necessário enfatizar adesão às normas de segurança alimentar. A Sociedade Americana de Nutrição Parenteral e Enteral (ASPEN) recomenda a necessidade de mais estudos para evidenciar os benefícios da dieta para neutropenia, porém sugere manter a restrição de alimentos de alto risco de infecção durante a neutropenia, com atenção à palatabilidade dos alimentos principalmente em pacientes com anorexia. Uma vez que, até o presente momento, não temos um consenso referente à indicação da dieta para neutropenia, deve-se considerar a realidade da população atendida (nível socioeconômico, grau de instrução, região onde reside, rede de apoio do paciente etc.) para que a orientação mais adequada seja oferecida, ressaltando as práticas de segurança alimentar, higienização adequada de mãos e dos alimentos, atenção à compra, seleção, armazenamento e preparo dos alimentos.

Métodos de avaliação e triagem nutricional

A avaliação nutricional precoce é primordial no tratamento dos pacientes com câncer infantil e deve ser realizada, preferencialmente, logo após o diagnóstico ou no momento inicial do tratamento. Os resultados obtidos nessa avaliação são fundamentais para o diagnóstico nutricional, desenvolvimento do plano de cuidados e acompanhamento da evolução do estado nutricional do paciente durante o tratamento.

Ao realizar a triagem nutricional na oncopediatria, deve-se considerar a terapia antineoplásica que será utilizada, seus efeitos colaterais e o diagnóstico oncológico. Estudos prévios apontam que a desnutrição ao diagnóstico pode estar presente em 6% a 50% das crianças, a depender dos métodos de avaliação utilizados e das características da doença, em que geralmente pacientes com tumores sólidos apresentam maior risco nutricional (Tabela 37.2). Outras condições do paciente e o tipo de terapia antineoplásica também podem influenciar o risco nutricional (Tabelas 37.3 e 37.4).

Tabela 37.2. Risco nutricional de acordo com o diagnóstico de câncer.		
Risco moderado de desnutrição	**Risco alto de desnutrição**	**Alto risco para sobrepeso e obesidade, déficit de estatura, perda óssea e alterações metabólicas**
• Tumores sólidos não metastáticos • Tumores do sistema nervoso central (SNC) • Leucemias agudas sem complicações • Doenças avançadas em remissão, durante o tratamento de manutenção	• Tumores sólidos em estágio avançado: • Tumor de Wilms III e IV • Neuroblastomas III e IV • Rabdomiossarcomas de cabeça/ pescoço e pélvico • Tumores ósseos: • Sarcoma de Ewing • Osteossarcoma • Alguns tumores do SNC (meduloblastoma e tumores diencefálicos) • Linfoma não Hodgkin (LNH) de região de cabeça e pescoço e trato gastrointestinal (TGI) • Recaídas de leucemias e LNH • Carcinomas de cabeça/pescoço e TGI • Tumores com massas abdominais extensas	• Leucemia linfoide aguda • Craniofaringioma • Outros tumores do SNC da região hipotálamo-hipofisária • Pós-transplante de células hematopoiéticas

Fonte: acervo pessoal da autoria.

Tabela 37.3. Risco nutricional de acordo com a terapia antineoplásica.

Risco moderado de desnutrição	Risco alto de desnutrição	Alto risco para sobrepeso e obesidade, déficit de estatura, perda óssea e alterações metabólicas
• Altas doses de quimioterapia com: • Bleomicina • Ciclofosfamida • Etoposide • Citarabina	• Altas doses de quimioterápicos com: • Metrotexato • Fluorouracila • Melfalano • Doxorrubicina • Dactinomicina • Cisplatina • Tratamentos que envolvam: • Poliquimioterapia • Quimioterapia combinada com radioterapia • Cirurgias de cabeça e pescoço, TGI, abdominal e cerebral • Radioterapia pélvica, abdominal e de cabeça e pescoço • Transplante de células hematopoiéticas	• Leucemia linfoide aguda tratada com irradiação de crânio • Tratamento de câncer com altas doses e tempo prolongado com corticosteroides ou outros medicamentos que aumentam o depósito de gordura corporal • Radioterapia corporal total, abdominal e de crânio • Ciclosporina • Cirurgia cerebral em tumores da região hipotálamo-hipofisária

Fonte: acervo pessoal da autoria.

Tabela 37.4. Risco nutricional de acordo com outras condições.

Fatores de alto risco para desnutrição	Condições associadas ao risco
Faixa etária	Lactentes (menores de 2 anos) e adolescentes (10 ou mais); aumento das necessidades nutricionais; fases de desenvolvimento com crescimento acelerado
Condições socioeconômicas da família	Baixa renda e número alto de filhos
Escolaridade dos pais	Baixa influência na compreensão e execução das orientações
Amamentação em crianças	Lactentes e pré-escolares que não recebem ou receberam amamentação
Condições emocionais e psiquiátricas	Distúrbios de ordem emocional ou psiquiátrica
Condições clínicas	Toxicidades orgânicas, infecções, dor, dentre outras

Fonte: acervo pessoal da autoria.

Quando identificada precocemente, a desnutrição pode ser tratada com terapia nutricional adequada, com consequente melhoria do prognóstico e do estado nutricional.

O acompanhamento do peso e estatura é essencial em pacientes pediátricos, uma vez que tais indicadores têm relação estreita com um estado nutricional adequado. A estatura pode ser um indicador de sarcopenia, uma vez que o crescimento é influenciado diretamente pela disponibilidade e aproveitamento da proteína, relacionando-se, portanto, com o perfil da massa magra. Na oncopediatria, mantém-se a necessidade de acompanhar com frequência esses indicadores, porém é importante ressaltar que, se analisados isoladamente o peso ou sua relação com a estatura, a classificação do estado nutricional pode ser equivocada, uma vez que o peso é facilmente mascarado na presença de edema, massa tumoral ou organomegalia, que são frequentes nesses pacientes. Peso e estatura devem seguir os critérios de classificação da Organização Mundial da Saúde de 2006 e 2007, conforme idade e sexo, e analisados pelos índices de escore-Z.

É importante associar métodos de avaliação da composição corporal, com intuito de analisar as reservas de massa muscular e de tecido adiposo. A aferição da circunferência do braço, dobra cutânea tricipital e circunferência muscular do braço são os métodos mais comumente utilizados na prática clínica, por serem práticos, não invasivos, de baixo custo e porque apresentam alta correlação com métodos padrão-ouro para avaliação da composição corporal. Vale lembrar que tais medidas também podem sofrer alterações na presença de anasarca ou presença de tumor no local. Outros métodos, como bioimpedância, análise de tomografia ou ressonância magnética e absorciometria por dupla emissão de raios X (DEXA), também são recomendados por sua maior especificidade, porém são métodos menos acessíveis, com maior custo e menor disponibilidade em alguns serviços. A avaliação clínico-metabólica também é uma aliada importante na avaliação nutricional, além de auxiliar na tomada de decisões da terapia nutricional (Tabela 37.5).

Tabela 37.5. Avaliação nutricional e indicadores clínico-metabólicos.

Indicador	Relações clínico-nutricionais	Outras interpretações e desfechos
Albumina	Relação com gravidade da caquexia e prognóstico. Sem relação com estado nutricional.	Redução de seus valores representa pior prognóstico. Aumento da inflamação pode reduzir seus níveis.
Pré-albumina	Relação com o estado nutricional.	Pode haver redução nos déficits nutricionais/proteicos, como também na inflamação.
Triglicerídeos	Indica aumento das citocinas pró-inflamatórias e intolerância no metabolismo lipídico.	Níveis aumentados em estados inflamatórios.
Glicose sérica	Intolerância no metabolismo da glicose.	Níveis aumentados em estados inflamatórios.
Índice HOMA	Reflete baixa tolerância à oferta de glicose e resistência à insulina.	Aumento da glicose em jejum e resistência à insulina em estados inflamatórios.
Ureia	Pode refletir catabolismo de nitrogênio, especialmente quando a elevação dos níveis apresentar um grau leve, na ausência de aumento na creatinina.	Níveis podem estar elevados na insuficiência renal, não sendo válida para avaliar catabolismo nessas circunstâncias.
Lactato	Associa-se a metabolismo mais intenso do tumor maligno e aumento do gasto energético.	Seu uso pode estar limitado na acidose metabólica, por má perfusão sistêmica (redução na oferta e/ou captação de oxigênio nos tecidos favorece o metabolismo celular anaeróbio, com maior produção do ácido lático).

Fonte: acervo pessoal da autoria.

Além da avaliação do estado nutricional e dos indicadores clínico-metabólicos, a avaliação da aceitação alimentar é indispensável nesses pacientes e guiará as estratégias para o cuidado nutricional. Os instrumentos mais utilizados são o recordatório alimentar de 24 horas, questionário de frequência alimentar e registro alimentar habitual.

Necessidades nutricionais e terapia nutricional

O crescimento e desenvolvimento infantis estão amplamente associados à nutrição adequada e podem ser prejudicados durante o tratamento oncológico, uma vez que as terapias antineoplásicas e o próprio crescimento tumoral demandam um alto gasto de substratos e ainda promovem efeitos adversos que dificultam a aceitação alimentar. Esses fatores são determinantes para o estado nutricional que, quando prejudicado, agrava ainda mais o quadro clínico, prejudica a resposta terapêutica e tem impacto importante tanto na morbidade quanto na mortalidade desses pacientes. Após avaliação nutricional adequada, deve-se estabelecer as necessidades nutricionais do paciente e, então, considerar a terapia nutricional mais apropriada.

Não há consenso quanto à determinação das necessidades nutricionais para crianças em quimio ou radioterapia; conforme o último consenso do INCA (2014), adota-se as equações da *Dietary Reference Intake* (2006), Holliday e Segar (1957) ou da ASPEN (2002). Há ainda a recomendação da ASPEN (2010) para necessidades proteicas de pacientes oncológicos, pacientes submetidos à TCTH e pacientes críticos, conforme faixa etária (Tabela 37.6).

Tabela 37.6. Necessidades nutricionais para o paciente pediátrico oncológico.

Necessidades energéticas

Referência	Equações

Dietary Reference Intake (2006)	De 0 a 3 meses: (89 × peso (kg) − 100) + 175
	De 4 a 6 meses: (89 × peso (kg) − 100) + 56
	De 7 a 12 meses: (89 × peso (kg) − 100) + 22
	De 13 a 35 meses: (89 × peso (kg) − 100) + 20
	Meninos de 3 a 8 anos:
	   88,5 − 61,9 × idade + fator atividade × (26,7 × peso + 903 × altura) + 20
	Meninas de 3 a 8 anos:
	   135,3 − 30,8 × idade + fator atividade × (10 × peso + 934 × altura) + 20
	Meninos de 9 a 18 anos:
	   88,5 − 61,9 × idade + fator atividade × (26,7 × peso + 903 × altura) + 25
	Meninas de 9 a 18 anos:
	   135,3 − 30,8 × idade + fator atividade × (10 × peso + 934 × altura) + 25
	* Fator atividade: 1 = atividades do dia a dia; meninos = 1,16; meninas = 1,13 − atividades do dia a dia + de 30 a 60 minutos de atividade moderada // Meninos = 1,31; meninas = 1,26 − atividades do dia a dia + 60 minutos de atividade moderada

Holliday e Segar (1957)	Crianças de 0 a 10 kg: 100 kcal/kg Crianças de 10 a 20 kg: 1.000 kcal + 50 kcal/kg para cada kg acima de 10 kg Crianças com mais de 20 kg: 1.500 kcal + 20 kcal/kg para cada kg acima de 20 kg
ASPEN (2002)	De 0 a 1 ano: 90 a 120 kcal/kg De 1 a 7 anos: 75 a 90 kcal/kg De 7 a 12 anos: 60 a 75 kcal/kg De 12 a 18 anos: 30 a 60 kcal/kg De 18 a 25 anos: 25 a 30 kcal/kg

Necessidades proteicas

Referência	Equações
ASPEN, 2010: Pacientes oncológicos e pós-pega neutrofílica do TCTH	Até 1 ano: 1,5 g PTN/kg 1 a 3 anos: 1,1 g PTN/kg 4 a 13 anos: 0,95 g PTN/kg 14 a 18 anos: 0,85 g PTN/kg Acima de 18 anos: 0,8 g PTN/kg
ASPEN, 2010: Pacientes críticos	0 a 2 anos: 2,0 a 3,0 g PTN/kg 2 a 13 anos: 1,5 a 2,0 g PTN/kg 13 a 18 anos: 1,5 g PTN/kg
ASPEN, 2010: Pacientes submetidos ao TCTH no período de condicionamento até pega neutrofílica	Até 1 ano: 3,0 g PTN/kg 1 a 6 anos: 2,5 a 3,0 g PTN/kg 7 a 10 anos: 2,4 g PTN/kg 11 a 14 anos: 2,0 g PTN/kg 15 a 18 anos: 1,8 g PTN/kg Acima de 19 anos: 1,5 g PTN/kg

Fonte: adaptada de DRI 2006; ASPEN 2002; ASPEN 2010.

A terapia nutricional deve ser iniciada de modo precoce em todos os pacientes desnutridos ou com risco de desnutrição, e tem como principais objetivos garantir oferta adequada de proteína, energia e de outros nutrientes a fim de minimizar o catabolismo; manter estado nutricional e composição corporal favoráveis para o seguimento do plano terapêutico; recuperar a atividade do sistema imune; e reduzir os riscos da hiperalimentação. A via de terapia nutricional deve ser estabelecida de acordo com estado clínico do paciente, sendo que a via oral é sempre a primeira escolha por ser mais fisiológica. Na terapia nutricional oral deve-se priorizar o aconselhamento nutricional individualizado, considerando a especificidade de cada faixa etária atendida (lactentes, pré-escolares, escolares e adolescentes); nesse contexto as condutas nutricionais praticadas em pediatria geral podem ser adotadas no tratamento do paciente oncológico, sempre adaptando à realidade do tratamento (p. ex., tipo de tratamento antineoplásico e seus efeitos adversos). Além disso, é importante que o planejamento alimentar da criança esteja compatível às suas restrições e preferências alimentares, com porções de tamanho adequado à sua tolerância, estimulando o prazer ao comer, com pratos de apresentação chamativa à criança e alimentos mais palatáveis, incluindo *comfort food*; se possível, deve-se encorajar que as refeições sejam feitas em ambiente agradável e na presença de familiares. É comum que as crianças, no período de tratamento mais intenso, busquem alimentos ricos em carboidratos e gorduras e apresentem baixo consumo proteico e de alimentos ricos em vitaminas, por isso é essencial também incentivar o consumo destes alimentos. Durante os períodos de internação do paciente oncológico geralmente observarmos redução da aceitação alimentar, seja por efeitos do tratamento ou pela oferta de refeições diferentes à que está habituado a consumir em casa, portanto nesse momento a gastronomia hospitalar é uma grande aliada. A indicação de suplementação oral deve ser realizada quando a aceitação alimentar suprir abaixo de 75% das necessidades nutricionais do paciente em até cinco dias consecutivos, conforme consenso do INCA, e pode-se utilizar tanto os suplementos nutricionais industrializados quanto os artesanais. Conforme consenso do INCA (2014), a indicação de terapia nutricional enteral (TNE) é para os pacientes impossibilitados de alimentar-se via oral ou quando a ingestão alimentar suprir abaixo de 70% a 80% das necessidades nutricionais quanto à energia por até cinco dias consecutivos, sem expectativa de melhora. Segundo Garófolo (2005), a indicação de TNE em crianças graves com câncer deve seguir os seguintes critérios:

- Pacientes com ingestão alimentar baixa (de 3 a 5 dias) e já em uso de suplementação oral, suprindo abaixo de 70-80% das necessidades energéticas associada à desnutrição leve, perda de 2-3% do peso ou o não ganho de peso e estatura;
- Pacientes com redução da superfície intestinal absortiva por má-absorção, decorrente de quimioterapia, radioterapia, diarreia ou ressecção intestinal;
- Pacientes com desnutrição grave ou perda de peso recente superior a 10%;
- Pacientes com estado de hipercatabolismo, como por sepse e cirurgia;
- Pacientes com comprometimento neurológico e/ou alto risco de broncoaspiração.

A TNE pode ser administrada via sonda nasoenteral ou gastrostomia, sendo que a gastrostomia é indicada quando seu uso for superior a três a quatro semanas. A gastrostomia endoscópica percutânea é a primeira escolha e suas indicações na oncologia estão descritas conforme o Quadro 37.1.

Quadro 37.1. Indicações de PEG em oncologia.
Indicações
Tumores que infiltram a região oral
Tumores que causam estenose em região nasal, laríngea, faríngea e esofágica
Tumores do trato gastrointestinal alto
Terapia nutricional preventiva, antes de tratamentos agressivos: cirurgias abdominais, radioterapia ou quimioterapia, podendo ser removida com a recuperação do estado nutricional ou da ingestão
Tumores cerebrais
PEG pode ser usada paliativamente em casos de tumores inoperáveis/irressecáveis; avaliar expectativa de vida

Fonte: acervo pessoal da autoria.

No decorrer do tratamento podem surgir complicações consequentes ao uso prolongado ou inadequado da TNE; tais complicações podem ser de origem mecânica, gastrointestinal ou infecciosa, por exemplo: obstrução da sonda, sinusite, esofagite, necrose de asa do nariz, deslocamento da sonda por vômitos, broncoaspiração, perfuração gastrointestinal, diarreia e distensão abdominal por intolerância à dieta ou por redução da perfusão da mucosa intestinal, contaminação microbiana acidental durante o processo de manipulação da dieta ou durante sua administração, dentre outros. Portanto, algumas recomendações são decisivas para o manejo e êxito da nutrição enteral em crianças com câncer durante o tratamento antineoplásico (Quadro 37.2).

Quadro 37.2. Recomendações para o manejo da nutrição enteral em crianças com câncer durante o tratamento antineoplásico.

Recomendações

Antieméticos e procinéticos: controle de êmese e melhora da motilidade gástrica

Sondas de calibre fino e material flexível, com peso na ponta: reduz risco de lesão em TGI e de extrusão

Terapia nutricional precoce: anterior às lesões em mucosa do TGI.

Realizar o procedimento fora dos períodos de trombocitopenia: contagem de plaquetas superior a 20-30 mil células/mm³

Infusão de plaquetas antes do procedimento: contagem inferior a 20 mil; reduz risco de lesão e sangramento

Posição gástrica × pós-pilórica: avaliar risco de aspiração e vômitos intensos

Considerar uso de sondas na desnutrição de acordo com diretrizes: PEG na terapia nutricional prolongada

Bomba de infusão e gotejamento contínuo: quimioterapia ou situações de risco

Formulações industrializadas: preferencialmente com baixa osmolaridade e baixo teor de lactose

Monitoramento: técnica de higiene, preparo, armazenamento e administração, eventuais complicações gastrointestinais e controle do posicionamento da sonda

Fonte: acervo pessoal da autoria.

O desmame da TNE deve ocorrer quando a ingestão via oral suprir acima de 60% das necessidades energéticas, no período de dois a três dias, e sua descontinuação, quando houver impossibilidade de uso do trato gastrointestinal; neste caso o início de terapia nutricional parenteral (TNP) é indicado. A nutrição parenteral (NP) pode ser administrada por via periférica ou central, desde que o acesso seja exclusivo para sua administração.

As demais indicações de NP são:

- Quando a TNE não suprir 50% das necessidades energéticas após 72 horas ou 70% das necessidades após sete dias;
- Casos de toxicidade grave do trato gastrointestinal (TGI), decorrentes do tratamento com quimioterapia e/ou radioterapia como mucosites, diarreia, enterite e vômitos;
- Quando houver intolerância do volume enteral e recusa em utilizar sonda nasoenteral por desnutrição grave;
- Necessidade de jejum prolongado por complicações do TGI: intestino isquêmico, hemorragia gastrointestinal maciça, sangramento do TGI, síndrome do intestino curto, síndromes de obstrução intestinal, pseudo-obstrução e dismotilidade, obstrução mecânica do TGI (casos não cirúrgicos), TGI não funcionante (isquemia mesentérica, íleo paralítico, fístula intestinal de alto débito) ou peritonite difusa. Em alguns casos, a NP pode estar contraindicada (Quadro 37.3).

Quadro 37.3. Contraindicações da NP ou dificuldades temporárias.

Contraindicações e dificuldades temporárias

Instabilidade hemodinâmica: hipovolemia, choque cardiogênico ou choque séptico

Anúria sem diálise

Pacientes sem chances de cura; fase terminal da doença

Glicemia fora do limite aceitável: níveis de fora dos limites de 70-150 mg/dL, ou não controlado mesmo com uso de insulina

Presença de distúrbios hidreletrolíticos agudos: não pode ser usada para reposição de eletrólitos, enquanto os mesmos não estiverem estáveis

Oligúria: 1 mL/kg/h em crianças (exceção pode ser paciente em diálise contínua)

Plaquetopenia na ausência de cateter venoso com via exclusiva: nível de plaquetas: < 50 mil células/mm³

Fonte: acervo pessoal da autoria.

É essencial que alguns critérios sejam estabelecidos para a introdução e administração segura da NP, como:

- Pacientes pediátricos com desnutrição energético-proteica devem ter indicação quando a via enteral não atinge as necessidades mínimas por três a cinco dias, e eutróficos por cinco a sete dias (que pode variar de acordo com a faixa etária).
- Pacientes que não possuem cateter para infusão da NP deverão realizar o procedimento caso a contagem de plaquetas seja igual ou superior a 50 mil células/m³.
- Raramente se indica NP para pacientes com câncer incurável com expectativa de vida menor que três meses; nesses casos a terapia deve ser paliativa. Para indicação de nutrição parenteral, deve haver expectativa de vida superior a três ou seis meses.
- A utilização da NP deve ser avaliada considerando os seus riscos frente aos seus benefícios, por apresentar maior chance de complicações infecciosas e metabólicas, além dos riscos da passagem de cateter.

O monitoramento e controle metabólico da oferta de NP, bem como o tipo de cateter utilizado são aspectos fundamentais. Devido ao risco de alterações metabólicas decorrentes do quadro inflamatório e infeccioso, deve-se dar atenção ao manejo dessa terapia. Em crianças e adolescentes com neoplasias malignas, a hipertrigliceridemia é a alteração metabólica de maior frequência e tem como possíveis causas a resposta inflamatória sistêmica crônica ou recorrente relacionada à doença, ao tratamento e às toxicidades. Recomenda-se a manutenção dos níveis séricos de triglicerídeos abaixo de 250 mg/dL para lactentes e de 400 mg/dL em crianças maiores e adolescentes, o controle/redução da taxa de infusão de lipídios ou a suspensão temporária da oferta lipídica para evitar hipertrigliceridemia, e a utilização de emulsões lipídicas de terceira geração (contendo óleo de peixe em sua composição). Outro cuidado importante é a manipulação adequada dos cateteres, uma vez que complicações infecciosas relacionadas à sua manipulação são um dos principais problemas relacionados à administração da NP em pacientes imunossuprimidos com câncer.

Considerações finais

O acompanhamento nutricional durante o tratamento do câncer infantojuvenil é indispensável, uma vez que as características da doença e os tratamentos antineoplásicos podem trazer graves prejuízos ao estado nutricional, crescimento e desenvolvimento da criança e do adolescente. Nesse cenário, a terapia nutricional tem como um dos principais objetivos manter ou recuperar o estado nutricional e composição corporal para que seja possível o seguimento do plano terapêutico.

O atendimento a esse paciente deve ser individualizado e envolver sua família, considerando as necessidades específicas de cada faixa etária, as diferentes fases do tratamento e as condições socioeconômicas dessa família.

Por fim, como já sabemos, o envolvimento da equipe multiprofissional também é determinante nesse processo, pois promove a troca de experiências, o conhecimento integral do paciente e de sua família, além do desenvolvimento de estratégias para seu tratamento de maneira abrangente.

Leitura recomendada

- American Society for Parenteral and Enteral Nutrition. Board of Directors and the Clinical Guidelines Task Force. Guidelines for the use of parenteral and enteral nutrition in adult and pediatric patients. JPEN J Parenter Enteral Nutr. 2002 jan/feb; 26(suppl. 1):1-138.
- American Society for Parenteral and Enteral Nutrition. Clinical Guidelines: Nutrition Support Therapy During Adult Anticancer Treatment and in Hematopoietic Cell Transplantation. J Parenter Enteral Nutr. 2009; 33(5).
- Ardila Gómez IJ, González CB, Palacio PAM, Santis ETM, Bavona JDT, Hernández JPC, et al. Nutritional support of the critically Ill pediatric patient: Foundations and controversies. Trauma Intensive Med. 2017; 8:1-7.
- Arends J, et al. ESPEN guidelines on nutrition in cancer patients. Clinical Nutrition; 2016.
- August DA, Huhmann MB; American Society for Parenteral and Enteral Nutrition (ASPEN) Board of Directors. ASPEN Clinical Guidelines: Nutrition Support Therapy During Adult Anticancer Treatment and in Hematopoietic Cell Transplantation. JPEN J Parenter Enteral Nutr. 2009; 33(5):472-500.
- Baiocchi O, Sachs A, Magalhães LP. Aspectos nutricionais em oncologia. 1 ed. Rio de Janeiro: Atheneu; 2018.
- Bowman LC, Williams R, Sanders M, Ringwald-Smith K, Baker D, Gajjar A. Algorithm for nutritional support: experience of the metabolic and infusion support service of St. Jude Children's Research Hospital. Int J Cancer Suppl. 1998; 11:76-80.
- Garófolo A, Boin SG, Modesto PC, Petrilli AS. Avaliação da eficiência da nutrição parenteral quanto à oferta de energia em pacientes oncológicos pediátricos. Rev Nutr. 2007; 20(2):181-90.
- Garófolo A, Maia PS, Petrilli AS, Ancona-Lopez F. Resultados da implantação de um algoritmo para terapia nutricional enteral em crianças e adolescentes com câncer. Rev Nutr. 2010; 23(5):715-30.
- Garófolo A. Diretrizes para terapia nutricional em crianças com câncer em situação crítica. Campinas: Rev Nutr. 2005 jul/ago; 18(4):513-27.
- Garófolo A. Neutropenic diet and quality of food: a critical analysis. Rev Bras Hematol Hemoter. 2013; 35(2):77-88.
- Garófolo A. Nutrição Clínica, funcional e preventiva aplicada à oncologia: teoria e prática profissional. 1 ed. Rio de Janeiro: Rubio; 2012.
- Holliday MA, Segar WE. The maintenance need for water in parenteral fluid therapy. Pediatrics. 1957; 19:829-32.
- Instituto Nacional de Câncer José Alencar Gomes da Silva. Consenso nacional de nutrição oncológica: paciente pediátrico oncológico. Rio de Janeiro: INCA; 2014.
- Ministério da Saúde, Instituto Nacional de Câncer José Alencar Gomes da Silva. Estimativa 2020: incidência de câncer no Brasil. INCA; 2020.
- Moody K, Finlay J, Mancuso C, Charlson M. Feasibility and safety of a pilot randomized trial of infection rate: neutropenic diet versus standard food safety guidelines. J Pediatr Hematol Oncol. 2006; 28(3):126-33.
- National Research Council. Dietary reference intakes: the essential guide to nutrient requirements. Washington, DC: The National Academies Press; 2006.
- Orgel E, Sposto R, Malvar J, Seibel NL, Ladas E, Gaynon PS, et al. Impact on survival and toxicity by duration of weight extremes during treatment for pediatric acute lymphoblastic leukemia: a report from the Children's Oncology Group. J Clin Oncol. 2014; 32(13):1331-7.
- Piovacari SMF, Barrére APN. Nutrição Clínica na Oncologia. São Paulo, Brasil: Atheneu; 2019.
- Sacks N, et al.; American Society for Parenteral and Enteral Nutrition. Oncology, hematopoietic transplant and survivorship. The Aspen Pediatric Nutrition Support Core Curriculum. ASPEN; 2010.
- Viani K, et al. Nutrição e câncer infanto-juvenil. São Paulo, Brasil: Manole; 2017.

CAPÍTULO

38 Radioterapia, Quimioterapia e Imunoterapia

Ábner Souza Paz
Cristiane D'Almeida
Márcia Tanaka

Introdução

O Instituto Nacional de Câncer (INCA) estima 625 mil casos novos de câncer para o triênio de 2020/2023. Atualmente, numerosas abordagens terapêuticas são adotadas nos tratamentos antineoplásicos, que incluem cirurgia, quimioterapia (QT), radioterapia (RXT), imunoterapia, hormonioterapia, terapia-alvo e transplante de medula óssea. Esses tratamentos aplicados de maneira única ou combinados podem causar alguns sintomas como:

- Alteração do paladar, olfato e apetite;
- Disfagia, odinofagia ou obstrução gastrointestinal parcial ou total;
- Saciedade precoce, diarreia, obstipação, náuseas e vômitos;
- Dor, xerostomia, mucosite, esofagite e trismo;
- Alteração no peso e/ou composição corporal, que levam à diminuição da força muscular e fadiga;
- Resposta imune diminuída;
- Dor;
- Depressão e ansiedade;
- Aumento de hospitalizações e/ou tempo de permanência hospitalar.

Esses efeitos adversos podem impactar de modoo negativa o tratamento clínico, estado nutricional e qualidade de vida do paciente de diversas maneiras. Desse modo, a nutrição desempenha papel importante no manejo desses sintomas, sendo o aconselhamento nutricional individualizado requerido por profissionais de nutrição com experiência em oncologia.

Neste capítulo, abordaremos mais especificamente os tratamentos de radioterapia, quimioterapia e imunoterapia.

Radioterapia

A radioterapia utiliza a radiação para destruir ou impedir o crescimento das células de um tumor, controlar sangramentos e dores e reduzir tumores que estejam comprimindo outros órgãos. Novas técnicas e esquemas de fracionamento continuam sendo investigados para melhorar o controle e a sobrevivência com qualidade de vida (aceitável) ou preservação de órgãos. No entanto, a maioria dos esquemas de fracionamento e terapias de modalidade combinada têm mostrado melhores resultados ao custo de aumento da morbidade. Depois da cirurgia, a RXT é o tratamento mais efetivo e curativo para o câncer; em geral, um terço da população necessitará dessa modalidade terapêutica, e 60% farão a RXT com intenção curativa, ainda que associada à cirurgia ou à QT.

Sabe-se que alterações clínicas decorrentes do tratamento radioterápico podem impactar consideravelmente o estado nutricional, e o déficit nutricional está estreitamente relacionado com a diminuição da resposta ao tratamento e à qualidade de vida. Os efeitos deletérios da radiação ionizante, principalmente na região de cabeça e pescoço, são descritos como os mais evidentes, por esta ser uma região composta por estruturas com diferentes radiossensibilidades. A RXT na região pélvica inclui o tratamento de tumores de reto, colo de útero, bexiga e próstata, e os efeitos colaterais agudos mais comuns são náuseas, vômitos, anorexia e diarreia. A diarreia é o sintoma mais frequente nesses pacientes, podendo ocorrer em até 90% dos casos durante o tratamento, e 20% ocorrem em meses e até anos após o término da irradiação. Na Tabela 38.1, os efeitos colaterais da radioterapia de acordo com a área irradiada.

Tabela 38.1. Efeitos colaterais da radioterapia conforme a região anatômica.

Região anatômica	Sintomatologia
Sistema nervoso central	Anorexia, náusea e vômito
Cabeça e pescoço	Mucosite, disfagia, xerostomia, ulceração, disgeusia
Tórax	Disfagia e esofagite
Abdome	Náusea, vômito, má-absorção, fístula e obstrução
Pelve	Diarreia, flatulência ou obstipação intestinal (menos comum)

Fonte: Grant BL, 2013.

Quimioterapia

A quimioterapia é um tratamento antineoplásico que consiste na utilização de drogas de ação sistêmica que não possuem um mecanismo de especificidade, ou seja, elas não destroem apenas células tumorais, mas sim tecidos de rápida proliferação devido à alta atividade mitótica e ciclos celulares curtos. Pode ser administrada de maneira isolada (monoquimioterapia) ou combinada com outras drogas (poliquimioterapia).

O tratamento pode ser iniciado segundo situações específicas:

- Quimioterapia curativa: o tratamento sistêmico é o tratamento definitivo para a doença, como: linfomas, leucemias, tumores, germinativos etc.
- Quimioterapia neoadjuvante: indicada como tratamento primário antes do procedimento cirúrgico. Essa estratégia permite a redução do volume tumoral pelo efeito da quimioterapia.
- Quimioterapia adjuvante: nessa modalidade a quimioterapia é iniciada após o procedimento cirúrgico. Tem como objetivo eliminar a doença microscópica que tenha permanecido apesar da melhor técnica cirúrgica possível.
- Quimioterapia paliativa: quando todas as estratégias de tratamento falham (quimioterapia, radioterapia, cirurgia), a quimioterapia pode ter papel paliativo; não tem finalidade curativa, e sim a intenção de manter o paciente sem ou com poucos sintomas, assegurando a sua qualidade de vida.

Alguns quimioterápicos como a ciclofosfamida podem causar toxicidade hematológica (mielossupressão). O tempo entre a infusão da droga e a menor contagem hematológica é denominado nadir, período esse em que os leucócitos chegarão ao seu valor mínimo e o paciente estará neutropênico. O nadir pode ter início no 5º dia após a administração do quimioterápico e perdurar até o 14º dia. A partir do 15º dia após a aplicação dessa medicação, ocorre a recuperação medular. Então, no período do 5º ao 14º dia, há uma necessidade maior quanto aos cuidados relacionados à higiene dos alimentos, preparo, locais de consumo e armazenamento, sendo necessária a exclusão de alimentos que têm um maior risco de causar intoxicação alimentar. Por isso, a orientação adequada ao paciente quanto aos cuidados com a escolha, higienização e consumo de alimentos e bebidas é imprescindível nessa fase.

As náuseas e vômitos são os desconfortos mais comuns apresentados pelos pacientes em quimioterapia, por isso é importante saber quais agentes quimioterápicos são responsáveis por esse desconforto para a orientação adequada do seu manejo, conforme a Tabela 38.2. Além disso, para amenizar a náusea, os pacientes são medicados com antieméticos que podem causar constipação intestinal, sendo importante também orientar dieta laxativa e hidratação adequada.

Tabela 38.2. Potencial emético de alguns quimioterápicos.	
Incidência/potencial emético	**Quimioterápico**
Muito severa (> 90%)	Cisplatina, ciclofosfamida, citarabina, melfalan, carmustina
Severa (60% a 90%)	Carboplatina, ciclofosfamida, cisplatina, citarabina, darcabazina, doxorrubicina, etoposide, metotrexato
Moderada (30% a 60%)	Ciclofosfamida (oral), doxorrubicina, epirrubicina, ifosfamida, irinotecano, melfalan, mitomicina, oxaliplatina
Baixa (10% a 30%)	Citarabina, docetaxel, etoposide, fluoracila, gemcitabina, paclitaxel
Muito baixa (< 10%)	Bleomicina, capecitabina, fludarabina, rituximab, trastuzumab, vinbastina, vinscristina, vinorelbine

Fonte: Bonassa EMA, Gato MIR. 2012.

Outro desconforto gastrointestinal importante é a diarreia, e os quimioterápicos mais relacionados a esse desconforto são: citarabina, fluoruracila, irinotecano, topotecano, capecitabina, oxaliplatina e metotrexato. Deve-se dar atenção especial à oxaliplatina, que além da diarreia pode ocasionar neuropatia periférica sensitiva dose-cumulativa, em mãos, pés e lábios, desencadeada pelo frio (líquidos, ar e superfícies). Se o paciente estiver em uso dessa droga, deve evitar o consumo de líquidos e preparações geladas.

Drogas como a ciclofosfamida e ifosfamida podem causar toxicidade renal e, por isso, é importante a hiper-hidratação.

Imunoterapia

A imunoterapia é uma classe de tratamento extremamente inovador, que tem chamado atenção diante do crescente número de ensaios pré-clínicos e clínicos com resultados encorajadores. O mecanismo de ação do método imunoterápico basicamente tem como premissa melhorar e capacitar o sistema imunológico do próprio paciente para que ele reconheça e combata as células do tumor, tornando-o hábil em driblar as barreiras imunossupressoras criadas pelas células cancerígenas. No Brasil, a imunoterapia chegou em 2017. Atualmente, a imunoterapia foi aprovada pela Agência Nacional de Vigilância Sanitária (Anvisa) como a primeira linha de tratamento contra o câncer de pulmão, mas também tem sido utilizada para o tratamento de melanomas, no linfoma de Hodgkin, câncer renal e de cabeça e pescoço, e, mais recentemente, estudos estão sendo realizados para câncer de mama, colorretal e glioblastomas.

► Agentes imunoterápicos

Anti-CTLA-4 (ipilimumab – Yervoy®), inibidores de PD-1 (pembrolizumab – Keytruda® e nivolumab – Opdivo®)

Com o entendimento de que as neoplasias malignas podem usurpar as vias de *checkpoint* imunológico, a partir de agentes como a proteína 4 associada a linfócitos T citotóxicos (CTLA-4) e a proteína de morte celular programada 1 (PD-1), o bloqueio do ponto de checagem imune foi desenvolvido como um tratamento terapêutico (Figura 38.1).

CAR-T cells

Constata-se que as células receptoras de antígenos quiméricos (CAR-T *cells*) vêm sendo a ferramenta mais precisa no tratamento imunoterápico. Essas células consistem em linfócitos T CD8 extraídos dos próprios pacientes submetidos ao tratamento imunoterápico. Após a extração, os linfócitos são mantidos em meio nutritivo, onde são apresentados a antígenos específicos do tecido tumoral. O contato com esses antígenos, somado a estímulos bioquímicos refinados, torna as células quiméricas geneticamente capazes de produzir receptores em sua membrana denominados receptores de antígenos quiméricos (CAR), que serão o gatilho da resposta tumoral. Isso é conhecido como transferência de células CAR-T adotivas.

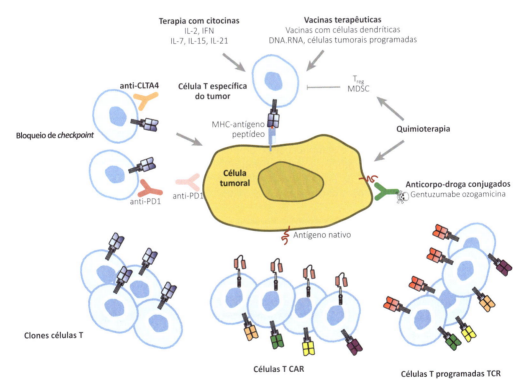

Figura 38.1. Abordagens terapêuticas imunológicas para tumores.
Fonte: Maus et al. 2014

► Reações imunomediadas

Em condições usuais, antígenos oriundos de fatores potencialmente agressores (vírus, bactérias, células neoplásicas etc.) são processados, originando epítopos que serão expressos por meio do complexo principal de histocompatibilidade (*major histocompatibility complex* – MHC) por células apresentadoras de antígeno, que interagem com linfócitos T por meio do receptor do linfócito T (TCR). Um desses mecanismos é representado pela indução de correceptores supressores, como CTLA-4 ou eixo PD-1/PD-L1. Ainda que essa resposta desenfreada ocorra mais frequentemente contra a pele (dermatite), trato gastrointestinal (colite), fígado (hepatite), pulmão (pneumonite), glândulas endócrinas (tireoidite, hipofisite, adrenalite) etc., qualquer órgão ou tecido pode ser alvo de uma resposta imunomediada, e relatos na literatura sugerem as mais variadas apresentações clínicas, incluindo aplasia pura de série vermelha, síndrome de Guillain-Barré, nefrite, miocardite etc.

Algumas reações imunomediadas impactam diretamente o estado nutricional, como é o caso das colites, hepatites etc., cabendo à equipe multiprofissional o manejo nutricional mais adequado para cada caso.

▶ Microbiota intestinal e a eficácia à imunoterapia

A microbiota intestinal desempenha um papel insubstituível na imunidade. Hoje existem evidências crescentes de que o microbioma intestinal pode desempenhar um papel fundamental na regulação da resposta da imunoterapia. Muitos desses achados foram verificados em pacientes recebendo imunoterapia, como no caso dos tratamentos para melanomas malignos e câncer colorretal. A mudança do padrão alimentar com dieta pobre em proteínas animais e rica em fibras tem um potencial amplo em aumentar a eficácia da imunoterapia em alguns tipos de tumores, por exemplo o melanoma maligno. Isso fortalece, então, a hipótese de que a alimentação equilibrada, do ponto de vista nutricional, ainda é a melhor ferramenta na prevenção e combate ao câncer, seja com quimioterapia, radioterapia ou imunoterapia.

Necessidades nutricionais

As necessidades nutricionais do paciente com câncer podem variar, dependendo do tipo e da localização do tumor, atividade da doença, presença de má-absorção intestinal, estado nutricional prévio, programação terapêutica e complicações e efeitos adversos que possam vir a se desenvolver. No estresse prolongado e intenso, o catabolismo é de difícil controle, e a depleção proteica grave nos estoques orgânicos pode prejudicar ou até mesmo interferir na interrupção do tratamento, influenciando negativamente a morbidade e a mortalidade dos pacientes.

Tabela 38.3. Necessidades nutricionais – paciente adulto em tratamento clínico.	
Recomendação calórica	• Obeso: de 20 a 25 cal/kg/dia • Manutenção de peso: de 25 a 30 cal/kg/dia • Ganho de peso: de 30 a 35 cal/kg/dia
Recomendação proteica	• No estresse moderado: 1,2 a 1,5 g/kg/dia • No estresse grave e repleção proteica: 1,5 a 2,0 g/kg/dia
Recomendação hídrica	30 a 35 mL/kg/dia ou 1,0 mL/kcal

Fonte: INCA, 2015; BRASPEN, 2019; ESPEN, 2017.

Manejo nutricional

A abordagem nutricional desempenha um papel fundamental no acompanhamento desses pacientes. Consultas regulares têm por objetivo minimizar efeitos adversos, manter o estado nutricional, o peso corporal, melhorar a ingestão alimentar e a qualidade de vida durante o tratamento. As adaptações dietéticas devem ser elaboradas seguindo sempre as manifestações individualmente, objetivando alterações na consistência, tipo de dieta especial, e necessidades nutricionais.

Os tratamentos podem induzir mucosite, disgeusia, xerostomia, alteração na viscosidade da saliva, formação de fístulas, infecção, fadiga, estenose, disfunção gustativa ou disfunção olfativa, o que leva à redução da ingestão alimentar e prejudica significativamente o estado nutricional.

O manejo nutricional adequado pode evitar interrupções e a conclusão do tratamento de acordo com o planejado. Deve ser realizado com orientações dietéticas e acompanhamento regular. Ainda não há recomendação para suplementos orais específicos, como antioxidantes. Quanto à glutamina, existem algumas evidências de potenciais efeitos benéficos contra a mucosite induzida por radiação e toxicidade cutânea. A radioterapia da região pélvica está associada a sintomas gastrointestinais em até 80% dos casos, com aumento da frequência das fezes, urgência e incontinência fecal, que frequentemente continuam após o final do tratamento. Embora haja alguma indicação para efeitos protetores dos probióticos, devido à heterogeneidade dos dados e à qualidade limitada de estudos, nenhuma recomendação ainda pode ser feita. Além disso, a segurança do uso de probióticos deve ser abordada de maneira confiável, antes que esses produtos possam ser recomendados em pacientes imunodeprimidos em quimioterapia.

Pacientes com câncer de cabeça e pescoço, em geral, que podem ser submetidos a cirurgia, seguida de radioterapia concomitante à quimioterapia, apresentam mucosite, disfagia grave, esofagite, diminuição da ingestão alimentar e perda ponderal por conta dos tratamentos, e esse percentual pode chegar em até 80%. Os pacientes com tumores na região pélvica apresentam com frequência sintomas gastrointestinais: enterite crônica por radiação foi relatada em até 20% dos pacientes que receberam radioterapia pélvica; e a insuficiência intestinal se desenvolve em aproximadamente 5%. A adição de quimioterapia concomitante à radioterapia pode exacerbar significativamente esses efeitos.

Tabela 38.4. Manejo nutricional do controle de sintomas.	
Sintomatologia	**Aconselhamento nutricional**
Constipação	Orientar ingestão de alimentos ricos em fibras e com características laxativas Estimular a ingestão hídrica de 1,5 L a 2 L de água ao dia Estimular a prática de exercícios físicos conforme mobilidade do paciente, se não houver contraindicação médica
Enterite	Avaliar a necessidade de restrição de lactose, sacarose, glúten Orientar dieta hipolipídica (em caso de esteatorreia), restrita em fibras insolúveis e adequada em fibras solúveis Aumentar o fracionamento da dieta e reduzir o volume por refeição Aumentar a ingestão de líquidos Em caso de aporte nutricional insuficiente, associar TNO
Diarreia	Avaliar a necessidade de restrição de lactose, sacarose, glúten Evitar alimentos e preparações gordurosas e condimentadas Aumentar o consumo de líquidos para 3 L ao dia Evitar alimentos flatulentos e hiperosmolares Orientar dieta pobre em fibra insolúvel e adequada em solúvel Em caso de aporte nutricional insuficiente, associar TNO
Disfagia (dificuldade para engolir)	Modificar a consistência da dieta conforme o grau da disfagia e de acordo com as orientações do fonoaudiólogo Aumentar fracionamento da dieta Evitar alimentos secos e duros Ingerir pequenos volumes de líquidos junto às refeições para facilitar a mastigação e a deglutição Dar preferência a alimentos umedecidos Em caso de aporte nutricional insuficiente, associar TNO Em caso de disfagia grave, considerar TNE

Continua...

Tabela 38.4. Manejo nutricional do controle de sintomas. Continuação.

Sintomatologia	Aconselhamento nutricional
Disgeusia (alteração do paladar)	Estimular a ingestão de alimentos mais prazerosos Aumentar fracionamento da dieta Preparar pratos visualmente agradáveis e coloridos Utilizar ervas aromáticas e condimentos nas preparações para realçar o sabor Em caso de aporte nutricional insuficiente, associar TNO
Inapetência	Conscientizar o paciente da importância de se alimentar Aumentar o fracionamento da dieta e reduzir o volume por refeição Aumentar a densidade calórica e proteica dos alimentos Aumentar o fracionamento da dieta Em caso de aporte nutricional insuficiente, associar TNO
Mucosite	Aumentar o fracionamento da dieta Modificar a consistência da dieta de acordo com o grau de mucosite Reduzir o consumo de sal e condimentos das preparações Manter higiene oral Evitar alimentos secos, duros, cítricos e picantes Evitar líquidos abrasivos e bebidas gaseificadas Evitar alimentos em extremos de temperatura Em caso de aporte nutricional insuficiente, associar TNO
Náuseas	Aumentar o fracionamento da dieta e reduzir o volume por refeição Preferir alimentos mais secos Evitar frituras e alimentos gordurosos Preferir alimentos cítricos, frios e/ou gelados Oferecer bebidas à base de gengibre Evitar jejuns prolongados Evitar alimentos e preparações que exalem odor forte e procurar realizar as refeições em locais arejados Evitar líquidos durante as refeições (consumir 30 a 60 minutos antes/depois) Adequar a consistência à tolerância do paciente Em caso de aporte nutricional insuficiente, associar TNO
Odinofagia (dor ao engolir)	Modificar a consistência da dieta, de acordo com a tolerância do paciente Aumentar o fracionamento da dieta Evitar alimentos secos, duros, cítricos, salgados, picantes e condimentados Evitar alimentos em extremo de temperatura Em caso de aporte nutricional insuficiente, associar TNO
Trismo (limitação da abertura bucal)	Modificar a consistência da dieta, de acordo com a aceitação do paciente Utilizar artifícios para facilitar a ingestão (canudos, seringas, colheres) Em caso de aporte nutricional insuficiente, associar TNO
Vômitos	Realizar refeições em ambientes tranquilos com mastigação lenta e pequenas porções de alimentos Alimentar-se em locais arejados, longe de odores fortes de comida Preferir alimentos secos e sem alto teor de gordura Evitar líquidos durante as refeições (consumir 30 a 60 minutos antes/depois) Aumentar o fracionamento da dieta e reduzir o volume por refeição Adequar a consistência à tolerância do paciente Evitar jejuns prolongados Evitar preparações e alimentos muito doces Evitar beber líquidos durante as refeições, utilizando-os em pequenas quantidades nos intervalos, preferencialmente gelados Em caso de aporte nutricional insuficiente, associar TNO

Continua...

Tabela 38.4. Manejo nutricional do controle de sintomas. Continuação.

Sintomatologia	Aconselhamento nutricional
Xerostomia (boca seca)	Orientar o consumo de água, no mínimo 2 L ao dia
	Ingerir líquidos durante as refeições para facilitar a mastigação e deglutição
	Adequar a consistência dos alimentos, conforme aceitação do paciente
	Evitar o consumo de café, chá e refrigerantes que contenham cafeína
	Consumir alimentos umedecidos
	Adicionar caldos e molhos às preparações
	Ingerir líquidos junto com as refeições para facilitar a mastigação e a deglutição
	Utilizar balas cítricas e mentoladas sem açúcar
	Usar ervas aromáticas como tempero nas preparações, evitando sal e condimentos em excesso
	Em caso de aporte nutricional insuficiente, associar TNO

TNO: terapia nutricional oral; TNE: terapia nutricional enteral.

Fonte: INCA, 2015; BRASPEN, 2019.

Terapia nutricional

A escolha da via alimentar deve ser determinada conforme o estado clínico e nutricional do paciente. A TNO é sempre a primeira opção, desde que o TGI esteja apto para receber nutrientes; é a via mais fisiológica, de fácil acesso e psicologicamente bem-aceita. Desse modo, a TNO deve ser indicada sempre que o paciente apresentar uma ingestão alimentar pela via oral convencional < 70% das necessidades nutricionais. Quando a ingestão alimentar não é suficiente, com menos de 60% das necessidades nutricionais pela via oral convencional, a alimentação por sonda enteral está indicada. A TNE é o tratamento escolhido para pacientes que não podem manter a ingestão oral adequada, mas que mantêm funcionalidade do TGI total ou parcial. Recomenda-se ainda que a TNE seja implementada precocemente nos casos de câncer de cabeça e pescoço ou de esôfago obstrutivo. Esses tumores impedem a ingestão alimentar adequada, levando rapidamente à deterioração do estado nutricional. A terapia nutricional parental (TNP) está indicada quando o TGI não está apto para receber nutrientes. Além disso, a TNP também está indicada como complemento da via enteral, ou seja, como associada à terapia enteral, nos casos em que a oferta de nutrientes por essa via seja < 60% das necessidades nutricionais por um período de tempo maior que dez dias.

Considerações finais

O aconselhamento nutricional individualizado é uma ferramenta imprescindível, visto que, a depender do tratamento de escolha, o paciente pode apresentar eventos adversos que prejudicarão sua aceitação alimentar, levando a perda de peso, deficiências nutricionais e diminuição da qualidade de vida. A terapia nutricional deve ser considerada e discutida com paciente, família e equipe multiprofissional para sua melhor adesão e tolerância ao tratamento.

Todos os pacientes submetidos à radiação do trato gastrointestinal e região da cabeça e pescoço devem receber avaliação nutricional completa, aconselhamento nutricional adequado e terapia nutricional individualizada de acordo com os sintomas e estado nutricional. Deve-se dar atenção diferenciada àqueles que estão em radioterapia concomitante a quimioterapia, pois se sabe que esses tratamentos juntos são extremamente agressivos.

Na imunoterapia, o manejo nutricional deve ser bem aplicado, no intuito de aumentar a eficácia da terapia dos inibidores de *checkpoints*, e na melhora do estado nutricional. O entendimento sobre como a dieta atua nesse processo necessita ser aprofundado, para que no futuro saibamos apontar um padrão de dieta para cada tipo de terapia imunológica. Dessa maneira, o estudo da microbiota intestinal pode também ser umas das chaves para o reconhecimento e indicação de probióticos em cada caso.

Leitura recomendada

- Abbas A, Lichtman A, Pillai S. Imunologia Celular e Molecular. 6 ed. Rio de Janeiro: Elsevier; 2008.
- Arends J, Bachmann P, Baracos V, et al. ESPEN guidelines on nutrition in cancer patients. Clin Nutr, 2017; 36(1):11-48.
- Arends J, Baracos V, Bertz H, et al. ESPEN expert group recommendations for action against cancer-related malnutrition. Clin Nutr. 2017; 36(1):1187-96.
- Baiocchi O, Sachs A, Magalhães LP. Aspectos Nutricionais em Oncologia. Atheneu; 2018. 652 p.
- Barrére APN, et al. Guia Nutricional de Oncologia. 1 ed. Rio de Janeiro: Atheneu; 2017.
- Bonassa EMA, Gato MIR. Terapêutica. Oncológica para Enfermeiro e Farmacêuticos. 4 ed. São Paulo: Atheneu; 2012.
- Buchbinder E, Hodi S. Cytotoxic T lymphocyte antigen-4 and immune checkpoint blockade. J Clin Invest. 2015; 125(9):3377-83.
- Gopalakrishnan V, Spencer CN, Nezi L, et al. Gut microbiome modulates response to anti-PD-1 immunotherapy in melanoma patients. Science. 2018; 359(6371):97-103.
- Grant BL. Nutritional effects of cancer treatment: chemotherapy, biotherapy, hormone therapy, and radiation therapy. In: Oncology Nutrition for Clinical Practice. Oncology Nutrition Dietetic Practice Group; 2013. p. 97-113.
- Hanahan D, Weinberg RA. Hallmarks of cancer: the next generation. Cell. 2011; 144(5):646-74.
- Horie LM, Barrere AP, Castro MG, et al. Diretriz BRASPEN de terapia nutricional no paciente com câncer. BRASPEN J. 2019; 34(Supl 1):2-32.
- Instituto Nacional de Câncer José Alencar Gomes da Silva, Coordenação Geral de Gestão Assistencial, Hospital do Câncer I, Serviço de Nutrição e Dietética. Consenso Nacional de Nutrição Oncológica. 2 ed. rev. ampl. atual. Rio de Janeiro: INCA; 2015. 182 p.
- Instituto Nacional de Câncer José Alencar Gomes da Silva. Estimativa 2020: incidência de câncer no Brasil. Rio de Janeiro: INCA; 2019. 120 p.
- Isenring EA, Capra S, Bauer JD. Nutrition intervention is beneficial in oncology outpatients receiving radiotherapy to the gastrointestinal or head and neck area. Br J Cancer. 2004; 91(3):447-52.
- Maus MV, Grupp SA, Porter DL, June CH. Antibody-modified T cells: CARs take the front seat for hematologic malignancies. Blood. 2014; 123(17):2625-35.
- Ravasco P. Nutritional approaches in cancer: Relevance of individualized counseling and supplementation. Nutrition. 2015; 31(4):603-4.
- Soldati L, Renzo LDI, Jirillo E, et al. The influence of diet on anti-cancer immune responsiveness. J Transl Med. 2018; 16(1):75.
- Theis VS, Sripadam R, Ramani V, Lal S. Chronic Radiation Enterits. Clin Oncol. 2010; 22(1):70-83.
- Thompson KL, et al. Oncology Evidence-Based Nutrition Practice Guideline for Adults. J Acad Nutr Diet. 2017 fev; 117(2):297-310.

CAPÍTULO

39 Tratamento Cirúrgico

Thais Manfrinato Miola
Letícia Nascimento Carniatto
Nathaly Russo Narciso dos Santos

Introdução

A cirurgia é um dos principais tratamentos para o câncer e a terapia nutricional perioperatória é de grande importância para o sucesso desse procedimento. Sabe-se que o estado nutricional influencia de maneira direta os resultados cirúrgicos e que grande parte dessa população já apresenta a desnutrição ao diagnóstico ou a desenvolve durante o tratamento. A desnutrição aumenta o risco de morbimortalidade, tempo de internação e custos hospitalares, além de diminuir a qualidade de vida do paciente.

Orientação nutricional pré-operatória

As cirurgias eletivas constituem um trauma programado com indução ao processo catabólico e muitas alterações no sistema inflamatório e imunológico, com o objetivo de reparar os tecidos lesados e restabelecer a homeostase corporal.

Um dos fatores que mais influenciam os resultados pós-operatórios é o estado nutricional, e todo esforço deve ser tomado para sinalizar e identificar pacientes com desnutrição ou risco de desenvolvê-la.

Todo paciente deve ser informado e orientado dos cuidados nutricionais perioperatórios para que haja adesão e sucesso no tratamento.

▶ Avaliação nutricional pré-operatória

A avaliação nutricional pré-operatória tem o objetivo de detectar e otimizar o estado nutricional. Não há um consenso sobre o melhor método para avaliar a condição nutricional pré-operatória.

A European Society for Clinical Nutrition and Metabolism (ESPEN) estabeleceu que, para identificar o risco nutricional pré-operatório, o paciente deve apresentar pelo menos um destes critérios: perda de peso > 10-15% nos últimos 6 meses; índice de massa corporal < 18,5 kg/m^2; albumina sérica < 30 g/L; ASG C ou NRS > 5.

▶ Terapia nutricional pré-operatória

O objetivo da terapia nutricional pré-operatória é prevenir a desnutrição ou diminuir seus efeitos. Deve-se iniciar precocemente a terapia nutricional pré-operatória naqueles que apresentarem risco nutricional ou desnutrição, e assim otimizar sua recuperação no pós-operatório.

Pacientes com risco nutricional grave devem receber terapia nutricional, preferencialmente por via oral, de 7 a 14 dias antes da cirurgia.

A terapia nutricional pré-operatória está associada a uma redução na prevalência de complicações infecciosas e cirúrgicas, como vazamento de anastomoses. Pode ser indicada mesmo em pacientes sem risco nutricional ou desnutrição relacionada à doença, se for previsto que o paciente será incapaz de alimentar-se por via oral ou não, podendo ser mantido o aporte nutricional adequado por essa via por um período maior no pós-operatório.

Imunonutrição

Os nutrientes imunomoduladores são ômega-3, arginina, glutamina, nucleotídeos, vitaminas A, E e C, zinco e selênio. A arginina favorece a atividade de linfócitos T, reduzindo a produção de interleucinas 1 e 6 e TNF-α, além de auxiliar na cicatrização de feridas. Os nucleotídeos têm papel essencial na cicatrização das feridas, reduzindo o risco de infecção da ferida pré-operatória. Os ácidos graxos ômega-3 modulam a resposta inflamatória, pois reduzem as prostaciclinas e tromboxanos, diminuindo então as prostaglandinas G2 e leucotrienos e modulando o sistema imune.

Portanto, o uso desses nutrientes promove a modulação da resposta inflamatória e melhora da síntese proteica após a cirurgia. Dessa maneira, há redução das complicações no pós-operatório e tempo de internação.

Com base nas diretrizes atuais publicadas, recomenda-se o uso da imunonutrição para pacientes que serão submetidos a cirurgias do trato gastrointestinal superior; porém, para cirurgias de cabeça e pescoço ou trato gastrointestinal baixo, o uso desses nutrientes ainda está em discussão.

Ainda não há evidências claras para o uso de imunonutrientes exclusivamente no período pré-operatório, quando comparado ao uso de suplementos nutricionais orais padrão. Entretanto, pacientes com risco nutricional grave devem receber terapia nutricional por um período de 7 a 14 dias antes de cirurgia. O uso de fórmulas enriquecidas com imunonutrientes no período perioperatório pode variar entre 500-750 mL, fracionados em 2-3 ×/dia, de 7-14 dias antes da cirurgia e 5-7 dias após a cirurgia a depender do estado nutricional, do tempo disponível para realização da terapia nutricional, das complicações pós-operatórias ou das condições socioeconômicas do paciente.

Abreviação de jejum pré-operatório

O jejum prolongado traz desconfortos ao paciente, tais como: sensação de fome, sede, dor de cabeça e aumento de ansiedade. Além disso, é desnecessário e pode causar redução da reserva de glicogênio muscular e hepático, aumento da resistência à insulina, diminuição do pH gástrico e, como consequência, pode aumentar o tempo de internação e morbidade cirúrgica.

Objetivando melhor conforto do paciente e redução dos prejuízos do jejum prolongado, atualmente se adota o jejum de seis horas para alimentos sólidos, fórmulas infantis ou leite (não humano); quatro horas para leite materno; três horas para suplementos nutricionais específicos contendo carboidratos e proteínas; e duas horas para líquidos claros. Consideram-se líquidos claros: água, sucos sem a polpa, café ou chá e suplementos nutricionais específicos enriquecidos com maltodextrina.

Para protocolos institucionais visando à abreviação do tempo de jejum pré-operatório, recomenda-se ofertar de 200 a 400 mL de suplemento à base de maltodextrina até duas horas antes do procedimento cirúrgico.

Pacientes que serão submetidos a cirurgia de emergência, bem como aqueles com retardo do esvaziamento gástrico, refluxo gastroesofágico, gastroparesia, obesidade mórbida ou obstrução do trato gastrointestinal, não se encaixam nessas orientações e devem seguir o jejum conforme orientação do anestesista.

Goma de mascar

O íleo pós-operatório (IPO) é um dos principais contribuintes para o desconforto do paciente, alta tardia e aumento de custos, portanto sua prevenção é o objetivo de muitos protocolos cirúrgicos. Consiste numa disfunção transitória da motilidade intestinal. Pacientes submetidos às cirurgias do trato gastrointestinal comumente apresentam IPO devido à extensa dissecção, exaustão pós-operatória e longa duração da anestesia.

Existem evidências de que a utilização da goma de mascar no pós-operatório possa reduzir esse quadro, estimulando a recuperação precoce da função gastrointestinal. A goma de mascar atua como uma maneira de alimentação simulada e pode ser usada de modo seguro.

Pode-se recomendar, de acordo com a prescrição médica a utilização da goma de mascar no período de jejum pós-operatório de cirurgias do trato gastrointestinal até a introdução da alimentação.

Reintrodução precoce da dieta

Convencionalmente, o retorno da dieta para cirurgias com anastomoses digestivas tem sido prescrito após a volta do peristaltismo, caracterizado clinicamente pelo aparecimento dos ruídos hidroaéreos e eliminação de gases. Com isso, o jejum pós-operatório tende a se prolongar por dois a cinco dias. Essa prática médica baseia-se no pressuposto que o repouso intestinal seria importante para garantir a cicatrização de anastomoses digestivas. Evidentemente, apesar de as necessidades nutricionais estarem aumentadas em decorrência do estresse cirúrgico, a oferta de proteínas é zero, e o balanço nitrogenado, negativo.

Alimentação precoce é definida como a ingestão de alimentos e líquidos nas primeiras 24 horas após o procedimento cirúrgico, independentemente da presença ou ausência dos sinais que indiquem o retorno da função intestinal.

Vários estudos demonstram que a reintrodução precoce da alimentação não é só segura (mesmo na presença de anastomoses digestivas), como diminui o tempo de internação, morbidades pós-operatórias, custos hospitalares e alta mais precoce.

Terapia nutricional no pós-operatório

A alimentação no pós-operatório requer cuidados específicos de acordo com o procedimento cirúrgico. Para cirurgias que não envolvem o trato digestivo e não apresentam complicações sistêmicas, a dieta pode ser liberada imediatamente após a recuperação anestésica, sem restrições, mantendo os cuidados alimentares individualizados de cada paciente (alergias e doenças associadas).

▶ Cirurgia de cabeça e pescoço

Pacientes submetidos à cirurgia por câncer de cabeça e pescoço normalmente utilizam a terapia nutricional enteral (TNE) como via de alimentação no pós-operatório, e a necessidade da permanência da sonda se dá à extensão cirúrgica e reabilitação fonoaudióloga.

Na maioria dos casos, a sonda está alocada em posição gástrica, favorecendo o início precoce da dieta enteral em até 24 horas. Inicia-se normalmente com volumes baixos de dietas enterais (20-25 mL/h), evoluindo gradativamente conforme a tolerância do paciente. O ideal é atingir a meta calórica e proteica em até 72 horas. As fórmulas mais indicadas são as poliméricas, hipercalóricas e hiperproteicas. Alguns estudos demonstram que o acréscimo de nutrientes imunomoduladores (arginina, nucleotídeos e ômega-3) e específicos para cicatrização (arginina, glutamina, zinco, selênio e vitaminas A, E e C) nessas fórmulas traz benefício para o paciente, tanto na redução do tempo de internação hospitalar e das complicações, principalmente infecciosas, quanto na cicatrização.

O acompanhamento pós-operatório com a fonoaudiologia é fundamental para restabelecer a alimentação via oral. Muitas vezes os alimentos liberados pela fonoaudiologia são de consistência cremosa, porém a liquidificação dos mesmos reduz o valor nutricional das preparações. A transição da via enteral para a via oral deve ser gradativa, visando reduzir o risco da perda de peso. Caso o paciente consiga manter apenas a alimentação via oral, mas na consistência cremosa, o suplemento nutricional apresenta importante papel para aumentar a oferta de nutrientes e garantir o estado nutricional mais adequado.

Cirurgia do trato gastrointestinal

A dieta no pós-operatório de cirurgias do trato gastrointestinal alto e baixo deve iniciar o mais precocemente possível e seguir uma evolução gradativa, sempre adaptada à tolerância do paciente. Alimentos fermentescíveis (leite integral, feijões, ovos, cascas e sementes de frutas e legumes) devem ser evitados nos primeiros dias de pós-operatório e reintroduzidos pausadamente conforme a aceitação e tolerância do paciente. Para a cirurgia de colectomia total ou confecção da bolsa de ileostomia, além da evolução gradativa, a dieta deve ser isenta de resíduos com o objetivo de evitar a formação excessiva do bolo fecal em consistência líquida.

Nas cirurgias envolvendo o pâncreas (gastroduodenopancreatectomia, duodenopancreatectomia e pancreatectomia), a evolução gradativa também é recomendada, assim como a restrição de alimentos que fermentam nos primeiros dias; além disso, alimentos ofertados devem conter baixo teor de gorduras. Nessas cirurgias, o controle da glicemia é importante devido ao risco de insuficiência pancreática endócrina, sendo necessário manter a dieta isenta de sacarose para alguns pacientes. Ainda, pode ocorrer a insuficiência pancreática exócrina, devido à má-digestão de gorduras, sendo necessário restringir também esse nutriente. O uso de TCM (triglicerídeos de cadeia média) pode ajudar a aumentar o valor calórico da dieta sem prejuízos ao paciente, pois sua absorção não passa pelo processo de lipólise e não aumenta a secreção de enzimas pancreáticas.

Nas cirurgias de hepatectomias e colecistectomias, essas recomendações não são necessárias, podendo introduzir dietas mais consistentes. Nas hepatectomias não há necessidade de restrição de nutrientes, mas na colecistectomia é importante manter a dieta isenta de gordura por 20 a 30 dias do pós-operatório.

O pós-operatório de algumas cirurgias do trato gastrointestinal requer o uso da nutrição enteral antes da via oral, como nas esofagectomias, gastrectomias totais e algumas cirurgias do pâncreas. A nutrição enteral nesses casos também tem indicação de início precoce, com baixo volume de infusão e evolução gradativa. A dieta enteral pode ser polimérica e, sempre que possível, hiperproteica, além de conter nutrientes imunomoduladores.

Nas complicações cirúrgicas, em que há necessidade de repouso intestinal, a nutrição parenteral será a via de preferência e seu início deve ser o mais precoce possível. Cirurgias de grande porte com previsão do retorno da alimentação via oral maior que uma semana também têm indicação de nutrição parenteral precoce.

Vale ressaltar que todos os pacientes que tiverem a alimentação via oral já evoluída e com retorno de alimentos restritos nos primeiros dias de pós-operatório, mas mesmo assim não atingirem suas necessidades calórico-proteicas, apresentando perda de peso importante ou em caso de desnutrição já presente, devem fazer uso de suplementos nutricionais para garantir a adequada oferta de nutrientes.

Terapia nutricional nas complicações cirúrgicas

A terapia nutricional nas complicações cirúrgicas deve ser individualizada e seguir as recomendações conforme o Quadro 39.1.

Quadro 39.1. Recomendação nutricional de acordo com as complicações cirúrgicas.	
Complicação	**Recomendação nutricional**
Estenose de esôfago	Início da dieta em consistência pastosa, com evolução conforme tolerância do paciente; acréscimo de suplemento nutricional hipercalórico e hiperproteico
Síndrome de *dumping*	Fracionamento da dieta; mastigação adequada; baixa ingestão de líquidos durante a refeição e de sacarose
Fístulas linfática ou quilosa	Nutrição parenteral total; quando a via é a oral, ofertar dieta hipercalórica, hiperproteica e hipogordurosa; inclusão de TCM
Fístula entérica	Dieta isenta de resíduos; acréscimo de suplemento nutricional hipercalórico e hiperproteico sem resíduos
Deiscência	Acréscimo de suplemento nutricional hiperproteico, com antioxidantes e arginina

Fonte: adaptada de Ikemori et al., 2003.

Orientação de alta e seguimento

A orientação nutricional na alta hospitalar tem como objetivo fornecer a informação para o paciente e cuidador quanto às condutas a serem adotadas durante o acompanhamento nutricional. Nesse momento, devem ser abordados os possíveis efeitos colaterais do tratamento e condutas alimentares que podem contribuir para minimizar os sintomas, sendo de extrema importância enfatizar a importância da adesão às recomendações nutricionais e seguimento ambulatorial.

Cabe ao nutricionista, no momento da alta, encaminhar para seguimento ambulatorial todos os pacientes operados, desnutridos ou com sequelas causadas pela cirurgia, com ou sem comorbidades.

A abordagem nutricional no ambulatório dará continuidade à terapia nutricional iniciada na internação, visando à recuperação ou manutenção do estado nutricional, respeitando a presença de comorbidades associadas e as sequelas causadas pelo procedimento cirúrgico.

Uma boa adesão ao acompanhamento ambulatorial está associada com o aumento da sobrevida e a melhor reabilitação do paciente ao convívio social.

Leitura recomendada

- Aguilar-Nascimento JE, Salomão AB, Caporossi C, et al. Diretriz ACERTO de intervenções nutricionais no perioperatório em cirurgia geral eletiva. Rev Col Bras Cir. 2017; 44(6):633-48.
- Arends J, Bachmman P, Baracos V, et al. ESPEN guidelines on nutrition in cancer patients. Clin Nutr. 2016; 36(1):11-48.
- August DA, Huhmann MB. A.S.P.E.N. Clinical Guidelines: Nutrition Support Therapy During Adult Anticancer Treatment and in Hematopoietic Cell Transplantation. J Parenter Enteral Nutr. 2009 set/out; 33(5).
- Chambrier C, Sztark F. French clinical guidelines on perioperative nutrition. Update of the 1994 consensus conference on perioperative artificial nutrition for elective surgery in adults. J Visceral Surg. 2012 out; 149(5):e325-336.
- Crowley M. Preoperative fasting guidelines. UptoDate; 2019.
- Gustafsson UO, Scott MJ, Hubner N, et at. Guidelines for perioperative care in elective colorectal surgery: Enhanced Recovery After Surgery (ERAS) Society Recomentations:2018. World J Surg. 2019; 43:659-95.
- Horie LM, Barrere APN, Castro MG, et al. Diretriz Braspen de Terapia Nutricional no Paciente com Câncer. BRASPEN J. 2019; 34(Supl 1):2-32.
- Ikemori EHA, Oliveira T, Serralheiro I, et al. Nutrição em Oncologia. São Paulo: Atheneu; 2003.
- Low DE, Allum W, de Mnazioni G, et al. Guidelines for perioperative care in esophagectomy: Enhanced Recovery After Surgery (ERAS) Society Recomentations. World J Surg. 2019; 43:299-330.
- Mariette C. Immunonutrition. J Visceral Surg. 2015; 152:S14-S17.
- Ministério da Saúde, Instituto Nacional de Câncer José Alencar Gomes da Silva. Consenso nacional de nutrição oncológica. Rio de Janeiro: INCA; 2015.
- Miola TM, Pires FRO. Nutrição em Oncologia. São Paulo: Manole; 2020.
- Piovacari SMF, Barrere APN. Nutrição Clínica na Oncologia. São Paulo: Atheneu; 2019.
- Short V, Herbert G, Perry R, et al. Chewing gum for postoperative recovery of gastrointestinal function. Cochrane Database Syst Rev. 2015; (2):CD006506.
- Silva ACL, Hirose EY, Kikuchi ST. Manual Prático de Assistência Nutricional ao Paciente Oncológico Adulto e Pediátrico. São Paulo: Atheneu; 2020.
- Wiemann A, Braga M, Carli F, et al. ESPEN guideline: clinical nutrition in surgery. Clin Nutr. 2017; 36:623-50.

CAPÍTULO

40

Cuidados Paliativos na Oncologia: Aspectos Simbólicos e Médicos da Nutrição

Marcus Vinicius Rezende Fagundes Netto
Fabiana Lúcio
Polianna Mara Rodrigues de Souza
Maria Lívia Tourinho Moretto

Este capítulo tem como objetivo principal abordar o lugar da nutrição na clínica de pacientes oncológicos em cuidados paliativos. Para isso, será feita uma breve definição desse tipo de cuidado, discutindo os aspectos simbólicos que perpassam a relação do paciente e seus familiares para que então se possa apresentar as mais frequentes e, por vezes, controversas condutas nutricionais nos cuidados paliativos.

O leitor mais atento perceberá, então, que não existe a possibilidade de falar de cuidados paliativos a partir de uma única especialidade. Isso significa dizer, portanto, que nenhum profissional da saúde, independentemente de sua formação, é capaz de oferecer sozinho um tratamento paliativo eficaz para o paciente. Por isso, será a interlocução entre a nutrição, a medicina e a psicologia que dará uma rigorosa base interdisciplinar para as discussões que se seguem.

Cuidados paliativos na oncologia

Proposto originalmente por Cicely Saunders, na década de 1960, os cuidados paliativos, idealmente, deveriam ser estabelecidos como uma maneira de cuidado desde o diagnóstico de uma doença incurável e ameaçadora da vida e se estender até os chamados cuidados de fim de vida. Além disso, essa modalidade de tratamento tem como objetivo principal priorizar o alívio dos sintomas mais debilitantes e preservar ao máximo a qualidade de vida do paciente.

Entretanto, por mais que essa terapêutica se coloque como uma maneira ideal de tratamento para quaisquer doenças crônicas incuráveis, ela ainda está muito atrelada ao tratamento de pacientes oncológicos, principalmente aqueles que se encontram em fim de vida.

Afinal, o câncer já se configura como um importante problema de saúde pública em países desenvolvidos e em desenvolvimento, sendo responsável por mais de 6 milhões de óbitos a cada ano, e representa cerca de 12% de todas as causas de morte no mundo. Ou seja, independentemente dos avanços técnico-científicos para o diagnóstico e tratamento de neoplasias, que muitas vezes podem ser curadas, o câncer ainda é, em muitos casos, uma doença incurável.

Assim, a clínica com pacientes oncológicos convoca o profissional de saúde a também dialogar com os cuidados paliativos, que, por sua vez, possuem alguns princípios básicos e norteadores. De modo resumido, mas que atende aos objetivos deste texto, segundo a Academia Nacional de Cuidados Paliativos, alguns de seus princípios são:

- Promover o alívio da dor e de sintomas desagradáveis;

Cuidados Paliativos na Oncologia: Aspectos Simbólicos e Médicos da Nutrição

- Afirmar a vida e considerar a morte como processo natural, não acelerando ou adiando esta;
- Integrar os aspectos psicológicos e espirituais no cuidado ao paciente;
- Promover uma abordagem multiprofissional, focando nas necessidades dos pacientes e de seus familiares;
- Privilegiar a tomada de decisões compartilhadas em equipe.

Cabe ressaltar ainda que, nessa área de atuação, se parte do pressuposto de que não é possível alcançar esses objetivos sem antes escutar as necessidades individuais dos pacientes e de seus familiares. Ou seja, se em outras especialidades os protocolos muitas vezes definem os tratamentos, aqui se observa que a clínica de cada caso ganha destaque, e são as necessidades e demandas do paciente que devem ser priorizadas. Por isso, o tratamento paliativo seria, de fato, um cuidado centrado no paciente.

Assim, abordar a nutrição nos cuidados paliativos na oncologia não deve ser feito sem antes considerar a função simbólica da alimentação, que está presente nos primórdios da constituição subjetiva de cada um e inaugura o contato com o mundo externo.

Aspectos simbólicos da alimentação, sintomas psíquicos e abordagem do sofrimento

Sigmund Freud, ao se dedicar a apresentar à comunidade científica de sua época sua concepção do aparelho psíquico, alertara para o fato de que os seres humanos se constituem física e psiquicamente em uma relação. Portanto, o outro se coloca como campo de linguagem e cultura, por meio do qual a subjetividade se engendrará. Desse modo, o ato de se alimentar não tem apenas como objetivo a autopreservação e sobrevivência do organismo. Partindo desse pressuposto, se o recém-nascido absorve os nutrientes advindos do leite durante as mamadas – que são, sem sombra de dúvidas, fundamentais para o desenvolvimento de seu corpo –, esse também se nutre de afetos, gestos e falas, que permeiam a relação estabelecida com aquela ou aquele que desempenha a função materna. Sendo assim, o ato de se alimentar, para além de seu valor nutricional, também se configura como um lugar subjetivo, no qual se estabelecem trocas simbólicas. Não à toa, a alimentação, na maioria das vezes, ocorre no encontro com o outro, possibilitando a manutenção de laços sociais, seja por meio de rituais cotidianos como sentar-se ao redor de uma mesa de bar com amigos ou por meio de celebrações, como o Natal e a passagem de ano.

O processo de adoecimento e hospitalização evidentemente não apaga esse aspecto simbólico da alimentação. Com isso, o nutricionista deve estar avisado de que a relação que o paciente estabelece com a dieta é carregada de significados que estão além de seu simples valor nutricional. Atrelado a isso, o diagnóstico de uma doença incurável como o câncer, muitas vezes, favorece que o paciente perca o protagonismo de sua vida, deixando de falar para ser falado e de escolher para que outros escolham por ele. Afinal, no contexto hospitalar não é infrequente que familiares e a própria equipe de saúde tomem a frente de decisões que afetam diretamente a vida do paciente, sem ao menos consultá-lo.

Nessas situações, diz-se que o paciente se encontra em uma posição de objeto e não de sujeito de sua vida. Quando isso acontece, o paciente pode lançar mão de estratégias sintomáticas com o objetivo de sair da posição de objeto para aparecer como sujeito, protagonista da cena. Um sintoma que frequentemente permeia a clínica da nutrição nos cuidados paliativos é a recusa alimentar; ou seja, mesmo sem uma explicação orgânica para isso, o paciente pode passar a recusar alimentação, o que, por sua vez, traz prejuízos importantes do ponto de vista nutricional. Nesses casos, pode-se dizer que, mesmo se manifestando no corpo, estamos diante de um sintoma psíquico, ou seja, a manifestação de um sofrimento psíquico que encontra no corpo sua via de expressão.

Portanto, ao contrário do sintoma físico, o sintoma psíquico não tem um sentido definido pelo conhecimento advindo dos manuais médicos ou de nutrição. O sintoma psíquico tem um sentido singular para aquele que sofre, portanto precisa ser colocado em uma narrativa para que possa ser decifrado e interpretado pelo próprio paciente. Evidentemente, não se espera que o nutricionista tenha essa habilidade, que é própria dos profissionais *psi*. Entretanto, é fundamental que o nutricionista possa fazer o diagnóstico diferencial entre um sintoma advindo de uma desordem do organismo e um sintoma psíquico, pois isso lhe dará ferramentas para fazer um encaminhamento mais efetivo.

Por outro lado, se o tratamento psíquico deve ficar a cargo da psicologia e, em alguns casos, da psiquiatria, o suporte emocional não deve ser exclusivo dessas especialidades. Isso significa dizer que todo profissional de saúde pode ter um papel fundamental na abordagem do sofrimento, uma vez que pode possibilitar que o diagnóstico, a hospitalização e o tratamento possam se tornar uma experiência subjetiva para o paciente, e não uma experiência traumática em sua vida. Expliquemo-nos.

O diagnóstico de uma neoplasia metastática, o tratamento oncológico e as internações frequentes são, sem sombra de dúvidas, acontecimentos difíceis na vida do paciente e seus familiares. Por isso, acarretam sofrimento importante permeado por sentimentos de tristeza, frustração, ansiedade, impotência, dentre outros. Esse sofrimento, por sua vez, nem sempre será expressado no contato com profissionais *psi*, podendo ser endereçado a profissionais da medicina, da enfermagem, da fisioterapia e, também, da nutrição. Nesses momentos, se o profissional de saúde consegue ofertar uma escuta ao paciente e/ou seus familiares, por meio da qual reconheça e legitime o sofrimento, isso possibilita que esses acontecimentos difíceis sejam incorporados a uma narrativa, podendo se transformar em uma experiência subjetiva, em que adquire sentidos e significados singulares para aquele que sofre. No entanto, se o sofrimento não encontra na escuta do profissional de saúde reconhecimento, mas sim apenas uma tentativa de saná-lo e silenciá-lo, seja pelo uso de psicotrópicos ou por frases prontas tais como "não fique assim, vai ficar tudo bem", o acontecimento difícil pode se tornar uma experiência traumática, gerando ainda mais sofrimento ao paciente ou a seus familiares, conforme mostrado na Figura 40.1.

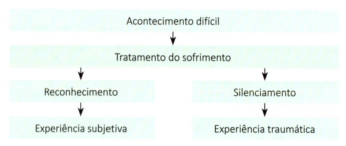

Figura 40.1. Abordagem do sofrimento.
Fonte: acervo pessoal da autoria.

Com isso, pode-se perceber o papel fundamental que o nutricionista pode ter, não apenas na identificação de sintomas que não possuem uma causa orgânica e, por isso, justificam o encaminhamento para profissionais *psi*, mas também na abordagem do sofrimento, minimizando a possibilidade de que um acontecimento difícil se torne uma experiência traumática.

Uma vez discutidos os aspectos simbólicos da alimentação, bem como o papel do profissional de saúde na abordagem do sofrimento, passemos agora para as especificidades do tratamento nutricional na clínica dos pacientes oncológicos em cuidados paliativos.

Nutrição em cuidados paliativos

Do diagnóstico aos estágios finais do câncer, podem ocorrer importantes alterações do estado nutricional e do ato de se alimentar, o que pode inclusive impactar o planejamento terapêutico. O estado nutricional interfere nas reações adversas e na resposta ao tratamento, na sobrevida, na qualidade de vida e até mesmo no tempo de hospitalização. Por isso, o profissional nutricionista exerce um papel importante desde a prevenção, manutenção e recuperação do estado nutricional, auxiliando com meios e vias de alimentação, manejo dos sintomas, além de permitir a manutenção no prazer na alimentação.

É fundamental, quando se fala em paciente em cuidados paliativos, que o profissional conheça o quadro clínico, o prognóstico da doença, o estado nutricional e a expectativa de vida do indivíduo, para, a partir dessas informações, elaborar e direcionar o melhor plano de conduta a esse paciente de maneira individual.

As recomendações de calorias e proteínas estão, respectivamente, entre 25 e 35 kcal/kg/dia e entre 1,0 e 1,5 g PTN/kg/dia, variando conforme o tipo, localização do tumor, estágio da doença e expectativa de vida. Em fim de vida, calorias e proteínas não são estipuladas, pois devemos priorizar prazer, tolerância e conforto pela alimentação.

A decisão sobre a terapia nutricional em cuidados paliativos envolve paciente, família e equipe multiprofissional, baseada nos aspectos sociais, psicológicos, espirituais e culturais do paciente, considerando o prognóstico e qualidade de vida esperada.

A terapia nutricional abrange suplemento oral, nutrição enteral e nutrição parenteral. A primeira e melhor opção é a via oral e, caso a ingestão seja insuficiente, suplementos nutricionais podem ser considerados. Deve-se lembrar que, sempre que possível, as refeições devem ser realizadas em ambiente calmo, longe do local de preparo, com flexibilidade de horários, priorizando alimentos de maior preferência e considerando ajustes em consistência e principalmente volume. Essas medidas podem auxiliar o paciente a se sentir mais confortável ao se alimentar, uma vez que a maioria apresenta saciedade precoce. Atenção individual aos detalhes é importante para encorajar a ingestão alimentar.

Com a progressão da doença oncológica, os pacientes podem cursar com vários sintomas adicionais, provocados pela localização do tumor ou como consequência do tratamento. O controle dos sintomas é de suma importância, uma vez que estes diminuem a qualidade de vida e o conforto do paciente, afetando diretamente a sua aceitação alimentar e depleção do estado nutricional.

Tabela 40.1. Estratégias de manejo nutricional de acordo com eventos adversos.	
Eventos adversos	**Manejo nutricional**
Disfagia	Adequar a consistência da dieta conforme o grau da disfagia e conforme as recomendações do fonoaudiólogo Aumentar o aporte calórico e proteico das refeições Avaliar a indicação de suplemento nutricional oral Evitar alimentos secos e duros Manter cabeceira elevada para se alimentar Indicada TNE em caso de disfagia grave
Odinofagia	Adequar a consistência da dieta, de acordo com a tolerância do paciente Aumentar o aporte calórico e proteico das refeições Avaliar a indicação de suplemento nutricional oral Evitar alimentos secos, duros, ácidos, salgados e condimentados Evitar alimentos em extremos de temperatura
Disgeusia	Adequar as preparações de acordo com as preferências Preparar pratos mais coloridos e visualmente apetitosos Usar ervas e especiarias nas preparações
Xerostomia	Ingerir líquidos durante as refeições para facilitar a mastigação e deglutição Adequar a consistência dos alimentos, conforme preferência do paciente Consumir alimentos úmidos, com caldos e molhos Usar gotas de limão nos alimentos
Mucosite oral	Modificar a consistência da dieta, de acordo com o grau de mucosite Diminuir o consumo de sal e condimento das preparações Avaliar indicação de suplemento nutricional oral Evitar alimentos secos, duros, cítricos e picantes Evitar alimentos em extremos de temperatura

Continua...

Tabela 40.1. Estratégias de manejo nutricional de acordo com eventos adversos. Continuação.

Eventos adversos	Manejo nutricional
Náuseas e vômitos	Oferecer bebidas, preparações à base de gengibre Realizar refeições em ambientes tranquilos Consumir pequenas porções de alimentos Alimentar-se em locais arejados, evitar odores fortes de comida Evitar alimentos gordurosos, frituras Preferir alimentos secos e sem alto teor de gordura Preferir alimentos cítricos e gelados Evitar líquidos durante as refeições
Diarreia	Evitar alimentos ricos em lactose, glúten e sacarose Evitar alimentos e preparações gordurosas e condimentadas Aumentar a ingestão de líquidos Orientar dieta pobre em fibra insolúvel e adequada em solúvel
Constipação	Estimular o consumo de alimentos, preparações e sucos ricos em fibras e com característica laxativa Estimular a ingestão hídrica
Inapetência	Adequar as preparações de acordo com as preferências Aumentar a densidade calórica e proteica dos alimentos Alimentar-se várias vezes ao dia, em pequenas porções Avaliar a indicação de suplemento nutricional oral

TNE: terapia de nutrição enteral.
Fonte: adaptada de Benarroz MO, Faillace GBD, Barbosa LA. Bioética e nutrição em cuidados paliativos oncológicos em adultos. Cad Saúde Públ. 2009; 25(9):1875-82.

Com relação à administração da terapia nutricional enteral (TNE) e/ou terapia nutrição parenteral (TNP), o momento de iniciar ou suspender, além da característica da dieta e volume a ser administrado, são questões que geram muitas dúvidas na equipe.

Em pacientes que apresentam a ingestão oral significativamente comprometida, sem perspectiva de evolução ou na impossibilidade de utilizar a via oral, a TNE pode ser indicada, desde que o trato gastrointestinal se encontre funcionante.

A TNP deve ser indicada em pacientes com trato gastrointestinal parcial ou total não funcionante (obstruções intestinais malignas, fístulas intestinais e vômitos intratáveis) ou com falha na nutrição enteral. Alguns autores referem que, quando os pacientes são cuidadosamente selecionados e discutidos individualmente com base na expectativa e qualidade de vida, a nutrição parenteral (NP) pode desempenhar um papel benéfico.

A TNE/TNP deverá estar correlacionada com o restante dos tratamentos paliativos propostos para aquele paciente, lembrando que, na presença de complicações ou redução na qualidade de vida, deverá ser descontinuada.

Tabela 40.2. Tomada de decisão para a terapia nutricional de acordo com prognóstico.

Trato gastrointestinal (TGI)	Expectativa de vida (meses ou mais)	Expectativa de vida (dias a semanas)
TGI funcionante, com redução da ingestão oral	Manter via oral; avaliar a indicação de TNE	Manter via oral; avaliar a indicação de TNO
TGI funcionante, com redução significativa da ingestão oral (p. ex., mucosite, disfagia grave)	Avaliar a indicação de TNE	Terapia nutricional não indicada. Adotar medidas conservadoras; considerar a hidratação endovenosa
TGI funcionante, com redução de absorção de nutrientes ou insucesso de TNE	Avaliar a indicação de TNP	Terapia nutricional não indicada. Adotar medidas conservadoras; considerar a hidratação endovenosa

TNO: terapia nutricional oral.
Fonte: adaptada de Diretriz BRASPEN de Terapia Nutricional no Paciente com câncer, 2019.

Na fase final de vida, em pacientes com câncer avançado, a terapia nutricional (TN) não deve ser utilizada, devido à ausência de benefícios a esses pacientes. Além disso, existem efeitos adversos que inviabilizam seu uso. Recomenda-se a alimentação por via oral, respeitando sua tolerância e priorizando o conforto ao paciente.

Em cuidados paliativos, o respeito, ética e sensibilidade devem sempre nortear a equipe, pois a atuação multiprofissional é essencial para que o paciente tenha qualidade de vida.

Considerações finais

Considerada essencial para a existência humana, a nutrição tem papel essencial na promoção de saúde e na prevenção de doenças, mas, para muito além, está relacionada ao ato de se alimentar, e a alimentação possui conotações que transcendem a simples necessidade orgânica de calorias e nutrientes, correlacionando-se com a própria história, cultura e simbolização de cada indivíduo. Dessa maneira, é essencial que os profissionais de saúde, ao discutirem um plano de terapia nutricional, estejam atentos não apenas para os fatores biológicos em qualquer estágio da doença, mas que também considerem os aspectos psíquicos que permeiam o significado particular atribuído à alimentação por cada indivíduo. Além disso, é importante que o nutricionista seja capaz de fazer a diferenciação entre um sintoma psíquico e um sintoma físico, para que, com isso, possa realizar o encaminhamento necessário, bem como perceber seu papel fundamental na abordagem do sofrimento.

Finalmente, nos cuidados paliativos deve-se ter como princípios minimizar possíveis desconfortos causados pela alimentação e priorizar o prazer da ingesta alimentar, o conforto emocional, a redução da ansiedade e a melhora da autoestima, além de buscar favorecer a socialização entre pacientes e família durante as refeições, sempre que possível. Sendo assim, para instituir a terapia nutricional mais adequada, é necessário que o profissional nutricionista compreenda tais princípios para que possa auxiliar da melhor maneira à medida que a doença evolui.

Leitura recomendada

- Benarroz MO, Faillace GBD, Barbosa LA. Bioética e nutrição em cuidados paliativos oncológicos em adultos. Cad Saúde Pública. 2009; 25(9):1875-82.
- Candela CG, Babarro AA. Guía Clínica de Soporte Nutricional en Cuidados Paliativos. Madrid: Sociedad Española de Cuidados Paliativos; 2015.
- de Carvalho RT, Parsons HA (orgs.). Manual de Cuidados Paliativos ANCP. Ampliado e atualizado. Academia Nacional de Cuidados Paliativos. 2012. p. 1-592.
- Druml C, et al. ESPEN guideline on ethical aspects of artificial nutrition and hydration. Clin Nutr. 2016 jun; 35(3):545-56.
- Fagundes Netto MVR, et al. "Graças a Deus vomito, senão morria": O sintoma bulímico e a clínica psicanalítica em um hospital público. Rev Latinoam Psicopatol Fundamental; 2013. DOI: 10.1590/S1415-47142013000300002.
- Gomes ALZ, et al. Cuidados paliativos. Estudos Avançados. 2016; 30(88):155-66. DOI: 10.1590/s0103-40142016.30880011.
- Guerra MR, Gallo CV, Mendonça GAES. Risco de câncer no Brasil: tendências e estudos epidemiológicos mais recentes. Rev Bras Cancerol. 2005; 51(3):227-34. DOI: 10.1590/S0100-72031998000100007.
- Horie LM, et al. Diretriz BRASPEN de Terapia Nutricional no Paciente com câncer. BRASPEN J. 2019; 34(Supl 1):2-32.
- Instituto Nacional de Câncer José Alencar Gomes da Silva. Consenso nacional de nutrição oncológica. 2 ed. rev. ampl. e atualizada. Rio de Janeiro: INCA; 2015.
- Jorge MAC. Fundamentos da Psicanálise de Freud a Lacan: A clínica psicanalítica. Rio de Janeiro: Zahar; 2017.
- Lucio F, Souza PMR. Atenção nutricional no cuidado paliativo. In: Piovacari SMF, Barrére APN. Nutrição clínica na oncologia. Atheneu; 2019. p. 155-60.
- Maurano D. Para que serve a psicanálise? Rio de Janeiro: Jorge Zahar; 2003.
- Moretto MLT. Abordagem psicanalítica do sofrimento nas instituições de saúde. São Paulo: Zagodoni Editora; 2019.
- Moretto MLT. O que pode um analista no hospital? 2 ed. São Paulo: Casa do Psicólogo; 2005.
- Souza PMR, Prado BL, Lucio F. Nutrição nos Cuidados Paliativos. In: Barrere APN, Pereira A, Hamerschalak N, Piovacari SMF (eds.). Guia Nutricional em Oncologia. 1 ed. Rio de Janeiro: Atheneu; 2017. p. 153-8.

CAPÍTULO

41 Abordagem Pós-Tratamento

Sandra Elisa Adami Batista Gonçalves
Ana Paula Noronha Barrére

Introdução

Diretrizes alimentares para pacientes com câncer durante o tratamento e em fases de sobrevivência podem ser diferentes, e a aplicação de recomendações deve ser tomada no contexto da fase em que o paciente se encontra. Após o tratamento oncológico, durante a recuperação e/ou manutenção, os pacientes devem ser incentivados a ingerir dietas ricas em frutas, legumes e grãos integrais. Apesar dos mitos populares envolvendo padrões alimentares, atualmente não há dietas nem suplementos conhecidos para curar câncer ou prevenir sua recorrência. Para isso, educação nutricional e apoio aos pacientes sobreviventes (após o tratamento), com foco em fornecer metas personalizadas e um plano alimentar, são importantes para atender a esses objetivos.

Complicações relacionadas ao tratamento oncológico

Após o término do tratamento oncológico, alguns pacientes podem experimentar efeitos adversos que podem persistir por anos, ou mesmo ser permanentes. Esses efeitos são muito variados e dependem do tipo e tempo de tratamento, do emprego de radioterapia ou quimioterapia, das cirurgias realizadas e de fatores individuais. Muitos pacientes recebem diversas modalidades terapêuticas, que podem trazer sequelas para diversos órgãos e sistemas, inclusive nutricionais, devido à incapacidade de absorver adequadamente os nutrientes.

Sintomas gerais: alguns sintomas permanentes como a fadiga, dor crônica, neuropatia periférica e perda de massa muscular podem ser duradouros ou mesmo permanentes. Ocorrem devido ao aumento das citocinas inflamatórias durante o tratamento quimioterápico, ou até mesmo em decorrência de efeitos adversos das drogas.

Disfunções endócrinas e metabólicas: o tratamento de radioterapia e quimioterapia pode danificar diversas glândulas e ocasionar problemas de ordem endocrinológica, especialmente em gônadas (ovários e testículos) e outras como a tireoide, cuja disfunção pode impactar o peso corporal e a massa muscular.

Sarcopenia: definida como a perda de massa muscular associada à perda da funcionalidade e força; também pode advir como consequência do tratamento oncológico. O tratamento com quimioterapia pode induzir uma perda acelerada da massa muscular em pacientes sobreviventes, que pode ser até mesmo decorrente do uso de bloqueadores hormonais. Alguns outros fatores associados também podem colaborar para a perda da massa muscular: baixa ingestão proteica, imobilismo, uso prolongado de corticoides, internações e insultos infecciosos. É sempre importante empregar medidas que visem avaliar e quantificar a massa muscular dos pacientes, uma vez que a baixa muscularidade está associada a resistência insulínica, piora da qualidade de vida e aumento da mortalidade nos sobreviventes.

Osteoporose: é outra condição que pode ter repercussões em longo prazo, especialmente nas mulheres após a menopausa. A diminuição da densidade mineral óssea resulta em reduções no escore T, o que aumenta o risco de fraturas. Está relacionada principalmente ao uso de bloqueadores hormonais, corticoides ou até à extração cirúrgica de gônadas.

Todas essas repercussões no organismo do sobrevivente de câncer podem impactar o estado nutricional, devido ao aumento de distúrbios de motilidade e absorção intestinal, alterações do paladar, perda do apetite, dentre outros. Alguns eventos adversos, como a fadiga, dificuldades em mastigar e deglutir, diarreia ou constipação, podem surgir meses ou até mesmo anos após o término do tratamento oncológico.

Na Tabela 41.1, seguem algumas complicações em longo prazo relacionadas ao estado nutricional de acordo com a neoplasia.

Tabela 41.1. Complicações pós-tratamento oncológico relacionadas à nutrição.	
Câncer	Complicações nutricionais mais comuns
Mama	Osteoporose/osteopenia Ganho de peso Complicações cardiovasculares
Próstata	Osteoporose/osteopenia Enterite/diarreia
Pulmão Brônquios	Esofagite/disfagia
Cólon/reto	Má-absorção Alteração de peso Alteração do funcionamento intestinal Enterite/diarreia Obstrução intestinal
Bexiga/vias urinárias	Alteração do funcionamento intestinal
Tireoide	Hipotireoidismo
Linfoma	Síndrome metabólica Hipotireoidismo
Cavidade oral	Xerostomia Disfagia
Câncer	Complicações nutricionais mais comuns
Leucemia	Síndrome metabólica Hipotireoidismo Osteoporose/osteopenia
Ovário	Osteoporose/osteopenia
Pâncreas	Anorexia Má-absorção Alteração de funcionamento intestinal
Todos	Fadiga Alterações de peso Alterações no apetite/náusea

Fonte: Thompson et al., 2013.

Na Tabela 41.2, estão listadas as complicações mais comuns e as respectivas condutas nutricionais recomendadas.

Tabela 41.2. Sintomas e conduta nutricional recomendada.

Complicações nutricionais comuns	Conduta nutricional
Osteoporose/osteopenia	Oferta adequada de cálcio e vitamina D; promover atividade física.
Ganho de peso	Adequação da ingestão calórica na dieta; promover atividade física.
Complicações cardiovasculares	Adequação alimentar para doenças cardiovasculares.
Enterite e diarreia	Adequação da ingestão de líquidos e eletrólitos; limitar ingestão de gorduras e lactose; adequar ingestão de fibras.
Esofagite e disfagia	Adequação de consistências dietéticas.
Má-absorção intestinal	Adequar a ingestão de nutrientes específicos; suplementação nutricional.
Síndrome metabólica	Adequar ingestão calórica e de carboidratos e gorduras; manutenção de peso adequado.
Anorexia	Aumentar oferta calórica e proteica; incluir alimentos com maior densidade calórica.
Fadiga	Fracionar ingestão dietética e associar suplementação alimentar; estimular atividade física.
Náuseas	Fracionar alimentação e adequar consistências.
Xerostomia	Orientar o consumo de alimentos úmidos, macios e que estimulem salivação.
Sarcopenia	Adequar ingestão calórica e aumentar ingestão de proteínas; estimular atividade física e incluir exercícios de resistência muscular.

Fonte: adaptada de: Guia Nutricional em Oncologia, 2017.

Abordagens gerais e nutricionais

▶ Promoção de saúde

Mudança do estilo de vida significa gerenciar o balanço energético, que tem como premissas a adequação da ingestão dietética e atividade física. É principalmente pautada na manutenção de um peso adequado, no aumento da atividade física, em adotar padrão saudável de alimentação, cessar o tabagismo, e reduzir o consumo de álcool. A American Society of Clinical Oncology (ASCO) tem relacionado o controle desses fatores à redução do risco de câncer e melhora do prognóstico, principalmente sobre o risco de recorrência da neoplasia. Essas mudanças poderiam influenciar as vias metabólicas que promovem a inflamação associadas ao câncer, e isso poderia melhorar o prognóstico da doença, principalmente nas vias mediadas por TNF-α e IL-2. Obesidade é um fator de risco bem estabelecido para diversos tipos de neoplasias. O gerenciamento do peso tem sua importância pautada no fato de a obesidade estar relacionada à reincidência de câncer e aumento da mortalidade. Alguns sobreviventes de câncer podem ainda ganhar peso e perder massa muscular, uma vez que geralmente são mais inativos, sofrem com fadiga e limitações físicas e funcionais. Assim como a obesidade, o ganho de peso excessivo durante ou após o tratamento de câncer também está relacionado ao aumento do risco de recorrência da neoplasia, principalmente no câncer de mama, cólon e próstata.

Controlar a ingestão de álcool e cessar o tabagismo também estão entre as premissas para o controle da recorrência de câncer. Álcool é um fator de risco dose-dependente para o desenvolvimento de múltiplos cânceres. A permanência da ingestão alcoólica após o tratamento aumenta o risco de recorrência do câncer, independentemente do tipo de bebida alcoólica. Tabagismo já está bem estabelecido em sua relação com aparecimento e recorrência de diversos tipos de canceres: esôfago, pulmão, cabeça e pescoço. Se associado ao alcoolismo, esse risco pode até duplicar, já que há um sinergismo entre esses dois fatores de risco, especificamente quanto ao aparecimento de cânceres aerodigestivos. A recomendação de "não beber" e "não fumar" advém do fato de serem fatores totalmente modificáveis.

▶ Atividade física

A atividade física melhora a qualidade de vida e o manejo dos sintomas nos sobreviventes de câncer. Diversos estudos demonstraram que o exercício físico, iniciado mesmo após o diagnóstico de câncer, pode melhorar prognóstico e reduzir o risco de recorrência de câncer. Estudos demonstraram que fazer caminhada por cerca de 3 horas/semana ocasionou uma redução do risco de recorrência de câncer de mama e morte por qualquer causa.

O exercício pode proporcionar diversos benefícios: aumenta a capacidade aeróbica, bem como força e flexibilidade. Outros benefícios seriam: melhora a ansiedade e depressão, melhora a qualidade de vida, ajuda no controle da fadiga, além de promover mudança na composição corporal com incremento da massa muscular.

A American Cancer Society e o American College of Sports Medicine fizeram diversas recomendações para sobreviventes de câncer, no sentido de incorporar a atividade física moderada em suas rotinas diárias. As principais recomendações são:

- Exercício aeróbico moderado 150 minutos por semana;
- Manutenção de peso saudável;
- Incluir exercícios de resistência muscular e de força.

Portanto, algumas estratégias são necessárias para que se conserve ou que se possa minimizar a perda de massa muscular ao longo do tratamento. No que diz respeito à alimentação, uma principal estratégia é otimizar e garantir uma oferta proteica de qualidade. Isso envolve ofertar essa proteína acompanhada de fontes energéticas como carboidratos e lipídios, de maneira equilibrada, podendo utilizar suplementos alimentares, se necessário.

É importante adequar a oferta de proteínas de acordo com os horários dos exercícios, com a finalidade de otimizar a ingestão de energia e proteínas conforme o estímulo e repouso muscular. Diversos autores têm sugerido adequar a oferta de proteínas de forma fracionada e distribuída uniformemente ao longo do dia como uma maneira de vencer a resistência anabólica muscular. A ingestão de energia na forma de carboidratos e lipídios tem que estar adequada para garantir uma maior utilização dos aminoácidos para a síntese muscular.

▶ Aspectos nutricionais

As diretrizes oncológicas do Consenso Nacional de Nutrição Oncológica enfatizam, além da manutenção de um peso saudável, seguir uma dieta balanceada, rica em vegetais, frutas e grãos integrais. Ainda estimulam o consumo de alimentos, em vez de suplementos, os quais devem ser usados somente em situações específicas de déficit nutricional. Recomendam limitar o consumo de carne vermelha, evitar carnes processadas e álcool.

Vale lembrar que os sobreviventes de câncer apresentam alto risco de desenvolvimento de doenças crônicas não transmissíveis como doenças cardiovasculares e diabetes, motivo pelo qual existem as recomendações dietéticas preconizadas pela European Society of Parenteral and Enteral Nutrition (ESPEN) e American Heart Association (AHA).

Segundo Greenlee *et al.* (2019), em estudos observacionais de padrões alimentares em pacientes sobreviventes de câncer de mama, uma dieta saudável (ou seja, rica em frutas, legumes e grãos integrais), em comparação com uma dieta não saudável (ou seja, alta em carnes verme-lhas e processadas, gorduras, grãos refinados e açúcares), foi associada com menor mortalidade e menor recorrência nesses tumores, assim como no colorretal e de próstata.

Seguem alguns destaques sobre algumas recomendações:

a. **Hortaliças e frutas:** são alimentos ricos em vitaminas, minerais, antioxidantes, fibras e compostos bioativos (como carotenoides, antocianinas, isoticianatos, dentre outros). Provavelmente protegem contra vários cânceres aerodigestivos, incluindo câncer de boca, faringe, laringe, nasofaringe, esôfago, pulmão, estômago e colorretal.

b. **Carne vermelha:** o alto consumo desse grupo de alimentos é associado com aumento do risco de câncer colorretal, de mama e mortalidade de modo geral em oncologia.

c. **Álcool:** o consumo de álcool apresenta associação com aumento de risco para os cân-ceres de cabeça e pescoço, pâncreas, laringe, esôfago, fígado e mama. Evitar álcool é relevante para pacientes oncológicos, assim como em caso de diagnósticos de neoplasia de cabeça e pescoço e esôfago, em que é preditiva a piora da sobrevida.

d. **Suplementos vitamínicos e minerais:** as diretrizes orientam os sobreviventes de câncer a priorizarem as suas necessidades nutricionais por meio da alimentação. Deve-se sugerir o uso de multivitamínicos durante e após o tratamento do câncer apenas para aqueles que são incapazes de satisfazer as necessidades nutricionais por meio da dieta ou que demonstrem deficiências específicas.

Seguem algumas recomendações de modo resumido:

- Consuma pelo menos 5 porções de uma variedade de vegetais e frutas todos os dias.
- Ingira grãos integrais em todas as refeições em vez de grãos processados (refinados).
- Limite o consumo de carne vermelha (consuma menos de 500 g por semana).
- Evite carnes processadas.
- Limite o consumo de alimentos com alta densidade energética, bebidas açucaradas e *fast food*.
- Limite o consumo de sal.
- Evite o consumo de álcool.
- Suplementos nutricionais: alcançar as necessidades nutricionais apenas pela alimentação. Suplementos nutricionais não são recomendados para a prevenção da recorrência de câncer.

Conclusão

Durante o tratamento oncológico, as toxicidades podem interferir nos padrões alimentares e levar à desnutrição, resultando em perda de massa magra e perda excessiva de peso. Após o tratamento e durante a sobrevivência, inadequações na alimentação e estilo de vida podem elevar o risco de recorrência da doença e à sobrevivência dos pacientes. Educação nutricional apropriada e eficaz, e orientação por demais membros da equipe multidisciplinar são necessá-rias em todo o processo contínuo do câncer.

Leitura recomendada

- Arends J, Bachmann P, Baracos V, et al. ESPEN guidelines on nutrition in cancer patients. Clin Nutr. 2017; 36(1):11-48.
- Barrere APN, Morelli PC, Andrade RV. Abordagem Nutricional Pós-Tratamento. In: Nutrição Clínica na Oncologia. Atheneu; 2019.
- Barrere APNB, Noguchi DT, Gonçalves SEAB. Importância da alimentação nos sobreviventes de câncer (Survivor). In: Barrére APN, Pereira A, Hamerschlak N, Piovacari SMF. Guia nutricional de oncologia. 1 ed. Rio de Janeiro: Atheneu; 2017. p. 203-10.
- Brow JC, Schmitz KH. Weight lifting and appendicular skeletal muscle mass among breast cancer survivors: a randomized controlled trial. Breast Cancer Res Treat. 2015; 151(2):385-92.

- Greenlee H, Santiago-Torres M, McMillen KK, Ueland K, Haase AM. Helping Patients Eat Better During and Beyond Cancer Treatment. Cancer J. 2017; 25(5):320-8.
- Ligibel J. Lifestyle factors in cancer survivorship. J Clin Oncol. 2012; 30:3697-704.
- Lo Conte NK, Brewster AM, Merril JK, Alberg AJ. Alcohol and cancer: A statement of the American Society of Clinical Oncology. J Clin Oncol. 2018; 36:83-93.
- Mehra K, Berkowitz A, Sanift T. Diet, Physical Activity, and Body Weight in Cancer Survivorship. Med Clin North Am. 2017; 101:1151-65.
- Mourouti N, Panagiotakos DB, Kotteas EA, Syrigos KN. Optimizing diet and nutrition for cancer survivors: A review. Maturitas. 2017; 105:33-6.
- Schmitz KH, Courneya KS, Matthews C, Demark-Wahnefried W, Galvao DA, Pinto BM, et al. American college of sports medicine roundtable on exercise guidelines for cancer survivors. Med Sci Sports Exerc. 2010; 42:1409-2
- Thompson CA, Vargas AJ. Nutrition and Cancer Survivorship. In: Oncology Nutrition for Clinical Practice. Academy of Nutrition and Dietetics; 2012.

SEÇÃO 5

Pacientes Graves

CAPÍTULO 42

Métodos de Avaliação e Necessidades Nutricionais no Paciente Crítico

Branca Jardini de Freitas
Mayumi Shima

Avaliação nutricional

No paciente em situação crítica, a desnutrição é exacerbada pelo déficit de caloria e proteína, aparecendo precocemente e progredindo de maneira rápida. Isso faz com que o suporte nutricional assuma papel importante nos cuidados intensivos. Assim, o estado nutricional, por apresentar correlação no desfecho clínico, vem ganhando cada vez mais importância, servindo como ferramenta útil para indicar quando se deve instituir terapia nutricional e qual o tipo mais apropriado de terapia para a condição clínica do paciente.

Em pacientes críticos há desafios na utilização de instrumentos comumente utilizados para a avaliação nutricional, como a avaliação subjetiva global (ASG) e os métodos objetivos contemplados pelas medidas antropométricas, os exames bioquímicos e a análise de bioimpedância. Isso é decorrente de particularidades comuns desse público, como presença de edema, mudanças de alguns marcadores bioquímicos séricos, assim como por alterações anatômicas em regiões a serem avaliadas em decorrência de lesões ou pela presença de acessos venoso-arteriais. Além disso, o seguimento do estado nutricional é ainda mais complexo, considerando-se que a maioria dos compartimentos corporais avaliados pelos tradicionais instrumentos de avaliação responde de maneira bastante lenta à reposição nutricional. Além disso, com o passar dos dias geralmente há piora das condições citadas, tornando-se mais difícil distinguir tecido adiposo, massa muscular e edema, por exemplo. Assim, métodos mais precisos são necessários para avaliar a evolução do estado nutricional em pacientes em unidade de terapia intensiva (UTI).

Até que um instrumento específico seja validado, uma avaliação clínica geral deve ser realizada para avaliar desnutrição na UTI. A avaliação clínica geral pode incluir anamnese; perda de peso não intencional ou diminuição no desempenho físico antes da admissão na UTI; exame físico; avaliação da composição corporal, massa e força muscular, se possível.

As mudanças de peso são difíceis de avaliar na UTI devido à administração de fluidos e à perda rápida de musculatura. Portanto, o peso e o índice de massa corporal (IMC) não refletem com precisão a desnutrição. No entanto, mais preocupante do que o IMC, que pode ser normal apesar da desnutrição, é a perda de massa corporal magra. Perda de músculo e sarcopenia devem ser detectadas. Em pacientes obesos, a sarcopenia é frequente e constitui uma condição de desnutrição; quanto maior a perda de peso ou diminuição da massa muscular, mais grave é a desnutrição. O diagnóstico de desnutrição é sugerido por observações clínicas ou por exames complementares.

Métodos de Avaliação e Necessidades Nutricionais no Paciente Crítico

A desnutrição e a perda muscular geralmente ocorrem durante a permanência na UTI, e os fatores que influenciam a perda muscular na UTI são imobilização, inflamação sistêmica, redução do fluxo sanguíneo periférico, diminuição da ingestão de alimentos, em especial de proteínas, e resistência à insulina. Grandes quantidades de massa corporal magra, bem como massa gorda, podem ser perdidas durante um período relativamente curto durante a internação na UTI.

A perda muscular afeta até 25% dos pacientes que permanecem em ventilação mecânica por mais de uma semana e mais da metade daqueles que cursam com sepse grave. Pacientes sépticos perdem entre 15% e 20% da massa muscular na primeira semana. Nesse sentido, a importância de avaliar a perda de massa muscular é justificada pela associação desta com maior tempo de ventilação mecânica, aumento do tempo de permanência na UTI e hospitalar, maior taxa de mortalidade, além de afetar a qualidade de vida por meses ou até anos após a alta.

Nenhuma ferramenta validada está disponível, mas a avaliação da massa corporal magra por ultrassom, tomografia computadorizada (TC) e bioimpedância pode ser realizada para averiguar essa perda. Essa perda muscular está associada a uma internação hospitalar prolongada e interfere na qualidade de vida e na capacidade funcional. A bioimpedância pode ser usada para avaliar a composição corporal e principalmente a massa corporal magra em um paciente estável que não sofre de mudanças no compartimento de fluidos. Vários estudos descreveram as vantagens da bioimpedância e principalmente do ângulo de fase na avaliação do prognóstico de pacientes críticos. No entanto, seu uso não é uma prática comum.

Recentemente, a tomografia computadorizada foi usada na UTI para avaliar a massa corporal magra e pode ser uma ferramenta promissora para pacientes submetidos à TC abdominal, pois permite a diferenciação das estruturas viscerais, já que a grande maioria dos pacientes em estado crítico, ao longo da sua internação hospitalar, será submetida a um ou mais exames de TC.

A ultrassonografia (US) é uma ferramenta acessível à beira do leito, não invasiva, portátil, e o seu papel dentro da UTI vem ganhando destaque para quantificar características estruturais e físicas do músculo esquelético e que estão associadas ao estado nutricional. O método permite distinguir o tecido magro para identificar depleção muscular mesmo quando o peso corporal ou as circunferências dos membros são estáveis ou alteradas.

Apesar de ainda não existir uma ferramenta certa, amplamente testada e idealizada especificamente para o paciente em situação crítica, alguns aspectos relacionam o estado nutricional com desfechos clínicos desfavoráveis e devem ser monitorados rotineiramente.

Necessidades nutricionais

Com base em percepções fisiopatológicas do metabolismo na fase inicial da doença crítica, essa fase é caracterizada por inflamação, aumento do gasto de energia, resistência à insulina e uma resposta catabólica que leva à geração de energia de reservas como glicogênio hepático, gordura e músculo. Alimentar paciente de UTI é essencialmente diferente em comparação com alimentar outros tipos de paciente. A produção de energia endógena na doença crítica inicial não pode ser abolida pela terapia nutricional, portanto um aumento progressivo da nutrição ao longo dos dias é recomendado para prevenir a hiperalimentação.

As diretrizes vigentes recomendam que a terapia nutricional administrada seja a mais próxima das necessidades do paciente para evitar deficiências nutricionais, atenuar perda de massa magra, evitar complicações clínicas e melhorar desfechos clínicos. Essa terapia está positivamente associada à massa muscular dos pacientes na admissão à UTI. Além disso, a resposta catabólica leva a reduções na massa muscular de até 1 kg/dia durante os primeiros dez dias de permanência na UTI.

Para a definição de uma estratégia nutricional adequada para os pacientes, a avaliação do gasto energético exerce um papel fundamental.

Os métodos disponíveis para a determinação das necessidades de energia são: calorimetria indireta (CI), equações preditivas e fórmulas de bolso. O método mais recomendado é a calorimetria indireta. Este método, que consiste na aferição do calor produzido pelos processos metabólicos para se quantificar o gasto energético total, permite a individualização da conduta nutricional.

A CI pode ser realizada em pacientes intubados (com calorímetro e acoplado ao ventilador) ou em pacientes em ventilação espontânea. A CI fornece o gasto energético indiretamente, medindo o consumo de oxigênio e a produção do gás carbônico, em que o quociente respiratório (QR) é obtido. A partir do QR, o gasto energético é calculado utilizando-se a equação modificada de Wier.

Algumas situações clínicas contraindicam a realização da CI. Em portadores de fístula broncopleural com drenagem de tórax, a fuga dos gases inspirados e expirados impede uma determinação acurada do gasto energético. A difusão do CO_2 pela membrana de diálise também impossibilita a execução da calorimetria durante sessões de hemodiálise, assim como em caso de paciente em terapia com ECMO (*extracorporal membrane oxygenation* – oxigenação por membrana extracorpórea). Deve-se evitar o uso de CI em pacientes com necessidade de fração de oxigênio do ar inspirado (FiO_2) > 0,6.

Se a CI não estiver disponível, o uso do VO_2 (consumo de oxigênio) do cateter arterial pulmonar ou VCO_2 (produção de dióxido de carbono) derivado do ventilador fornecerá uma avaliação melhor do gasto energético do que as equações preditivas, porém nem todos os serviços possuem ventiladores que oferecem essas informações. Assim como a CI, que é um método de elevado custo e que exige treinamento específico, a sua utilização deve respeitar a compleição, idade e situação metabólica do paciente.

As equações preditivas (Quadro 42.1) estão associadas a uma inexatidão significativa (até 60%), levando a uma avaliação excessiva ou insuficiente das necessidades e induzindo uma

Quadro 42.1. Equações para estimativa do gasto energético de pacientes críticos.		
Nome	**Equação**	**Comentários**
Harris-Benedict (1918)	H = 66,47 + P(13,75) + A(5) – I(6,75) M = 655,1+ P(9,56) + A(1 ,85) – I(4,67)	Proposta para indivíduos saudáveis. Fator de estresse: sepse = 1,3; trauma + sepse = 1,5 a 1,6; queimados graves = 1,7 a 2
Mifflin-St Jeor (1990)	H = 5 + P(10) + A(6,25) – I(5) M = –161 + P(10) + A(6,25) – I(5)	Proposta para indivíduos saudáveis. Utilizada na equação de Penn State
Liggett (1987)	DC × [96,54 × HB × (SaO$_2$ - SvO$_2$)]	Simplificação de equação obtida por variáveis hemodinâmicas
Swinamer (1990)	ASC(941) – I(6,3) + T(104) + FR(24) + Vt (804) – 4.243	Equação proposta para pacientes críticos
Ireton-Jones (1992)	H = 1925 – 1(10) + P(5) + 281 +Trauma (292) + Queimados (851) M = 1925 – 1(10) + P(5) + Trauma (292) + Queimados (851)	Equação proposta para pacientes em ventilação mecânica Trauma (T) e queimados (Q): se presente = 1, se ausente = 0
Faisy (2003)	P(8) + A(14) + Ve(32) + T(94)- 4.834	Equação proposta para pacientes em ventilação mecânica
Penn State (1998/2004/2010)	Idade ≥ 60 e IMC ≥ 30 kg/m²: Mifflin (0,71) + Tmáx (85) + Ve (64) – 3.085 Demais pacientes: Mifflin (0,96) + Tmáx (167) + Ve (31) – 6.212	Equação proposta para pacientes em ventilação mecânica Apresenta maior acurácia quando comparada com calorimetria indireta

P: peso (kg); A: altura (cm); I: idade (anos); DC: débito cardíaco; HB: hemoglobina; SaO$_2$: saturação arterial de oxigênio; SvO$_2$: saturação venosa mista de oxigênio; ASC: área de superfície corporal (m²); T: temperatura (°C); Tmax: temperatura máxima (°C); FR: frequência respiratória (resp./min); Vt: volume tidal (L); Ve: volume-minuto (L/min).

Fonte: adaptada de Corrêa et al., 2017.

hiperalimentação ou subnutrição. Na sua composição são utilizadas variáveis como peso, estatura, idade, sexo, marcadores de composição corporal e parâmetros clínicos. Um estudo que comparou equações preditivas com calorimetria indireta verificou maior acurácia (67%) com a equação de Penn State e menor acurácia com a equação de Harris-Benedict (com peso ajustado sem multiplicação pelo fator de injúria).

Já a fórmula de bolso é a recomendação mais simples e amplamente disseminada por algumas sociedades que defendem a utilização de uma quantidade fixa de calorias por quilograma de peso corporal. Essa abordagem é amplamente utilizada por sua facilidade de aplicação. A fórmula de bolso mais comumente proposta visa atingir o alvo de 25 kcal/kg de peso corporal por dia.

As diretrizes da American Society for Parenteral and Enteral Nutrition (ASPEN) de 2016 recomendam que os pacientes com risco nutricional elevado (*Nutrition Risk Screening* [NRS 2002] ≥ 5 ou *Nutrition Risk in Critically Ill* [NUTRIC] ≥ 5) ou com desnutrição grave recebam a oferta calórica e proteica > 80% do gasto energético estimado ou calculado.

A nutrição hipocalórica (não excedendo 70% do gasto energético) deve ser administrada na fase inicial da doença aguda. Se a calorimetria indireta for usada, a nutrição normocalórica pode ser implementada progressivamente após essa fase em vez da nutrição hipocalórica. Após o terceiro dia, a oferta calórica pode ser aumentada em até 80-100% do gasto energético. Se equações preditivas forem usadas para estimar a necessidade de energia, a nutrição hipocalórica (abaixo de 70% das necessidades estimadas) deve ser preferida à nutrição normocalórica para a primeira semana de internação na UTI. Uma dieta normocalórica hiperproteica pode ser administrada a pacientes obesos, preferencialmente guiada por medidas de calorimetria indireta e perdas de nitrogênio urinário.

Outros parâmetros questionáveis são a dose ideal e a composição dos aminoácidos para pacientes críticos. Em pacientes críticos, a distrofia muscular e distúrbios nos aminoácidos, glicose e equilíbrio lipídico são muito frequentes. Acredita-se que os fatores de estresse que acompanham esses pacientes causam o catabolismo das proteínas musculares, o que dá a possibilidade de gliconeogênese prolongada e síntese de proteínas de fase aguda no estado de suprimento insuficiente de aminoácidos. O uso considerável de aminoácidos por tecido não muscular pode levar à hipoaminoacidemia, que em consequência, com estresse prolongado, leva à atrofia e degeneração muscular, bem como perda significativa de massa corporal magra.

Apesar da falta de evidências definitivas, as diretrizes clínicas recomendam a oferta de proteína entre 1,2 e 2 g/kg/dia com base na suposição de que, como a energia, a oferta de proteína adequada atenuará a perda de músculo esquelético e melhorará os resultados clínicos.

As diretrizes da European Society for Clinical Nutrition and Metabolism (ESPEN) sugerem um fornecimento progressivo de 1,3 g/kg/dia de proteína para paciente crítico. Em contraste, as diretrizes da American Society for Parenteral and Enteral Nutrition e Society of Critical Care Medicine (ASPEN/SCCM) propõem uma ingestão de proteína de 1,2 a 2,0 g/kg. Também fazem recomendações para maior fornecimento de proteína em condições clínicas específicas (queimaduras, obesidade, politrauma e terapia renal substitutiva), que mais uma vez são baseadas em dados limitados, principalmente observacionais e opiniões de especialistas. Pacientes em ECMO também se beneficiam com oferta proteica entre 1,2 e 1,5 g/kg/dia.

Para pacientes obesos críticos, se a calorimetria indireta não estiver disponível, sugere-se o uso do peso ideal como peso de referência. Muitas diretrizes propõem limites específicos de IMC de 30, 40 e 50 kg/m^2, em que as fórmulas nutricionais padrão são substituídas por fórmulas alternativas para as necessidades de energia e proteína. Vários autores defendem uma dieta hipocalórica para indivíduos obesos, enquanto fornecem uma dose relativamente maior de proteína entre 2 e 2,5 g/kg/dia (peso ideal como referência).

Quadro 42.2. Recomendações nutricionais para pacientes graves.

Diretriz	Eutrófico		Obeso IMC > 30 kg/m²	
	Calorias (kcal/kg/dia)	Proteínas (g/kg)	Calorias (kcal/kg/dia)	Proteínas (g/kg)
ESPEN (2018)	CI (GEE): Fase inicial: 70% Após 3° dia: 80-100% 20-25	> 1,3	CI (GEE): Fase inicial: 70% Após 3° dia: 80-100% 20-25 Peso ajustado	1,3 Peso ajustado
ASPEN (2016)	25-30	1,2-2,0	CI (GEE:) 65-70% IMC 30-50 kg/m²: 11 a 14 de peso atual IMC > 50 kg/ m²: 22-25 de peso ideal	IMC 30-39,9: 2 Peso ideal IMC ≥ 40: 2,5 Peso ideal
BRASPEN (2018)	CI (GEE): 50-70% Fase inicial: 15-20 Após o 4° dia: 25-30	1,5-2,0	CI (GEE): 60-70% IMC 30-50 kg/m²: 11 a 14 de peso atual IMC > 50 kg/ m²: 22-25 de peso ideal eutrófico	IMC 30-39.9: 2,0 Peso ideal IMC > 40: 2.5 Peso ideal

IMC: índice de massa corporal; CI: calorimetria indireta; GEE: gasto energético estimado; peso ajustado: peso ideal + 1/3 peso atual; peso ideal: calculado a partir do IMC ideal de 25 kg/m².

Leitura recomendada

- Campos ACL, et al. Diretrizes Brasileira de Terapia Nutricional. BRASPEN J. 2018; 33(Supl 1).
- Caniccola GD, Abreu HB. Ferramentas Tradicionais de Avaliação Nutricional Adaptadas à Unidade de Terapia Intensiva. In: Toledo DO, Castro M. Terapia Nutricional em UTI. 1 ed. Rio de Janeiro: Rubio; 2015. p. 19-24.
- Corrêa FG, et al. Metas nutricionais: calórica, proteica e hídrica. In: Piovacari SMF, Toledo DO, Figueiredo EJA. Equipe Multiprofissional de Terapia Nutricional – EMTN em prática. 1 ed. Rio de Janeiro: Atheneu; 2017. p. 57-66.
- Kruizenga HM, et al. Predicting resting energy expenditure in underweight, normal weight, overweight, and obese adult hospital patients. Nutr Metab. 2016; 13:85.
- Lambell KJ, et al. Nutrition therapy in critical illness: a review of the literature for clinicians. Crit Care. 2020; 24:35.
- Lugli AK, et al. Medical Nutrition Therapy in Critically Ill Patients Treated on Intensive and Intermediate Care Units: A Literature Review. J Clin Med. 2019; 8:1395.
- McClave SA, et al. Guidelines for the Provision and Assessment of Nutrition Support Therapy in the Adult Critically Ill Patient: Society of Critical Care Medicine (SCCM) and American Society for Parenteral and Enteral Nutrition (A.S.P.E.N.). J Parenter Enteral Nutr. 2016; 40(2):159-211.
- Ndahimana D, Kim EK. Energy Requirements in Critically Ill Patients. Clin Nutr Res. 2018 abr; 7(2):81-90.
- Santos PPK. Complementaridade dos instrumentos Nutrition Risk in Critically Ill (NUTRIC) e Avaliação Subjetiva Global na avaliação de pacientes críticos de um hospital [dissertação de mestrado em nutrição e alimentos]. 2018. 75 f. Pelotas: Programa de Pós-Graduação em Nutrição e Alimentos, Faculdade de Nutrição, Universidade Federal de Pelotas; 2018.
- Singer P, et al. ESPEN guideline on clinical nutrition in the intensive care unit. Clin Nutr. 2019; 38:48-79.
- Singer P. Preserving the quality of life: nutrition in the ICU. Crit Care. 2019; 23(suppl 1):139.
- Zanten ARH, et al. Nutrition therapy and critical illness: practical guidance for the ICU, post-ICU, and long-term convalescence phases. Crit Care. 2019; 23:368.

CAPÍTULO

43 Alterações Hidreletrolíticas

Rodrigo Costa Gonçalves
João Manoel da Silva Junior

Introdução

A fluidoterapia representa, na maioria das vezes, a primeira linha de tratamento no choque circulatório em pacientes críticos. Embora a terapêutica restritiva, quanto à administração de fluidos intravenosos, seja prejudicial, a administração excessiva de fluidos está também relacionada com diversas complicações, como alterações eletrolíticas dependendo do tipo de solução administrada.

Por outro lado, os distúrbios eletrolíticos também fazem parte de alterações encontradas no paciente grave, com magnitudes e peculiaridades inerentes à gravidade do traumatismo. Esses distúrbios podem acarretar morbidade e mortalidade se não forem identificados e tratados adequadamente. Alguns fatores relevantes que influem nesses distúrbios são:

- Intensidade do traumatismo (quanto maior a resposta inflamatória, mais significativo o distúrbio).
- Faixa etária a que pertence o paciente (a distribuição de água e eletrólitos difere de um grupo etário para outro).
- Estado físico (comorbidades) em que o paciente se apresenta.

Alterações hidreletrolíticas

Basicamente, as alterações hidreletrolíticas que ocorrem no organismo são desequilíbrios de água ou de soluto, podendo ser definidas como distúrbio de volume, de concentração ou de composição (Figura 43.1).

A administração de grandes quantidades de soluções salinas isotônicas ou a perda rápida de líquidos por via digestiva determinam aumentos ou diminuições do LEC sem modificações do LIC, uma vez que não ocorrem variações na osmolaridade.

Alterações nas concentrações ocorrem quando o LEC perde ou ganha água livre, fazendo com que a água se difunda para o compartimento em que haja maior concentração de sódio, tentando equilibrar a osmolaridade dos meios. A reposição, com soluções hipotônicas, de perdas líquidas ricas em eletrólitos pode provocar hiponatremia hipotônica hipovolêmica, acarretando passagem de água livre para o meio extravascular na tentativa de equilibrar a osmolaridade. O sódio é o principal determinante da osmolaridade sérica e o mais importante cátion do LEC. Sua concentração normal pode variar de 135 a 145 mEq/L.

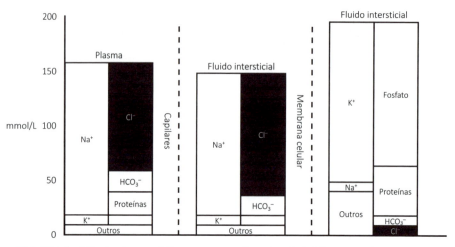

Figura 43.1. Distribuição do cloro e sódio nos compartimentos de fluido corporal.
Fonte: acervo pessoal da autoria.

Tabela 43.1. Papel fisiológico dos eletrólitos.

Eletrólitos	Função
Sódio: mais importante cátion extracelular. Necessidade de ingestão diária: 1,2-1,7 g; máximo de 3,0 g/dia. Primariamente excretado pelo rim.	Osmolalidade: manutenção da tonicidade e controle do movimento de água. Potencial de ação.
Potássio: mais comum cátion intracelular.	Potencial de ação das membranas.
Cálcio: mais abundante eletrólito no corpo humano. Regulado principalmente pelo paratormônio (PTH) e vitamina D.	Contração muscular Neurotransmissão Mensageiro Marca-passo cardíaco Formação óssea Participa do processo de coagulação
Magnésio: segundo mais comum cátion intracelular. Regulado pelo osso, trato gastrointestinal e principalmente rins.	Cofator de várias reações enzimáticas Função imunológica Regulação do cálcio Regulação óssea Excitabilidade da membrana
Fósforo: o mais abundante ânion intracelular do corpo.	Composição de 2,3-difosfoglicerato Tampão urinário Estoque energético Composição do ácido nucleico

Fonte: acervo pessoal da autoria.

Alteração na concentração pode não ser necessariamente um distúrbio no balanço do sódio, e sim uma alteração no balanço de água (Tabela 43.2).

Tabela 43.2. Excesso de água e alterações provocadas.

Sódio (mEq/L)	Alterações eletrocardiográficas	Alterações neurológicas
120	Alargamento do QRS	Agitação e confusão
115	Alargamento do QRS e elevação do ST	Náuseas e semicoma
110	Taquicardia e FV	Convulsão e coma

FV: fibrilação ventricular.
Fonte: acervo pessoal da autoria.

▶ Tratamento do distúrbio do sódio

Independentemente do distúrbio de sódio, a correção deve ser lenta, ou seja, o sódio não deve variar de 8 a 12 meq/L/dia (0,5 mEq/L/h), e se o distúrbio é grave, o sódio deve ser checado a cada 2 horas.

Portanto, deve-se considerar, em relação ao tratamento, que:

1. A elevação rápida pode ocasionar mielinólise pontina;
2. A queda rápida pode ocasionar edema cerebral;
3. O sódio deve ser corrigido no máximo em 0,5 mEq/h ou 20 mmol/L/dia;
4. A fórmula para a correção pode ser baseada na concentração de sódio da solução e plasmática: $(Na^+_{solução} - Na^+_{medido})$/água corporal total + 1 = quantitativo em mEq que será corrigido;
5. Diurético, DDAVP ou diálise podem ser utilizados para a correção.

Potássio

Outro importante distúrbio em pacientes graves está relacionado com o potássio. Quanto às manifestações clínicas da hipocalemia (hipopotassemia), podem surgir: fraqueza muscular, mialgia, gastroparesia (distensão abdominal, vômitos), arritmias, poliúria, dentre outras. Devem ser feitas outras observações quanto ao tratamento da hipocalemia; paralelamente, devem ser corrigidas a hipomagnesemia e a volemia. Já a hipercalemia (hiperpotassemia), menos prevalente, porém com alto potencial de complicações fatais (daí a importância do tratamento imediato), manifesta-se pelo seguinte quadro clínico: fraqueza muscular, paralisia, alterações eletrocardiográficas, arritmias ventriculares, bloqueio atrioventricular total e até mesmo assistolia. A prevalência de alterações no eletrocardiograma típicas de hipercalemia pode aparecer com níveis de potássio superiores a 6 mEq/L, mas a inexistência dessas alterações não excluiu a necessidade de imediata intervenção terapêutica. As mais típicas alterações eletrocardiográficas são onda T apiculada e QRS alargado.

Tabela 43.3. Tratamento emergencial da hipercalemia.

Terapia	Dose	Mecanismo de ação	Início	Duração
Gluconato de cálcio 10%	10 mL EV lentamente (2-3 min), pode repetir a cada 5 min	Antagoniza	1-3 min	30-60 min
Bicarbonato de sódio	1 mEq/kg EV bólus	Troca	5-10 min	1-2 h
Insulina + glicose (usar 1 U insulina/ 5 g glicose)	Insulina regular 10 U EV + 50 g glicose	Troca	30 min	4-6 h
Agonista beta-2-adrenérgico (efetivo em pacientes renais)	Salbutamol 10-20 mg em 4 mL de solução salina; inalação por 10 min ou 0,5 mg EV	Troca	EV 30 min Inalação 90 min	Curta duração
Furosemida	40-80 mg EV bólus	Remove	Quando diurese iniciar	Quando diurese terminar
Resina de troca iônica	15-30 g VO ou VR + sorbitol	Remove	1-2 h	4-6 h
Diálise	Por instituição	Remove	Imediato	Ao final da diálise

Fonte: acervo pessoal da autoria.

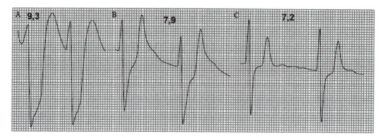

Figura 43.2. Alterações eletrocardiográficas com o aumento do potássio.
Fonte: acervo pessoal da autoria.

Distúrbios do magnésio

A maior parte dos estoques de magnésio é intracelular. No compartimento extracelular, o magnésio pode estar ionizado, ligado a ânions ou a proteínas.

A hipomagnesemia atinge em torno de 12% dos pacientes hospitalizados, podendo atingir 60% dos pacientes em terapia intensiva. Pode ocorrer em pacientes com diarreia crônica, intestino curto, alcoolismo ou em uso de medicamentos (diuréticos de alça, tiazídicos, inibidores de bomba de prótons), hiperaldosteronismo primário e doenças tubulares familiares. Quando a etiologia não é aparente, perdas gastrointestinais ou renais podem ser diagnosticadas por meio da medida do magnésio urinário de 24 horas ou da fração de excreção de magnésio em amostra isolada.

Pacientes com hipocalemia refratária ou hipocalcemia inexplicada podem apresentar hipomagnesemia intracelular, mesmo com níveis séricos de magnésio normais. Uma prova terapêutica com reposição de magnésio pode corrigir esses distúrbios. Como a hipomagnesemia usualmente está associada a hipocalemia, hipocalcemia e alcalose metabólica, torna-se difícil atribuir sintomas clínicos exclusivamente à hipomagnesemia. São mais frequentes as manifestações neuromusculares (tremor, tetania, convulsões, fraqueza, *delirium*) e manifestações cardiovasculares (arritmias).

A via para reposição de magnésio varia de acordo com a severidade dos sintomas. Pacientes com sintomas de hipomagnesemia devem receber reposição venosa, por vezes com monitorização cardíaca. Nesses casos, uma reposição de sulfato de magnésio de 1 g a 2 g em 2 a 60 minutos é recomendada, seguida de uma dose de manutenção: 2 g a 8 g por 12 a 24 horas, com nova dosagem de magnésio entre 6 e 12 horas após. As infusões rápidas inibem a reabsorção renal de magnésio e por isso são menos efetivas, com perda de 50% do magnésio infundido. Após a reposição, os níveis de magnésio usualmente aumentam, mas não se mantêm sustentados; desse modo, reposições por 1 a 2 dias após nível sérico normal podem ser necessárias para a normalização dos estoques.

Reposição oral é preferida em pacientes assintomáticos, contudo os pacientes podem apresentar desconforto abdominal e diarreia. Produtos de liberação prolongada são mais efetivos e com menos efeitos colaterais e podem ser administrados em doses que variam de 10 a 30 mEq/dia.

Pacientes com perdas renais de magnésio podem se beneficiar de diuréticos poupadores de potássio como amilorida.

A reposição de magnésio em pacientes com doença renal severa deve ser cautelosa pelo risco de hipermagnesemia.

A hipermagnesemia é menos frequente e usualmente associada a doença renal, a reposições endovenosas e orais de magnésio iatrogênicas ou ao uso de laxantes ricos em magnésio. A toxicidade do magnésio se manifesta com hiporreflexia, sonolência, paralisia muscular, náuseas, *flushing*

Alterações Hidreletrolíticas

e, se em níveis elevados, bradicardia, arritmias e hipotensão. O tratamento envolve interrupção da administração, diuréticos de alça e, em casos graves, diálise. Cálcio endovenoso (1-2 g em 5-10 minutos) pode reverter temporariamente os efeitos cardíacos e neuromusculares do magnésio.

Distúrbios do fósforo

Em torno de 5% dos pacientes hospitalizados apresentam hipofosfatemia. A prevalência na UTI chega a 30% a 50%, principalmente nos sépticos e politraumatizados.

A hipofosfatemia ocorre por redistribuição do fosfato para o intracelular (administração de insulina, glicose, epinefrina, alcalose respiratória, fome óssea pós-paratireoidectomia), redução na absorção intestinal (diarreia crônica, antiácidos), aumento na excreção urinária (hiperparatireoidismo, deficiência de vitamina D, síndrome de Fanconi, diurese osmótica) ou perdas em terapias dialíticas, principalmente contínuas. Se a causa não é aparente, pode-se dosar a excreção urinária de fósforo em urina de 24 horas ou a fração de excreção de fósforo em amostra isolada de urina.

A reposição de fósforo é recomendada para níveis menores que 2 mg/dL, já que esses pacientes podem apresentar fraqueza muscular não aparente. Em assintomáticos, a reposição pode ser feita por via oral: 30 a 80 mmol de fosfato por dia em doses divididas. Níveis mais baixos exigem reposição venosa cautelosa (0,08 a 0,5 mmol/kg) por 6 a 12 horas, na forma de glicefosfato de sódio (1,0 mmol/mL de fósforo) ou de fosfato ácido de potássio (2 mEq/mL de potássio e 1,1 mmol/mL de fósforo), considerando os valores de potássio no cálculo e na velocidade de infusão. A reposição venosa de fósforo pode se precipitar com cálcio e induzir hipocalcemia. Nos pacientes dialíticos, a reposição de fósforo pode ser feita por meio de enema de fósforo (100 mL) em solução básica de diálise. A reavaliação do nível sérico do fósforo deve ser realizada em 2 a 12 horas após reposição.

A hiperfosfatemia ocorre quando a entrada de fósforo intravascular excede a taxa de excreção renal. Pode ocorrer aumento intravascular por fontes endógenas como na lise tumoral, rabdomiólise, hemólise. Fontes exógenas de reposição podem resultar hiperfosfatemia iatrogênica. Cetoacidose e acidose láctica podem induzir *shift* de fósforo do intracelular para o extravascular. Redução de excreção ocorre nas lesões renais agudas e principalmente nas crônicas (filtração glomerular < 30 mL/min). Tratamentos com bisfosfonatos e vitamina D podem gerar hiperfosfatemia.

Em pacientes com função renal normal, hidratação com salina pode corrigir a hiperfosfatemia. No caso de doença renal crônica, diálise e o uso de quelantes orais reduzem o fósforo.

Distúrbios do cálcio

Níveis normais de cálcio são muito importantes, porque a concentração de cálcio intravascular controla uma série de processos biológicos e cascatas de sinalização. Hipocalcemia pode resultar de produção ou secreção inadequada de PTH ou da resistência à sua ação, produção deficiente ou resistência a vitamina D, alterações no metabolismo de magnésio e depósito tissular de cálcio.

Em pacientes hospitalizados é importante realizar a correção de cálcio para os níveis de albumina ou realizar a dosagem de cálcio ionizado.

Os sintomas de hipocalcemia dependem da severidade da hipocalcemia, sendo mais frequentes parestesias, tetanias e crises convulsivas.

Em pacientes sintomáticos ou com cálcio inferior a 7,5 mg/dL a reposição endovenosa é recomendada (1-2 g de gluconato de cálcio em 10-20 minutos). Em casos oligossintomáticos (parestesias) ou com cálcio superior a 7,5 mg/dL, a reposição oral pode ser avaliada inicialmente, se a capacidade de ingesta e absorção intestinal de cálcio estão adequadas. A correção de hipomagnesemia deve ser realizada para tratamento efetivo da hipocalcemia. Nos casos de hipoparatireoidismo ou deficiência de vitamina D, o tratamento envolve reposição de vitamina D.

As principais causas de hipercalcemia são hiperparatireoidismo e malignidades. PTH alto ou no limite superior da normalidade sugere hiperparatireoidismo; e PTH baixo exige investigação adicional (vitamina D, PTH-símile).

As manifestações clínicas dependem dos níveis de calcemia e da velocidade de instalação da hipercalcemia. Calcemias > 12 mg/dL podem resultar em polidipsia, poliúria, anorexia, náuseas e obstipação. Níveis mais elevados levam a fraqueza, dificuldade de concentração, confusão mental, coma. Hipercalcemia crônica pode causar depósito de cálcio vascular.

Pacientes sintomáticos ou com cálcio > 14 mg/dL estão usualmente desidratados e necessitam de reposição salina. O uso de diuréticos de alça pode ser de valia, ao passo que diuréticos tiazídicos são contraindicados. Calcitonina e bisfosfonatos (ácido zoledrônico, pamidronato) estão indicados em hipercalcemias graves. Corticoides são efetivos nas hipercalcemias tumorais ou por doenças granulomatosas, e diálise pode ser uma alternativa nas hipercalcemias refratárias.

Considerações finais

A ocorrência de distúrbios hidreletrolíticos é frequente em pacientes graves, mas precisa ser monitorada e controlada de imediato, devido ao seu potencial fatal. Além disso, o sucesso do tratamento depende de adequado conhecimento fisiopatológico dos diversos problemas relacionados aos eletrólitos.

Leitura recomendada

- al-Ghamdi SM, Cameron EC, Sutton RA. Magnesium deficiency: pathophysiologic and clinical overview. Am J Kidney Dis. 1994; 24:737.
- Brown KA, Dickerson RN, Morgan LM, et al. A new graduated dosing regimen for phosphorus replacement in patients receiving nutrition support. JPEN J Parenter Enteral Nutr. 2006; 30:209.
- Cooper MS, Gittoes NJ. Diagnosis and management of hypocalcaemia. BMJ. 2008; 336:1298.
- Elisaf M, Panteli K, Theodorou J, Siamopoulos KC. Fractional excretion of magnesium in normal subjects and in patients with hypomagnesemia. Magnes Res. 1997; 10:315.
- Halevy J, Bulvik S. Severe hypophosphatemia in hospitalized patients. Arch Intern Med. 1988; 148:153.
- Hannan FM, Thakker RV. Investigating hypocalcaemia. BMJ. 2013; 346:f2213.
- Kelly A, Levine MA. Hypocalcemia in the critically ill patient. J Intensive Care Med. 2013; 28:166.
- Kraft MD, Btaiche IF, Sacks GS, Kudsk KA. Treatment of electrolyte disorders in adult patients in the intensive care unit. Am J Health Syst Pharm. 2005; 62:1663.
- Maier JD, Levine SN. Hypercalcemia in the Intensive Care Unit: A Review of Pathophysiology, Diagnosis, and Modern Therapy. J Intensive Care Med. 2015; 30:235.
- Reed BN, Zhang S, Marron JS, Montague D. Comparison of intravenous and oral magnesium replacement in hospitalized patients with cardiovascular disease. Am J Health Syst Pharm. 2012; 69:1212.
- Shane E, Irani D. Hypercalcemia: Pathogenesis, clinical manifestations, differential diagnosis, and management. In: Favus MJ (ed.). Primer on the Metabolic Bone Diseases and Disorders of Mineral Metabolism. 6 ed. Washington, DC: American Society for Bone and Mineral Research; 2006.
- Subramanian R, Khardori R. Severe hypophosphatemia. Pathophysiologic implications, clinical presentations, and treatment. Medicine (Baltimore). 2000; 79:1.
- Taylor BE, Huey WY, Buchman TG, et al. Treatment of hypophosphatemia using a protocol based on patient weight and serum phosphorus level in a surgical intensive care unit. J Am Coll Surg. 2004; 198:198.
- Thakker R. Hypocalcemia: pathogenesis, differential diagnosis, and management. In: Primer on the Metabolic Bone Diseases and Disorders of Mineral Metabolism. 6 ed. American Society of Bone and Mineral Research; 2006. p. 213.
- Tong GM, Rude RK. Magnesium deficiency in critical illness. J Intensive Care Med. 2005; 20:3.

CAPÍTULO 44

Drogas em Terapia Intensiva

Fabrícia Lima Alves
Ilusca Cardoso de Paula

Neste capítulo, abordaremos algumas drogas usadas exclusivamente para o tratamento de suporte dos pacientes críticos.

Drogas vasoativas

Doenças críticas agudas com frequência se caracterizam por perda da homeostase cardiovascular, e os mecanismos para tal incluem fatores diversos que alteram o volume sanguíneo (atual ou efetivo), o trabalho cardíaco (sistólico e/ou diastólico) e os vasos de grande potência e/ou a microvasculatura.

Vasopressores e inotrópicos são as drogas vasoativas desenvolvidas para atuar, majoritariamente, nos vasos sanguíneos e no coração nos estados de choque. Em contrapartida, os vasodilatadores provocam vasodilatação, diminuição da resistência vascular periférica e da pressão arterial (PA). Todas essas medicações têm rápido início de ação e fácil titulação de doses.

Choque é uma síndrome que resulta na falência do sistema cardiocirculatório em manter a perfusão tecidual. A prioridade inicial é manter o estado hemodinâmico do paciente em patamares razoáveis (com otimização do débito cardíaco, do tônus vascular, da circulação sistêmica e pulmonar, visando ao restabelecimento do fluxo sanguíneo regional para órgãos vitais) até que a etiologia do choque seja identificada e seu tratamento específico iniciado. O suporte hemodinâmico pode ser realizado por 3 vias: ressuscitação volêmica (geralmente como primeiro passo) e, na sua falência, terapia com vasopressor e/ou inotrópico.

Embora muitas drogas vasoativas tenham efeitos tanto vasopressor quanto inotrópico, sua distinção é feita baseada no intuito da terapia: vasopressores para aumentar a pressão arterial, e inotrópicos para aumentar o débito cardíaco, sempre visando à manutenção da perfusão tecidual.

Em choques hipovolêmicos, cardiogênicos e obstrutivos, a hipotensão resulta de débito cardíaco diminuído. Nos choques distributivos, como séptico ou por pancreatite, a hipotensão é multifatorial e cursa com vasoplegia, *shunt*, redução da extração de oxigênio e débito cardíaco baixo/normal/alto. A heterogeneidade e complexidade de todos esses estados revela a dificuldade de escolha das drogas vasoativas adequadas para cada caso.

Em casos de hipertensão grave refratária a medicações orais ou nas urgências e emergências hipertensivas, em que o controle estreito e rápido da hipertensão é prioritário, como na hipertensão maligna, encefalopatia hipertensiva, acidente vascular cerebral, podemos utilizar os vasodilatadores.

Vasopressores

▶ Catecolaminas

Noradrenalina ou norepinefrina

É um mediador endógeno do sistema nervoso simpático com efeito alfa-adrenérgico potente e menor efeito beta-adrenérgico.

- Mecanismo de ação: vasoconstrição.
- Efeitos colaterais: possível redução de fluxo renal, esplâncnico e periférico.

Dopamina

É a precursora natural da noradrenalina e da adrenalina e tem efeitos farmacológicos distintos dependentes da dose utilizada:

- Menor que 5 mcg/kg/min: efeito sobre receptores dopaminérgicos levando a vasodilatação renal e mesentérica; baixo poder vasopressor nessa dose.
- 5 a 10 mcg/kg/min: predomínio de efeitos beta-adrenérgicos, aumentando a contratilidade e a frequência cardíaca (FC).
- Maior que 10 mcg/kg/min: predomínio de efeitos alfa-adrenérgicos, levando a vasoconstrição arterial e aumento da PA.
  - Mecanismo de ação: principalmente por aumento do volume sistólico e, em menor plano, aumento da FC.
  - Efeitos colaterais: náuseas, vômitos, taquicardia, angina, arritmias, cefaleia, vasoconstrição periférica, apoptose linfocítica e diminuição da liberação de prolactina. O extravasamento de grandes quantidades durante a infusão pode causar necrose isquêmica e descamação da pele e tecido subcutâneo.

Adrenalina ou epinefrina

É um hormônio simpaticomimético e neurotransmissor sintetizado, estocado e liberado pelas células cromafins da medula adrenal e tem potente efeito alfa e beta-adrenérgico.

- Mecanismo de ação: aumento do índice cardíaco e do tônus vascular periférico. Há risco de redução do fluxo sanguíneo regional, principalmente da circulação esplâncnica.
- Efeitos colaterais: taquiarritmias, isquemia tecidual, hipoglicemia, inquietação, cefaleia pulsátil e tremor. Por seus efeitos sobre o fluxo sanguíneo esplâncnico e potencial aumento de concentração de lactato, a adrenalina é considerada um agente de segunda linha em pacientes sem resposta aos agentes vasopressores tradicionais.

▶ Vasopressina

É um hormônio peptídico sintetizado no hipotálamo, transportado e estocado na glândula pituitária. É liberada em resposta à redução de volume sanguíneo e aumento da osmolalidade plasmática.

- Mecanismo de ação: constrição da musculatura lisa vascular diretamente por meio dos receptores V1 e aumento da responsividade vascular a catecolaminas. Também pode aumentar a PA pela inibição da produção de óxido nítrico pela musculatura lisa vascular e por inibição dos canais de K-ATP.
- Efeitos colaterais: anafilaxia, palidez perioral, arritmias, diminuição do débito cardíaco, angina, isquemia do miocárdio, gangrena, cólicas abdominais, náusea, vômito, tremor, vertigem.

Há evidência científica mostrando que a adição de doses baixas de vasopressina (0,01 a 0,04 unidades/min) a catecolaminas pode aumentar a PA em pacientes com choque séptico refratário e que o início da vasopressina reduz a necessidade de catecolaminas. No entanto, o uso de vasopressina em doses altas, em pacientes sépticos, pode reduzir a perfusão esplâncnica. Assim sendo, a vasopressina deve ser considerada apenas como agente vasopressor de segunda linha em associação com catecolaminas.

▶ Inotrópicos

Dobutamina

É uma mistura racêmica de dois isômeros que lhe conferem efeitos beta-1, beta-2 e alfa-adrenérgicos.

- Mecanismo de ação: efeito inotrópico predominante na via de estimulação dos receptores beta-1, com efeito variável sobre a PA. Aumenta o débito cardíaco, tanto aumentando a contratilidade cardíaca quanto a FC nos diferentes pacientes.
- Efeitos colaterais: exacerbação de isquemia em pacientes com choque cardiogênico pelo aumento de FC e consumo de oxigênio miocárdico.

No choque cardiogênico, é o agente inicial de escolha em pacientes com síndrome de baixo débito e PA razoável, podendo inclusive melhorar a PA transitoriamente em alguns pacientes hipotensos. Em caso de necessidade de vasopressor, noradrenalina ou dopamina podem ser associadas.

Inibidores da fosfodiesterase

- Mecanismo de ação: aumentam o AMP cíclico intracelular e têm efeitos inotrópicos independentes dos receptores beta-adrenérgicos. Também tendem a ter menos efeitos cronotrópicos e arritmogênicos que as catecolaminas, porém o aumento do AMP cíclico nas células da musculatura lisa vascular pode causar vasodilatação e piorar hipotensão.
- Efeitos colaterais: hipotensão, arritmias.

Para uso em pacientes críticos com falência cardíaca aguda, a droga disponível é o milrinone, e seu objetivo é melhorar a função cardíaca sistólica e a hipoperfusão tecidual comprometedora da função orgânica. No entanto, seu uso é considerado apenas quando outros agentes já se provaram ineficazes devido à sua meia-vida longa e potencial de piora de hipotensão.

Milrinone é um vasodilatador pulmonar mais potente que a dobutamina, sendo preferível em casos de predomínio de falência cardíaca direita.

Não há dados científicos relevantes sobre o uso de milrinone em outros tipos de choque.

Sensibilizadores de canais de cálcio

- Mecanismo de ação: sensibilização de canais de cálcio nos miócitos e abertura dos canais de potássio ATP-dependentes, conferindo efeito inotrópico e propriedades vasodilatadoras à droga. Desse modo, sua maior aplicabilidade é na falência cardíaca aguda, em que não parece aumentar o consumo de oxigênio pelo miocárdio.
- Efeitos colaterais: hipotensão.

A droga disponível para uso em pacientes críticos é o levosimendan.

Existe pouca literatura a respeito de seu potencial benefício em pacientes com choque séptico e depressão miocárdica.

▶ Vasodilatadores

Nitroprussiato de sódio

- Mecanismo de ação: é um doador direto de óxido nítrico e vasodilatador potente, sendo eficaz na redução da pressão de enchimento ventricular e na resistência vascular sistêmica, promovendo redução da PA.
- Efeitos colaterais: hipotensão.

Nitroglicerina

- Mecanismo de ação: também é um doador direto de óxido nítrico e vasodilatador potente, relativamente seletivo para vasos de capacitância venosa, particularmente em baixas taxas de infusão. Com taxas de infusão mais altas, esse fármaco também pode reduzir a resistência arterial sistêmica, embora esse efeito seja menos previsível.
- Efeitos colaterais: cefaleia e hipotensão.

Drogas sedativas

Os sedativos são comumente usados para produzir sedação durante cuidados anestésicos monitorados, bem como para pacientes sob cuidados intensivos. Entretanto, cada uma dessas drogas, individualmente, não é capaz de produzir todos os efeitos desejados em uma sedação adequada (como perda da consciência, amnésia, analgesia, inibição dos reflexos autônomos e relaxamento da musculatura esquelética), daí a necessidade de associação de vários fármacos (sedativo-hipnóticos, opioides e bloqueadores neuromusculares) para minimizar efeitos indesejáveis.

No contexto de sedação, a prioridade é garantir a analgesia. A escolha de qual sedativo é indicado para determinado paciente se baseia na avaliação individualizada do caso pelo médico responsável, pesando os riscos, benefícios e as características da medicação.

A recomendação atual geral se baseia no uso da menor quantidade de sedação possível (exceto em casos específicos, como hipertensão intracraniana e indicações cirúrgicas), devido a evidências de associação do uso de sedação profunda com aumento de mortalidade, tempo prolongado de ventilação mecânica e de internação na UTI e hospitalar.

▶ Analgésicos

Morfina

- Mecanismo de ação: opioide agonista de receptor μ e fraco agonista de receptores δ e κ, presentes em cérebro, medula espinhal e outros tecidos, afetando a percepção da dor, bem como a resposta emocional a ela.
- Início de ação: 5 a 10 minutos.
- Meia-vida: 2 a 3 horas.
- Metabolização hepática e eliminação renal.
- Efeitos colaterais: hipotensão, bradicardia, náuseas, obstipação. Pode causar dependência física e psíquica.

Fentanil

- Mecanismo de ação: opioide agonista de receptor μ (50 a 100 vezes mais potente que a morfina).
- Início de ação: menos de 1 minuto.

Drogas em Terapia Intensiva

- Meia-vida de 2 a 4 horas.
- Metabolização hepática e eliminação renal.
- Possibilidade de uso intermitente e contínuo endovenoso ou transdérmico.
- Efeitos colaterais: hipotensão, bradicardia, depressão respiratória, obstipação, rigidez muscular torácica com infusão rápida.

▶ Sedativo-hipnóticos

Midazolam

- Mecanismo de ação: benzodiazepínico de atuação seletiva nos receptores GABA, mediando a transmissão sináptica inibitória em todo o sistema nervoso central (SNC). Impede a memória de eventos experimentados enquanto sob sua influência, ou seja, produz amnésia anterógrada. Também tem efeito ansiolítico e anticonvulsivante.
- Antagonista: flumazenil, com reversão da vasta maioria de seus efeitos.
- Início de ação: 30 segundos a 5 minutos.
- Meia-vida: 2 a 7 horas.
- Metabolização hepática e eliminação renal.
- Possibilidade de uso intermitente para pequenos procedimentos cirúrgicos ou diagnósticos à beira do leito ou uso contínuo.
- Efeitos colaterais: sonolência, confusão mental, amnésia e comprometimento da coordenação motora.

Propofol

- Mecanismo de ação: potencialização da corrente de cloretos mediada pelos receptores GABAA centrais, resultando na hiperpolarização dos neurônios, modulação das vias hipotalâmicas do sono e depressão global no SNC. Possivelmente, também atua reduzindo a atividade glutamatérgica por meio do bloqueio do receptor NMDA.
- Início de ação: 1 a 5 minutos.
- Meia-vida: 30 a 60 minutos.
- Metabolização hepática e renal e eliminação renal.
- Possibilidade de uso intermitente para pequenos procedimentos cirúrgicos ou diagnósticos à beira do leito ou uso contínuo.
- Efeitos colaterais: hipotensão, depressão respiratória, hipertrigliceridemia e síndrome de infusão de propofol.
- Peculiaridades: a emulsão de propofol 1% contém 1,1 kcal/mL (1 mL de propofol contém 0,1 g de lipídios), sendo necessário ajustes na dieta dos pacientes (enteral e parenteral) a depender da dose utilizada pela possibilidade de hiperalimentação. É formulado como uma emulsão de óleo de soja, lecitina de ovo e glicerol, de tal modo que seu uso deve ser evitado em pessoas com hipersensibilidade a ovo, soja e seus produtos.

Dexmedetomidina

- Mecanismo de ação: potente e altamente seletivo agonista dos receptores alfa-2-adrenérgicos, com efeitos sedativo, analgésico fraco, ansiolítico, simpatolítico e de preservação da função respiratória. Induz uma resposta sedativa única que apresenta uma transição fácil do sono para o estado de alerta e, desse modo, permite que paciente seja cooperativo e comunicativo quando estimulado. Causa menos delírio quando comparado com outros sedativos.

- Início de ação: em cerca de 15 minutos.
- Meia-vida: 2 horas.
- Metabolização hepática e eliminação renal.
- Para uso contínuo, mesmo de curta duração.
- Efeitos colaterais: hipotensão, bradicardia. A administração em bólus pode produzir elevação transitória da pressão arterial e diminuição pronunciada da frequência cardíaca, um efeito mediado pela ativação de receptores alfa-2-adrenérgicos periféricos.

Leitura recomendada

- Annane D, Ouanes-Besbes L, de Backer D, Du B, Gordon AC, Hernández G, et al. A global perspective on vasoactive agents in shock. Intensive Care Med. 2018 jun; 44(6):833-46. DOI: 10.1007/s00134-018-5242-5. Epub 2018 jun 4.
- Brunton LL, Lazo JS, Parker KL (eds.). Goodman & Gilman's: As Bases Farmacológicas da Terapêutica. 13 ed. Rio de Janeiro: Mc Graw-Hill Interamericana; 2018.
- Conway A, Rolley J, Sutherland JR. Midazolam for sedation before procedures. Cochrane Database Syst Rev. 2016; 2016(5):CD009491. DOI: 10.1002/14651858.CD009491.pub2.
- Hollenberg SM. Vasoactive drugs in circulatory shock. Am J Respir Crit Care Med. 2011 abr; 183(7):847-55. DOI: 10.1164/rccm.201006-0972CI. Epub 2010 nov 19.
- Katzung BG, Masters SB, Trevor AJ. Farmacologia Básica e Clínica. 13 ed. Rio de Janeiro: AMGH; 2017.
- Lee S. Dexmedetomidine: present and future directions. Korean J Anesthesiol. 2019; 72(4):323-30. DOI: 10.4097/kja.19259.
- Page VJ, McAuley DF, Page VJ, et al. Sedation/drugs used in intensive care sedation. Curr Opin Anaesthesiol. 2015 abr; 28(2):139-44. DOI: 10.1097/ACO.0000000000000174.
- Panahi Y, Dehcheshmeh HS, Mojtahedzadeh M, Joneidi-Jafari N, Johnston TP, Sahebkar A. Analgesic and sedative agents used in the intensive care unit: A review. J Cell Biochem. 2018; 119:8684-93. DOI: 10.1002/jcb.2714110.1002/jcb.27141.
- Rang HP, Dale MM, Ritter JM. Rang & Dale Farmacologia. 9 ed. Rio de Janeiro: Elsevier; 2020.
- Tietze KJ, Fuchs B. Sedative-analgesic medications in critically ill adults: Properties, dosage regimens, and adverse effects. UpToDate. 2020 ago 26.

CAPÍTULO

45

Lesão Renal Aguda, Crônica e em Terapias Dialíticas

Rodrigo Costa Gonçalves
Mayumi Shima

Pacientes hospitalizados que cursam com alteração renal aguda são comumente os mais graves. Quando esse subgrupo de pacientes necessita de terapia renal substitutiva (TRS), apresenta ainda maiores riscos de mortalidade, podendo chegar a 60% a 80%, geralmente em um cenário de falência de múltiplos órgãos e sepse. Essa alta mortalidade tem permanecido inalterada nos últimos 30 anos, principalmente porque os pacientes são agora mais idosos e apresentam mais comorbidades. Os pacientes com doença renal crônica (DRC) apresentam alta chance de piora da função renal (agudização), quando diante de um quadro de internação hospitalar em virtude da possibilidade de alterações volêmicas, infecciosas ou exposição a nefrotoxinas, em especial medicamentos e contraste.

A expressão lesão renal aguda (LRA), em vez de insuficiência renal aguda, tem sido amplamente utilizada e refere-se à perda aguda da função renal. Dependendo da definição utilizada, é grande a variabilidade no registro em unidade de terapia intensiva (UTI). Com o intuito de homogeneizar uma definição de LRA, foram feitas algumas tentativas nos últimos anos. Atualmente, a Kidney Disease Improving Global Outcomes (KDIGO) sugere uma definição que harmoniza as diferenças entre as definições anteriores (Tabela 45.1).

Tabela 45.1. Critérios de LRA conforme KDIGO.

Critérios de LRA	• Aumento na creatinina sérica ≥ 0,3 mg/dL dentro de 48 horas. • Aumento na creatinina sérica por ≥ 1,5 vezes o valor basal que sabidamente ou presumivelmente ocorreu previamente dentro de 7 dias. • Volume urinário < 0,5 mL/kg/h por 6 horas.
Estadiamento	• Estádio 1: aumento da creatinina sérica 1,5 a 1,9 vezes o valor basal; ou aumento da creatinina sérica de ≥ 0,3 mg/dL; ou redução no volume urinário para < 0,5 mL/kg/h por 6 a 12 horas. • Estádio 2: aumento na creatinina sérica para 2,0 a 2,9 vezes o valor basal; ou redução no volume urinário para < 0,5 mL/kg/h por ≥ 12 horas. • Estádio 3: aumento na creatinina sérica para 3,0 vezes o valor basal; ou aumento da creatinina sérica para ≥ 4,0 mg/dL; ou redução no volume urinário para < 0,3 mL/kg/h por ≥ 24 horas; ou anúria por ≥ 12 horas; ou início da terapia de substituição renal (TRS); ou, em pacientes com menos de 18 anos, diminuição da taxa de filtração glomerular (TFG) para < 35 mL/min/1,73 m².

Fonte: adaptada (tradução) de Kidney Disease Improving Global Outcomes (KDIGO). KDIGO Clinical Practice Guideline for Acute Kidney Injury. Kidney Int Suppl. 2012; 2:8.

Em pacientes com LRA, hipermetabolismo e hipercatabolismo estão usualmente presentes como parte de um quadro clínico complexo envolvendo sepse, choque, falência de múltiplos órgãos, trauma ou cirurgias de grande porte.

Necessidades proteicas

O catabolismo proteico desses pacientes é multifatorial (Figura 45.1) e diretamente relacionado com a gravidade da doença atual e de perdas extras de aminoácidos no sistema de diálise, que podem chegar a 15 g/dia em métodos contínuos.

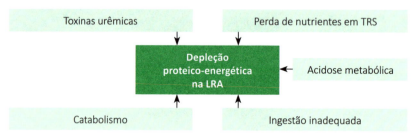

Figura 45.1. Causas de depleção proteico-energética no paciente com LRA.
Fonte: acervo pessoal da autoria.

Restrição da oferta proteica objetivando prevenir ou retardar início de diálise em pacientes graves não deve ser realizada, pois pode agravar a desnutrição.

Em pacientes com catabolismo grave ou em modalidades dialíticas, em especial nas contínuas, recomendam-se ofertas proteicas mais elevadas. No entanto, são poucos estudos prospectivos randomizados realizados nessa população.

Um estudo conduzido por Bellomo *et al.*, em 2014, com dados do estudo prospectivo RENAL *trial* com 1.457 pacientes, avaliou desfechos clínicos em relação à oferta proteica. Pacientes foram divididos em grupos com oferta acima e abaixo da média, e não foi observada diferença em mortalidade. Contudo, a média era 0,5 g/kg/dia e somente 10% dos pacientes atingiram oferta proteica maior que 1 g/kg/dia.

Estudos observacionais apontam aumento significativo do balanço nitrogenado com aumento na oferta de 1,5 para 2,5 g/kg/dia. Acredita-se também que esse incremento na oferta proteica não promova aumento da ureia plasmática, levando a maior necessidade de diálise. Bellomo *et al.* apontaram que somente ofertas de 2,5 g/kg/dia em pacientes em diálise aumentam a taxa de formação de ureia, necessitando maior dose de diálise. O mesmo ocorre em lesão renal aguda não oligúrica, em que Singer *et al.* mostraram que aumentos de 75 g para 150 g de proteína (g/kg não informado) em nutrição parenteral não mostraram aumento da ureia e da necessidade de TRS. A oxidação de proteínas musculares como fonte energética causaria maior contribuição para uremia que a proteína exógena. É importante avaliar outras causas de uremia como *overfeeding*, hemorragia digestiva, corticosteroides e *status* volêmico, antes de culpar a proteína da estratégia nutricional.

Um estudo randomizado e capitaneado por Doig avaliou 474 pacientes críticos no total, em que metade dessa população recebeu uma suplementação de aminoácido endovenosa para alcançar 2 g/kg/dia de proteína. Apesar de o resultado não ter melhorado o desfecho primário (tempo de disfunção renal), houve melhora na diurese e no *clearance* estimado de creatinina no grupo suplementado.

Formulações de aminoácidos *standard* devem ser utilizadas. O uso isolado de aminoácidos essenciais não mostrou superioridade em desfechos clínicos e laboratoriais.

Apesar dessas incertezas quanto à qualidade dos estudos publicados, a American Society for Parenteral and Enteral Nutrition (ASPEN), em seu último consenso, recomenda, com grau de evidência fraco, oferta proteica entre 1,2 e 2 g/kg/dia, mesmo em pacientes com lesão renal aguda, e até 2,5 g/kg/dia quando em métodos dialíticos contínuos.

Com relação à suplementação extra de glutamina, evidência robusta em pacientes críticos mostrou que a glutamina pode piorar a mortalidade em pacientes em choque com falência de múltiplos órgãos, principalmente quando a disfunção renal está instalada. Deve, dessa maneira, ser contraindicada nessa população específica, principalmente se em doses elevadas.

Necessidades calóricas

Um estudo utilizando calorimetria indireta (CI) apontou que o gasto energético entre pacientes sépticos com ou sem LRA não é diferente. A LRA *per si* não afeta o metabolismo energético desses pacientes. O uso de equações preditivas não apresenta boa correlação com gasto energético por CI em pacientes críticos com LRA. Na ausência de CI, utilizam-se as recomendações de oferta energética geral para pacientes críticos: 20 a 30 kcal/kg/dia.

Segundo a European Society for Clinical Nutrition and Metabolism (ESPEN), para pacientes em terapia intensiva, a necessidade calórica deve ser mensurada pela CI; em que na fase aguda não se deve ofertar > 70% do gasto energético mensurado. Após o terceiro dia, a oferta calórica pode ser aumentada para 80% a 100% do mensurado. Se equações preditivas são utilizadas, não ofertar > 70% do estimado na primeira semana na UTI.

As necessidades energéticas devem ser calculadas pelo peso usual ou pelo peso ideal, e não pelo peso atual do paciente, já que na LRA o peso é muito influenciado pelo balanço de água.

Para o cálculo da oferta calórica devem ser levadas em conta as calorias não nutricionais. Quando utilizadas soluções de diálise sem glicose, pode haver perda de 80 g/dia de glicose pelo dialisato. O citrato tem sido utilizado como um anticoagulante, substituto da heparina, por permitir a anticoagulação apenas do circuito extracorpóreo. No entanto, a sua metabolização pode propiciar uma suplementação calórica de 100 a 200 kcal/dia. As soluções que contenham citrato e glicose (soluções ACD) podem aumentar ainda mais esse aporte energético.

As necessidades nutricionais de macronutrientes podem ser resumidas na Tabela 45.2.

Tabela 45.2. Necessidades nutricionais no paciente com lesão renal aguda.	
Calorias	20 a 30 kcal/kg/dia
Carboidratos	3 a 5 (máximo: 7) g/kg/dia
Lipídios	0,8 a 1,2 (máximo: 1,5) g/kg/dia
Proteínas (aminoácidos essenciais e não essenciais)	
Tratamento conservador (catabolismo leve)	Até 1,0 g/kg/dia
Diálise intermitente (catabolismo moderado)	1,0 a 1,5 g/kg/dia
Hipercatabolismo grave	1,2 a 2,0 g/kg/dia
Diálise contínua (CVVH)	Até 2,5 g/kg/dia

CVVH: hemofiltração venovenosa contínua.
Fonte: acervo pessoal da autoria.

Outras particularidades do suporte nutricional

A oferta hídrica deve ser individualizada e ajustada ao volume urinário residual e ao balanço hídrico desejado. Frequentemente se necessita o uso de dietas com maior densidade calórica a fim de reduzir o aporte hídrico em pacientes oligoanúricos.

Pacientes com LRA sem necessidade de terapias dialíticas podem apresentar hipercalemia/hiperfosfatemia, enquanto concentrações baixas desses eletrólitos são frequentes em terapias dialíticas. Hipofosfatemia pode atingir 65% dos pacientes em modalidades contínuas e pode contribuir para atraso no desmame da ventilação mecânica. Desse modo, eletrólitos devem ser monitorizados.

Vitaminas hidrossolúveis, em especial vitamina C, tiamina, piridoxina e ácido fólico, além de oligoelementos como cobre, selênio e zinco, têm perda importante durante as sessões de diálise, principalmente em modalidades contínuas. Para compensar essas perdas não há consenso nas doses para reposição. Alguns estudos sugerem reposição de 265 mcg de ácido fólico, 100 mg de vitamina C e tiamina, além do dobro da dose padrão de oligoelementos, ainda que a suplementação de vitaminas e oligoelementos não tenha mostrado benefício em aumento de sobrevida desses pacientes. Sugere-se não suplementar vitamina A em doses acima das habituais.

LRA é fator de risco para hipertrigliceridemia durante uso de nutrição parenteral em virtude da redução de atividade da lipase lipoproteica hepática e periférica. Estudos mostram que a utilização de emulsão lipídica de múltiplas fontes, contendo ômega-3, melhora o *clearance* lipídico, reduzindo a trigliceridemia.

Em pacientes sob diálise peritoneal, as perdas de proteína são também importantes, variando entre 5 e 15 g/dia, e aumentam no caso de peritonite. Há também perdas importantes de oligoelementos e vitaminas hidrossolúveis.

Para os pacientes críticos crônicos em reabilitação e com disfunção renal residual não há estudos que definam a segurança da oferta proteica. Esta deverá ser realizada de maneira individualizada, monitorando ganho de massa muscular, força e funcionalidade e evolução da DRC.

Leitura recomendada

- Alsumrain MH, Jawad SA, Imran NB. Association of hypophosphatemia with failure-to-wean from mechanical ventilation. Ann Clin Lab Sci. 2010; 40(2):144-8.
- Bellomo R, et al. A prospective comparative study of moderate versus high protein intake for critically ill patients with acute renal failure. Renal Failure. 1997; 19(1):111-20.
- Bellomo R, et al. Daily protein intake and patient outcomes in severe acute kidney injury: findings of the randomized evaluation of normal versus augmented level of replacement therapy (RENAL) trial. Blood Purif. 2014; 37:325-34.
- Braga M, Ljungqvist O, Soeters P, Fearon K, Weimann A, Bozzetti F. ESPEN Guidelines on Parenteral Nutrition: Surgery. Clin Nutr. 2009; 28:378-86.
- Brown RO, Compher C. ASPEN Clinical Guidelines: Nutrition Support in Adult Acute and Chronic Renal Failure. JPEN J Parenter Enteral Nutr. 2010; 34(4):366-77.
- Cano N, Fiaccadori E, Tesinsky P, Toigo G, Druml W, Kuhlmann M, et al. ESPEN Guidelines on Enteral Nutrition: adult renal failure. Clin Nutr. 2006; 25(2):295-310.
- Doig GS, et al. Intravenous amino acid therapy for kidney function in critically ill patients: a randomized controlled trial. Intensive Care Med. 2015; 41:1197-208.
- Heyland D, Muscedere J, Wischmeyer PE, Cook D, Jones G, Albert M, et al. A randomized trial of glutamine and antioxidants in critically ill patients. N Engl J Med. 2013; 368(16):1489-97.
- Honoré PM, et al. Nutritional and metabolic alterations during continuous renal replacement therapy. Blood Purif. 2013; 35:279-84.
- Kidney Disease Improving Global Outcomes (KDIGO). KDIGO Clinical Practice Guideline for Acute Kidney Injury. Kidney Int Suppl. 2012; 2:8.
- Li Y, Tang X, Zhang J, Wu T. Nutritional support for acute kidney injury. Cochrane Database Syst Rev. 2012; 8:CD005426.
- Mateu-de Antonio J, Florit-Sureda M. New strategy to reduce hypertriglyceridemia during parenteral nutrition while maintaining energy intake. JPEN J Parenter Enteral Nutr. 2016; 40(5):705-12.
- McClave SA, Taylor BE, Martindale RG, Warren MM, Johnson DR, Braunschweig C, et al.; Society of Critical Care Medicine, American Society for Parenteral and Enteral Nutrition. JPEN J Parenter Enteral Nutr. 2016 fev; 40(2):159-211.
- Scheinkestel CD, et al. Prospective randomized trial to assess caloric and protein needs of critically Ill, anuric, ventilated patients requiring continuous renal replacement therapy. Nutrition. 2003; 19:909-16.
- Singer P, et al. ESPEN guideline on clinical nutrition in the intensive care unit. Clin Nutr. 2018; 1-32.
- Singer P. High-dose amino acid infusion preserves diuresis and improves nitrogen balance in non-oliguric acute renal failure. Wien Klin Wochenschr. 2007; 119/7-8:218-22.
- Toledo D, Castro M. Terapia Nutricional em UTI. Rubio; 2015. p. 289-96. [Cap. 36].
- Wiesen P, et al. Nutrition disorders during acute renal failure and renal replacement therapy. JPEN J Parenter Enteral Nutr. 2011; 35(2):217-22.

CAPÍTULO 46

Grande Queimado

Flávia Julie do Amaral Pfeilsticker
Liane Brescovici Nunes de Matos
Mayumi Shima
Thais Silva Vieira

Introdução

Queimaduras são lesões de tecidos orgânicos em decorrência de trauma de origem térmica resultante da exposição ou contato com chamas, líquidos quentes, superfícies quentes, eletricidade, frio, substâncias químicas, radiação, atrito ou fricção. A queimadura é uma das formas mais devastadoras de trauma. Até os anos 1930, praticamente todos pacientes vítimas de trauma térmico faleciam basicamente de dois fatores: *burn shock* (estado de choque decorrente da queimadura) e sepse por infecção secundária (infecção de ferida operatória ou outros sítios).

Delimitar a superfície corporal queimada (SCQ) é de extrema importância para o manejo desses pacientes. Pacientes adultos com extensas áreas queimadas, ou seja, com SCQ maior que 20%, são considerados grandes queimados. Por meio dessa informação, podemos prever gravidade, necessidade de internação em unidade de terapia intensiva (UTI), programação de terapia cirúrgica, além de monitorar sinais de comprometimento tecidual e necessidade de cirurgia de urgência na admissão. São fatores independentes de pior prognóstico em pacientes queimados: idade maior que 60 anos, SQC acima de 40% e presença de lesão de vias aéreas (inalatória).

Após o trauma térmico, surgem significativas alterações, como: desidratação intensa, dor generalizada, resposta inflamatória sistêmica exuberante com ou sem hipoperfusão tecidual (choque), além de graves desequilíbrios da homeostase corporal. A grande queimadura está associada com alterações metabólicas que podem persistir por até dois anos após o trauma, sendo de extrema importância a terapia nutricional precoce e adequada.

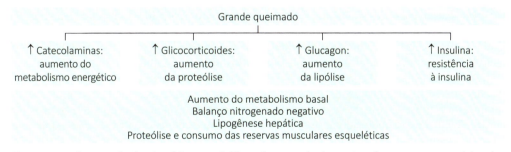

Figura 46.1. Consequências do efeito metabólico e hormonal pós-queimadura no *status* nutricional.
Fonte: acervo pessoal da autoria.

Risco nutricional

O paciente grande queimado encontra-se em risco nutricional e deve ser avaliado e acompanhando pela equipe de nutrição em até 24 horas da admissão. A European Society for Clinical Nutrition and Metabolism (ESPEN) refere que o paciente com internação > 48 horas na unidade de terapia intensiva deve ser considerado em risco nutricional. O tempo para início do tratamento é fundamental, incluindo o tempo para início da terapia nutricional (TN), para melhores resultados ao paciente grande queimado.

Nessas situações, após a estabilização hemodinâmica, recomenda-se a indicação de terapia nutricional. A nutrição deve ser indicada em até 24 horas, sendo a nutrição enteral (NE) a via preferencial. A terapia enteral precoce tem demonstrado diminuir a circulação de catecolaminas, glucagon e cortisol, auxiliando na integridade das mucosas intestinais, motilidade e fluxo sanguíneo. Auxilia também na manutenção da massa muscular, na cicatrização, diminuição do risco de formação da úlcera de estresse e tempo de permanência em UTI. A NE deve ser administrada em infusão contínua, iniciada com baixo volume e com evolução gradativa, conforme tolerância. A American Society of Parenteral and Enteral Nutrition (ASPEN) recomenda início da TN precoce em 4 a 6 horas após a injúria, se possível. Nutrição parenteral deve ser indicada em situações em que a NE não é tolerada ou é contraindicada.

Necessidade calórica e proteica

Devido à necessidade de cicatrização aumentada, os requerimentos de glicose, energia e proteína estão aumentados no paciente queimado, em comparação aos pacientes críticos não queimados. O padrão-ouro para medição do gasto energético de repouso é a calorimetria indireta (CI). Normalmente a necessidade energética aumenta nas semanas 2 a 3 e diminui progressivamente nos próximos meses, sendo o pico da necessidade energética proporcional à porcentagem de SCQ. Ela também possibilita a avaliação quanto ao metabolismo, em que o quociente respiratório (QR) entre 0,75 e 0,90 significa um metabolismo normal. No entanto, a CI não está amplamente disponível na maioria dos hospitais. Durante a avaliação da necessidade energética, é importante compreender que o metabolismo é um processo contínuo e dinâmico e que não existe uma fórmula única que avalie as necessidades do grande queimado. É necessária uma avaliação e vigilância constante para evitar complicações associadas ao *overfeeding* e déficit calórico.

A ESPEN recomenda a utilização de CI para medição do gasto energético de repouso em pacientes em ventilação mecânica, e não ofertar mais que 70% das necessidades calóricas na fase aguda inicial. Após o 3º dia de internação (fase aguda tardia), aumentar a oferta para 80% a 100% do gasto energético de repouso. Na utilização de fórmulas preditivas, a ESPEN recomenda não ultrapassar mais que 70% das necessidades calculadas na primeira semana.

A ASPEN também recomenda a CI como padrão-ouro e deve ser realizada semanalmente para reavaliação. Na impossibilidade de CI, recomenda entre 25 e 30 kcal/kg/dia. Dentre as 46 fórmulas preditivas avaliadas (entre os anos de 1953 e 2000), Dickerson *et al.* verificaram que nenhuma foi precisa em estimar o gasto energético de repouso de 24 pacientes queimados com SCQ > 20%, medida pela CI. Seguem na Tabela 46.1 algumas fórmulas preditivas utilizadas.

Diante do estado inflamatório, a proteólise está acentuada no paciente queimado e pode exceder 0,2 kg de degradação de músculo esquelético ao dia. A recomendação proteica no adulto está estimada entre 1,5 e 2,0 g/kg/dia. A relação de calorias não proteicas/gramas de nitrogênio em grande queimado deve ser de 100:1 e, para os demais, 150:1. O carboidrato é a fonte de energia preferida no queimado; dietas ricas em carboidratos promovem cicatrização e ajudam para que a proteína seja utilizada para a função plástica. No entanto, a taxa máxima que a glicose pode ser oxidada e utilizada em paciente gravemente queimado é de 7 g/kg/dia.

Grande Queimado

Tabela 46.1. Fórmulas preditivas utilizadas para estimar a necessidade calórica em queimados adultos.		
Fórmulas (adultos)	**Valor energético (kcal/dia)**	**Comentários**
Harris Benedict	Homens: 66,5 + 13,8 × peso (kg) + 5 × altura (cm) − 6,76 × idade (anos) Mulheres: 655 + 9,6 × peso (kg) + 1,85 × altura (cm) − 4,68 × idade (anos)	Estima a energia basal e pode ser ajustada com fator atividade e injúria. O fator injúria para queimado pode variar de 1,2 a 2,0.
Curreri	16-59 anos: 25 × peso (kg) + 40 × SCQ > 60 anos: 20 × peso (kg) + 65 × SCQ	Pode superestimar o gasto energético.
Toronto	−4343 + (10,5 × SCQ) + (0,23 × caloria ingerida/24 h) + (0,84 × GE HB) + (114 × T °C) − (4,5 × n.º dias pós-queimado)	Útil para a fase aguda, deve ser ajustada conforme mudanças nos parâmetros de monitoramento. É a que mais se aproxima da CI.
Davies e Lilijedahl	20 × peso (kg) + 70 × SCQ	Superestima a necessidade energética para grande queimado
Ireton-Jones	Em ventilação mecânica: 1784 − 11 × idade (anos) + 5 × peso (kg) + 244 (se masculino) + 239 (se trauma) + 804 (se queimado) Em ar ambiente: 629 − 11 × idade (anos) + 25 × peso (kg) − 609 (se obeso)	Fórmula complexa que integra variáveis de ventilação e injúria.

Fonte: adaptada e traduzida de Clark A, Imran J, Madni T, Wolf SE. Nutrition and metabolism in burn patients. Burns Trauma. 2017; 5:11.

Monitorização da terapia nutricional

As metas da terapia nutricional no grande queimado são o restabelecimento da composição corporal e homeostase metabólica. Para atingir tais objetivos, pode-se lançar mão de dados clínicos, laboratoriais e de composição corporal. Um deles é o peso corporal, que pode estar superestimado devido à necessidade de ressuscitação volêmica agressiva na fase inicial do tratamento, mascarando a perda de massa magra.

Uma ferramenta utilizada para a avaliação do metabolismo de proteínas é a avaliação do balanço nitrogenado (BN). Ele permite estimar o balanço proteico por meio do cálculo da diferença entre o nitrogênio excretado e o ingerido.

A dosagem sérica de albumina e pré-albumina também pode ser utilizada, porém se deve levar em conta que são proteínas negativas de fase aguda, sendo mais fidedignas em quadros crônicos. Além disso, a primeira possui meia-vida de três semanas, e a segunda, de dois a três dias. As concentrações séricas podem ser afetadas pelo conteúdo de água corporal.

Quanto ao acompanhamento da composição corporal e da massa muscular ao longo do tratamento, a bioimpedância elétrica permite a avaliação da massa livre de gordura. Entretanto, a alteração do estado hídrico corporal do paciente queimado pode afetar os resultados. A densitometria de corpo inteiro (DEXA) possibilita o cálculo do índice de massa muscular esquelética, que reflete a perda de massa muscular, porém é um exame de difícil aplicabilidade ao paciente internado. O ultrassom do músculo quadríceps pode ser utilizado para acompanhamento das alterações compartimentais durante a evolução do paciente, permitindo análise seriada da musculatura e tecido adiposo. Tais compartimentos também podem ser avaliados por tomografia computadorizada em corte de vértebra L3 (padrão-ouro).

Desse modo, para melhores conclusões, sugere-se a análise combinada de variáveis e interpretação da tendência dos dados para adequação da terapia nutricional.

Nutrientes especiais

Uma característica marcante do grande queimado é a deficiência de micronutrientes pelo intenso catabolismo, processo de cicatrização de feridas e perdas (exsudato das feridas, drenagens, hemodiálise, urina, diarreia, fístulas e aspirações). Além disso, há uma incerteza sobre a biodisponibilidade desses elementos na via enteral, dadas as alterações na absorção da mucosa intestinal, tornando necessária a suplementação endovenosa. Dentre estes destacam-se as vitaminas B1, C, E, e os elementos-traço cobre, zinco e selênio. Essas deficiências apresentam impacto negativo na reparação tecidual e resposta imunológica, pois muitos desses elementos são cofatores de reações importantes no processo de cicatrização e defesa do organismo. Além disso, a deficiência de vitamina D mostrou possível correlação com aumento do tempo de cicatrização, sugerindo considerar a sua suplementação ao longo do tratamento. As recomendações de micronutrientes estão descritas na Tabela 46.2. Sugere-se repor vitaminas e micronutrientes à parte, conforme a orientação:

- SCQ de 20% a 40%: 7 e 8 dias;
- SCQ de 40% a 60%: 14 dias;
- SQC maior que 60%: 30 dias.

Tabela 46.2. Sugestão de suplementação diária de micronutrientes no grande queimado (observar tempo de tratamento por extensão de área queimada).	
Micronutrientes	*Recomendação de reposição diária*
Cobre	4,0 mg
Selênio	100,0 mcg
Zinco	30,0 mg
Vitamina B1	100,0 mg
Vitamina C	1.000,0 mg
Vitamina B9/folato	1.000,0 mcg
Vitamina E	10,0 mg
Vitamina A	10.000 UI

Fonte: adaptada de Rousseau A-F, Losser M-R, Ichai C, Berger MM. ESPEN endorsed recommendations: Nutritional therapy in major burns. Clin Nutr. 2013; 32:497-02.

A respeito dos aminoácidos envolvidos nesse processo, a glutamina é um aminoácido condicionalmente essencial que carrega benefício na suplementação nessa subpopulação. A dose recomendada é de 0,3 mg/kg/dia durante 5 a 10 dias, resultando em redução de complicações infecciosas, da permanência hospitalar e da mortalidade. Sua contraindicação principal direciona-se ao paciente com disfunção orgânica, notadamente disfunção renal e hepática, que aumentou a mortalidade nesse subgrupo.

Outras terapias

Propranolol é um betabloqueador que reduz a lipólise, auxilia a síntese de musculatura esquelética e melhora a resistência periférica a insulina. Reduz o tempo de cicatrização e a permanência hospitalar, mas não a mortalidade. A maioria dos estudos é na população pediátrica, e sua dose e duração do tratamento ainda não estão bem estabelecidas.

Outra alternativa é a oxandrolona. Esse análogo da testosterona tem demonstrado capacidade de reduzir a proteólise, aumentar o peso e ganho de massa magra. A dose usual é de 10 mg via enteral de 12/12 horas. As alterações na função hepática são menos importantes, se comparada com a testosterona, porém seus efeitos no metabolismo hepático devem ser monitorados. É contraindicada em pacientes com neoplasia de próstata ou mama.

Leitura recomendada

- Barrére AP, de Freitas BJ, Horie LM, Barbosa-Silva TG. Avaliação da Composição Corporal. In: Piovacari SMF, Toledo DO, Figueiredo EJA. Equipe multiprofissional de terapia nutricional em prática. Rio de Janeiro: Atheneu; 2017. p. 81-9.
- Berger MM. Antioxidant Micronutrients in Major Trauma and Burns: Evidence and Practice. Nutr Clin Pract. 2006; 21(5):438-49.
- Berger MM. Nutrition determines outcome after severe burns. Ann Transl Med. 2019; 7(Suppl 6):S216.
- Blaauw R, Osland E, Sriram K, et al. Parenteral Provision of Micronutrients to Adult Patients: An Expert Consensus Paper. JPEN J Parenter Enteral Nutr. 2019; 43(Suppl 1):S5-S23.
- Cho YS, Seo CH, Joo SY, Ohn SH. The association between vitamin D levels and burn factors in different burn types. Burns Trauma. 2020; v. 8.
- Clark A, Imran J, Madni T, Wolf SE. Nutrition and metabolism in burn patients. Burns Trauma. 2017; 5:11.
- Dobbe L, Clapp C, Larumbe-Zabala E, Griswold J. Assessment of the impact of oxandrolone on outcomes in burn injured patients. Burns. 2019; 45(4):841-8.
- Gus EI, Shahriar S, Jeschke MG. Anabolic and anticatabolic agents used in burn care: What is known and what is yet to be learned. Burns. 2020; 46(1):19-32.
- Heyland D, Muscedere J, Wischmeyer PE, et al. A randomized trial of glutamine and antioxidants in critically ill patients [published correction appears in N Engl J Med. 2013 mai; 368(19):1853. Dosage error in article text]. N Engl J Med. 2013; 368(16):1489-97.
- Li H, Guo Y, Yang Z, Roy M, Guo Q. The efficacy and safety of oxandrolone treatment for patients with severe burns: A systematic review and meta-analysis. Burns. 2016; 42(4):717-27.
- McLave SA, et al. Guidelines for the provision and assessment of nutrition support therapy in the adult critically ill patient: Society of Critical Care Medicine (SCCM) and American Society for Parenteral and Enteral Nutrition (ASPEN). JPEN J Parenter Enteral Nutr.2016 fev; 40(2):159-211.
- Rousseau A-F, Losser M-R, Ichai C, Berger MM. ESPEN endorsed recommendations: Nutritional therapy in major burns. Clin Nutr. 2013; 32:497-0.
- Singer P, et al. ESPEN guideline on clinical nutrition in the intensive care unit. Clin Nutr; 2018.
- Stanojcic M, Celeste CF, Jeschke MG. Anabolic and anticatabolic agents in critical care. Curr Opin Crit Care. 2016; 22(4):325-31.

CAPÍTULO 47

Pancreatite Aguda Grave

Drielle Schweiger Freitas Bottairi Garcia
Lilian Moreira Pinto

O pâncreas é um órgão que fica situado na porção superior do abdome, abaixo do estômago e interligado ao duodeno. Possui uma porção endócrina e uma porção exócrina e é dividido em três partes (cabeça, corpo e calda), conforme ilustrado na Figura 47.1.[1,2]

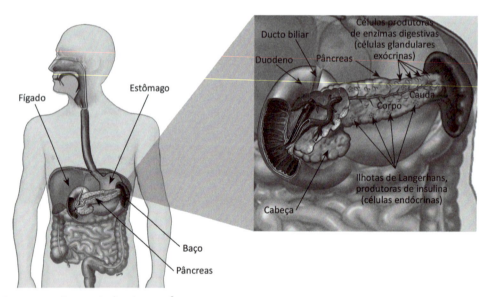

Figura 47.1. Anatomia do pâncreas.[2]

A função endócrina (hormonal) é formada pelas ilhotas de Langerhans, compostas pelas células beta, responsável pela produção de insulina e células alfa que produzem glucagon.[1,3]

Já a função exócrina é responsável pela síntese do suco pancreático que contém enzimas que atuam na digestão de carboidratos (amilase pancreática), lipídios (lipase pancreática) e proteínas (proteases: quimotripsina e carboxipeptidase), as quais são liberadas pelas células dos ácinos e fluem para o ducto pancreático, unindo-se ao ducto biliar ao nível do esfíncter de Oddi, de onde serão enviadas para o interior do duodeno.[1,3]

Algumas doenças podem afetar esse órgão, como: diabetes melito tipo I e tipo II, câncer de pâncreas, além de pancreatite. Neste capítulo abordaremos a pancreatite aguda grave.

Pancreatite é um termo utilizado para definir condições que afetam o órgão-alvo, com variações na etiologia, curso clínico e tratamento. Existem duas classificações para a pancreatite, podendo ser crônica ou aguda. A pancreatite crônica (PC) é decorrente de uma inflamação persistente, geralmente associada ao consumo de bebidas alcoólicas. Esse processo crônico é resultante de uma diminuição da secreção pancreática, resultando em má-absorção, esteatorreia e diabetes.[3]

A pancreatite aguda (PA) possui causas variadas, como: ingestão de álcool, doenças no trato biliar, hipertrigliceridemia, traumas abdominais, pós-operatório de cirurgias abdominais, causas infecciosas e medicamentosas. Essa condição clínica é caracterizada pela ativação inadequada das enzimas lipolíticas, proteolíticas e amilase no interior das células acinares, em resposta a agressões provenientes de processos metabólicos, tóxicos e alterações obstrutivas.[3,4]

No mundo, a incidência de PA é de aproximadamente 13 a 14 casos por 100 mil habitantes/ano. No Brasil, em 2006 a incidência foi de 15,9 casos por 1 milhão de habitantes. Desses pacientes hospitalizados, 10% a 20% desenvolvem a forma grave da doença, ocorrendo deterioração do estado nutricional devido aos fatores inflamatórios e metabólicos, o que prolonga a internação, necessitando de terapia intensiva e intervenções cirúrgicas.[5,6]

A pancreatite pode ser classificada em leve, moderada e grave conforme uma revisão da classificação de Atlanta atualizada em 2012. A pancreatite aguda leve é a forma mais comum, sem disfunções orgânicas ou complicações locais e sistêmicas, e a pancreatite moderada pode cursar com disfunções orgânicas leves e transitórias e complicações locais. Já a pancreatite aguda grave (PAG) cursa com disfunções orgânicas persistentes (> 48 horas) e pode apresentar complicações locais e sistêmicas graves.[7]

A resposta inflamatória na PAG se caracteriza pela liberação de mediadores inflamatórios (TNF-α, IL-1, IL-6 e IL-8) e fator ativador plaquetário (PAF), ocasionando a síndrome da resposta inflamatória sistêmica (SIRS), composta por: insuficiência respiratória, instabilidade hemodinâmica, alteração da permeabilidade vascular, translocação bacteriana e insuficiência renal; e tem como resultado final a insuficiência de múltiplos órgãos e sistemas que predispõem à ocorrência de infecção pancreática.[6,8,9]

Pacientes com PAG devem ser considerados de moderado a alto risco nutricional, pois essa doença é hipercatabólica e tem resposta metabólica semelhante ao trauma, elevando o gasto das reservas energéticas e proteicas do paciente, o que resulta em maior tempo de hospitalização, eleva custos no tratamento e afeta a qualidade de vida do paciente.[10]

Além do estresse oxidativo causado pela doença, outros fatores influenciam a terapia nutricional (TN), como dor abdominal, obstrução intestinal, síndrome compartimental abdominal (SCA), íleo paralítico prolongado, isquemia mesentérica e jejum para exames e/ou pré-cirúrgico.[9]

A TN auxilia o tratamento e possui importante papel na prevenção da desnutrição desses pacientes. A calorimetria indireta constitui o padrão-ouro para o cálculo das necessidades energéticas, mas na ausência da mesma, as recomendações calóricas e proteicas são baseadas na regra de bolso para o doente crítico, como mostra a Tabela 47.1.

A via digestiva é a primeira escolha independente da gravidade nesse doente. A terapia nutricional enteral (TNE) deve ser iniciada entre as primeiras 24 e 72 horas da admissão, desde que o paciente esteja estável hemodinamicamente e com a pressão intra-abdominal (PIA) controlada, conforme sugerido pela *guideline* da European Society for Clinical Nutrition and Metabolism (ESPEN) de 2020:[10]

Tabela 47.1. Sugestões de meta energética e proteica, baseadas na regra de bolso.

Paciente na UTI	Fase inicial	20 a 25 kcal/kg
	Fase de recuperação	25 a 30 kcal/kg
	Sem terapia renal substitutiva contínua	1,2 a 2,0 g PTN/kg
	Em terapia renal substitutiva contínua	2,0 a 2,5 g PTN/kg
	Obeso grau 1 e 2	2,0 g PTN/kg peso ideal
	Obeso grau 3	2,5 g PTN/kg peso ideal
Paciente na enfermaria	Fase inicial	25 a 30 kcal/kg
	Fase de recuperação	30 a 40 kcal/kg
	Baixo catabolismo	1,0 a 1,2 g PTN/kg
	Moderado catabolismo	1,2 a 1,5 g PTN/kg
	Alto catabolismo	1,5 a 2,0 g PTN/kg
	Doença renal crônica sem evento catabólico agudo	0,8 a 1,2 g PTN/kg

PTN: proteína; UTI: unidade de terapia intensiva.
Fonte: adaptada de BRASPEN J, 2018.[11,12]

- PIA < 15 mmHg: TNE deve ser iniciada preferivelmente pela via nasojejunal ou gástrica, devendo haver monitoramento contínuo.[10]
- PIA > 15 mmHg: TNE deve ser iniciada pela via nasojejunal com volume de infusão (VI) de 20 mL/h, com progressão de acordo com as tolerâncias. Para valores maiores de PIA, TNE deve ser reduzida ou descontinuada.[10]
- PIA > 20 mmHg ou na presença de SCA: TNE deve ser descontinuada, e a nutrição parenteral total (NPT) deve ser iniciada.[10]

Estudos mostram que fórmulas hidrolisadas não são superiores para esses pacientes, sendo indicado o uso de fórmulas poliméricas padrão. Quanto à sua via de administração, está indicada a via de mais fácil acesso para início precoce da TNE, seja nasogástrica ou pós-pilórica.[11]

Com relação ao uso de fibras e probióticos, o estudo PROPATRIA (ensaio multicêntrico, duplo-cego e controlado com placebo) utilizou probiótico em paciente com pancreatite aguda. Os pacientes que receberam via sonda nasojejunal uma combinação de cepas probióticas e fórmula com fibras observaram pior desfecho, como a maior taxa de sepse, isquemia intestinal, falência orgânica e óbito. Outros estudos posteriores a esse foram realizados e obtiveram outros desfechos considerados melhores, entretanto os estudos utilizam diferentes tipos de cepas probióticas em diferentes concentrações, assim como tempo de tratamento, não havendo padronização.[11,13]

Vale ressaltar que o uso de fibras tanto solúveis quanto insolúveis para o paciente grave com risco de isquemia intestinal e dismotilidade é contraindicado.[11]

A indicação de nutrição parenteral (NP) deve ser realizada quando o paciente não tolerar a TNE; a Sociedade Brasileira de Nutrição Enteral e Parenteral (BRASPEN) a sugere quando não atingir 60% das necessidades calóricas via TNE, ou quando a TNE não for indicada.[11]

No Fluxograma 47.1, sugerimos um racional para TN para esses pacientes.

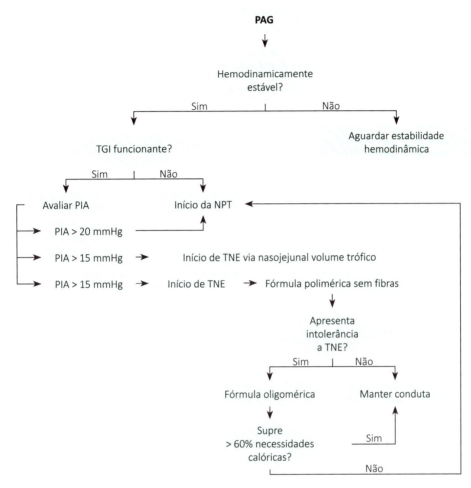

Fluxograma 47.1

Leitura recomendada

- Arvanitakis M, et al. ESPEN guideline on clinical nutrition in acute and chronic pancreatitis. Clin Nutr. 2020; 39(3):612-31. DOI: 10.1016/j.clnu.2020.01.004.
- Banks PA, Bollen TL, Dervenis C, Gooszen HG, Johnson CD, Sarr MG, et al.; Acute Pancreatitis Classification Working Group. Classification of acute pancreatits 2012: revision of Atlanta classification and definitions by international consensus. Gut. 2013; 62(1):102-11.
- Brasil. Ministério da Saúde. Pâncreas. 2020. Disponível em: https://www.saude.gov.br/saude-de-a-z/doacao-de-orgaos/pancreas. Acessado em: 22 jun 2020.
- Brasil. Sociedade Brasileira de Nutrição Parenteral e Enteral Sociedade Brasileira de Clínica Médica Associação Brasileira de Nutrologia. Projeto Diretrizes - Terapia Nutricional na Pancreatite Aguda [Internet]. São Paulo: AMB/CFM; 2011. Disponível em: https://diretrizes.amb.org.br/_BibliotecaAntiga/terapia_nutricional_na_pancreatite_aguda.pdf. Acessado em: 26 jun 2020.
- Caruso L. Distúrbios do trato digestório. In: Cuppari L. Guias de medicina ambulatorial e hospitalar da EPM-UNIFESP Nutrição Clínica no adulto. São Paulo: Manole; 2014. p. 297-325.
- Castro MG, et al. Diretriz Brasileira de Terapia Nutricional no Paciente Grave. BRASPEN J. 2018; 33(Supl 1):2-36.
- Gomes RR, Logrado MHG. Cuidado nutricional na pancreatite aguda em pacientes internados em um hospital público. Com Ciências Saúde [Internet]. 2012; 23(3):231-42. Disponível em: http://bvsms.saude.gov.br/bvs/periodicos/revista_ESCS_v23_n3_a5_cuidado_nutricional_pancreatite.pdf.

- Instituto Vencer o Câncer (org.). Tipo de Câncer: câncer de pâncreas. Câncer de pâncreas. São Paulo. 2018. Disponível em: https://vencerocancer.org.br/tipos-de-cancer/cancer-de-pancreas-tipos-de-cancer/cancer-de-pancreas-o-que-e-2/. Acessado em: 22 jun 2020.
- Meier R, Ockenga J, Pertkiewicz M, Pap A, Milinic N, MacFie J, et al. ESPEN Guidelines on Enteral Nutrition: Pancreas [Internet]. 2006. Disponível em: http://espen.info/documents/enpancreas.pdf. Acessado em: 20 jul 2018.
- Oliveira AM, Hammes TO. Microbiota e barreira intestinal: implicações para obesidade. Clin Biomed Res [Internet]. 2016; 36(4):222-9. Disponível em: DOI: 10.4322/2357-9730.67683.
- Toleto DO, et al. Campanha "Diga não à desnutrição": 11 passos importantes para combater a desnutrição hospitalar. BRASPEN J. 2018; 33(1):86-100.
- Uomo G. Probiotics and Acute Pancreatitis: There Is Still a Long Way to Go! J Pancreas [Internet]. 2008; 9(3):362-4. Disponível em: http://www.joplink.net/prev/200805/200805_news.pdf.
- Working Group IAP/APA Acute Pancreatitis Guidelines. IAP/APA evidence-based guidelines for the management of acute pancreatitis. Pancreatology. [Internet]. 2013; 4(2):e1-15.

CAPÍTULO

48 Síndrome de Desconforto Respiratório Agudo

Décio Diament
Drielle Schweiger Freitas Bottairi Garcia

A síndrome da angústia respiratória aguda (SARA) foi denominada, inicialmente, por Ashbaugh *et al.*, em 1971, "síndrome da angústia respiratória do adulto", após analisarem pacientes com edema pulmonar não cardiogênico por trauma e infecção submetidos a ventilação mecânica (VM). Em 1994, a American-European Consensus Conference (AECC) modificou o termo adulto para agudo, devido à doença não atingir somente a população citada, e a definiu como processo de edema pulmonar não hidrostático e hipoxemia associado a outras etiologias. Atualmente é denominada síndrome de desconforto respiratório agudo (SDRA), e com intuito de torná-la mais objetiva, foi classificada pela European Society of Intensive Care Medicine e endossada pela American Thoracic Society e pela Society of Critical Care Medicine, ficando conhecida como a definição de Berlim de 2011 (Tabela 48.1).

Tabela 48.1. Síndrome de desconforto respiratório agudo, segundo classificação de Berlim.			
Critério	**Leve**	**Moderada**	**Grave**
Início	Dentro de uma semana após um insulto clínico conhecido ou sintomas respiratórios novos ou agravados.		
Oxigenação (PaO_2/FiO_2)	200-300 mmHg com PEEP ou CPAP ≥ 5 cmH_2O	100-200 mmHg com PEEP ≥ 5 cmH_2O	≤ 100 mmHg com PEEP ≥ 5 cmH_2O
Origem do edema	Insuficiência respiratória não totalmente explicada por insuficiência cardíaca ou sobrecarga volêmica		
Imagem do tórax	Opacidades bilaterais Não totalmente explicadas por derrames, colapso lobar/pulmão ou nódulos.		

PaO_2: pressão parcial de O_2; FiO_2: fração inspirada de O_2; PEEP: pressão expiratória final positiva; CPAP: pressão positiva contínua de via respiratória.

Fonte: Barbas CSV, Ísola AM, Farias AMC. Recomendações brasileiras de ventilação mecânica 2013. Parte I. Rev Bras Ter Intensiva. 2014; 26(2):89-121.

A probabilidade de um paciente internado desenvolver a SRDA aumenta à medida que apresente um ou mais fatores de risco, sejam diretos ou indiretos (Tabela 48.2). Quanto maior o número de fatores de risco a que um indivíduo está exposto, maior o seu risco de desenvolvimento de SDRA.

Tabela 48.2. Fatores de risco para SDRA.	
Fatores diretos	**Fatores indiretos**
• Aspiração de secreções; • Infecção pulmonar; • Afogamento; • Inalação tóxica; • Contusão pulmonar; • Embolia gordurosa; • Toxicidade pelo oxigênio.	• Síndrome séptica; • Politraumatizado; • Politransfusão; • Choque; • Grandes queimados; • Pancreatite; • By-pass cardiopulmonar; • Intoxicação exógena; • Coagulação intravascular, disseminada; • Excesso de fluidos.

Fonte: Antoniazzi P, Junior GAP, Marson F, Abeid M, Baldiserotto S, Basile-filho A. Síndrome da angústia respiratória aguda (SARA). Ribeirão Preto: Medicina. 1998; 31:493-506.

A lesão pulmonar aguda (LPA) que origina a SDRA é caracterizada pela lesão do endotélio e epitélio pulmonar que formam a membrana alveolocapilar, desencadeando danos nas células pulmonares e síndrome da resposta inflamatória sistêmica (SIRS – *systemic inflammatory response syndrome*).

A SIRS reflete o grau de estresse orgânico, proveniente da reação inflamatória sistêmica de origem infecciosa, metabólica ou traumática, com liberação de citocinas pró-inflamatórias, anti-inflamatórias e proteínas de fase aguda, elevando seus valores séricos e tissulares durante a resposta inflamatória sistêmica. Em muitos casos, a doença pode evoluir para sepse ou disfunção de múltiplos órgãos (DMOS).

Essa resposta inflamatória desencadeia (Figura 48.1):
- Alterações plasmáticas (sistema complemento, coagulação/fibrinólise e cininas);
- Mediadores gerados pelas células (citocinas, mediadores lipídicos, oxidantes, proteases, óxido nítrico e neuropeptídeos);
- Indução de síntese proteica.

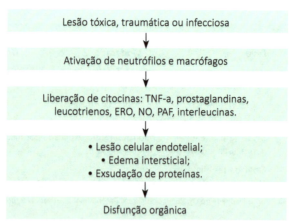

Figura 48.1. Etapas do processo de resposta inflamatória sistêmica.

TNF-α: fator de necrose tumoral; ERO: espécies reativas de oxigênio; NO: óxido nítrico; PAF: fator de ativação plaquetária.

Fonte: adaptada de Antoniazzi P, Junior GAP, Marson F, Abeid M, Baldiserotto S, Basile-filho A. Síndrome da angústia respiratória aguda (SARA). Ribeirão Preto: Medicina; 1998; 31:493-506.

Ranieri VM *et al.* realizaram estudo randomizado controlado em pacientes com SDRA, com o intuito de verificar a hipótese de que a VM induziria uma resposta inflamatória. Pôde-se

Síndrome de Desconforto Respiratório Agudo

constatar que a VM tem tendência a causar um aumento nos níveis de citocinas nos pulmões e a nível sistêmico, o que pode explicar parcialmente o desenvolvimento de falência de múltiplos órgãos em muitos pacientes com SDRA.

Manejo nutricional

O paciente com SDRA apresenta necessidades calóricas e proteicas aumentadas, devido ao catabolismo causado pela resposta inflamatória, havendo perda de peso, comprometimento das funções imunológicas, da cicatrização e perda da força muscular, dificultando o desmame ventilatório.

O suporte nutricional tem como objetivo: preservar funções imunológicas e fisiológicas, atenuando a resposta metabólica ao estresse.

As principais diretrizes de nutrição recomendam início precoce da terapia nutricional (TN), após estabilidade hemodinâmica, entre 24 e 48 horas após a internação, a fim de promover oferta calórica e proteica adequada. A via digestiva é de primeira escolha para o início da TN, uma vez que demonstrou em pacientes graves sob VM redução da mortalidade, das complicações infecciosas e do tempo de internação. Caso a terapia nutricional enteral (TNE) seja contraindicada, a nutrição parenteral (NP) deve ser iniciada.

As fórmulas hipercalóricas (1,5-2,0 kcal/mL) e hiperproteicas devem ser de primeira escolha, com o intuito de otimizar volume e evitar, assim, balanço hídrico positivo.

A determinação das necessidades calóricas pode ser feita por intermédio da calorimetria indireta (CI), em serviços que possuem essa ferramenta, ou usando fórmulas preditivas (equações ou fórmulas de bolso). As recomendações calóricas e proteicas segundo a Diretriz Brasileira de Ventilação Mecânica de 2013 se encontram nas Tabelas 48.3 e 48.4.

Tabela 48.3. Recomendação das necessidades calóricas, segundo a Diretriz Brasileira de Ventilação Mecânica, 2013.

Fase da doença	Necessidades calóricas
Inicial	20-25 kcal/kg de peso
Sequencial	25-30 kcal/kg de peso
Obesidade (IMC > 30): 11-14 kcal/kg/dia do peso real ou 22-25 kcal/kg/dia do peso ideal.	

Fonte: Barbas CSV, Ísola AM, Farias AMC. Recomendações brasileiras de ventilação mecânica 2013. Parte I. Rev Bras Ter Intensiva. 2014; 26(2):89-121.

Tabela 48.4. Recomendação das necessidades proteicas, segundo a Diretriz Brasileira de Ventilação Mecânica, 2013.

IMC	Grama/kg de peso/dia	Observação
< 30	1,2-2,0 (peso real)	Pode estar aumentada no trauma, queimado e politraumatizado.
Classe I e II (30-40)	≥ 2,0 (peso ideal)	
Classe III (> 40)	≥ 2,5 (peso ideal)	

Fonte: Barbas CSV, Ísola AM, Farias AMC. Recomendações brasileiras de ventilação mecânica 2013. Parte I. Rev Bras Ter Intensiva. 2014; 26(2):89-121.

Terapia nutricional em posição prona

A posição prona é utilizada em pacientes que necessitam da melhora na oxigenação em VM, pois previne lesões pulmonares induzidas pelo ventilador, mantendo-se nessa posição por entre 16 e 20 horas.

A Sociedade Brasileira de Nutrição Enteral e Parenteral (BRASPEN), sugere que a TN seja mantida durante o posicionamento em prona. Deve ser pausada 2 horas antes de movimentar o paciente, com utilização de fórmulas hipercalóricas e hiperproteicas sem fibras em volume trófico (até 20 mL/h) durante todo o período de prona ou nos primeiros 6 dias em infusão contínua, mantendo a cabeceira elevada a 25° a 30° (Trendelenburg reverso) e associada ao uso de procinéticos. A dieta deve ser iniciada após a primeira hora e mantida até uma hora antes do retorno da posição supina. A NP não deve ser pausada para a execução da manobra.

Recomendações específicas

O mercado já comercializou dietas enterais específicas para pacientes com disfunções respiratórias a fim de diminuir a produção de CO_2 nesses casos. As formulações eram ricas em gorduras e pobres em carboidratos, baseadas no quociente respiratório (QR) de cada nutriente (Tabela 48.5), com intuito de melhorar as trocas gasosas. Consequentemente, as fórmulas ofereciam um excesso de calorias, o que resultava em hiperalimentação desses doentes.

Tabela 48.5. Quociente respiratório dos macronutrientes.	
Macronutriente	*Quociente respiratório (QR)*
Carboidrato	1,0
Proteína	0,71
Lipídio	0,82

CR = VCO_2 expirado/O_2 inspirado; VCO_2 = produção de dióxido de carbono.

Fonte: adaptada de Isola AM, Toledo D. Síndrome de Desconforto Respiratório Agudo. In: Toledo D, Castro M. Terapia Nutricional em UTI. 1 ed. Rio de Janeiro: Rubio; 2015. p. 239-48.

Em 1992, o estudo de Talpers *et al.* utilizou, em grupos, diferentes porcentagens das necessidades energéticas (100%, 150% e 200%) e de carboidratos (40%, 50% e 75%), revelando que o VCO_2 não foi significativamente modificado pela quantidade de carboidratos, e sim pelo aumento energético total. Assim, diretrizes brasileiras e internacionais sugerem que seja evitado o excesso de calorias totais na TN desse paciente (Tabela 48.6).

Tabela 48.6. Recomendações referentes ao uso de formulações para manipular QR.	
Diretriz Brasileira de Ventilação Mecânica (2013)	• Esforços devem ser feitos para evitar o excesso de caloria total. • Formulações para manipular o CR podem ser utilizadas em condições específicas dessa população, como: DPOC com retenção de CO_2, SDRA grave, hipercapnia permissiva, e em desmame difícil ou prolongado com retenção de CO_2.
ASPEN (2009)	• Não recomenda o uso de formulações projetadas para manipular o CR e ↓ CO_2.
BRASPEN (2018)	• Quando utilizadas ofertas calóricas mais adequadas às necessidades energéticas, parecem afetar menos a produção de CO_2. • Esforços devem ser feitos para evitar a hiperalimentação.

ASPEN: American Society of Enteral and Parenteral Nutrition; DPOC: doença pulmonar obstrutiva crônica.

Fonte: adaptada de Barbas CSV, Ísola AM, Farias AMC. Recomendações brasileiras de ventilação mecânica 2013. Parte I. Rev Bras Ter Intensiva. 2014; 26(2):89-121. e Isola AM, Toledo D. Síndrome de Desconforto Respiratório Agudo. In: Toledo D, Castro M. Terapia Nutricional em UTI. 1 ed. Rio de Janeiro: Rubio; 2015. p. 239-48.

Sabater *et al.* estudaram o efeito da infusão de solução de lipídios contendo triglicerídeos de cadeia média com ômega-3 em comparação com uma solução de triglicerídeos de cadeia longa com ômega-6 em pacientes com SDRA e intolerância a dieta enteral, e verificaram que não houve diferença significativa no perfil lipídico e no perfil hemodinâmico e respiratório. A administração de lipídios pela via parenteral em pacientes com SDRA pode resultar em piora da função respiratória, com aumento da proteína, fosfolipídios, fator ativador de plaquetas e neutrófilos no lavado brônquico, sugerindo ativação da resposta inflamatória.

No estudo OMEGA, foi comparada a administração de suplemento de triglicerídeos de cadeia média ômega-3, ácido gamalinolênico e antioxidantes com dieta isocalórica por via enteral em pacientes com SDRA. O resultado foi desfavorável e não houve redução da letalidade, nem do tempo de ventilação mecânica.

Uma metanálise recente mostrou que não houve redução de letalidade nem do tempo de internação em terapia intensiva, nem melhora da oxigenação com o uso de imunonutrição mediada por triglicerídeos de cadeia média. Por outro lado, não houve aumento de eventos adversos causados pelo uso desses suplementos.

A hipofosfatemia é comum em pacientes críticos, associada a sepse, síndrome da realimentação, uso de diuréticos, diálise contínua e alcalose. Reduz a produção de 2,3-difosfoglicerato e ATP e tem efeitos negativos na contratilidade diafragmática, ocasionando retardo no desmame ventilatório.

Lipídio, modulador da resposta inflamatória?

Devido ao estresse metabólico que a doença causa, podemos pensar em estratégias para diminuir esse processo. Os lipídios, além de serem fonte energética, influenciam a resposta imunológica.

O ácido araquidônico presente nas membranas celulares, quando as células são danificadas, se transforma em eicosanoides (prostaglandinas, tromboxane e leucotrienos) cujo efeito é o aumento da permeabilidade vascular.

Os ácidos graxos do tipo ômega-3, especificamente os ácidos eicosapentaenoico (EPA) e gamalinolênico (GLA), substituem o ácido araquidônico da membrana das células de resposta inflamatória, gerando mediadores com características anti-inflamatórias (prostaglandinas E3, tromboxane A3 e leucotrienos B5). O GLA é metabolizado em potente vasodilatador da circulação pulmonar e sistêmica. A combinação de EPA e GLA pode diminuir a resposta inflamatória, melhorando a oxigenação pulmonar.

Melhores desfechos com o uso de EPA e GLA não são unânimes na literatura. Existem diversos resultados que mostram prós e contras do uso. Vale ressaltar que os estudos foram realizados com metodologias diferentes. Alguns deles sugerem que o uso de imunonutrição com triglicerídeos de cadeia média (TCM) poderia ser benéfico para pacientes com SDRA mais graves.

Na Tabela 48.7, se resume o que as sociedades nacionais e internacionais sugerem sobre o assunto.

Tabela 48.7. Recomendações das sociedades de terapia nutricional sobre o uso dos lipídios como moduladores da resposta inflamatória para pacientes com SDRA.	
ASPEN (2016)	Devido a dados conflitantes, não é possível fazer uma recomendação para o uso de fórmulas enterais contendo ômega-3 (EPA) e GLA com antioxidantes.
ESPEN (2019)	Baixo grau de recomendação: ômega-3 pode ser utilizado; metanálise realizada pelo grupo mostrou melhora na oxigenação.
Diretriz Canadense (2003)	De acordo com um estudo nível 1, o uso de fórmula enteral com óleo de peixe e óleo de borragem com antioxidantes em pacientes com SDRA deve ser considerado.
BRASPEN (2018)	Opinião de especialistas: o uso de uma fórmula enteral com ômega-3, óleos de borragem e antioxidantes em pacientes com SDRA não está indicado.

Fonte: adaptada de Isola AM, Toledo D. Síndrome de Desconforto Respiratório Agudo. In: Toledo D, Castro M. Terapia Nutricional em UTI. 1 ed. Rio de Janeiro: Rubio; 2015. p. 239-48. Castro MG, Ribeiro PC, Souza IAO, Cunha HFR, Silva MHN, Rocha EEM, et al. Diretriz Brasileira de Terapia Nutricional no Paciente Grave. BRASPEN J. 2018; 33(Supl 1):2-36.

Leitura recomendada

- Antoniazzi P, Junior GAP, Marson F, Abeid M, Baldiserotto S, Basile-filho A. Síndrome da angústia respiratória aguda (SARA). Ribeirão Preto: Medicina. 1998; 31:493-506.
- Barbas CSV, Ísola AM, Farias AMC. Recomendações brasileiras de ventilação mecânica 2013. Parte I. Rev Bras Ter Intensiva. 2014; 26(2):89-121.
- Barbas CSV, Matos GFJ. Síndrome do Desconforto Respiratório Agudo: Definição. Pulmão (RJ). 2011; 20(1):2-6.
- Bernard GR, Artigas A, Brigham KL, Carlet J, Falke K, Hudson L, et al. The Consensus Committee. The American-European consensus conference on ARDS: definitions, mechanisms, relevant outcomes, and clinical trial coordination. Am J Respir Crit Care Med. 1994; 149:818-24.
- Campos FL, Barreto PA, Ceniccola GD, Goncalves RC, Matos LBN, Zombelli CMSF, et al. Parecer BRASPEN/AMIB para o Enfrentamento do COVID-19 em Pacientes Hospitalizados. BRASPEN J. 2020; 35(1):3-5.
- Castro MG, Ribeiro PC, Souza IAO, Cunha HFR, Silva MHN, Rocha EEM, et al. Diretriz Brasileira de Terapia Nutricional no Paciente Grave. BRASPEN J. 2018; 33(Supl 1):2-36.
- Dushianthan A, Cusack R, Burgess VA, Grocott MPW, Calder PC. Immunonutrition for acute respiratory distress syndrome (ARDS) in adults. Cochrane Database Syst Rev. 2019; (1):CD012041. DOI: 10.1002/14651858.CD012041.pub2.
- Guérin C, Reignier J, Richard JC, Beuret P, Gacouin A, Coulain T, et al. Prone Positioning in Severe Acute Respiratory Distress Syndrome. N Engl J Med. 2013; 368:2159-68.
- Heyland DK, Dhaliwal R, Drover JW, Gramlich L, Dodek P; Canadian Critical Care Clinical Practice Guidelines Committee. Canadian clinical practice guidelines for nutrition support in mechanically ventilated, critically ill adult patients. JPEN J Parenter Enteral Nutr. 2003; 27(5):355-73.
- Isola AM, Toledo D. Síndrome de Desconforto Respiratório Agudo. In: Toledo D, Castro M. Terapia Nutricional em UTI. 1 ed. Rio de Janeiro: Rubio; 2015. p. 239-48.
- Lekka ME, Liokatis S, Nathanail C, Galani V, Nakos G. The impact of intravenous fat emulsion in acute lung injury. Am J Respir Crit Care Med. 2004; 169:638-44.
- Li C, Bo L, Liu W, Lu X. Enteral Immunomodulatory Diet (Omega-3 Fatty Acid, -Linolenic Acid and Antioxidant Supplementation) for Acute Lung Injury and Acute Respiratory Distress Syndrome: An Updated Systematic Review and Meta-Analysis. Nutrients. 2015; 7(7):5572-85. DOI: 10.3390/nu7075239.
- McClave SA, Taylor BE, Martindale RG, Warren MM, Johnson DR, Braunschweig C, et al. Guidelines for the Provision and Assessment of Nutrition Support Therapy in the Adult Critically Ill Patient. J Parenter Ent Nutr. 2016; 40(2):159-211.
- Oliveira RHR, Basille Filho A. Incidência de lesão pulmonar aguda e síndrome da angústia respiratória aguda no centro de tratamento intensivo de um hospital universitário: um estudo prospectivo. J Bras Pneumol. 2006; 32(1):35-42.
- Ranieri VM, Rubenfeld GD, Thompson BT, Ferguson ND, Caldwell E, Fan E, et al.; ARDS Definition Task Force. Acute respiratory distress syndrome: The Berlin Definition. JAMA. 2012; 307(23):2526-33.
- Ranieri VM, Suter PM, Tortorella C, De Tullio R, Dayer JM, Brienza A, et al. Effect of Mechanical Ventilation on Inflammatory Mediators in Patients with Acute Respiratory Distress Syndrome: A Randomized Controlled Trial. JAMA. 1999; 282(1):54-61.
- Rice TW, Wheeler AP, Thompson BT, de Boisblanc BP, Steingrub J, Rock P. Enteral Omega-3 Fatty Acid, γ-Linolenic Acid, and Antioxidant Supplementation in Acute Lung Injury. JAMA. 2011; 306(14):1574-81.
- Rotta At, Kunrath CLB, Wiryawa B. O manejo da síndrome do desconforto respiratório agudo. J Pediatr. 2003; 79(Supl. 2).
- Sabater J, Masclans JR, Sacanell J, Chacon P, Sabin P, Planas M. Effects on hemodynamics and gas exchange of omega-3 fatty-acid-enriched lipid emulsion in acute respiratory distress syndrome (ARDS): a prospective, randomized, double-blind parallel group study. Lipids Health Dis. 2008; 7:39.
- Salles MJC, Sprovieri SRS, Bedrikow R, Pereira AC, Cardenuto SL, Azevedo PRC, et al. Síndrome da resposta inflamatória sistêmica/sepse – revisão e estudo da terminologia e fisiopatologia. Rev Assoc Med Brasil. 1999; 45(1):86-92.
- Sgarbi MWM, Junior BAS, Neto JSH. Importância da resposta inflamatória sistêmica (SIRS) no prognóstico dos pacientes politraumatizados. Rev Bras Ortop. 2006; 41(1/2):1-6.
- Singer P, Blaser AR, Berger MM, Alhazzani W, Calder PC, Casaer MP, et al. ESPEN guideline on clinical nutrition in the intensive care unit. Clin Nutr. 2019; 38(1):48-79. DOI: 10.1016/j.clnu.2018.08.037.
- Toledo DO, Casto M. Falência Nutricional na Unidade de Terapia Intensiva: a Desnutrição do Paciente Grave. In: Toledo D, Castro M. Terapia Nutricional em UTI. 1 ed. Rio de Janeiro: Rubio; 2015. p. 3-7.
- Toledo DO, Pinto LM, Nogueira PBP. Terapia Nutricional Enteral: Conceitos e Bases - Indicação. In: Piovacari SMF, Toledo D, Figueiredo EJA. Equipe Multiprofissional de Terapia Nutricional: EMTN em prática. 1 ed. São Paulo: Atheneu; 2017. p. 93-7.

CAPÍTULO

49 Politrauma e Traumatismo Cranioencefálico

Liane Brescovici Nunes de Matos
Julieta Regina Moraes
Anna Carolina Pompermayer Coradelli
Evandro José de A. Figueiredo

Introdução

Politrauma é definido como traumatismo, principalmente contundente, que acomete múltiplas regiões do corpo, comprometendo a fisiologia e potencialmente causando disfunções dos órgãos afetados.

Acometendo milhares de pessoas ao redor do mundo, essa entidade merece especial atenção no quesito de nutrição hospitalar, uma vez que tem elevado potencial para morbimortalidade, debilitando pacientes acometidos e levando a sérias disfunções, com impactos não somente psicofisiológicos, como também socioeconômicos.

Uma vez que acomete grande porcentagem de pacientes jovens e a agressão pode perdurar por semanas, torna-se de grande valia a especial atenção à nutrição desses pacientes, a fim de evitar ou ao menos reduzir a desnutrição e sarcopenia a que estarão sujeitos, reduzindo, dessa maneira, a permanência em unidades de terapia intensiva, tempo de ventilação mecânica e internação hospitalar.

Como já demonstrado na literatura, temos uma considerável prevalência de desnutrição em pacientes críticos, podendo atingir 68% dos casos de traumatismo cranioencefálico (TCE). Assim, este capítulo se centra em abordar quesitos que possam auxiliar no melhor manejo nutricional desses pacientes.

Avaliação nutricional

Estudos recentes apontam que a terapia nutricional adequada melhora o desfecho clínico dos pacientes com TCE na unidade de terapia intensiva (UTI). Tal cenário ainda é um desafio clínico importante devido à variação individual, à resposta metabólica e à heterogeneidade da natureza do traumatismo.

O rastreio nutricional possibilita identificar indivíduos que estão desnutridos ou em risco de desnutrição, e objetiva, por meio da triagem nutricional, a realização de uma avaliação nutricional mais precisa, favorecendo a otimização da terapia nutricional.

A Sociedade Brasileira de Nutrição Enteral e Parenteral (BRASPEN), alinhada com diversas outras sociedades de terapia nutricional, recomenda a realização da triagem nutricional em até 48 horas após admissão hospitalar. Porém, esforços devem ser realizados a fim de que tal triagem se dê nas primeiras 24 horas de admissão.

Considerando que o estado inflamatório e hipercatabólico dos doentes críticos, em especial os politraumatizados e com TCE, acelera o processo de desnutrição, a gravidade da doença deve ser interpretada com importância, uma vez que o risco nutricional do paciente crítico não depende somente do estado nutricional, mas também de todos os fatores que modificam o tempo de internação, alteram dias de ventilação mecânica e mortalidade.

O NUTRIC e a NRS 2002 são ferramentas que contemplam a avaliação da gravidade da doença. O NUTRIC permite análise com acurácia da gravidade, porque utiliza um conjunto de índices prognósticos em UTI: o *Apache Physiology and Chronic Health Evaluation* II (APACHE II) e o *Sepsis-Related Organ Failure Assessment* (SOFA). A avaliação nutricional deve ser realizada no paciente crítico, mesmo apesar das discordâncias conceituais.

Biomarcadores associados à desnutrição, tais como albumina, pré-albumina e transferrina, possuem restrições em sua interpretação, uma vez que podem refletir a inflamação ou estado agudo da doença crítica, enquanto as medidas antropométricas podem sofrer variações, conforme será discutido a seguir.

Necessidades calórico-proteicas

Assim como nos pacientes críticos, em geral, estipula-se que o gasto energético dos doentes politraumatizados seja estimado por calorimetria indireta, quando disponível e possível, uma vez que essa classe de pacientes cursa, habitualmente, com gasto calórico superior ao calculado pelas fórmulas de bolso (p. ex., Harris-Benedict), em até 40% dos valores encontrados.

No entanto, como é de conhecimento que a calorimetria não é uma ferramenta de pronta disponibilidade, recomenda-se iniciar a oferta energética com 15 a 20 kcal/kg/dia e progredir para 25 a 30 kcal/kg/dia após o quarto dia de internação, se em condições clínicas e com estabilidade hemodinâmica.

Frisa-se a particularidade encontrada nos traumatizados medulares, em que o aporte energético reduz para 23 a 24 kcal/kg/dia, principalmente nos pacientes paraplégicos. Nesses pacientes com lesão medular há uma intensa fase de proteólise, relacionada à degeneração muscular, podendo cursar com perda ponderal de até 10% a 20% na primeira semana, sendo 85% de massa magra.

Já com relação à oferta proteica, estipula-se uma oferta de 1,5 a 2 g/kg/dia de proteína, porém pode haver necessidade de aumento de oferta proteica conforme grau de catabolismo e incorporação proteica. Vários estudos ratificam o uso de até 2,5 g/kg/dia de proteína com segurança. Uma ferramenta que pode ser utilizada para guiar o cálculo proteico é o balanço nitrogenado, em que se infere se o que é ofertado está sendo apenas catabolizado ou anabolizado. Uma outra maneira de inferir seria a evolução da massa muscular, por métodos de avaliação da composição corporal, descritos a seguir.

Frisa-se que pacientes politraumatizados apresentam perda de massa muscular acentuada, principalmente nas primeiras semanas de internação, estando mais predispostos à sarcopenia e a danos inerentes a esta.

Nutrientes especiais

▶ Arginina

A arginina é um aminoácido não essencial, essencial em situações de hipercatabolismo, como no trauma, apresentando efeito farmacológico sobre o sistema imunológico, por meio da proliferação do linfócito T. Também participa da produção de prolina e é importante na formação de colágeno e no processo de cicatrização de feridas.

Além disso, sabe-se que o óxido nítrico (ON), liberado pelas células do endotélio vascular, é convertido via L-arginina, regulando a pressão sanguínea e perfusão tecidual, motivo pelo qual podemos utilizar dietas enriquecidas com L-arginina após o trauma.

As recomendações para a administração de arginina têm sido de 2% a 4% do valor calórico total ou 17 g/L de solução, tolerando até 30 g/dia, porém com cautela nos pacientes com insuficiência renal e hepática, e é contraindicada em pacientes com sepse.

▶ Glutamina

Também considerada aminoácido essencial, a glutamina atua no sistema imune, favorecendo a proliferação dos linfócitos T e B, bem como da imunoglobulina A. Também atua nos enterócitos, mantendo a integridade intestinal, prevenindo a atrofia da mucosa e atenuando a apoptose celular, o que diminui a translocação bacteriana e melhora a função imune intestinal durante uma inflamação sistêmica.

Embora sem recomendação formal para suplementação de glutamina em pacientes críticos, estudos mais recentes chamam a atenção para o subgrupo dos politraumatizados, que aparentam demonstrar melhores desfechos relacionados à redução de infecções e complicações, quando tal nutriente é suplementado, na dose de 0,3 a 0,57 g/kg/dia.

Monitorização da terapia nutricional

A monitorização da terapia nutricional quanto à efetividade da terapia nutricional ofertada pode ser realizada de inúmeras maneiras, variando desde a simples pesagem do paciente até exames de imagem mais específicos.

Podemos realizar a bioimpedância corpórea, que é um exame de fácil disponibilidade, baixo custo, sem uso de radiação, porém que pode sofrer variações em sua leitura com edema e grau de hidratação do enfermo.

Temos também a ultrassonografia muscular, também não invasiva, de rápida realização, sem grandes exigências de transporte ou mobilização do paciente, embora seja operador-dependente e não seja totalmente validada.

Contamos ainda com a tomografia computadorizada que, por meio da análise de determinado corte (p. ex., L3), infere dados relacionados à massa muscular e óssea, embora tenha alto custo financeiro e exponha o paciente à radiação e mobilizações, assim como a ressonância magnética; e pode ser utilizada como método de conveniência, uma vez que na maioria das vezes o paciente realiza o exame para a avaliação do politraumatismo.

Por fim, temos a densitometria por emissão de raios X de dupla energia (DXA), que apresenta boa precisão na avaliação global e regional, diferenciando a massa muscular, óssea e gordura, mas também tem custo mais elevado e depende de aparelhagem específica.

Leitura recomendada

- Butcher N, Balogh ZJ. The definition of polytrauma: the need for international consensus. Injury Int J Care Injured. 2009; 40S4:S12-S22.
- Castro MG, Ribeiro PC, Souza IAO, et al. Diretriz Brasileira de Terapia Nutricional no Paciente Grave. BRASPEN J. 2018; 33(Supl 1):2-36.
- Da Rocha EE, Alves VG, Silva MH, et al. Can measured resting energy expenditure be estimated by formulae in daily clinical nutrition practice? Curr Opin Clin Nutr Metab Care. 2005; 8(3):319-28.
- Gnass I, Ritschel M, Andrich S, et al. Assessment of patient-reported outcomes after polytrauma: protocol for a systematic review. BMJ Open. 2018; 8(3):e017571.
- Heyland D, Muscedere J, Wischmeyer PE, et al. A randomized trial of glutamine and antioxidants in critically ill patients [published correction appears in N Engl J Med. 2013 mai 9; 368(19):1853. Dosage error in article text.]. N Engl J Med. 2013; 368(16):1489-97.

- Krakau K, Hansson A, Karlsson T, de Boussard CN, et al. Nutritional treatment of patients with severe traumatic brain injury during the first six months after injury. Nutrition. 2007; 23(4):308-17.
- McClave SA, Taylor BE, Martindale RG, et al. Guidelines for the Provision and Assessment of Nutrition Support Therapy in the Adult Critically Ill Patient: Society of Critical Care Medicine (SCCM) and American Society for Parenteral and Enteral Nutrition (A.S.P.E.N.) [published correction appears in JPEN J Parenter Enteral Nutr. 2016 nov; 40(8):1200]. JPEN J Parenter Enteral Nutr. 2016; 40(2):159-211.
- Ochoa Gautier JB, Martindale RG, Rugeles SJ, et al. How Much and What Type of Protein Should a Critically Ill Patient Receive? Nutr Clin Pract. 2017; 32(1_suppl):6S-14S.
- Rocha EEM, Alves VGF, Fonseca RBV. Indirect calorimetry: methodology, instruments and clinical application. Curr Opin Clin Nutr Metab Care. 2006; 9:247-56.
- Rogobete AF, Sandesc D, Papurica M, et al. The influence of metabolic imbalances and oxidative stress on the outcome of critically ill polytrauma patients: a review. Burns Trauma. 2017; 5:8.

CAPÍTULO

50 Paciente Cirúrgico Crítico

Diana Borges Dock-Nascimento
José Eduardo de Aguilar-Nascimento
Paula Pexe Alves Machado

Introdução

A cirurgia eletiva ou de urgência cursa com aumento da resposta metabólica, imunológica e inflamatória. Quando associada à desnutrição preexistente ou dependendo do porte da operação, os pacientes podem evoluir com piores desfechos. As complicações infecciosas, como as do **sítio cirúrgico, pneumonias** e **eventos sépticos**, além de aumentarem o tempo de internação e a mortalidade, corroboram o aumento dos custos hospitalares. Entre os pacientes críticos cirúrgicos, essas complicações vêm acompanhadas de uma deterioração aguda e grave do estado nutricional, principalmente da perda da massa magra devido **à** proteólise muscular. Associado a isso, muitos pacientes candidatos de operações eletivas são portadores de doenças crônicas como as neoplasias, que dependendo do local e da agressividade do tumor já apresentam desnutrição grave. Devido **à** resposta inflamatória sistêmica, com ou sem sepse, os pacientes cirúrgicos eletivos devem receber cuidados perioperatórios que vão acelerar a sua recuperação, reduzindo complicações e mortalidade na unidade de terapia intensiva (UTI). Nesse contexto, a intervenção nutricional deve ser iniciada no pré-operatório e tem por objetivo pré-habilitar o paciente para o trauma cirúrgico. A pré-habilitação pode reduzir os impactos do quadro inflamatório no estado nutricional, atenuar a resposta metabólica e, com isso, reduzir complicações, óbito e os custos. Assim, diante da necessidade de acelerar a recuperação do paciente cirúrgico, os protocolos multimodais proporcionam cuidados globais ao paciente. No Brasil, o Projeto ACERTO (aceleração da recuperação total pós-operatória) é um programa pioneiro, que desde a sua concepção destacou a importância dos cuidados nutricionais na recuperação do paciente. A literatura tem mostrado que programas aos moldes do ACERTO são seguros, diminuem complicações e reduzem o tempo de internação hospitalar sem incremento nas taxas de reinternação, reduzindo custos. Neste capítulo vamos focar nos cuidados perioperatórios para o paciente cirúrgico eletivo.

Triagem e avaliação nutricional do paciente cirúrgico crítico

A desnutrição entre os pacientes críticos varia entre 38% e 80%. Com relação às operações do trato digestório, 2 em cada 3 pacientes são internados desnutridos e apresentam 3 vezes mais risco de complicações relacionadas a desnutrição e 5 vezes mais risco de óbito que os nutridos. Entretanto, mesmo diante desse quadro, apenas 1 em cada 5 pacientes é avaliado nutricionalmente antes da operação ou recebe alguma terapia nutricional pré-operatória. Ainda, 3 em cada 4 cirurgiões sabem que a intervenção nutricional pode reduzir complicações. Por outro lado, a cada dólar gasto com terapia nutricional (TN), 52 são economizados. Assim, o cuidado nutricional com o paciente cirúrgico inicia nas primeiras 24 a 48 horas da admissão, com a triagem e a avaliação nutricional. Essas avaliações devem ser repetidas rotineiramente a cada sete dias no perioperatório. Por isso, é fundamental que a equipe tenha consciência de que a resposta inflamatória hipercatabólica resulta em desnutrição aguda. Desse modo, os pacientes admitidos na UTI são considerados de risco nutricional após 48 horas da internação. Para os que seguem internados em resposta inflamatória grave, em 7 a 10 dias podem ser classificados como desnutridos de grau moderado a grave, principalmente após operação de grande porte e na ocorrência de sepse. Nesse sentido, as ferramentas de triagem e avaliação nutricional, de preferência, devem conter parâmetros que avaliem o grau de inflamação. A ferramenta denominada *Nutrition Risk In The Critically Ill* (NUTRIC *score*), que identifica pacientes com maior risco de desnutrição, está indicada para avaliar o paciente crítico. O NUTRIC *score* determina os pacientes que podem se beneficiar de uma TN mais agressiva. O modelo conceitual da ferramenta liga marcadores inflamatórios como preditores de desnutrição aguda. Assim, deve-se ter ciência de que quanto maior for o processo inflamatório, maior será o catabolismo e por consequência o agravo no estado nutricional. Por outro lado, a Triagem de Risco Nutricional 2002 (NRS-2002) e a Avaliação Nutricional Subjetiva Global (ASG) podem ser utilizadas para determinar a condição nutricional do paciente crítico cirúrgico, desde que realizadas por um profissional experiente.

Necessidades nutricionais

As necessidades energético-proteicas podem variar de acordo com o porte da cirurgia, condição clínica/nutricional e a fase da doença crítica. A calorimetria indireta é considerada padrão-ouro para determinar o gasto energético; porém, devido ao custo elevado na prática clínica, as equações preditivas e a fórmula de bolso estão indicadas. Na fase aguda da resposta metabólica ao trauma, que inicia logo após o ato operatório, a oferta calórica deve ser baixa, entre 15 e 20 kcal/kg de peso corporal/dia. Essa quantidade deve ser ofertada nos primeiros quatro dias de pós-operatório devido à maior resposta inflamatória/metabólica. Entretanto, essa fase pode perdurar por mais dias, principalmente dentre aqueles pacientes sépticos e hiperglicêmicos que evoluem com complicações graves. Logo que os parâmetros metabólicos/inflamatórios reduzem, a caloria pode evoluir gradativamente para 25 a 30 kcal/kg.

Com relação às proteínas, as necessidades também variam segundo o grau de catabolismo proteico. A proteólise intensa, o balanço nitrogenado negativo e a perda grave da massa magra justificam a oferta aumentada entre 1,5 e 2,0 g/kg/dia, principalmente diante das operações de grande porte com reconstruções intestinais complexas. Na prática clínica, essa oferta pode alcançar 2,5 g/kg/dia para o paciente desnutrido submetido a operação de médio e grande porte. A função renal deve ser monitorada frente à oferta elevada de proteína, principalmente para os urêmicos não dialíticos.

Pré-Habilitação nutricional

Dentro dos cuidados perioperatórios há duas condutas de pré-habilitação que são os eixos do Projeto ACERTO: a abreviação do tempo de jejum pré-operatório e a terapia nutricional (TN) com imunonutrientes (Figura 50.1).

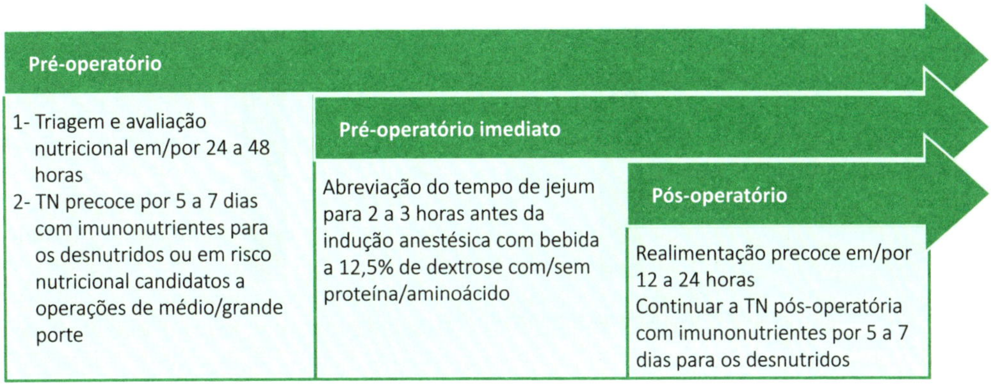

Pré-operatório		
1- Triagem e avaliação nutricional em/por 24 a 48 horas 2- TN precoce por 5 a 7 dias com imunonutrientes para os desnutridos ou em risco nutricional candidatos a operações de médio/grande porte	**Pré-operatório imediato**	
	Abreviação do tempo de jejum para 2 a 3 horas antes da indução anestésica com bebida a 12,5% de dextrose com/sem proteína/aminoácido	**Pós-operatório**
		Realimentação precoce em/por 12 a 24 horas Continuar a TN pós-operatória com imunonutrientes por 5 a 7 dias para os desnutridos

Figura 50.1. Cuidado nutricional perioperatório.

Fonte: Acervo pessoal da autoria.

Jejum pré-operatório

O tempo de jejum pré-operatório não deve ser prolongado. Atualmente há vasta evidência que mostra com segurança que a oferta de líquidos claros, 2 a 3 horas antes da indução anestésica, com 12,5% de dextrose, associada ou não a proteínas ou aminoácidos, não aumenta o volume residual gástrico e não causa broncoaspiração ou pneumonia aspirativa. A diretriz ACERTO, juntamente a outras sociedades, recomenda para pacientes eletivos, com esvaziamento gástrico preservado e sem risco de broncoaspiração, abreviar o tempo de jejum pré-operatório para 2 a 3 horas. Está indicada a oferta de 400 mL de fórmula líquida contendo 12,5% de dextrose na noite anterior à operação e 200 mL 2 horas antes da indução anestésica. As fórmulas com dextrose a 12,5% acrescidas de proteína do soro do leite ou de glutamina devem ser ofertadas 3 horas antes.

Terapia nutricional pré-operatória

A TN deve iniciar nas primeiras 24 horas da internação na presença de estabilidade hemodinâmica. O objetivo é a melhora clínica e nutricional perioperatória. No pré-operatório, a TN tem como objetivo pré-habilitar o paciente para a operação, prevenindo complicações e reduzindo tempo de internação, custos hospitalares e mortalidade. Existem vários estudos e metanálises que recomendam uma TN hiperproteica com imunonutrientes para pacientes desnutridos ou em risco de desnutrição candidatos a operações de médio e grande porte. Para o paciente em risco nutricional ou desnutrido candidato a operação de médio/grande porte, uma **fórmula** hiperproteica com imunonutrientes – arginina, nucleotídeos e ômega-3 – está indicada. Essa fórmula pode ser ofertada pela via oral (VO) ou enteral na quantidade mínima de 500 a 1.000 mL/dia. Nos pacientes desnutridos, essa fórmula deve ser continuada após a cirurgia. A escolha da via de nutrição vai depender das condições clínicas do paciente e do trato digestório (Figura 50.2).

A dieta VO deve ser variada com cardápios e preparações atrativos, modificados principalmente na presença de transtornos do trato digestório. Para os pacientes com ingestão oral em torno de 70%, o suplemento oral (SVO) hiperproteico, com ou sem imunonutrientes, está indicado 2 a 3 vezes/dia, 5 a 7 dias antes da operação.

Os pacientes com ingestão oral menor que 60% das necessidades devem receber uma TN enteral (TNE) associada a VO. A presença de síndromes disabsortivas, insuficiência intestinal, fístulas altas, disfagia/odinofagia é uma situação que requer a prescrição da TNE associada ou

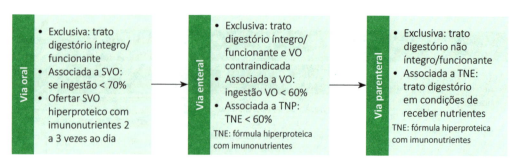

Figura 50.2. Escolha da via de nutrição no perioperatório.
Fonte: acervo pessoal da autoria.

não a VO. Alguns pacientes podem evoluir com necessidade de TNE exclusiva ou associada a TN parenteral (TNP), por isso a equipe deve monitorar diariamente os pacientes, principalmente na presença de deiscências de anastomoses, fístulas de alto débito e insuficiência intestinal.

A TNP exclusiva está indicada quando o trato digestório não puder ser utilizado. Essa nutrição apresenta melhor resultado quando iniciada no pré-operatório de pacientes desnutridos que não podem utilizar a via digestória e quando continuada no pós-operatório.

Pós-Operatório

No pós-operatório, a diretriz ACERTO ressalta a importância de considerar a resposta metabólica ao trauma cirúrgico, bem como o início precoce da TN. Sempre que possível, a TN oral, enteral ou parenteral deve reiniciar nas primeiras 12 a 24 horas na presença de estabilidade hemodinâmica. Mesmo para as cirurgias altas, como as envolvendo anastomoses esôfago-gástricas, pancreatectomias e as de cabeça e pescoço, a TNE precoce é segura. A TN oral com SVO ou enteral são as vias preferenciais. Para os pacientes desnutridos, a TN imunomoduladora deve continuar no pós-operatório. Vários estudos atestam que a realimentação precoce não aumenta o risco de fístulas e deiscências, e reduz o tempo de íleo, proporcionando rápida eliminação de flatos e fezes. Para os pacientes submetidos a ressecções baixas, como as de cólon e reto, a dieta líquida VO pode ser iniciada nas primeiras 24 horas.

Considerações finais

- O paciente cirúrgico crítico responde com aumento da resposta inflamatória que leva a desnutrição aguda, aumento no tempo de internação, complicações, mortalidade e custos.
- A triagem e a avaliação nutricional devem ser realizadas em 24 a 48 horas da admissão, e a desnutrição é proporcional à magnitude da inflamação.
- A reavaliação nutricional dever realizada a cada sete dias.
- A necessidade calórica nos primeiros quatro dias de pós-operatório é de 15 a 20 kcal/kg/dia e aumenta após a melhora da fase aguda inflamatória.
- A quantidade proteica é entre 1,5 a 2,0 g/kg/dia devido a proteólise intensa.
- As terapias com SVO ou TNE são preferenciais com oferta de fórmula hiperproteica com imunonutrientes 5 a 7 dias antes da operação.
- A abreviação do tempo de jejum para 2 horas antes da indução anestésica (fórmula contendo 12,5% de dextrose) está indicada para a maioria dos pacientes.
- A realimentação precoce pós-operatória em 12 a 24 horas é segura e não aumenta o risco de deiscências ou fístulas.

Leitura recomendada

- Aguilar-Nascimento JE, Salomão AB, Waitzberg DL, Dock-Nascimento DB, Correa MITD, Campos ACL, et al. ACERTO guidelines of perioperative nutritional interventions in elective general surgery. Rev Col Bras Cir. 2017; 44(6):633-48.
- Aguilar-Nascimento JE. ACERTO: Acelerando a Recuperação Total Pós-Operatória. 4 ed. Rio de Janeiro: Rubio; 2020. 512 p.
- Arends J, Bachmann P, Baracos V, Barthelemy N, Bertz Z, Bozzetti F, et al. ESPEN guidelines on nutrition in cancer patients. Clin Nutr. 2017; 36(1):11-48.
- Campos ACL, Matsuba CST, van Aanholt DPJ, Nunes DSL, Toledo DO, Rocha EEM, et al. Diretriz Brasileira de Terapia Nutricional no Paciente Grave. BRASPEN J. 2018; 33(Supl 1):2-36.
- Deutz NE, Matheson EM, Matarese LE, Luo M, Baggs GE, Nelson JL, et al.; NOURISH Study Group. Readmission and mortality in malnourished, older, hospitalized adults treated with a specialized oral nutritional supplement: a randomized clinical trial. Clin Nutr. 2016; 35(1):18-26.
- Gustafsson UO, Scott MJ, Hubner M, Nygren J, Demartines N, Francis N, et al. Guidelines for Perioperative Care in Elective Colorectal Surgery: Enhanced Recovery After Surgery (ERAS®) Society Recommendations: 2018. World J Surg. 2019; 43(3):659-95.
- Heyland DK, Dhaliwal R, Jiang X, Day AG. Identifying critically ill patients who benefit the most from nutrition therapy: the development and initial validation of a novel risk assessment tool. Crit Care. 2011; 15(6):R268.
- Horie L, Barrere APN, Castro MG, Liviera AMB, Carvalho AMB, Pereira A, et al. Diretriz BRASPEN de terapia nutricional no paciente com câncer. BRASPEN J. 2019; 34:2-32.
- Piva S, Fagoni N, Latronico N. Intensive care unit-acquired weakness: unanswered questions and targets for future research. F1000Res. 2019; 8:F1000 Faculty Rev-508.
- Puthucheary ZA, Rawal J, McPhail M, et al. Acute skeletal muscle wasting in critical illness [published correction appears in JAMA. 2014 fev; 311(6):625. Padhke, Rahul [corrected to Phadke, Rahul]]. JAMA. 2013; 310(15):1591-600.
- Reintam Blaser A, Starkopf J, Alhazzani W, et al. Early enteral nutrition in critically ill patients: ESICM clinical practice guidelines. Intensive Care Med. 2017; 43(3):380-98.
- Singer P, Blaser AR, Berger MM, et al. ESPEN guideline on clinical nutrition in the intensive care unit. Clin Nutr. 2019; 38(1):48-79.
- Toledo D, Piovacari C, Horie LM, et al. Campanha "Diga Não à Desnutrição": 11 passos importantes para combater a desnutrição hospitalar. BRASPEN J. 2018; 33(1):86-100.
- Waitzberg DL, De Aguilar-Nascimento JE, Dias MCG, Pinho N, Moura R, Correia MITD. Hospital and homecare malnutrition and nutritional therapy in Brazil. Strategies for alleviating it: a position paper. Nutr Hosp. 2017 jul; 34(4):969-75.
- Weimann A, Braga M, Carli F, Higashiguchi T, Hübner M, Klek S, et al. ESPEN guideline: Clinical nutrition in surgery. Clin Nutr. 2017 jun; 36(3):623-50.
- White JV, Guenter P, Jensen G, et al. Consensus statement: Academy of Nutrition and Dietetics and American Society for Parenteral and Enteral Nutrition: characteristics recommended for the identification and documentation of adult malnutrition (undernutrition). JPEN J Parenter Enteral Nutr. 2012; 36(3):275-83.
- Wischmeyer PE, Carli F, Evans DC, et al. American Society for Enhanced Recovery and Perioperative Quality Initiative Joint Consensus Statement on Nutrition Screening and Therapy Within a Surgical Enhanced Recovery Pathway [published correction appears in Anesth Analg. 2018.]. Anesth Analg. 2018 jun; 126(6):1883-95.

SEÇÃO 6

Terapia Nutricional

CAPÍTULO

51 Terapia Nutricional Enteral: Indicação, Escolha da Via, Administração, Monitoramento e Manejo das Complicações

Fernanda Antunes Ribeiro
Priscila Barsanti de Paula Nogueira
Lilian Moreira Pinto

Indicação

A terapia nutricional é uma das terapias mais discutidas na medicina moderna. Já é bem estabelecido que pacientes desnutridos têm piores desfechos, o que leva ao aumento do tempo de internação, taxas elevadas de readmissões, retardo na recuperação e menor qualidade de vida.

A terapia nutricional (TN) tem impacto expressivo na evolução clínica de pacientes hospitalizados, especialmente em indivíduos internados em unidades de terapia intensiva (UTI); estes, em sua maioria, possuem dificuldades para a ingesta adequada de nutrientes por via oral, necessitando de suporte de terapia nutricional, seja por via enteral (TNE) ou parenteral (TNP).

O primeiro ponto importante para a indicação da TNE é que o paciente possua o trato gastrointestinal (TGI) funcionante. Dentre as principais indicações, podemos citar pacientes com anorexia ou doenças de outras etiologias como doenças do trato gastrointestinal alto, distúrbios neurológicos com alteração do nível de consciência ou movimentos mastigatórios e intubação orotraqueal em pacientes que em geral não conseguem atingir suas necessidades nutricionais por via oral (entre 60% e 70%). É importante ressaltar que o uso da TNE não contraindica a alimentação oral, desde que esta não provoque ou eleve os riscos ocasionados ao paciente.

Tabela 51.1. Principais indicações para o uso da TNE.	
Ingesta oral	**Condição clínica/doença**
Impossibilitada	• Inconsciência • Anorexia • Lesões orais • Acidentes vasculares encefálicos • Neoplasias • Doenças desmielinizantes • Intubação
Insuficiente	• Trauma • Sepse • Alcoolismo crônico • Depressão grave • Queimaduras

Continua...

Tabela 51.1. Principais indicações para o uso da TNE. Continuação.

Ingesta oral	Condição clínica/doença
Produz dor ou desconforto	• Doença de Crohn • Colite ulcerativa • Carcinoma do TGI • Pancreatite • Quimioterapia • Radioterapia
Disfunção do TGI	• Síndrome de má-absorção • Fístula • Síndrome do intestino curto

Fonte: adaptada de EMTN em prática, 2017, Piovacari.

O principal objetivo de realizar a TNE precoce é diminuir o déficit energético e, consequentemente, minimizar as alterações metabólicas como o catabolismo e a perda de massa magra. É indicado, sempre que possível, o uso do TGI o mais precoce possível. Desse modo, a nutrição enteral precoce (NEP) tem papel primordial na prática clínica, e seu início em geral se dá em torno de 24 a 48 horas após a admissão hospitalar ou procedimento cirúrgico.

Tabela 51.2. Indicação para início de TNE segundo as diretrizes nacionais e internacionais.

Sociedade/Diretriz	Ano de publicação	Tempo para início
BRASPEN/SBNPE	2018	Entre 24 e 48 horas iniciais do tratamento
Canadian Clinical Pratice Guidelines	2015	Até 48 horas após admissão na UTI
ESPEN	2018	Antes de 24 horas da admissão e/ou evento traumático
ASPEN	2016	Entre 24 e 48 horas após a cirurgia ou lesão

Fonte: adaptada de Terapia Nutricional em UTI, 2019, Toledo.

Para pacientes cirúrgicos, a NEP é segura e também traz diversos benefícios, como uma recuperação acelerada e que diminui o risco de complicações pós-operatórias. É associada a menor tempo de internação, menor taxa de mortalidade e morbidade, preservação da barreira intestinal e da função imune.

Tabela 51.3. Benefícios da TNE.

Benefícios	
Não nutricionais	• Menor tempo de hospitalização; • Manutenção da integridade da mucosa intestinal; • Melhora da capacidade de absorção; • Produção de IgA secretora; • Efeito trófico nas células epiteliais; • Redução de virulência de patógenos endógenos; • Menor incidência de úlcera por estresse e de lesão trófica intestinal; • Redução na mortalidade; • Menor incidência de sepse.
Imunológicos	• Modulação das células para a melhora da função imunológica sistêmica.
Metabólicos	• Aumento da sensibilidade à insulina por meio da estimulação de incretinas; • Redução da hiperglicemia; • Redução de hipermetabolismo e catabolismo associado à resposta inflamatória.
Nutricionais	• Oferta de calorias e proteínas; • Oferta de micronutrientes e antioxidantes; • Preservação de massa magra.

IgA: imunoglobulina A.
Fonte: adaptada de EMTN em prática, 2017, Piovacari.

Contraindicações

Tão importante quanto a indicação correta é conhecer os fatores limitantes para o uso da TNE. As principais contraindicações para o uso da TNE são: disfunção do TGI, obstrução mecânica do TGI, refluxo gastroesofágico intenso, íleo paralítico, hemorragia gastrointestinal, vômitos e diarreias graves, fístula do TGI de alto débito (> 500 mL/dia), enterocolite grave, pancreatite aguda grave e paciente em estágio terminal da doença.

Vias de acesso para nutrição enteral

A terapia nutricional enteral é caracterizada pela infusão de dieta diretamente no trato gastrointestinal. O acesso enteral será escolhido individualmente de acordo com as necessidades e características dos pacientes. São ponderadas, para a escolha da via, características como o risco de aspiração, a duração prevista para terapia enteral, bem como anatomia e condição clínica vigente.

Quando o tempo estimado de duração da terapia enteral for menor que 4 a 6 semanas (curta duração), considera-se a via nasogástrica por meio de sondagem gástrica ou via nasoentérica por meio de sondagem duodenal e jejunal.

De acordo com as diretrizes nacionais e internacionais atuais, não há evidências de que a oferta pós-pilórica seja mais vantajosa do que a oferta gástrica na população geral. Os *guidelines* consideram que o posicionamento pós-pilórico deve ser considerado individualmente, caso a caso, e pode ser benéfico em condições com risco aumentado de broncoaspiração, tais como: gastroparesia, pacientes neurológicos, pacientes em decúbito a 0° ou em posição prona. Entretanto, se a passagem da SNE pós-pilórica implicar o atraso do início da terapia nutricional, a via gástrica deve ser priorizada.

O posicionamento dos dispositivos para acesso enteral deve ser sempre confirmado com radiografia simples de abdome, mesmo quando a sondagem for realizada pela via endoscópica. Quando a sondagem é guiada por endoscopia, pode haver deslocamento durante a retirada do endoscópio. Para confirmar o posicionamento adequado, as sondas em geral são radiopacas.

A passagem de sonda pode ser guiada e facilitada também por dispositivos eletromagnéticos, eletrocardiográficos ou miográficos que auxiliam o posicionamento pós-pilórico e melhoram a sensibilidade do método (p. ex., Cortrak®).

Quando o tempo estimado de duração da terapia nutricional enteral exceder 4 a 6 semanas (longa duração), considera-se a nutrição por meio de gastrostomia ou jejunostomia.

A gastrostomia é um orifício criado artificialmente na altura do estômago, objetivando uma ligação direta do meio interno do paciente com o meio externo. Quando inserida uma extensão para o jejuno através da sonda de gastrostomia, esta é definida como gastrojejunostomia. Habitualmente, uma sonda com diâmetro de 8,5 Fr a 12 Fr é introduzida através de uma sonda de gastrostomia percutânea de 24 Fr a 28 Fr e normalmente é indicada em casos de intolerância a TNE por via gástrica ou em pacientes com alto risco de aspiração. A passagem é realizada por meio de endoscopia ou por um fio-guia conduzido até o jejuno.

Quando essa comunicação artificial é realizada diretamente na altura jejunal, é definida por jejunostomia e indicada em casos de impossibilidade de alimentação via gástrica, por exemplo em pacientes com cirurgia no trato gastrointestinal (TGI) acima do jejuno.

O acesso por meio de um estoma proporciona maior conforto ao paciente e evita complicações causadas quando a SNE é usada por tempo prolongado. Pode-se considerar como complicações: lesão ou irritação do trato gastrointestinal superior, estenoses e sinusopatias. O procedimento é realizado por meio de técnicas endoscópicas, radiológicas ou cirúrgicas (laparoscópica

Terapia Nutricional Enteral: Indicação, Escolha da Via, Administração, Monitoramento e Manejo das Complicações

ou aberta), sendo que as técnicas endoscópicas e radiológicas são preferidas na atualidade por serem tecnicamente mais simples, mais rápidas e com menores taxas de complicações. Contudo, requerem cuidados com a ostomia, pois a infecção da incisão na parede abdominal é a complicação mais frequente.

Tabela 51.4. Vantagens e desvantagens dos dispositivos para TNE.		
Dispositivo e tempo de terapia	**Vantagens**	**Desvantagens**
Sonda nasoenteral (SNE) (4 a 6 semanas)	• Possibilidade de passagem à beira do leito.	• Tempo limitado de uso; • Maior risco de infecção de seios da face; • Risco de lesão associada a dispositivo médico, dentre outros.
Gastrostomia (GTT) (> 6 semanas)	• Menor risco de infecções de seios da face; • Conforto ao paciente; • Permite alimentação em bólus; • Requer funcionamento do estômago e reflexo de vômito.	• Risco de aspiração pulmonar comparada a GTJ; • Risco de infecção do sítio de inserção.
Gastrojejunostomia (GTJ) (> 6 semanas)	• Permite descompressão gástrica sem necessidade de pausar a dieta; • Via de administração de medicamentos independente da via da dieta.	• Maior risco de obstrução da via da jejunostomia devido ao calibre.
Jejunostomia (> 6 semanas)	• Possibilidade de alimentação em pacientes com cirurgia no TGI acima do jejuno.	• Pouco utilizada; • Dificuldade com conexões.

Fonte: adaptada de EMTN em prática, 2017, Piovacari.

Administração

A terapia nutricional enteral pode ser administrada de modo intermitente ou contínua. No ambiente hospitalar, principalmente nas unidades de terapia intensiva, a infusão contínua em bomba de infusão é mais utilizada por melhorar a tolerância, facilitar a progressão e aceitação das fórmulas enterais e diminuir complicações como náuseas e vômitos.

A via gástrica (por sondagem ou gastrostomia) requer funcionamento intestinal e reflexo de vômito para proteção de vias aéreas; e permite alimentação em bólus devido à capacidade reservatória gástrica e boa aceitação de fórmulas hiperosmóticas. A via nasoduodenal ou nasojejunal (por sondagem pós-pilórica ou jejunostomia) pode reduzir o risco de aspiração pulmonar em pacientes com gastroparesia ou outros fatores de risco para broncoaspiração. Nesses casos, se recomenda a infusão contínua e o uso de dietas hiperosmolares para melhor tolerância.

Monitoramento

A TNE, embora seja a primeira opção por usar o TGI, não é isenta de complicações, principalmente as relacionadas à falência gastrointestinal em pacientes graves.

O monitoramento da dieta enteral deve ser guiado por protocolos clínicos validados e adaptados para a realidade de cada unidade. Os membros da equipe devem ser treinados a fim de seguir os protocolos estabelecidos, e do mesmo modo o registro em prontuário deve ser preciso, permitindo auditoria dos dados para análise da qualidade da assistência.

Os principais objetivos do monitoramento da TNE são:

Tabela 51.5. Objetivos do monitoramento da TNE.
• Definir as metas e objetivos da TN de acordo com o quadro clínico apresentado.
• Monitorar continuamente a TN, verificando-se os sinais clínicos, parâmetros nutricionais e funcionais do paciente.
• Verificar, de rotina, a tolerância metabólica e gastrointestinal.

Fonte: Terapia nutricional em UTI, 2019, Toledo.

Complicações metabólicas

▶ Gastroparesia

A gastroparesia é uma complicação comum em pacientes graves. A monitorização do resíduo gástrico é um indicador de tolerância à TNE, uma vez que o volume residual gástrico (VRG) elevado está associado a maior risco de broncoaspiração.

Não se recomenda o uso rotineiro da verificação de VRG por meio de aspiração ou drenagem por gravidade por meio de sonda nasogástrica. Essa prática está fortemente ligada ao aumento do aporte nutricional, não elevando o risco de pneumonia por aspiração. Porém, pacientes com risco de broncoaspiração (doenças neurológicas, hipertensão intracraniana, disfágicos, portadores de doença do refluxo gastroesofágico, diabéticos e idosos) ou pacientes que apresentem intolerância, como vômitos, regurgitação ou distensão abdominal, podem se beneficiar quando aplicado um protocolo direcionado para a monitoração do VRG.

A Sociedade Americana de Nutrição Parenteral e Enteral (ASPEN) não recomenda a interrupção da NE quando a VRG está entre 250 mL e 500 mL, uma vez que volumes de até 500 mL sem outros sinais clínicos não aumentam a incidência de refluxo, aspiração e pneumonia.

▶ Diarreia

Definida por 3 ou mais evacuações líquidas em 24 horas, é a complicação mais frequente; sua incidência varia de 2% a 95%, e a causa é multifatorial. O quadro de diarreia favorece a desnutrição, desidratação, desequilíbrio eletrolítico e translocação bacteriana. Os principais fatores são:

- Medicações por SNE: medicações hiperosmolares, suplementação de eletrólitos e antibioticoterapia.
- Dieta enteral, devido à alta densidade calórica, alta osmolaridade e baixo teor de fibras, velocidade de infusão, modo de administração e contaminação.
- Infecção intestinal: colite pseudomembranosa (administração combinada de 2 ou mais antibióticos).
- Hipoalbuminemia.
- Pseudodiarreia causada por fecaloma.

O uso de probióticos vem sendo muito discutido, porém ainda não está bem estabelecido para quais pacientes administrar com segurança.

É primordial que seja identificada a causa da diarreia antes do início do tratamento, e não se recomenda a interrupção da NE até que a causa seja estabelecida.

▶ Constipação

A constipação intestinal é definida como frequência menor que uma evacuação a cada três dias, normalmente associada a distensão abdominal, aumento da pressão intra-abdominal (PIA), menor complacência pulmonar, maior tempo de ventilação mecânica e esforço respiratório. Pode atingir até 70% dos pacientes dentro da UTI.

Como prevenção e tratamento, recomenda-se revisar a hidratação, considerar a introdução de fibras quando houver estabilidade hemodinâmica, e quando possível substituir medicações que diminuem a peristalse, por exemplo opioides. Tomadas todas as medidas citadas, recomenda-se início de laxantes à base de carboidratos não digeríveis (lactulose e manitol).

▶ Síndrome de realimentação

Os pacientes com maior risco são os submetidos a jejum por mais de 48 horas e/ou desnutridos graves. É causada por alterações hidreletrolíticas, promovidas entre o plasma e o meio intracelular após a realimentação (oral enteral e parenteral).

Apresenta difícil reconhecimento no meio clínico, em que a manifestação clínica mais característica é a hipofosfatemia. Esta pode ser acompanhada de hipocalemia, alterações no metabolismo da glicose, proteínas e gorduras, deficiência de tiamina, assim como a retenção de sódio e líquidos que podem levar a insuficiência cardíaca em casos mais severos.

Antes de iniciar a TN, devem ser avaliadas as deficiências de eletrólitos e vitaminas, assim como o grau de hidratação para correção. A probabilidade de que muitos pacientes estejam desnutridos em virtude de jejuns prolongados antes da sua internação é alta, portanto, o início da TN é recomendado com apenas 25% a 70% da sua meta nutricional; ou ainda, nos casos em que a síndrome já esteja estabelecida, recomenda-se o início com 10 kcal/kg/dia, com progressão do aporte para 100% em um período a partir de 72 horas a depender do estado clínico de cada paciente.

Controle glicêmico

As alterações glicêmicas (hiperglicemia e hipoglicemia) são frequentes em pacientes hospitalizados em uso de TN, e sua incidência independe de haver história prévia de diabetes melito ou não, podendo ser associada a piores desfechos clínicos.

Acontece em decorrência da alteração da metabolização da glicose quando há um trauma ou estresse, promovendo alterações nas secreções endócrinas e aumentando a resistência à insulina periférica, o que, por consequência, gera a hiperglicemia. A fórmula prescrita da TNE dependente das características também pode colaborar para o aumento glicêmico.

A ASPEN recomenda para o manejo da glicemia uma variável entre 140 e 180 mg/dL para pacientes em TN, e define hipoglicemia como valores abaixo de 70 mg/dL. As correções devem ser guiadas por protocolos bem estabelecidos de acordo com a realidade de cada unidade. Para pacientes com hiperglicemia persistente em unidades de terapia intensiva é recomendado o uso de insulina por via endovenosa.

Complicações mecânicas

Associadas com a manipulação direta da sonda, as causas mais comuns são as perdas acidentais e obstruções.

As perdas acidentais dentro das unidades de terapia intensiva são ocasionadas principalmente pelo *delirium* com agitação, e sua ocorrência gira em torno de 50%. Porém, também podem ser associadas à tosse excessiva e vômito, além de fixações inadequadas. A identificação da causa do *delirium* e tratamento adequado se torna primordial para evitar a perda acidental do dispositivo. Dentre os tratamentos temos:

- Intervenções farmacológicas: haloperidol, risperidona, quetiapina, olanzapina, dexmedetomidina, rivastigmina, dexametasona e estatinas.

- Intervenções não farmacológicas: regulação do ciclo sono-vigília, avaliação do escore de dor, otimização da visão e audição, mobilização precoce, orientação em tempo e espaço, nutrição e hidratação.
- A incidência de obstrução das sondas é de 36%, associada diretamente aos cuidados de enfermagem devido à má manutenção do dispositivo, por lavagem incorreta, diluições de medicamentos de maneira inadequada ou até mesmo pela formulação da dieta. Para evitar a obstrução recomenda-se:
- Lavagem da sonda com água (20 mL a 50 mL) antes e após a interrupção da dieta e administração de medicações, a cada 4 horas para TNE com infusão contínua.
- Preferencialmente utilizar medicações com formulações líquidas (gotas e xaropes), as quais também devem ser diluídas. Para medicações em pó, utilizar maior volume para diluição, em torno de 100 a 150 mL de água.
- Consultar sempre que necessário o auxílio do farmacêutico para checar interações medicamentosas e medicações potenciais para obstrução do dispositivo.

Com menor frequência podemos citar a esofagite, ulceração esofágica, estenose, otite aguda e irritação nasofaríngea, todas provocadas pelo uso prolongado de sondas de maior calibre ou materiais incompatíveis. O tratamento indicado para essas situações consiste em usar sondas de materiais flexíveis e menor calibre, assim como discutir a indicação de ostomias.

Leitura recomendada

- Bankhead RR, Fisher CA, Rolandelli RH. Gastrostomy tube placement outcomes: comparison of surgical, endoscopic, and laparoscopic methods. Nutr Clin Pract. 2005; 20:607-12.
- Castro MG, Ribeiro PC, Souza IAO, et al. Diretriz Brasileira de Terapia Nutricional no Paciente Grave. 2018; (33):2-36.
- Doig SG, Simpson F, et al. Effect of Evidence-Based Feeding Guidelines on Mortality of Critically Ill Adults: A Cluster Randomized Controlled Trial. Jama. 2008 dez; 300(23):2731-41.
- Gabriel SA, Ackerman RJ. Placement of nasoenteral feeding tubes using external magnectic guidance. JPEN J Parenter Enteral Nutr. 2004; 28:119-22.
- McMahoon MM, Nystrom E, Braunschweig C, et al.; Board of Directors, American Society for Parenteral and Enteral Nutrition. ASPEN clinical guidelines: nutrition support of adult patients with hyperglycemia. JPEN J Parenter Enteral Nutr. 2013; 37(1):23-36.
- Montejo JC, Miñambres E, Bordejé L, et al. Gastric residual volume during enteral nutrition in ICU patients: the REGANE study. Itens Care Med. 2010; 36(8):1386-93.
- Pioavacari SMF, Toledo DO, Figueiredo EJA. Equipe Multiprofissional de Terapia Nutricional – EMTN. 1 ed. São Paulo: Atheneu; 2017.
- Reingnier J, Mercier E, Le Gouge A, et al.; Clinical Research in Intensive Care and Sepsis (CRICS) Group. Effect of not monitoring residual gastric volume on risk of ventilator-associated pneumonia in adults receiving mechanical ventilation and early enteral feeding: a randomized, controlled trial. Jama. 2013; 309(3):249-56.
- Sad MH, Parra BFCS, Ferrer R. Manejo nutricional em pacientes com risco de síndrome de realimentação. Braspen; 2019.
- Shiramizo SC, Vittorino MA, de Oliveira RM. Terapia Nutricional enteral: indicação e vias de acesso ao tubo digestório. In: Knobel E. Terapia Intensiva: Nutrição. São Paulo: Atheneu; 2005. p. 57-70.
- Thaylor BE, McClave AS, et al. ASPEN Guidelines for the Provision and Assessment of Nutrition Support Therapy in the Adult Critically Ill Patient: Society of Critical Care Medicine (SCCM) and American Society for Parenteral and Enteral Nutrition (A.S.P.E.N.). Crit Care Med. 2016; 44(2):390-438.
- Toledo DO, Castro MG. Terapia Nutricional em UTI. 2 ed. Rio de Janeiro: Rubio; 2019.
- Volkert D, Beck AM, et al. ESPEN guideline on clinical nutrition and hydration in geriatrics. Clin Nutr. 2018; p. 1-18.
- Volkert D, Berner YN, Berry E, Cederholm T, Coti Bertrand P, et al.; DGEM (German Society for Nutritional Medicine), ESPEN (European Society for Parenteral and Enteral Nutrition). ESPEN Guidelines on Enteral Nutrition: Geriatrics. Clin Nutr. 2006 abr; 25(2):330-60. doi: 10.1016/j.clnu.2006.01.012.
- Waitzberg DL, de Aguilar-Nascimento JE, Dock-Nascimento DB, et al. Vias de Acesso de Nutrição enteral. In: Waitzberg DL. Nutrição oral, enteral e parenteral na prática clínica. São Paulo: Atheneu; 2009. p. 809-22.

CAPÍTULO

52 Terapia Nutricional Parenteral: Indicação, Escolha da Via, Administração, Monitoramento e Manejo das Complicações

Fernanda Antunes Ribeiro
Melina Castro Gouveia
Décio Diament

Indicações

Conforme indicação da Portaria n.º 272 da Agência Nacional de Vigilância Sanitária, a terapia nutricional parenteral (TNP) é indicada para pacientes que não satisfazem as necessidades nutricionais pela via digestiva, considerando o estado clínico atual, assim como a qualidade de vida do paciente, ou seja, indicada quando há impossibilidade de utilização do trato gastrointestinal (TGI), ou na incapacidade de atingir necessidades nutricionais pelo TGI.

A incapacidade de utilizar o TGI normalmente é associada a condições de alterações disabsortivas, em que ocorre uma importante perda de água, eletrólitos e nutrientes. Podem também acontecer alterações do trânsito gastrointestinal ocasionadas por alterações metabólicas ou mecânicas, por exemplo, distensão abdominal, vômitos e diarreia. Em algumas situações, essas alterações podem contraindicar ou limitar o uso do TGI.

É bem estabelecido na prática clínica que o início da terapia nutricional precoce é benéfica ao paciente, sendo a via enteral a 1ª opção por ser mais fisiológica. Já a utilização da via parenteral precoce ainda é um tema controverso e que deve ser discutido considerando a individualidade de cada paciente. Alguns estudos compararam o uso precoce da NP × NE, ambas isocalóricas. Nesses estudos em questão não houve diferença no desfecho quando relacionado à mortalidade e infecções, porém se notaram menores índices de complicações do TGI como vômitos, diarreia e isquemia intestinal quando utilizada nutrição parenteral.

Em pacientes com baixo risco nutricional (NUTRIC *score* < 5 ou NRS < 3) as principais diretrizes recomendam aguardar um período em torno de 3 a 7 dias de internação para iniciar a NP. Porém, em pacientes com alto risco nutricional ou gravemente desnutridos é recomendado iniciar a NP o mais precoce possível.

Quanto à indicação da NP suplementar, esta deve ser considerada quando não for possível atingir a meta nutricional do paciente pelo TGI, com o intuito de minimizar o déficit energético e proteico, considerando a individualidade de cada caso. O início deve geralmente ocorrer após sete dias do uso da nutrição enteral.

Tabela 52.1. Principais indicações da terapia nutricional parenteral.

Indicação	Comentários
Fístulas digestivas de alto débito	Especialmente nas fístulas digestivas baixas, há grandes chances de ineficácia da terapia nutricional enteral (TNE) por causa da perda de água, eletrólitos e nutrientes.
Síndrome do intestino curto	Má-absorção devido à própria doença e à baixa tolerância a volumes maiores de alimentos ou nutrição enteral; acarreta oferta insuficiente de nutrientes por via enteral.
Doenças inflamatórias intestinais	Frequente intolerância a TNE, associada a diarreia persistente ou fístulas de alto débito, que levam a espoliação nutricional importante. Nos casos mais graves, o repouso do TGI costuma ser eficaz para a remissão da doença em atividade.
Obstrução intestinal	Quando não há indicação imediata de cirurgia e existe a necessidade TN.
Íleo paralítico	Quando não há previsão de retorno do funcionamento normal em até cinco dias.
Pancreatites graves	Na intolerância à nutrição enteral.
Grande queimado	A necessidade calórico-proteica é superior à capacidade de ingestão alimentar ou aporte por via enteral.
Pré-operatório/pós-operatório	Na presença de alto risco nutricional e/ou desnutrição grave, é indicada TN; porém, há incapacidade total ou parcial de receber nutrição pela via digestiva.
Câncer	Obstrução do TGI, intolerâncias alimentares e toxicidade gastrointestinal devido ao tratamento, que impedem o adequado aporte energético-proteico pela via enteral.
Paciente crítico	Inúmeros processos fisiopatológicos podem alterar o TGI, de modo a contraindicá-lo total ou parcialmente, por tempo indeterminado.

Fonte: adaptada de Terapia Nutricional em UTI, 2019, Toledo.

Tabela 52.2. Recomendações para TNP suplementar de acordo com as diretrizes.

Diretriz	Recomendação
Sociedade Americana de Nutrição Enteral e Parenteral (ASPEN)	Considera-se a possibilidade de NP suplementar após 7 a 10 dias, caso a via digestiva seja insuficiente para alcançar 60% das necessidades energético-proteicas do paciente. Se a TNE exclusiva não colaborar para melhores desfechos clínicos, prejudicando o paciente, recomenda-se iniciar NP antes desse período. A indicação da NP suplementar deve seguir critérios individuais para cada paciente (nível de evidência: moderado).
European Society for Clinical Nutrition and Metabolism (ESPEN)	Uma vez realizadas e otimizadas todas as estratégias para manter a TN por via digestiva, porém o paciente não a tolera ao longo da primeira semana de internação, recomenda-se TNP suplementar. Todavia, o risco-benefício da TN suplementar precoce ainda é controverso, devendo sua indicação ser estudada caso a caso (nível de recomendação: boas práticas). Para pacientes em pós-operatório de cirurgia de grande porte (nível de recomendação: A): 1. Para pacientes desnutridos e/ou em alto risco nutricional, recomenda-se associar NP suplementar, se a via digestiva não atingir 50% das necessidades calóricas durante os primeiros sete dias. 2. A NP suplementar cujo tempo de uso estimado seja menor que quatro dias não é necessária. Para pacientes em pré-operatório de cirurgia de grande porte (nível de recomendação: A): 1. Exclusivamente para pacientes desnutridos graves ou em alto risco nutricional, cuja via digestiva é insuficiente para atingir as necessidades energéticas, é indicada a suplementação por NP por um período de 7 a 14 dias.
Sociedade Brasileira de Nutrição Parenteral e Enteral (BRASPEN/SBNPE)[2]	A TNP combinada à TNE deve ser indicada caso a caso, considerando-se critérios de gravidade da doença, risco nutricional e estado nutricional. A NP suplementar pode ser indicada para pacientes cujo aporte calórico por via digestiva seja menor que 60% no período de 5 a 7 dias (nível de evidência: opinião de especialista).
Canadian Clinical Practice Guidelines	É recomendado que o uso de TNP suplementar seja realizado de maneira criteriosa, caso a caso. Não é indicado iniciar NP simultaneamente à NE sem que antes sejam realizadas e maximizadas todas as medidas para melhorar a tolerabilidade da via digestiva.

Fonte: Terapia Nutricional em UTI, 2019, Toledo.

Contraindicações

Para que seja realizada uma TNP com segurança, é essencial uma situação "macro" hemodinâmica estável para a utilização de nutrientes; do mesmo modo, antes do início da NP, as funções vitais, respiração, circulação e manutenção das funções dos órgãos devem estar estabilizadas.

Contraindicações absolutas:

- Fase aguda; primeiras horas após o trauma; cirurgia; ou em vigência de uma infecção grave.
- Choque circulatório não resolvido.
- Lactato sérico > 3 mmol/L.
- Hipóxia (PaO_2 < 50 mmHg).
- Acidose grave (pH < 7,2).

Escolha da via de acesso e administração da NP

Uma vez definido o início da TNP, deve ser realizado o planejamento relacionado à via de infusão para a terapia em questão de acordo com a osmolaridade da solução e o tempo de terapia proposto.

Existem diversos tipos de cateteres do mercado atual, que variam de acordo com o calibre, número de lumens, local de inserção, posição da implantação e tempo de permanência.

Tabela 52.3. Indicações das vias de acesso.	
Via de acesso	**Indicação**
Acesso venoso periférico (AVP)	• Osmolaridade < 900 mOsm/L. • Tempo curto de terapia (< 14 dias). • Complementar a oferta por via oral ou enteral. • **Vantagens**: fácil acesso, baixo custo, não requer cuidados especializados. • **Desvantagens**: risco de tromboflebite, infiltração e extravasamento; requer troca frequente do acesso.
Acesso venoso central (AVC) ou cateter central de inserção periférica (PICC)	• Osmolaridade > 900 mOsm/L. • Tempo prolongado de terapia (> 14 dias). • **Vantagem**: menor risco de inflamações locais. • **Desvantagens**: maior custo; técnica mais complexa; risco de trombose; maior incidência de complicações infeciosas; e maior risco de complicações relacionadas à inserção do acesso.

Independentemente da via de acesso escolhida, o uso de ultrassonografia já é bem definido como medida preventiva de tentativas de canulação do vaso e de redução de custos, por consecutivamente diminuir as complicações mecânicas.

Administração

Independentemente da via de acesso escolhida, a infusão da NP deve ser realizada em via exclusiva. A infusão concomitante de outras soluções com a NP eleva o risco de precipitação e contaminação, portanto poderá ser feita em situações específicas, desde que seja consultado o farmacêutico para avaliar compatibilidades e interações farmacológicas e com o consenso da equipe multidisciplinar de terapia nutricional (EMTN). A instalação da bolsa de NP é atividade privativa do enfermeiro, não podendo ser designada a outro profissional.

Preconiza-se que a infusão seja realizada por meio de bombas de infusão com controle rigoroso do volume infundido. A administração de maneira segura tem como objetivo evitar o risco de contaminação e, assim, manter a segurança de todo o processo.

A instalação deve ser precedida da desinfecção do conector com álcool a 70%. Após a abertura do sistema (conexão do equipo com a bolsa da NP), tanto as bolsas manipuladas quanto as prontas para uso têm a validade de 24 horas.

Recomenda-se iniciar a TNP pela infusão de 30% a 40% do valor energético total (VET) e evoluir gradativamente conforme protocolos estabelecidos para o total aporte do paciente, com 100% das necessidades energéticas calculadas a fim de evitar complicações metabólicas como a síndrome de realimentação e hiperglicemia.

Em casos de pausas não programadas ou atraso na entrega da bolsa individualizada, recomenda-se a instalação de soro glicosado a 10% na mesma velocidade de infusão com o intuito de minimizar o risco de hipoglicemia pela parada abrupta. Não é recomendada a compensação do volume da NP nesses casos com o aumento do volume de infusão.

Hoje em dia, trabalhamos basicamente com dois tipos de NP:

▶ Nutrição parenteral pronta para uso

São bolsas bi ou tricompartimentais prontas para uso (RTU) e possuem formulações preestabelecidas em que a homogeneização dos substratos deve ser realizada na hora da administração da NP. Contém em sua composição uma quantidade fixa de líquido, macronutrientes e eletrólitos, não permitindo a total individualização da terapêutica que está sendo administrada.

Não há estudos mostrando superioridade em desfecho clínico sobre uso de bolsas prontas para uso ou manipuladas, porém demonstram bom custo-benefício, além de se tornar uma opção plausível para instituições com dificuldade de manipulação ou de recebimento e armazenamento adequado das soluções manipuladas.

É recomendada a infusão de vitaminas e oligoelementos em bolsa à parte; esta deve correr em via do cateter paralela, com tempo de infusão a partir de 60 minutos ou conforme indicação do fabricante. Pelo baixo tempo de exposição à luz não há necessidade de capa de fotoproteção para a bolsa e equipo fotossensível.

▶ Nutrição parenteral individualizada/manipulada

Necessita de prescrição diária e manipulação de insumos de acordo com a individualidade de cada paciente. Nos dias atuais, as bolsas normalmente são manipuladas por terceiros e transportadas até o hospital, evitando assim que o hospital necessite de área de estocagem e mão de obra específica para a manipulação. São manipulados todos os macro e micronutrientes em uma mesma bolsa, evitando assim qualquer infusão paralela relacionada à TNP.

A vantagem vem de encontro com o próprio nome, pois permite individualizar a terapia de acordo com o quadro clínico atual do paciente. As desvantagens são o custo elevado e o tempo gasto para a manipulação e transporte até a instituição.

Por estarem presentes na bolsa todas as vitaminas e oligoelementos, recomenda-se o uso de capa de fotoproteção e equipo fotossensível, quando disponível, para evitar o risco de oxidação das vitaminas ocasionada pela longa exposição à luz.

Com relação aos macronutrientes presentes, a Tabela 52.4 demonstra as recomendações atuais.

Terapia Nutricional Parenteral: Indicação, Escolha da Via, Administração, Monitoramento e Manejo das Complicações · **373**

Tabela 52.4. Recomendações nutricionais em TNP para pacientes adultos.		
Nutriente (concentração)	**Pacientes graves**	**Pacientes estáveis**
Proteínas (3% a 20%)	1,5-2 g PTN/kg/dia	1,2-1,5 g PTN/kg/dia
Carboidratos (2,5% a 70%)	4-5 g/kg/dia	7 g/kg/dia
Lipídios (10% a 20%)	1-2 g/kg/dia	1 g/kg/dia
Calorias	Fase aguda: 15-20 kcal/kg/dia Progressão até 25-30 kcal/kg/dia	30-35 kcal/kg/dia
Líquidos	Mínima para distribuição adequada de macronutrientes	30-40 mL/kg/dia

PTN: proteínas.

Fonte adaptada: EMTN em prática, 2017, Piovacari.

Monitorização

É primordial a individualização da monitorização, uma vez que cada paciente apresenta uma evolução clínica. O controle deve ser diário, acompanhando a sobrecarga e/ou deficiência de líquidos, glicose e/ou eletrólitos, prováveis distúrbios acidobásicos, análise da oferta de nutrientes para o quadro clínico atual, assim como o controle de possíveis complicações como as metabólicas e infecciosas.

A seguir uma tabela para demonstrar a monitorização clínica laboratorial de pacientes em uso de TNP.

Tabela 52.5. Monitorização clínica e laboratorial de pacientes submetidos à TNP.		
Parâmetro	**Paciente crítico**	**Paciente não crítico**
Peso	Diário	Semanal
Balanço hídrico	Diário	Diário
Balanço nitrogenado	Conforme necessidade	Conforme necessidade
Glicemia sérica *Glicemia capilar	Diária *Mínimo 2-3×/dia, conforme alterações glicêmicas.	Diária *Mínimo 2-3×/dia, conforme alterações glicêmicas.
Eletrólitos	Diário	Conforme necessidade
Triglicerídeos	Semanal	Semanal
Hemograma completo	1-2×/semana	Semanal
TGO, TGP, GGT, FA e bilirrubinas	1-2×/semana	Semanal
TP, TTP	Semanal	Semanal
Proteína visceral: pré-albumina ou transferrina	Semanal	Semanal
Ureia e creatinina	Diário	Semanal ou conforme necessidade

Fonte: Terapia Nutricional em UTI, 2019, Toledo.

Manejo das complicações

Podemos dividir as complicações relacionadas à TNP em três grandes grupos:

▶ Complicações mecânicas

Relacionadas ao uso do cateter (periférico ou central), podem ocorrer desde o momento da inserção do cateter (pneumotórax) até a sua manutenção e permanência (flebite e trombose relacionada ao cateter).

▶ Complicações infecciosas

Relacionadas à não utilização do TGI, o que pode elevar o risco de translocação bacteriana, bem como à inserção do cateter em medidas emergenciais, e o rompimento das barreiras de segurança no momento da inserção e manutenção do dispositivo.

Medidas básicas como a adequada higienização das mãos; o uso de barreiras máximas de proteção no momento da inserção, como paramentação completa; a manipulação estéril e a antissepsia da pele com clorexidina no momento da inserção do cateter minimizam os riscos de infecção.

Para a adequada manutenção do dispositivo recomenda-se o uso de curativos e conectores estéreis, que assim como a menor manipulação da via refletem bons resultados nas infecções relacionadas à corrente sanguínea. Alguns estudos americanos demonstram que o uso de cateter central de inserção periférica (PICC), quando comparado aos cateteres centrais semi-implantados de curto prazo, possui menor índice de infecções, provavelmente associado à localização da inserção e facilidade da manutenção desse cateter.

▶ Complicações metabólicas

Acontecem precocemente e normalmente são relacionadas ao excesso ou deficiência de compostos da NP (eletrólitos, minerais, ácidos graxos essenciais e vitaminas). Deve ser realizado o acompanhamento diário, pois em longo prazo pode levar ao acometimento dos sistemas como o fígado e vias biliares. Dentre as complicações metabólicas, podemos citar:

Hiperglicemia

É a alteração mais comum principalmente entre pacientes graves devido à resistência à insulina. Ocorre normalmente em pacientes com sepse, disfunção hepática e pancreática, diabetes melito, deficiência de cromo, estresse pós-operatório, uso de esteroides e infusões de soluções ricas em glicose.

Recomenda-se a introdução gradual da NP, assim como o controle de velocidade da infusão da glicose (VIG) que não deve ser superior a 3 a 5 mg/kg/min em pacientes graves; o uso de insulina; controle de fontes alternativas de glicose; ou até mesmo a redução da concentração de glicose da NP e dosagem da quantidade de carboidratos, que auxiliam no controle da hiperglicemia.

Hipoglicemia

Caracterizada por níveis inferiores a 70 mg/dL, e menos comum do que a hiperglicemia, ocorre pois pacientes em uso de NP têm aumento da secreção de insulina em até 6 vezes. Por isso a interrupção abrupta da infusão pode levar ao quadro de hipoglicemia; e devido ao risco elevado recomenda-se a redução gradual da infusão da NP.

Distúrbios hidreletrolíticos

Tabela 52.6. Quadro clínico e tratamento dos distúrbios hidreletrolíticos.		
Distúrbio	**Quadro clínico**	**Tratamento**
Hipervolemia	Dispneia, edema e ganho ponderal excessivo.	Restrição hídrica, diuréticos*.
Hipovolemia	Mucosa ressecada, sede intensa, oligúria e perda de peso.	Aumento do aporte hídrico, monitorização da diurese e balanço hídrico (BH).
Hipercalemia (potássio sérico > 5,0 mEq/L)	Diarreia, taquiarritmias, parestesias, paralisia muscular, fraqueza e parada cardíaca.	Suspensão de drogas ou reposições de potássio, correção da acidose metabólica, administração de resinas de troca e drogas que diminuem potássio*.

Continua...

Terapia Nutricional Parenteral: Indicação, Escolha da Via, Administração, Monitoramento e Manejo das Complicações

Tabela 52.6. Quadro clínico e tratamento dos distúrbios hidreletrolíticos. Continuação.

Distúrbio	Quadro clínico	Tratamento
Hipocalemia (valores séricos < 3,5 mEq/L)	Confusão mental, arritmias, vômitos, parestesias, fraqueza e paralisia muscular.	Ajuste do potássio na bolsa de NP, e reposição endovenosa caso haja hipomagnesemia conjunta.
Hipernatremia (sódio sérico > 145 mEq/L)	Sede, irritabilidade e confusão mental.	Restrição de sódio e ajuste de água livre.
Hiponatremia (sódio sérico < 135 mEq/L)	Hipotensão, confusão mental, irritabilidade, letargia e calafrios.	Restrição hídrica, reposição de sódio (máximo de 12 mEq/L por dia) e uso de diuréticos alça.
Hipomagnesemia (magnésio sérico < 1,6 mEq/L)	Fraqueza, arritmia, tetania e convulsão.	Suplementação de magnésio na bolsa de NP, oral ou endovenosa.
Hipofosfatemia (fósforo sérico < 2,5 mEq/L)	Fraqueza muscular, rabdomiólise, letargia, desorientação, convulsões, coma, hemólise e disfunção plaquetária.	Tratar a causa de base, reposição de fosfato na bolsa de NP ou via endovenosa.

Fonte: adaptada de Terapia Nutricional em UTI, 2019, Toledo.

*Casos extremos podem estar expostos a tratamento dialítico.

Hipertrigliceridemia

Ocorre o aumento dos níveis séricos de triglicerídeos em mais que 150% do valor de referência superior após 8 horas da infusão da emulsão lipídica ou dosagem superior a 264 mg/dL, o que pode elevar o risco de esteatose hepática e pancreatite, dentre outros. Os principais fatores de risco são: sepse, hiperglicemia, uso de corticoides em doses altas, disfunção renal e pancreatite.

O ideal é manter os níveis séricos abaixo de 400 mg/dL durante a infusão da NP, e o recomendado é manter a infusão de lipídios entre 0,8 e 1,5 g/kg/dia. Em casos de hipertrigliceridemia (< 1.000 mg/dL) persistente há mais de 72 horas, recomenda-se a suspensão de emulsão lipídica temporariamente. Quando houver impossibilidade de manter os níveis séricos abaixo de 1.000 mg/dL, está indicada a terapia com hipolipemiantes.

Síndrome de realimentação

Ocorre após a infusão excessiva de calorias em pacientes desnutridos ou em jejum prolongado. O quadro clínico pode variar de leve a grave de acordo com o grau de desnutrição, com o quadro clínico ou até mesmo com o tempo para o diagnóstico e tratamento adequados.

Os sintomas estão fortemente relacionados aos distúrbios eletrolíticos, como a diminuição na corrente sanguínea de eletrólitos/vitaminas conforme mostrado na Tabela 52.7.

Tabela 52.7. Quadro clínico relacionado ao distúrbio eletrolítico.

Eletrólito/vitamina	Quadro clínico relacionado
Fósforo	Arritmia, confusão mental, convulsão e parestesia.
Magnésio	Arritmia, diarreia, convulsão e irritabilidade.
Potássio	Íleo paralítico, ICC, arritmia, parestesia e insuficiência respiratória.
Tiamina	Encefalopatia de Wernicke (visão turva, convulsão e coma), ICC e íleo paralítico.

ICC: insuficiência cardíaca congestiva.

Fonte: adaptada de EMTN em prática, 2017, Piovacari.

O tratamento consiste em identificação precoce, reposição prévia ao início da NP, e reposições eletrolíticas consecutivas às dosagens séricas de eletrólitos diárias, caso necessário.

É bem estabelecido na prática clínica o início da NP em casos confirmados e suspeitos de síndrome de realimentação com menor aporte calórico. Na fase inicial (até 72 horas) a oferta deve ser a partir de 5 kcal/kg/dia, do 4º dia até o 10º progredir para 15 a 20 kcal/kg/dia, e após o 10º dia progredir para a meta de acordo com os protocolos de progressão recomendados.

É extremamente importante destacar que a oferta proteica pode e deve ser realizada desde o início da terapia, desde que as funções hepática e renal estejam preservadas.

Doenças hepáticas

Ocorrem normalmente em pacientes que recebem NP por mais de duas semanas e normalmente apresentam a função hepática alterada; esta pode ser desencadeada por diversos fatores, dentre eles sepse, isquemia, drogas, hipoxemia e TNP.

Para melhor controle, acompanhamento e monitorização recomenda-se que a dosagem sérica de aspartato aminotransferase (AST), alanina aminotransferase (TGP), gamaglutamil transferase, fosfatase alcalina e bilirrubinas seja realizada ao menos duas vezes na semana.

São divididas em três tipos, e decorrem do uso prolongado da NP. Dentre elas estão:

• Esteatose hepática

É a principal complicação hepática relacionada ao uso da NP e ocorre normalmente entre a primeira e a quarta semana após o início. É associada à hiperalimentação (excesso de calorias ofertadas na forma de carboidratos) e à alta velocidade de infusão de lipídios, comum em pacientes adultos.

• Colestase

Comum em prematuros e neonatos; associada à dificuldade ou completa obstrução à secreção de bile. As causas podem estar associadas ao uso de NP e relacionadas às infecções recorrentes, resposta inflamatória aumentada ou diminuída, assim como à oferta excessiva de carboidratos e lipídios.

• Lama biliar/colecistite acalculosa

Pode ser prevenida por meio de pequenas doses diárias e dieta enteral (100-200 mL/dia).

O tratamento e a prevenção das doenças hepáticas se baseiam em controlar a infusão de carboidratos e lipídios; associar, assim que possível, nutrição enteral ou por via oral mesmo que em pequena quantidade; incluir ômega-3 à emulsão lipídica; e evitar a hiperalimentação.

Leitura recomendada

- Brasil. Secretaria de Vigilância Sanitária do Ministério da Saúde. Portaria n.º 272, de 8 de abril de 1998. Regulamento técnico para terapia de nutrição parenteral. Brasília: Diário Oficial de União; 1998.
- Canadian Clinical Practice Guidelines. Early vs. Delayed Supplemental Parenteral Nutrition. 2013. Disponível em: http://www.criticalcarenutrition.com/docs/cpgs2012/7.2.pdf
- Castro MG, Ribeiro PC, Souza IAO, Cunha HFR, Silva MHN, Rocha EEM, et al. Diretriz Brasileira de Terapia Nutricional no Paciente Grave. BRASPEN J. 2018; 33(Supl 1):2-36.
- Gonçalves R, Nunes de Matos LB, et al. Manual Braspen de Competências Relacionadas à Dispensação e Administração de Nutrição Parenteral. 2019.
- McClave SA, Martindale RG, Vanek VW, McCarthy M, Roberts P, Taylor B, et al.; A.S.P.E.N. Board of Directors, American College of Critical Care Medicine, Society of Critical Care Medicine. Guidelines for the Provision and Assessment of Nutrition Support Therapy in the Adult Critically Ill Patient: Society of Critical Care Medicine (SCCM) and American Society for Parenteral and Enteral Nutrition (A.S.P.E.N.). JPEN J Parenter Enteral Nutr. 2016 fev; 40(2):159-211.
- Pioavacari SMF, Toledo DO, Figueiredo EJA. Equipe Multiprofissional de Terapia Nutricional – EMTN. 1 ed. São Paulo: Atheneu; 2017.
- Singer P, et al. ESPEN Guidelines on Clinical Nutrition in Intensive Care Unit. Clin Nutr. 2018 ago; p. 1-32.
- Toledo DO, Castro MG. Terapia Nutricional em UTI. 2 ed. Rio de Janeiro: Rubio; 2019.
- Weimann A, et al. ESPEN Guidelines: Clinical Nutrition in Surgery. Clin Nutr. 2017; (36):623-50.

CAPÍTULO

53 Terapia Nutricional Oral: Indicação e Monitoramento

Silvia Maria Fraga Piovacari
Vanessa Andrea Cruz Ramis Figueira
Drielle Schweiger Freitas Bottairi Garcia

A terapia nutricional (TN) deve ser instituída nas primeiras 24 a 48 horas, especialmente para os pacientes hospitalizados, principalmente desnutridos ou em risco de desnutrição devido ao catabolismo decorrente do quadro clínico, tendo como objetivo: prevenção e tratamento da desnutrição, preparo pré e pós-intervenções cirúrgicas, promover melhora da cicatrização e qualidade de vida a fim de diminuir o tempo de internação hospitalar e mortalidade, reduzindo assim os custos hospitalares.

A desnutrição no paciente hospitalizado pode ser desenvolvida em consequência do aumento da demanda metabólica e perda de nutrientes durante a doença, absorção prejudicada e ingestão insuficiente do consumo alimentar; sendo este influenciado por: mudanças nos hábitos alimentares, insatisfação das preparações oferecidas, gravidade da doença, alterações sensoriais (p. ex., disgeusia, hiposmia) e alterações mecânicas (p. ex., mastigação e deglutição).

Em pacientes idosos, críticos ou submetidos a procedimentos cirúrgicos, a prevalência aumenta à medida que diminui a capacidade funcional e a saúde, oscilando na faixa de 10% naqueles que têm vida independente, e aumentando para perto de 2/3 dos idosos internados nos hospitais.

Um estudo desenvolvido por Roberts *et al.* demonstrou que, devido a uma complexa mistura de fatores organizacionais e do paciente, é difícil alcançar uma ingestão alimentar ideal durante a internação devido a fatores como: falta de apetite, preferências pessoais ou sintomas que afetam a alimentação, além do aumento das exigências metabólicas devido a condições clínicas.

Fatores organizacionais, como o serviço de alimentação hospitalar, o ambiente das refeições e a maneira como os hospitais e a equipe prestam cuidados nutricionais (p. ex., triagem, avaliação, intervenção, monitoramento, documentação, comunicação) também afetam a nutrição dos pacientes.

Um estudo realizado por Dupertuis MP (2003) em 1.707 pacientes hospitalizados avaliou a influência da doença e do tratamento no consumo alimentar; e apesar do planejamento adequado da dieta, 70% dos pacientes apresentaram aceitação alimentar insuficiente manifestada pela ingestão abaixo da recomendada.

Existem evidências em revisões sistemáticas e metanálises de que o suplemento nutricional oral (SNO) pode melhorar a ingestão e peso do paciente. O ganho de peso está associado à melhora da função física, força muscular, caminhada e atividades da vida diária, reduzindo a morbimortalidade

Antes da indicação do SNO, o nutricionista deve adotar uma abordagem na alimentação, prestando atenção ao padrão de refeições, lanches e escolhas alimentares. No entanto, se o paciente estiver incapaz de melhorar ou manter uma nutrição adequada apenas por meio da dieta oral, os suplementos podem ser úteis e devem ser usados se a intervenção dietética não melhorar suficientemente o estado nutricional. Devem ser consideradas as preferências do paciente, mas sempre objetivando a alimentação equilibrada e saudável.

O SNO é considerado uma das intervenções nutricionais orais eficazes para aumentar a ingestão nutricional, atingir objetivos nutricionais e melhorar os resultados clínicos. Para tanto, é essencial identificar quais os pacientes que se beneficiarão com essa intervenção, e a aceitação alimentar deve ser acompanhada durante a hospitalização.

Sugere-se considerar a prescrição de SNO quando a ingestão alimentar for inferior a 60% das necessidades nutricionais programadas por um período de três dias, acompanhada por instrumento de avaliação que quantifique a aceitação alimentar conforme sugerido no Fluxograma 53.1.

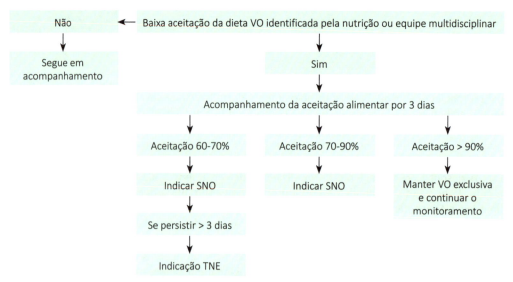

Fluxograma 53.1. Indicação de suplemento nutricional oral (SNO).
Fonte: adaptada de Piovacari SMF, Santos, KFF, Shima M. Desmame da Terapia nutricional enteral. In: EMTN em Prática. São Paulo: Atheneu; 2017. 18:193-7; Toledo DO, Piovacari SMF, Horie LM, Matos LBN, Castro MG, Ceniccola DG, et al. Campanha "Diga não à desnutrição": 11 passos importantes para combater a desnutrição hospitalar. BRASPEN J. 2018; 33(1):86-100; Horie LM, Barrere APN, Castro MG, Alencastro MG, Alves JTM, Bello PP, et al. Diretriz BRASPEN de Terapia Nutricional no Paciente com Câncer e BRASPEN recomenda: Indicadores de Qualidade em Terapia Nutricional. BRASPEN J. 2019; 34(1):1-38.

Pacientes com ingestão alimentar oral abaixo de 60% de suas necessidades nutricionais por três dias devem receber SNO, introduzido lentamente em não mais de 50% das necessidades nutricionais nos dois primeiros dias, aumentando para atender às necessidades se o monitoramento clínico e bioquímico não identificar problemas de realimentação. Enfatiza-se a necessidade de aconselhamento dietético ao paciente e familiares com objetivo de adesão ao tratamento.

A Figura 53.1 ilustra um exemplo de ferramenta simples, rápida e prática para monitorar a aceitação alimentar das principais refeições fornecidas no hospital, incluindo o suplemento nutricional, quando indicado. O registro pode ser realizado pelo próprio paciente ou acompanhante. Destaca-se a importância de o serviço de nutrição hospitalar ter um manual de dietas, com a padronização das dietas de rotina e terapêuticas, assim como a composição nutricional para que o nutricionista calcule o consumo alimentar do paciente com base no percentual de aceitação alimentar.

HOSPITAL ISRAELITA
ALBERT EINSTEIN
Nutrição Clínica

Etiqueta de identificação
Paciente:
Leito:
Prontuário:

Suplemento: ☐ Sim ☐ Não

Dieta: _____

Qual: _____

Carimbo e assinatura:

Frequência: _____

Consumo alimentar

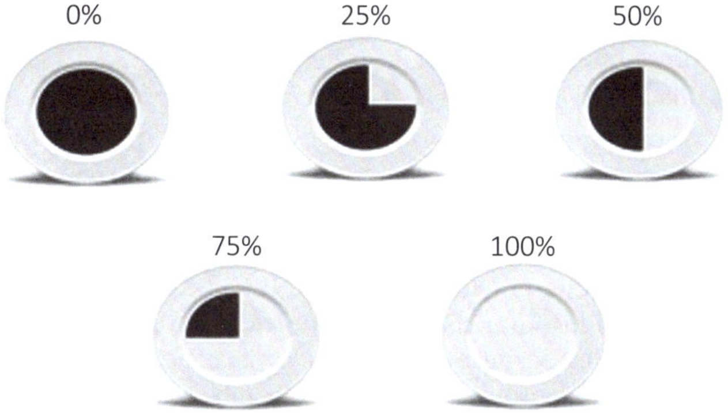

0%   25%   50%

75%   100%

Anote a quantidade mais próxima do que você consumiu de cada refeição:

Café da manhã: ☐0% ☐25% ☐50% ☐75% ☐100%

Lanche da manhã: ☐0% ☐25% ☐50% ☐75% ☐100%

Almoço: ☐0% ☐25% ☐50% ☐75% ☐100%

Lanche da tarde: ☐0% ☐25% ☐50% ☐75% ☐100%

Jantar: ☐0% ☐25% ☐50% ☐75% ☐100%

Ceia: ☐0% ☐25% ☐50% ☐75% ☐100%

Suplemento: ☐0% ☐25% ☐50% ☐75% ☐100%

Figura 53.1. Formulário quantitativo de acompanhamento do consumo alimentar.
Fonte: Piovacari SMF, Santos KFF, Shima M. Desmame da Terapia nutricional enteral. In: EMTN em Prática. São Paulo: Atheneu; 2017. 18:193-7.

Há uma grande variedade de suplementos nutricionais disponíveis para indicação, diferindo na densidade calórica, oferta de proteínas, nutrientes específicos e imunomoduladores, consistência, sabores e volume da embalagem. O nutricionista deve estar atualizado com as diretrizes para a indicação correta, considerando o quadro clínico do paciente e todas as patologias envolvidas.

Segundo a resolução n.º 656, de 15 de junho de 2020, que dispõe sobre a prescrição dietética pelo nutricionista de suplementos alimentares, o suplemento alimentar é o produto para administração exclusiva pelas vias oral e enteral, incluídas mucosa, sublingual e sondas enterais, destinado a suplementar a alimentação de indivíduos. Para sua prescrição, o profissional nutricionista deve considerar:

- Integralidade do indivíduo;
- Triagem e avaliação nutricional, identificando deficiências ou riscos nutricionais;
- Diagnósticos e demais pareceres da equipe multidisciplinar, definindo a conduta a ser seguida;
- Parte da adequação do consumo alimentar;
- Reavaliação sistemática do estado nutricional e do plano alimentar;
- Nutrientes e não nutrientes que possam contribuir para a redução do risco e para o tratamento de doenças relacionadas à nutrição;
- Interações droga-nutriente;
- A definição do período de utilização da suplementação;
- Os limites de nível superior tolerável de ingestão (UL – *tolerable upper intake levels*);
- Registrar em prontuário: via, composição e posologia dos suplementos alimentares.

A indicação e o uso do SNO são defendidos por estudos e pelas sociedades: European Society for Clinical Nutrition and Metabolism (ESPEN), 2019, e Sociedade Brasileira de Nutrição Enteral e Parenteral (BRASPEN/SBNPE), 2019, que recomendam o uso em pacientes idosos desnutridos com risco de desnutrição a fim de melhorar a ingestão alimentar e diminuir a perda de peso, reduzindo o risco de readmissões e complicações. Nessa população, os suplementos nutricionais orais devem fornecer pelo menos 400 kcal/dia, incluindo 30 g ou mais de proteína/dia, e se recomenda que sejam mantidos por, pelo menos, um mês.

Quadro 53.1. Principais indicações de SNO.
Risco nutricional
Desnutrição
Risco ou presença de lesão por pressão
Presença de disfagia e inapetência, em que há a limitação da ingestão de alimentos e líquidos
Desmame de terapia nutricional enteral e parenteral
Fraqueza adquirida na UTI
Sarcopenia
Pré- e pós-operatórios de cirurgias de grande
Abreviação de jejum pré-operatório
Prevenção do risco de queda
Cirurgias de quadril e demais ortopédicas
Preparo imunológico – condições cirúrgicas preestabelecidas
Outros protocolos definidos pelo serviço, p. ex., bucomaxilo, cirurgia plástica

Fonte: National Institute for Clinical Excellence. CG32: Nutrition support in adults. NICE guideline. London: NICE; 2006. Disponível em: www.nice.org.uk. Acessado em: 28 jul 2020.

National Institute for Clinical Excellence. Oral Nutrition Support. NICE Pathway [last updated 8 Aug 2017]. London: NICE; 2012. Disponível em: http://pathways.nice.org.uk/pathways/nutrition-support-in-adults. Acessado em: 28 jul 2020.

Emily Haesler (ed.); National Pressure Ulcer Advisory Panel, European Pressure Ulcer Advisory Panel, Pan Pacific Pressure Injury Alliance. Prevention and Treatment of Pressure Ulcers: Quick Reference Guide. Osborne Park: Cambridge Media; 2019.

Volkert D, et al. ESPEN Guideline on Clinical Nutrition and hydration in geriatrics. Clin Nutr. 2019; 38:10-47.

No estudo de Nuijten e Freyer (2010), em que compararam o impacto econômico do suplemento nutricional na Alemanha entre o grupo de pacientes com SNO e o sem SNO, verificaram uma economia no primeiro grupo de 234 euros por paciente hospitalizado. No estudo de Elia e Stratton (2005), comparou-se o uso de idosos com SNO e sem SNO com alto risco para desenvolver lesão por pressão (LP), no período de um ano, e a economia foi de 425 dólares australianos por paciente. Estudos demonstram que suplementos hiperproteicos e ricos em nutrientes específicos como arginina, prolina, zinco, vitaminas A, C e E e antioxidantes estão indicados para os pacientes com lesão por pressão (LP) instalada, colaborando para a melhora do balanço positivo de nitrogênio e para todos os estágios da cicatrização.

O estudo de Varela Guerino *et al.* (2018), que avaliou a percepção sensorial e de aceitação dos suplementos nutricionais orais industrializados, percebeu melhora sensorial do 1º para o 7º dia de estudo; sendo assim, o SNO deve respeitar as preferências de textura, sabor e tolerância do paciente.

Ingadottir *et al.* (2018) observaram em seu estudo que pacientes em risco nutricional ou desnutridos consumiram significativamente mais energia e proteínas provenientes dos SNO, em relação aos pacientes que não apresentavam risco nutricional.

No estudo de Wierzejska *et al.* (2014) foi avaliado o conhecimento dos pacientes em relação aos suplementos nutricionais em um hospital da Polônia. Dos entrevistados com ensino médio e superior, 71% estavam familiarizados com o termo suplemento alimentar, diferentemente dos pacientes com grau de instrução inferior. Com relação ao conhecimento *vs.* idade, foi menor em indivíduos com idade maior de 60 anos do que em adultos com idade entre 35 e 60 anos; 63% e 75%, respectivamente. Quanto à classificação, 44,2% classificaram como gênero alimentício e 41,3% como medicamento. Quando questionados sobre o objetivo do uso de suplementos, 82,2% responderam "melhorar a nutrição", 47% "prevenir doenças", e 35,6% "tratar doenças".

Deve ser estabelecida periodicamente a reavaliação nutricional, contemplando: monitoramento da ingestão alimentar e do SNO, antropometria, readequação da alimentação, alteração de frequência do consumo ou tipo de SNO, bem como novos ajustes nas metas calóricas e proteicas, quando necessário.

Considerações finais

O SNO é uma importante estratégia nutricional para o nutricionista utilizar em diversas situações clínicas junto aos pacientes visando à manutenção e recuperação nutricional. O nutricionista deve garantir prescrição dietética adequada para cada paciente, assegurar o plano de cuidado nutricional personalizado, padronizar o que é servido para o paciente e calcular a adequação calórica ofertada *vs.* ingerida, baseada no manual de dietas hospitalar padronizado.

A TN especializada oral é uma estratégia eficaz para aumentar a ingestão de energia e proteína e deve ser descontinuada quando a ingestão total de alimentos suprir as necessidades de nutrientes. É imprescindível a educação nutricional ao paciente, para que ele entenda o papel do SNO, reforçando que a suplementação não substitui a alimentação saudável e equilibrada.

Leitura recomendada

- Aquino RC, Philippi ST. Identificação de fatores de risco de desnutrição em pacientes internados. Rev Assoc Med Bras. 2011; 57(6):637-43.
- BAPEN. Hospital Food as Treatment. 2012. Disponível em: https://www.bapen.org.uk/resources-and-education/education-and-guidance/guidelines/hospital-food-as-treatment. Acessado em: 7 jul 2020.
- Bottairi DSF, Moraes JR, Figueira VACR. Terapia Nutricional Oral. In: Nutrição Clínica na Oncologia. 1 ed. São Paulo: Atheneu; 2019. p. 223-34. Série Terapias de Suporte em Oncologia Um cuidado centrado no paciente.

- Brasil. Resolução n.º 656, de 15 de junho de 2020. Dispõe sobre a prescrição dietética, pelo nutricionista, de suplementos alimentares e dá outras providências. Diário Oficial Da União; 2020. p. 90. Disponível em: http://www.in.gov.br/en/web/dou/-/resolucao-n-656-de-15-de-junho-de-2020-262145306.
- Cereda E, Pedrolli C, Klersy C, Bonardi C, Quarleri L, Cappello S, et al. Nutritional status in older persons according to healthcare setting: a systematic review and meta-analysis of prevalence data using MNA®. Clin Nutr. 2016; 35(6):1282-90.
- Collins J, Porter J. The effect of interventions to prevent and treat malnutrition in patients admitted for rehabilitation: a systematic review with meta-analysis. J Hum Nutr Diet. 2015; 28(1):1-15. DOI: 10.1111/jhn.12230.
- Correia MITD, Perman MI, Waitzberg DL. Hospital malnutrition in Latin America: A systematic review. Clin Nutr. 2017; 36(4):958-67.
- Elia M, Normand C, Norman K, Laviano A. A systematic review of the cost and cost effectiveness of using standard oral nutritional supplements in the hospital setting. Clin Nutr. 2016; 35(2):370-80.
- Emily Haesler (ed.); National Pressure Ulcer Advisory Panel, European Pressure Ulcer Advisory Panel, Pan Pacific Pressure Injury Alliance. Prevention and Treatment of Pressure Ulcers: Quick Reference Guide. Osborne Park: Cambridge Media; 2019.
- Ferreira D, Guimarães TG, Marcandenti A. Aceitação de dietas hospitalares e estado nutricional entre pacientes com câncer. Einstein. 2013; 11(1):41-6.
- Gonçalves TJM, et al. Diretriz Braspen de terapia nutricional no envelhecimento. BRASPEN J. 2019; 34(3):2-58.
- Horie LM, Barrere APN, Castro MG, Alencastro MG, Alves JTM, Bello PP, et al. Diretriz Braspen de Terapia Nutricional no Paciente com Câncer e Braspen recomenda: Indicadores de Qualidade em Terapia Nutricional. BRASPEN J. 2019; 34(1):1-38.
- Ingadottir AR, Beck AM, Baldwin C, et al. Association of energy and protein intakes with length of stay, readmission and mortality in hospitalised patients with chronic obstructive pulmonary disease. Br J Nutr. 2018; 119(5):543-51. DOI: 10.1017/S0007114517003919.
- Kaiser MJ, Bauer JM, Rämsch C, Uter W, Guigoz Y, Cederholm T, et al. Frequency of malnutrition in older adults: a multinational perspective using the mini nutritional assessment. J Am Geriatr Soc. 2010; 58(9):1734-8.
- Matos LBN, et al. Campanha "Diga Não à Lesão por Pressão". BRASPEN J. 2020; 35(Supl 1):1-32. Disponível em https://www.braspen.org/diga-nao-a-lesao-por-pressao-2020. Acessado em: 14 jul 2020.
- Morimoto IMI, Paladini EP. Determinantes da qualidade da alimentação na visão de pacientes hospitalizados. O mundo da saúde. 2009; 33(3):329-34.
- National Institute for Clinical Excellence. CG32: Nutrition support in adults. NICE guideline. London: NICE; 2006. Disponível em: www.nice.org.uk. Acessado em: 28 jul 2020.
- National Institute for Clinical Excellence. Oral Nutrition Support. NICE Pathway [last updated: 8 Aug 2017]. London: NICE; 2012. Disponível em: http://pathways.nice.org.uk/pathways/nutrition-support-in-adults. Acessado em: 28 jul 2020.
- Nuijten M. The Health Economic Impact of Oral Nutritional Supplements (ONS) in Germany. Clin Nutr Suppl. 2010; 5(2):159. DOI: 10.1016/S1744-1161(10)70422-1.
- Piovacari SMF, Santos, KFF, Shima M. Desmame da Terapia nutricional enteral. In: EMTN em Prática. 1 ed. São Paulo: Atheneu; 2017. p. 193-7.
- Roberts S, Hopper Z, Chaboyer W, et al. Engaging hospitalised patients in their nutrition care using technology: development of the NUTRI-TEC intervention. BMC Health Serv Res. 2020; 20(1):148.
- Toledo DO, Piovacari SMF, Horie LM, Matos LBN, Castro MG, Ceniccola DG, et al. Campanha "Diga não à desnutrição": 11 passos importantes para combater a desnutrição hospitalar. BRASPEN J. 2018; 33(1):86-100.
- Tuffaha HW, Roberts S, Chaboyer W, Gordon LG, Scuffham PA. Cost-effectiveness Analysis of Nutritional Support for the Prevention of Pressure Ulcers in High-Risk Hospitalized Patients. Adv Skin Wound Care. 2016; 29(6):261-7. DOI: 10.1097/01.ASW.0000482992.87682.4c.
- Varela Guerino L, Ferreira ACRM, Siviero L, Rabito EI. Avaliação sensorial de suplementos alimentares industrializados por pacientes hospitalizados. Nutr Clín Diet Hosp. 2018; 38(2):43-8.
- Volkert D, Beck AM, Cederholm T, Cruz-Jentoft A, Goisser S, Hooper L, et al. ESPEN guideline on clinical nutrition and hydration in geriatrics. Clin Nutr. 2019; 38:10-47
- Waitzberg DL, Caiaffa WT, Correia MI. Hospital malnutrition: the Brazilian national survey (IBRANUTRI): a study of 4000 patients. Nutrition. 2001; 17(7-8):573-80.
- Wierzejska R, Jarosz M, Siuba M, Rambuszek M. Assessing patients' attitudes towards dietary supplements. Rocz Panstw Zakl Hig. 2014; 65(4):317-23.

CAPÍTULO

54 Equipe Multiprofissional de Terapia Nutricional (EMTN)

Thayssa Carneiro Campista Tavares Martins
Priscila Barsanti de Paula Nogueira
Fernanda Antunes Ribeiro
Diogo Oliveira Toledo

Introdução

A desnutrição é o resultado da deficiência de nutrientes que pode ser causada por privação alimentar, além da idade avançada e doenças preexistentes. Esses fatores isolados ou em combinação podem causar alterações na composição corporal, funcionalidade e estado mental, resultando em prejuízo no desfecho clínico. No ambiente hospitalar, a desnutrição continua sendo comum e mais frequente do que se imagina. Estudos mostram que a prevalência varia entre 30% e 65% e pode estar presente no momento da admissão hospitalar ou desenvolver-se no decorrer da internação. A desnutrição pode afetar a saúde do paciente em diversos aspectos e causar sérias complicações, tais como: piora no sistema imunológico, atraso no processo de cicatrização, aumento do tempo de internação, risco de complicações cirúrgicas, infecções, lesão por pressão e, consequentemente, dos custos hospitalares, bem como o aumento do risco de mortalidade.

Em 1996, a Sociedade Brasileira de Nutrição Parenteral e Enteral (BRASPEN) apoiou um estudo realizado pelo Inquérito Brasileiro de Avaliação Nutricional Hospitalar (IBRANUTRI), que avaliou 4 mil pacientes internados na rede pública hospitalar de vários estados brasileiros e do Distrito Federal. A prevalência da desnutrição foi de 48,1%, sendo que 12,6% dos pacientes apresentavam desnutrição grave. Observou-se que aproximadamente 30% dos pacientes internados tornavam-se desnutridos nas primeiras 48 horas de hospitalização. No período de 3 a 7 dias de hospitalização, houve aumento de 15%, chegando em até 60% após 15 dias de internação.

A alta prevalência da desnutrição em pacientes hospitalizados também foi comentada por Correia et al., em uma revisão sistemática realizada em 2016 com 66 publicações latino-americanas, envolvendo 12 países e um total de 474 pacientes. O estudo apontou que a desnutrição varia de 20% a 50% em adultos hospitalizados, e a sua prevalência pode chegar de 40% a 60% no momento da admissão do paciente. No entanto, referem que, principalmente em pacientes idosos, pacientes críticos e aqueles submetidos a procedimentos cirúrgicos, a desnutrição aumenta durante a internação, impactando tanto economicamente quanto no serviço de saúde dos países latino-americanos.

Os pacientes que apresentam maior vulnerabilidade a desenvolver a desnutrição são os com infecções graves, em pós-operatório de grandes cirurgias e com traumatismos. Dentre os principais fatores relacionados ao desenvolvimento do risco nutricional destacam-se: instabilidade hemodinâmica, restrição hídrica, ingestão diminuída de nutrientes, interação droga-nutriente e diminuição da absorção, além da baixa atenção dos profissionais de saúde ao cuidado nutricional. Essa falta de cuidado influencia negativamente na avaliação e no manejo nutricional.

Diante da complexidade dos fatores envolvidos no atendimento do paciente hospitalizado, a identificação precoce do risco de desnutrição, a escolha pela estratégia nutricional mais apropriada e o tratamento correto para o paciente internado tornam-se um grande desafio para os profissionais de saúde. Nesse contexto, a formação de uma equipe multidisciplinar destinada à terapia nutricional (TN) é extremamente importante para assegurar a qualidade prestada aos pacientes internados, uma vez que o trabalho conjunto de especialistas com formações distintas permite integrar, harmonizar e complementar os conhecimentos e habilidades dos integrantes da própria equipe. Desse modo, juntos conseguem identificar, intervir e acompanhar o tratamento dos distúrbios relacionados à nutrição.

Atualmente, a formação da equipe multidisciplinar de terapia nutricional (EMTN) é obrigatória nos hospitais brasileiros e regulamentada pela Agência Nacional de Vigilância Sanitária (Anvisa). Essa regulamentação é regida pela Portaria n.º 272 (Regulamento Técnico de Terapia de Nutrição Parenteral), de 8 de abril de 1998, e pela resolução RDC n.º 63 da Anvisa, de 6 de julho de 2000 (Regulamento Técnico para a Terapia de Nutrição Enteral).

As atribuições da EMTN contemplam: definir metas técnico-administrativas, avaliar o estado nutricional, realizar triagem e vigilância nutricional, e assegurar condições ótimas de indicação, prescrição, preparação, armazenamento, administração e monitoramento da TN. Incluem também indicar terapia nutricional, educar e capacitar a equipe, criar protocolos, analisar custo e benefício, bem como traçar metas operacionais.

Equipe multiprofissional: composição e atuação

A EMTN é definida como um grupo formal que engloba no mínimo um profissional nutricionista, médico, enfermeiro e farmacêutico. A sua obrigatoriedade nos hospitais brasileiros propõe que o paciente hospitalizado tenha seu acompanhamento nutricional realizado por esses profissionais especializados na área. No entanto, a colaboração de outros profissionais da saúde na atuação dessa equipe é essencial para a qualidade da assistência e atenção prestada, bem como para o desfecho de recuperação de cada paciente.

Dentre as atribuições da EMTN pode-se destacar a triagem, avaliação e vigilância nutricional, assegurar a indicação adequada, definir as metas técnico-administrativas, educar e capacitar a equipe, desenvolver protocolos e analisar o custo-benefício da terapia proposta.

Atribuições da EMTN

As atribuições da EMTN são regulamentadas e preconizadas pela Anvisa, em que se destaca a importância do coordenador técnico-administrativo e coordenador clínico dentro da equipe multidisciplinar. Estes exercem a gestão da equipe, garantindo a qualidade e a segurança no que envolve a TN, papel relacionado aos cuidados assistenciais centrados no paciente. A competência de cada componente obrigatório da EMTN pode ser encontrada na íntegra na Portaria 272/1998 e RDC 63/2000, resumidas a seguir.

▶ Atribuições gerais da EMTN

- Estabelecer diretrizes técnico-administrativas que devem nortear as atividades da equipe e suas relações com a instituição.
- Criar mecanismos para o desenvolvimento das etapas de triagem e vigilância nutricional em regime hospitalar, ambulatorial e domiciliar, sistematizando uma metodologia capaz de identificar pacientes que necessitam de TN ao serem encaminhados aos cuidados da EMTN.

Equipe Multiprofissional de Terapia Nutricional (EMTN)

- Atender às solicitações de avaliação do estado nutricional do paciente, indicando, acompanhando e modificando a TN, quando necessário, em comum acordo com o médico responsável pelo paciente, até que sejam atingidos os critérios de reabilitação nutricional preestabelecidos.
- Assegurar condições adequadas de indicação, prescrição, preparação, conservação, transporte e administração, controle clínico e laboratorial e avaliação final da TN.
- Capacitar os profissionais envolvidos, direta ou indiretamente, para a aplicação do procedimento, por meio de programas de educação continuada, devidamente registrados.
- Estabelecer protocolos de avaliação nutricional, indicação, prescrição e acompanhamento da TN.
- Documentar todos os resultados do controle e da avaliação da TN.
- Estabelecer auditorias periódicas a serem realizadas por um dos membros da EMTN, para verificar o cumprimento e o registro dos controles e avaliação da TN.
- Analisar o custo e o benefício no processo de decisão que envolve a indicação, a manutenção ou a suspensão da terapia nutricional parenteral (TNP) e terapia nutricional enteral (TNE).
- Desenvolver, rever e atualizar regularmente as diretrizes e procedimentos relativos aos pacientes e aos aspectos operacionais da TNE.

▶ Atribuições do coordenador técnico-administrativo

- Representar a equipe em assuntos relacionados com as atividades da EMTN.
- Gerenciar os aspectos técnicos e administrativos das atividades de TN.
- Padronizar indicadores de qualidade para a TN para aplicação pela EMTN.
- Assegurar condições para o cumprimento das atribuições gerais da equipe e dos profissionais da mesma, visando prioritariamente a qualidade e eficácia da TN.
- Promover e incentivar programas de educação continuada, para os profissionais envolvidos na TN, devidamente registrados.
- Analisar o custo e o benefício da TN no âmbito hospitalar, ambulatorial e domiciliar.

▶ Atribuições do coordenador clínico

- Zelar pelo cumprimento das diretrizes de qualidade estabelecidas nas boas práticas de preparo da nutrição enteral e parenteral (BPPNEP), boas práticas de administração da nutrição enteral (BPANE) e boas práticas de administração da nutrição parenteral (BPANP).
- Assegurar a atualização dos conhecimentos técnicos e científicos relacionados com a TNE e a sua aplicação.
- Coordenar os protocolos de avaliação nutricional, indicação, prescrição e acompanhamento da TN.
- Garantir que a qualidade dos procedimentos de TN prevaleça sobre quaisquer outros aspectos.

▶ Atribuições dos profissionais da EMTN

Atribuições do médico

- Indicar e prescrever a TN.
- Garantir os registros da evolução e dos procedimentos médicos.
- Assegurar o acesso ao trato gastrointestinal para a TNE e estabelecer a melhor via, incluindo estomias de nutrição por via cirúrgica, laparoscópica e endoscópica.
- Estabelecer o acesso intravenoso para a administração da nutrição parenteral (NP).

- Orientar os pacientes e os familiares ou responsáveis legais quanto aos riscos e benefícios do procedimento.
- Participar do desenvolvimento técnico e científico relacionado ao procedimento.

Atribuições do enfermeiro

- Preparar o paciente, o material e o local para o acesso enteral ou parenteral.
- Prescrever os cuidados de enfermagem na TN, em nível hospitalar, ambulatorial e domiciliar.
- Orientar o paciente, a família ou o responsável legal quanto à utilização e controle da TN.
- Proceder ou assegurar a colocação da sonda oro/nasogástrica ou transpilórica.
- Proceder ou assegurar a punção venosa periférica, incluindo a inserção periférica central (PICC).
- Assegurar a manutenção da via de administração.
- Receber a nutrição enteral (NE) e/ou NP e assegurar a sua conservação até a completa administração.
- Proceder à inspeção visual da NE e/ou NP antes de sua administração.
- Avaliar e assegurar a administração da NE e/ou NP, observando os princípios de assepsia, de acordo com as BPANE e BPANP.
- Avaliar e assegurar a administração da NE e/ou NP, observando as informações contidas no rótulo e confrontando-as com a prescrição médica.
- Detectar, registrar e comunicar as intercorrências de qualquer ordem técnica e/ou administrativa à EMTN e/ou médico responsável pelo paciente.
- Garantir o registro claro e preciso de informações relacionadas à administração e à evolução do paciente quanto a: peso, sinais vitais, tolerância digestiva e outros que se fizerem necessários.
- Garantir a troca do curativo e/ou fixação da sonda enteral, com base em procedimentos preestabelecidos.
- Participar e promover atividades de treinamento operacional e de educação continuada, garantindo a atualização de seus colaboradores.
- O enfermeiro deve participar do processo de seleção, padronização, licitação e aquisição de equipamentos e materiais utilizados na administração e controle da TN.
- Zelar pelo perfeito funcionamento das bombas de infusão.
- Elaborar e padronizar os procedimentos de enfermagem relacionadas à TN.
- Assegurar que qualquer outra droga e/ou nutriente prescritos sejam administrados na mesma via de administração da NE, conforme procedimentos preestabelecidos.

Atribuições do nutricionista

- Realizar a avaliação do estado nutricional do paciente, utilizando indicadores nutricionais subjetivos e objetivos, com base em protocolo preestabelecido, de modo a identificar o risco ou a deficiência nutricional.
- Elaborar a prescrição dietética com base nas diretrizes estabelecidas na prescrição médica.
- Formular a NE estabelecendo a sua composição qualitativa e quantitativa, seu fracionamento segundo horários e formas de apresentação.
- Garantir o registro claro e preciso de todas as informações relacionadas à evolução nutricional do paciente.
- Acompanhar a evolução nutricional do paciente em TN, independentemente da via de administração, até alta nutricional estabelecida pela EMTN.

- Adequar a prescrição dietética da TNE, em consenso com o médico, com base na evolução nutricional e tolerância digestiva apresentadas pelo paciente.
- Utilizar técnicas preestabelecidas de preparação da NE que assegurem a manutenção das características organolépticas e a garantia microbiológica e bromatológica dentro de padrões recomendados na BPPNE.
- Orientar o paciente, a família ou o responsável legal, quanto à preparação e à utilização da NE prescrita para o período após a alta hospitalar.
- Selecionar, adquirir, armazenar e distribuir, criteriosamente, os insumos necessários ao preparo da NE, bem como a NE industrializada.
- Assegurar que os rótulos da NE apresentem, de maneira clara e precisa, todos os dizeres exigidos para a adequada Rotulagem e Embalagem seguindo os requisitos da BPPNE.
- Qualificar fornecedores e assegurar que a entrega dos insumos e NE industrializada seja acompanhada do certificado de análise emitido pelo fabricante.
- Assegurar a correta amostragem da NE preparada para análise microbiológica, segundo as BPPNEP.
- Atender aos requisitos técnicos na manipulação da NE.
- Participar de estudos para o desenvolvimento de novas formulações de NE.
- Organizar e operacionalizar as áreas e atividades de preparação.
- Fazer o registro, que pode ser informatizado, em que conste, no mínimo:
  - Data e hora da manipulação da NE;
  - Nome completo e registro do paciente;
  - Número sequencial da manipulação;
  - Número de doses manipuladas por prescrição;
  - Identificação (nome e registro) do médico e do manipulador;
  - Prazo de validade da NE.
- Participar, promover e registrar as atividades de treinamento operacional e de educação continuada, garantindo a atualização de seus colaboradores, bem como para todos os profissionais envolvidos na preparação da NE.
- Desenvolver e atualizar regularmente as diretrizes e procedimentos relativos aos aspectos operacionais da preparação da NE.
- Supervisionar e promover autoinspeção nas rotinas operacionais da preparação da NE.

Atribuições do farmacêutico

- Participar da qualificação de fornecedores e assegurar que a entrega da NE industrializada seja acompanhada de certificado de análise emitido pelo fabricante.
- De acordo com os critérios estabelecidos pela EMTN, adquirir, armazenar e distribuir, criteriosamente, a NE industrializada, quando essas atribuições, por razões técnicas e/ou operacionais, não forem da responsabilidade do nutricionista.
- Participar das atividades do sistema de garantia da qualidade referido.
- Avaliar a formulação das prescrições médicas e dietéticas quanto à compatibilidade físico-química droga-nutriente e nutriente-nutriente.
- Participar de estudos de farmacovigilância com base em análise de reações adversas e interações droga-nutriente e nutriente-nutriente, a partir do perfil farmacoterapêutico registrado.
- Selecionar, adquirir, armazenar e distribuir, criteriosamente, os produtos necessários ao preparo da NP.
- Avaliar a formulação da prescrição médica quanto à sua adequação, concentração e compatibilidade físico-química dos seus componentes e dosagem de administração.

- Utilizar técnicas preestabelecidas de preparação da NP que assegurem: compatibilidade físico-química, esterilidade, apirogenicidade e ausência de partículas.
- Determinar o prazo de validade para cada NP padronizada, com base em critérios rígidos de controle de qualidade.
- Assegurar que os rótulos da NP apresentem, de maneira clara e precisa, todos os dizeres exigidos.
- Assegurar a correta amostragem da NP preparada para análise microbiológica e para o arquivo de referência.
- Atender aos requisitos técnicos de manipulação da NP.
- Participar de estudos para o desenvolvimento de novas formulações para nutrição parenteral e enteral.
- Organizar e operacionalizar as áreas e atividades da farmácia.
- Fazer o registro, que pode ser informatizado, em que conste, no mínimo:
  - Data e hora de preparação da NP;
  - Nome completo do paciente e número de registro, quando houver;
  - Número sequencial da prescrição médica;
  - Número de doses preparadas por prescrição;
  - Identificação (nome e registro) do médico e do manipulador.
- Desenvolver e atualizar regularmente as diretrizes e procedimentos relativos aos aspectos operacionais da preparação da NP.
- Supervisionar e promover autoinspeção nas rotinas operacionais da preparação da NP.
- Participar, promover e registrar as atividades de treinamento operacional e de educação continuada, garantindo a atualização dos seus colaboradores.

Implementação da EMTN e evidências sobre sua atuação e melhoria na prática

Inicialmente a aceitabilidade da EMTN pode não ser fácil, devido à resistência da própria equipe assistencial, o que pode provocar barreiras que comprometem a qualidade da atenção fornecida ao paciente internado. Faz-se necessária a convivência harmoniosa entre a EMTN e o corpo clínico assistencial, e a comunicação clara é um dos principais pilares para a criação efetiva do grupo.

Para a implantação, deve-se considerar o perfil dos pacientes, assim como a necessidade de resolução das dificuldades encontradas, respeitando os aspectos individuais de cada instituição. O processo deve ser realizado de modo gradual, com propostas de soluções por meio da educação continuada e permanente, além de uma adequada comunicação com diversos setores que envolvem direta e indiretamente a TN.

As vantagens da presença e atuação da equipe são descritas por estudos desde 1980, apontando melhores resultados relacionados à administração da TN na presença da EMTN. Os estudos demonstram o aumento da frequência da avaliação nutricional, o que proporcionou uma indicação mais apropriada da NP, oferta adequada de nutrientes de maneira individualizada, além da redução no tempo de internação e dos custos envolvidos. Além disso, observou-se redução das complicações mecânicas, gastrointestinais, metabólicas, infecciosas nos pacientes em acompanhamento pela equipe multiprofissional. Essas vantagens foram relacionadas à normatização de condutas e à realização de protocolos.

Apesar da necessidade legal e dos benefícios apresentados em estudos, a EMTN ainda não é uma realidade em boa parte dos hospitais pelo mundo. Além disso, onde o grupo foi implementado, a maioria dos seus membros não são exclusivos para exercer essas atividades.

Um estudo nacional avaliou a influência do tempo dedicado exclusivamente à EMTN no desempenho dessa equipe e concluiu que a dedicação exclusiva à EMTN pode aumentar o desempenho relacionado à TN por meio de indicadores de qualidade de estrutura e de processos.

Alguns trabalhos revelaram que a avaliação nutricional é realizada em 3% a 7% dos pacientes hospitalizados quando não existe monitoramento pela EMTN; já com a presença da equipe multiprofissional, a avaliação alcança 37% a 68% dos pacientes internados, consecutivamente melhorando o estado nutricional e desfecho clínico.

Considerações finais

Uma equipe multiprofissional atuante é fundamental para garantir tanto a eficácia da TN quanto a segurança dos pacientes que necessitam de tal terapia e a qualidade do serviço prestado, com redução das complicações e dos custos.

As ações da EMTN devem ser centradas em indivíduos mais suscetíveis a perda de massa magra, fraqueza adquirida e/ou sarcopenia, objetivando minimizar impactos negativos na qualidade de vida desses pacientes.

Para o sucesso da implementação da EMTN, é importante que a equipe multidisciplinar acompanhe a performance assistencial a partir de indicadores de qualidade, protocolos e capacitação da equipe para auxílio na tomada de decisões. Além disso, é de extrema importância que a equipe seja composta por profissionais especializados, atualizados, engajados e dispostos a inovar.

Leitura recomendada

- Brasil. Ministério da Saúde. Agência Nacional de Vigilância Sanitária, RDC n.º 63, de 6 de julho de 2000. Aprova o regulamento técnico para fixar requisitos mínimos exigidos para a terapia de nutrição enteral. Diário Oficial da União; 2000 jul 7. Acessado em: jul 2020.
- Brasil. Ministério da Saúde. Secretaria de Vigilância Sanitária. Portaria n.º 272, de 8 de abril de 1998. Aprova o Regulamento Técnico para fixar os requisitos mínimos exigidos para a Terapia de Nutrição Parenteral. Brasília: Diário Oficial da República Federativa do Brasil; 1998 abr 23. Acessado em: jul 2020.
- Cederholm T, Barazzoni R, Austin P, Ballmer P, Biolo G, Bischoff SC, et al. ESPEN guidelines on definitions and terminology of clinical nutrition. Clin Nutr. 2017; 36(1):49-64.
- Chrisanderson D, Heimburger DC, Morgan SL, Geels WJ, Henry KL, Conner W, et al. Metabolic complications of total parenteral nutrition: effects of a nutrition support service. JPEN. 1996; 20(3):206-10.
- Correia MI, Campos AC, Study EC. Prevalence of hospital malnutrition in Latin America: the multicenter ELAN study. Nutrition. 2003; 19(10):823-5.
- Correia MI, Waitzberg DL. The impact of malnutrition on morbidity, mortality, length of hospital stay and costs evaluated through a multivariate model analysis. Clin Nutr. 2003; 22(3):235-9.
- Correia MITD, Echenique M. Custo/benefício da terapia nutricional. In: Waitzberg DL (ed.). Nutrição oral, enteral e parenteral na prática clínica. 3 ed. Rio de Janeiro: Atheneu; 2001. p. 1635-40.
- Correia MITD, Perman MI, Waitzberg DL. Hospital malnutrition in Latin America: a systematic review. Clin Nutr. 2017; 36(4):958-67.
- Ferraz LF, Campos ACF. O papel do nutricionista na equipe multidisciplinar em terapia nutricional. Rev Bras Nutr Clin. 2012; 27(2):119-23.
- Goldstein M, Braitman LE, Levine GM. The medical and financial costs associated with termination of a nutrition Support nurse. JPEN. 2000; 24(6):323-7.
- Gurgueira GL. Outcomes in pediatric intensive care unit before and after implementation of a nutrition support team. JPEN. 2005; 29(3):176-85.
- Han-Markey TL, Wesley JR. Pediatric Critical Care. Am Soc Parenter Enteral Nutr. 1999; Chap. 34:34.1-34.10.
- Kudsk KA, Bloch A, Mueller C. Suporte Nutricional Enteral e Parenteral. In: Mahan LK, Escott-Stump S. Krause. Alimentos, nutrição & dietoterapia. 10 ed. São Paulo: Roca; 2002. p. 448-56.
- Leite HP, Carvalho WB, Santana E, Meneses JF. Atuação da equipe multidisciplinar na terapia nutricional de pacientes sob cuidados intensivos. Rev Nutr. 2005; 18(6):777-84.
- Naylor CJ, Griffiths RD, Fernandez RS. Does a multidisciplinar total parenteral nutrition team improve patient outcomes? A systematic review. JPEN. 2004; 28(4):251-8.

- Nehme AE. Nutritional support of the hospitalized patient. JAMA. 1980; 43(19):1906-8.
- Newton R, Timmis L, Bowling TE. Changes in parenteral nutrition supply when the nutrition support team controls prescribing. Nutrition. 2001; 17(4):347-50.
- Novaes MRCG. Terapia Nutricional Parenteral. In. Gomes MJVM, Reis AMM. Ciências Farmacêuticas: Uma abordagem em Farmácia Hospitalar. 1 ed. São Paulo: Atheneu; 2006. p. 449-69.
- Penié JB, Porbén SS, Gonzaléz CM, Ibarra AMS. Grupo de apoyo nutricional hospitalario: diseño, composición y programa de actividades. Rev Cubana Aliment Nutr. 2000; 14(1):55-64.
- Pioavacari SMF, Toledo DO, Figueiredo EJA. Equipe Multiprofissional de Terapia Nutricional – EMTN. 1 ed. São Paulo: Atheneu; 2017.
- Schwartz DB. Enhanced enteral and parenteral nutrition practice and outcomes in an intensive care unit with a hospital-wide performance improvement process. J Am Diet Assoc. 1996; 96(5):484-9.
- Senkal M, Dormann A, Stehle P, Shang E, Suchner U. Survey on structure and performance of nutrition-support teams in Germany. Clin Nutr. 2002; 21(4):329-35.
- Silva MLT. A importância da equipe multiprofissional em terapia nutricional. In: Waitzberg DL (ed.). Nutrição oral, enteral e parenteral na prática clínica. São Paulo: Atheneu; 2000. p. 1627-34.
- Waitzberg DL, Caiaffa WT, Correia MI. Hospital malnutrition: the Brazilian national survey (IBRANUTRI): a study of 4000 patients. Nutrition. 2001; 17(7-8):573-80.

SEÇÃO 7

Unidade Produtora
de Refeições

CAPÍTULO

55 A Experiência Gastronômica no Ambiente Hospitalar

Fernanda Marini de Abreu
Luci Uzelin
Wesley Pereira de Sousa
Sandra Regina Perez Jardim A. Souza

A alimentação é reconhecida pela sua função vital para a sobrevivência humana e como condição essencial para a promoção, manutenção e recuperação da saúde dos indivíduos. No século atual, cada vez mais o tema alimentação tem entrado em pauta. O que comer? Por que comer? Por que não comer?

No âmbito hospitalar, a alimentação é um grande desafio tanto para o paciente, que é internado com o preconceito de que a comida no hospital é ruim, como para a equipe envolvida em todo o processo, sendo responsável por tornar essa parte da experiência do paciente o mais agradável e confortável possível.

O conceito de que a comida servida em hospitais é ruim pode ter sido construído por moldes antigos de cuidados, nos quais toda a preocupação estava voltada apenas para o tratamento médico e recuperação do paciente, não considerando a alimentação como parte desse cuidado. Hoje em dia, o cuidado com a alimentação, recepção e acomodação do paciente foram ressignificados, e os conceitos de hotelaria foram trazidos para esse segmento levando em conta o tempo de estadia dos pacientes e que os mesmos poderiam vivenciar um acolhimento diferenciado para que auxiliasse a sua recuperação.

A gastronomia dentro da hotelaria remete a pratos elaborados, carnes malpassadas, frutos do mar e legumes ao ponto. Para adicionar toda essa complexidade em algo ainda maior como a internação hospitalar, precisamos entender que a refeição é de suma importância para a recuperação e tratamento do paciente, sendo também, durante a internação, um dos únicos momentos prazerosos que o paciente pode ter.

Gastronomia e nutrição são conceitos diferentes, mas que se completam. A aplicação de técnicas e conceitos de gastronomia em uma cozinha hospitalar, permite melhorar as características sensoriais das preparações em todos os aspectos promovendo e estimulando também a nutrição desse paciente.

Na elaboração do cardápio, devem ser considerados:

- O conceito das dietas trabalhadas e suas restrições.
- Perfil do cliente e suas expectativas: características sociais, culturais e religiosas dos pacientes.
- Estrutura física, equipamentos e equipe disponível.
- Organização e otimização de ingredientes: priorizar ingredientes e preparações chave que possam derivar e permear diversas dietas, atendendo às especificações de cada uma.

- Preparações que se mantenham apresentáveis considerando temperaturas de manutenção, equipamentos e trajetos, os quais a refeição percorrerá até o paciente.
- Produtos sazonais, visando à renovação e variedade dos produtos, bem como custos e garantia de qualidade.
- Cardápios para dietas alternativas (sem alérgenos; vegetarianas, veganas).
- Fichas técnicas que contenham definição dos ingredientes, assim como a sua porção a ser utilizada para uma determinada receita. A ficha técnica permite a padronização e evita desperdícios.

Preparações com suplementos também estão diretamente relacionadas à gastronomia hospitalar, a qual possibilitará a variedade de preparações para a ingestão dos suplementos, quando necessários ao tratamento.

A alimentação é uma vertente que está diretamente relacionada à capacidade e velocidade de recuperação do estado clínico do paciente. Deve-se levar em consideração o tipo de tratamento que está realizando, suas possíveis restrições e/ou limitações, além de suas necessidades emocionais, para que sua dieta seja adequada e customizada dentro do processo de produção ou paralelo a ele.

Outra ferramenta bastante utilizada em cozinhas hospitalares é o cardápio de opções, que oferece ao paciente opções de almoço e jantar para que ele mesmo escolha de acordo com as suas preferências, respeitando a prescrição dietética. Essa ferramenta dá autonomia ao paciente e, ao mesmo tempo, diminui o desperdício.

Comfort food

Comfort food ou comida de conforto é a denominação para alimentos ou preparações que remetem a uma determinada época da vida ou situação de lembranças positivas. A *comfort food* é subjetiva, pois cada pessoa tem sua bagagem emocional e costumes familiares.

Tratando-se de um ambiente hospitalar, esse método pode ser usado como proposta de acolhimento e facilitador para aceitação alimentar. Para a aplicação de *comfort food* pensando em uma coletividade, faz-se necessária uma pesquisa ativa para conhecer o perfil dos clientes atendidos.

Quais são as suas descendências? Seus costumes? Quais preparações são costumeiras em festividades, ou que lembram a casa de seus familiares? Uma lasanha da mãe? Canja da avó? Churrasco do pai aos domingos?

Identificando esses pontos, há como levantar os principais desejos dos clientes e inclui-los nas preparações do cardápio para o consumo de todos os pacientes, ou eleger preparações para realizar em datas comemorativas, como Dia das Mães, Dia dos Pais, Natal, dentre outras.

O método foi inicialmente aplicado para pacientes que estavam em cuidados paliativos, entretanto, uma vez em ambiente hospitalar, entende-se que esse modelo pode ser replicado, pois remete ao conforto de casa e boas recordações, traz benefícios ao tratamento, estimula a aceitação alimentar e, consequentemente, mantém ou recupera o estado nutricional.

Esse é um claro exemplo de humanização dentro do hospital, envolvendo o cuidado, as preferências e intolerâncias do paciente. Alimentação é um dos poucos momentos de autonomia dos pacientes internados perante o seu tratamento, e a aceitação alimentar pode promover melhores desfechos clínicos, de satisfação e experiência do paciente. A atuação do chefe de cozinha, em conjunto com os nutricionistas da área clínica, é primordial para que as necessidades, lembranças e desejos dos pacientes possam ser traduzidos e atendidos por meio da alimentação ou de uma refeição especial preparada de maneira isolada para um paciente em específico.

Ações como oficinas de nutrição ou preparações a serem finalizadas no leito, como modo de interação, também são maneiras de acolhimento em que o paciente aprende a produzir determinada preparação, tendo a possibilidade de reproduzir em sua residência, ou confeitar seus biscoitos do lanche da tarde, trazendo um momento lúdico para sua estadia no hospital.

O olhar humanizado da *comfort food* permite que o cuidado e o acolhimento do paciente transpassem o âmbito do hospital, transportando-o emocionalmente para sua residência ou de algum ente querido, o que faz com que seu tratamento e recuperação sejam reconfortantes e abreviados pela boa aceitação alimentar que proporcionam.

Responsabilidade ambiental

Aliado ao processo produtivo, o serviço de alimentação precisa ter um excelente controle de sua produção para uma eficiente gestão de seu resto ingesta, em que são equacionadas as quantidades de alimento produzido/ingerido *vs.* a quantidade de alimento desprezado, sendo possível correlacionar o custo da refeição e do desperdício para ajuste de produção, buscando pontos de melhoria.

Antes, durante e após o preparo de um alimento, são identificados diversos pontos que podem impactar a gestão ambiental; todas essas etapas fazem parte de um conjunto de setores referente à sustentabilidade nos sistemas alimentares, segundo a American Dietetic Association (ADA).

É de suma importância falarmos de sustentabilidade em um processo de produção de refeições, colocando em pauta desde o produtor dos insumos até o consumo final. Isso vale para restaurantes, bares, *spas*, hotéis, hospitais e até indústrias de produção.

O termo gestão ambiental (GA), na definição de Rohrich e Cunha (2004), compreende um conjunto de políticas e estratégias administrativas e operacionais voltadas aos aspectos de prevenção do meio ambiente. Moretti, Sautter e Azevedo (2008) afirmam que a GA contempla uma série de procedimentos e medidas adequadamente definidos e aplicados com vistas à redução e controle dos impactos gerados por um empreendimento sobre o meio ambiente. Epelbaum (2004) destaca também a GA como uma parte da gestão empresarial em que são necessárias as etapas de identificação, avaliação, controle e monitoramento, visando à redução dos impactos ambientais.

Processo de produção de refeições.

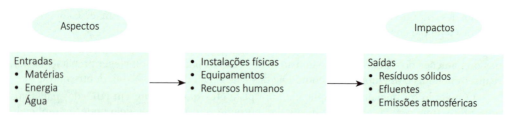

Fonte: Paradigmas das práticas de gestão ambiental no segmento de produção de refeições no Brasil, 2017.

Em qualquer atividade de desenvolvimento de um produto ou serviço, verificam-se aspectos e impactos ambientais, que devem ser estudados, entendidos e monitorados, a fim de otimizar processos na instituição e firmar o engajamento da empresa quanto à redução dos impactos ambientais de seus serviços.

Durante a produção de refeições são utilizados diversos tipos de matérias que podem impactar o meio ambiente e a economia de maneira agressiva, como as embalagens, que fazem parte do acondicionamento de vários tipos de alimentos ou de produtos químicos que devem ser separados adequadamente e armazenados de modo a não propiciar uma contaminação e descarte incorreto de insumos.

Diversas práticas ambientais têm sido adotadas por empresas, como treinamentos, controles e adaptações aos processos e equipamentos aliados à tecnologia, visando à redução de resíduos e impactos ambientais.

A ordem e a cadência da produção são fatores extremamente importantes para o entendimento do volume e suas variáveis (taxa de ocupação, perfil de internação etc.).

O desperdício de alimentos prontos para consumo pode ocorrer por falha de previsão no dimensionamento das quantidades preparadas. Quando produzimos mais do que deveríamos, não há só o desperdício de matéria-prima; temos diversos fatores que são perdidos também, como água, energia e mão de obra.

Os treinamentos e as ações de educação são necessários para a conscientização dos colaboradores quanto ao consumo de energia elétrica e água. A escolha certa dos equipamentos, tendo a tecnologia como aliada nesses processos, é importante e faz toda a diferença.

Engajamento da equipe numa visão comum para a satisfação do paciente

Para manter a satisfação e fidelização do cliente, além dos aspectos de qualidade, segurança e tecnologia, é necessário ter uma equipe engajada com atendimento humanizado diferenciado, que tenha objetivos e valores alinhados à cultura organizacional da instituição. A experiência do paciente inicia desde o agendamento do exame por telefone, até o momento de sua alta, permeando todos os contatos e ambientes durante o período de hospitalização.

É necessário esforços em treinamentos e atividades para que a equipe vivencie e entenda a filosofia da empresa, mantendo a motivação e um padrão no atendimento, bem como o monitoramento e validação da eficiência desses métodos para adaptações às realidades e dinâmicas de fixação de conteúdo que variam de equipe para equipe.

Leitura recomendada

- A influência dos treinamentos comportamentais corporativos na vida pessoal: a percepção do funcionário operacional. São Paulo: Fundação Vinconde de Cairu; 2020 jul.
- Demário RL, de Sousa AA, Salles RK. Comida de hospital: percepções de pacientes em um hospital público com proposta de atendimento humanizado. Ciênc Saúde Coletiva [Internet]. 2010 jun; 15(Suppl 1):1275-82.
- Elia M, Stratton RJ. How much undernutrition is there in hospitals? Br J Nutr. 2000 set; 84(3):257-9.
- Garcia RWD. A dieta hospitalar na perspectiva dos sujeitos envolvidos em sua produção e em seu planejamento. Rev Nutr [Internet]. 2006 abr; 19(2):129-44.
- Garcia RWD. Representações sobre consumo alimentar e suas implicações em inquéritos alimentares: estudo qualitativo em sujeitos submetidos à prescrição dietética. Rev Nutr [Internet]. 2004 mar; 17(1):15-28.
- Gimenes-Minasse MHSG. Comfort food: sobre conceitos e principais características. São Paulo: Contextos da Alimentação – Rev Comportamento Cult Soc. 2016; 4:92-102.
- Howson FFA, Robinson SM, Lin SX, Orlando R, Cooper C, Sayer AAP, et al. Can trained volunteers improve the mealtime care of older hospital patients? An implementation study in one English hospital. BMJ Open. 2018 ago; 8(8):e022285.
- Roberto TS, Magnoni D, Cukier C, Stikan R. Gastronomia Hospitalar: no conceito do comfort food. São Paulo: Livraria Balieiro; 2012.
- Souza MD, Nakasato M. A gastronomia hospitalar auxiliando na redução dos índices de desnutrição entre pacientes hospitalizados. São Paulo: O Mundo da Saúde. 2011; 35(2):208-14.
- Strasburg VJ, Jahno VD. Paradigmas das práticas de gestão ambiental no segmento de produção de refeições no Brasil. Eng Sanit Ambient. 2017 fev; 22(1):3-12. DOI: 10.1590/s1413-41522017155538.

CAPÍTULO

56 Estrutura Física, Equipamentos e Recursos Humanos

Fernanda Marini de Abreu
Tatiane Aparecida Sapata
Yone Yamaguchi Itabashi
Beatriz Giachetto Santana

Para elaborar um projeto de cozinha hospitalar, deve-se levar em conta a área física disponível para a construção ou reforma, o público a ser atendido, tipos de serviços prestados e o capital financeiro a ser empenhado.

Com embasamento legal e uma equipe multidisciplinar composta por arquitetos, engenheiros, nutricionistas e gestores, passa-se para a fase do planejamento com determinação da configuração e distribuição dos espaços, fluxos e dimensionamento dos equipamentos necessários para o atendimento das demandas do serviço a ser contemplado.

O projeto deve considerar o número de refeições servidas, o público a ser atendido, os diferentes tipos de cardápios, os serviços de distribuição a serem utilizados, a projeção de crescimento e diversificação de atividades, bem como a utilização de novas tecnologias que serão determinantes para a escolha dos profissionais da operação.

Para o dimensionamento de espaço, a RDC n.º 50, de 21 de fevereiro de 2002, preconiza 1 m²/60 leitos, aproximadamente. São espaços estratégicos para atender com funcionalidade as demandas da unidade, portanto **é imprescindível** dimensionar a estrutura e equipamentos para que o serviço seja flexível e moldável, pensando em espaços que podem atender montagem/preparo de itens diferentes em diversos horários a fim de tornar o atendimento sustentável e otimizado. Para embasamento legal, temos ainda refer**ê**ncias na Resolução RDC n.º 216, de 15 de setembro de 2004, e na Portaria CVS n.º 5, de 9 de abril de 2013, para a orientação na escolha de pisos, paredes, tetos, configuração de espaços (layout), gás, energia, assim como a determinação de áreas para recebimento, armazenamento seco e refrigerado, pré-preparo, preparo e distribuição dos alimentos, levando em conta a necessidade de conforto térmico, área para descarte, higienização de louças e instalações sanitárias.

Para a escolha dos equipamentos deve-se considerar: a capacidade dos mesmos *vs.* demanda de produção, fontes de energia (tipos e dimensionamento técnico), eficiência, espaço físico e funcionalidade perante o cardápio. O material do equipamento utilizado deve ser robusto e resistente, tanto para os procedimentos de manipulação como para a higienização e conservação.

Para a equipe operacional, é de suma importância o treinamento prático da utilização dos equipamentos e tecnologias escolhidas, com foco na segurança, na padronização e nas vantagens da mecanização do equipamento. O objetivo dessa capacitação visa minimizar o tempo de produção, melhorar a ergonomia, além de propiciar novos padrões de produtividade.

Perfil do cliente

Levando em consideração a satisfação do cliente, torna-se relevante entender o público da unidade hospitalar, buscando desvendar suas expectativas perante o serviço prestado. É essencial que o serviço de alimentação possa encantá-lo ao atender da melhor maneira às suas expectativas em relação ao cardápio e serviço prestado, devendo sempre considerar a cultura, hábito alimentar e necessidades do cliente. Compreendendo todas as características do cliente, é possível customizar o cardápio de acordo com as expectativas e criar alternativas com opções diferenciadas.

A partir dessas definições, será estabelecido o modelo do serviço e qual o nível de execução do atendimento prestado ao cliente.

Otimização de preparações

A otimização de cardápios e preparações deve ser considerada a fim de melhorar o processo de aquisição de insumos e a distribuição/utilização da mão de obra e equipamentos, gerando economia de recursos como luz, água, gás, além de otimizar processos de recebimento, armazenamento, dispensação e produção, tornando a operação mais eficiente. Pensando em cardápios de pacientes, a derivação das demais dietas pode ocorrer em cadência, iniciada pela dieta geral, que serve de base para os demais cardápios de colaborador e diretoria, de modo que as finalizações possam ser diferenciadas para cada tipo de custo.

O desafio de elaborar um cardápio variado é controlar o desperdício e, consequentemente, o custo financeiro; porém é necessário ofertar propostas distintas com a junção de técnicas culinárias diferenciadas e ingredientes de qualidade, almejando aumentar a adesão à dieta e buscando a melhora ou recuperação do estado nutricional do paciente.

Fichas técnicas e ordens de produção

O desenvolvimento e aplicação da ficha técnica é importante para a manutenção da padronização de preparações, assim como para melhorar a aquisição e utilização de insumos.

A ficha técnica descreve como produzir as preparações, levando em consideração os ingredientes e suas quantidades, equipamentos e utensílios necessários, e o detalhamento do preparo do alimento (modo de fazer, temperatura aquedada, tempo de cocção), fazendo com que a preparação possa ser reproduzida da mesma maneira e por colaboradores diferentes, resultando num produto final sempre com a mesma qualidade (padronizada).

Por meio da ficha técnica é possível saber qual o valor nutritivo da preparação, os ingredientes e sua quantidade para a programação de compras, e qual o rendimento e o custo de cada preparação/porção.

As fichas técnicas precisam ser adaptadas para cada tipo de produção, por exemplo: *cook serve* ou cozinha de antecipação, *cook-chill*, *cook-freeze*, considerando processos de pré-preparo e finalização. Nesse caso, é imprescindível que a ficha contenha as informações adaptadas para a cocção, resfriamento, armazenamento e regeneração, visando garantir o padrão da preparação realizada.

A ordem de produção é um formulário desenvolvido para dividir as fases da preparação dos alimentos (pré-preparo, preparo e finalização), que possibilita a verificação de se todos os ingredientes foram adquiridos, de quantos profissionais serão necessários para a execução, bem como quantificar as preparações a serem produzidas no dia, evitando assim a falta ou superprodução e o desperdício das preparações.

ALBERT EINSTEIN INSTITUTO ISRAELITA DE ENSINO E PESQUISA CENTRO DE EDUCAÇÃO EM SAÚDE ABRAM SZAJMAN	FICHA TÉCNICA	

CÓDIGO:

DESCRIÇÃO:

CATEGORIA:

SUBCATEGORIA:

QUANTIDADE DE PORÇÕES:

PESO DA PORÇÃO:

RENDIMENTO:

CÓDIGO DO PRODUTO	INGREDIENTES	QUANTI-DADE	MÉDIA	FATOR DE CORREÇÃO

MODO DE PREPARO:

Figura 56.1. Modelo de ficha técnica do serviço de alimentação do Hospital Israelita Albert Einstein.

Fonte: acervo de documentação institucional – Ficha técnica do Serviço de Alimentação, Hospital Israelita Albert Einstein, 2020.

Por meio desse formulário, os processos como separação de ingredientes, marinadas de carnes, pré-preparo de legumes, podem ser sincronizados para a produção linear do cardápio planejado, viabilizando a prevenção de possíveis falhas no processo, como atraso em entregas, absenteísmo, manutenção de equipamentos e higiene de áreas.

As ordens de produção devem ser separadas por turnos e setores, considerando o tipo de insumo a ser manipulado e sua validade após a manipulação, bem como os horários e as áreas a serem utilizados, evitando fluxos cruzados entre produtos e processos.

Caso a unidade trabalhe com antecipação de preparações tipo *cook-chill*, há a possibilidade de planejamento de produção em larga escala, visando à otimização de processos e à utilização de equipamentos em sua carga total. Desse modo, os insumos e as ordens de produção precisam ser remanejados, considerando a quantidade total a ser utilizada durante o período preestabelecido.

Estrutura Física, Equipamentos e Recursos Humanos

DATA: DE DE 2020		ORDEM DE PRODUÇÃO – COZINHA CENTRAL			
Cozinha central manhã		**Cozinha central manhã**		**Cozinha central noite**	
Preparação para CEIA	Quantidade	Preparação para SARP	Quantidade	Preparação para desjejum	Quantidade
Sopa de:				Leite integral quente	
Proteína:				Leite semidesnatado quente	
Guarnição:					
Arroz					
Feijão					
01 SL de:					
02 SL de:					
Sob:					
Cozinha central manhã		**Cozinha central tarde**		**Cozinha central noite**	
Preparação para JANTAR	Quantidade	Preparação	Quantidade	Preparação	Quantidade
Sopa de:					
Proteína:					
Guarnição:					
Arroz					
Feijão					
01 SL de:					
02 SL de:					
Sob:					
Cozinha central manhã		**Pré-preparo tarde**		**Cozinha central noite**	
Preparação para ALMOÇO	Quantidade	Preparação	Quantidade	Preparação	Quantidade
Sopa de:					
Proteína:					
Guarnição:					
Arroz					
Feijão					
01 SL de:					
02 SL de:					
Sob:					
Cozinha central manhã		**Pré-preparo tarde**		**Pré-preparo conforto**	
Preparação para CONFORTO	Quantidade	Preparação	Quantidade	Preparação	Quantidade
Sopa de:					
Proteína:					
Guarnição:					
Arroz					
Feijão					
01 SL de:					
02 SL de:					
Sob:					

Figura 56.2. Modelo de ordem de produção do serviço de alimentação do Hospital Israelita Albert Einstein.

Fonte: acervo de documentação institucional – Modelo de ordem de produção do Serviço de Alimentação, Hospital Israelita Albert Einstein, 2020.

Ordem de produção de pré-preparo			
Cardápio			
Almoço			
Item	Quantidade	Medida caseira	Preparação
Jantar			
Item	Quantidade	Medida caseira	Preparação

Figura 56.3. Modelo de ordem de pré-preparo do serviço de alimentação do Hospital Israelita Albert Einstein.

Fonte: acervo de documentação institucional – Modelo de ordem de pré-preparo do Serviço de Alimentação, Hospital Israelita Albert Einstein, 2020.

Ordem de produção para o açougue									
MARINADA	USO	Refeição	Corte da carne	Per capita	Número de porções c/ sal	Número de porções s/ sal	CORTE	MARINADA
Cardápio 1									
		Almoço						
		Jantar						

Figura 56.4. Modelo de ordem de produção do açougue no serviço de alimentação do Hospital Israelita Albert Einstein.

Fonte: acervo de documentação institucional – Modelo de ordem de produção – açougue do Serviço de Alimentação, Hospital Israelita Albert Einstein, 2020.

Leitura recomendada

- Abreu ES, Spinelli MGN, Pinto AMS. Gestão de unidades de alimentação e Nutrição: um modo de fazer. 4 ed. São Paulo: Metha; 2011. 352 p.
- Bello M, Spinelli MGN. Utilização de Indicadores de Qualidade em unidades de alimentação e nutrição e em restaurantes comerciais [iniciação científica – graduação em nutrição]. 2011. 15 f. São Paulo: Universidade Presbiteriana Mackenzie; 2011.
- Brasil. Agência Nacional de Vigilância Sanitária. Resolução RDC n.º 50, de 21 de fevereiro de 2002. Dispõe sobre o Regulamento Técnico para planejamento, programação, elaboração e avaliação de projetos físicos de estabelecimentos assistenciais de saúde. Diário Oficial da União; 2002. p. 39.
- Brasil. Ministério da Saúde. Resolução RDC n.º 216, de 15 de setembro de 2004. Dispõe sobre Regulamento Técnico de Boas Práticas para Serviços de Alimentação. Diário Oficial da União; 2004. p. 25.
- Britto LF, Bezerra VM. Avaliação qualitativa das preparações do cardápio de uma Unidade de Alimentação e Nutrição hospitalar de Vitória da Conquista, Bahia. Aliment Nutr. 2013; 24(2):153-8.
- São Paulo (Estado). Anvisa. Portaria CVS n.º 5, de 9 de abril de 2013. Aprova o regulamento técnico sobre boas práticas para estabelecimentos comerciais de alimentos e para serviços de alimentação, e o roteiro de inspeção, anexo. Diário Oficial Eletrônico; 2013. p. 32.

CAPÍTULO

57 Planejamento de Aquisição de Gêneros Alimentícios e Materiais

Camilla Mendes de Carvalho
Sandra Regina Perez Jardim A. Souza
Thais Samara de Lucas
Fabiana Pereira dos Santos

As aquisições de gêneros alimentícios e materiais envolvem planejamento e um processo de tomada de decisões técnicas, como: custo, quantidades, prazos de entrega, qualidade do material, local de armazenamento, dentre outros aspectos. Inicialmente é necessário definir a periodicidade do abastecimento, visto que, além de padronizar, permite agilidade ao processo.

Essas aquisições devem ser realizadas com base na elaboração do cardápio ofertado, levando em consideração o público que será atendido: pacientes, colaboradores (assistencial, administrativo e terceiros) e confortos médicos (médicos e diretoria).

A aquisição das matérias-primas pode ser realizada diária, semanal ou mensalmente conforme um padrão utilizado para cada seguimento de produto, data da utilização e controle de validade.

O planejamento é realizado mediante o cálculo do *per capita* do próprio serviço de alimentação, taxa de ocupação de leitos, estimativa do número refeições, padrões dos cardápios, conforme a clientela atendida, determinação da alternação do cardápio e avaliação do estoque.

Em decorrência das mudanças importantes no setor de alimentação, como inovações tecnológicas, de equipamentos, processos de produção e produtos alimentícios, tornou-se mais comum a utilização de alimentos de origem vegetal pré-preparados, ou seja, que passaram por processo de higienização, descascamento e cortes, e que são comercializados prontos para uso, sendo esse processo totalmente relacionado à praticidade no preparo.

Sendo assim, torna-se relevante definir no planejamento de compras se os produtos futuros adquiridos serão processados ou *in natura*, a depender do dimensionamento físico-funcional do serviço, que em sua maioria opta por aquisição de folhas e legumes higienizados, tendo em vista o custo-benefício referente à mão de obra, equipamentos, água e energia.

No planejamento de insumos, faz-se necessário ressaltar a importância do acompanhamento do estoque e analisar o giro, com o objetivo de medir a eficiência e a utilização de recursos financeiros, para ações na redução de estoques excedentes, ou seja, para a racionalização de uso desse ativo.

O excesso de estoque representa custos operacionais desnecessários, assim como a perda de oportunidades do capital empatado.

Metodologia de qualificação e avaliação de desempenho dos fornecedores críticos

A correta seleção de fornecedores é essencial para o bom funcionamento do serviço de alimentação, bem como a gestão do atendimento. Visto que não é satisfatório simplesmente ter bons fornecedores, estes precisam ter os processos acompanhados e avaliados frequentemente, garantindo o nível de atendimento. Para a seleção de fornecedores, o serviço de alimentação deve solicitar à área de compras o desenvolvimento do produto/fornecedor, classificando-o de acordo com a planilha de categorização de produtos (Tabela 57.1). Os fornecedores podem ser selecionados por indicação, propaganda, participação em feiras/eventos de alimentação, desenvolvimento de produtos por necessidade ou custo. Todas as empresas passam por análise pela gestão de fornecedores, responsável pelo cadastro, homologação e qualificação de fornecedores, em que se acompanham: situação comercial, fiscal, competitividade, pontualidade nas entregas, confiabilidade, conformidade dos serviços fornecidos, garantia da qualidade, responsabilidade social, dentre outros aspectos.

Tabela 57.1. Planilha de categorização de produtos.

Código genérico	Descrição genérico	Unidade de medida	Categoria	Subcategoria
GNI-ABACATFT	Abacate *in natura*	kg	Frutas	Refrigerado
GNI-ABACAXCB	Abacaxi em cubos	Un	Frutas	Refrigerado
GNI-ABAXIPER	Abacaxi *in natura*	kg	Frutas	Refrigerado
GNI-ABAXIPER	Abacaxi *in natura*	kg	Frutas	Refrigerado
GNI-ABAXIPER	Abacaxi *in natura*	kg	Frutas	Refrigerado
GNI-ABACINDE	Abacaxi processado inteiro	kg	Frutas	Refrigerado
GNI-ABACXBAG	Abacaxi processado bag 1 kg	kg	Frutas	Refrigerado
GNI-ABOJAPSC	Abobora japonesa cb 20	kg	Hortaliças	Refrigerado
NHAI	Abobora seca cb 30	kg	Hortaliças	Refrigerado
NHA4	Abobrinha *in natura*	kg	Hortaliças	Refrigerado
GNI-ABOBRICB	Abobrinha processada cb 20	kg	Hortaliças	Refrigerado
GNI-ABONHAIT	Abobrinha processada inteira	kg	Hortaliças	Refrigerado
GNI-ABOBPALI	Abobrinha palito 6 cm	kg	Hortaliças	Refrigerado
GNI-ABOBRIRO	Abobrinha processada rodela	kg	Hortaliças	Refrigerado
GNI-ACELGACT	Acelga fatiada	kg	Hortaliças	Refrigerado
GNI-ACELGACT	Acelga fatiada	kg	Hortaliças	Refrigerado
GNI-ACELGACT	Acelga fatiada	kg	Hortaliças	Refrigerado
GNI-ACEMRESF	Acém em peça	kg	Carnes	Refrigerado
GNI-ACHOCOPO	Achocolatado em pó	kg	Bebidas e infusões	Temperatura ambiente
GNI-ACHODIET	Achocolatado em pó *diet*	kg	Bebidas e infusões	Temperatura ambiente
GNI-ACUMASCA	Açúcar mascavo	kg	Açúcares, doces e produtos de confeitaria	Temperatura ambiente

Fonte: acervo de documentação institucional – Modelo de Planilha de Categorização de Produtos do Serviço de Alimentação, Hospital Israelita Albert Einstein, 2020.

As matérias-primas são avaliadas conforme seu risco (alto, médio e baixo) e de acordo com os critérios estabelecidos na Tabela 57.2. Cada categoria de produto possui uma sistemática de avaliação de fornecedor específica, compatível com perigos e riscos quanto à segurança alimentar.

Planejamento de Aquisição de Gêneros Alimentícios e Materiais

Tabela 57.2. Categorização de matérias-primas.

Categorização	Características	Alimentos ou produtos alimentícios semielaborados ou prontos para consumo	Critérios para seleção
Alto risco	$pH > 4,5$ $a_W > 0,85$ Risco alto de presença de patógenos Alta manipulação Ausência de tratamento tecnológico ou de higienização posterior que garanta diminuição do número de patógenos Característica do produto Histórico de problemas de boas práticas de fabricação Produtos utilizados nas dietas enterais	Unidade de produção de refeições Sobremesas artesanais Massas frescas Pães simples e recheados de padaria externa Lanches prontos Verduras higienizadas compradas prontas Queijo frescal, muçarela de búfala e ricota Unidade de produção de refeições Tortas e salgadinhos Carne bovina Subprodutos de carnes congeladas Embutidos Aspargos Ovos *in natura* Água mineral Ovo pasteurizado Queijo prato, muçarela, Danúbio *light*, *cream cheese*, Catupiry, requeijão, queijo prato fatiado, Polenghi	Avaliações organolépticas Auditoria às instalações do fornecedor Verificação de laudos microbiológicos
	$pH > 4,5$ $a_W > 0,85$ Risco médio de presença de patógenos Baixa manipulação Existência de tratamento tecnológico ou de higienização posterior que garanta diminuição do número de patógenos	Frios fatiados no próprio hospital Enlatados Pães industrializados Iogurtes/creme de leite Manteiga/margarina Leites (industrializados) Leite de coco Papas de frutas Palmito Mel e geleias Cerejas marrasquino Polpas ou frutas congeladas	
Baixo risco	$a_W > 0,85$ ou $pH < 5$ e $a_W = 0,85$ com tratamento tecnológico ou de higienização posterior que garanta diminuição do número de patógenos ou $pH < 4,5$ independentemente de a_W	Unidade de produção de refeições Legumes congelados Queijo parmesão, de cabra, *emmenthal*, meia-cura, gorgonzola Maionese industrializada Cereais e farináceos Açúcares/adoçantes Uva-passa/coco seco Nozes/amendoim torrado *Funghi* seco Biscoitos e bolos industrializados Molhos, temperos e aromas Chás Café e achocolatados em pó Alcaparras/filé de anchova e picles Azeitona Frutas e legumes do CEASA Gordura vegetal Massas secas Grãos **Óleos e azeites** Pós para refresco/gelatina Vinhos e refrigerantes	Avaliação organoléptica Obs.: os alimentos do CEASA não necessitam de avaliação organoléptica

Fonte: acervo de documentação institucional –Categorização Matérias-primas do Serviço de Alimentação, Hospital Israelita Albert Einstein, 2020.

Para os fornecedores caracterizados com alto risco, realiza-se a visita técnica, que deve ser agendada pela área de compras com a informação do programa proposto. As visitas de manutenção podem ocorrer sem comunicação prévia. Vale ressaltar que existem exceções para as empresas de grande porte e renome, pois são dispensadas de visita técnica, levando-se em consideração o porte da empresa, certificações de qualidade e o posicionamento no mercado × cliente, podendo seus distribuidores ser visitados. Para os fornecedores de produtos de alto risco situados em longa distância, a avaliação é efetuada por meio do envio de formulário que deverá ser preenchido e enviado ao serviço de nutrição adjunto com os laudos microbiológicos anuais e outras evidências solicitadas via e-mail. As empresas localizadas fora de São Paulo que se caracterizam em médio e baixo risco também ficam isentas de visitas, podendo ser solicitado o envio de formulários de avaliação e outras evidências via e-mail para avaliação pela equipe técnica do serviço de nutrição, aprovando ou não o fornecedor.

A visita técnica é realizada por profissional especializado e apto a atestar as perfeitas condições para aprovação do fornecedor. Utiliza-se o documento "*checklist* – avaliação de fornecedores" (Tabela 57.3). Após a auditoria, a *checklist* é preenchida em um sistema para a obtenção de pontuação automática, com as observações e sugestões de melhorias necessárias, sendo então encaminhada à coordenação do serviço de nutrição para avaliação e possível aprovação em conjunto. Uma cópia é enviada ao fornecedor auditado por intermédio da área de compras. O resultado é determinado conforme a pontuação alcançada na *checklist*, sendo:

- Aprovado nível 1: pontuação de 85% a 100%, com visita técnica a cada três anos.
- Aprovado nível 2: pontuação de 65% a 84%, com visita técnica a cada dois anos.
- Aprovado nível 3: pontuação de 60% a 64%, com visita técnica a cada um ano;
- Reprovado: abaixo de 60%, com visita técnica mediante solicitação.

Tabela 57.3. *Checklist* – avaliação de fornecedores.

Auditoria de garantia da qualidade			
Nome do estabelecimento:		Data	
Nome do auditor:		Hora de entrada:	Hora de saída:
Nome do responsável do estabelecimento:		**Pontuação geral:** 0,0%	
Responsável que acompanhou a auditoria:			
Nota: responder sim/não em letras minúsculas			
1) Sistema da qualidade		**Nota**	**Observações**
1. Existe manual de boas práticas de fabricação (MBPF)? Se estiver em desenvolvimento, há evidências?		0	
2. Existem estudos de análise de perigos e pontos críticos de controle (APPCC)? Se estiverem em desenvolvimento, há evidências?		0	
3. Existem procedimentos operacionais padronizados (POPS)? Se estiverem em desenvolvimento, há evidências?		0	
4. A empresa realiza auditorias internas pelo menos 1 vez por mês? Com registro dos três últimos pelo menos?		0	
5. Existe registro de temperaturas de recebimento dos alimentos?		0	
6. Existe registro de temperaturas das câmaras de armazenamento dos alimentos?		0	
7. Existe registro de temperaturas dos alimentos críticos (cocção, distribuição e/ou transporte)?		0	
8. Existe registro mensal das calibrações e/ou aferições feitas nos instrumentos/equipamentos?		0	
9. São realizados treinamentos periódicos (pelo menos 1 por semestre)? Existem evidências?		0	
10. Existe registro de controle de pragas? Há evidências?		0	

Continua...

Planejamento de Aquisição de Gêneros Alimentícios e Materiais

Tabela 57.3. *Checklist* – avaliação de fornecedores. Continuação.

2) Situação e condição das instalações	Nota	
11. Os pisos, paredes, tetos estão em condições satisfatórias e são de material liso resistente e impermeável?	0	
12. Existe proteção contra insetos e roedores (telas de proteção ou cortina de vento em janelas, portas, ralos etc.)?	0	
13. Iluminação está adequada, com proteção, limpa e em bom estado de conservação?	0	
14. Instalações sanitárias e vestiários estão adequados, abastecidos de sabonete líquido bactericida, papel-toalha e em bom estado estrutural?	0	
15. Há pias específicas para higienização de mãos na área de produção? Possuem sabão bactericida, papel-toalha não reciclado, lixeira acionada por pedal?	0	
16. Existe local separado apropriado para armazenamento exclusivo dos produtos químicos e materiais de limpeza?	0	
3) Recebimento e armazenamento	**Nota**	
17. No recebimento de matérias-primas ou alimentos são realizadas as inspeções indicadas na legislação (data de validade, temperatura, condições das embalagens, do entregador, rotulagem)?		
18. É verificada a condição de limpeza do veículo de transporte e se o veículo é próprio para o transporte do alimento em questão?		
19. A planilha de recebimento está sendo preenchida corretamente?		
20. Todas as prateleiras se encontram com as distâncias corretas, segundo a legislação?		
21. São tomadas as precauções para que a cadeia de frio não seja quebrada?		
22. Os recipientes para armazenar alimentos estão limpos, fechados, etiquetados e cobertos para prevenir uma possível contaminação?		
23. Está sendo seguido o sistema PVPS (primeiro que vence, primeiro que sai)?		
24. Os materiais descartáveis estão armazenados separadamente dos alimentos e estão distantes do piso?		
4) Procedimentos de boas práticas		
25. Estão sendo utilizadas luvas na manipulação de alimentos prontos para consumo?		
26. As áreas de manipulação de alimentos estão livres de artigos de uso pessoal?		
27. Todos os funcionários, na área de manipulação, estão usando proteção para cabelos?		
28. As áreas estão livres de perigo de contaminação física		
29. As áreas estão livres de perigo de contaminação química?		
30. As áreas estão livres de perigo de contaminação cruzada?		
31. É feito uso de uniforme/avental, calçados em bom estado e limpos por todos os funcionários?		
32. Os equipamentos de proteção são usados somente na área de manipulação de alimentos?		
33. As superfícies de contato com as mãos estão limpas e livres de sujidade acumulada?		
34. Os utensílios utilizados na área de manipulação de alimentos estão adequadamente armazenados quando não utilizados?		
35. Paredes, pi s os e tetos se encontram limpos e livres de acúmulo de sujidade?		
36. As pias de lavagem de mãos estão limpas e livres de resíduos de alimentos?		
37. Não existe evidências de consumo de cigarro, derivados do tabaco e alimentos na área de manipulação de alimentos?		
38. As temperaturas das câmaras/refrigeradores estão dentro das faixas corretas?		
39. A planilha de temperatura da câmara/refrigerador está sendo preenchida com periodicidade adequada?		

Continua...

Tabela 57.3. *Checklist* – avaliação de fornecedores. Continuação.
40. Os produtos impróprios para consumo são separados, identificados e estocados adequadamente?
41. As câmaras/refrigerador possuem boa circulação de ar, estão livres de gotejamento e as portas estão fechadas?
42. Os produtos de limpeza são específicos para os lugares utilizados? As diluições são feitas de maneira correta?
43. Tábuas de altileno, monoblocos e paletes estão limpos e em boas condições de uso?
44. O recipiente de lixo está limpo, provido de saco plástico adequado e dispositivo de abertura de fechamento automático?
45. Os alimentos estão sendo descongelados sob refrigeração?
46. Equipamentos estão limpos e livres de resíduos? A limpeza é feita após a utilização?
47. Frutas e verduras estão sendo higienizadas de maneira correta quando usadas em alguma preparação? É utilizada solução de 200 ppm de cloro (preparação: 20 mL de hipoclorito de sódio 1% para 1 litro de água)?
48. Os alimentos que sofrem cocção ou reaquecimento chegam à temperatura superior ou igual a 74 °C?
49. Os alimentos já prontos são mantidos à temperatura superior a 60 °C?

Resultado de desempenho	%	
Bloco 1: sistema da qualidade	0,0	50
Bloco 2: situação e condição das instalações	0,0	20
Bloco 3: recebimento e armazenamento	0,0	38
Bloco 4: procedimento de boas práticas	0,0	101
Resultado geral do estabelecimento:	0,0	
Comentários:		

Fonte: acervo de documentação institucional – *Checklist* de Avaliação de Fornecedores do Serviço de Alimentação, Hospital Israelita Albert Einstein, 2020.

Caso o resultado da auditoria seja insatisfatório (reprovação), serão sugeridas oportunidades de melhorias. O reagendamento de nova auditoria poderá ocorrer após seis meses do recebimento do resultado e, caso haja interesse (de ambas as partes), esse prazo poderá ser antecipado (é necessário que se realizem as ações corretivas, e estas devem ser documentadas e enviadas ao serviço de nutrição). Durante o atendimento pelos fornecedores homologados, podem advir não conformidades, como prazos de entrega ou mesmo aspectos referentes à qualidade. Levando em consideração a gravidade do problema, essas não conformidades podem ser tratadas por meio de envio de ficha de ocorrência (Figura 57.1) com prazo para retorno e com o envio da evidência referente ao plano de ação ou medidas adotadas para mitigar a ocorrência. A tratativa para a manutenção dos fornecedores é realizada por meio de novas auditorias, dependendo da pontuação e número de ocorrências e tratamento dado a eventuais não conformidades.

Para a desqualificação de um fornecedor, são avaliados o número e a criticidade das ocorrências detectadas durante o recebimento, visitas técnicas/auditorias nas unidades e eventos, ou em caso de restrições fiscais detectadas pela gestão de fornecedores. No entanto, se o fornecedor apresentar ocorrência de alta gravidade, com risco à segurança alimentar ou prejuízos no atendimento, o contrato poderá ser rompido. Caso a desqualificação do fornecedor aconteça, ficará suspensa a aquisição por tempo indeterminado, sendo que o retorno ao fornecimento será permitido após a realização de nova visita técnica, reiniciando-se novamente o processo.

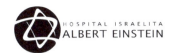

FICHA DE OCORRÊNCIA – CÉLULA DE FUNCIONAIS E ALIMENTOS

A empresa:
A/C: Garantia da qualidade:

Produto:
Data da ocorrência:
Origem:
Data da entrega:
Nota fiscal:
Data de fabricação:
Data de validade:
Número de lote:
Quantidade:

Descrição da ocorrência:

Ação imediata/disposição:

Não conformidade identificada por:

Figura 57.1. Ficha de ocorrência.
Fonte: acervo de documentação institucional – Ficha de Ocorrência do Serviço de Alimentação, Hospital Israelita Albert Einstein, 2020.

Controle de qualidade (formulários, estrutura física de estoque/armazenamento e rastreabilidade)

▶ Recebimento

A área do recebimento do serviço de alimentação é destinada para realizar as inspeções das matérias-primas e insumos recebidos, assim como a identificação e direcionamento para as áreas de armazenamento e consumo. Para o recebimento adequado da mercadoria, deve-se verificar a programação efetuada pelos setores e o pedido realizado em sistema. Após a análise do pedido, ocorre o preenchimento na planilha eletrônica "controle de recebimento" (Figura 57.2), a qual permite verificar as informações sobre o produto, entregador e rastreabilidade do processo, temperatura, lote, validade, dentre outros. O cuidado no recebimento do insumo será de acordo com a especificidade e perecibilidade dos produtos, seguindo o modelo: perecíveis, estocáveis, descartáveis. No recebimento de matéria-prima são realizadas inspeções, e os resultados obtidos são confrontados com os padrões internos estabelecidos para cada produto. Durante a recepção de mercadorias, são observadas as condições de limpeza dos veículos de transporte e higiene e a uniformização do entregador. As matérias-primas, ingredientes e as embalagens devem ser submetidos à inspeção e aprovados na recepção, observando os padrões de qualidade previamente definidos pelo serviço, como: integridade do produto, legibilidade do rótulo, denominação de venda, data de validade, registro em órgão oficial (quando necessário; p. ex., SIF), origem, temperatura, e características sensoriais como aparência, cor, odor e textura. Nesse momento também é realizada a conferência das quantidades e a pesagem. É preenchida a etiqueta de identificação do produto e anexada ao mesmo. Para a garantia da qualidade e sanidade do alimento recebido, são estabelecidos critérios de temperatura, conforme a legislação CVS2619 (Tabela 57.4).

Caso os alimentos ou produtos estejam fora dos padrões estabelecidos, os mesmos devem ser devolvidos, sendo o fornecedor informado eletronicamente pelo responsável da área ou pela área de compras.

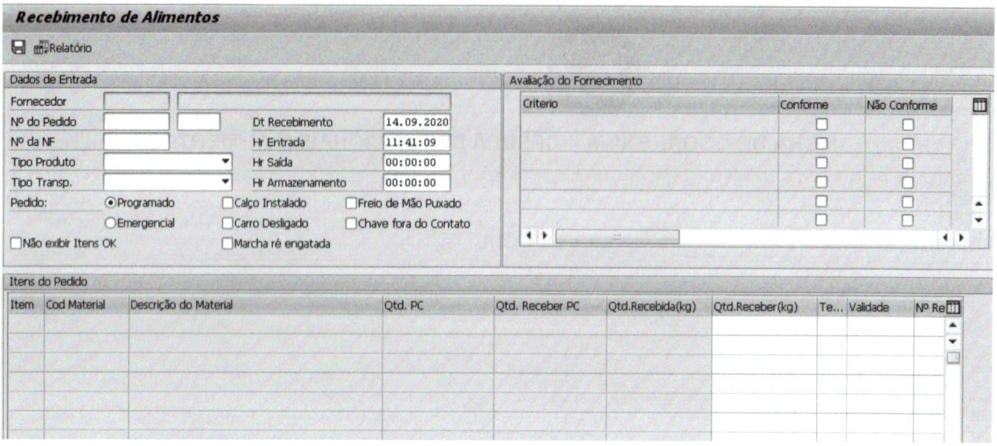

Figura 57.2. Planilha eletrônica de controle de recebimento.

Fonte: acervo de documentação institucional – Controle de Recebimento do Serviço de Alimentação, Hospital Israelita Albert Einstein, 2020.

Tabela 57.4. Critérios de temperatura de recebimento.

	CRITÉRIOS
Recebimento	Da conferência ao armazenamento 30 minutos
Produtos congelados	No máximo 12 °C ou conforme especificação do fabricante
Pescados resfriados crus	No máximo 3 °C ou conforme especificação do fabricante
Carnes e derivados resfriados cus	No máximo 7 °C ou conforme especificação do fabricante
Leite e derivados, ovos, frutas, verduras e legumes higienizados, fracionados ou descascados, sucos e polpas	No máximo 10 °C ou conforme especificação do fabricante
Preparações prontas para consumo com pescados e carne bovina crua	No máximo 5 °C ou conforme especificação do fabricante
Produto de panificação e confeitaria com cobertura e recheios	No máximo 5 °C ou conforme especificação do fabricante
Produtos resfriados	No máximo 10° ou conforme especificação do fabricante
Produtos quentes	No mínimo 60 °C ou conforme especificação do fabricante

Fonte: acervo de documentação institucional – Critérios de Temperatura para Recebimento do Serviço de Alimentação, Hospital Israelita Albert Einstein, 2020.

▶ Estrutura física de estoque/armazenamento

Os alimentos, matérias-primas, ingredientes, embalagens para alimentos e descartáveis devem ser armazenados em local organizado, com temperatura, umidade, ventilação adequadas. A área de estoque é separada por insumos secos, produtos de limpeza/higiene (DML – depósito de material de limpeza), descartáveis e estoque refrigerado. Os compartimentos são isolados por barreiras físicas e separados das demais áreas atendendo aos seguintes critérios: protegidos da incidência de raios solares; separados por categorias; empilhados segundo as recomendações dos fabricantes e de modo a não comprometer a qualidade e a integridade das embalagens e dos produtos; organizados de maneira a garantir a ventilação, higienização e circulação de pessoas; dispostos distantes do piso, sobre estrados com acabamento liso; mantidos em bom estado de conservação e limpeza; e acondicionados em embalagens íntegras. Estas

Planejamento de Aquisição de Gêneros Alimentícios e Materiais

devem estar sem deformações, sujidades e ferrugem; com identificação visível e apresentando todos os dados necessários para garantir sua rastreabilidade e o controle da data de validade, realizados conforme o sistema PVPS (primeiro que vence, primeiro que sai) ou PEPS (primeiro que entra, primeiro que sai).

Os produtos congelados industrializados obedecem às recomendações dos fabricantes quanto às condições de armazenamento dos alimentos antes e após a abertura das embalagens. Na ausência dessas informações e para os alimentos pré-preparados e preparados no estabelecimento são utilizados os critérios e parâmetros indicados no Quadro 57.1.

Quadro 57.1. Validade de produtos congelados.	
De 0 a −5 °C	10 dias
De −6 °C a −10 °C	20 dias
De −11 °C a −18 °C	30 dias
Abaixo de-18 °C	90 dias

Fonte: CVS-5 Portaria 2619.

Os alimentos resfriados são armazenados conforme os prazos de validade e nas temperaturas indicadas pelos fabricantes na rotulagem. Quando identificada alguma eventualidade, posterior ao recebimento, as matérias-primas, ingredientes e produtos alimentícios impróprios para o consumo (avariados, adulterados, fraudados, reprovados por estarem fora do padrão estabelecido) são devidamente identificados (destinados à devolução ou descarte), mantidos organizados, segregados e protegidos de modo a impedir a atração, o acesso, o abrigo e proliferação de vetores e pragas urbanas.

▶ Pré-preparo

No serviço de alimentação é de extrema importância entender o perfil do cliente, pois por meio das características do público-alvo será possível traçar critérios customizados para a seleção da matéria-prima, uma vez que possui papel importante na definição da *performance* do tipo de serviço prestado. Levando em consideração que o cliente atendido necessita de customização, a escolha dos alimentos requer um cuidado diferenciado, principalmente se tratando das carnes utilizadas e suas guarnições, que, por sua vez, interferem na apresentação final dos pratos e na adesão à refeição. As matérias-primas podem ser adquiridas sendo minimamente processadas ou *in natura*. Para este segundo modelo é necessário realizar a etapa de pré-preparo, que consiste nos processos de higienização, corte, moagem e/ou adição de outros ingredientes, ao passo que o preparo inclui a etapa de cocção ou finalização das preparações. É importante ressaltar que esse processo deve ser realizado seguindo as boas práticas de produção, em que são levados em consideração os controles de qualidade higiênico-sanitários, os quais permitem minimizar os riscos de contaminação.

Para as frutas, verduras e legumes que são adquiridos *in natura*, existe o procedimento padronizado para higienização: seleção para a retirada de unidades deterioradas e sujidades, lavagem cuidadosa em água corrente, desinfecção em solução clorada a 200 ppm por 15 minutos, conforme recomendação do fabricante do saneante utilizado, e enxágue. Esse procedimento de higienização e cloragem deve ser monitorado diariamente por meio da utilização de fitas medidoras e registrado em planilha de controle (Tabela 57.5). No processo de pré-preparo de carnes, a padronização dos cortes está diretamente ligada ao *per capita* estipulado pelo serviço, aos tipos de carnes adquiridos e ao modelo do corte.

Tabela 57.5. Planilha de monitoramento de solução clorada.

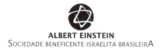

PLANILHA DE MONITORAMENTO DE SOLUÇÃO CLORADA

MÊS: /ANO **ÁREA DE PRÉ-PREPARO**

DATA	PRODUTO	DESTINO	DOSADOR II 50	DOSADOR II 100	DOSADOR II 200	RESPONSÁVEL	VISTO

Se legenda estiver OK ■
Caso contrário repetir o processo

Fonte: acervo de documentação institucional – Planilha de Monitoramento de Solução Clorada do Serviço de Alimentação, Hospital Israelita Albert Einstein, 2020.

▶ **Preparo**

A etapa de preparo dos alimentos consiste em modificações no alimento, por exemplo o tratamento térmico que garanta que todas as partes dos alimentos alcancem a temperatura mínima de 74 °C, sendo necessário que esse processo seja monitorado por meio do formulário de controle de temperatura de cocção (Tabela 57.6). Temperaturas inferiores também podem ser utilizadas no tratamento térmico, em combinações de tempo e temperatura suficientes para assegurar a qualidade higiênico-sanitária dos alimentos, como 70 °C por 2 minutos ou 65 °C por 15 minutos. Os alimentos submetidos à cocção e destinados ao processo de resfriamento e congelamento devem ser encaminhados imediatamente para o resfriamento forçado em túneis de resfriamento/congelamento com todos os processos monitorados.

O resfriamento do alimento preparado deve ser realizado de modo a minimizar os riscos de contaminação cruzada e de multiplicação microbiana. Os critérios estabelecidos são: redução da temperatura do alimento preparado a 60 °C a 10 °C em até duas horas. A conservação do alimento é realizada sob refrigeração a temperaturas inferiores a 5 °C ou congelado a temperatura igual ou inferior a –18 °C. Esses produtos devem ser identificados com a sua denominação, data de preparo e prazo de validade.

Esse processo deve ser monitorado por meio do formulário de cocção e resfriamento (Tabela 57.7) para rastreabilidade. A adoção desses processos visa garantir, por intermédio dos parâmetros de tempo e temperatura, durante as etapas do processo de produção, a redução e eliminação do risco microbiológico dos alimentos produzidos e servidos.

Durante o preparo dos alimentos, outro procedimento importante é a avaliação sensorial de todas as preparações que visam verificar: consistência, sabor, aparência e combinações de tempero.

Planejamento de Aquisição de Gêneros Alimentícios e Materiais

Tabela 57.6. Controle de temperatura de cocção.

CONTROLE DE TEMPERATURA DE COCÇÃO – SARP

ALBERT EINSTEIN
SOCIEDADE BENEFICENTE ISRAELITA BRASILEIRA

Data: / /
Refeição: ( ) Almoço ( ) Jantar ( )

Cocção: 74 °C – Reaquecimento: 74 °C
Espera: entre 60 °C e 74 °C por no máximo 6 horas
Abaixo de 60 °C por no máximo 1 hora

Preparação	Horário	Cocção (°C)	Reaquecimento (°C)	Responsável
Arroz				
Arroz integral				
Arroz papa				
Arroz batido				
Arroz 7 grãos				
Feijão				
Grelhado				
Carne moída				
Frango desfiado				
Carne desfiada				
Carne batida				
Frango batido				
Verdura refogada				
Purê de batata				
Legumes				
Aletria				
Espaguete				
Sopa papa				
Sopa da geral				
Sopa líquida				
Sopa creme legumes				
Sopa canja				
Caldo de carne				
Caldo de frango				
Molho sugo				
Molho roti				

"Caso alguma das temperaturas esteja fora da faixa permitida, deve-se avisar a nutricionista ou técnica responsável"
RESPONSÁVEL (NUTRICIONISTA OU TÉCNICA DE NUTRIÇÃO): _____

Fonte: acervo de documentação institucional – Controle de Temperatura de Cocção do Serviço de Alimentação, Hospital Israelita Albert Einstein, 2020.

Tabela 57.7. Formulário de cocção e resfriamento.

Formulário de controle de cocção e resfriamento

ALBERT EINSTEIN
SOCIEDADE BENEFICENTE ISRAELITA BRASILEIRA

Critérios: temperatura de cocção de 74 °C
Resfriamento de 60 °C a 10 °C em 2 horas
Reaquecimento a 74 °C

Data	Preparação	Refeição	Cocção		Resfriamento inicial		Resfriamento final		Reaquecimento/regeneração		Observações
		Almoço/jantar	Horário	Temperatura	Horário	Temperatura	Horário	Temperatura	Horário	Temperatura	

Fonte: acervo de documentação institucional – Formulário de Cocção e Resfriamento do Serviço de Alimentação, Hospital Israelita Albert Einstein, 2020.

Leitura recomendada

- Brasil. Anvisa. Portaria CVS n.º 5, de 9 de abril de 2013. Aprova o regulamento técnico sobre boas práticas para estabelecimentos comerciais de alimentos e para serviços de alimentação, e o roteiro de inspeção, anexo. Diário Oficial Eletrônico; 2013.
- Brasil. Anvisa. Resolução RDC n.º 12, de 2 de janeiro de 2001. Diário Oficial da União; 2001.
- Abreu ES, et al. Gestão de Unidades de Alimentação e Nutrição: Um modo de fazer. São Paulo: Metha; 2019.
- Isosaki M, Nakasato M. Gestão de Serviço de Nutrição Hospitalar. Rio de Janeiro: Elsevier; 2009.
- Mezomo IB. Os Serviços de Alimentação: Planejamento e Administração. São Paulo: Manole; 2014.
- Nishio EK, et al. Gestão de negócios de alimentação: casos e soluções. São Paulo: Senac; 2019.
- Viana JC, Alencar LH. Metodologias para seleção de fornecedores: uma revisão da literatura. São Paulo: Prod. 2012 set/dez;22(4):625-36. Disponível em: https://www.scielo.br/scielo.php?script=sci_arttext&pid=S0103-65132012000400001&lng=pt&tlng=pt
- Silva CBG, Aranha FQ. Qualidade na produção de refeições de uma Unidade de Alimentação e Nutrição (UAN). Simbio-Logias. 2011; 4(6):155-62. Disponível em: http://hdl.handle.net/11449/140669
- Wendisch C. Avaliação da Qualidade de Unidades de Alimentação e Nutrição (UAN) Hospitalares: construção de um instrumento. Rio de Janeiro: s.n.; 2010. 133 f. Disponível em: https://www.arca.fiocruz.br/bitstream/icict/24762/1/1165.pdf
- RDC 360 23/12/2003 - MS/ANVISA - Regulamento técnico para rotulagem nutricional de alimentos embalados
- Portaria 2619/11. Regulamento de Boas Práticas e de Controle de Condições Sanitárias e Técnicas

CAPÍTULO

58 Montagem e Distribuição de Refeições

Alessandra Lopes da Silva
Elaine Gonçalves da Silva
Beatriz Giachetto Santana
Patricia Siqueira Viana da Costa
Aline Correia dos Santos

O primeiro passo para garantir o nível de serviço é uniformizar o padrão de atendimento entre os profissionais; para isso se faz necessária a realização do treinamento dos colaboradores envolvidos nas atividades do setor. Esse deve ser realizado de maneira teórica e prática, com registro dos participantes e informações importantes sobre o treinamento realizado.

A elaboração de um material de apoio para a equipe de nutrição mantém a padronização do serviço e garantia de qualidade. Algumas informações são essenciais para a uniformização das rotinas e processos, como: definição e exemplificação das dietas disponíveis, qualidade dos materiais utilizados (louça ou descartável), padronização de cortes e variedade dos alimentos, montagem dos pratos, composição e disposição dos itens que compõem a bandeja.

Quadro 58.1. Exemplo de material de apoio relacionado ao padrão de dietas para a equipe de nutrição.

Dieta	Indicação	Objetivo	Consistência	Composição da bandeja no almoço e jantar	Itens não permitidos
Pastosa	Dificuldade de deglutição e mastigação, dispneia e enfermidades neurológicas	Facilitar o processo de deglutição dos alimentos	Alimentos triturados, consistência lisa e sem grumos, fiapos ou pedaços. Não permite alimentos crus	Prato quente, sopa, purê de fruta, 1 sachê de sal	Suco (apenas se solicitado), azeite e vinagre
Geral	Aplicada para pacientes sem necessidades específicas	Atender às necessidades nutricionais, mantendo ou recuperando seu estado nutricional	Normal	Prato quente, salada, sobremesa (doce ou fruta), sopa (quando solicitada), suco, azeite, vinagre e 1 g de sal	Sem restrições

Fonte: acervo de documentação institucional – Hospital Israelita Albert Einstein, 2020.

Condições sanitárias

Não existem legislações federais específicas sobre a distribuição de alimentos dentro do âmbito hospitalar, portanto se deve utilizar a legislação vigente de cada município ou estado; e caso o mesmo não possua legislação específica, deverá obedecer aos critérios descritos na Portaria n.º 326, de 30 de julho de 1997, do Ministério da Saúde, além da utilização dos procedimentos operacionais padronizados (POP) da organização em questão, que são descritos na RDC n.º 275 de 2002, que abrange as boas práticas dessa área para adequação do setor.

Temperatura dos alimentos

No serviço de alimentação, vários fatores favorecem o desenvolvimento de microrganismos; dentre eles está o binômio tempo e temperatura. Para o controle adequado da qualidade dos alimentos, deve-se realizar o acompanhamento ao longo da cadeia produtiva, incluindo as etapas de recebimento, armazenamento, pré-preparo, preparo e distribuição, garantindo ao final do processo sua qualidade alimentar e sanitária. Considerando um processo de rastreabilidade, todas essas etapas do processo devem ser documentadas e acompanhadas por meio dos POP do estabelecimento.

Quadro 58.2. Temperaturas de controle de acordo com a legislação e etapa da cadeia produtiva.

Etapas do processo	Legislação	Temperaturas de controle
Tratamento térmico	RDC 216/2004 Portaria CVS 5/2013	Mínimo de 70 °C em todas as partes do alimento; 74 °C no centro geométrico do alimento.
Descongelamento	RDC 216/2004	Inferior a 5 °C ou em forno de micro-ondas quando submetido imediatamente à cocção.
Conservação a quente	RDC 216/2004	Acima de 60 °C por, no máximo, 6 horas.
Resfriamento	RDC 216/2004	Reduzida de 60 °C a 10 °C em até 2 horas. Em seguida, é conservado sob refrigeração a temperaturas inferiores a 5 °C ou congelado a temperatura igual ou inferior a −18 °C.

Fonte: Anvisa. Resolução RDC 216/2004. Procedimentos de boas práticas para serviços de alimentação, garantindo as condições higiênico--sanitárias do alimento preparado, 2004.
Anvisa. Portaria CVS 5/2013. Regulamento técnico sobre boas práticas para estabelecimentos comerciais de alimentos e para serviços de alimentação, 2013.

As preparações prontas para consumo ou em espera para distribuição devem permanecer protegidas e sob o controle de temperatura e tempo adequado, conforme as legislações exemplificadas no Quadro 58.3.

Quadro 58.3. Temperatura dos alimentos para consumo ou em espera para distribuição.

Tipo de conservação	Legislação	Temperatura	Tempo máximo de conservação
Alimentos conservados sob refrigeração	CVS 5/2013	Até 10 °C	4 horas
		10-21 °C	2 horas
	RDC 216/2004	4 °C ou menos	5 dias
		4-5 °C	Tempo de consumo reduzido
Alimentos conservados a quente	CVS 5/2013	Acima de 60 °C	6 horas
		Abaixo de 60 °C	1 hora

Fonte: Anvisa. Resolução RDC 216/2004. Procedimentos de boas práticas para serviços de alimentação, garantindo as condições higiênico--sanitárias do alimento preparado, 2004.
Anvisa. Portaria CVS 5/2013. Regulamento técnico sobre boas práticas para estabelecimentos comerciais de alimentos e para serviços de alimentação, 2013.

Montagem das refeições

▶ Apresentação

A apresentação da bandeja e seus componentes requer a devida atenção na montagem, consistência dos alimentos de acordo com a dieta, método de distribuição, controle de temperatura e fator de reaquecimento (carro térmico ou micro-ondas), devido a ressecamento, e movimentação dos componentes na bandeja durante o transporte e manuseio. Todos esses fatores comprometem a apresentação final, impactando a aceitação alimentar e evolução clínica do paciente.

▶ Transporte

O transporte do alimento preparado, da distribuição até a entrega ao consumo, deve ocorrer em condições de tempo e temperatura que não comprometam sua qualidade higiênico-sanitária. A temperatura do alimento preparado deve ser monitorada durante todas as etapas.

▶ Distribuição das refeições

A temperatura dos alimentos no âmbito hospitalar é considerada um dos pontos mais relevantes do processo de distribuição de refeição; é por meio desse indicador que se torna possível garantir a segurança alimentar, sobretudo por ser tratar de uma alimentação destinada a uma coletividade não sadia. Buscando minimizar o risco de um surto de origem alimentar, o controle de tempo e temperatura sob o qual o alimento é mantido até sua distribuição pode interferir na qualidade final da refeição. Deve-se considerar o tempo de entrega de acordo com a estrutura física do local e o percurso de deslocamento entre a área de montagem até a distribuição final, pois dependo do modelo do carro há a possibilidade de inviabilização de uma entrega ágil e segura, principalmente se tratando de hospitais de grande porte, com trajetos longos e uso de elevadores entre a cozinha e as unidades de internação.

Com a evolução da gastronomia e a implantação de novas tecnologias no processo de distribuição de refeições, tornou-se necessário adaptar o modelo dos carros para garantir a segurança alimentar e características sensoriais dos alimentos.

Quadro 58.4. Prós e contras dos modelos de carros para distribuição de refeições.		
Modelos de carros	**Vantagem**	**Desvantagem**
Carro térmico de polietileno	• Custo mais acessível	• Perda de temperatura • Utensílios térmicos na bandeja
Carro térmico com bandeja padrão e câmaras independentes aquecidas e refrigeradas	• Itens da bandeja frios já separados na bandeja • Controle programável • Não requer utensílios térmicos na bandeja	• Necessário escolher os itens quentes da bandeja antes de servir o paciente, podendo gerar erro de conferência
Carro térmico com bandeja única termoplástica com câmaras independentes aquecidas e refrigeradas	• Itens da bandeja frios e quentes já separados na bandeja • Controle programável • Não requer utensílios térmicos na bandeja	• Custo elevado
Carro térmico com sistema de cook-chill (refeições prontas) com o objetivo de prolongar seu armazenamento	• Aquecimento e resfriamento em uma única bandeja • Controle programável • Não requer utensílios térmicos na bandeja • Opção em alguns carros com refrigeração em ambos os lados da bandeja.	• Custo elevado

Fonte: acervo pessoal da autoria, 2020. Adaptado de Laurel G (1999).

Entrega das refeições

Para garantir a entrega da refeição ao paciente de maneira segura e com excelência, é necessário realizar a conferência da dieta com todos os itens da bandeja e dados do paciente (pelo menos dois identificadores). Durante a distribuição conferir nome e prontuário com o paciente.

Precauções

Existem processos de precaução em relação ao contato entre colaborador e cliente, a fim de garantir a segurança do paciente, acompanhante e profissional. Tais processos são formulados e acompanhados pelo setor de controle de infecção de cada instituição.

▶ Precaução padrão

Consiste em medidas básicas para prevenir a transmissão de microrganismos de pacientes infectados ou colonizados para outros pacientes, visitantes e profissionais da saúde.

▶ Processo de segurança

Higiene de mãos, cuidado com equipamentos, materiais e utensílios.

▶ Precauções específicas

São medidas adicionais para prevenir a transmissão de microrganismos para a equipe de saúde, paciente, visitantes e ambiente. Instituídas para pacientes com suspeita ou confirmação de colonização ou infecção por microrganismos, que apresentam alta importância no ambiente hospitalar.

Tipos de precaução:

- **Contato**: a precaução por contato se deve ao contato direto com o paciente ou contato com objetos e superfícies.
- **Gotículas**: a precaução por gotículas visa à proteção contra agentes transmitidos por via aérea em formato de gotículas (fala, tosse, espirro ou procedimentos nas vias aéreas).
- **Aéreas**: a precaução por vias aéreas lida contra agentes transmitidos da mesma maneira que a por gotículas, diferenciando-se no tamanho da partícula (menor que a gotícula) e por permanecer suspensa no ar por períodos prolongados.

Para cada tipo de isolamento, deve-se padronizar a utilização dos equipamentos de proteção individual (EPI) necessários junto ao serviço de controle de infecção hospitalar da instituição, e os mesmos devem ficar disponíveis para todos os profissionais.

No cenário de pandemia da COVID-19 houve mudanças e adaptações no processo de distribuição e recolha das refeições. Segue sugestão de roteiro para o atendimento de refeições a pacientes. Refeições servidas em material descartável, sem necessidade de recolhimento e higienização dos utensílios.

Montagem e Distribuição de Refeições

Copeiro
- Copeiro: máscara N95 e uniforme privativo
- Não tocar ou ajustar a máscara durante a distribuição de refeições
- Distribuir todas as refeições em material descartável. A bandeja deverá ser descartada dentro do quarto
- Não recolher bandejas

Copa
- Realizar higienização das mãos com produto alcoólico
- Colocar a máscara N95 antes de ir para a unidade
- Realizar higienização das mãos com produto alcoólico
- Usar a máscara N95 durante toda a permanência na unidade de internação e distribuição de refeições

Fora do quarto – durante distribuição
- Realizar higienização das mãos com produto alcoólico
- Pegar a bandeja
- Abrir a porta do quarto
- Fechar a porta do quarto
- Entre um quarto e outro sempre realizar higienização das mãos com produto alcoólico

Dentro do quarto
- Deixar a bandeja na mesa de refeição sem encostar em outros objetos
- Sair do quarto
- Se solicitado qualquer tipo ajuda pelo paciente, orientar que pedirá auxílio da enfermagem (p. ex., colocar mesa de refeição próxima à cama)

Fora do quarto – fim de toda distribuição
- Realizar higienização das mãos com produto alcoólico
- Retirar a máscara N95 pelo elástico quando chegar na copa e colocá-la em saco plástico identificado
- Realizar higienização das mãos com produto alcoólico

Fluxo 58.1. Atendimento de refeições nas unidades de internação fluxo exclusivo (COVID-19).
Profissional: copeiro. Não há necessidade do uso do óculos, avental e luvas, pois não haverá contato com o paciente e superfície.
Fonte: acervo de documentação institucional – Hospital Israelita Albert Einstein, 2020.

Leitura recomendada

- Brasil. Agência Nacional de Vigilância Sanitária. Cartaz de precauções. 2020. Disponível em: https://www.anvisa.gov.br/servicosaude/controle/precaucoes_a3.pdf. Acessado em: 22 jan 2021.
- Brasil. Anvisa. Portaria CVS 5/2013. Regulamento técnico sobre boas práticas para estabelecimentos comerciais de alimentos e para serviços de alimentação. Brasília, DF: Diário Oficial da União; 2013. Disponível em: http://bvsms.saude.gov.br/bvs/saudelegis/anvisa/2013/rdc0005_04_02_2013.html. Acessado em: 22 set 2020.
- Brasil. Anvisa. Portaria SVS/MS n.º 326/1997. Regulamento Técnico Condições Higiênicos-Sanitárias e de Boas Práticas de Fabricação para Estabelecimentos Produtores/Industrializadores de Alimentos [internet]. Diário União da União; 1997. Disponível em: https://bvsms.saude.gov.br/bvs/saudelegis/svs1/1997/prt0326_30_07_1997.html. Acessado em: 16 set 2020.
- Brasil. Anvisa. Resolução RDC 216/2004. Procedimentos de boas Práticas para serviços de alimentação, garantindo as condições higiênico-sanitárias do alimento preparado. Brasília, DF: Diário Oficial da União; 2004 set. Disponível em: https://bvsms.saude.gov.br/bvs/saudelegis/anvisa/2004/res0216_15_09_2004.html. Acessado em: 22 set 2020.
- Brasil. Anvisa. Resolução RDC 275/2002. Regulamento técnico de procedimentos operacionais padronizados aplicados aos estabelecimentos produtores/industrializadores de alimentos e a lista de verificação das boas práticas de fabricação em estabelecimentos produtores/industrializadores de alimentos. Diário Oficial da União; 2002.
- Dias J, Heredia L, Ubarana F, Lopes E. Implementação de sistemas da qualidade e segurança dos alimentos. Londrina: sbCTA; 2010.
- Junior EAS. Manual de Controle Higiênico Sanitário em Serviços de Alimentação. São Paulo: Varela; 2014.
- Laurel G, Jane B, Martha C. Are new meal distribution systems worth the effort for improving patient satisfaction with foodservice? J Acad Nutr Diet. 1999; p. 1112-4.
- Saccol ALF, Stangarlin L, Hecktheuer LH. Instrumentos de apoio para implantação das boas práticas em empresas alimentícias. Rio de janeiro: Rubio; 2012.

SEÇÃO 8

Cuidado Multiprofissional, Situações Especiais e Atualidades

CAPÍTULO

59 Preparo Imunológico e Abreviação de Jejum

Camila Ventura Meneghelli
Julliety Xavier Tazitu
Mariana Nicastro

As cirurgias de modo geral contribuem para a inflamação devido ao trauma, que gera uma resposta metabólica ao estresse. Os mediadores inflamatórios causam o catabolismo de glicogênio, gorduras e proteínas que se transformam em glicose, aminoácidos e ácidos graxos livres na corrente sanguínea, propiciando substratos para manter a tarefa da resposta imunológica.

O estado nutricional é um dos fatores influenciadores nos resultados pós-operatórios de cirurgias eletivas. Pode ser considerado como risco para complicações pós-cirúrgicas, e é especialmente relevante para os pacientes com risco nutricional identificado e àqueles que serão submetidos a cirurgia do trato gastrointestinal. A avaliação do estado nutricional completa é recomendada antes e depois de cirurgias de grande porte, incluindo a investigação de deficiências de vitaminas e minerais preexistentes.

A terapia nutricional (TN) adequada é crucial principalmente nos pacientes desnutridos a fim de garantir uma recuperação apropriada, bem como minimizar o estresse inflamatório prolongado. O adequado cuidado nutricional faz parte do sucesso das cirurgias, visto que promove a energia necessária e suporte para esse momento.

Sabe-se que a desnutrição e a má alimentação são fatores de risco para complicações pós-operatórias e mortalidade. Estão associadas a maior catabolismo e piores resultados.

Em pacientes cirúrgicos, a indicação da TN visa prevenir e tratar o catabolismo e a desnutrição. Portanto, tem a função de impactar positivamente os parâmetros de mortalidade, morbidade, tempo de hospitalização e custos hospitalares.

Os objetivos do cuidado perioperatório abrangem incluir a nutrição no manejo geral do paciente, evitar longos períodos de jejum pré-operatório, preconizar a alimentação precoce após a cirurgia, melhorar o controle metabólico e reduzir os fatores que desencadeiam o catabolismo relacionado ao estresse cirúrgico.

Os protocolos de cuidado nutricional devem incluir o histórico com dados de composição corporal e plano de intervenção. Para isso, métodos de triagem nutricional devem ser implementados durante a admissão hospitalar.

A indicação para o suporte nutricional nesses pacientes é a prevenção e tratamento da desnutrição antes da cirurgia, bem como a manutenção do estado nutricional após, quando períodos longos de jejum e catabolismo são esperados.

Alguns pacientes submetidos a cirurgias já possuem um grau de inflamação crônica por doenças preexistentes como o câncer, diabetes, doenças renais ou hepáticas. Sabe-se que perda de peso prévia à cirurgia e concentração de albumina sérica são parâmetros preditivos para os resultados pós-operatórios.

Com o objetivo de minimizar a desnutrição desses pacientes, o condicionamento nutricional de 7 a 10 dias antes das cirurgias deve ser considerado. Nos casos de pacientes diagnosticados com desnutrição grave, a TN deve ser indicada de 10 a 14 dias antes da cirurgia.

A TN perioperatória é indicada em pacientes com desnutrição ou em risco nutricional. Deve ser iniciada por, no mínimo, cinco dias antes da cirurgia e, caso o paciente não consiga uma ingestão de 50% do recomendado, deverá ser inclusa a terapia enteral.

A nutrição parenteral deve ser considerada em pacientes desnutridos ou em risco nutricional que não conseguem atingir as necessidades nutricionais via oral/enteral por um período de 7 a 14 dias, mesmo que os procedimentos cirúrgicos precisem ser adiados para recuperação do estado nutricional do paciente. Os benefícios desse cuidado são diminuição de até 45% na taxa de complicações e menor morbimortalidade.

Deve-se ofertar suplementação nutricional oral nos pacientes oncológicos desnutridos ou em risco nutricional que serão submetidos a cirurgias abdominais, principalmente os idosos com diagnóstico de sarcopenia. Para minimizar a perda de peso, é recomendada a continuação da suplementação após os procedimentos cirúrgicos.

Preparo imunológico

A administração de fórmulas orais/enterais enriquecidas com nutrientes imunomoduladores (arginina, ácidos graxos ômega-3, ribonucleotídeos) deve ser ofertada em pacientes desnutridos que serão submetidos a cirurgias de câncer. A arginina possui benefícios imunológicos e metabólicos; o ômega-3 reduz o estímulo inflamatório e modula a resposta imunológica; os nucleotídeos são essenciais para a rápida proliferação celular.

Estudos comprovam que houve diminuição na taxa de complicações pós-operatórias e, consequentemente, diminuição no tempo de hospitalização nos pacientes que receberam fórmulas imunomoduladoras. Esses benefícios podem estar agregados à redução do tempo de permanência em unidade de terapia intensiva, uso de antibióticos e período de permanência sob ventilação mecânica.

Os *guidelines* recomendam a imunomodulação de 5 a 7 dias independentemente do estado nutricional do paciente, seja ele eutrófico ou desnutrido. A administração recomendada é de 3 doses diárias de 250 mL ou 500 a 1.000 kcal/dia, com o objetivo de reduzir a morbidade pós-operatória, complicações infecciosas e duração da hospitalização. Estudos realizados com grupos de pacientes com imunonutrição concluíram que há melhoras significativas na resposta imunológica, oxigenação intestinal e microperfusão. Nos pacientes com risco nutricional grave, a recomendação apropriada é de 7 a 14 dias de suplementação antes da cirurgia e, sempre que possível, preferir a via oral e enteral. Entende-se por risco nutricional grave os pacientes com perda de peso de 10% a 15% em seis meses ou índice de massa corporal (IMC) < 18,5 kg/m^2 ou resultado da avaliação subjetiva global (ASG) nível C ou albumina sérica < 30 g/L.

No Hospital Israelita Albert Einstein (HIAE), a equipe médica que deseja incluir o preparo imunológico para o seu paciente conta com um impresso de orientação com uma *checklist* pré-operatória, conforme Quadro 59.1.

Em cirurgias eletivas, recomenda-se medidas para reduzir o estresse cirúrgico contribuindo para diminuir o catabolismo, promover o anabolismo e dar condições para o paciente se recuperar melhor e mais rápido, mesmo em procedimentos de grande porte.

Tratando-se da imunomodulação, em um período de sete dias pós-cirurgia, em pacientes submetidos a ressecção de câncer gástrico, foi associada a diminuição de 30% a 50% da taxa de problemas na ferida operatória, sutura, complicações infecciosas, dentre outras.

Quadro 59.1. Orientação para pacientes elegíveis para realizar o preparo imunológico.

Sexto dia antes da cirurgia:
- Comece a beber o suplemento – 3 frascos de bebidas ao longo do dia, por exemplo, no meio da manhã, meio da tarde e como um lanche à noite, além de sua dieta normal.

Quinto dia antes da cirurgia:
- Beba o suplemento – 3 frascos ao longo do dia, além de sua dieta normal.

Quarto dia antes da cirurgia:
- Beba o suplemento – 3 frascos ao longo do dia, além de sua dieta normal.

Terceiro dia antes da cirurgia:
- Beba o suplemento – 3 frascos ao longo do dia, além de sua dieta normal.

Segundo dia antes da cirurgia:
- Hoje é o último dia para beber o suplemento – 3 frascos de bebidas ao longo do dia, além de sua dieta normal.

Primeiro dia antes da cirurgia:
- Hoje é um dia muito importante. Seu médico, enfermeira, cirurgião ou nutricionista lhe dará instruções específicas sobre o que você pode comer hoje. Por exemplo, **só pode ser permitido ingerir líquidos transparentes 24 horas antes da cirurgia**.
- Você deve sempre conversar com seu médico sobre quais os alimentos e bebidas permitidos um dia antes de sua cirurgia.

Checklist

Tomar 1 unidade do suplemento (200 mL) 3 ×/dia antes da cirurgia

1º dia (data: / /)	1ª unid. ( )	2ª unid. ( )	3ª unid. ( )
2º dia (data: / /)	1ª unid. ( )	2ª unid. ( )	3ª unid. ( )
3º dia (data: / /)	1ª unid. ( )	2ª unid. ( )	3ª unid. ( )
4º dia (data: / /)	1ª unid. ( )	2ª unid. ( )	3ª unid. ( )
5º dia (data: / /)	1ª unid. ( )	2ª unid. ( )	3ª unid. ( )
6º dia (data: / /)	**Preparado par a cirurgia**		

- Anexa lista com locais de compra do suplemento

Fonte: modelo de orientação nutricional de preparo imunológico, Serviço de Nutrição Clínica do Hospital Israelita Albert Einstein, 2020.

Abreviação de jejum

O programa ERAS (*Enhanced Recovery After Surgery*) tornou-se um modelo padrão de cuidado perioperatório com fundamentos e práticas seguras baseadas em estudos controlados, randomizados e metanálises que tem sido adotado em diversos países por diferentes especialidades cirúrgicas. É bem sucedido na promoção da rápida recuperação funcional após gastrectomias, pancreatectomias e cirurgias ginecológicas. Quando implementado, possui o objetivo de:

- Redução da resistência insulínica;
- Redução da perda de massa e de força muscular;
- Manutenção da função imune;
- Melhora do desempenho cardíaco;
- Redução de complicações gastrointestinais (náuseas e vômitos);
- Redução de tempo de internação e custos hospitalares.

Além disso, mostrou-se efetivo e seguro na população idosa e foi associado com a melhora de sobrevida câncer-específica em cinco anos após cirurgias colorretais.

A resistência à insulina é um mecanismo de resposta ao jejum e comumente é vista em todos os tipos de cirurgia. Não só afeta o metabolismo da glicose, como também de proteínas e lipídios.

O jejum pré-operatório prolongado intensifica a resposta orgânica, endócrina e metabólica ao trauma. Os índices de insulina diminuem e os de glucagon se elevam, levando ao consumo das reservas de glicogênio hepático e muscular. Como a reserva de gligogênio é baixa, a gliconeogênese torna-se imprescindível. A captação da glicose pelas células torna-se diminuída em função da incapacidade do transportador GLUT-4 realizar essa ação, o que reduz consequentemente a produção de glicogênio. Instala-se rapidamente, um estado de resistência insulínica com leve aumento da glicemia sérica que por si só já é um fator de risco para morbidade e maior tempo de internação.

A condição metabólica do paciente deve ser focada na prevenção e tratamento de resistência insulínica que, por si só, é considerada uma medida de redução de complicações após grandes procedimentos cirúrgicos. A administração de 200 a 400 mL com 12,5% de carboidratos (maltodextrina), de 2 a 3 horas pré-cirurgia, pode reduzir a resistência à insulina, prevenir hipoglicemia, acelerar a recuperação pós-operatória, diminuir a perda de massa muscular, preservar a resposta imune e reduzir o estresse metabólico.

Os *guidelines* específicos para cirurgias afirmam que jejuns a partir da meia-noite que antecedem procedimentos cirúrgicos são desnecessários para a maioria dos pacientes, visto que o volume de resíduo gástrico com 12 horas, 8 horas ou 6 horas de jejum absoluto é similar ao encontrado em jejum de 6 horas para sólidos e 2 horas para líquidos claros, com ou sem carboidratos. Jejuns prolongados estão associados com recuperação demorada em cirurgias descomplicadas, lembrando que, muitas vezes, o jejum real é bem maior do que prescrito.

Pacientes que serão submetidos a cirurgias que não possuem risco de aspiração devem ingerir líquidos claros até duas horas antes da anestesia, pois se observa a diminuição de desconforto por sede e dores de cabeça provenientes do sintoma de abstinência; já os alimentos sólidos são permitidos até seis horas antes da anestesia.

Pacientes que possuem esvaziamento gástrico demorado, refluxo gastroesofágico e cirurgias de emergência não são candidatos à abreviação de jejum. Pacientes obesos, diabéticos graves e/ou com gastroparesia, mau esvaziamento gástrico, suboclusão ou obstrução intestinal e refluxo gastroesofágico também devem ser excluídos dessa recomendação.

Com o objetivo de reduzir o desconforto perioperatório, principalmente a ansiedade do paciente, a administração de carboidratos em vez de jejum prolongado na noite anterior e duas horas antes das cirurgias eletivas deve ser implementada como rotina com impacto importante na diminuição de resistência à insulina, perda de nitrogênio e tempo de internação. Estudos mostram melhora significativa nos sintomas de náuseas e vômitos pós-cirúrgicos e recuperação precoce da função gastrointestinal, porém não há diferença em índices de complicações pós-operatórias, força de preensão palmar e circunferência de braço.

Para pacientes graves que não podem ser nutridos via oral ou enteral (com trato gastrointestinal não funcionante), é recomendada a administração intravenosa de 200 g de glicose no pré-operatório visando minimizar o estresse metabólico.

TN precoce no pós-cirúrgico

O objetivo nutricional após a cirurgia visa preservar a barreira intestinal, evitando a atrofia da mucosa e impedindo a disfunção intestinal, infecções e sepses.

Após os procedimentos cirúrgicos, quando possível, a TN deve ser iniciada nas primeiras 24 horas, desde que o paciente esteja hemodinamicamente estável. A ingestão oral, incluindo líquidos claros, é preferencialmente recomendada na maioria dos pacientes, respeitando a tolerância, individualidade e tipo de cirurgia, e deve ser adaptada de acordo com a função intestinal de cada um.

A TN precoce faz parte do protocolo ERAS, mostrando benefícios significantes na recuperação pós-cirúrgica e taxas de infecção, incluindo melhores resultados na mortalidade, deiscência de anastomose, recuperação da função intestinal e tempo de internação (redução de até três dias), incluindo as cirurgias bariátricas.

O íleo paralítico é a complicação mais frequente após cirurgias abdominais. Ocorre em 25% dos pacientes e está associado ao maior risco de desenvolver complicações, aumento de custos hospitalares e aumento na taxa de readmissão em 30 dias. Apesar de 20% dos pacientes não tolerarem a alimentação precoce, estudos mostram que a mastigação de chiclete pode melhorar a recuperação da função intestinal pós-operatória. Essa estratégia é segura e bem tolerada, porém oferece um benefício mínimo na retomada da motilidade intestinal.

Outros protocolos

No Brasil, foi criado o Projeto ACERTO (Aceleração da Recuperação Total Pós-Operatória) em 2005. Essa diretriz tem as mesmas características do protocolo ERAS, porém com adaptações à realidade nacional.

Há também outro modelo de protocolo com semelhantes diretrizes do ERAS e ACERTO específico para cirurgias gastrointestinais: o SAGES/ERAS® *Society Manual of Enhanced Recovery Programs for Gastrointestinal Surgery*.

O investimento na adesão da equipe multiprofissional de saúde em protocolos de abreviação de jejum e preparo imunológico proporciona satisfação dos pacientes, previnem complicações e promovem melhores desfechos clínicos..

Conclusão

A educação dos pacientes deve ser iniciada desde antes da cirurgia com materiais explicativos a fim de engajá-los no cuidado. Esse modelo aumenta a aderência aos protocolos e garante que as expectativas sejam atendidas com a diminuição do medo e ansiedade dos mesmos.

A implantação de um protocolo pode melhorar os resultados pós-operatórios; para isso é necessário que toda equipe multidisciplinar esteja envolvida no processo de implantação.

Para que todos esses protocolos sejam implementados, procedimentos operacionais padrão são recomendados para assegurar a terapia nutricional efetiva e, para se tornarem bem sucedidos, devem contar com uma equipe engajada com o mesmo propósito.

Em um período de seis meses do pós-cirúrgico, estudos observaram que mais da metade dos pacientes perde de 5% a 12% de peso. Alguns dos motivos são: redução de apetite, intolerância gastrointestinal e diarreia. O monitoramento nutricional durante a internação dos pacientes cirúrgicos, incluindo o período após alta hospitalar, deve ser realizado com o objetivo de manutenção do estado nutricional para garantir que as necessidades nutricionais estejam sendo atendidas.

Leitura recomendada

- Aguilar-Nascimento JE, Caporossi C, Salomão AB. ACERTO – Aceleração da recuperação pós-operatória. 3 ed. Rio de Janeiro: Rubio; 2016.
- Aguilar-Nascimento JE, et al. Acelerando a recuperação total pós-operatória: ACERTO. 4 ed. Rio de Janeiro: Rubio; 2020.
- Aguilar-Nascimento JE, Salomão AB, Waitzberg DL, Dock-Nascimento DB, Correa MITD, Campos ACL, et al. Diretriz ACERTO de intervenções nutricionais no perioperatório em cirurgia geral eletiva. Rev Col Bras Cir [Internet]. 2017; 44(6):633-48.

- Arends J, et al.; ESPEN Guidelines Oncology. Immunonutrition (Arginine, N-3 fatty acids, nucleotides) in perioperative care. Clin Nutr, 2016.
- Braga M, Gianotti L, Vignali A, Carlo VD. Preoperative oral arginine and omega-3 fatty acid supplementation improves the immunometabolic host response and outcome after colorectal resection for cancer. Surgery. 2002; 132:805-14.
- Drover JW, Dhaliwal R, Weitzel L, et al. Perioperative use of arginine supplemented diets: a systematic review of the evidence. J Am Coll Surg. 2011; 212:385-99.
- Gustafsson UO, Scott MJ, Schwenk W, Demartines N, Roulin D, Francis N, et al. Guidelines for perioperative care in elective colonic surgery: Enhanced Recovery After Surgery (ERAS) Society recommendations. World J Surg. 2012; 37(2):259-84.
- Kondrup J, Allison SP, Eli M, Vellas B, Plauth M. ESPEN guidelines for nutrition screening 2002. Clin Nutr. 2003; 22(4):415-21.
- Kondrup J, Rasmussen HH, Hamberg O, Stanga Z. Nutrition risk screening (NRS 2020): a new method based on an analysis of controlled clinical trials. Clin Nutr. 2003; 22(3):321-36.
- Lambert E, Carey S. Practice Guideline Recommendations on Perioperative Fasting: A Systematic Review. JPEN J Parenter Enteral Nutr. 2016; 40(8):1158-65. DOI: 10.1177/0148607114567713.
- Moya P, Soriano-Irigaray L, Ramirez JM, et al. Perioperative oral standard supplements versus immunonutrition in patients undergoing colorectal resection in an enhanced recovery (ERAS) protocol. Medicine (Baltimore). 2016; 95(21):e3704.
- Sociedade Brasileira de Nutrição Parenteral e Enteral, Associação Brasileira de Nutrologia. Terapia Nutricional no Perioperatório. Associação Médica Brasileira e Conselho Federal de Medicina. Projeto Diretrizes (DITEN 2011); 2011.
- Steenhagen E. Enhanced Recovery After Surgery: It's Time to Change Practice! Nutr Clin Pract. 2016; 31(1):18-29. DOI: 10.1177/0884533615622640.
- Waitzberg DL, Saito H, Plank LD, et al. Postsurgical infections are reduced with specialized nutrition support. World J Surg. 2006; 30:1592-604.
- Weimann A, Braga M, Carli F, et al. ESPEN guideline: Clinical nutrition in surgery. Clin Nutr. 2017; 36(3):623-50. DOI: 10.1016/j.clnu.2017.02.013.
- Weimann A, Braga M, Harsanyi L, et al. ESPEN Guidelines on Enteral Nutrition: Surgery including organ transplantation. Clin Nutr. 2006; 25(2):224-44. DOI: 10.1016/j.clnu.2006.01.015.

CAPÍTULO 60

Lesão por Pressão

Adriano Antonio Mehl
Amanda Cristina Maria Aparecida Gonçalves
Glaucia Fernanda Corrêa Gaetano Santos
Julieta Regina Moraes
Maria Emilia Gaspar Ferreira

Com o crescimento da população mundial e do avanço na expectativa de vida, observa-se o aumento significativo da população idosa. Mesmo com todos os avanços da medicina no tratamento das doenças crônicas e das comorbidades associadas ao envelhecimento, é esperado que os idosos tenham redução natural da massa muscular e uma maior fragilidade cutânea, o que colabora para o desenvolvimento das lesões de pele, especificamente as lesões por pressão (LP).

Em uma conferência realizada em Chicago (EUA), em abril de 2016, o National Pressure Injury Advisory Panel (NPIAP) redefiniu o termo úlcera por pressão (UP) para lesão por pressão (LP) e atualizou a nomenclatura dos estágios do sistema de classificação.

A LP é definida como um dano localizado na pele e/ou tecidos moles subjacentes, geralmente localizada sobre uma proeminência óssea, ou ao uso de dispositivo médico ou outro artefato, o que resulta no aumento da pressão local de maneira intensa e/ou prolongada, em combinação com o cisalhamento. Pode-se apresentar mesmo em pele íntegra ou como úlcera aberta e ser dolorosa. A tolerância do tecido mole à pressão e ao cisalhamento pode também ser afetada pelo microclima, nutrição, perfusão, comorbidades e pela condição clínica.

As lesões por pressão são estagiadas de acordo com a extensão do dano tecidual. O sistema de classificação atualizado inclui as seguintes definições: lesão por pressão estágio 1; lesão por pressão estágio 2; lesão por pressão estágio 3 (LPE3); lesão por pressão estágio 4 (LPE4); lesão por pressão tissular profunda; lesão por pressão não classificável; lesão por pressão relacionada a dispositivo médico; e lesão por pressão em membranas mucosas.

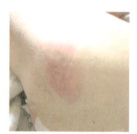

Lesão por pressão estágio 1: pele íntegra com eritema que não embranquece com a dígito-compressão.

Fotos: arquivo pessoal Prof. Dr. Adriano Antonio Mehl.

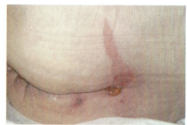

Lesão por pressão estágio 2: perda da pele em sua espessura parcial com exposição da derme. Leito da ferida viável (rosa ou vermelho). Pode apresentar-se como bolha intacta (exsudato seroso) ou bolha rompida.

A LP estágio 2 não deve ser utilizada para descrever lesões associadas à umidade (p. ex., dermatite associada à incontinência ou dermatite intertriginosa), lesão de pele associada a adesivos médicos ou a feridas traumáticas.

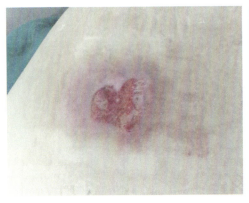

Lesão por pressão estágio 3: perda da pele em sua espessura total. A gordura é visível. Presença de tecido de granulação e epíbole. Esfacelo e escara podem estar visíveis. Pode ocorrer descolamento e túnel, e não há exposição de fáscia, tendão, ligamento, cartilagem e/ou osso.

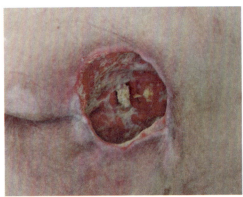

Lesão por pressão estágio 4: perda da pele em sua espessura total e perda tissular. Exposição ou palpação da fáscia, músculo, tendão, ligamento, cartilagem ou osso. Esfacelo e/ou escara podem estar visíveis.

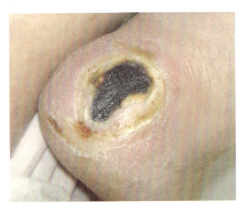

Lesão por pressão não classificável: perda da pele em sua espessura total e perda tissular não visível. Ao remover o material desvitalizado que cobre o leito (esfacelo/escara), os tecidos profundos ficarão aparentes e poderá então ocorrer a classificação em LPE3 ou LPE4. Observar que a escara estável (seca, aderente, sem eritema ou flutuação) em membro isquêmico ou no calcâneo não deve ser removida.

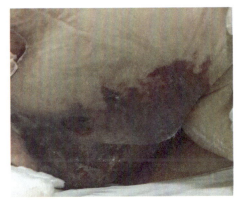

Lesão por pressão tissular profunda: área localizada e persistente descoloração vermelho-escura, marrom ou púrpura, persistente e que não embranquece, com pele intacta ou não.

Fotos: arquivo pessoal Prof. Dr. Adriano Antonio Mehl.

A descoloração na lesão por pressão tissular profunda pode se apresentar de modo diferente em pessoas com pele de tonalidade mais escura. Apresenta flictena com exsudato sanguinolento e é resultante de pressão intensa e/ou prolongada e de cisalhamento na interface osso-músculo.

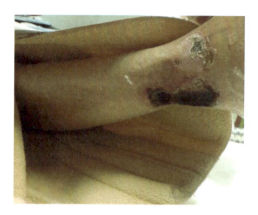 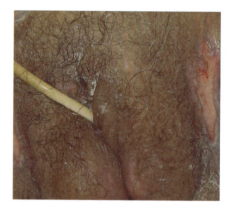

Lesão por pressão relacionada a dispositivo médico: descreve a etiologia da lesão e é o resultado do uso de dispositivos criados e aplicados para fins diagnósticos e terapêuticos, apresentando o padrão ou forma do dispositivo.

Lesão por pressão em membrana mucosa: encontrada quando há histórico do uso de dispositivos médicos no local do dano em mucosa. Devido à anatomia do tecido, essas lesões não podem ser categorizadas.

Fotos: arquivo pessoal Prof. Dr. Adriano Antonio Mehl.

O esquema conceitual para demonstrar os determinantes para o desenvolvimento da LP é utilizado até os dias atuais. A tolerância da pele e dos tecidos subjacentes e a intensidade e duração da pressão constituem os fatores etiológicos da LP. Estão relacionadas aos fatores intrínsecos como a idade, estado nutricional, condições hemodinâmicas (pressão arterial), e extrínsecos como umidade, fricção e cisalhamento. A intensidade e duração da pressão estão relacionadas à capacidade de mobilização, atividade e percepção sensorial.

A identificação e avaliação dos pacientes em risco de desenvolver LP pode ser realizada por meio de escalas existentes. Tratando-se de pacientes adultos, as escalas mais utilizadas para avaliar o risco são as escalas de Norton, de Waterlow e de Braden. A escala de Braden é a mais utilizada nas instituições de saúde. Foi desenvolvida em 1987, nos Estados Unidos, e validada e adaptada para a língua portuguesa do Brasil. Por meio dela são avaliados 6 fatores de risco (subescalas) para o desenvolvimento da LP: percepção sensorial, umidade, atividade, mobilidade, nutrição, fricção e cisalhamento.

Pacientes pediátricos também devem ser avaliados com atenção pela equipe multiprofissional para identificar o risco de desenvolver LP. Nesse caso, é a escala Braden Q que é utilizada, sendo uma adaptação da escala de Braden para a população pediátrica. Além dos itens da escala original, avalia também a perfusão e a oxigenação tecidual, que englobam a saturação de oxigênio, o nível de hemoglobina e o pH sérico.

As lesões por pressão são consideradas eventos adversos com relevância mundial. Ocorrem nas instituições de saúde, nos domicílios, *home care* e em residências de longa permanência.

Mesmo com várias publicações nacionais e internacionais, ações profissionais e esforços consideráveis para reduzir a ocorrência da LP, o primeiro passo está em reconhecer o imenso ônus dessas lesões (evitáveis em 95% das vezes) aos pacientes e ao sistema de saúde. A LP ocasiona não só a queda na qualidade de vida do paciente, mas está relacionada ao aumento dos riscos de morbimortalidade, com importante repercussão nos encargos sociais e econômicos para o tratamento. Entretanto, as lesões por pressão continuam ocorrendo.

A implantação de estratégias de prevenção da lesão por pressão pode resultar em redução da sua ocorrência em cenários agudos e de longo prazo. Cabe lembrar que a prevenção da LP é de responsabilidade transdisciplinar.

Algumas estratégias para prevenção de LP devem ser adotadas, como:

- Inspecionar a pele sob e ao redor dos dispositivos médicos, pelo menos duas vezes por dia, para identificar sinais de LP no tecido circundante;
- Manter a pele limpa e seca;
- Rastrear o estado nutricional de cada indivíduo em risco de desenvolver ou já com LP;
- Reposicionar todos os indivíduos que estejam em risco de desenvolver ou que já tenham desenvolvido LP, a menos que contraindicado;
- Garantir que os calcâneos não estejam em contato com superfícies de apoio;
- Utilizar superfícies de redistribuição de pressão de espuma reativa e de alta especificidade em indivíduos avaliados como estando em risco de desenvolver LP;
- Considerar adultos e crianças com dispositivos médicos como estando em risco de desenvolver LP.

A prevenção demonstra ser uma opção para garantir o bem-estar do paciente. É um indicador de qualidade assistencial e uma boa alternativa custo-efetiva para as instituições de saúde.

Nutrição na LP

O cuidado nutricional tanto na prevenção como no tratamento das lesões por pressão é um dos fatores mais relevantes a ser considerado, pois impacta não só a redução dos riscos para o aparecimento de uma LP, como também a melhora do processo de cicatrização da lesão, o controle das comorbidades e a resposta do indivíduo frente à infecção. Portanto, a desnutrição é um dos mais importantes fatores de risco sistêmicos e evitáveis para o desenvolvimento da LP. Desnutridos apresentam diminuição da tolerância dos tecidos à pressão. O déficit proteico acarreta redução da proliferação de fibroblastos, diminuição na síntese de colágeno, na produção e migração de leucócitos, da angiogênese, e consequente menor capacidade de remodelação. A alteração do estado nutricional impossibilita o organismo de crescer, de se manter ou se regenerar, contribuindo para o desenvolvimento de LP.

Como mencionado, a desnutrição diminui a capacidade funcional e a qualidade de vida, além de aumentar o tempo de permanência hospitalar, com considerável elevação dos custos, gastos e índices de morbimortalidade.

Desse modo, a terapia nutricional é relevante e tem importante impacto tanto na prevenção como no tratamento das lesões por pressão. Prevenir a LP depende da habilidade clínica de avaliar o risco e, assim, programar as condutas preventivas envolvendo a equipe interdisciplinar.

Recomenda-se a avaliação nutricional para todos os pacientes com fatores de risco para LP, conforme recomendação proposta pela NPIAP (2019). Deve-se considerar que o risco nutricional seja triado na admissão hospitalar e que a avaliação nutricional seja repetida a cada 7 a 10 dias. Por meio da avaliação nutricional são determinadas as necessidades calóricas e proteicas e dos demais nutrientes, individualizados para cada paciente. Estes contribuem para a integridade dos tecidos, da pele, bem como para a hidratação e a nutrição, com oferta calórica e de micronutrientes adequados.

Aconselha-se para a realização da triagem uma ferramenta simples, válida e confiável em 24 horas da admissão no serviço de saúde. Conforme os instrumentos de triagem existentes, a *mini nutrition assessment* (MAN) considera a própria LP e alguns dos seus fatores de risco na avaliação de risco nutricional. Os demais instrumentos de triagem, apesar de não incluírem essas informações, também podem ser utilizados de acordo com a rotina dos serviços.

O estado nutricional é um importante fator para a prevenção e o desenvolvimento de LP, pois todos os tecidos requerem macronutrientes e micronutrientes para promover manutenção, crescimento e atuação no processo cicatricial. Pacientes em risco nutricional e desnutridos apresentam maiores chances de desenvolvimento de LP. A desnutrição está associada ao desenvolvimento, aumento da gravidade e retardo de cicatrização das lesões por pressão já instaladas.

A conduta nutricional em pacientes com LP preconiza o emprego da terapia nutricional para favorecer o processo de cicatrização, de maneira individualizada, garantindo a adequação de nutrientes e hidratação.

A adequada ingestão energética é fundamental para o metabolismo e anabolismo celular, formação de colágeno, retenção de nitrogênio e angiogênese. Deve-se fornecer uma ingestão calórica individualizada com base na condição clínica, que é ajustada com base na mudança de peso, grau de obesidade ou conforme o diagnóstico do paciente. A recomendação padrão-ouro para estabelecer a meta de necessidade calórica dos pacientes é a calorimetria indireta (CI). Porém, frente aos obstáculos de sua aplicabilidade na prática clínica, pode ser considerada a utilização das fórmulas de bolso validadas.

Recomenda-se a terapia nutricional hiperproteica, devendo avaliar a oferta proteica e adequá-la de acordo com a idade, comorbidades, presença de complicações e estado nutricional. A adequada ingestão proteica contribui para o processo de cicatrização, e diretrizes suportam ser uma boa prática clínica o emprego de terapia nutricional hiperproteica em indivíduos desnutridos com risco ou presença de LP.

A hidratação deve ser adequada aos pacientes com presença ou risco de desenvolver LP. É importante considerar todas as comorbidades e os objetivos da terapêutica clínica para as necessidades hídricas; monitorar eventuais sinais e sintomas de desidratação nos indivíduos, incluindo a alteração de peso, turgor da pele, quantidade de volume urinário, níveis séricos elevados de sódio e/ou a osmolalidade sérica calculada; e controlar o estado de hidratação, considerando a oferta hídrica adicional aos indivíduos desidratados, com temperaturas elevadas, sudorese profusa, vômitos, diarreias e/ou com feridas altamente exsudativas.

Quadro 60.1. Necessidades nutricionais na lesão por pressão.		
	Risco de lesão por pressão	**Lesão por pressão instalada**
Calorias[1]	Desnutridos ou risco nutricional: 30-35 kcal/kg/dia	Desnutridos ou risco nutricional: 30-35 kcal/kg/dia
Calorias no paciente crítico	15-20 kcal/kg/dia do 1º ao 3º dia; 25-30 kcal/kg/dia após o 4º dia dos pacientes em recuperação	15-20 kcal/kg/dia do 1º ao 3º dia; 25-30 kcal/kg/dia após o 4º dia dos pacientes em recuperação
Calorias no paciente obeso	11-14 kcal/kg/dia do peso real para pacientes com IMC de 30-50 kg/m^2 22-25 kcal/kg/dia do peso ideal, para paciente com IMC > 50 kg/m^2	11-14 kcal/kg/dia do peso real para pacientes com IMC de 30-50 kg/m^2 22-25 kcal/kg/dia do peso ideal, para paciente com IMC > 50 kg/m^2
Proteínas	1,25-1,5 g de proteína/kg/dia. Em pacientes renais, avaliar a condição clínica.	1,5-2,0 g de proteína/kg/dia. Em pacientes renais, avaliar a condição clínica.
Líquidos	1 mL de líquidos/kcal/dia	1 mL de líquidos/kcal/dia
Suplemento nutricional	Em caso de baixa aceitação alimentar (inferior a 60% das necessidades nutricionais), avaliar a necessidade de introdução de suplemento nutricional oral (contendo preferencialmente zinco, arginina, vitaminas A, C e) no contexto da dieta ofertada.	Introduzir suplemento nutricional oral específico para cicatrização (contendo nutrientes específicos: zinco, arginina, carotenoides, vitaminas A, C e).
Nutrição enteral	Se a aceitação alimentar com suplemento nutricional oral for menor que 60% das necessidades nutricionais, a terapia nutricional enteral está indicada.	Se a aceitação alimentar com suplemento nutricional oral for menor que 60% das necessidades nutricionais, a terapia nutricional enteral está indicada.
Nutrição parenteral	Em caso de impossibilidade de utilização do trato gastrointestinal, a terapia nutricional parenteral está indicada.	Em caso de impossibilidade de utilização do trato gastrointestinal, a terapia nutricional parenteral está indicada.

[1] Utilizar preferencialmente a calorimetria indireta.

Fonte: Braspen. Campanha Diga Não à Lesão por Pressão, 2020.

Para além da dieta habitual, deve-se oferecer suplementos nutricionais orais (SNO) de elevado teor calórico e proteico a adultos em risco nutricional e em risco de desenvolver LP, caso as necessidades nutricionais não sejam atingidas com a aceitação alimentar. A utilização de fórmula especializada suplementada com nutrientes imunomoduladores e maior quantidade de proteínas está indicada na prevenção de LP. Para pacientes desnutridos, idosos e com ingestão oral inadequada, recomenda-se associar a dieta oral com suplementos nutricionais hipercalóricos e hiperproteicos ricos em nutrientes específicos ou por meio da terapia nutricional enteral ou parenteral.

Deve-se monitorar a função renal para garantir que os elevados níveis proteicos são adequados ao indivíduo. É necessário fazer a análise clínica para determinar o nível proteico adequado individualmente com base no número das lesões por pressão, no estado nutricional geral, nas comorbidades e na tolerância às intervenções nutricionais de cada indivíduo.

O aporte proteico inadequado prolonga a fase inflamatória da cicatrização, aumentando o risco de infecção, o que diminui a síntese do colágeno e a força tênsil da ferida.

Está indicada dieta hiperproteica para os pacientes com risco de LP. Essa dieta, rica em nutrientes específicos como arginina, zinco, vitamina C e antioxidantes, também está indicada para os casos em que a LP já está instalada. Pode ser ofertada pela via oral, na forma de suplemento nutricional oral, ou por meio da dieta enteral.

Deve-se oferecer suplementos nutricionais orais hiperproteicos com nutrientes específicos para os pacientes com LP, que não conseguem manter a ingestão oral adequada para suprir suas necessidades nutricionais; e considerar, para esses pacientes com LP instalada, a oferta de SNO ricos em nutrientes específicos para cicatrização 2 a 3 vezes ao dia, por ao menos quatro semanas.

A suplementação de vitaminas e micronutrientes está indicada em pacientes com LP instalada, a fim de complementar o aporte nutricional, caso necessário. Porém deve ser avaliada individualmente pela equipe multiprofissional de terapia nutricional (EMTN).

A campanha Diga Não à Lesão por Pressão é uma iniciativa da Braspen (Sociedade Brasileira de Nutrição Enteral e Parenteral), lançada em 2020, que visa difundir conhecimento por meio de abordagem ampla e prática, a fim de dar suporte técnico ao cuidado do paciente e, assim, reduzir os índices de LP. Para facilitar a assimilação dos conceitos foi desenvolvido um método mnemônico com a palavra "cicatrização". Cada letra dessa palavra corresponde aos passos que auxiliam na identificação do risco, avaliação, tratamento e acompanhamento da pessoa com LP.

Quadro 60.2. Método mnemônico dos 12 passos para o combate da lesão por pressão.

C	Conhecer o risco de lesão por pressão
I	Inspecionar a integridade cutânea
C	Classificar o estágio de lesão por pressão
A	Avaliar o estado nutricional
T	Traçar metas nutricionais e de hidratação
R	Reposicionar no leito de 2 em 2 horas
I	Implementar protocolos de terapia nutricional
Z	Zerar a ocorrência por meio de ações de prevenção
A	Avaliar necessidade de nutrientes específicos
Ç	Capacitar e conscientizar equipe, familiares e pacientes
Ã	Anotar e registrar a evolução da lesão por pressão
O	Orientar a alta hospitalar

Fonte: Braspen. Campanha Diga Não à Lesão por Pressão, 2020.

Como ação preventiva, sugere-se a realização de auditoria em pacientes adultos e idosos internados com risco alto e muito alto de lesão por pressão ou já nos internados com presença de lesão por pressão; e realizar auditorias de maneira periódica, no prontuário eletrônico, com coleta das variáveis: idade, sexo, risco e estágio da LP, terapia nutricional oral, terapia nutricional enteral, meta calórica e proteica prescrita e recebida. Com relação ao risco de LP, pode ser utilizada a escala de Braden, e, quando da presença de LP, pode-se associar também as evoluções médicas e de enfermagem.

Citam-se os indicadores de acompanhamento nutricional e lesão por pressão:

- Taxa de conformidade da prescrição de proteína para pacientes com LP em terapia nutricional (TN).
- Taxa de conformidade da meta proteica prescrita *vs.* meta proteica atingida para pacientes com LP com dieta via oral.
- Taxa de conformidade da prescrição de SNO e suplemento nutricional oral especializado (SNOE) para pacientes com LP com dieta via oral.
- Taxa de conformidade da meta proteica prescrita *vs.* meta proteica atingida para pacientes com LP em terapia nutricional enteral (TNE).
- Taxa de conformidade da prescrição de fórmula especializada para pacientes com LP em TNE.

Outra ação de prevenção e adequação da conduta nutricional aos pacientes hospitalizados é a auditoria semanal, com objetivo de avaliar a adequação da prescrição dietética realizada pelo nutricionista clínico em relação à meta proteica em pacientes com presença de LP, bem como indicação da adequada terapia nutricional.

Assim, a realização de ações como: envio diário de relação dos pacientes com LP; busca ativa semanal; alertas nas reuniões de *safety huddles*; e gerenciamento e acompanhamento de indicadores de qualidade assistencial contribuem como estratégias importantes para a prevenção e tratamento das lesões por pressão. O acompanhamento por meio das ações citadas de prevenção de LP tem por objetivo buscar melhoria na identificação de pacientes com LP pelo nutricionista e na prescrição dietética proteica. O emprego da TN especializada na presença de LP a partir do estágio 2 deve ser melhorado e implementado conforme recomendações das diretrizes.

No contexto da terapia nutricional, a implantação de protocolos parece melhorar de maneira expressiva a qualidade da terapia nutricional realizada, bem como uniformizar as condutas da equipe assistente no que se refere à terapia nutricional adotada. Para que haja aderência aos protocolos é preciso que a implantação contemple a interação de vários fatores associados, como o tipo de protocolo, o processo de implantação, as características da instituição e o perfil da equipe. O sucesso da implantação e execução de um protocolo de conduta nutricional reside na sua simplicidade e personalização. Para maior efetividade, deve ser contemplada com o embasamento científico das recomendações oferecidas por diretrizes, adaptação à realidade de cada serviço, levando em consideração a clareza, a concisão, o formato e ser de fácil assimilação e manuseio.

A implantação de protocolos de conduta em terapia nutricional pode ser uma alternativa relevante para melhorar resultados. No escopo da TN, os conceitos de gestão e garantia de qualidade podem ser traduzidos pela necessidade de protocolos, de manuais de procedimentos, de indicadores e de verificações no cumprimento das rotinas. Segundo um estudo que investigou o uso de um protocolo nutricional para pacientes com LP estágios 2 ou 3, a avaliação nutricional se associou à melhora da cicatrização da LP.

Apresentam-se como sugestão os seguintes protocolos em formato de fluxograma. Estes foram adaptados das referências EMTN em Prática HIAE, EPUAP/NPIAP/PAN PACIFIC 2019 e Diretriz BRASPEN de Envelhecimento 2019.

Lesão por Pressão

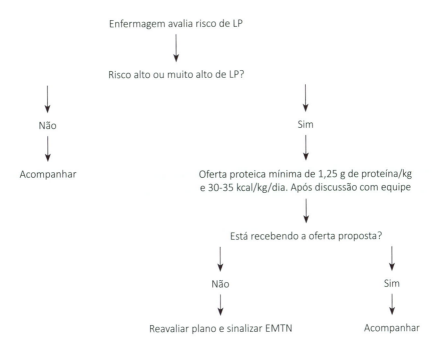

Figura 60.1. Protocolo de prevenção.
Fonte: acervo de documentação institucional – EMTN e Nutrição Clínica – Protocolo de Tratamento Via Enteral, Hospital Israelita Albert Einstein, 2020.

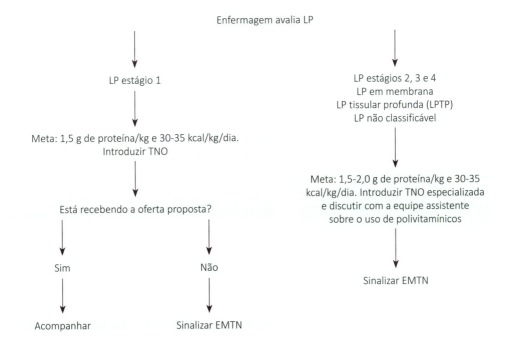

Figura 60.2. Protocolo de tratamento via oral.
Fonte: acervo de documentação institucional – EMTN e Nutrição Clínica – Protocolo de Tratamento Via Oral, Hospital Israelita Albert Einstein, 2020.

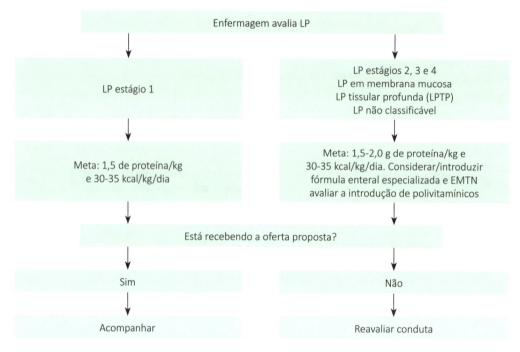

Figura 60.3. Protocolo de tratamento via enteral.
Fonte: acervo de documentação institucional – EMTN e Nutrição Clínica – Protocolo de Tratamento Via Enteral, Hospital Israelita Albert Einstein, 2020.

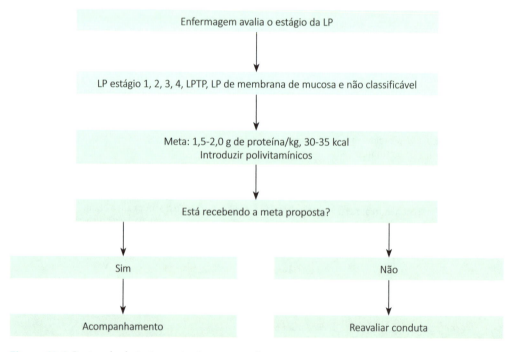

Figura 60.4. Protocolo de tratamento via parenteral.
Fonte: acervo de documentação institucional – EMTN e Nutrição Clínica- Protocolo de Tratamento Via Parenteral, Hospital Israelita Albert Einstein, 2020.

Considerações finais

Lesões por pressão são consideradas feridas complexas. São resultantes da isquemia, gerando hipóxia tecidual que leva à necrose, podendo apresentar extensa perda cutânea e estar associadas com infecções agressivas e sepse, levando ao óbito. Não poupam neonatos, bebês, crianças, jovens, adultos, mas principalmente os idosos. Não distinguem sexo, etnia e classe social. São altamente dolorosas, contribuindo com a significativa redução na qualidade de vida do indivíduo. Podem demorar para responder às terapêuticas e requerem cuidados específicos, contribuindo significativamente para o aumento do tempo de internamento, de readmissões subentrantes, dos custos e gastos com tratamento. Em muitos casos envolvem desbridamentos amplos, desvio de trânsito intestinal e procedimentos cirúrgicos complexos, impondo o ônus de comorbidades aos pacientes e encargos financeiros significativos aos sistemas de saúde.

Porém, o que chama a atenção é que a fisiopatologia da LP é sempre a mesma e está na íntima relação da falta de nutrientes e oxigênio aos tecidos, ocasionada pela pressão que interrompe o fluxo sanguíneo, gerando isquemia, hipóxia, edema e destruição tecidual. Além disso, para cicatrizar qualquer ferida, sabemos que os pacientes precisam estar nutridos, hidratados e com bom controle glicêmico.

Então, com tudo o que foi exposto neste capítulo, e sob uma visão holística das pessoas com feridas, ficamos muito próximos em entender o porquê de a desnutrição ser capaz de aumentar os riscos para o aparecimento de LP ou prejudicar o indivíduo com LP em todas as fases do processo de cicatrização.

Lembremos que a sobrevida da população está aumentando, acompanhada pelas doenças e condições crônicas dessa população (p. ex., diabetes, doenças cardiovasculares, doença pulmonar obstrutiva crônica, anemia, obesidade, sedentarismo, sarcopenia, uso de anticoagulantes e corticoides) as quais contribuem para o aparecimento de LP e suas complicações.

Porém, a complexidade do problema de LP, em todos os seus estágios de destruição tecidual, não está só no tratamento e complicações associadas; está também na falta de um olhar mais atento e objetivo sobre a prevenção da LP nos pacientes dos grupos de risco. Nesses grupos encontramos os idosos, os diabéticos e os imobilizados. Sabemos onde estão, como abordá-los, conhecemos as comorbidades e as capacidades de mobilização.

Além disso, podemos sim identificar aqueles em risco nutricional ou já desnutridos, os quais só vêm a colaborar com o triste aumento nas estatísticas das lesões por pressão. Como já citado, é um evento adverso evitável em 95% dos casos e está entre as maiores complicações atuais na área da saúde, as quais, infelizmente, ainda estão muito longe de serem prevenidas e resolvidas.

Então seguem alguns questionamentos: somos ágeis o suficiente na identificação do paciente em risco nutricional e em risco de LP? Se somos ágeis, o que fazemos com as informações? Conseguimos sinalizar com a maior brevidade possível e alertar outros profissionais envolvidos sobre os pacientes de riscos para LP? Instituímos com maior precocidade possível em nossas instituições as intervenções nutricionais que podem mudar significativamente o desfecho clínico e até mesmo o destino dessas pessoas, em risco de LP ou já com LP? Sabemos trabalhar em equipe? Comunicamo-nos de maneira clara e eficiente? Buscamos ações interdisciplinares tanto na prevenção quanto no correto tratamento das lesões por pressão? Acreditamos que a resposta seja que a nossa carência no conhecimento sobre LP já se inicia na triagem e avaliação do paciente de risco para LP com precocidade.

Temos neste capítulo a apresentação de mais uma coletânea de importantes informações. É o fruto de um trabalho conjunto de profissionais da área da saúde e suas vivências com pacientes em risco de LP ou com LP.

Esperamos que as informações aqui apresentadas sirvam como guia na luta incessante contra a lesão por pressão e a desnutrição. Digam NÃO a elas!

Leitura recomendada

- Bergstrom N, Braden BJ, Laguzza A, Holman V. The Braden scale for predicting pressure sore risk. Nurs Res. 1987; 36(4):205-10.
- Castro M, Pompilio CE. Protocolos de Terapia Nutricional em Unidades de Terapia Intensiva. Terapia Nutricional em UTI. Diogo Toledo e Melina Castro. 1 ed. Rio de Janeiro: Rubio; 2015.
- Castro MG, Ribeiro PC, Souza IAO, et al. Diretriz Brasileira de Terapia Nutricional no Paciente Grave. BRASPEN J. 2018; 33(Supl 1):2-36.
- Correia MITD, et al. DITEN – Terapia Nutricional para Portadores de Úlceras por Pressão. Projeto Diretrizes – Associação Médica Brasileira e Conselho Federal de Medicina. São Paulo: AMB; 2011.
- Dealey C, Brindle CT, Black J, et al. Challenges in pressure ulcer prevention. Int Wound J. 2015; 12(3):309-12.
- European Pressure Ulcer Advisory Panel, National Pressure Injury Advisory Panel, Pan Pacific Pressure Injury Alliance. Prevention and Treatment of Pressure Ulcers/Injuries: Clinical Practice Guideline. The International Guideline. EPUAP/NPIAP/PPPIA; 2019.
- Fidelix MSP; Associação Brasileira de Nutrição (orgs.). Manual Orientativo. Sistematização no Cuidado de Nutrição. São Paulo: Associação Brasileira de Nutrição; 2014.
- Gonçalves TJS, Horie LM, Gonçalves SEAB, et al. Diretriz Braspen de Terapia nutricional no envelhecimento. BRASPEN J. 2019; 34(Supl 3):2-58.
- Little MO. Nutrition and skin ulcers. Curr Opin Clin Nutr Metab Care. 2013; 16(1):39-49.
- Matos LBN, Piovacari SMF, Ferrer RF, et al. Campanha Diga Não à Lesão por Pressão. BRASPEN J. 2020; 35(Supl 1).
- Miller N, Frankenfield D, Lehman E, Maguire M, Schirm V. Predicting Pressure Ulcer Development in Clinical Practice. J Wound Ostomy Continence Nurs. 2016; 43(2):133-9.
- National Pressure Ulcer Advisory Panel (NPUAP). NPUAP Pressure Injury Stages. 2016. Disponível em: http://www.npuap.org/resources/educational-andclinical-resources/npuap-pressure-injury-stages/. Acessado em: 20 ago 2020.
- Neiderhauser A, Vandeusen LC, Parker V, et al. Comprehensive programs for preventing pressure ulcers: a review of the literature. Adv Skin Wound Care. 2012; 25(4):167-90.
- Orsted HL, Rosenthal S, Woodbury MG. Pressure ulcer awareness and prevention program: a quality improvement program through the Canadian Association of Wound Care. J Wound Ostomy Continence Nurs. 2009; 36(2):178-83.
- Padula WV, Makic MB, Wald HL, et al. Hospital-acquired pressure ulcers at academic medical centers in the United States, 2008-2012: Tracking changes since the CMS nonpayment policy. Jt Comm J Qual Patient Saf. 2015; 41(6):257-63.
- Piovacari SMF, Toledo DF, et al. EMTN Em Prática. 1 ed. São Paulo: Atheneu; 2017.
- Sanada H, Miyachi Y, Ohura T, et al. The Japanese Pressure Ulcer Surveillance Study: a retrospective cohort study to determine prevalence of pressure ulcers in Japanese hospitals. Wounds Int. 2008; 20(6):176-82.
- Soban LM, Hempel S, Munjas BA, et al. Preventing pressure ulcers in hospitals: a systematic review of nurse-focused quality improvement interventions. Jt Comm J Qual Patient Saf. 2011; 37(6):245-52.
- Souza MFC, Zanei SSV, Whitaker IY. Risk of pressure injury in the ICU: transcultural adaptation and reliability of EVARUCI. Acta Paul Enferm. 2018; 31(2):201-8.
- Sullivan N, Schoelles KM. Preventing in-facility pressure ulcers as a patient safety strategy. Ann Intern Med. 2013; 158:410-16.
- Toledo DO, et al. Campanha "Diga não à desnutrição": 11 passos importantes para combater a desnutrição hospitalar. BRASPEN J. 2018; 33(1):86-100.
- Waitzberg DL, Caiaffa WT, Correia MI. Hospital malnutrition: the Brazilian national survey (IBRANUTRI): a study of 4000 patients. Nutrition. 2001; 17(7-8):573-80.

CAPÍTULO

61

Probióticos, Prebióticos e Simbióticos na Prática Clínica

Paula Rodrigues Anjo

Composição da microbiota

A microbiota intestinal é composta por vários microrganismos, incluindo bactérias, leveduras e vírus. Taxonomicamente, as bactérias, reino predominante no microbioma, são classificadas de acordo com filos, classes, ordens, famílias, gêneros e espécies. Apenas alguns filos são representados por mais de 160 espécies. Os filos microbianos intestinais dominantes são Firmicutes, Bacteroidetes, Actinobacteria, Proteobacteria, Verrucomicrobia e Fusobacteria, sendo Firmicutes e Bacteroidetes os responsáveis por cerca de 90% da microbiota intestinal com mais de 200 gêneros diferentes.

O filo Firmicutes é bastante diversificado e contempla os gêneros *Lactobacillus* e *Clostridium*, já o filo Bacteroidetes apresenta como gêneros predominantes os *Bacteroides* e a *Prevotella*. O filo Actinobacteria, predominante no recém-nascido, é representado principalmente pelo o gênero *Bifidobacterium*, que no decorrer do período de formação da microbiota nativa se torna proporcionalmente menos abundante.

Normobiose e disbiose

A composição da microbiota intestinal é altamente variável, e esse fato é considerado fisiológico em um contexto de microbiota intestinal saudável de acordo com a idade, etnia, estilo de vida e hábitos alimentares. Contudo, essas variações fisiológicas da microbiota intestinal têm enormes implicações nas condições intestinais e extraintestinais. Essa constatação pode explicar as diferentes respostas interindividuais às intervenções probióticas e prebióticas. Curiosamente, apesar da enorme variação na composição taxonômica entre indivíduos saudáveis, suas funções metabólicas coletivas permaneceram notavelmente estáveis dentro de cada parte do organismo.

A condição de equilíbrio pode ser caracterizada por abundância, estabilidade, diversidade e homeostase, estabelecendo assim uma condição de normobiose que possibilita à microbiota exercer suas funções metabólicas e estruturais. Já a disbiose é uma condição oposta de desequilíbrio frequentemente definida como uma alteração na composição da microbiota intestinal que pode estar correlacionada à causa, consequência ou progressão de vários distúrbios em diferentes órgãos e sistemas. Diversos fatores são considerados desencadeantes da condição de disbiose, a exemplo do nascimento por parto cesárea, dieta pobre em fibras, rica em açúcares e alimentos industrializados, excessiva presença de glifosato, edulcorantes, tabagismo, sedentarismo, estresse, dentre outros fatores. Além disso, alguns medicamentos, como antibióticos e inibidores de bomba de prótons, corticoides, quimioterápicos e tratamentos como radioterapia podem desencadear ou intensificar quadros de disbiose que, se não manejada, podem agravar ou interferir negativamente na evolução clínica do paciente. Tal condição pode ter seu risco identificado pela anamnese por meio de questionários específicos para essa finalidade, e de maneira mais precisa por intermédio de exames de sequenciamento genético de microbioma realizados a partir da coleta de amostra fecal do paciente, a qual é submetida à técnica 16sRNA já disponível comercialmente no Brasil. A disbiose pode se apresentar de várias maneiras, sendo caracterizada pela expansão dos microrganismos patobiontes, redução de diversidade ou redução de bactérias benéficas protetoras. Essas condições são exploradas de modo detalhado nos laudos dos exames genéticos e podem ocorrer de maneira isolada ou simultaneamente na mesma microbiota.

Tipos de probióticos

Os probióticos são microrganismos que pertencem a diferentes gêneros e espécies, tanto de bactérias como leveduras, e têm sido associados a diversos efeitos benéficos. Segundo a Organização das Nações Unidas para Agricultura e Alimentação (FAO/WHO), probióticos são microrganismos vivos que, quando administrados em quantidades adequadas, conferem algum benefício à saúde do hospedeiro. Por definição, a viabilidade é uma propriedade inerente a todos os tipos de probióticos e é considerada um pré-requisito para proporcionar os benefícios à saúde demonstrados na grande maioria dos estudos. Conforme revisão da ISAPP (International Scientific Association for Probiotics and Prebiotics), o conceito atual de probióticos permanece adequado, consistente, relevante e atende ao escopo do termo na pesquisa atual. Probióticos podem ser encontrados em alimentos industrializados como produtos lácteos e leites fermentados e estão sujeitos à legislação específica de abrangência do Ministério da Agricultura e da Anvisa como a Resolução n.º 18, de 30 de abril de 1999, que aprova o regulamento técnico que estabelece as diretrizes básicas para análise e comprovação de propriedades funcionais e/ou de saúde alegadas em rotulagem de alimentos.

Suplementos probióticos industrializados

No Brasil, o uso de probióticos em alimentos requer prévia avaliação da Anvisa para aprovação e revalidação de registro, segundo requisitos da RDC Anvisa n.º 241, de 27 de julho de 2018, que dispõe sobre os requisitos para comprovação da segurança e dos benefícios à saúde dos probióticos para uso em alimentos, e da RDC n.º 243, de 26 de julho de 2018, que dispõe sobre os requisitos sanitários dos suplementos alimentares. Dentre as avaliações efetuadas são contemplados vários aspectos como comprovação inequívoca da identidade da linhagem (cepa) do microrganismo (denominação e origem da linhagem, depósito em coleção de cultura), comprovação de segurança (identificação da classe de risco, histórico de uso, revisão de literatura, ensaios em humanos, vigilância pós-mercado), comprovação do benefício (alegação do benefício à saúde informado por meio de conjunto de evidências e estudos publicados com as formulações com as cepas específicas e combinações propostas em revistas de reconhecida reputação científica). Tais estudos devem comprovar também perfil de resistência bacteriana, sensibilidade a antibióticos, ausência de fatores de virulência, produção de toxinas, não mutagenicidade, capacidade de sobrevivência ao ácido e à bile, dentre outros, a fim de garantir a segurança e de seu efeito benéfico.

Suplementos probióticos em fórmulas magistrais

É possível obter cepas não disponíveis em compostos industrializados por meio de formulações magistrais. As farmácias de manipulação estão sujeitas à regulamentação própria do

Probióticos, Prebióticos e Simbióticos na Prática Clínica

segmento, não específica para probióticos, que dispõe sobre o atendimento aos padrões de boas práticas de manipulação em farmácia (BPMF), definidas na RDC n.º 67/2007. Por não estarem sujeitas aos mesmos requisitos e rigor científico e de controle de qualidade estabelecidos para indústria, é indispensável que o prescritor seja mais criterioso na definição da formulação e escolha do fornecedor. Esses cuidados devem incluir informações taxonômicas da fórmula no rótulo contemplando cepas utilizadas (e não apenas das espécies), tendo em vista a grande variedade disponível no mercado com grande variabilidade de níveis de eficácia e segurança, para que assim possam estar alinhados aos objetivos terapêuticos esperados.

Conceitos e mecanismos de ação dos prebióticos e probióticos

Há mais de 20 anos, a classe denominada prebióticos foi reconhecida como carboidratos não digeríveis que atuam como substrato energético e modulam seletivamente a microbiota do hospedeiro por meio do processo de fermentação por bactérias benéficas e consequente produção de ácidos graxos de cadeia curta (AGCC), como ácido acético, butírico e propiônico, conferindo benefícios como melhoria do trofismo do epitélio intestinal e proliferação de bactérias benéficas no hospedeiro. Nessa categoria, os frutanos, como fruto-oligossacarídeos (FOS) e inulina, bem como galactanos (galacto-oligossacarídeos ou GOS), detêm ampla evidência científica. Contudo, recentemente esse conceito se expandiu incluindo substâncias não carboidratos, tendo como critério a influência positiva na saúde humana, que se estendem além da proliferação de bifidobactérias e lactobacilos, mas ainda dentro do critério de seletividade: aumento da abundância de *Faecalibacterium prausnitzii*, bem como redução de *Bilophila* spp., além de outros prebióticos mais recentemente estudados como HMO (oligossacarídeos do leite materno), XOS (xilo-oligossacarídeos), MOS (mananoligossacarídeos), compostos fenólicos e fitoquímicos, e fibras em geral.

Com relação aos mecanismos de ação gerais dos prebióticos e probióticos, destaca-se a influência na função imunológica envolvendo o sistema GALT (*gut-associated lymphoid tissue*) situado na mucosa do intestino e responsável pela manutenção da homeostase no indivíduo. Essa interação é comumente denominada *cross-talk*. A interação dos microrganismos comensais e simbiontes com o sistema imune inclui mecanismos que auxiliam na manutenção da integridade da barreira mucosa, envolvendo a produção de mucina pelas células caliciformes, o fortalecimento das *tight junctions*, o aumento da expressão de claudinas e ocludinas e a manutenção de níveis adequados de zonulina. O uso de prebióticos e probióticos tende a impactar positivamente a microbiota intestinal (MI), que por sua vez apresenta inúmeras atividades, dentre elas a função nutricional, sintetizando vitaminas K e B e ácidos graxos de cadeia curta (AGCC) a partir da fermentação de substratos prebióticos.

A interação entre prebióticos e probióticos e MI ocorre também por meio de mecanismos de competição com microrganismos patogênicos no lúmen, impedindo sua entrada pelo epitélio e promovendo redução de bactérias potencialmente patógenas e aumento da população de comensais pela produção de AGCC e consequente acidificação do meio, pela liberação de bacteriocinas, pelo estímulo à produção de defensinas por meio das células de Paneth e de IgA pelos enterócitos, dentre outras ações voltadas à resposta inata dos indivíduos. A resposta imune específica ou adquirida é determinada pela natureza e interação do antígeno e tem início na adesão ao epitélio intestinal e ativação dos receptores de reconhecimento padrão de células, denominados PRR (*pattern recognition receptors*), tais como os receptores *toll-like* (TLR) e os nod-like (NOD), que são capazes de identificar, reconhecer e diferenciar os antígenos e as bactérias comensais do ambiente intestinal, por meio da ligação com os MAMP (*microbial associated molecular patterns*), lipopolissacarídeos e peptidoglicanos, presentes nas membranas celulares dos microrganismos. Os microrganismos são direcionados pelas células apresentadoras de antígenos, tais como os macrófagos e as células dendríticas, à lâmina própria, onde se encontram as placas de Peyer, um dos componentes do sistema GALT em que ocorre a resposta imunológica mediada pelos linfócitos. Essa resposta pode se expressar como pró-inflamatória, por meio da diferenciação dos linfócitos *Tnaive* em Th1 ou Th17 e liberação de citocinas como IL-6, TNF-alpha (fator de necrose tumoral alfa), regulatória (Treg), com a presença de citocinas como IL-10, ou anti-inflamatória (Th2) e com a liberação de citocinas como IL-4 e IL-5, auxiliando na modulação da resposta inflamatória desempenhada pela microbiota intestinal; bem como na memória imunológica e na tolerância às bactérias comensais da microbiota. Nesse cenário, probióticos caracterizam uma estratégia importante no manejo da disbiose. Predominantemente Gram-positivas, as bactérias probióticas possuem parede celular composta por peptidoglicanos, estruturas capazes de restabelecer o equilíbrio da microbiota intestinal ao modular a resposta inflamatória e diminuir a endotoxemia resultante da presença de toxinas LPS (lipopolissacarídeos) proveniente da parede celular de bactérias Gram-negativas patógenas.

Simbióticos – uma combinação sinérgica

Simbióticos são caracterizados pela combinação de prebióticos com probióticos isolados ou combinados que proporcionam a proliferação seletiva de cepas bacterianas nativas específicas presentes no trato gastrointestinal. Em termos de sítio de ação, um probiótico é essencialmente ativo no intestino delgado e grosso, o efeito de um prebiótico é observado principalmente no intestino grosso e a combinação de ambos pode ter um efeito sinérgico. A determinação de propriedades específicas inerentes a um determinado tipo de fibra prebiótica, bem como às cepas separadamente, parece ser uma abordagem apropriada a fim de determinar combinações simbióticas adequadas para exercer um efeito positivo sobre a saúde do hospedeiro. Os simbióticos resultam em concentrações reduzidas de metabólitos indesejáveis, bem como na inativação de nitrosaminas e substâncias carcinogênicas. Seu uso leva a um aumento significativo dos níveis de AGCC, cetonas, dissulfeto de carbono e metil acetatos, o que potencialmente resulta em um efeito positivo na saúde do hospedeiro. Quanto à eficácia terapêutica dos prebióticos, probióticos e simbióticos, estudos demonstram resultados positivos em diversas indicações, exemplificadas a seguir.

Prevenção da diarreia induzida por antibioticoterapia (DAA)

Inúmeros estudos clínicos realizados nos últimos anos têm demonstrado benefícios na redução de incidência da diarreia associada a antibioticoterapia e diarreia associada a *Clostridium difficile* (DACD). Um estudo realizado com 503 pacientes em terapia antibiótica demonstrou que *mix* de cepas contendo *Lactobacillus acidophilus* NCFM, *Lactobacillus paracasei* Lpc-37, *Bifidobacterium lactis* Bi-07, *Bifidobacterium lactis* Bi-04 resultou na redução significativa de 20% e 51%, com 4×10^9 e 17×10^9 respectivamente na incidência DAA. Em metanálise publicada no Cochrane que avaliou 32 estudos, com 8.672 pacientes, demonstrou-se que o uso de probióticos é seguro e efetivo com nível de evidência moderada para DACD em uso de curto prazo em pacientes não imunocomprometidos. Em diretriz da Associação Americana de Gastroenterologia (AGA – American Gastroenterological Association), publicada em 2020, foram avaliados estudos para essa condição; mas tendo em vista a heterogeneidade encontrada com diferentes populações, cepas, dosagens, combinações, condições clínicas não foi possível evidenciar benefícios significativos para o uso profilático de probióticos para DAA.

Tratamento da diarreia aguda

Um estudo realizado com probiótico multicepas com *Lactobacillus acidophilus* NCFM, *Lactobacillus paracasei* Lpc-37, *Bifidobacterium lactis* Bi-07 e *Bifidobacterium lactis* Bi-04 mostra redução significativa da duração da diarreia em relação ao grupo placebo com doses de

4×10^9 a 17×10^9 UFC. Em metanálise recente que avaliou a eficácia da cepa *Lactobacillus rhamnosus* GG em crianças com administração de altas doses ($\geq 10^{10}$ UFC/dia), demonstraram-se resultados positivos na redução do número de evacuações, duração da diarreia e tempo de hospitalização, particularmente em infecções por rotavírus. A Associação Americana de Gastroenterologia sugere o uso de *Sacharomyces boulardii*; a combinação de *Lactobacillus acidophilus* CL1285 e *Lactobacillus casei* LBC80R; a combinação de três linhagens de *Lactobacillus acidophilus*, *Lactobacillus delbrueckii* subsp. *bulgaricus* e *Bifidobacterium bifidum*; ou ainda a combinação de quatro linhagens de *Lactobacillus acidophilus*, *Lactobacillus delbrueckii* subsp. *bulgaricus*, *Bifidobacterium bifidum* e *Streptococcus salivarius* subsp. *thermophilus*.

Constipação

Simbiótico contendo prebiótico e probiótico multicepas com 6×10^8 UFC com linhagens de *Lactobacillus* e *Bifidobacterium*, 1,5 g de inulina e 3,45 g de Psyllium aliviaram os sintomas de constipação funcional e reduziram o uso de laxantes. Em metanálise realizada com 1.182 pacientes mostrou-se que probióticos podem melhorar o tempo de trânsito intestinal, frequência de evacuação e consistência das fezes, com efeitos benéficos particularmente associados a *Bifidobacterium lactis*. Em outro estudo realizado com mulheres portadoras de constipação funcional foi demonstrado que, quando administrado *mix* de *Lactobacillus paracasei* (Lpc-37), *Lactobacillus rhamnosus* (HN001), *Lactobacillus acidophilus* (NCFM) e *Bifidobacterium lactis* (HN019) associado a 6 g de fruto-oligossacarídeos por 30 dias, observou-se o aumento significativo na frequência de evacuação e melhora na consistência das fezes.

Cirurgia de câncer colorretal (CCR)

Muitos estudos confirmam que a presença de algumas bactérias oportunistas como *Bacteroides fragilis*, *Fusobacterium nucleatum*, *Helicobacter hepaticus*, *Streptococcus bovis* e *Escherichia coli* enterotoxigênica podem influenciar o prognóstico clínico da CCR. Em metanálise com 21 ensaios clínicos envolvendo 1.831 pacientes submetidos a cirurgia colorretal eletiva, demonstrou-se que probióticos com combinações e doses variadas, sendo o *L. acidophilus* e *B. longum* os mais encontrados, podem diminuir significativamente os fatores inflamatórios, efeitos colaterais da quimioterapia, diarreia grave, complicações infecciosas pós-operatórias e duração da antibioticoterapia. Em revisão sistemática com 9 estudos, incluindo um total de 1.146 pacientes (556 que receberam bactérias probióticas multicepas, e 590 com bactérias probióticas isoladas ou duas cepas), foi observado que a combinação de probióticos multicepas foi benéfico na redução de infecções gerais, incluindo infecções de sítio cirúrgico e não cirúrgico. No entanto, não houve redução significativa no total de infecções com a aplicação de probióticos isolados ou duas cepas.

Radioterapia

Uma metanálise de seis ensaios clínicos totalizando 917 participantes (490 participantes receberam probióticos e 427 participantes receberam placebo) avaliou a eficácia da suplementação de probióticos na prevenção da diarreia induzida por radiação. Em quatro deles foi administrado probiótico multicepas com espécies de lactobacilos com dosagem em UFC variando de 3×10^9 a $1,35\times10^{12}$. Em dois estudos se administrou *mix* de *Lactobacillus acidophilus* combinado com *Bifidobacterium bifidum* com dosagem variando de $2,6\times10^9$ a 4×10^9. Em comparação ao placebo, os probióticos foram associados a menor incidência de diarreia induzida por radiação. No entanto, não houve diferença significativa no uso de medicamentos antidiarreicos. Os estudos concluem que probióticos podem ser benéficos para prevenir diarreia induzida por radiação em pacientes com câncer abdominal ou pélvico durante o período de radioterapia.

Doença inflamatória intestinal (DII)

A colite ulcerativa e a doença de Crohn são doenças inflamatórias intestinais cuja relação com alterações de microbioma tem sido amplamente estudada. Em revisão sistemática que reuniu 22 estudos clínicos randomizados, demonstrou-se que apenas ensaios com o probiótico VSL#3 pareceram proporcionar algum benefício na indução da remissão na colite ulcerativa ativa, efeito não verificado com os demais suplementos probióticos em comparação ao placebo. No caso do VSL#3, os probióticos pareceram equivalentes à mesalazina na prevenção da recidiva da colite ulcerativa. Com relação à doença de Crohn, não houve benefício dos probióticos na indução da remissão da doença ativa, na prevenção da recaída nem na prevenção após remissão induzida cirurgicamente. Conclui-se que VSL# 3 pode ser eficaz na indução da remissão na colite ulcerativa ativa; já para a doença de Crohn a eficácia dos probióticos permanece incerta. Outra recente revisão sistemática avaliou 21 estudos em colite ulcerativa, e a maioria avaliou a associação à terapia padrão, e terapia padrão isolada no grupo controle. A qualidade dos estudos foi variável, sendo que em 16 estudos houve melhora significativa. Os maiores estudos usaram probiótico multicepas contendo 8 cepas probióticas mostrando benefício para colite ulcerativa como complemento à terapia padrão. Já na doença de Crohn não há evidências de benefícios na literatura atual. Em seu *guideline*, a AGA demonstra a baixa evidência para indução de remissão e manutenção de remissão, dadas as pequenas amostras dos estudos, bem como a heterogeneidade nas populações de pacientes, cepas probióticas estudadas e desenho do estudo. Novos estudos são necessários para definir populações específicas de pacientes com doença de Crohn que podem se beneficiar de probióticos, bem como as cepas probióticas mais eficazes.

Pneumonia associada à ventilação mecânica

A pneumonia associada ao ventilador (PAV) ocorre como uma complicação com risco à vida em pacientes ventilados. A administração de probióticos pode modificar a microbiota intestinal com potencial influência nessa condição. Em estudo com 100 pacientes críticos adultos submetidos à ventilação mecânica por mais de 48 horas, foram aleatoriamente designados para o grupo probiótico ou grupo controle. Os pacientes do grupo probiótico receberam 2 cápsulas de probiótico contendo *Lactobacillus*, *Bifidobacterium* e *Streptococcus* spp., e os do grupo controle receberam placebo diariamente por 14 dias. Os pacientes do grupo probiótico tiveram menor incidência de PAV. A duração da internação na unidade de terapia intensiva, bem como a permanência hospitalar, também foi menor no grupo probiótico.

Trinta ensaios clínicos que envolveram 2.972 pacientes foram selecionados para análise em que os probióticos foram associados a uma redução significativa de infecções. Além disso, houve redução significativa na incidência de PAV, e nenhum efeito foi observado em relação à mortalidade ou diarreia. A análise de subgrupos indicou que a maior melhora no resultado de infecções foi em pacientes gravemente enfermos recebendo probióticos isoladamente *vs.* misturas simbióticas, embora existam atualmente dados limitados de ensaios simbióticos. Devido à grande heterogeneidade e potencial viés de publicação, mais ensaios clínicos de qualidade são necessários para provar conclusivamente esses benefícios.

Conclusão

Indiscutivelmente, os prebióticos, probióticos e simbióticos têm importante papel no manejo da microbiota, pois podem influenciar positivamente o equilíbrio desse ecossistema conferindo benefícios à saúde humana. Resultados variáveis poderão ser encontrados com a administração de probióticos isolados ou combinações de espécies, cepas e prebióticos nas condições clínicas citadas acima ou em outras. Contudo, ainda que possa haver benefícios inerentes ao uso de pro-

Probióticos, Prebióticos e Simbióticos na Prática Clínica

bióticos de modo geral, ressalta-se que efeitos específicos identificados em determinadas espécies e cepas não devem ser extrapolados para outras, tendo em vista suas particularidades e evidências até o momento. Sendo a disbiose uma condição multifatorial, a suplementação deve sempre considerar os vários fatores de influência conjuntamente ao destaque para a composição da dieta e estilo de vida, fatores determinantes na restauração e manutenção de um microbioma saudável.

Leitura recomendada

- Cudmore S, Doolan A, Lacey S, Shanahan F. A randomised, double-blind, placebo-controlled clinical study: the effects of a synbiotic, Lepicol, in adults with chronic, functional constipation. Int J Food Sci Nutr [Internet]. 2017; 68(3):366-77. DOI: 10.1080/09637486.2016.1244661.
- Darbandi A, Mirshekar M, Shariati A, Moghadam MT, Lohrasbi V, Asadolahi P, et al. The effects of probiotics on reducing the colorectal cancer surgery complications: A periodic review during 2007–2017. Clin Nutr [Internet]. 2020; 39(8):2358-67. DOI: 10.1016/j.clnu.2019.11.008.
- Derwa Y, Gracie DJ, Hamlin PJ, Ford AC. Systematic review with meta-analysis: the efficacy of probiotics in inflammatory bowel disease. Aliment Pharmacol Ther. 2017; 46(4):389-400.
- Dimidi E, Christodoulides S, Fragkos KC, Scott SM, Whelan K. The effect of probiotics on functional constipation in adults: a systematic review and meta-analysis of randomized. Australian Family Physician [Internet]. 2012; 41(4):1149-52.
- Gibson GR, Hutkins R, Sanders ME, Prescott SL, Reimer RA, Salminen SJ, et al. Expert consensus document: The International Scientific Association for Probiotics and Prebiotics (ISAPP) consensus statement on the definition and scope of prebiotics. Nat Rev Gastroenterol Hepatol [Internet]. 2017; 14(8):491-502.
- Goldenberg JZ, Ma SS, Saxton JD, Al. E. Probiotics for the prevention of Clostridium difficile-associated diarrhea in adults and children (Review) Summary of findings for the main comparison. Cochrane Database Syst Rev. 2017; (12).
- Hevia A, Delgado S, Sánchez B, Margolles A. Molecular players involved in the interaction between beneficial bacteria and the immune system. Front Microbiol. 2015; 6(NOV):1-8.
- Hill C, Guarner F, Reid G, Gibson GR, Merenstein DJ, Pot B, et al. Expert consensus document: The international scientific association for probiotics and prebiotics consensus statement on the scope and appropriate use of the term probiotic. Nat Rev Gastroenterol Hepatol. 2014; 11(8):506-14.
- Lahtinen SJ. Probiotic viability – does it matter? Microbial Ecol Health Dis. 2012; 23(0):10-4.
- Lamb CA, Kennedy NA, Raine T, Hendy PA, Smith PJ, Limdi JK, et al. British Society of Gastroenterology consensus guidelines on the management of inflammatory bowel disease in adults. Gut. 2019; 68:s1-106.
- Li YT, Xu H, Ye JZ, Wu WR, Shi D, Fang DQ, et al. Efficacy of Lactobacillus rhamnosus GG in treatment of acute pediatric diarrhea: A systematic review with meta-analysis. World J Gastroenterol. 2019; 25(33):4999-5016.
- Liu MM, Li ST, Shu Y, Zhan HQ. Probiotics for prevention of radiation-induced diarrhea: A meta-Analysis of randomized controlled trials. PLoS One. 2017; 12(6):1-15.
- Liu PC, Yan YK, Ma YJ, Wang XW, Geng J, Wang MC, et al. Probiotics reduce postoperative infections in patients undergoing colorectal surgery: A systematic review and meta-analysis. Gastroenterol Res Pract. 2017; 2017.
- Mahmoodpoor A, Hamishehkar H, Asghari R, Abri R, Shadvar K, Sanaie S. Effect of a Probiotic Preparation on Ventilator-Associated Pneumonia in Critically Ill Patients Admitted to the Intensive Care Unit: A Prospective Double-Blind Randomized Controlled Trial. Nutr Clin Pract. 2019; 34(1):156-62.
- Manzanares W, Lemieux M, Langlois PL, Wischmeyer PE. Probiotic and synbiotic therapy in critical illness: A systematic review and meta-analysis. Crit Care [Internet]. 2016; 20(1). DOI: 10.1186/s13054-016-1434-y.
- Markowiak P, Slizewska K. Effects of probiotics, prebiotics, and synbiotics on human health. Nutrients. 2017; 9(9).
- Ouwehand AC, DongLian C, Weijian X, Stewart M, Ni J, Stewart T, et al. Probiotics reduce symptoms of antibiotic use in a hospital setting: A randomized dose response study. Vaccine [Internet]. 2014; 32(4):458-63. DOI: 10.1016/j.vaccine.2013.11.053.
- Rinninella E, Raoul P, Cintoni M, Franceschi F, Miggiano GAD, Gasbarrini A, et al. What is the healthy gut microbiota composition? A changing ecosystem across age, environment, diet, and diseases. Microorganisms. 2019; 7(1).
- Su GL, Ko CW, Bercik P, Falck-Ytter Y, Sultan S, Weizman AV, et al. AGA Clinical Practice Guidelines on the Role of Probiotics in the Management of Gastrointestinal Disorders. Gastroenterology [Internet]; 2020. DOI: 10.1053/j.gastro.2020.05.059.
- Suchodolski JS, Jergens AE. Recent Advances and Understanding of Using Probiotic-Based Interventions to Restore Homeostasis of the Microbiome for the Prevention/Therapy of Bacterial Diseases. Microbiol Spectrum. 2016; 4(2):1-14.
- Vitetta L, Vitetta G, Hall S. Immunological tolerance and function: Associations between intestinal bacteria, probiotics, prebiotics, and phages. Front Immunol. 2018; 9(OCT):1-15.
- Waitzberg DL, Logullo LC, Bittencourt AF, Torrinhas RS, Shiroma GM, Paulino NP, et al. Effect of synbiotic in constipated adult women - A randomized, double-blind, placebo-controlled study of clinical response. Clin Nutr [Internet]. 2013; 32(1):27-33. DOI: 10.1016/j.clnu.2012.08.010.
- Zhang M, Sun K, Wu Y, Yang Y, Tso P, Wu Z. Interactions between Intestinal microbiota and host immune response in inflammatory bowel disease. Front Immunol. 2017;8(AUG):1-13.

ANEXO 1
Principais produtos probióticos e simbióticos disponíveis no Brasil

Probióticos de cepa única	Fabricante	Composição (gênero, espécie e cepa)	Dose (UFC/mg/FCC)	Forma farmacêutica
COLIDIS	ACHÉ	*Lactobacillus reuteri DSM* 17938	1×10^8	Gotas
PROVANCE	ACHÉ	*Lactobacillus reuteri DSM* 17938	1×10^8	Comprimido
PROLIVE	ACHÉ	Lactobacillus acidophilus LA 14	1×10^9	Cápsulas
CULTURELLE JUNIOR	CELLERA FARMA	*Lactobacillus rhamnosus GG* ATCC 53103	5×10^9	Sachês e comprimidos mastigáveis
CULTURELLE SAÚDE DIGESTIVA	CELLERA FARMA	*Lactobacillus rhamnosus GG* ATCC 53103	10×10^9	Cápsulas
ZINCOPRO	MARJAN	*Lactobacillus acidophilus NCFM* + zinco	$2\times109 + 7$ mg (Zn)	Cápsulas e sachê
LACTOSIL FLORA	APSEN	*Lactobacillus acidophilus NCFM* + lactase	1×109 (probiótico) + 4.000 ou 10.000 FCC (lactase)	Cápsulas
ENTEROGERMINA*	SANOFI	Esporos de *Bacillus clausii*	2×10^9	Flaconete
ENTEROGERMINA PLUS*	SANOFI	Esporos de *Bacillus clausii*	4×10^9	Flaconete
FLORASTOR*	UNIÃO QUÍMICA	*Lactobacillus acidophilus*	2×10^8	Cápsulas e sachê
LEIBA*	UNIÃO QUÍMICA	*Lactobacillus acidophilus*	1×10^8	Sachê, cápsula e comprimido

*Cepas/linhagens não declaradas

Produtos de mix de cepas	Fabricante	Composição (gênero, espécie e cepa)	Dose (UFC/mg/FCC)	Forma farmacêutica
20 BI	MOMENTA	*Lactobacillus acidophilus NCFM Lactobacillus paracasei Lpc-37 Bifidobacterium lactis Bi-04 Bifidobacterium lactis Bi-07 Bifidobacterium bifidum Bb-02*	2×10^{10}	Cápsulas
PROBIATOP	FQM	*Lactobacillus acidophilus NCFM Lactobacillus rhamnosus HN001 Lactobacillus paracasei LPC37 Bifidobacterium lactis HN019*	4×10^9	Sachê
SIMBIOFEM	FQM	*Lactobacillus acidophilus NCFM Bifidobacterium lactis HN019*	2×10^9	Comprimidos
EXIMIA PROBIAC	FQM	*Lactobacillus acidophilus NCFM, Bifidobacterium lactis HN019* + Vitaminas e minerais	2×10^9	Comprimidos
PROBID	APSEN	*Lactobacillus helveticus R0052 e Bifidobacterium longum R0175*	$3\times10^9 + 3\times10^8$	Cápsulas

Continua...

Continuação

Produtos de mix de cepas	Fabricante	Composição (gênero, espécie e cepa)	Dose (UFC/mg/FCC)	Forma farmacêutica
PROBIANS	APSEN	Lactobacillus helveticus R0052 e Bifidobacterium longum R0175	$3\times10^9 + 3\times10^8$	Cápsulas
BIFILAC	MANTECORP	Lactobacillus acidophilus NCFM Bifidobacterium lactis HN019	2×10^9	Cápsulas
TAMARINE PROBIUM	HYPERA	Lactobacillus acidophilus NCFM Bifidobacterium lactis HN019	2×10^9	Cápsulas
BIDRILAC	DAUDT	Lactobacillus acidophilus LA-5 Bifidobacterium lactis BB-12	1×10^9	Sachê
SIMFORT *	VITAFOR	Lactobacillus acidophilus Lactobacillus casei Lactococcus lactis Bifidobacterium bifidum Bifidobacterium lactis	5×10^9	Sachê
BENEFLORA	BIOLAB	Lactobacillus acidophilus ATCC Bifidobacterium lactis HN019	2×10^9	Sachê e cápsula
FLORA 5 *	CIFARMA	Lactobacillus acidophilus Lactobacillus casei Lactococcus lactis Bifidobacterium bifidum Bifidobacterium lactis	5×10^9	Sachê

*Cepas/linhagens não declaradas

Produtos simbióticos	Fabricante	Composição (gênero, espécie e cepa)	Dose (UFC/mg/FCC)	Forma farmacêutica
SIMBIOFLORA	FQM	Lactobacillus acidophilus NCFM Lactobacillus rhamnosus HN001 Lactobacillus paracasei LPC37 Bifidobacterium lacti HN019 + 6 g fruto-oligossacarídeo	4×10^9	Sachê
SIMBIOTIL	FQM	Lactobacillus paracasei LPC37 Bifidobacterium lactis HN019 + 0,9 g fruto-oligossacarídeo	2×10^9	Sachê
FIBER MAIS FLORA	NESTLÉ	Lactobacillus reuteri DSM17938 + goma guar parcialmente hidrolisada, inulina	1×10^8	Sachê
ATILLUS CAPS	MYRALIS	Lactobacilus acidophilus SD5221 Bifidobacterium bifidum SD6576 + 0,6 g fruto-oligossacarídeo	2×10^9	Cápsulas
ATILLUS MULTI	MYRALIS	Lactobacilus acidophilus SD5221 Lactobacilus rhamnosus SD5217 Bifidobacterium bifidum SD6576 + 5,5 g fruto-oligossacarídeo + cálcio, magnésio, vitamina C, zinco, selênio, vitamina E, vitamina B12, vitamina D e vitamina K	3×10^9	Sachê

Continua...

Continuação

Produtos de leveduras	Fabricante	Composição (gênero, espécie e cepa)	Dose (UFC/mg/FCC)	Forma farmacêutica
REPOFLOR	LEGRAND	*Saccharomyces boulardii-17*	100 mg e 200 mg	Cápsulas e sachê
FLORATIL	NATULAB	*Saccharomyces boulardii-17*	100 mg, 200 mg	Cápsulas e sachê
FLORENT	CIFARMA	*Saccharomyces boulardii-17*	100 mg, 200 mg	Cápsulas e sachê
FLORAX (adulto e ped)	HEBRON	*Sacharomyces cerevisae FR 1972*	5×10^8 $2,5\times10^8$	Flaconete 5 mL
FLORATIL AT	NATULAB	*Saccharomyces boulardii-17*	250 mg	Cápsulas e sachê

Pré-Bióticos	Fabricante	Composição	Apresentação	
TAMARINE FIBRAS	HYPERA	Inulina + FOS + polidextrose	lata 250 g, sachês 5,7 g e goma 5 g	
TAMARINE FIBRAS KIDS	HYPERA	Polidextrose + FOS	lata 240 mL (líquido)	
FIBER MAIS	NESTLÉ	Goma guar parcialmente hidrolisada e inulina	lata pó 250 g e sachês 5 g	
FIBER MAIS COLÁGENO	NESTLÉ	Goma guar parcialmente hidrolisada e inulina + colágeno	lata pó 300 g e sachê 6 g	
FIBERNORM	TAKEDA	Polidextrose, inulina, goma arábica, fibra de maça, celulose, fibra de aveia	lata pó 225 g e sachê 5 g	
STIMULANCE MULTI FIBER	DANONE	Polissacarídeo de soja, celulose, amido resistente, FOS, inulina e goma arábica.	lata pó 225 g e sachê 5 g	
NOVAFIBRA	EUROFARMA	Inulina + FOS + polidextrose	lata pó 225 g e sachê 5 g	
REGULARE SIX	MOMENTA	Inulina, amido resistente, celulose, oligofrutose, fibra de soja e polidextrose	lata pó 225 g e sachê 5 g	
REGULARE	MOMENTA	Inulina + FOS + polidextrose	lata pó 225 g e sachê 5 g	
BENEFIBER	NOVARTIS	Dextrina resistente de trigo	pote pó 155 g e sachês 3,5 g	

Fonte: BASE PMB IQVIA MAT_05_20, bulas e sites fabricantes.

CAPÍTULO

62 Cuidado Nutricional no Atendimento do Paciente com COVID-19

Mayumi Shima
Melina Castro Gouveia
Silvia Maria Fraga Piovacari

No decorrer da pandemia de COVID-19, as unidades de terapia intensiva (UTI) do mundo todo ficaram sobrecarregadas com as insuficiências respiratórias induzidas pela SARS-CoV-2. A terapia nutricional (TN) é parte fundamental do cuidado integral ao paciente crítico, que apresenta complicações e necessita de UTI. Para auxiliar na atuação das equipes de terapia nutricional (TN), seguem algumas recomendações para o atendimento do paciente crítico com COVID-19, baseadas nas recomendações dos pacientes críticos em geral.

Triagem e avaliação nutricional

Recomendamos o uso de equipamentos de proteção individual (EPI), conforme as recomendações institucionais. Na indisponibilidade de EPI, não se deve realizar exame físico e avaliação nutricional, e sim utilizar outras maneiras de coleta de dados com os pacientes ou familiares, visita por telessaúde (virtual ou telefone) ou por meio de outras plataformas. É importante que os dados nutricionais auxiliem a equipe multiprofissional para o estabelecimento de um plano de atendimento nutricional seguro. Na disponibilidade de EPI e possibilidade de realizar avaliação nutricional presencial, esta deve ser feita seguindo todos os protocolos estabelecidos para a realização da paramentação e desparamentação de modo seguro.

Recentemente o Conselho Federal de Nutricionistas (CFN) define e disciplina, nas resoluções n.º 646, de 18 de março de 2020, e n.º 666, de 30 de setembro de 2020, a teleconsulta como maneira de realização da consulta de nutrição por meio de tecnologias da informação e da comunicação (TIC) durante a pandemia da COVID-19 e institui o Cadastro Nacional de Nutricionistas para Teleconsulta (e-Nutricionista). Desse modo, ficam autorizadas em caráter excepcional aos profissionais a avaliação e assistência nutricional no formato não presencial por prazo determinado. Entretanto, no ambiente hospitalar, seguindo-se todos os protocolos de segurança, torna-se essencial a avaliação e acompanhamento dos pacientes em formato presencial para a garantia do atendimento, adequações dietéticas e avaliação da aceitação alimentar.

A triagem nutricional deve se feita em até 24 horas da admissão hospitalar, considerando risco nutricional para pacientes com previsão de internação por período > 48 horas em UTI, pois estes se beneficiaram com TN precoce e individualizada.

Principais fatores de risco que devem ser considerados nos pacientes com COVID-19

- Pacientes em UTI
- Pacientes pós UTI
- Pacientes com perda ou redução de funcionalidade e/ou risco para sarcopenia
- Pacientes desnutridos
- Idosos ≥ 60 anos
- Adulto com IMC < 20,0 kg/m²
- Pacientes com lesão por pressão ou risco alto
- Pacientes imunossuprimidos
- Inapetentes
- Diarreia persistente
- Histórico de perda de peso
- Doença pulmonar obstrutiva crônica (DPOC), asma, pneumopatias estruturais
- Cardiopatias, incluindo hipertensão arterial severa
- Diabetes insulinodependente
- Insuficiência renal
- Gestante

Fonte: adaptada de Piovacari SMF, et al. Fluxo de assistência nutricional para pacientes admitidos com COVID-19 e SCOVID-19 em unidade hospitalar. BRASPEN J. 2020; 35(1):6-8.

Tempo de início da terapia nutricional

Iniciar TN precoce em 24 a 48 horas da admissão na UTI ou em 12 horas da intubação para ventilação mecânica. Para pacientes sem condições de dieta via oral, a terapia nutricional enteral (TNE) precoce é recomendada pela American Society for Parenteral and Enteral Nutrition (ASPEN, 2016) e European Society for Clinical Nutrition and Metabolism (ESPEN, 2018). A maioria dos pacientes com sepse ou choque tem demonstrado boa tolerância da TNE precoce trófica. Na ausência de aumento de drogas vasopressoras combinadas com intolerância à enteral, com sintomas no íleo (distensão abdominal, vômitos), COVID-19 com choque não deve ser uma contraindicação para a TNE trófica. A terapia nutricional parenteral (TNP) precoce deve ser iniciada em pacientes com alto risco e sem condições de TNE.

Vias e métodos para TN, posição da sonda

TNE é preferida em relação à TNP. A infusão da nutrição na posição gástrica, via sondas com 10 Fr a 12 Fr, requer conhecimento básico e facilita o início da TN precoce. Na intolerância à nutrição na posição gástrica, o uso de procinético é recomendado. TN em posição pós-pilórica é recomendada na falha das estratégias iniciais adotadas. A passagem de sonda nasoenteral pode causar tosse, necessitando o uso apropriado dos EPI. A administração de TNE contínua é fortemente recomendada em relação à administração em bólus, baseada nas recomendações da ESPEN e SCCM/ASPEN. Ressalta-se que a administração em bólus necessita maior manuseio do paciente em relação à administração contínua, diminuindo a exposição da equipe.

Dose, evolução e ajustes da terapia nutricional

Iniciar com baixo volume de TNE, definida como hipocalórica ou trófica, evoluindo para o volume final de maneira lenta na primeira semana, até a meta de 15 a 20 kcal/kg de peso atual/dia (70% a 80% das necessidades calóricas); e, posteriormente, aumentar até 25 kcal/kg de peso atual, com meta proteica de 1,2 a 2,0 g PTN/kg peso atual/dia (< 0,8 g PTN/kg/dia no 1º e 2º dias; 0,8 a 1,2 g PTN/kg/dia no 3º a 5º dias; e > 1,2 g PTN/kg/dia a partir do 5º dia). A ESPEN recomenda a meta de 1,3 g PTN/kg/dia, aumentado progressivamente. Para pacientes obesos graves, sugerimos seguir as recomendações específicas desta população.

Se a TNP for necessária, uma quantidade conservadora de glicose e volume deve ser utilizada na fase inicial, evoluindo de modo gradativo para atingir as metas calóricas e proteicas referidas. Para pacientes com COVID-19, recomendamos a utilização de equações para estimar necessidades calóricas, em vez do uso de calorimetria indireta. As calorias do propofol devem ser consideradas nas calorias totais recebidas.

A TN deve ser suspensa em pacientes com instabilidade hemodinâmica, necessitando drogas vasopressoras em doses altas, aumento das doses ou aumento do nível do lactato. A TNE deve ser iniciada/reiniciada após ressuscitação adequada e/ou em doses estáveis de vasopressor com pressão arterial média de ≥ 65 mmHg. Em casos de hipercapnia compensada ou permissiva, sugere-se que a TNE seja mantida. Deve-se suspender a dieta em casos de hipoxemia descompensada, hipercapnia ou acidose grave.

A TNE deve ser mantida e a TNP deve ser fortemente considerada em pacientes com intolerância gastrointestinal, como manifestações sem explicações de dores abdominais, náuseas, diarreia, distensão abdominal significativa, dilatação das alças do intestino delgado e grosso com ar/nível de fluidos, *pneumatosis intestinalis* ou aumento do débito nasogástrico no período prévio de 6 a 12 horas do início da TNE.

Seleção da fórmula

Uma fórmula enteral padrão hiperproteica (≥ 20% proteína), polimérica e isotônica deve ser utilizada na fase aguda do paciente crítico. Após a melhora da condição clínica e diminuição das drogas vasopressoras, a adição de fibra deve ser considerada para promover benefícios não nutricionais para a microbiota intestinal. Somente em trabalhos com animais e alguns trabalhos com amostras pequenas de humanos se sugere que fórmulas contendo óleo de peixe podem ser benéficas na modulação imune e ajudam na limpeza da infecção viral. Os metabólitos do óleo de peixe parecem ser participantes ativos. No momento, não há dados suficientes para realizar uma recomendação formal. Enquanto benefícios teóricos são descritos para outros tipos de fórmulas para melhorar a sua tolerância (com peptídeos, TCM), trabalhos falharam em demonstrar melhoras nos resultados em população similar de pacientes clínicos de UTI, não garantindo o seu custo adicional. Para qualquer suplementação nutricional como módulo de proteína, fibras, probióticos, sugere-se que sejam administrados uma vez ao dia para a proteção da equipe e para diminuir a sua exposição.

Se a TNP é necessária na primeira semana, durante a fase inflamatória aguda da COVID-19, evitar o uso de fórmulas com 100% de óleo de soja. Monitorar níveis séricos de triglicerídeos nos pacientes recebendo propofol e/ou emulsão de lipídios nas fases iniciais (em 24 horas), após o início da sua utilização. Enquanto recomendamos checar o nível sérico de triglicerídeos em pacientes recebendo propofol, um subconjunto de pacientes com SARS-CoV-2 desenvolve um aumento de citocinas que assemelham ao *hemophagocytic histiocytosis* (HLH secundário), e o nível sérico de triglicerídeos é parte do critério para identificar o HLH secundário. Recomendamos levar em consideração outros critérios de HLH secundário, quando interpretar níveis elevados de triglicerídeos, para distinguir este da hipertrigliceridemia relacionada ao uso do propofol.

Monitorização da tolerância à nutrição

Intolerância à TNE é comum durante as fases iniciais e tardias da fase aguda do paciente crítico. Experiências recentes com pacientes com COVID-19 sugerem que os sintomas gastrointestinais (que podem manifestar-se como intolerância à nutrição enteral) estão associados com gravidade da doença. Anterior aos sintomas respiratórios, alguns pacientes apresentam inicialmente diarreia, náusea, vômitos, desconforto abdominal e, em alguns casos, sangramento intestinal. Nessas situações, a TNE precoce não é a via preferencial. Uso precoce de TNP deve ser considerado, evoluindo para TNE quando possível. O monitoramento do volume residual gástrico (VRG) não é confiável para detectar retardo do esvaziamento gástrico e risco de aspiração, e tem demonstrado ser um impedimento para a administração da TNE, não devendo ser utilizado como um monitoramento da tolerância à TNE, nem para evitar/diminuir o risco de transmissão da COVID-19 para a equipe. Pacientes devem ser monitorados diariamente por meio de exame físico e confirmação da eliminação de flatos e fezes.

Os pacientes críticos idosos com COVID-19 podem apresentar várias comorbidades. Podem ser pacientes de risco para síndrome da realimentação; dessa maneira, a identificação da preexistência de desnutrição ou outro fator de risco para síndrome da realimentação é fundamental. Na presença de risco, recomendamos iniciar a nutrição com cerca de 25% da meta calórica, seja TNE ou TNP, combinado com monitoramento frequente de exame sérico de fósforo, magnésio e potássio, e aumento lento das calorias. As 72 horas iniciais do início da nutrição são o período de maior risco.

Nutrição para pacientes em posição prona

SARS-CoV-2 pode levar à síndrome de angústia respiratória aguda (SARA), necessitando ventilação mecânica invasiva com proteção e ventilação pulmonar. Alguns pacientes com SARA podem desenvolver hipoxemia refratária, e a posição prona é uma técnica para melhorar a oxigenação. Essa estratégia está associada com diminuição da lesão pulmonar induzida pelo ventilador e aumento da sobrevivência em pacientes com SARA e hipoxemia refratária.

Vários estudos retrospectivos e um estudo com amostra pequena e prospectivo demonstraram que a TNE na posição prona não está associada com aumento do risco de complicações gastrointestinais ou pulmonares.

Desse modo, recomendamos o fornecimento de TNE precoce nos pacientes em posição prona. Atentar para pausar a dieta 2 horas antes da mudança para posição prona; religar após 1 hora e manter até 1 hora antes de retornar à posição supina. Sugere-se TNE em volume trófico ou conforme a tolerância em infusão contínua, com bomba de infusão. A posição pós-pilórica da sonda nasoenteral é indicada, se não tolerar posição gástrica.

Terapia nutricional durante a oxigenação por membrana extracorpórea

A oxigenação por membrana extracorpórea (ECMO) é uma estratégia utilizada para oxigenação e ventilação de pacientes com SARA e hipoxemia refratária e/ou hipercapnia. Não há dados sobre TN durante ECMO em COVID-19. Durante a realização da ECMO, há barreiras sobre a indicação da TN, devido à percepção de que esses pacientes possam apresentar maior risco para retardo do esvaziamento gástrico e isquemia intestinal. Diante de alguns trabalhos observacionais que verificaram baixo percentual de isquemia intestinal e boa tolerância da TNE em posição gástrica, recomenda-se início da TNE precoce em baixa dose (trófica), monitoramento das intolerâncias à TNE e evolução lenta para atingir as metas nutricionais. Em pacientes com utilização de TNP, há uma preocupação pois os filtros iniciais da ECMO permitiram infiltração lipídica no oxigenador. Entretanto, novos filtros de ECMO não permitem essa infiltração lipídica.

Terapia nutricional oral

A terapia nutricional oral nos pacientes portadores de COVID-19 na fase aguda da doença, desmame da TNE ou na reabilitação necessitará do suporte por meio de suplementação nutricional oral (SNO) até que as necessidades nutricionais estejam sendo supridas em sua totalidade pela dieta via oral exclusiva, pois frequentemente apresentam inapetência, disgeusia (perda de paladar) e anosmia (perda de olfato), afetando diretamente a aceitação alimentar.

Pontos principais para o planejamento da conduta nutricional:

- Reconhecer o estado nutricional do paciente.
- Determinar as necessidades nutricionais e rever as metas de acordo com a condição clínica do paciente, durante todos o período de hospitalização.
- Considerar sintomatologia apresentada pelo paciente na avaliação e monitoramento nutricional. Principais sintomas são febre, tosse, falta de ar, dor muscular, confusão, dor de cabeça, dor de garganta, rinorreia, dor no peito, diarreia, disgeusia, anosmia, náusea e vômito.
- Instituir adaptações dietéticas conforme sintomatologia apresentada, visando à promoção de adequada aceitação alimentar, por exemplo: oferecer sopa no almoço e jantar; na presença de inapetência, reduzir almoço e jantar para meia porção; individualizar lanches intermediários.
- Considerar a suplementação nutricional oral nos pacientes em risco nutricional.
- Considerar a SNO nos pacientes em desmame da TNE.
- Reforçar a importância do consumo do suplemento como uma medida terapêutica.
- Proceder ao aconselhamento dietético durante a hospitalização e para a alta hospitalar.
- Rever a conduta e planejamento nutricional sempre que necessário.

Reabilitação pós-COVID

Estudos evidenciam que o processo de reabilitação deve ser iniciado dentro dos primeiros 30 dias de identificação da doença.

Para os pacientes em estado crítico, diversos fatores de risco estão envolvidos com o desenvolvimento da fraqueza adquirida na UTI, tais como: síndrome do desconforto respiratório agudo, ventilação mecânica por tempo prolongado, sedação profunda, tratamento dialítico, glicemia média matinal mais elevada, exposição a corticoides, sedativos e analgésicos, maior tempo de permanência na UTI (30 dias), dinamometria e escala de Barthel com resultados abaixo do esperado. Sendo assim, se torna essencial a identificação da desnutrição e fraqueza adquirida na UTI.

Recomenda-se instaurar um plano de reabilitação multiprofissional precoce.

Com relação aos aspectos nutricionais acompanhamento seriado de medidas antropométricas e composição corporal a fim de guiar a conduta nutricional de maneira mais efetiva. Atentar constantemente ao atingimento das metas nutricionais estabelecidas e redefinir de acordo com a condição clínica do paciente. A terapia nutricional deve continuar após a alta da UTI e hospitalar.

Garantir o processo de desospitalização e acompanhamento pós alta hospitalar junto ao time interdisciplinar para proporcionar adequada reabilitação e melhora da qualidade de vida.

Sugestão de fluxo de assistência nutricional para pacientes com Covid-19 em unidade hospitalar – enfermaria/apartamento

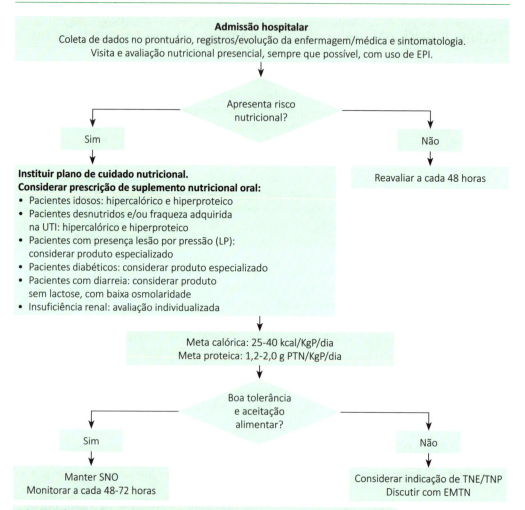

Fonte: adaptada de Piovacari SMF, et al. Fluxo de assistência nutricional para pacientes admitidos com COVID-19 e SCOVID-19 em unidade hospitalar. BRASPEN J. 2020; 35 (1):6-8.

Considerações finais

A atenção nutricional durante essa pandemia necessita de adaptação à realidade das instituições, número de profissionais para o atendimento e disponibilidade de EPI. O planejamento do cuidado nutricional é fundamental para contribuição nos bons resultados em conjunto com as demais terapias médicas e multiprofissionais. A terapia nutricional deve continuar após a alta da UTI e alta hospitalar, considerar a SNO no desmame da TNE e na continuidade da reabilitação nutricional, por pelo mesmo 30 dias após a alta hospitalar para garantir os efeitos e benefícios da suplementação.

Garantir a continuidade do cuidado e acompanhamento dos pacientes. Ferramentas tecnológicas como a teleconsulta podem auxiliar na adesão e engajamento de pacientes e familiares após a desospitalização.

Leitura recomendada

- Barazzoni R, et al. ESPEN expert statements and practical guidance for nutritional management of individuals with SARS-CoV-2 infection. Clinical Nutrition. 2020; 39(6):1631-8. DOI: 10.1016/l.clnu.2020.03.022.
- Brasil. Conselho Federal de Nutricionistas. Resolução CFN n.º 646, de 18 de março de 2020. Suspende até o dia 31 de agosto de 2020 o disposto no artigo 36 da Resolução CFN nº 599, de 25 de fevereiro de 2018, que aprova o Código de Ética e de Conduta dos Nutricionistas. Diário Oficial da União; 2020. p. 81. Disponível em: https://www.cfn.org.br/wp-content/uploads/2020/04/Resol-CFN-646.pdf
- Brasil. Conselho Federal de Nutricionistas. Resolução CFN n.º 666, de 30 de setembro de 2020. Define e disciplina a teleconsulta como maneira de realização da Consulta de Nutrição por meio de tecnologias da informação e da comunicação (TICs) durante a pandemia da COVID-19 e institui o Cadastro Nacional de Nutricionistas para Teleconsulta (e-Nutricionista). Diário Oficial da União; 2020. p. 122. Disponível em: https://www.in.gov.br/en/web/dou/-/resolucao-n-666-de-30-de-setembro-de-2020-280886179
- Campos LF, Barreto PA, Ceniccola GD, Gonçalves RC, Matos LBN, Zambelli CMSF, et al. Parecer BRASPEN/AMIB para o enfrentamento do COVID-19 em pacientes hospitalizados. BRASPEN J. 2020; 35(1):3-5.
- Martindale RG, Patel JJ, Taylor B, Arabi YM, Warren M, McClave SA. Nutrition Therapy in the critically ill patients with coronavirus disease (COVID-19). JPEN J parenter Enteral Nutr. 2020; 44(7):1174-84. DOI: 10.1002/jpen.1930.
- Patel JJ, Martindale RG, McClave SA. Relevant Nutrition Therapy in COVID-19 and the constraints on its delivery by a unique disease process. Nutr Clin Pract. 2020; 35(5):792-9. DOI: 10.1002/ncp.10566.
- Piovacari SMF, Santos GFCG, Santana GA, Scacchetti T, Castro MG. Fluxo de assistência nutricional para pacientes admitidos com COVID-19 e SCOVID-19 em unidade hospitalar. BRASPEN J. 2020; 351):6-8.
- Singer P, et al. ESPEN guideline on clinical nutrition in the intensive care unit. Clin Nutr. 2018; 38(1):48-79.
- Stam H J, Stucki G, BickenbachJ. COVID-19 and Post Intensive Care Syndrome: A Call for Action. J Rehabil Med. 2020 Apr 15;52(4):jrm00044. doi: 10.2340/16501977-2677.
- Van Aerde, N et al. Intensive care unit acquired muscle weakness in COVID-19 patients. Intensive Care Med, 2020. tps://doi.org/10.1007/s00134-020-06244-7
- Waele DE, Zanten AV, and Wischmeyer P. Nutrition Management of COVID-19 Patients in the ICU and Post-ICU. ICU Management and Practice. 2021; 21:28-31.

CAPÍTULO

63 Nutrição Humanizada e Afetiva: Estratégias e Ferramentas na Abordagem Não Prescritiva no Atendimento Nutricional

Fabiana Fiuza Teixeira
Lara Cunha Natacci
Rosana Raele

A nutrição e o comportamento alimentar

O paradoxo "nunca se falou tanto de nutrição, tanto em dietas, e nunca tivemos tantos problemas com peso e mal-estar com a comida", segundo a nutricionista e autora do livro "O Peso das Dietas" Sophie Deram, se faz cada vez mais verdadeiro no cotidiano do profissional nutricionista.

A ampliação do olhar além das calorias e cálculos de dietas e a abordagem comportamental utilizando práticas não prescritivas, a fim de humanizar e acolher necessidades que ultrapassam o mecanismo do comer e se nutrir, vêm sendo cada vez mais estudadas e aplicadas no manejo nutricional.

No lugar de um atendimento protocolado e prescritivo, há um espaço acolhedor no qual estimulamos o paciente a gerar condições de entendimentos e reflexões de mudanças gradativas de hábitos de vida possíveis e resultados que vão além do peso e, para isso, o paciente precisa participar ativamente de todo o processo. Isso não anula a utilização do modelo tradicional de tratamento, mas sim o qualifica com a inserção de recursos de aconselhamento nutricional.

Para entendermos melhor a diferença entre eles, segue um estudo comparativo entre os dois conceitos:

Modelo tradicional de tratamento nutricional	Modelo de aconselhamento nutricional
Foco nos alimentos e nutrientes, ou seja, no que se come	Foco também em como se come
Intervenção em curto prazo	Intervenções em longo prazo
Ênfase na educação alimentar	Educação alimentar presente, mas não é o componente principal
Relacionamento cordial, porém, mínimo, entre o nutricionista e o indivíduo	Relacionamento intenso entre o terapeuta nutricional e o indivíduo, que por si só já é parte do tratamento
Plano de ação (geralmente na forma de dieta ou prescrição) é determinado rapidamente na primeira consulta	Plano de ação (geralmente na forma de metas e planos alimentares) é muito individualizado, desenvolve-se a partir e ao longo de várias consultas e evolui com o tempo

Figura 63.1. Diferenças de conceitos entre o modelo tradicional de tratamento e aconselhamento nutricional.

Fonte: Alvarenga, M. (2019,p. 393).

A abordagem comportamental reconhece e valida o contexto emocional, fisiológico e social relacionados à alimentação, tornando o tratamento mais efetivo e bem-sucedido quando agregado a um propósito de modificação de hábitos.

A intenção é unir a necessidade física e emocional da alimentação, respeitar sinais de fome e saciedade, entender gatilhos sabotadores e planejar juntos, nutricionista e paciente, estratégias individuais, criando assim uma relação de confiança e positiva com a comida e gerando resultados desejados. Para auxiliar nesse processo, utilizam-se ferramentas de intervenção como entrevista motivacional (EM), comer intuitivo e atenção plena, que veremos ao final deste capítulo.

Ao aplicarmos manejos de abordagem comportamental, também estimulamos o que chamamos de competências alimentares. O termo competência está relacionado a habilidades, porém de maneira mais ampla, pois além de o indivíduo conseguir colocar em prática os conceitos e teorias adquiridos, ele consegue coordenar tudo isso e transformá-los em atitudes eficazes diante de uma situação. Ser competente no campo pessoal e comportamental permite maior autonomia e motivação ao realizar o que se deseja, com respeito e individualidade

Com isso, conseguimos gerar em nosso cliente uma aprendizagem importante no processo de mudança e autoconhecimento que é a autorregulação, definida por algo ou alguém que regula a si próprio sem ação externa. Esse recurso possibilita percepção de uma maior competência e contribui na manutenção da automotivação, que envolve sensações de prazer e satisfação nas maneiras de: aprendizado, superação e estímulo associado a mudanças, tanto estéticas quanto comportamentais.

Conhecendo as competências individuais, o profissional consegue também gerar o entendimento do paciente sobre sua própria capacidade de desempenho, extensão, força e habilidades de realização de tarefas para o alcance de metas; chamamos isso de autoeficácia. Geralmente, pessoas com alta eficácia conseguem ter maior resiliência e enxergar possibilidades nas tarefas mais difíceis e complexas e não evitar certas situações, como uma mudança no comportamento alimentar ou estilo de vida. Não é uma questão de ter ou não habilidades ou capacidades, e sim de acreditar que as tem e agir, realizar e produzir mudança.

Todo esse contexto faz parte da construção do modelo de competências alimentares (*eating competence*), ou seja, um indivíduo autônomo com um conjunto de habilidades autorreguladas e que tenha autoeficácia, base fundamental quando discutimos a nutrição comportamental. Quando essas características passam a fazer sentido em nosso escopo profissional, conseguimos visualizar que uma prescrição e manejos de regulação externa podem não promover mudanças eficazes de comportamento e hábitos.

É necessária a promoção de autonomia e a criação de repertórios individuais com relação à alimentação, entendendo que o conhecimento por parte do cliente sobre nutrição não garante mudança. Ou seja, o nutricionista, por sua vez, além de ser educador, deve ter participação ativa na promoção de autorregulação e autoeficácia do paciente, tornando-se terapeuta nutricional, e oferecer ferramentas e recursos para que aconteça esse processo e o sucesso no atendimento.

A nutricionista americana Ellyn Satter criou um modelo de competência alimentar que tem como objetivo estabelecer uma atitude positiva e flexível com relação à alimentação, voltada a uma ótica biopsicossocial. Quando isso é atingido, o indivíduo é denominado "comedor competente", e sua maior característica, além das descritas acima, é conseguir selecionar o que e quanto comer, com base nos sinais internos de fome, apetite e saciedade, mantendo um peso corporal estável, e alimentar-se de acordo com a situação e contexto.

Nesse modelo, as atitudes alimentares referem-se a ser positivo, tanto ao comer quanto com relação à comida; ou seja, gostar de comer e sentir-se confortável por isso, permitindo alimentar-se de maneira mais relaxada e autoconfiante e criando uma harmonia entre os desejos, as escolhas e a quantidade de comida ingerida.[4]

No mesmo caminho, Satter também desenvolveu um modelo de hierarquia da necessidade da comida, baseado na teoria de necessidades humanas de Maslow, sendo esta dividida em 5 categorias: necessidades fisiológicas básicas, necessidades de segurança, necessidades sociais, autoestima e autorrealização.

O conceito de Satter evidencia a necessidade de trabalhar e garantir todos os níveis em que o indivíduo se encontra, pois são interdependentes, ou seja, se não há o primeiro nível em que a comida não é suficiente, dificilmente conseguiremos subir para maior aceitação e segurança alimentar, como mostra a Figura 63.2.

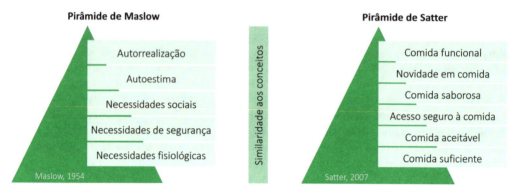

Figura 63.2. Adaptação do modelo hierárquico desenvolvido por Satter baseado nos conceitos propostos na pirâmide de Maslow.
Fonte: Alvarenga, M. (2019,p. 295 e 674).

Esse é outro conceito central quando trabalhamos o comportamento alimentar, ou seja, um conceito baseado na motivação e no desejo do indivíduo.

Para que haja essa mudança de atitude com relação à comida e para aplicar ferramentas que auxiliam no processo de autoconhecimento do indivíduo, o profissional nutricionista precisa antes de tudo criar habilidades de escuta qualificada e comunicação assertiva, que foram esquecidas ao longo de nossa prática clínica. Comunicação é essencial para a promoção de saúde e troca de informações, e estabelece interação pautada no contexto abordado no momento presente. Dentro disso, a escuta ativa favorece a capacidade de responder à demanda de maneira apropriada, criar espaço empático e reflexivo, além de auxiliar no *feedback*, reduzindo falhas e distorções das informações.

Em um estudo sobre comunicação clínica entre médico e paciente, os profissionais com menos reclamações eram os que orientavam melhor o paciente, utilizavam o humor, escutavam mais e facilitavam o paciente a falar, resultando em melhores resultados de saúde. Em outro estudo nessa mesma temática, a comunicação assertiva resultou em menor utilização da rede de saúde pelos pacientes; tinham mais adesão aos tratamentos, diminuição das complicações em saúde mental, enquanto os profissionais passaram com mais facilidade as informações durante os atendimentos, diagnosticaram com maior precisão, demonstraram mais segurança e cometeram menos erros clínicos, com melhor relação e satisfação no trabalho.

Considera-se de extrema importância o estímulo aos profissionais nutricionistas na mudança da prática clínica a fim de desfragmentar o modelo prescritivo dietoterápico e humanizar o manejo, incentivando o olhar integral e centrado na pessoa e habilidades acolhedoras. Com isso, conseguimos entender e estimular as demandas subjetivas e não claras para o próprio paciente, permitindo um atendimento rico e um espaço valioso e potente de mudanças no estilo de vida e autocuidado, além de uma relação positiva com a comida e seu corpo.

Modelo transteórico de mudança comportamental

James Prochaska dedicou mais de 25 anos de pesquisa para medir mudança comportamental, e em 1979 criou o modelo transteórico de mudança comportamental, que nos permite analisar a prontidão para a mudança. Segundo ele, cessar comportamentos de alto risco e adotar comportamentos saudáveis envolve a progressão por 5 estágios de mudança: pré-contemplação, contemplação, preparação, ação e manutenção.

O modelo transteórico de prontidão para a mudança adapta suas intervenções ao estágio em que o indivíduo se encontra, em vez de assumir que todos os indivíduos estão prontos para a mudança.

Segue uma breve explicação sobre esses estágios de prontidão para a mudança, segundo Prochaska:

▶ Pré-contemplação

O 1º estágio é a pré-contemplação. Quando o indivíduo ainda não reconhece que apresenta um problema, não admite que a sua saúde e bem-estar podem ser comprometidos e não apresenta o desejo de mudar, por mais que as pessoas digam sobre as consequências negativas de uma alimentação inadequada ou do excesso de peso, ele provavelmente está na fase de pré-contemplação. As pessoas que já passaram por processos de emagrecimento anteriormente, mas que não tiveram sucesso na manutenção do peso e que não acreditam que nenhuma estratégia seja capaz de trazer bons resultados, também estão nessa fase.

Nessa fase, é indicado aumentar a consciência, ler um pouco mais sobre as vantagens de um estilo de vida saudável, procurar quais mudanças no ambiente têm proporcionado esse estilo de vida saudável na população e diminuir um pouco a resistência do indivíduo. Empatia e outras técnicas da entrevista motivacional podem auxiliar.

▶ Contemplação

O 2º estágio é a contemplação. Se o indivíduo já reconhece a necessidade de mudar, mas ainda oscila entre o desejo de mudança e o de manter o seu comportamento alimentar, pois ainda pensa muito nas "dificuldades" que enfrentará, é bem provável que esteja na fase de contemplação.

A palavra-chave nesse momento é "ambivalência"; ou seja, existe o pensamento: "Preciso mudar a minha alimentação e criar estratégias para perder peso, mas está tão difícil começar...". É importante ter cuidado com a procrastinação, ou seja, em ficar sempre adiando o início da mudança.

Nessa fase, continuamos a estratégia de aumento de consciência e construção de vínculo, e acrescentamos algumas ferramentas de autoconhecimento, como perdas e ganhos, barreiras e facilitadores para a mudança, além de usarmos a entrevista motivacional.

▶ Preparação

O 3º estágio é a preparação. Se o indivíduo já verbaliza o desejo de mudar, planeja e começa a criar estratégias que favoreçam a mudança, ou seja, apresenta sinais de que está pronto para o início, provavelmente está no estágio de preparação.

Nessa fase, é muito importante planejar bem os passos necessários para que o indivíduo atinja seu objetivo de saúde, alimentação saudável e bem-estar. Uma maneira eficiente de realizar esse planejamento é utilizando as metas SMART.

▶ Ação

O 4º estágio é a ação. Se o indivíduo já está colocando em prática as estratégias e realizando as mudanças, está na fase de ação.

Essa fase tem como característica a motivação para adquirir novos hábitos. Nesse momento, já podem ser notados alguns benefícios obtidos com o novo comportamento alimentar. É muito importante identificar e ressaltar esses benefícios, bem como prevenir as recaídas, por meio de metas possíveis de serem atingidas e mantidas, e também da gestão do ambiente e da rede de apoio.

▶ Manutenção

O 5º estágio é a manutenção. Se o indivíduo já realizou a mudança e lida melhor com as situações tentadoras, sente-se capaz de ter uma alimentação e estilo de vida mais saudável, está na fase de manutenção.

Nessa fase, é importante continuar enfatizando os benefícios obtidos com a mudança, prevenir recaídas, gerir ambiente e rede de apoio, mas também é importante estimular que o indivíduo se torne um modelo de conduta para os outros. Tornar-se um exemplo para os próximos reforça a conquista desses hábitos saudáveis e facilita a manutenção deles.

▶ Observação

Essas fases não acontecem de modo linear, uma após a outra. O caminho ideal para a mudança seria em linha reta, mas é normal que aconteçam altos e baixos, períodos de maior motivação e outros com menor motivação. O importante é não desistir e investir no seu bem-estar e em sua qualidade de vida.

Mudanças de comportamento alimentar – ferramenta

Temos diversas ferramentas que podem auxiliar no processo de mudança, porém abordaremos de maneira resumida uma das ferramentas mais utilizadas – a roda da vida.

A roda da vida, é uma ferramenta muito utilizada, principalmente na fase de pré-contemplação, em que o paciente muitas vezes não consegue visualizar o problema. A roda da vida é composta de um círculo com diversas divisões, sendo que em cada uma delas é definida uma esfera da vida importante para o bem-estar. Cada esfera deve ser avaliada atribuindo-se uma pontuação de 0 a 10 que reflita o quanto o cliente está satisfeito com a área em questão. Há várias questões a serem observadas, desde questões pessoais, profissionais, de relacionamento até religiosidade, em que cada espaço das questões autoavaliadas será preenchido. Se pontuou 4, preencher até a quarta linha; se pontuou 7, preencher até a sétima linha e assim por diante.

Cabe ressaltar que as respostas devem sempre vir do cliente, da maneira como ele interpreta cada item da roda da vida. Por exemplo: se o cliente perguntar o que é contribuição social, deve-se responder: "o que é contribuição social para você?".

Ao finalizar o preenchimento da roda da vida, o cliente deve refletir sobre as pontuações e até que ponto uma pode influenciar a outra. Por exemplo, se melhorar a sua vida social, o que afetaria em sua vida? Além disso, é importante a reflexão também do que seria "melhorar a vida social" sob a sua visão, o que faria para isso mudar, e se o cliente está pronto para mudar. O importante aqui é a sensibilização e ajudar o cliente a visualizar o que ele gostaria de mudar e como começar.

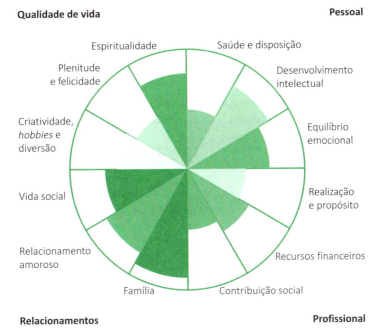

Figura 63.3. Exemplo preenchido da roda da vida.
Fonte: página do Instituto Brasileiro de Coaching, 2013. (Disponível em: https://www.sbcoaching.com.br/blog/roda-da-vida/).

Comer intuitivo

O comer intuitivo é uma abordagem que ensina a criar uma relação saudável com a alimentação, o corpo, a mente e as emoções, em que cada um é o especialista e responsável pelo seu próprio corpo. É um conceito criado por duas nutricionistas americanas, Evelyn Tribole e Elyse Resch.

A proposta é que as pessoas aprendam a confiar na sua habilidade de distinguir suas sensações físicas e emocionais e desenvolvam uma "sabedoria corporal" para atender a suas várias necessidades. Essa abordagem desconsidera, no entanto, a prática de dietas como possibilidade de mudança de comportamento.

Baseia-se em três pilares essenciais: permissão incondicional para comer, porém com sintonia; comer para atender às necessidades fisiológicas e não emocionais; e seguir os sinais internos de fome e saciedade para determinar o que, quanto e quando comer.

São dez os princípios que abrangem o comer intuitivo:

▶ Rejeitar a mentalidade de dieta

Esse princípio se baseia fundamentalmente em rejeitar as dietas, abandonando a mentalidade do que é decidir sobre o que, quando e quanto comer por regras externas, e determinadas por outros. Só você deve ser o especialista no seu corpo!

▶ Honrar a fome

Basear-se nas sensações internas e atender à fome é fundamental para comer uma quantidade e qualidade que satisfaçam as necessidades de nossos corpos. Honrar traz o sentido de respeitar, confiar nesses sinais. Porém, é preciso aprender a percebê-los!

▶ **Fazer as pazes com a comida**

Baseia-se no fato de que todas as comidas devem ser equivalentes emocionalmente, abandonando listas de permitidos e proibidos.

▶ **Desafiar o policial alimentar**

Evitar pensamentos de culpa e de julgamento perante a comida, porém com atenção a como o paciente tem se tratado quanto às suas escolhas alimentares. É preciso aprender a se tratar com bondade, permissão e esperança.

▶ **Sentir a saciedade**

Honrar a fome, mas também aprender a sentir a saciedade e respeitá-la. É fundamental comer com atenção e calma e prestar atenção aos sinais do corpo.

▶ **Descobrir o fator de satisfação**

Baseia-se em respeitar a fome e a saciedade, além de comer o que satisfaz. Para isso é fundamental comer o que se tem vontade, e, por esse motivo, fazer as pazes com a comida é tão importante.

▶ **Lidar com as emoções sem usar a comida**

Evitar o comer emocional, em que a comida é usada para regular emoções, devendo atentar-se ao sentimento real, e buscar aquilo que atenda a esse sentimento.

▶ **Respeitar o próprio corpo**

Avaliar metas realistas, respeitar o corpo como morada de nosso ser e nosso instrumento de vida. É muito difícil comer de modo intuitivo quando não se tem respeito pelo próprio corpo.

▶ **Exercitar-se – sentindo a diferença**

Da mesma maneira que o comer, o exercício pode ser também intuitivo. O ato de se exercitar deve ser guiado pelas sensações que temos ao fazê-lo, e não para queimar calorias, emagrecer, enrijecer. Estes são consequências.

▶ **Honrar a saúde – nutrição gentil**

Importante: o comer intuitivo não desconsidera nenhuma das recomendações nutricionais sobre diretrizes para alimentação saudável, mas defende uma nutrição gentil, ou seja, abandonar as dietas, honrar a fome, perceber a saciedade, sentir-se satisfeito, fazer as pazes com a comida para lhe possibilitar escolhas alimentares que honrem a sua saúde e fazem se sentir bem.

Comer com atenção plena

O *mindful eating* descende do *mindfulness* (atenção plena), sendo este definido como a capacidade funcional de trazer atenção ao momento presente, sem julgamentos ou críticas, com uma atitude de abertura e curiosidade. Comer com atenção plena pode ser definido como atenção sem julgamento nem crítica às sensações físicas e emocionais despertadas durante o ato de comer ou em contexto relacionado à comida.

Seguem 5 passos para auxiliar seu cliente a comer com atenção plena:

► Relaxe

Para relaxar antes de comer e evitar que cheguemos à mesa "pilhados", basta fazer um exercício de respiração. Tente imaginar uma paisagem relaxante, por exemplo uma praia, campo, lago. Inspire profundamente, enchendo bem os pulmões de ar, e expire também profundamente, até que todo o ar dos pulmões seja expelido. Repita por 4 a 5 vezes e só depois inicie sua refeição, com calma e prestando atenção na sua comida!

► Evite distrações

Não faça suas refeições, ou mesmo lanches, na frente da televisão, do computador, no carro ou falando ao celular. Recentemente, um artigo publicado em um jornal americano de psicologia constatou que a pior atividade exercida junto com o consumo de alimentos é comer enquanto andamos! Então, coma sentado, com talheres e prato, mesmo que a refeição seja um lanchinho simples; repouse os talheres a cada 5 a 6 garfadas e tente identificar se está saciado, ou se o alimento proporciona o mesmo prazer do início da refeição.

► Troque as mãos e vire o seu garfo para baixo

Se você é destro, use o garfo na mão esquerda, e faça o contrário se for canhoto. Você vai ter que treinar um pouco mais sua coordenação para levar o alimento à boca, terá mais trabalho pra comer e comerá mais devagar, desligando o "piloto automático". Virando seu garfo para baixo, você pega uma menor quantidade de comida por garfada. Você vai ter que espetar um pedaço do alimento, e não encher o garfo. Talheres menores também ajudam. Que tal tentar os de sobremesa?

► Monte uma mesa bonita

Quando você se sentar para comer, tente prestar atenção a todos os elementos estéticos. Use pratos e talheres bonitos, e coma em um ambiente que o deixe feliz e calmo. Arrume o alimento no prato para que o visual fique bem apresentado e agradável, e passe um momento admirando o que vai comer antes de iniciar. Flores ou velas na mesa também ajudam bastante.

► Coma como um *expert*

Sabe aqueles enólogos que parecem ter um poder sobrenatural de identificar mesmo pequenas nuances nos vinhos que bebem? Tente fazer o mesmo com a comida! Para isso, comece fazendo de conta que você nasceu ontem e nunca comeu antes. Olhe o alimento com curiosidade, sinta seu tato e seu cheiro, coma bem devagar – devagar mesmo –, e identifique a aparência, a textura, o odor, o som da sua mastigação e o sabor de cada ingrediente do alimento. Ative todos os seus sentidos.

Leitura recomendada

- ABESO. Diretrizes brasileiras de obesidade 2016. 4 ed. São Paulo: [s.n.]; 2016.
- Alvarenga M (org.). Nutrição comportamental. Barueri: Manole; 2019.
- Alvarenga M, Scagliusi FB. Reflexões e orientações sobre a atuação do terapeuta nutricional em transtornos alimentares. In: Alvarenga M, Scagliusi FB, Philippi ST. Nutrição e transtornos alimentares: avaliação e tratamento. Barueri: Manole; 2010. p. 447-73.
- Collela F. Roda da Vida: o que é e como funciona esta técnica de coaching? Sociedade Brasileira de Coaching; 2013. Disponível em https://www.sbcoaching.com.br/blog/roda-da-vida. Acessado em: ago 2020.
- Deram, Sophie. O peso das dietas. São Paulo: Sextante; 2018.
- Levinson SC, Wilkins D (eds.). Grammars of Space: Explorations in Cognitive Diversity. Cambridge: Cambridge University Press; 2006. 621 p.

- Loureiro E, Cavaco AM, Ferreira MA. Competências de Comunicação Clínica: Objetivos de Ensino-Aprendizagem para um Currículo Nuclear nas Áreas da Saúde. Rio de Janeiro: Rev Bras Educ Med. 2015 dez; 39(4):491-5.
- Maslow AH. Motivación y personalidad. Barcelona: Sagitario; 1954.
- Prochaska JO, Evers KE, Castle PH, Johnson JL, Prochaska JM, Rula EY, et al. Enhancing multiple domains of well--being by decreasing multiple health risk behaviors: a randomized clinical trial. Popul Health Manag. 2012; 15(5):276-86.
- Prochaska JO, Velicer WF. The transtheoretical model of health behavior change. Am J Health Promotion. 1997; 12(1):38-48.
- Robertson K. Active listening: more than just paying attention [online]. Aust Fam Physician. 2005 dez; 34(12):1053-5.
- Satter E. Eating competence: definition and evidence for the Satter Eating Competence Model. J Nutr Educ Behav; 2007.

CAPÍTULO

64

Planejamento para a Alta Hospitalar e Continuidade da Assistência

Silvia Maria Fraga Piovacari
Rodrigo Costa Gonçalves
Tatiane Ramos Canero
Tatianna Pinheiro da Costa Rozzino
Vivian Valéria Fernandes de Oliveira

Planejamento para alta hospitalar

O planejamento da alta começa na admissão do hospital com avaliação e identificação das necessidades do paciente, que geralmente exigem comunicação e coordenação da equipe de saúde. Alguns fatores podem favorecer ou dificultar o planejamento da alta e continuidade dos cuidados.

Os membros da equipe assistencial devem se relacionar de maneira integrada e contínua, permitindo tempo para atendimento eficaz e bem-sucedido, com objetivos compartilhados, papéis claros e prestação de contas. A colaboração interdisciplinar é uma habilidade essencial para otimizar o cuidado de pacientes com problemas complexos.

Fatores que interferem na orientação para alta hospitalar

No processo de alta, a comunicação é uma ferramenta importante a ser utilizada, e a falha nesse processo entre a equipe interdisciplinar e os pacientes e seus familiares cuidadores tem sido associada à readmissão.

Mecanismos estruturados para comunicação utilizados pela equipe de saúde com pacientes e familiares podem garantir o planejamento para transição e troca consistente de informações. Pode-se utilizar listas de verificação/objetivos em quadro ou outra ferramenta disponível no quarto do paciente para alertar os pacientes (e suas famílias) sobre as metas de alta. Discussões diárias durante a passagem de plantão à beira do leito pela equipe de saúde melhoram comunicação e colaboração entre os profissionais membros do time e pacientes. A passagem de plantão conduzida ao lado da cama melhora o relacionamento com os pacientes, capacitação e envolvimento de pacientes e familiares, reduzindo erros e promovendo coordenação e colaboração. Por fim, visibilidade do planejamento da alta, conversas diárias entre a equipe e paciente/família com relação aos aspectos educacionais para a alta hospitalar podem contribuir para a redução de readmissões (Quadro 64.1).

Estratégias para otimização da alta hospitalar

Algumas instituições de saúde possuem equipes focadas no planejamento de alta, minimizando a longa permanência e readmissões. Esses times frequentemente fortalecem a comu-

Quadro 64.1. Barreiras frequentes e possíveis intervenções para o planejamento da alta hospitalar.

Barreiras	Possíveis intervenções
Relacionadas ao paciente	
Falta de entendimento da importância da terapia nutricional.	Desenvolvimento de lâminas/vídeos/animações mostrando a importância da alimentação para uso nos primeiros dias de internação. Adesivos para fixação em bandejas de alimentação oral e terapia nutricional oral com estímulo ao processo de nutrição.
Dificuldades de comunicação.	Desenvolvimento de variadas linguagens de comunicação para alta hospitalar (vídeos, arquivos PDF para WhatsApp, quizzes para tablets ou TV com possibilidades de teach-back).
Indefinição do cuidador de referência.	Definição, nos primeiros dias de internação, do cuidador responsável de referência.
Problemas financeiros.	Definição de rede de distribuição de suplementos na rede pública. Encaminhamentos para acompanhamento nutricional após alta hospitalar.
Relacionadas à equipe de terapia nutricional	
Ausência de equipe multidisciplinar de terapia nutricional (EMTN).	Trabalho junto à administração hospitalar sobre os benefícios técnicos e financeiros da implementação de EMTN.
Ausência de triagem nutricional, diagnóstico nutricional e avaliação nutricional. Subindicação de terapia nutricional.	Padronização entre nutricionistas e/ou enfermeiros de ferramentas de triagem a serem aplicadas. Realizar e registrar a avaliação e o diagnóstico nutricional, bem como o acompanhamento do estado nutricional. Checklist de critérios para indicação de terapia nutricional.
Falta de entendimento de custo-efetividade da terapia nutricional oral e da dieta enteral. Não entendimento do tempo necessário de uso de terapia nutricional oral. Terapia nutricional oral não custeada por convênios.	Treinamento da equipe de terapia nutricional sobre necessidades nutricionais aumentadas mesmo após a alta hospitalar e a necessidade de suplementação em médio ou longo prazo para determinados pacientes. Comparativo de efetividade e preço entre terapia nutricional oral e alimentação padrão. Dieta industrializada × dieta artesanal (caseira). Negociação de terapia nutricional oral junto aos convênios.
Baixo tempo disponível dos colaboradores.	Padronização de rotinas. Desenvolvimento de ferramentas eficazes e rápidas para processos de alta hospitalar.
Transição de terapia nutricional enteral para via oral sem avaliação da necessidade de terapia nutricional oral.	Desenvolvimento de sugestão de fluxos de desmame de terapia nutricional enteral.
Ausência de educação continuada de alta para familiares/pacientes.	Realização de reconciliação medicamentosa. Definição de compatibilidades e uso de medicações via sonda. Treinamento sobre monitorização de fixação da sonda, cuidados para prevenção de obstrução, importância da elevação da cabeceira.
Ausência de plano multiprofissional de alta e início tardio da elaboração do plano.	Altas compartilhadas. Estabelecer previsão da via de terapia nutricional para a alta. Início precoce do processo de alta hospitalar direcionado para a via prevista.
Ausência de plano de alta para as altas realizadas em finais de semana e feriados.	Garantir que o processo de planejamento efetivo de alta seja implementado mesmo em feriados e fins de semana.
Não entendimento da importância da terapia nutricional em longo prazo após a alta hospitalar.	Treinamentos focando na reabilitação muscular após a alta hospitalar. Melhor conhecimento da linha de produtos de terapia nutricional para uso ambulatorial. Importância do acompanhamento nutricional após a alta hospitalar (interromper o ciclo: "não atendo consultório, não encaminho").
Dificuldades na compra de terapia nutricional oral.	Revendas acessíveis. Melhorar dificuldades em e-commerce.

Fonte: Gonçalves RC, BRASPEN J. 2020; 35(4):329-39.

Planejamento para a Alta Hospitalar e Continuidade da Assistência

nicação entre a equipe do hospital e fora do hospital nos diferentes níveis de assistência (por exemplo, cuidados primários, assistência médica domiciliar, enfermagem especializada, vida assistida e pessoal do centro de reabilitação), bem como com pacientes e seus cuidadores.

O primeiro passo para o planejamento de alta é identificar os critérios de elegibilidade/estabilidade para a alta do paciente e discutir com o médico a previsão para a alta hospitalar. É importante coletar informações do paciente e/ou cuidador principal, qual a rede de atenção à saúde do paciente, condições clínicas prévias a internação, composição familiar, fatores facilitadores e barreiras para continuar os cuidados no domicílio. Com essas informações, deve-se estabelecer o plano de alta junto à equipe multiprofissional e envolver paciente e/ou família/cuidador no plano de alta. O planejamento e seus próximos passos devem ser registrados no prontuário para garantir assim o alinhamento das ações e de comunicação entre a equipe multidisciplinar.

Mapear e identificar os cuidados e providências necessárias após a alta e orientar o paciente e família/cuidador sobre esses cuidados. Ensinar e treinar, na internação, o manuseio de equipamentos/materiais necessários a utilizar no domicílio. Quando identificada a necessidade de solicitar recursos, como oxigênio domiciliar ou nutrição enteral que exijam encaminhamentos e guias de referência e contrarreferência, sugere-se seu preenchimento prévio e encaminhamento para não atrasar o processo de alta.

Sempre que indicado e necessário, sugere-se uma visita pré-alta de um profissional de saúde no domicílio do paciente, para uma avaliação ambiental; assim como uma visita de profissionais treinados que consigam fornecer recomendações de transição de cuidados e educação sobre condições agudas e crônicas, medicamentos e cuidados de acompanhamento ao paciente e cuidadores, se presentes, ainda na internação.

Os principais aspectos que devem ser avaliados para o planejamento de alta são:
- Medicação (polifarmácia);
- Cognição;
- Funcionalidade;
- Mobilidade e transferência;
- Condições geriátricas (como incontinências e risco de queda);
- Nutrição e hidratação;
- Apoio social.

Planejamento educacional

O nutricionista e o enfermeiro devem estar presentes na etapa final do processo de internação com a participação de toda a equipe multidisciplinar e o paciente/família/cuidador. Devem acompanhar as previsões de alta hospitalar com a finalidade de otimizar o processo e fornecer as orientações ao paciente/familiar/cuidador sobre a continuidade dos cuidados no domicílio.

Para se obter efetividade na educação do paciente, a equipe deve:
- Reconhecer barreiras do aprendizado e comunicação, como a visual, auditiva, fala e outras (cultural, religiosa, psicomotora, emocional);
- Identificar a pessoa envolvida no processo educacional, engajando-a (paciente, parente, cuidador ou equipe de *home care*);
- Iniciar a orientação durante o período de hospitalização;
- Determinar o melhor método de ensino: demonstração, audiovisual, verbal, folheto;
- Avaliar o entendimento pelo indivíduo orientado: verbaliza, recusa, é capaz de demonstrar, verbaliza o não entendimento;
- Identificar a necessidade de reforço;
- Detectar se o objetivo foi atingido ou não.

Aspectos a serem observados para a orientação nutricional

- Produto utilizado, apresentação, laboratório.
- Produtos similares existentes no mercado.
- Lista de distribuidores, em que se encontra o produto recomendado.
- Preferir sistema de administração aberto, e sistema fechado somente nos casos em que será disponível bomba de infusão e equipe treinada.
- Ajustar os horários de administração, evitando durante o período noturno. Sugestão: 7 horas, 10 horas, 13 horas, 16 horas, 19 horas e 22 horas.
- Atentar para água para lavagem da sonda e **água** para hidratação.
- Descrever o material necessário: equipos e frascos.
- Incluir cuidados com relação a higienização pessoal, material, utensílios, local de manipulação e embalagem.
- Especificar a apresentação do produto orientado – lata, tetra *pack*, tetra prisma, diferentes volumes, produtos em pó, frasco com sistema fechado.
- Mencionar sobre a conservação e validade.
- Apontar cuidados com relação à temperatura de administração da dieta.
- Demonstrar a conexão do equipo ao frasco e à sonda do paciente; ter sempre em mãos um *kit* para mostrar durante a orientação.
- Fixação de sonda nasoenteral.
- Cuidados com ostomias.
- Orientações sobre cabeceira elevada.

Continuidade da assistência pós-alta hospitalar

Assim como o planejamento, a continuidade da assistência é fundamental para o suporte ao paciente e família, seja por meio presencial ou remoto.

Sugere-se, em pacientes mais complexos e de maior risco para readmissão, realizar um acompanhamento do paciente/família por meio de contato telefônico/telemonitoramento até sete dias após a alta hospitalar para esclarecer dúvidas e reforçar orientações. Algumas instituições podem lançar mão de visita domiciliar para pacientes com maior demanda de necessidades de cuidados (uso de equipamentos/aparatos ou cuidados de maior complexidade técnica).

Ao identificar problemas após a alta hospitalar, via telefone ou em visita ao domicílio, estabelece-se um plano de cuidados para a resolutividade dos mesmos, envolvendo a unidade de atenção primária de referência ou médico do paciente.

Readmissão hospitalar

As readmissões hospitalares podem ser classificadas em planejadas e eventuais. As planejadas são aquelas necessárias para a continuidade do tratamento. As eventuais podem ser evitáveis e não evitáveis. A readmissão, quando potencialmente evitável, poderia ter sido evitada com melhor gerenciamento do quadro clínico do paciente na internação, planejamento de alta e provisão de recursos no domicílio para atender às necessidades do paciente.

Estudos apontam que a proporção de readmissão hospitalar é um indicador frequentemente utilizado como parâmetro para qualidade assistencial. No Brasil, um estudo mostra uma proporção de readmissões hospitalares de 19,8%, com variações significativas entre as regiões brasileiras (variação de 11,7% na região Norte até 25,4% na região Sul). Considerando os resultados, a ANS propõe uma meta objetiva menor que 20%. Nos Estados Unidos, quase um em cada cinco pacientes do Medicare é readmitido no hospital no prazo de 30 dias após a alta e, dentre pacientes idosos, aqueles com demência têm 20% mais chances de serem readmitidos após hospitalização do que aqueles sem demência.

Principais fatores de risco

- Idade avançada com a diminuição da capacidade funcional e com comorbidades associadas.
- Queda.
- Depressão (baixa adesão à medicação e orientações em geral).
- Déficit cognitivo.
- Polifarmácia.
- Desnutrição.
- Baixo nível socioeconômico e insuficiência social.

Avaliar estratégias convencionais e emergentes para reduzir essas readmissões potencialmente evitáveis, como o reconhecimento precoce dos sintomas de exacerbação e a entrega de tratamento imediato, pode reduzir o risco de internações, enquanto a educação do paciente pode melhorar a adesão ao tratamento como um componente chave nas estratégias de gestão.

Intervenções que reduzem a readmissão

- Planejamento adequado de alta.
- Suporte pós-alta (apoio na comunidade, visitas domiciliares, contato telefônico, acompanhamento ambulatorial, comunicação com o prestador de cuidado).
- Ações que envolvam alguma maneira de gestão de casos pós-alta (material escrito, seguimento telefônico, cuidador bem treinado).
- Diagnóstico multidimensional e interdisciplinar: avaliar a fragilidade, aspectos psicológicos e capacidade funcional, por meio de um programa coordenado e integrado.
- Terapia nutricional oral ou enteral.

Considerações finais

O planejamento educacional para alta hospitalar é uma ferramenta importante para garantir a qualidade e segurança ao paciente/familiar/cuidador. Recomenda-se o acompanhamento e gerenciamento dos pacientes pós-alta hospitalar por meio de recursos na comunidade, visitas domiciliares, contato telefônico, atendimento ambulatorial ou por teleconsulta. Essa ação permitirá o monitoramento da evolução, da tolerância à terapia nutricional, do estado nutricional, e auxiliará no esclarecimento de dúvidas, no cumprimento das atividades programadas, além da avaliação do cuidado, auxiliando na prevenção de readmissões relacionadas às complicações.

Leitura recomendada

- Brasil. Agência Nacional de Saúde Suplementar. Ficha Técnica "Proporção de Readmissão em até 30 dias da última alta hospitalar". 2018. Disponível em: http://www.ans.gov.br/images/stories/Plano_de_saude_e_Operadoras/Area_do_prestador/contrato_entre_operadoras_e_prestadores/indicador_proporcao_de_readmissao_ate_30_dias_da_ultima_alta_hospitalar.pdf.
- Centers for Medicare and Medicaid Services (CMS). Hospital Readmissions Reduction Program. https://www.cms.gov/Medicare/Medicare-Fee-for-Service-Payment/AcuteInpatientPPS/Readmissions-Reduction-Program. Acessado em: 24 mar 2019.
- Craven E, Conroy S. Hospital Readmissions in frail older people. Rev Clin Gerontol. 2015; 25:107-16.

- Gonçalves RC, et al. Planejamento nutricional da alta hospitalar: breve revisão da literatura e proposta de instrumento de avaliação. BRASPEN J. 2020; 35(4):329-39.
- Gupta S, Perry JA, Kozar R. Transitions of Care in Geriatric Medicine. Clin Geriatr Med. 2019 fev; 35(1):45-52.
- Huckfeldt PJ, Reyes B, Engstrom G, et al. Evaluation of a multicomponent care transitions program for high-risk hospitalized older adults. J Am Geriatr Soc. 2019; 67:2634-42.
- Opper K, Beiler J, Yakusheva O, Weiss M. Effects of Implementing a Health Team Communication Redesign on Hospital Readmissions Within 30 Days. Worldviews Evid Based Nurs. 2019 abr; 16(2):121-30.
- Patel H, Yirdaw E, Yu A, Slater L, Perica K, Pierce RG, et al. Improving Early Discharge Using a Team-Based Structure for Discharge Multidisciplinary Rounds. Prof Case Manag. 2019 mar/abr; 24(2):83-9.
- Piovacari SMF, Matsuba CS. Orientação de Terapia Nutricional Enteral para Alta Hospitalar. In: Waitzmerg D. Nutrição Oral, Enteral e Parenteral na Prática Clínica. 5 ed. São Paulo: Atheneu; 2017. p. 1263-74.
- Piovacari SMF, Saito MLFS, Canero TR. Desospitalização: Previsibilidade, visibilidade e planejamento para alta hospitalar. In: Piovacari SMF, Toledo DO, Figueiredo EJA. Equipe Multiprofissional de Terapia Nutricional. EMTN em prática. 1 ed. São Paulo: Atheneu; 2017.
- Toledo DO, Piovacari SMF, Horie LM, Matos LBN, Castro MG, Ceniccola GD, et al. Campanha "Diga não à desnutrição": 11 passos importantes para combater a desnutrição hospitalar. BRASPEN J. 2018; 33(1):86-100.

CAPÍTULO 65

Sarcopenia, Funcionalidade e Reabilitação Motora

Rodrigo Costa Gonçalves
Rogerio Dib
Drielle Schweiger Freitas Bottairi Garcia

O processo de envelhecimento é responsável por muitas mudanças na composição corporal, incluindo perda de massa muscular esquelética. A partir dos 30 anos de idade ocorre perda aproximada de 1% da massa muscular por ano, e essa perda tende a se acelerar após os 70 anos, chegando a 3% ao ano, conforme demonstrado na Figura 65.1.

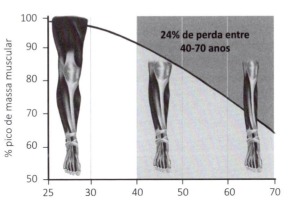

Figura 65.1. Diminuição da massa muscular em relação à idade.
Fonte: adaptada de Janssen I, Heymsfield SB, Wang ZM, Ross R. Skeletal muscle mass and distribution in 468 men and women aged 18-88 yr [published correction appears in J Appl Physiol (1985). 2014 May 15;116(10):1342]. J Appl Physiol (1985). 2000; 89(1):81-8.

Em 2010, o European Working Group on Sarcopenia in Older People (EWGSOP) publicou um consenso definindo sarcopenia como perda de massa muscular associada à perda de função muscular (força e/ou desempenho).

Em 2018, o mesmo grupo revisou as definições. A perda de força muscular se tornou o critério diagnóstico determinante, o que facilitou o diagnóstico da patologia. Assim, com as novas definições, a sarcopenia é suspeitada com queda de força muscular e tem diagnóstico comprovado com identificação de queda da quantidade ou qualidade muscular. A presença desses dois critérios associados ao declínio do desempenho físico classifica a sarcopenia em severa.

470 — Nutrição Hospitalar

A sarcopenia é o principal componente da fragilidade, síndrome geriátrica caracterizada por redução das reservas homeostáticas, que expõe o indivíduo a um maior risco de eventos negativos relacionados à saúde (quedas, internações, agravamento de deficiências, institucionalização e mortalidade). Metanálise recente mostrou associação de sarcopenia com maior mortalidade (OR: 3,59; 95% CI: 2,96-4,37), declínio funcional (OR: 3,03; 95% CI: 1,8-5,12), maior incidência de quedas e de hospitalização. A prevalência de sarcopenia tem variado de acordo com a sua definição utilizada e a faixa etária avaliada, atingindo em média 5% a 13% dos idosos acima de 60 anos, chegando a 50% em pessoas com mais de 80 anos.

A sarcopenia é considerada primária quando relacionada somente ao envelhecimento, mas foi reconhecida como uma doença muscular que pode ocorrer mais precocemente e ter causas secundárias como desuso, doenças crônicas inflamatórias, má-absorção ou malnutrição, o que permite ações para prevenir ou retardar a sarcopenia.

Para triagem de sarcopenia pode ser aplicado o questionário SARC-F (Figura 65.2), que fornece suspeição clínica da doença e sugere avaliação mais detalhada do paciente. O questionário SARC-F avalia a força muscular, necessidade da assistência para caminhar, capacidade de levantar-se de uma cadeira, de subir escadas e a frequência de quedas. A pontuação dada a cada item é de 0 a 2 pontos, podendo chegar à soma de 0 a 10 pontos. Pacientes que apresentam um resultado maior ou igual a 4 desse questionário são classificados com risco de sarcopenia. O questionário não deve ser utilizado para a triagem de perda de massa muscular em jovens, já que os mesmos, para apresentarem alteração na sua funcionalidade, já teriam perdido grande quantidade de massa muscular.

Componentes	Pergunta	Pontuação
Força	Qual é a sua dificuldade em levantar ou carregar 4 kg?	Nenhuma = 0 Alguma = 1 Muito ou incapaz = 2
Assistência ao caminhar	Qual é a sua dificuldade em caminhar através de um quarto?	Nenhuma = 0 Alguma = 1 Muito, com ajuda ou incapaz = 2
Levantar da cadeira	Qual é a sua dificuldade em sair da cama ou da cadeira?	Nenhuma = 0 Alguma = 1 Muito ou incapaz sem ajuda = 2
Subir escadas	Qual é a sua dificuldade em subir 10 degraus?	Nenhuma = 0 Alguma = 1 Muito ou incapaz = 2
Quedas	Quantas vezes você caiu no último ano?	Nenhuma = 0 1-3 quedas = 1 4 ou mais quedas = 2

Figura 65.2. Questionário de triagem de sarcopenia SARC-F.

Fonte: adaptação (tradução) de Malmstrom TK, Morley JE. SARC-F: a simple questionnaire to rapidly diagnose sarcopenia. J Am Med Dir Assoc. 2013; 14(8):531-2.

Versão traduzida e publicada por Barbosa-Silva *et al.*, 2016 (Figura 65.3), acrescentou a medida antropométrica da panturrilha, chamada SARC-F+CC (*calf circumference*), como modo de avaliar a massa muscular. Esse instrumento inclui os valores de referência para homens e mulheres, 34 cm e 33 cm, respectivamente (Tabela 65.1). Além da pontuação já descrita para a SARC-F, caso os valores da circunferência da panturrilha sejam iguais ou menores que os de referência, somam-se 10 pontos.

Componentes	Pergunta	Pontuação
Força	O quanto de dificuldade ade você tem para levantar e carregar 5 kg?	Nenhuma = 0 Alguma = 1 Muita ou não consegue = 2
Ajuda para caminhar	O quanto de dificuldade você tem para atravessar um cômodo?	Nenhuma = 0 Alguma = 1 Muita, usa apoios ou incapaz = 2
Levantar da cadeira	O quanto de dificuldade você tem para levantar de cama ou cadeira?	Nenhuma = 0 Alguma = 1 Muita, ou não consegue sem ajuda = 2
Subir escadas	O quanto de dificuldade você tem para subir um lance de escadas com 10 degraus?	Nenhuma = 0 Alguma = 1 Muita, ou não consegue = 2
Quedas	Quantas vezes você caiu no último ano?	Nenhuma = 0 1-3 quedas = 1 4 ou mais quedas = 2
Panturrilha	Meça a circunferência da panturrilha direita exposta do (a) paciente em pé, com as pernas relaxadas e os pés afastados 20 cm um do outro.	Mulheres: > 33 cm = 0 < ou igual a 33 cm = 10 Homens: > 34 cm = 0 < ou igual a 34 cm = 10

Somatório (0-20 pontos)
0-10: sem sinais sugestivos de sarcopenia no momento (cogitar a reavaliação periódica).
11-20: sugestivo de sarcopenia (prosseguir com investigação diagnóstica completa).

Figura 65.3. Questionário de triagem de sarcopenia SARC-F+CC.

Fonte: adaptação (tradução) de Barbosa-Silva TG, Menezes AM, Bielemann RM, Malmstrom TK, Gonzalez MC; Grupo de Estudos em Composição Corporal e Nutrição (COCONUT). Enhancing SARC-F: Improving Sarcopenia Screening in the Clinical Practice. J Am Med Dir Assoc. 2016; 17(12):1136-41.

O EWGSOP recomenda, na prática clínica, o uso da força de preensão palmar para avaliação da força muscular. Os pontos de corte para redução de força e massa muscular também foram revisitados nesse último consenso, sendo que força menor que 27 kg em homens e 16 kg em mulheres sugerem redução da força muscular. No entanto, estudos brasileiros apontam que força menor que 30 kg em homens e 16 kg em mulheres definem redução da força muscular (Tabela 65.1).

A fraqueza adquirida na unidade de terapia intensiva (FAUTI ou, em inglês, ICUAW – *intensive care unit acquired weakness*) é a condição caracterizada por fraqueza difusa envolvendo musculatura dos membros e músculos respiratórios. A força muscular desses pacientes pode ser avaliada por meio do escore do Medical Research Council (MRC) e da força de preensão palmar como teste diagnóstico rápido, sendo os pontos de corte, para essa população, a força menor que 11 kg em homens e menor que 7 kg em mulheres (Tabela 65.1).

Múltiplas técnicas têm sido utilizadas para avaliar a massa muscular, como antropometria, densitometria por dupla emissão de raios X (DXA), bioimpedância, ultrassonografia, tomografia computadorizada e ressonância nuclear magnética. Todas essas técnicas apresentam limitações, incluindo variabilidade nos resultados, uso inconsistente de pontos de corte e disponibilidade nos hospitais (Tabela 65.1).

O método mais efetivo na prática clínica, até o momento, é DXA, em que se utiliza como ponto de corte o índice de massa muscular esquelética apendicular (IMEA), calculado somando a massa magra de pernas e braços dividida pela altura ao quadrado (kg/m^2).

Tabela 65.1. Pontos de corte das técnicas de avaliação de massa muscular.

Teste	Homens	Mulheres	
Circunferência da panturrilha	≤ 34 cm	≤ 33 cm	
Força de preensão palmar	< 30 kg	< 16 kg	
Força de preensão palmar em pacientes críticos	< 11 kg	< 7 kg	
IMEA (IMMA)	< 7,5 kg/m²	< 5,5 kg/m²	
Tomografia computadorizada (TC)*	IME = 52,4 cm²/m²	IME = 38,5 cm²/m²	Prado et al.[20]
	IME = 43,0 cm²/m² (IMC < 25 kg/m²)	IME = 41,0 cm²/m²	Martin et al.[21]
	IME = 53,0 cm²/m² (IMC ≥ 25 kg/m²)		
	IME = 52,3 cm²/m² (IMC < 30 kg/m²)	IME = 38,6 cm²/m² (IMC < 30 kg/m²)	Caan et al.[22]
	IME = 54,3 cm²/m² (IMC ≥ 30 kg/m²)	IME = 46,6 cm²/m² (IMC ≥ 30 kg/m²)	
	IME = 45,4 cm²/m²	IME = 34,4 cm²/m²	Derstine et al.[23]
	IME = 41,6 cm²/m²	IME = 32,0 cm²/m²	van der Werf et al.[24]

IME: índice de músculo esquelético; IMC: índice de massa corporal.

Fonte: Adaptada de Horie LM, Barrere APN, Castro MG, Alencastro MG, Alves JTM, Bello PPD, et al. Diretriz BRASPEN de terapia nutricional no paciente com câncer. BRASPEN J. 2019; 34(Supl 1):2-32.

Para avaliação de desempenho físico podem ser utilizados os testes:

- *Usual gait speed short*: velocidade para caminhar com marcha habitual uma distância de 4 metros. É considerada alterada quando menor que 0,8 m/s.
- *Timed get-up-and-go test*: tempo para levantar da cadeira, andar em linha reta por 3 metros, retornar à cadeira e sentar. Tempo > 20 segundos é considerado alterado.
- *Physical performance battery*, que inclui:
  - Teste de equilíbrio, que avalia a habilidade para ficar de pé, com pés juntos lado a lado, em posição semi-*tandem* e posição *tandem*;
  - Tempo para andar 4 metros;
  - Tempo para levantar e sentar na cadeira 5 vezes.

Para avaliação de força muscular, o escore MRC (Figura 65.4) é de aplicação fácil, prática e barata. É um teste de força muscular voluntário que avalia o paciente na posição sentada e mensura a força de 6 grupos musculares bilateralmente, sendo eles:

- MMSS: abdutores de ombro, flexores de cotovelo, extensores de punho.
- MMII: flexores de quadril, extensores de joelho e dorsiflexores de tornozelo.

A pontuação para cada grupo muscular varia de 0 (nenhuma contração visível) a 5 (força normal). A pontuação total é a soma de cada grupo muscular e varia de 0 (tetraparesia) a 60 (força muscular normal). Uma pontuação abaixo de 48 é indicativa de fraqueza adquirida, e menor que 36 indica fraqueza grave.

Essas duas avaliações dependem da colaboração do paciente e da possibilidade de execução das atividades de avaliação sugeridas pela ferramenta. Sedação e *delirium* interferem na avaliação precoce da força muscular.

Já está muito bem estabelecido na literatura que os exercícios físicos realizados durante a internação devem ser direcionados para que o paciente recupere a capacidade de realizar suas atividades da vida diária (AVD), alcançando o mais prontamente a independência funcional.

Movimentos avaliados

- Abdução do ombro
- Flexão do cotovelo
- Extensão do punho
- Flexão do quadril
- Extensão do joelho
- Dorsiflexão do tornozelo

Grau de força muscular

- 0 = Nenhuma contração visível
- 1 = Contração visível sem movimento do segmento
- 2 = Movimento ativo com eliminação da gravidade
- 3 = Movimento ativo contra a gravidade
- 4 = Movimento ativo contra a gravidade e resistência
- 5 = Força normal

Figura 65.4. Escore do Medical Research Council (MRC).
Fonte: adaptação (tradução) de Kleyweg RP, van der Meché FG, Schmitz PI. Interobserver agreement in the assessment of muscle strength and functional abilities in Guillain-Barré syndrome. Muscle Nerve. 1991; 14(11):1103-9.

O processo de reabilitação funcional envolve uma série de sistemas e fatores que o influenciam (Figura 65.5). Alguns fatores são: empatia, ambiente de inserção do paciente e os sistemas: emocional, musculoesquelético, sensorial, perceptual e, por fim, o sistema motor.

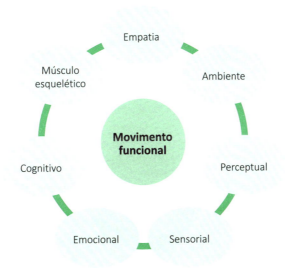

Figura 65.5. Itens e sistemas fundamentais envolvidos no processo de reabilitação motora para alcançar a funcionalidade.
Fonte: adaptada de Akerman A. Curso Bobath, 2008.

A empatia é fundamental para conectar o reabilitador ao paciente que geralmente está emocionalmente muito frágil. Esse processo de conexão ocorre quando existe escuta ativa das necessidades momentâneas do indivíduo convalescente.

O ambiente hospitalar oferece uma série de fatores que funcionam como agravantes para mobilidade, tais como: baixa temperatura, baixa luminosidade, sedação, restrição ao leito e, somado a isso, dispositivos que são usados para tratamento, como acessos venosos, sondas, tubos, drenos, cateteres, fixadores de fraturas, dentre outros.

A combinação desses fatores reduz a mobilidade e a percepção corporal e do meio externo pelo paciente, levando o mesmo a uma espécie de cárcere privado, reduzindo drasticamente a massa muscular e gerando impacto direto no sistema músculo esquelético. Além de tudo isso, existe um possível processo infeccioso que aumenta a incidência de *delirium*, e esse é um fator agravante na internação que eleva a incidência de mortalidade.

A associação de todos esses fatores pode deixar sequelas motoras, sensoriais e cognitivas por longos períodos, e algumas vezes essas sequelas poderão ser permanentes.

O processo de reabilitação motora deve propor como alvo o movimento funcional para tentar frear todas as possíveis perdas geradas durante a hospitalização.

A mobilização precoce é um item fundamental no processo de reabilitação, com múltiplas evidências de eficácia, dentre elas menor tempo de ventilação mecânica e redução no tempo de internação.

Existem diversos fatores que podem se tornar barreiras à mobilização precoce, dentre eles: *delirium*, dor, sedação excessiva, falta do entendimento da importância da mesma, equipe em quantitativo insuficiente, receio de instabilidade hemodinâmica, da avulsão de cateteres, tubos e drenos.

É importante que as unidades hospitalares criem protocolos de mobilização, de preferência com a formação de times de mobilização que tragam soluções a essas barreiras.

A interrupção diária da sedação para os pacientes críticos, quando possível, permite que seja traçado um plano de mobilização precoce individualizado.

O processo de reabilitação motora no ambiente hospitalar deve levar em conta, além dos exercícios físicos, uma avaliação que identifique os principais itens de comprometimento desse paciente (Figura 65.6).

Dentre esses itens estão as avaliações de trofismo muscular, força muscular e, por fim, da função ou do estado de mobilidade que o paciente se encontra. Assim, serão contemplados os itens primordiais para direcionar o processo de reabilitação.

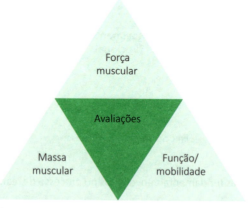

Figura 65.6. Composição dos itens para avaliação do paciente.
Fonte: acervo pessoal da autoria.

Quando identificados os principais déficits, se faz necessária à integração dos profissionais assistenciais, e uma dessas simbioses fundamentais é integrar a nutrição e a fisioterapia.

O processo de reabilitação motora (Figura 65.7) levará em conta, para seu ponto de partida, a condição funcional ou de mobilidade em que se encontra o paciente.

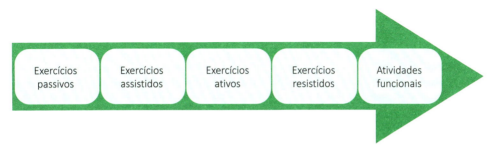

Figura 65.7. Processo de reabilitação de maneira didática.
Fonte: acervo pessoal da autoria.

Pacientes que não apresentam contração muscular visível ou nenhum movimento realizam exercícios passivos, somente com movimentos executados pelo fisioterapeuta sem participação voluntária do paciente. Também é possível utilizar eletroestimulação com estimulador elétrico na modalidade FES e cicloergômetro na modalidade de exercícios passivos.

Aqueles que apresentam contração visível e conseguem fazer movimentos, porém ainda sem vencer a força da gravidade, realizam exercícios assistidos: o fisioterapeuta inicia ou finaliza o movimento e o paciente o completa.

Pacientes capazes de vencer a gravidade poderão realizar exercícios ativos livres, ou seja, executam toda a amplitude do movimento proposto pelo fisioterapeuta sem nenhum auxílio.

Por fim, aqueles capazes de vencer a força da gravidade mais um componente de carga adicional, por exemplo tornozeleira de 1 kg, realizarão exercícios resistidos nessa modalidade, e o papel do fisioterapeuta é direcionar o fortalecimento dos músculos ou grupos musculares que estarão envolvidos nas atividades que o programa de reabilitação tem como alvo.

Atividades funcionais devem ser treinadas em conjunto com todos os exercícios descritos acima, e essas atividades evoluem da maior dependência para menor dependência, por exemplo: rolar na cama de um lado para o outro, sentar na beira do leito, treino de sustentação da postura sentado, treino de sentar e levantar, treino de manutenção da postura em pé e, por fim, treino de marcha, inicialmente assistida utilizando dispositivos como equipamentos de macha sustentada, andadores, muletas e bengalas, e posteriormente supervisionada sem a necessidade do auxílio do fisioterapeuta.

Um item fundamental é a segurança do paciente, e durante as atividades motoras e mobilizações existem fatores que elevam o risco para a execução dessas atividades, que devem ser gerenciadas para que se tornem seguras.

As mudanças na composição corporal em decorrência do envelhecimento desencadeiam o enfraquecimento muscular e o comprometimento funcional, promovendo a incapacidade no paciente hospitalizado. Instrumentos que possam identificar precocemente as injúrias desse processo guiam os profissionais da equipe multidisciplinar a estabelecer intervenções nutricionais e treinamento físico e tomada decisões no tratamento, a fim de retardar ou reverter esse processo.

Leitura recomendada

- Akerman A. Curso Bobath. 2010. Imagens adaptadas do curso.
- Barbosa-Silva TG, Bielemann RM, Gonzalez MC, Menezes AM. Prevalence of sarcopenia among community-dwelling elderly of a medium-sized South American city: results of the COMO VAI? study [published correction appears in J Cachexia Sarcopenia Muscle. 2016 set; 7(4):503]. J Cachexia Sarcopenia Muscle. 2016; 7(2):136-43.

- Barbosa-Silva TG, Menezes AM, Bielemann RM, Malmstrom TK, Gonzalez MC; Grupo de Estudos em Composição Corporal e Nutrição (COCONUT). Enhancing SARC-F: Improving Sarcopenia Screening in the Clinical Practice. J Am Med Dir Assoc. 2016; 17(12):1136-41.
- Beaudart C, Rolland Y, Cruz-Jentoft AJ, Bauer JM, Sieber C, Cooper C, et al. Assessment of Muscle Function and Physical Performance in Daily Clinical Practice. Calcif Tissue Int. 2019; 105:1-14.
- Beaudart C, Zaaria M, Pasleau F, Reginster JY, Bruyère O. Health Outcomes of Sarcopenia: A Systematic Review and Meta-Analysis. PLoS One. 2017 jan; 12(1):e0169548. DOI: 10.1371/journal.pone.0169548.
- Brown JC, Harhay MO, Harhay MN. Sarcopenia and mortality among a population-based sample of community-dwelling older adults. J Cachexia Sarcopenia Muscle. 2016 jun; 7(3):290-8. DOI: 10.1002/jcsm.12073.
- Caan BJ, Meyerhardt JA, Kroenke CH, Alexeeff S, Xiao J, Weltzien E, et al. Explaining the Obesity Paradox: The Association between Body Composition and Colorectal Cancer Survival (C-SCANS Study). Cancer Epidemiol Biomarkers Prev. 2017 jul; 26(7):1008-15.
- Cesari M, Landi F, Vellas B, Bernabei R, Marzetti E. Sarcopenia and physical frailty: two sides of the same coin. Front. Aging Neurosci. 2014 jul; (6):192. DOI: 10.3389/fnagi.2014.00192.
- Cruz-Jentoft AJ, Baeyens JP, Bauer JM, Boirie Y, Cederholm T, Landi F, et al. Sarcopenia: European consensus on definition and diagnosis. Report of the European Working Group on Sarcopenia in Older People. Age Ageing. 2010; 39:412-23.
- Cruz-Jentoft AJ, Bahat G, Bauer J, Boirie Y, Bruyère O, Cederholm T, et al. Sarcopenia: revised European consensus on definition and diagnosis. Age Ageing. 2019; 48:16-31.
- De Jonghe B, Sharshar T, Lefaucheur JP, Outin H. Critical illness neuromyopathy. Clin Pulmonary Med. 2005; 12(2):90-6.
- Derstine BA, Holcombe SA, Ross BE, Wang NC, Su GL, Wang SC. Skeletal muscle cutoff values for sarcopenia diagnosis using T10 to L5 measurements in a healthy US population. Sci Rep. 2018 dez; 8(1):11369.
- Doiron KA, Hoffmann TC, Beller EM. Early intervention (mobilization or active exercise) for critically ill adults in the intensive care unit. Cochrane Database Syst Rev. 2018 mar; 3(3):CD010754.
- Hickmann CE, Castanares-Zapatero D, Bialais E, Dugernier J, Tordeur A, Colmant L, et al. Teamwork enables high level of early mobilization in critically ill patients. Ann Intensive Care; 2016.
- Hodgson CL, Stiller K, Needham DM, Tipping CJ, Harrold M, Baldwin CE, et al. Expert consensus and recommendations on safety criteria for active mobilization of mechanically ventilated critically ill adults. Crit Care. 2014; 18:658.
- Horie LM, Barrere APN, Castro MG, Alencastro MG, Alves JTM, Bello PPD, et al. Diretriz BRASPEN de terapia nutricional no paciente com câncer. BRASPEN J. 2019; 34(Supl 1):2-32.
- Janssen I, Heymsfield SB, Wang ZM, Ross R. Skeletal muscle mass and distribution in 468 men and women aged 18-88 yr [published correction appears in J Appl Physiol (1985). 2014 mai 15; 116(10):1342]. J Appl Physiol (1985). 2000; 89(1):81-8.
- Kleyweg RP, van der Meché FG, Schmitz PI. Interobserver agreement in the assessment of muscle strength and functional abilities in Guillain-Barré syndrome. Muscle Nerve. 1991; 14(11):1103-9.
- Larsson L, Degens H, Li M, Salviati L, Lee YI, Thompson W, et al. Sarcopenia: Aging-Related Loss of Muscle Mass and Function. Physiol Rev. 2019; 99(1):427-511. DOI: 10.1152/physrev.00061.2017.
- Latornico N, Gosselink R. Abordagem dirigida para o diagnóstico de fraqueza muscular grave na unidade de terapia intensiva. Rev Bras Ter Intensiva. 2015. DOI: 10.5935/0103-507X.20150036.
- Malmstrom TK, Morley JE. SARC-F: a simple questionnaire to rapidly diagnose sarcopenia. J Am Med Dir Assoc. 2013; 14(8):531-2.
- Martin L, Birdsell L, MacDonald N, Reiman T, Clandinin MT, McCargar LJ, et al. Cancer Cachexia in the Age of Obesity: Skeletal Muscle Depletion Is a Powerful Prognostic Factor, Independent of Body Mass Index. J Clin Oncol. 2013 abr; 31(12):1539-47.
- Morley JE, Anker SD, von Haehling S. Prevalence, incidence, and clinical impact of sarcopenia: facts, numbers, and epidemiology-update 2014. J Cachexia Sarcopenia Muscle. 2014 dez; 5(4):253-9. DOI: 10.1007/s13539-014-0161-y. Erratum in: J Cachexia Sarcopenia Muscle. 2015 jun; 6(2):192.
- Morley JE. Sarcopenia in the elderly. Fam Pract. 2012; 29(Suppl 1):i44-8.
- Prado CM, Lieffers JR, McCargar LJ, Reiman T, Sawyer MB, Martin L, et al. Prevalence and clinical implications of sarcopenic obesity in patients with solid tumours of the respiratory and gastrointestinal tracts: a population-based study. Lancet Oncol. 2008 jul; 9(7):629-35.
- Rosenberg MB. Comunicação não violenta: Técnicas para aprimorar relacionamentos pessoais e profissionais. 2 ed. Ágora; 2003.
- van der Werf A, Langius JAE, de van der Schueren MAE, Nurmohamed SA, van der Pant KAMI, Blauwhoff-Buskermolen S, et al. Percentiles for skeletal muscle index, area and radiation attenuation based on computed tomography imaging in a healthy Caucasian population. Eur J Clin Nutr. 2018 fev; 72(2):288-96.
- Vanhorebeek I, Latronico N, van den Berghe G. ICU-acquired weakness. Intensive Care Med. 2020 abr; 46(4):637-53. DOI: 10.1007/s00134-020-05944-4. Epub 2020 fev 19.
- von Haehling S, Morley JE, Anker SD. An overview of sarcopenia: facts and numbers on prevalence and clinical impact. J Cachexia Sarcopenia Muscle. 2010 dez; 1(2):129-33. DOI: 10.1007/s13539-010-0014-2. Epub 2010 dez 17.

CAPÍTULO

66 Farmacologia e Interação entre Drogas e Nutrientes

Fabrícia Lima Alves
Ilusca Cardoso de Paula
Paula de Carvalho Morelli

Introdução

O conhecimento das interações entre fármacos e nutrientes pode ser determinante na obtenção do sucesso terapêutico. Essas interações ocorrem devido a vários fatores, por exemplo, características físico-químicas das substâncias envolvidas, dose do fármaco e quantidade de nutrientes disponíveis, momento de administração do medicamento e horário da dieta; além de aspectos individuais, como quadro clínico, estado nutricional, constituição enzimática e microflora intestinal.

A interação entre fármacos e nutrientes ocorre quando há um desequilíbrio de nutrientes por ação de um fármaco, ou quando o efeito farmacológico é alterado pela ingestão de nutrientes, sejam ambos administrados por via oral ou enteral. O estado nutricional do paciente também pode afetar a ação do fármaco e/ou o fármaco pode afetar o estado nutricional do paciente; por exemplo, a farmacoterapia pode afetar a ingestão de alimentos pela alteração do paladar, redução do apetite, náuseas, vômitos, constipação ou diarreia. A ocorrência dessas interações depende das características do paciente, do medicamento e da dieta enteral. Diferentes tipos de pacientes terão diferentes tipos de interações, sendo os mais vulneráveis os desnutridos, idosos, oncológicos e transplantados/imunossuprimidos. Os principais fatores de risco de interação fármaco-nutriente são a polifarmácia, insuficiência hepática e renal.

As interações fármaco-alimento mais importantes são aquelas que afetam a biodisponibilidade do fármaco. O conceito de biodisponibilidade, segundo a Anvisa (Agência de Vigilância Sanitária), indica a velocidade e a extensão de absorção de um princípio ativo em uma forma de dosagem, a partir de sua curva concentração/tempo na circulação sistêmica ou sua excreção na urina. A diminuição da biodisponibilidade dos fármacos pode resultar na ineficácia da farmacoterapia, enquanto o aumento da biodisponibilidade pode aumentar o risco de reações adversas e toxicidade.

A interação fármaco-nutriente pode ser classificada baseada em três mecanismos principais: interação farmacêutica, interação farmacocinética e interação farmacodinâmica.

As interações farmacêuticas ou incompatibilidades ocorrem antes de o fármaco ou nutriente entrar no corpo e, geralmente, ocorrem em pacientes com nutrição enteral ou parenteral, quando os nutrientes e fármacos que interagem entram em contato físico durante o processo de preparação ou administração do fármaco pelo dispositivo de nutrição, ou seja, quando se misturam medicamentos e nutrientes no mesmo recipiente. Essas interações podem resultar, dentre outras, em alteração de cor, turvação, floculação, precipitação, associadas ou não a mudança da atividade farmacológica. Também afetam a viabilidade de administração de medicamentos por sonda de nutrição entérica, pois quando acontecem no dispositivo de acesso da nutrição enteral, podem ocasionar, por exemplo, o entupimento da sonda.

As interações farmacocinéticas ocorrem quando fármaco e/ou nutriente interferem nos processos de absorção, distribuição, metabolismo e excreção um do outro, ocorrendo como consequência aumento ou redução da biodisponibilidade. As interações de maior relevância são aquelas que afetam o processo de absorção, portanto daremos ênfase elas. Um nutriente pode afetar a absorção de um fármaco, vice-versa, por vários mecanismos, por exemplo, o uso de ciprofloxacino com alimentos ricos em cálcio reduz a biodisponibilidade desse, podendo acarretar uma falha no tratamento, pois ocorre uma reação de quelação e complexação do fármaco com íons cálcio. Outro exemplo é a rasagilina, que aumenta a absorção de tiramina presente em alimentos fermentados, podendo causar uma crise hipertensiva (reação do queijo), pois a rasagilina inibe a enzima responsável pelo metabolismo da tiramina.

A administração de medicamentos juntamente às refeições pode afetar a velocidade e a extensão da absorção do fármaco. É importante salientar que o retardo na absorção dos fármacos nem sempre indica redução da quantidade absorvida, entretanto, provavelmente, será necessário um período maior para alcançar sua concentração sanguínea máxima, interferindo na latência do efeito. Por exemplo, o uso de carvedilol juntamente à refeição diminui a hipotensão ortostática causada pelo medicamento, pois há uma diminuição da velocidade de absorção do fármaco. Por outro lado, os aminoácidos provenientes de uma refeição rica em proteínas podem inibir a absorção de fármacos antiparkinsonianos, como carbidopa/levodopa, pois ocorre competição pelos sítios de absorção. Posaconazol e rivaroxabana devem ser administrados com alimentos para aumentar a biodisponibilidade.

Os fármacos podem interferir no estado nutricional dos pacientes, e nesses casos os protocolos clínicos exigem cuidados especiais, como adequação do intervalo entre a administração do medicamento e a ingestão do alimento ou suplementação durante o tratamento. Além disso, alguns medicamentos modificam, estrutural ou funcionalmente, o sistema digestório, comprometendo todo o processo digestivo, como é observado nos efeitos constipantes de analgésicos opioides; bem como na diarreia determinada por elixires de elevada osmolaridade ou decorrente de um desequilíbrio da flora intestinal secundário à utilização de antibióticos e de anti-inflamatórios, determinando importantes mudanças na estrutura do epitélio digestivo que afetam o processo de absorção de fármacos e nutrientes. Por exemplo, no tratamento de doenças crônicas, o uso prolongado de medicamentos pode provocar a perda de nutrientes, como é o caso da furosemida, diurético de alça, que acarreta perda de potássio, magnésio, zinco e cálcio. Outros exemplos são os antimicrobianos, que afetam a microbiota intestinal e diminuem a disponibilidade de vitamina K e B12; o efeito da metformina na produção do fator intrínseco que provoca a redução de absorção de vitamina B12; o uso prolongado de bisacodil que leva ao aumento da velocidade do trânsito intestinal e, consequentemente, reduz a absorção de glicose, proteína, sódio, potássio e algumas vitaminas; e o uso excessivo daqueles que contêm fenolftaleína, que diminui a absorção de vitaminas C e D.

Interações fármaco-nutrientes são críticas principalmente no uso de fármacos de baixo índice terapêutico ou que necessitem ajuste de dose, pois pequenas mudanças na farmacocinética podem causar grandes interferências na eficácia e segurança do tratamento. Fibras também alteram a absorção de alguns fármacos; por exemplo, quando ocorre uma mudança na quantidade de fibras da dieta, a absorção de digoxina é diminuída, exigindo monitoramento devido ao estreito índice terapêutico desse fármaco.

Em alguns casos, a administração de medicamentos junto a alimentos pode reduzir os efeitos adversos causados pelos fármacos, como irritação da mucosa gástrica, dispepsia, náusea, diarreia, bem como aumentar a absorção do fármaco e até favorecer o cumprimento do horário da terapia associando a administração do medicamento com uma atividade relativamente fixa, como as principais refeições. Como exemplo de fármacos que devem ser administrados imediatamente após as refeições, temos: sulfato ferroso, ibuprofeno, aspirina, naproxeno, nitrofurantoína e prednisona, pois há diminuição da irritação gastrointestinal.

As interações farmacodinâmicas ocorrem quando alguns fármacos ou nutrientes possuem efeitos semelhantes ou contrários, sinergismo ou antagonismo, respectivamente. Como exemplo de antagonismo, podemos apontar a diminuição do efeito anticoagulante do medicamento varfarina com dietas ricas em vitamina K, o que aumenta o risco de processos tromboembólicos e infarto do miocárdio.

Interações droga × dieta enteral

Um ponto fundamental na administração de fármacos de formulação oral por sonda de nutrição é a manutenção adequada da biodisponibilidade, que deve ser regularmente monitorizada para evitar falha terapêutica ou toxicidade. A presença de medicamentos de alto risco nos pacientes utilizando sondas de nutrição é frequente. Os medicamentos de alto risco são aqueles que, quando utilizados incorretamente, apresentam maior probabilidade de causar danos graves ou de até mesmo levar a óbito. Várias classes terapêuticas apresentam riscos, por exemplo, antiagregantes plaquetários, anticoagulantes, anticonvulsivantes, hipoglicemiantes, citostáticos e anti-inflamatórios não esteroidais (AINE). Assim sendo, como primeiro passo na administração por sonda de nutrição de qualquer formulação oral é necessário verificar se o medicamento pode ser administrado com nutrição enteral ou se deve estabelecer uma pausa na alimentação entérica para minimizar as interações fármaco-nutriente. Segundo recomendações da Aspen (American Society for Parenteral and Enteral Nutrition), para fármacos que requerem administração com estômago vazio, deve-se parar a nutrição 30 minutos antes da administração do fármaco, para ocorrer o esvaziamento gástrico, e reiniciá-la cerca de 30 minutos após, para permitir a sua absorção antes de reiniciar a nutrição.

Na hora de decidir qual forma farmacêutica é mais apropriada para administração via sonda de nutrição enteral, vários fatores necessitam de avaliação. Para evitar complicações, muitas vezes é necessário selecionar o medicamento dentro de uma classe terapêutica que possui uma forma farmacêutica mais apropriada, ou até mesmo a manipulação do mesmo para viabilizar a administração pela sonda, e também o conhecimento de técnicas adequadas para a administração por sonda de nutrição. Nem sempre é correto assumir que a forma farmacêutica líquida é a preferível, pois efeitos adversos decorrentes do veículo utilizado para a formulação devem ser considerados. As formulações líquidas são geralmente escolhidas por serem mais fáceis para administração via sonda entérica e, no caso de soluções homogêneas, menos prováveis de causar obstrução da sonda de nutrição. Entretanto, na forma de suspensão o tamanho das partículas suspensas pode causar obstrução da sonda. Todavia, o alerta de intolerância gastrointestinal associado a essas formulações não pode ser esquecido. Algumas formulações líquidas, pela sua hiperosmolaridade ou elevado conteúdo de sorbitol, podem conduzir ao risco aumentado de intolerância gastrointestinal.

O material da sonda também pode causar interações com alguns medicamentos, por exemplo, fenitoína e carbamazepina suspensão que interagem com o PVC das sondas.

Vários fatores podem contribuir para a obstrução da sonda enteral, por exemplo, formulação entérica, calibre da sonda de nutrição, lavagem insuficiente ou incorreta da sonda e administração inadequada de medicamentos. Algumas drogas podem gerar partículas que causam a formação de precipitados devido à interação entre elas e a formulação entérica, com consequente obstrução da sonda. A obstrução da sonda é uma das principais causas para a retirada não planejada da sonda.

Outro ponto importante é a localização distal da sonda (gástrica, duodenal ou jejunal), visto que os medicamentos alteram o pH e a osmolaridade do meio gastrointestinal. A localização gástrica é mais fisiológica, com maior tolerância às fórmulas nutricionais hiperosmolares, já que os osmorreceptores duodenais regulam o esvaziamento gástrico, propiciando que a fórmula se torne isosmótica dentro do estômago. É também no estômago que os medicamentos são desintegrados e dissolvidos para sua posterior absorção do intestino delgado e, assim, administrações diretas no duodeno ou jejuno devem ocorrer com princípios ativos de absorção ótima nessas localizações. As sondas com localização distal no jejuno podem levar à alteração da absorção do fármaco devido ao pH mais básico, pela liberação do fármaco após o local de maior absorção, como é o caso do cetoconazol, ou pela redução do tempo que o fármaco fica em contato com o trato gastrointestinal. Os fármacos com estreito índice terapêutico devem ter a concentração plasmática efetivamente monitorada (p. ex., teofilina, fenitoína, varfarina), e, além disso, os efeitos adversos podem ser aumentados devido à liberação rápida do fármaco no lúmen do intestino delgado.

Apesar da capacidade do suco gástrico em diluir substâncias hiperosmolares, uma administração muito rápida pode resultar em diarreia osmótica. Mais ainda, a administração duodenal ou jejunal de soluções com osmolalidade igual ou superior a 1.000 mOsm/kg origina uma importante secreção gastrointestinal de água, podendo acarretar náusea, distensão, espasmos, diarreia ou desequilíbrios eletrolíticos. Essa intolerância pode, contudo, ser reduzida por diluição da preparação numa quantidade adequada de água imediatamente antes da administração.

Devemos lembrar do risco de intolerância gastrointestinal associada ao sorbitol e seu potencial de causar diarreia. O sorbitol é utilizado como saborizante e estabilizante em numerosas formulações líquidas. É absorvido lentamente no intestino e produz aumento da pressão osmótica, atraindo água à luz intestinal, atuando como laxante osmótico. Além disso, a fermentação bacteriana do sorbitol no intestino grosso está associada a um aumento da flatulência e dor abdominal. A tolerância individual varia em função da dose e da exposição prévia. Doses elevadas (> 10 g/dia) podem provocar aerofagia e distensão abdominal, e doses > 20 g/dia, espasmos abdominais e diarreia.

Na administração de formas sólidas, os comprimidos são triturados ou as cápsulas são abertas. Alguns fármacos, quando triturados e/ou solubilizados, têm alguns dos efeitos alterados, como a sua biodisponibilidade, e, além disso, podem também causar a obstrução da sonda. Entretanto, alguns fármacos solubilizam totalmente em água, fornecendo uma solução homogênea que não causa obstrução. As diferentes formas farmacêuticas comercializadas visam à manutenção da estabilidade e biodisponibilidade do fármaco, portanto sua manipulação pode resultar em aumento na toxicidade, efeitos adversos indesejáveis, incompatibilidade, eficácia diminuída, instabilidade do fármaco e risco de exposição ocupacional. Várias formas farmacêuticas exibem características que inviabilizam a administração por sonda de nutrição entérica:

- Os comprimidos sublinguais são planejados para ser absorvidos na mucosa bucal e não sofrer metabolismo hepático de primeira passagem; portanto, a trituração e administração por sonda pode tornar o fármaco ineficaz por redução da biodisponibilidade devido ao metabolismo de primeira passagem.
  - Os comprimidos de liberação modificada, em que a trituração destrói a liberação modificada, podem resultar em picos de concentração plasmática excessivos e efeitos adversos ou mesmo obstrução da sonda por agregação das partículas resultantes da trituração.
- Comprimidos gastrorresistentes, em que a destruição do revestimento pode provocar a inativação do fármaco pelo suco gástrico, irritação da mucosa gástrica e obstrução da sonda por aglomeração das partículas resultantes da trituração – exceto se a extremidade distal da sonda se localizar no intestino delgado, pelo que a trituração ou remoção do revestimento entérico não constitui problema.

- Cápsulas de gelatina mole, em que o conteúdo é geralmente pouco solúvel em água, apresentando-se numa formulação solubilizada no interior da cápsula. Alguns autores referem a possibilidade de furar a cápsula e extrair o seu conteúdo ou dissolvê-la em água quente, administrando a solução resultante. Todavia, retirar o volume contido na cápsula pode variar dependendo da habilidade do profissional.
- Cápsulas de gelatina dura em que o conteúdo pode não ser disperso em água devido à natureza hidrofóbica ou hidrostática do pó – ou a cápsula apresenta grânulos de liberação modificada –, desenhadas para fornecer um perfil de libertação prolongada que impede a inativação ou, por vezes, reduz a irritação gástrica.

Tabela 66.1. Interação entre fármacos e alimentos/nutrientes.

Medicamentos	Interação	Efeitos	Administração oral	Administração via sonda
Antibióticos				
Ampicilina	Alimentos em geral.	Possível redução da absorção.	Administrar o medicamento 1 hora antes ou 2 horas após a refeição.	Pausar a dieta 1 hora antes, lavar a sonda, administrar o medicamento, lavar a sonda novamente e reiniciá-la.
Tetraciclina	Leite e derivados e suplementos minerais.	Diminuição da biodisponibilidade.	Administrar 1-2 horas após a alimentação ou ingestão de leite. Em caso de ingestão de suplementos, aguardar por 3 horas.	Pausar a dieta e lavar a sonda, administrar o medicamento, lavar novamente a sonda e reiniciar a dieta.
Azitromicina	Alimentos em geral	Alteração de biodisponibilidade.	Administrar o medicamento 1 hora antes ou 2 horas após a refeição.	Pausar a dieta 1 hora antes, lavar a sonda, administrar o medicamento, lavar a sonda novamente e reiniciá-la.
Eritromicina	Leite e sucos ácidos.	Redução de absorção.	Administrar o medicamento 2 horas antes ou 2 horas após a refeição.	Pausar a dieta 1 hora antes, lavar a sonda, administrar o medicamento, lavar a sonda novamente e reiniciá-la após 2 horas.
Ciprofloxacino	Leite e derivados e alimentos ricos em xantinas.	Alimentos ricos em cálcio quelam o fármaco e diminuem sua absorção e biodisponibilidade. Com relação a xantinas, a droga potencializa a ação dessas substâncias.	Administrar o medicamento após 2 horas do consumo de alimentos.	Pausar a dieta 1 hora antes, lavar a sonda, administrar o medicamento, lavar a sonda novamente e reiniciá-la após 1 hora.

Continua...

482
Nutrição Hospitalar

Tabela 66.1. Interação entre fármacos e alimentos/nutrientes. Continuação.

Medicamentos	Interação	Efeitos	Administração oral	Administração via sonda
Antibióticos				
Ofloxacina	Complexos multivitamínicos contento magnésio, cálcio, ferro, zinco e vitaminas.	Redução da absorção e da eficácia terapêutica.	Administrar 2 horas antes do consumo do complexo multivitamínico.	Em uso de complexo multivitamínico, pausar a dieta 2 horas antes, lavar a sonda, administrar o medicamento, lavar a sonda novamente e reiniciá-la.
Doxiciclina	O alimento não interfere no seu efeito.	Estudos indicam que a absorção da doxiciclina não é acentuadamente influenciada pela ingestão simultânea de alimentos ou leite.	Em caso de desconforto gástrico recomenda-se administrar o medicamento juntamente ao alimento ou leite.	Pausar a dieta e lavar a sonda, administrar o medicamento, lavar novamente a sonda e reiniciar a dieta.
Metronidazol	Nutrientes retardam sua absorção, mas não interferem na sua concentração plasmática.	Diminuição de absorção de vitamina B12.	Administrar o medicamento em jejum, preferencialmente 1 hora antes do alimento. Em caso de desconforto gastrointestinal, pode ser administrado com a refeição e beber bastante água.	Pausar a dieta, lavar a sonda. Administrar o medicamento após 1 hora, lavar novamente a sonda e reiniciar a dieta.
Antidiabéticos orais				
Glibenclamida	O alimento não interfere na absorção do medicamento.	Não há dados disponíveis sobre a interferência de alimentos na ação do fármaco.	Administrar o medicamento 30 minutos antes da 1ª refeição do dia.	Pausar a dieta e lavar a sonda, administrar o medicamento, lavar novamente a sonda e reiniciar a dieta.
Metformina	Alimentos em geral.	Os alimentos aumentam a sua absorção.	Administrar o medicamento com os alimentos para aumentar a sua absorção e minimizar efeitos adversos, como diarreia, náuseas, vômito e dor abdominal.	Pausar a dieta e lavar a sonda, administrar o medicamento, lavar novamente a sonda e reiniciar a dieta.

Continua...

Farmacologia e Interação entre Drogas e Nutrientes

Tabela 66.1. Interação entre fármacos e alimentos/nutrientes. Continuação.

Medicamentos	Interação	Efeitos	Administração oral	Administração via sonda
Anticonvulsivante				
Fenitoína	Não há interação com os alimentos.	No caso de dieta enteral, sobretudo hiperproteica, há redução de absorção.	Pode ser administrado com ou sem a presença de alimentos orais, para reduzir os potenciais efeitos gastrointestinais.	Pausar a dieta enteral e lavar a sonda. Administre o medicamento após 2 horas, lave novamente a sonda e reinicie a dieta após 2 horas.
Fenobarbital	Alimentos em geral.	O alimento favorece a sua absorção. Aumento do metabolismo de vitamina D e K.	Pode ser administrado com ou sem alimentos.	Pausar a dieta e lavar a sonda, administrar o medicamento, lavar novamente a sonda e reiniciar a dieta.
Medicamento contra rejeição de órgãos transplantados				
Ciclosporina	Toranja (*grapefruit*), erva-de-são-joão, unha-de-gato e equinácea.	Toranja: aumenta a absorção. Erva-de-são-joão: reduz a concentração sérica. Unha-de-gato e equinácea: imunoestimulante.	Recomenda-se ingestão sempre à mesma hora diariamente e com alimentos.	Pausar a dieta e lavar a sonda, administrar o medicamento, lavar novamente a sonda e reiniciar a dieta.
Tuberculostáticos				
Isoniazida	Alimentos ricos em tiramina e histamina (certos tipos de queijos, vinho, salame, soja, suplementos proteicos).	Redução de absorção.	Administrar 1 hora antes ou 2 horas após as refeições.	Pausar a dieta e lavar a sonda. Administrar o medicamento após 1 hora, lavar novamente a sonda e reiniciar a dieta.
Rifampicina	Alimentos em geral.	Redução de absorção.	Administrar 1 hora antes ou 2 horas após as refeições.	Pausar a dieta e lavar a sonda. Administrar o medicamento após 2 horas, lavar novamente a sonda e reiniciar a dieta.
Antirretrovirais				
Atazanavir	Alimentos em geral.	Aumento de biodisponibilidade quando ingerido com alimentos.	Administrar junto às refeições.	Pausar a dieta e lavar a sonda. Administrar o medicamento, lavar novamente a sonda e reiniciar a dieta.
Lopinavir/ ritonavir	Não há interação com os alimentos na forma de comprimido, somente em solução oral.	Na forma de solução oral: refeições com alto ter de gordura aumentam a concentração do fármaco.	Administrar com ou sem alimentos.	Pausar a dieta e lavar a sonda. Administrar o medicamento, lavar novamente a sonda e reiniciar a dieta.

Continua...

Nutrição Hospitalar

Tabela 66.1. Interação entre fármacos e alimentos/nutrientes. Continuação.

Medicamentos	Interação	Efeitos	Administração oral	Administração via sonda
Anti-hipertensivo				
Propanolol	Alimentos ricos em proteína.	Aumento de biodisponibilidade quando ingerido com alimentos. Administrar com ou sem alimentos.	Administrar com ou sem alimentos.	Pausar a dieta e lavar a sonda. Administrar o medicamento, lavar novamente a sonda e reiniciar a dieta.
Nifedipina	Alimentos em geral.	Os alimentos aumentam o tempo de ação do comprimido simples e dieta hiperlipídica aumenta a absorção e a concentração do comprimido de ação prolongada, podendo desencadear efeitos tóxicos.	Comprimido de liberação imediata deve ser administrado com o alimento, e o comprimido de ação prolongada deve ser administrado em jejum. Evitar o consumo de gengibre, ginseng e alcaçuz.	Pausar a dieta e lavar a sonda. Administrar o medicamento, lavar novamente a sonda e reiniciar a dieta.
Antifúngico				
Itraconazol	Não há interação com alimentos.	A ação do fármaco é eficaz sempre após o consumo de alimentos.	Administrar o medicamento imediatamente após uma refeição.	Pausar a dieta e lavar a sonda. Administrar o medicamento após 2 horas, lavar novamente a sonda e reiniciar a dieta após 1 hora.
Corticoides				
Prednisona	Não há interação com alimentos.	Alimentos não interferem na ação do fármaco.	Administrar com ou sem alimentos.	Pausar a dieta e lavar a sonda. Administrar o medicamento, lavar novamente a sonda e reiniciar a dieta.
Redutores de acidez gástrica				
Omeprazol	Alimentos ricos em vitamina B12 (frango e leite).	Depleta a absorção de vitamina B12.	Administrar o medicamento de 30 a 60 minutos antes do desjejum.	Pausar a dieta e lavar a sonda. Administrar o medicamento, lavar novamente a sonda e reiniciar a dieta.
Hidróxido de alumínio, hidróxido de magnésio e simeticona	Evitar o consumo de bebidas ácidas e frutas ácidas.	O consumo desses alimentos aumenta a absorção intestinal do alumínio.	Administrar de 30 minutos a 1 hora antes ou após as refeições e ao se deitar.	Pausar a dieta e lavar a sonda. Administrar o medicamento, lavar novamente a sonda e reiniciar a dieta.

Continua...

Farmacologia e Interação entre Drogas e Nutrientes

Tabela 66.1. Interação entre fármacos e alimentos/nutrientes. Continuação.

Medicamentos	Interação	Efeitos	Administração oral	Administração via sonda
Diuréticos				
Hidroclorotiazida e furosemida	Alimentos em geral.	Diminuição de biodisponibilidade.	Administrar 1 hora antes ou 2 horas após a refeição.	Pausar a dieta e lavar a sonda. Administrar o medicamento, lavar novamente a sonda e reiniciar a dieta.
Espironolactona	Alimentos em geral.	Os alimentos favorecem a sua absorção.	Administrar o medicamento com alimento para diminuir irritação gastrointestinal.	Pausar a dieta e lavar a sonda. Administrar o medicamento, lavar novamente a sonda e reiniciar a dieta.
Analgésicos narcóticos				
Morfina	Não há interação com alimento.	Os nutrientes retardam a sua absorção, mas não interferem na concentração plasmática.	Pode ser administrado com ou sem alimento.	Pausar a dieta e lavar a sonda. Administrar o medicamento, lavar novamente a sonda e reiniciar a dieta.
Anti-inflamatórios/analgésicos/antipiréticos				
Diclofenaco	Alimentos podem retardar a sua absorção.	Evitar o consumo de produtos naturais que afetam a coagulação, como: alho, gengibre, ginseng. Não administrar com suplementos com vitaminas e cafeína, pois aumentam a irritação gastrointestinal.	Pode ser administrado com alimento para diminuir a irritação gastrointestinal.	Pausar a dieta e lavar a sonda. Administrar o medicamento, lavar novamente a sonda e reiniciar a dieta.
Ácido acetilsalicílico	Alimentos fontes de vitamina C e K.	Depleção da absorção dessas vitaminas.	Não ingerir alimentos ricos em vitaminas C e K, ácido fólico, tiamina e aminoácidos próximo ou durante a administração de medicamentos.	Pausar a dieta e lavar a sonda. Administrar o medicamento, lavar novamente a sonda e reiniciar a dieta.
Anticoagulante				
Varfarina	Álcool e vegetais ricos em vitamina K.	Diminuição da eficácia do fármaco.	Pode ser administrado com ou sem alimentos.	Pausar a dieta e lavar a sonda. Administrar o medicamento, lavar novamente a sonda e reiniciar a dieta.

Continua...

486

Nutrição Hospitalar

Tabela 66.1. Interação entre fármacos e alimentos/nutrientes. Continuação.

Medicamentos	Interação	Efeitos	Administração oral	Administração via sonda
Broncodilatador				
Teofilina	Evitar alimentos ricos em cafeína.	Possível redução da biodisponibilidade.	Administrar 1 hora antes ou 2 horas depois das refeições.	Pausar a dieta e lavar a sonda. Administrar o medicamento, lavar novamente a sonda e reiniciar a dieta.
Antiparkinsoniano				
Levodopa/carbidopa	Dieta hiperproteica e/ou com alto teor de vitamina B6.	Pode impedir sua absorção, conduzindo à perda de eficácia e flutuações de sintomas de Parkinson.	Administrar 30 minutos antes ou 1 hora após as refeições, para que as proteínas não interfiram na absorção do medicamento.	Pausar a dieta e lavar a sonda. Administrar o medicamento, lavar novamente a sonda e reiniciar a dieta.
Selegilina	Evitar alimentos ricos em tiramina (queijos, vinhos tintos, chocolate em grande quantidade, cerveja, iogurte, abacate e banana).	Altas doses do fármaco interagem com a tiramina, podendo causar crise hipertensiva súbita e severa.	Administrar pela manhã, com ou sem alimentos.	Pausar a dieta e lavar a sonda. Administrar o medicamento, lavar novamente a sonda e reiniciar a dieta.
Antidepressivos				
Amitriptilina	Não há interação com alimentos, entretanto, algumas literaturas relatam que dieta rica em fibras pode diminuir seu efeito.	Alimentos não interferem na sua absorção.	Pode ser administrado com ou sem alimentos para reduzir o desconforto gastrointestinal.	Pausar a dieta e lavar a sonda. Administrar o medicamento, lavar novamente a sonda e reiniciar a dieta.
Fluoxetina	Não há interação com alimentos.	Alimentos não interferem na sua absorção.	Pode ser administrada com ou sem alimentos para reduzir o desconforto gastrointestinal.	Pausar a dieta e lavar a sonda. Administrar o medicamento, lavar novamente a sonda e reiniciar a dieta.
Imipramina	Evitar o consumo álcool e suco de toranja.	Álcool potencializa a depressão do sistema nervoso central (SNC), e o suco de toranja inibe o metabolismo do antidepressivo, podendo acarretar toxicidade.	Pode ser administrada com ou sem alimentos para reduzir o desconforto gastrointestinal.	Pausar a dieta e lavar a sonda. Administrar o medicamento, lavar novamente a sonda e reiniciar a dieta.

Continua...

Farmacologia e Interação entre Drogas e Nutrientes

Tabela 66.1. Interação entre fármacos e alimentos/nutrientes. Continuação.				
Medicamentos	**Interação**	**Efeitos**	**Administração oral**	**Administração via sonda**
Antidepressivos				
Lítio	Alimentos em geral, principalmente, álcool e cafeína.	Aumento de biodisponibilidade.	Administrar após as refeições.	Pausar a dieta e lavar a sonda. Administrar a solução com a medicação e lavar novamente a sonda. Puxar mais 10 mL de água na seringa e lavar a sonda (isso vai enxaguar a seringa e garantir que a dose total seja administrada). Finalmente, enxaguar com o volume de água recomendado e reiniciar a dieta.
Cardiotônicos				
Digoxina	Alimentos ricos em fibras.	Diminuição de absorção.	Administrar o medicamento 1 hora antes ou 2 horas após a refeição.	Pausar a dieta 1 hora antes, lavar a sonda, administrar o medicamento, lavar a sonda novamente e reiniciar a dieta.
Antianêmicos				
Ferro	Alimentos podem diminuir a sua absorção, exceto fontes de vitamina C, que favorecem a sua absorção.	Derivados de leite e sais de cálcio e magnésio diminuem a biodisponibilidade do fármaco. Alimentos ricos em vitamina C aumentam a absorção do ferro.	Pode ser administrado entre as refeições.	Pausar a dieta e lavar a sonda. Administrar o medicamento, lavar novamente a sonda e reiniciar a dieta.
Repositor hormonal				
Levotiroxina	Alimentos em geral.	Podem interferir na absorção do fármaco.	Administrar 1 hora antes ou 2 horas após o café da manhã ou da ingestão de alimentos.	Não é necessário pausa prolongada. Pausar a dieta e lavar a sonda. Administrar o medicamento, lavar novamente a sonda e reiniciar a dieta.

Continua...

Tabela 66.1. Interação entre fármacos e alimentos/nutrientes. Continuação.				
Medicamentos	*Interação*	*Efeitos*	*Administração oral*	*Administração via sonda*
Antiepiléptico				
Fenitoína	Não interage com alimentos.	Pode ser administrado com ou sem a presença de alimentos para diminuir os potenciais efeitos gastrointestinais. A dieta enteral, sobretudo hiperproteica, reduz a sua absorção.	Administrar sempre da mesma forma em relação à presença de alimentos.	Pausar a dieta por 1 ou 2 horas antes e reiniciá-la 1 a 2 horas após a administração do medicamento. Lavar a sonda antes e depois.

Fonte: tabela elaborada pela autoria.

Leitura recomendada

- Anvisa. Agência Nacional de Vigilância Sanitária. Bulário eletrônico. 2013. Disponível em: http://www.anvisa.gov.br/datavisa/fila_bula/index.asp#. Acessado em: ago 2020.
- Bankhead R, Boullata J, Brantley S, et al. Enteral nutrition practice recommendations. JPEN J Parenter Enteral Nutr. 2009; 33(2):122-67.
- Bushra R, Aslam N, Khan AY. Food-Drug Interactions. Oman Med J. 2011; 26(2):77-83.
- Ferreira S, Correia F, Santos A. Interações entre Fármacos e Nutrição Entérica: revisão do conhecimento para o desenvolvimento de estratégias de minimização do risco. Arq Med [online]. 2012; 26(4):154-63.
- Ferreira SR, Novaes, RCG. Interactions between drugs and drug-nutrient in enteral nutrition: a review based on evidences. Nutr Hosp. 2014; 30(3):514-8.
- Gama FLS, Leão NML, Xavier MP, Sousa SF, Vale BN, Santana VL. Elaboração de protocolos para administração de medicamentos sólidos orais por sonda de nutrição enteral. Revista Amazônia: Science & Health. 2019; 7:26-49.
- Jiménez RMR, Navarro CO, Romero CCC, et al. Polypharmacy and enteral nutrition in patients with complex chronic diseases. Nutr Hosp. 2017 mai; 34(Suppl 1):57-76. DOI: 0.20960/nh.1240.Nutr Hosp.2017.
- Lima G, Negrini NMM. Assistência farmacêutica na administração de medicamentos via sonda: escolha farmacêutica adequada. Einstein. 2009; 7(1 Pt 1):9-17.
- Lopes EM, Carvalho RBN, Freitas RM. Análise das possíveis interações entre medicamentos e alimento/nutrientes em pacientes hospitalizados. Einstein. 2010; 8(3):298-302.
- Moura MRL, Reyes FGR. Interação fármaco-nutriente: uma revisão. Campinas: Rev Nutr. 2002 mai/ago; 15(2):223-38.
- Pereira SRM, Coelho MJ, Mesquita AMF, Teixeira AO, Graciano SA. Causas da retirada não planejada da sonda de alimentação em terapia intensiva. Acta Paulista Enfermagem. 2013; 26(4):338-44.
- Reintam Blaser A, Starkopf J, Alhazzani W, et al. Early enteral nutrition in critically ill patients: ESICM clinical practice guidelines. Intensive Care Med. 2017; 43(3):380-98.
- Silvia LD, Lisboa CD. Consequências da interação entre nutrição enteral e fármacos administrados por sonda: uma revisão integrativa. Cogitare Enferm. 2011 jan/mar; 16(1):134-40.
- White R, Bradnam V. Handbook of drug administration via enteral feeding tubes. London: Pharmaceutical Press; 2015.
- Wohlt PD, Zheng L, Gunderson S, Balzar SA, Johnson BD, Fish JT, et al. Recommendations for the use of medications with continuous enteral nutrition. Am J Health Syst Pharm. 2009 ago; 66(16):1458-67.

CAPÍTULO 67

Disfagia Sarcopênica

Fátima Lago
Juliana Wanderley Cidreira Neves

Disfagia é um conjunto de sinais e sintomas que se refere à dificuldade para mover o bolo alimentar da boca ao estômago. Do ponto de vista anatômico pode ser decorrente de disfunções orofaríngeas ou esofágicas, e do ponto de vista fisiopatológico as causas podem ser estruturais ou funcionais. Apesar de seu enorme impacto na capacidade funcional, na saúde e qualidade de vida, a disfagia orofaríngea ainda é subestimada e subdiagnosticada como causa de complicações nutricionais e respiratórias importantes em muitos pacientes internados.

A desnutrição e a perda de massa muscular esquelética como consequências da disfagia são preditores de piora clínica, e negligenciá-las impede que o paciente receba tratamento adequado. Veldee e Peth (1992) foram os primeiros a indicar que a malnutrição pode modificar a função neuromuscular no corpo, e essas mudanças estão associadas com disfagia e aspiração, embora o termo sarcopenia não tivesse sido mencionado. Em 1995, Robbins *et al.* descreveram que o envelhecimento pode influenciar a força e pressão da língua, sendo esse um fator de risco para disfagia. Com base na pesquisa anterior, o mesmo grupo de autores afirmou que a sarcopenia também acomete grupos musculares menores como os envolvidos na dinâmica da deglutição, podendo influenciar a força da língua e causar disfagia. Desde então, estudos sobre associação entre sarcopenia e disfagia vêm sendo alvo de pesquisas em todo o mundo.

Em 2012, Kuroda relacionou disfagia à sarcopenia, mas sem consenso quanto aos conceitos de ligação entre as duas condições. A disfagia sarcopênica tem sido descrita como perda de massa muscular dos músculos envolvidos na dinâmica da deglutição associada com perda generalizada de músculo esquelético.

No entanto, pouco se sabe sobre a relação entre sarcopenia e disfagia. Pode haver uma relação causal bidirecional entre elas. As dietas com textura modificada consumidas por pacientes com disfagia contêm uma quantidade relativamente baixa de energia e proteína e, somado a um estilo de vida sedentário devido à deficiência relacionado a doenças ou envelhecimento, podem causar sarcopenia. Por outro lado, também se presume que a sarcopenia, ocorrendo em todo o corpo, pode afetar a musculatura envolvida na dinâmica da deglutição.

Alguns estudos relacionam perda de massa muscular envolvida na dinâmica da deglutição com força de língua, espessura de língua e área muscular do braço. Matsuo e Yoshimura (2018) investigaram a associação entre disfagia e massa muscular em pacientes idosos internados em cuidados agudos e observaram achados clinicamente relevantes. Primeiramente, perda de massa e força muscular foram associadas a desnutrição e declínio da função física. Em segundo lugar, a perda de massa muscular foi um fator de risco independente para disfagia. Considerando que a circunferência de panturrilha é rotineiramente utilizada em pacientes para triagem de desnutrição, confirmar sua associação com risco de disfagia pode promover avaliações simultâneas de disfagia e nutrição em pacientes, o que pode ser útil na prática em cuidados clínicos.

Embora o estudo apresente limitações como amostra pequena, não utilização de exames objetivos para análise muscular, nem análise de deglutição – limitando, assim, a precisão diagnóstica –, os autores concluem que a perda de massa muscular foi prevalente e associada com disfagia em pacientes idosos hospitalizados e sugerem que novos estudos são necessários em relação à avaliação adequada e intervenções terapêuticas para disfagia sarcopênica em estágio inicial.

Já Sakai et al. (2017) investigaram se a força da língua está associada com disfagia, função muscular e estado nutricional em idosos internados em hospitais de reabilitação. Segundo os autores, a força da língua foi independentemente associada com a função muscular (medida por força de preensão palmar) e estado nutricional conforme medido por MNA-SF (*mini nutritional assessment short form* – mini avaliação nutricional reduzida), ambos os quais podem estar relacionados à sarcopenia secundária. A força da língua também foi associada à disfagia conforme medido pela escala FOIS (*functional oral intake scale*). Conclui-se que a força de preensão palmar e MNA-SF podem ser usadas como índices de força da língua em idosos internados em um hospital de reabilitação.

Estudos anteriores descobriram que a massa muscular medida por antropometria foi positivamente correlacionada com a massa muscular e força da língua e os músculos da mastigação, em que a força era menor em idosos sarcopênicos do que em não sarcopênicos.

Em 2017, pesquisadores japoneses desenvolveram um algoritmo de diagnóstico para disfagia sarcopênica e verificaram sua confiabilidade e validade. Contudo, esse estudo apresenta algumas limitações. Em primeiro lugar, a amostra do estudo é pequena e não inclui idosos saudáveis. Em segundo lugar, há um viés de seleção, uma vez que a amostragem consecutiva não foi utilizada. Por fim, foi usada a medida de circunferência da panturrilha para a medida de massa muscular, porém se sabe que DXA (absorciometria por dupla emissão de raios X) ou BIA (análise da impedância bioelétrica) são as ferramentas mais apropriadas para essa finalidade.

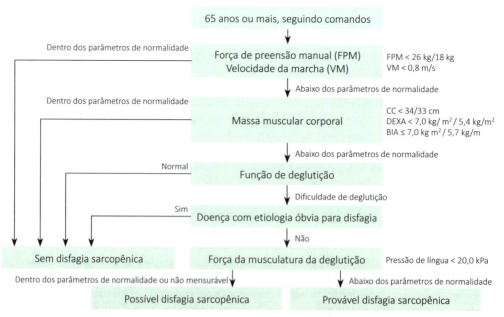

Figura 67.1. Algoritmo de Mori et al. (2017) para diagnóstico da disfagia sarcopênica.

Para que o diagnóstico de disfagia sarcopênica seja evidenciado, o paciente deve atender aos 5 quesitos do algoritmo: idade (acima de 65 anos), baixa força de preensão manual e velocidade de marcha diminuída, presença de dificuldade de deglutição, perda de massa muscular corporal, ausência de outra etiologia para disfagia e diminuição da força da musculatura da deglutição.

O algoritmo divide os pacientes em três condições: provável disfagia sarcopênica (que caracteriza os pacientes que apresentam as 5 condições associadas a grande perda de força da musculatura da deglutição), possível disfagia sarcopênica (que caracteriza os pacientes com as 5 condições, porém com pouca perda de força em musculatura da deglutição) e sem disfagia sarcopênica (que caracteriza os pacientes que não apresentam alguma das 5 condições do algoritmo).

Na utilização de tal algoritmo, os pacientes que apresentavam condições clínicas que justificavam a disfagia seriam excluídos do diagnóstico de disfagia sarcopênica, mas os autores fazem uma ressalva quanto a pacientes que sofreram acidente vascular cerebral, lesão cerebral, doença neuromuscular, câncer de cabeça e pescoço ou doença do tecido conjuntivo, em que a principal causa da disfagia foi associada a idade, diminuição da mobilidade, nutrição ou sarcopenia relacionada à caquexia, incluindo tais pacientes no diagnóstico de provável disfagia sarcopênica, já que tais fatores, incluindo a necessidade da nutrição enteral, aumentam o risco e a gravidade da sarcopenia.

Um dos estudos mais recentes aponta que o risco de disfagia e problemas nutricionais é mais comum em indivíduos com sarcopenia, e que a disfagia sarcopênica requer mais discussão, bem como mais critérios diagnósticos no futuro.

Devido ao seu caráter etiológico multifatorial, o tratamento da disfagia sarcopênica requer esforços de toda a equipe multiprofissional. Wakabayashi e Sakuma (2014) referem os cuidados nutricionais para o tratamento da sarcopenia, conforme sua etiologia, com objetivo de gestão nutricional para aumentar a massa muscular, e atentam para a necessidade da reabilitação específica da disfagia por meio de cuidados com a saúde bucal, técnicas de reabilitação e modificação de alimentos; além de reabilitação global, com treinamento de resistência muscular, mobilização precoce e atividades físicas fora do leito com redução do tempo de repouso, associada a suplementação dietética específica; e tratamento das doenças associadas, como as demais insuficiências orgânicas, doenças inflamatórias e doenças endócrinas.

Nagano, Nishioka e Wakabayashi (2019) atentam para a necessidade de adequar a energia consumida e consequente melhora do estado nutricional, com a definição da necessidade de energia gasta, de acordo com a intensidade de reabilitação e atividades propostas. Desse modo, referem a necessidade de prevenção a sarcopenia iatrogênica em idosos com disfagias associadas a outras causas, relacionando atividade física, nutrição adequada e reabilitação precoce, que tem como consequência desfechos mais positivos, como a diminuição de hospitalizações e mortalidade.

Os autores utilizam o índice de Kuchi-Kara Taberu (índice KT) como um incentivo à ingestão oral precoce em pacientes disfágicos. O índice KT é uma ferramenta multifacetada e abrangente para a prevenção de sarcopenia iatrogênica, que consiste em 13 itens relacionados à funcionalidade e habilidades de suporte para melhorar a ingestão oral apresentados em gráficos de radar. Os domínios para a análise desse índice são: vontade de comer, condição geral, condição respiratória, condição oral, função cognitiva para a alimentação, fases preparatória e oral da deglutição, gravidade da disfagia orofaríngea, posicionamento, resistência ao comer, comportamento alimentar, atividades da vida diária, nível de ingestão de alimentos, modificação da consistência alimentar e nutrição. O índice KT é indicado por revelar, no gráfico, fraquezas que requerem intervenção e forças a serem mantidas e fortalecidas. Os efeitos da intervenção são avaliados comparando os gráficos antes e depois da intervenção.

O cuidado com os pacientes disfágicos, e em especial com os pacientes com disfagia sarcopênica, deve ser gerenciado em equipe multiprofissional, tendo como diretrizes o cuidado nutricional, a reabilitação da disfagia e a atividade física.

Leitura recomendada

- Butler SG, Stuart A, Leng X, et al. The relationship of aspiration status with tongue and handgrip strength in healthy older adults. J Gerontol A Biol Sci Med Sci. 2011; 66(4):452-8.
- Clavé P, Terré R, De Kraa M, Serra-Prat M. Actitud a seguir ante una disfagia orofaríngea. Rev Esp Enf Dig. 2002; 96:119-312.
- Kuroda Y. Relationship Between Thinness and Swallowing Function in Japanese Older Adults: Implications for Sarcopenic Dysphagia. J Am Geriatr Soc. 2012; 60(9).
- Maeda K, Ishida Y, Nonogaki T, Shimizu A, Yamanaka Y, Matsuyama R, et al. Development and Predictors of Sarcopenic Dysphagia during Hospitalization of Older Adults. Nutrients. 2019 dez; 12(1):70.
- Maeda K, Takaki M, Akagi J. Decreased Skeletal Muscle Mass and Risk Factors of Sarcopenic Dysphagia: A Prospective Observational Cohort Study. J Gerontol A Biol Sci Med Sci. 2017; 72(9):1290-4.
- Maeda, K.; Akagi, J. Decreased tongue pressure is associated with sarcopenia and sarcopenic dysphagia in the elderly. Dysphagia. 2015; 30(1):80-7.
- Matsuo H, Yoshimura Y. Calf circumference is associated with dysphagia in acute-care inpatients. Geriatr Nurs. 2018; 39(2):186-90.
- Mori T, et al. Development, reliability, and validity of a diagnostic algorithm for sarcopenic dysphagia. JCSM Clinical Reports. 2017; 2:1-10.
- Murakami M, Hirano H, Watanabe Y, Sakai K, Kim H, Katakura A. Relationship between chewing ability and sarcopenia in Japanese community-dwelling older adults. Geriatr Gerontol Int. 2015 ago; 15(8):1007-12.
- Nagano A, Nishioka S, Wakabayashi H. Rehabilitation Nutrition for Iatrogenic Sarcopenia and Sarcopenic Disphagia. J Nutr Health Aging. 2019; 23(3):256-65.
- Newman R, Vilardell N, Clavé P, et al. Effect of Bolus Viscosity on the Safety and Efficacy of Swallowing and the Kinematics of the Swallow Response in Patients with Oropharyngeal Dysphagia: White Paper by the European Society for Swallowing Disorders (ESSD). Dysphagia. 2016; 31:232-49.
- Robbins J, Gangnon RE, Theis SM, Kays SA, Hewitt AL, Hind JA. The effects of lingual exercise on swallowing in older adults. J Am Geriatr Soc. 2005 set; 53(9):1483-9.
- Robbins JA, Levine R, Wood J, et al. Age Effects on Lingual Pressure Generation as a Risk Factor for Dysphagia. J Gerontol. 1995; 50(5):M257-62.
- Sakai K, Nakayama E, Tohara H, et al. Tongue Strength is Associated with Grip Strength and Nutritional Status in Older Adult Inpatients of a Rehabilitation Hospital. Dysphagia. 2017; 32(2):241-9.
- Tamura F, Kikutani T, Tohara T, et al. Tongue thickness relates to nutritional status in the elderly. Dysphagia. 2012; 27(4):556-61.
- Tanıgör G, Eyigör S. Evaluation of dysphagia in patients with sarcopenia in a rehabilitation setting: insights from the vicious cycle. Eur Geriatr Med. 2020; 11:333-40.
- Veldee MS, Peth LD. Can protein-calorie malnutrition cause dysphagia? Dysphagia. 1992; 7:86-101.
- Wakabayashi H, Sakuma K. Rehabilitation nutrition for sarcopenia with disability: a combination of both rehabilitation and nutrition care management. J Cachexia Sarcopenia Muscle. 2014; 5:269-77.
- Wakabayashi H. Presbyphagia and sarcopenic dysphagia: association between aging, sarcopenia, and deglutition disorders. J Frailty Aging. 2014; 3(2):97-103.

CAPÍTULO

68 Genômica Nutricional

Bruna Zavarize Reis
Graziela Biude Silva Duarte
Marcelo Macedo Rogero

Introdução

O Projeto Genoma Humano foi concluído, em 2003, com o sequenciamento completo do genoma humano, cujo fato ampliou as perspectivas de estudos que visam conhecer, de maneira mais precisa, a estrutura e função dos genes e suas possíveis interações com fatores ambientais. Diante desse contexto, a alimentação tem ganhado destaque como um dos fatores ambientais mais relevantes na modulação da expressão gênica e do risco de doenças crônicas não transmissíveis (DCNT). Nesse contexto, surgiu a genômica nutricional, ciência recente e multidisciplinar, que teve sua visibilidade e importância ampliadas nos últimos anos. Conceitualmente, abrange a nutrigenômica, a nutrigenética e a epigenômica nutricional, as quais se referem à maneira como os nutrientes e compostos bioativos dos alimentos (CBA) interagem com os genes e como estes se expressam para revelar o fenótipo, incluindo o risco de DCNT.

Apesar de serem áreas de estudo aparentemente distintas, é importante ressaltar que a nutrigenômica, a nutrigenética e a epigenômica nutricional são indissociáveis, constituindo apenas uma divisão didática. De maneira resumida, a nutrigenômica estuda como nutrientes e CBA modulam a expressão gênica, enquanto a nutrigenética estuda a influência da variabilidade genética entre os indivíduos na resposta à alimentação e nas diferenças no estado de saúde e no risco de doenças. Já a epigenômica nutricional estuda o efeito de nutrientes e de CBA em relação aos mecanismos epigenéticos, os quais regulam a expressão gênica.

Os conceitos básicos da genômica nutricional envolvem diversos princípios:

- Nutrientes e CBA atuam sobre o genoma humano, direta ou indiretamente, alterando a estrutura e/ou a expressão de genes.
- Em determinadas circunstâncias e em alguns indivíduos, a alimentação pode ser fator de risco relevante para o desenvolvimento de DCNT.
- Alguns genes regulados pela alimentação atuam no início, na incidência e na progressão e/ou gravidade de DCNT.
- O grau com o qual a alimentação influencia o equilíbrio entre saúde e doença pode depender da constituição genética do indivíduo.
- Intervenções alimentares baseadas no conhecimento das necessidades de nutrientes, do estado nutricional individual e do genótipo podem ser utilizadas para otimizar a saúde e reduzir o risco de DCNT.

Neste capítulo detalharemos as áreas de estudo da genômica nutricional, com exemplos de nutrientes e CBA atuando em cada um dos contextos supracitados.

Nutrigenômica

A nutrigenômica estuda como nutrientes e CBA atuam na modulação da expressão gênica e, consequentemente, na síntese de proteínas e de metabólitos. As interações que envolvem a nutrigenômica podem ocorrer por meio de dois tipos de mecanismos: direto e indireto.

O mecanismo direto envolve a interação de nutrientes e CBA com receptores nucleares ou fatores de transcrição, o que promove alterações na atividade transcricional de genes-alvo. Um exemplo de nutriente que regula a expressão gênica de forma direta refere-se à vitamina D. O calcitriol – forma ativa da vitamina – se liga ao seu receptor, o VDR (*vitamin D receptor*), o qual forma um heterodímero com o receptor X de retinoides (RXR). Posteriormente, o heterodímero VDR-RXR pode se ligar em sequências específicas de nucleotídeos no DNA chamadas elementos de resposta à vitamina D (VDRE) e, desse modo, modular a atividade transcricional de diferentes genes-alvo como a proteína desacopladora 1 (UCP1), o inibidor de *kappa* B (IκB) α e a calbindina.

Por outro lado, no mecanismo indireto de controle de expressão gênica, o nutriente ou CBA não se liga diretamente ao fator de transcrição, mas ativa uma cascata de sinalização que resultará na translocação de determinado fator de transcrição do citoplasma para o núcleo celular, culminando na regulação da expressão gênica. Um exemplo desse mecanismo indireto pode ser observado com a curcumina, composto bioativo presente na *Curcuma longa*. A curcumina atenua a ativação do fator de transcrição designado fator nuclear *kappa* B (NF-κB), o que reduz a sua translocação para o núcleo celular.

Cabe destacar que o NF-κB se liga à região promotora de genes que codificam citocinas pró-inflamatórias, fatores de crescimento, moléculas de adesão celular, imunorreceptores ou proteínas de fase aguda. No citoplasma das células, esse fator de transcrição está ligado ao seu inibidor designado IκB-α. A ativação da via de sinalização do NF-κB envolve a ativação da quinase do inibidor de *kappa* B (IKK) β, a qual fosforila o IκB-α, cujo fato promove a poliubiquitinação e, posteriormente, degradação desse inibidor no proteassoma 26S. Desse modo, ocorre a translocação do NF-κB do citosol para o núcleo, onde esse fator de transcrição se liga aos sítios κB localizados na região promotora, o que induz o aumento da expressão gênica.

Alguns nutrientes podem regular a expressão gênica tanto pela forma direta quanto pela forma indireta, como os ácidos graxos eicosapentaenoico (EPA) e docosaexaenoico (DHA) (Figura 68.1).

Um dos mecanismos de ação dos ácidos graxos poli-insaturados ômega-3 designados EPA e DHA está relacionado à atenuação da via de sinalização do fator de transcrição NF-κB, podendo ocorrer de forma indireta, por meio da sua ligação ao receptor 120 acoplado à proteína G (GPR120). A ativação desse receptor favorece a sua internalização juntamente à proteína designada β-arrestina 2, o que culmina na formação do complexo GPR120/β-arrestina 2. Este se associa à proteína TAB1, o que resulta na inibição da TAK1 e, por consequência, provoca a redução da ativação da proteína quinase IKK-β, que está envolvida com a fosforilação do IκB-α e consequente ativação do NF-κB (Figura 68.1).

O mecanismo direto relacionado ao efeito dos ácidos graxos EPA e DHA refere-se à capacidade de ligação desses ácidos graxos aos receptores ativados por proliferadores de peroxissomos (PPAR), formando um complexo de transcrição que transloca para o núcleo, ativando a transcrição gênica, por exemplo, do gene que codifica a adiponectina (adipocina com ação anti-inflamatória). Além disso, a ativação do PPAR também atenua a ativação do fator de transcrição NF-κB (Figura 68.1).

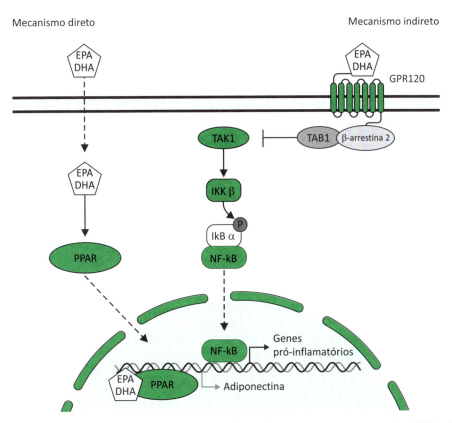

Figura 68.1. Mecanismos de ação direto e indireto dos ácidos graxos eicosapentaenoico (EPA) e docosaexaenoico (DHA) sobre a regulação da expressão gênica.

GPR120: receptor 120 acoplado à proteína G; IKK-β: quinase β do inibidor de *kappa* B; IκB-α: inibidor-α do NF-κB; NF-κB: fator nuclear *kappa* B. PPAR: receptores ativados por proliferadores de peroxissomos. TAK1: quinase ativada pelo fator de crescimento β. TAB1: proteína ligadora da TAK1.

Fonte: acervo pessoal da autoria.

A regulação da expressão gênica por nutrientes e CBA tem implicações na homeostase do organismo e, consequentemente, no risco de DCNT. Entretanto, a modulação do risco de doenças vai depender, dentre outros fatores, das alterações genéticas e epigenéticas apresentadas pelo indivíduo.

Nutrigenética

A nutrigenética refere-se ao estudo de pequenas variações na sequência de nucleotídeos do DNA, as quais podem modular vias metabólicas específicas fazendo com que indivíduos apresentem diferentes necessidades nutricionais, respostas distintas à ingestão alimentar e risco variado de DCNT.

As variações genéticas observadas em mais de 1% da população são denominadas polimorfismos. Existem vários tipos de polimorfismos, com destaque para os microssatélites (VNTR – *variable number of tandem repeats*), polimorfismos de inserção e de deleção (INDEL) e os polimorfismos de nucleotídeo único (SNP – *single nucleotide polymorphism*). Este último é o mais estudado em nutrigenética, pois representa cerca de 90% do total de polimorfismos já descritos em seres humanos.

Um dos SNP mais estudados na área de nutrigenética, por exemplo, é o SNP rs1801133, localizado no gene que codifica a enzima metilenotetra-hidrofolato redutase (MTHFR), que promove a troca de citosina por timina na região codificadora do gene (C677T), cujo fato promove a substituição do aminoácido alanina por uma valina na proteína sintetizada (Ala222Val). Essa troca de aminoácidos resulta em redução da atividade da enzima MTHFR, comprometendo o metabolismo do folato. Como essa enzima está intimamente ligada à doação de grupamento metil, presente no folato para conversão da homocisteína em metionina, a redução da sua atividade enzimática tem sido associada a um maior risco cardiovascular decorrente do aumento da concentração plasmática de homocisteína. Nesse sentido, indivíduos que apresentam esse polimorfismo podem se beneficiar de uma dieta rica em alimentos fontes de folato.

Outra alteração genética bastante estudada está localizada no gene *FTO* (*fat mass and obesity-associated gene*). Esse gene é expresso em todo o corpo – especialmente no hipotálamo – e está envolvido na regulação do balanço energético, adipogênese, lipólise e termogênese em adipócitos. A presença do SNP rs9939609 (T > A) está associada ao maior risco de sobrepeso e obesidade, e indivíduos com alelos de risco (alelo A) no gene do *FTO* são mais predispostos ao ganho de peso, provavelmente, pela menor capacidade de resposta aos sinais internos de saciedade, o que, consequentemente, acarreta maior ingestão calórica. Aliado a isso, a presença do alelo de risco A também está associada a uma maior preferência por alimentos com alta densidade energética. Por outro lado, indivíduos carreadores do genótipo AA (homozigoto recessivo) respondem melhor às intervenções dietéticas (dietas com baixa ou muito baixa densidade energética; dieta do mediterrâneo), com maior perda de peso quando comparados àqueles que não possuem o alelo variante (genótipo TT).

Atualmente, muitos outros SNP estão sendo estudados visando entender como eles podem alterar a resposta a determinadas intervenções dietéticas, buscando individualizar as recomendações nutricionais baseadas no perfil genético.

No contexto da nutrigenética, segundo o posicionamento da Brazilian Society for Food and Nutrition sobre testes de nutrigenética (2017) e da Academy of the Nutrition and Dietetics sobre genômica nutricional (2014), os testes de nutrigenética para o aconselhamento nutricional personalizado devem ainda ser mais explorados para garantir o uso clínico seguro. Cabe enfatizar que as DCNT apresentam etiologia multifatorial e multigênica e, nesse sentido, os testes de nutrigenética são parcialmente preditivos para o risco de desenvolver determinada doença. Nesse sentido, *é sine qua non* que os profissionais de saúde tenham formação científica suficiente na área de genômica nutricional para um aconselhamento genético responsável.

Epigenômica nutricional

A epigenômica nutricional estuda a influência da alimentação sobre mecanismos epigenéticos, os quais estão envolvidos com a regulação da expressão gênica. Os principais eventos epigenéticos englobam a metilação do DNA, as modificações pós-transcricionais (acetilação, metilação, fosforilação, dentre outras) que ocorrem nas proteínas designadas histonas e a atividade de RNA não codificantes (Figura 68.2).

O termo epigenética refere-se a alterações hereditárias não codificadas na sequência de DNA, mas que desempenham papel relevante no controle da expressão gênica. A epigenética, portanto, é o processo que regula como e quando os genes são silenciados e ativados. Mecanismos epigenéticos apresentam grande plasticidade, podendo ser modulados e, até mesmo, revertidos sob a influência de diversos fatores, como alimentação, atividade física, uso de medicamentos, dentre outros.

A seguir, detalharemos cada um desses mecanismos, bem como a influência da alimentação, dos nutrientes e dos CBA na modulação de tais eventos.

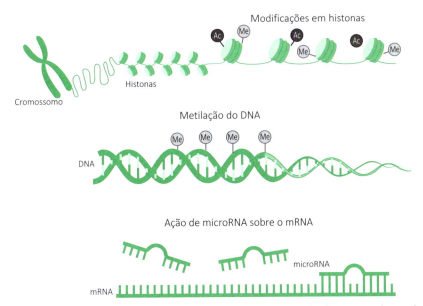

Figura 68.2. Resumo dos principais mecanismos epigenéticos envolvidos na regulação da expressão gênica.

Ac: grupo acetil; Me: grupo metil; mRNA: RNA mensageiro.
Fonte: acervo pessoal da autoria.

▶ Modificações em histonas

Histonas são proteínas envolvidas na formação da cromatina e na regulação da expressão gênica nas células. As modificações que ocorrem nas histonas são consideradas mecanismos epigenéticos pós-traducionais, os quais resultam na ativação ou na repressão gênica. Dentre as modificações mais estudadas, destacam-se a acetilação e a metilação. De maneira geral, a acetilação de histonas permite o relaxamento da cromatina, o que aumenta a transcrição do DNA. Já a metilação de histonas torna a cromatina mais compactada, o que diminui a transcrição do DNA. Cabe destacar que tais modificações são reversíveis e propiciam a regulação da expressão gênica.

O aumento da transcrição do DNA ocorre quando há uma maior concentração de grupos acetil em relação ao grupo metil nas histonas. Esse processo é mediado por enzimas que doam grupos acetil – designadas histona acetiltransferase (HAT) – e por enzimas que retiram grupos metil – histona desmetilase (HDM). Por outro lado, o silenciamento da expressão gênica ocorre quando a metilação de histonas se sobrepõe à acetilação. Para isso, é necessário que ocorra o aumento da atividade de enzimas que doam grupos metil – histona metiltransferase (HMT) – e de enzimas que retiram grupos acetil – histona desacetilase (HDAC).

Uma variedade de nutrientes e CBA, como o sulforafano, a curcumina e ácidos graxos de cadeia curta, dentre outros, podem modular a atividade das enzimas HDAC e HAT, o que influencia diferentes processos celulares, como a apoptose, a diferenciação celular e a inflamação.

▶ Metilação do DNA

A metilação do DNA consiste na adição de grupos metil (CH_3) em resíduos de citosinas nas ilhas CpG, e é considerada a modificação epigenética mais estudada em mamíferos. Esse mecanismo, considerado estável, é catalisado por uma família de enzimas denominadas DNA metiltransferases (DNMT), as quais induzem o silenciamento de um gene; ou seja, reduz a expressão gênica, ou mantém o estado repressivo da cromatina. No início da vida, a nutrição pode induzir alterações de longo prazo por meio da metilação do DNA, as quais podem influenciar o risco para algumas DCNT ao longo da vida.

Por exemplo, nutrientes com importante atuação no metabolismo do carbono (doadores de grupamentos metil – CH_3), como a vitamina B12, o folato e a colina, e, ainda, dietas ricas em lipídios, podem atuar diretamente na modulação do epigenoma por meio da inibição da atividade de diferentes enzimas como as DNMT. Além disso, compostos bioativos presentes em vegetais como os polifenóis presentes no chá verde também podem atuar na inibição da metilação do DNA.

▶ MicroRNA

MicroRNA (miRNA) são pequenas sequências de RNA não codificantes (entre 12 e 25 nucleotídeos) que podem regular a expressão gênica, principalmente por meio da interação com o RNA mensageiro (mRNA), podendo tanto inibir a etapa de tradução proteica quanto regular a degradação do mRNA. Cabe destacar que um único miRNA tem a capacidade de regular centenas de mRNA, controlando ambos os processos fisiológicos e fisiopatológicos, o que influencia, portanto, o risco de DCNT.

Diversos estudos já demonstraram que os miRNA podem ser regulados pela alimentação ou mesmo por nutrientes e CBA isolados, apresentando resultados promissores na investigação do papel da alimentação na modulação do risco de DCNT. O consumo de uma refeição rica em gordura saturada por mulheres saudáveis, por exemplo, foi capaz de modular a expressão plasmática de miRNA circulantes que podem atuar no processo inflamatório e no metabolismo lipídico.

Leitura recomendada

- Camp KM, Trujillo E. Position of the Academy of Nutrition and Dietetics: nutritional genomics. J Acad Nutr Dietetics. 2014; 114(2):299-312.
- Cominetti C, Horst MA, Rogero MM. Brazilian Society for Food and Nutrition position statement: nutrigenetic tests. Nutrire. 2017; 42(1):10.
- Corrêa TAF, et al. Nutritional genomics, inflammation and obesity. Arch Endocrinol Metabol. 2020; 64(3):205-22.
- Endo J, Arita M. Cardioprotective mechanism of omega-3 polyunsaturated fatty acids. J Cardiol. 2016; 67(1):22-7.
- Luo Z, et al. Associations of the MTHFR rs1801133 polymorphism with coronary artery disease and lipid levels: a systematic review and updated meta-analysis. Lipids Health Dis. 2018; 17(1):191.
- Park LK, Friso S, Choi S-W. Nutritional influences on epigenetic and age-related disease. Proceedings Nutr Soc. 2011; 71:75-83.
- Quintanilha BJ, et al. Circulating plasma microRNAs dysregulation and metabolic endotoxemia induced by a high-fat high-saturated diet. Clin Nutr. 2020; 39(2):554-62.
- Quintanilha BJ, et al. Nutrimiromics: role of microRNAs and nutrition in modulating inflammation and chronic diseases. Nutrients. 2017; 9(11):1168.
- Rogero MM, Calder PC. Obesity, inflammation, toll-like receptor 4 and fatty acids. Nutrients. 2018; 10(4):432.
- Tiffon C. The impact of nutrition and environmental epigenetics on human health and disease. Int J Mol Sci. 2018; 19(11):3425.
- Wang J, et al. Nutrition, Epigenetics, and Metabolic Syndrome. Antioxidants Redox Signaling. 2012; 17(2):282-301.
- Xiang L, et al. FTO genotype and weight loss in diet and lifestyle interventions: a systematic review and meta-analysis. Am J Clin Nutr. 2016; 103(4):1162-70.

CAPÍTULO

69 Telenutrição

Fabiana Aparecida Rasteiro
Gabriela Tavares Braga Bisogni
Silvia Maria Fraga Piovacari

Conceitos e resoluções

▶ Telemedicina e telessaúde

A evolução tecnológica segue sendo incorporada de diversas maneira à sociedade, contribuindo significativamente para a prestação de assistência qualificada em diversos tipos de serviço. No âmbito da saúde, esses avanços permitem o desenvolvimento de ações voltadas ao planejamento, pesquisa, assistência e educação. A Organização Mundial de Saúde (OMS) tem, como principal expectativa das ações tecnológicas na assistência na saúde coletiva, a melhoria do acesso aos recursos de melhor qualidade para a maior parte da população mundial, por meio da telessaúde.

A telessaúde é um termo que tem sido cada vez mais utilizado para designar as atividades que utilizam as tecnologias de informação e comunicação na atenção à saúde a distância, para clínicas na educação de pacientes e profissionais de saúde, na saúde pública e administração em saúde. Envolve diversos tipos de serviços de telemedicina e abrange os profissionais de saúde em geral, incluindo médicos, nutricionistas, enfermeiros, fisioterapeutas, farmacêuticos, técnicos, dentre outros. Além disso, utiliza equipamentos específicos para a promoção da saúde e prevenção de doenças e a comunicação passiva quando na ausência de intervenções ou recomendações personalizadas, via internet ou e-mail, por exemplo.

Para os atendimentos, a telessaúde apresenta as seguintes características básicas: distância física entre o serviço médico e o paciente; uso da tecnologia para realizar a assistência em substituição à presença física; disponibilidade de equipe médica e de profissionais de saúde para prestar o serviço; disponibilidade de profissionais das áreas de tecnologia responsáveis pelo desenvolvimento e manutenção da infraestrutura de telemedicina; sistematização do processo de teleassistência, com desenvolvimento de protocolos de dados clínicos; e estruturação de segurança, qualidade e sigilo dos dados e serviços oferecidos.

A telessaúde envolve, assim, profissionais de saúde e de tecnologia, para o desenvolvimento de atividades multiprofissionais que envolvem gestão e planejamento, pesquisa e desenvolvimento de soluções em educação, assistência e pesquisa científica, além de aspectos éticos e legais. É, portanto, uma área de atuação interdisciplinar.

Dentre as áreas que envolvem a telessaúde, encontra-se a telemedicina, definida pela Resolução 2.227/18 do Conselho Federal de Medicina como "o exercício da medicina mediado por tecnologias para fins de assistência, educação, pesquisa, prevenção de doenças e lesões e promoção de saúde", e a telenutrição. O sistema de telessaúde é regulamentado pelo Ministério da Saúde (MS), que em 2006 criou a Comissão Permanente de Telessaúde e o Comitê Executivo de Telessaúde. Outra iniciativa marcante foi a criação do Programa Nacional de Telessaúde Brasil Redes, que teve sua oficialização em 2007. A iniciativa possibilitou parcerias com instituições públicas e privadas, a fim de ampliar e melhorar a assistência oferecida pelo Sistema Único de Saúde (SUS).

Após a publicação do Decreto n.º 9.795, de 17 maio de 2019, o Ministério da Saúde, por meio do Departamento de Saúde Digital, estabeleceu as Diretrizes para a Telessaúde no Brasil, no âmbito do SUS:

- Transpor barreiras socioeconômicas, culturais e, sobretudo, geográficas, para que os serviços e as informações em saúde cheguem a toda a população.
- Maior satisfação do usuário, maior qualidade do cuidado e menor custo para o SUS.
- Atender aos princípios básicos de qualidade dos cuidados de saúde: segura, oportuna, efetiva, eficiente, equitativa e centrada no paciente.
- Reduzir filas de espera.
- Reduzir tempo para atendimentos ou diagnósticos especializados.
- Evitar os deslocamentos desnecessários de pacientes e profissionais de saúde.

No mesmo decreto, o MS estabeleceu os campos de atuação da telessaúde:

- Inovação em saúde digital e telessaúde: busca, nas tecnologias de informação e comunicação (TIC), explorar novas ideias para a resolução de problemas crônicos, de difícil solução pelos métodos usuais, e deve partir de necessidades em saúde da população.
- Teleconsultoria: consultoria registrada e realizada entre trabalhadores, profissionais e gestores da área de saúde, por meio de instrumentos de telecomunicação bidirecional, com o fim de esclarecer dúvidas sobre procedimentos clínicos, ações de saúde e questões relativas ao processo de trabalho em saúde, podendo ser em tempo real ou por meio de mensagens *off-line*, e esclarecer dúvidas baseadas nas melhores evidências científicas, em todo o Brasil.
- Telediagnóstico: consiste em serviço autônomo que utiliza as TIC para a realização de serviços de Apoio ao Diagnóstico, como a avaliação de exames à distância, facilitando o acesso a serviços especializados. Busca reduzir o tempo de diagnóstico, possibilitando tratamento para complicações previsíveis por meio do diagnóstico precoce.
- Telemonitoramento: monitoramento a distância de parâmetros de saúde e/ou doença de pacientes por meio das TIC. O monitoramento pode incluir a coleta de dados clínicos, a transmissão, o processamento e o manejo por um profissional de saúde utilizando sistema eletrônico.
- Telerregulação: conjunto de ações em sistemas de regulação com intuito de equacionar respostas adequadas às demandas existentes, promovendo acesso e equidade aos serviços e possibilitando a assistência à saúde. Inclui também a avaliação e o planejamento das ações, fornecendo à gestão uma inteligência reguladora operacional. A telerregulação visa fortalecer o atendimento na atenção primária em saúde e permite qualificar e reduzir as filas de espera no atendimento especializado.
- Teleducação: disponibilização de objetos de aprendizagem interativos sobre temas relacionados à saúde, ministrados a distância por meio de TIC, com foco na aprendizagem no trabalho que, por sua vez, ocorre transversalmente em seus campos de atuação.

Quanto à qualidade dos atendimentos de telessaúde, eles demonstram similaridade ou superioridade em relação aos presenciais. Um estudo publicado em 2015 demonstrou que os pacientes com insuficiência cardíaca que foram atendidos via telemedicina e que morreram não tinham taxas mais elevadas do que aqueles que não foram tratados por esse método. Os resultados foram os mesmos para a saúde mental, abuso de substâncias e dermatologia quando comparados àqueles que usaram a telemedicina e os que seguiram os meios tradicionais. A análise também constatou que a telemedicina ajudou pacientes diabéticos a manter um melhor controle glicêmico, redução dos níveis de colesterol e a pressão arterial.

Luley *et al*. (2010) demonstraram que o uso da telemonitorização em um programa denominado Active Body Control Program (ABC), de acompanhamento para doentes diabéticos obesos, levou não somente à perda de peso acentuada, mas também a outras melhorias como redução de medicamentos e antidiabéticos pertinentes. Após seis meses, a perda de peso média no grupo de intervenção foi de 11,8 kg ± 8,0 kg. Taxas de glicose e HbA1c também foram reduzidas.

Em outro estudo, Rimmer *et al*. (2013) avaliaram a eficácia de um programa de gerenciamento de peso à base de telefone para pessoas com deficiência física, utilizando um sistema baseado na *web*, e constataram que uma intervenção telefônica de baixo custo com uma ferramenta baseada na *web* pode ser uma estratégia eficaz para auxiliar adultos com excesso de peso com deficiência física em manter ou reduzir seu peso corporal.

April *et al*. (2013) evidenciaram resultados positivos indicando que a videoconferência é um método eficaz para proporcionar adesão a um programa de gestão de peso para adultos. Por meio do gerenciamento foi possível observar que a perda de peso foi mantida por um ano após o início do programa. Isso demonstra um futuro promissor por meio desses recursos de gerenciamento e acompanhamento a distância, em que o uso de videoconferências para gestão do peso em longo prazo pode ser uma importante ferramenta para o tratamento da obesidade, visto que o reganho de peso é um problema comum nessa população.

Com relação à terapia nutricional parenteral, Saqui *et al*. (2007) avaliaram a satisfação, custo e complicações referentes aos pacientes com nutrição parenteral domiciliar que foram atendidos por videoconferência, como método alternativo, devido à distância em relação aos centros de tratamento no Canadá. Sepse foi verificada na proporção de 0,89 a cada 1.000 dias de cateter, os custos foram significativamente menores e a satisfação foi boa em relação às consultas por videoconferência, acompanhamento e educação dos pacientes e familiares.

Existem fortes evidências na literatura (AHA/ACC/TOS Guideline for the Management of Overweight and Obesity in Adults, 2013) de que indivíduos com sobrepeso e obesidade, em tratamento dietoterápico, com aconselhamento e que participam de um programa educacional voltado para mudança de estilo de vida por meio do uso de estratégias motivacionais, se beneficiariam com a perda de peso.

Telenutrição e estratégias da telessaúde no atendimento nutricional

Segundo o Código de Ética e de Conduta do Nutricionista, aprovado e publicado na Resolução do Conselho Federal de Nutricionistas (CFN) n.º 599, de 25 de fevereiro de 2018, artigo 36: "é dever do nutricionista realizar em consulta presencial a avaliação e o diagnóstico nutricional de indivíduos sob sua responsabilidade profissional", sendo que a orientação nutricional e acompanhamento podem ser realizados de modo não presencial.

Recentemente o CFN define e disciplina, nas resoluções n.º 646, de 18 de março de 2020, e n.º 666, de 30 de setembro de 2020, a teleconsulta como modo de realização da consulta de nutrição por meio de tecnologias da informação e da comunicação (TIC) durante a pandemia da COVID-19 e institui o Cadastro Nacional de Nutricionistas para Teleconsulta (e-Nutricionista). Dessa maneira, ficam autorizadas em caráter excepcional aos profissionais a avaliação e assistência nutricional no formato não presencial por prazo determinado.

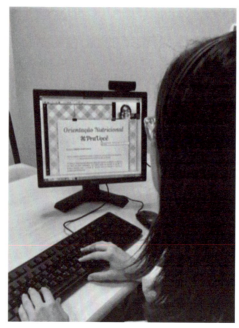

Figura 69.1. Ilustração de atendimento por telenutrição.
Fonte: acervo pessoal da autoria.

De acordo com a American Society for Nutrition (2017), "A telenutrição, juntamente a outras maneiras de telemedicina, permite um acesso aprimorado a um custo reduzido para os pacientes. Ao adotarmos a tecnologia, não apenas estamos ajudando a reduzir algumas das barreiras que os pacientes precisam superar com as consultas presenciais, mas também os ajudando a entender como encaixar os serviços de saúde e bem-estar em sua vida cotidiana. Com a telessaúde podemos criar um ambiente menos intimidador, em que os pacientes se sentem membros da equipe de saúde e são incentivados a se engajar em sua saúde".

Assim como outros modos de telemedicina, a telenutrição permite maior acesso ao serviço de nutrição a um custo reduzido para os pacientes, podendo ser aplicada em diversas situações, no atendimento de pacientes ambulatoriais, crônicos, em *home care* ou internados. Essa modalidade de atendimento permite reduzir aos pacientes determinadas barreiras para a realização das consultas presenciais, como o maior tempo gasto com o deslocamento ao consultório e redução do valor da consulta e otimização da alta hospitalar, com a orientação realizada digitalmente. Além disso, as ferramentas tecnológicas, tais como aplicativos com ferramentas para o automonitoramento do paciente ou contato por e-mail, permitem por exemplo o registro das refeições realizadas, esclarecimento de dúvidas de maneira dinâmica com o profissional ou acesso a informações e orientações nutricionais dinâmicas entre as consultas, favorecendo o maior engajamento dos pacientes ao processo.

Experiência no Hospital Israelita Albert Einstein

O conceito de telessaúde por meio de uma cobertura integral em tempo real tem sido implementado em diferentes hospitais de São Paulo, destacando o seu papel como um vetor de transformação da cultura hospitalar e seu impacto sobre a segurança e qualidade assistencial. Compreendendo o potencial da assistência a distância aos pacientes para a melhoria contínua dos serviços de saúde aos mesmos, o Hospital Israelita Albert Einstein (HIAE) tem investido nos serviços de telessaúde como uma ferramenta a mais na estratégia de cuidados dispensada à sociedade. Os atendimentos são feitos por especialistas por meio de aplicativos, videoconferência, *smartphone*, dentre outras ferramentas tecnológicas para a telecomunicação.

Atualmente o HIAE dispõe dos seguintes serviços de telessaúde na área da nutrição:

- Orientação de alta hospitalar: permite a redução do tempo da conclusão da alta hospitalar após conduta médica.
- Suporte pós-alta hospitalar: permite a gestão dos casos após a alta hospitalar realizando suporte e orientações aos pacientes e familiares, evitando readmissão hospitalar em diversos casos.
- Suporte do especialista a distância: compartilhamento de informações entre a equipe multiprofissional da Nutrição Clínica e da EMTN, para discussão do caso e tomada de conduta nutricional adequada, compartilhando informações, acrescentando *expertise* e *know-how* no cuidado e vivência de experiências.
- Atendimento ambulatorial: teleconsulta para processo de reeducação alimentar de pacientes que buscam a manutenção ou o alcance do peso saudável em tratamento clínico ou pré e pós-operatório de cirurgia bariátrica e metabólica, além de crianças, gestantes, puérperas e idosos, para alcance e manutenção da saúde nutricional, e cuidados específicos de cada um desses públicos. Os atendimentos são realizados em consultas individuais ou com pacotes de acompanhamento sequenciais, que visam ao acompanhamento em longo prazo.

Firmando o compromisso com a saúde populacional, desenvolveu-se um projeto de telenutrição para reeducação alimentar inspirado no modelo Triple Aim, no Plano de Enfrentamento das Doenças Crônicas não Transmissíveis, utilizando as ferramentas tecnológicas de telemedicina e telessaúde. O programa tem por ideal desenvolver um plano educacional que valorize a alimentação como tratamento inicial de indivíduos vivendo com excesso de peso com foco na tripla meta; que atue na comunidade reduzindo o número de obesos e, consequentemente, de portadores de doenças crônicas; que foque na experiência do cuidado por meio da continuidade da assistência; e que proporcione, por conseguinte, uma possível redução no custo per capita com saúde, minimizando os fatores de risco para condições crônicas decorrentes do excesso de peso. Intitulado Programa de Reeducação Alimentar #Pravocê, conta com ferramentas motivacionais educativas, aplicadas pelos nutricionistas especialistas em consultas presenciais e por meio das teleconsultas para contribuição na mudança de comportamento e estilo de vida. O atendimento nutricional é individualizado, com orientação de plano alimentar, além de conteúdos educativos fornecidos durante o acompanhamento.

Recentemente com o advento da pandemia pelo surto da COVID-19, e a necessidade de bilhões de pessoas enfrentarem o confinamento e mudança de suas rotinas pela necessidade de permanecer em suas residências, a telemedicina tem sido uma importante estratégia nos diversos segmentos da área da saúde para consultas e acompanhamentos dos pacientes.

Considerações finais

A telessaúde não tem a pretensão de substituir uma consulta presencial, mas tem potencial de solucionar grandes desafios contemporâneos da saúde, e o Brasil reúne características para a sua plena utilização, com a promoção de uma medicina nutricional contemporânea.

O país apresenta dimensões continentais e, do ponto de vista da saúde, a telemedicina pode promover uma maior integração do sistema de saúde, para superar a fragmentação ainda presente, com o acesso à saúde e aos profissionais especializados onde os mesmos não se fazem presentes; auxiliar na obtenção do direito integral à saúde, com a garantia do acesso de qualidade, seguro e confiável; auxiliar as instituições na gestão do aumento da demanda de pacientes; e reduzir custos hospitalares com eficiência operacional e otimização de recursos.

Leitura recomendada

- Ahrendt AD, Kattelmann KK, Rector TS, Maddox DA. The effectiveness of telemedicine for weight management in the MOVE! Program. J Rural Health. 2014; 30(1):113-9.
- Bisognano M, Kenney C. Buscando o Triple AIM na saúde – IHI. Atheneu; 2015.
- Conselho Federal de Medicina. Telemedicina: CFM regulamenta atendimentos online no Brasil. 2019. Disponível em: http://www.portal.cfm.org.br/index.php?option=com_content&view=article&id=28061. Acessado em: jun 2020.
- Conselho Federal de Nutricionistas. Resolução CFN n.º 599, de 25 de fevereiro de 2018. Aprova O Código de Ética e de Conduta do Nutricionista e dá outras providências. Diário Oficial da União; 2018. Disponível em: https://www.cfn.org.br/wp-content/uploads/resolucoes/Res_599_2018.htm. Acessado em: jun 2020.
- Conselho Federal de Nutricionistas. Resolução CFN n.º 646, de 18 de Março de 2020. Suspende até o dia 31 de agosto de 2020 o disposto no artigo 36 da Resolução CFN nº 599, de 25 de fevereiro de 2018, que aprova o Código de Ética e de Conduta dos Nutricionistas. Diário Oficial da União; 2020. p. 81. Disponível em: https://www.cfn.org.br/wp-content/uploads/2020/04/Resol-CFN-646.pdf. Acessado em: 20 out 2020.
- Franklin M. Telenutrition: Reaching more people with technology. American Society for Nutrition; 2017. Disponível em: https://nutrition.org/telenutrition-reaching-more-people-with-technology. Acessado em: jun 2020.
- Frodgren G, et al. Interactive Telemedicine: effects on professional practice and health care. Cochrane Library; 2015.
- Luley C, et al. Weight loss in obese patients with type 2 diabetes: Effects of telemonitoring plus a diet combination – The Active Body Control (ABC) Program. Diab Res Clin Pract. 2010; 91(3):286-92. DOI: 10.1016/j.diabres.2010.11.020.
- Maldonado JMV, Marques AB, Cruz A. Telemedicina: desafios à sua difusão no Brasil. Rio de Janeiro: Cad Saúde Pública. 2016; 32(2).
- Ministério da Saúde. Saúde Digital e Telessaúde. 2019. Disponível em: https://www.saude.gov.br/telessaude/saude-digital-e-telessaude. Acessado em: jun 2020.
- Ministério da Saúde. Secretaria de Vigilância em Saúde. Departamento de Análise de Situação de Saúde. Plano de Ações Estratégicas para o Enfrentamento das Doenças Crônicas Não Transmissíveis (DCNT) no Brasil 2011-2022. Brasília: Ministério da Saúde; 2011.
- Pereira CCA, Machado CJ. Telessaúde no Brasil – conceitos e aplicações. Ciênc Saúde Coletiva. 2015; 20(10):3283-4.
- Piropo TGN, Amaral HOS. Telessaúde contextos e implicações no cenário baiano. Rio de Janeiro: Saúde Debate. 2015; 39(104):279-87.
- Rimmer JH, Wang E, Pellegrini CA, Lullo C, Gerber BS. Telehealth weight management intervention for adults with physical disabilities: a randomized controlled trial. Am J Phys Med Rehabil. 2013 dez; 92(12):1084-94.
- Saqui O, et al. Telehealth videoconferencing: improving home parenteral nutrition patient care to rural areas of Ontario, Canada. J Parenter Enteral Nutr, 2007; 31:234.
- Steinman M, et al. Impact of telemedicine in hospital culture and its consequences on quality of care and safety. Einstein. 2015; 13(4):580-6.
- Theresa M, et al. Guidelines for TeleICU Operations. American Telemedicine Association; 2014.
- Toledo DO, Piovacari SMF, Shima M, Figueiredo EJA. EMTN sem fronteiras: Temedicina, Telessaúde e Telenutrição. In: Piovacari SMF, Toledo DO, Figueiredo EJA. Equipe multiprofissional de terapia nutricional – EMTN em prática. 1 ed. São Paulo: Atheneu; 2017. p. 455-60.
- Wen CL. Telemedicina e telessaúde. Uma abordagem sob a visão de estratégia de saúde apoiada por tecnologia. Atualidades Brasileiras em Telemedicina & Telessaúde. 2016; 2:3-5.
- WHO – Global Observatory for eHealth. Telemedicine: Opportunities and developments in Member States. Observatory. 2010; 2:96. DOI: 10.4258/hir.2012.18.2.153.

CAPÍTULO

70   Ética Profissional

Fabiana Poltronieri
Liliana Paula Bricarello

Introdução

O sistema CFN/CRN, em 2014, detectou a necessidade da construção de um código de ética com uma abordagem capaz de orientar o nutricionista diante da complexidade do contexto contemporâneo. Após estudos, discussões e um longo processo de construção coletiva, foi validada por meio de consulta pública a Resolução do Conselho Federal de Nutricionistas (CFN) n.º 599 de 2018, que "aprova o Código de Ética e de Conduta do Nutricionista e dá outras providências", justamente no momento em que vivemos uma crise ética em vários setores da sociedade brasileira. A necessidade da reflexão sobre ética profissional é evidente, uma vez que a atuação/conduta do nutricionista, no escopo da equipe multidisciplinar e da nutrição hospitalar, exige, além de habilidades e competência, convivência harmoniosa, respeitosa, humanizada e tecnicamente adequada, portanto eticamente louvável. A ética profissional é pilar de sustentação sem o qual não se alcança êxito, e sua conquista depende de relações interpessoais saudáveis que culminam com a realização de um objetivo comum ou missão. A pergunta da ética profissional, nessa perspectiva, é "que atuação eu quero ter?". Fica explícita a relação estreita entre ética e construção da identidade do nutricionista, pois a resposta a essa pergunta implica também responder "que nutricionista eu quero ser?" ou, de maneira ampliada, "que profissional eu quero ser?".

O Código de Ética e de Conduta do Nutricionista (CECN) traz no Artigo 1º, dos princípios fundamentais, que "o nutricionista tem o compromisso de conhecer e pautar sua atuação nos princípios universais dos direitos humanos e da bioética, na Constituição Federal e nos preceitos éticos contidos neste código". Em seguida, no Capítulo I, que trata das responsabilidades profissionais, lê-se no Artigo 15 que "é dever do nutricionista ter ciência dos seus direitos e deveres, conhecer e se manter atualizado quanto às legislações pertinentes ao exercício profissional e às normativas e posicionamentos do Sistema CFN/CRN e demais entidades da categoria, assim como de outros órgãos reguladores no campo da alimentação e nutrição". Nessa medida, somente é possível ser um profissional ético atuando de acordo com as orientações normativas explicitadas no CECN, sem a possibilidade de alegação do desconhecimento dos valores presentes nesse documento. A identidade social do nutricionista, conforme apresentado no preâmbulo desse código, "dá-se no cumprimento desse papel, que inclui o compromisso com a alimentação adequada e saudável, a ciência da Nutrição e a contínua reflexão sobre as práticas individuais e coletivas, bem como os seus determinantes, permitindo, com liberdade e compromisso, o exercício das atribuições que lhe competem e a capacidade para responder pelos seus atos".

O sistema CFN/CRN reconhece a existência de 6 grandes áreas de atuação do nutricionista: nutrição em alimentação coletiva; nutrição clínica; nutrição em esportes e exercício físico; nutrição em saúde coletiva; nutrição na cadeia de produção, na indústria e no comércio de alimentos; e nutrição no ensino, na pesquisa e na extensão, de acordo com a Resolução CFN n.º 600, de 25 de fevereiro de 2018.

Conforme dados do CFN do primeiro trimestre de 2020, existem 155.529 nutricionistas distribuídos pelo país. Em pesquisa realizada em 2016, por essa mesma entidade, sobre a inserção profissional dos nutricionistas no Brasil, verificou-se que 30,4% dos nutricionistas atuam na área de nutrição clínica. Outras informações relevantes dão conta que 55,7% dos nutricionistas participam de equipes multiprofissionais, e 50,2% trabalham em equipes de nutricionistas. Esses dados confirmam a importância da área para a categoria profissional, para a população e para as instituições de saúde.

A área de nutrição clínica, definida como "Assistência Nutricional e Dietoterápica Hospitalar, Ambulatorial, em nível de Consultórios e em Domicílio", compreende 9 diferentes subáreas, dentre as quais "Assistência Nutricional e Dietoterápica em Hospitais, Clínicas em geral, Hospital-dia, Unidades de Pronto Atendimento (UPA) e *Spa* clínicos", lócus das considerações deste capítulo, no âmbito da ética profissional.

Compete ao nutricionista, no exercício de suas atribuições em nutrição clínica, prestar assistência nutricional e dietoterápica; promover educação nutricional; prestar auditoria, consultoria e assessoria em nutrição e dietética; planejar, coordenar, supervisionar e avaliar estudos dietéticos; prescrever suplementos nutricionais; solicitar exames laboratoriais; prestar assistência e treinamento especializado em alimentação e nutrição a coletividades e indivíduos, sadios e enfermos, em instituições públicas e privadas, em consultório de nutrição e dietética e em domicílio. A Resolução CFN n.º 600 também estabelece que, para realizar as atribuições de nutrição clínica, na assistência nutricional e dietoterápica em hospitais e clínicas no geral, o nutricionista deverá desenvolver atividades obrigatórias e complementares.

As atividades obrigatórias incluem: estabelecer e executar protocolos técnicos do serviço, segundo níveis de assistência nutricional, de acordo com a legislação vigente; elaborar o diagnóstico de nutrição; elaborar a prescrição dietética, com base nas diretrizes do diagnóstico de nutrição e considerar as interações droga-nutriente e nutriente-nutriente; registrar em prontuário dos clientes/pacientes/usuários a prescrição dietética e a evolução nutricional, de acordo com protocolos preestabelecidos pela Unidade de Nutrição e Dietética (UND); realizar orientação nutricional na alta dos clientes/pacientes/usuários, estendendo-a aos cuidadores, familiares ou responsáveis, quando couber; orientar e supervisionar a distribuição de dietas orais e enterais, verificando o percentual de aceitação, infusão e tolerância da dieta; interagir com nutricionistas responsáveis pela produção de refeições, definindo procedimentos em parceria; e elaborar relatórios técnicos de não conformidades, impeditivas da boa prática profissional e que coloquem em risco a saúde humana, encaminhando-os ao superior hierárquico e às autoridades competentes, quando couber.

Para realizar as atribuições de nutrição clínica ficam definidas como atividades complementares do nutricionista: solicitar exames laboratoriais necessários ao acompanhamento dietoterápico, de acordo com protocolos preestabelecidos pela UND; prescrever suplementos nutricionais, bem como alimentos para fins especiais e fitoterápicos, em conformidade com a legislação vigente, quando necessário; promover ações de educação alimentar e nutricional para clientes/pacientes/usuários, cuidadores, familiares ou responsáveis; realizar e divulgar estudos e pesquisas relacionados à sua área de atuação, promovendo o intercâmbio técnico-científico; participar do planejamento e supervisão de estágios para estudantes de graduação em nutrição

Ética Profissional

e de curso técnico em nutrição e dietética e programas de aperfeiçoamento para profissionais de saúde, desde que sejam preservadas as atribuições privativas do nutricionista; participar do processo de acreditação hospitalar e da avaliação da qualidade em serviços de nutrição clínica; e integrar a equipe multiprofissional de terapia nutricional (EMTN), quando houver, conforme legislação vigente.

O cumprimento das atribuições citadas nos parágrafos anteriores revela um nutricionista que deve estar atento aos seus deveres na área clínica e requer o respeito irrestrito aos princípios fundamentais expressos no CECN.

As atribuições envolvem aspectos técnicos, por exemplo a elaboração da prescrição dietética e a prescrição de suplementos alimentares. No entanto, indicam também a necessidade de interagir em parceria com nutricionistas e, de acordo com o CECN, fazer uso da posição hierárquica de maneira justa, respeitosa, evitando atitudes opressoras e conflitos nas relações.

Na Resolução n.º 594, que dispõe sobre o registro das informações clínicas e administrativas do paciente, a cargo do nutricionista, lê-se no inciso primeiro, do Artigo 5º: "Durante a internação, dever-se-á possuir um plano educacional, para que seja desenvolvida a educação nutricional e alimentar do paciente, de maneira interativa e multiprofissional, visando orientações para o autocuidado, tratamento e promoção de comportamento saudável para melhoria das condições de vida, envolvendo, também, sempre que possível, os familiares, sendo que a maneira de registro dessa orientação dependerá de cada instituição." Está explícita a responsabilidade do nutricionista no registro das informações, bem como a tratativa com o paciente e a equipe multiprofissional.

Considerações finais

Diante do exposto, compreender a ética não como um conjunto de normas, frio e isento de reflexões, mas de maneira consciente e reflexiva, é dever do nutricionista, em todas as áreas de sua atuação. A prática vinculada ao cuidado ético nada mais é que o compromisso com o cuidado do indivíduo, no respeito irrestrito a sua singularidade.

Assim como a ciência não pode prescindir da ética, a nutrição não pode prescindir de profissionais atentos às necessidades do indivíduo e da população, capazes de interagir de maneira integrada com profissionais e pacientes, visando à promoção, recuperação e manutenção da saúde, à luz da ética e da bioética. A **ética** profissional encontra amparo na bioética, visto que envolve o conhecimento biológico associado aos valores humanos que pressupõem a beneficência (fazer prevalecer o bem), a não maleficência, admitir a liberdade na diversidade e na diferença (autonomia) e, ainda, respeitar parâmetros de equidade, justiça e igualdade. A bioética deve encontrar uma corrente de diálogo democrático que auxilie na defesa da alimentação como direito humano, servindo para a compreensão da vida e de seus dilemas diante dos enfrentamentos humanos.

Por isso, somente a prática do exercício profissional, conduzida sob a égide dos valores humanos vigentes na sociedade, poderá garantir que os princípios da nutrição sejam respeitados e valorizados. Ainda, o nutricionista precisa ter consciência de que ética e cidadania são valores intrínsecos em todas as relações pessoais e profissionais.

O profissional deve lembrar que tem como objeto de trabalho os alimentos, a relação dos seres humanos com a alimentação e seus impactos na saúde, e deve ter uma conduta compromissada com a equipe de trabalho, com o paciente e seus familiares, que deve ser compreendida na sua integralidade, singularidade e especificidade. Tratar de modo cordial e respeitoso, cultivar valores de união, comprometer-se com as necessidades da equipe e, sobretudo, escutar de maneira empática o paciente, fazem do cotidiano hospitalar uma experiência de aprendizado e humanização única.

Leitura recomendada

- Brasil. Conselho Federal de Nutricionistas. Inserção profissional dos nutricionistas no Brasil. Brasília: CFN; 2016.
- Brasil. Conselho Federal de Nutricionistas. Resolução CFN n.º 594, de 17 de dezembro de 2017. Dispõe sobre o registro das informações clínicas e administrativas do paciente, a cargo do nutricionista, relativas à assistência nutricional, em prontuário físico (papel) ou eletrônico do paciente. Brasília: Diário Oficial da União; 2017.
- Brasil. Conselho Federal de Nutricionistas. Resolução CFN n.º 599, de 25 de fevereiro de 2018. Dispõe sobre o Código de Ética e de Conduta do Nutricionista e dá outras providências. Brasília: Diário Oficial da União; 2018.
- Brasil. Conselho Federal de Nutricionistas. Resolução CFN n.º 600, de 25 de fevereiro de 2018. Dispõe sobre a definição das áreas de atuação do nutricionista e suas atribuições, indica parâmetros numéricos mínimos de referência, por área de atuação, para a efetividade dos serviços prestados à sociedade e dá outras providências. Brasília: Diário Oficial da União; 2018.
- Brasil. Conselho Federal de Nutricionistas. Resolução n.º 656, de 15 de junho de 2020. Dispõe sobre a prescrição dietética, pelo nutricionista, de suplementos alimentares e dá outras providências. Brasília: Diário Oficial da União; 2020.
- Bricarello LP, de Castro AP. Aspectos bioéticos ligados ao diagnóstico e tratamento da obesidade realizado por nutricionista. Revista Bioethikos. 2011; 5(3):317-27.
- de Souza TSN, Rego MAW, Madruga SW, Franco C, Costa E, Agostini L. Código de ética do nutricionista: um processo de construção coletiva. In: Rosaneli CF (org.). Contexto, conflitos e escolhas em Alimentação e Bioética. Curitiba: PUCPRess; 2016. p. 81-98.
- Pedroso CGT, Sousa AA, Salles RK. Cuidado nutricional hospitalar: percepção de nutricionistas para atendimento humanizado. Rio de Janeiro: Ciênc Saúde Coletiva. 2011; 16(supl. 1):1155-62.
- Perini CC, Abourihan CLS, Rosaneli CF, Poltronieri F, Bricarello LP. Nutrição e Bioética: uma discussão sobre excessos e carências na era da informação. In: Sganzerla A, Chemin MRC, Rauli PMF (orgs.). Bioética nas profissões: ciências da saúde e áreas afins. 1 ed. Curitiba: CRV; 2019. 10:131-44. [Série Bioética].
- Rosaneli CF. Alimentação, bioética e direitos humanos. In: Rossi L, Poltronieri F (orgs.). Tratado de Nutrição e Dietoterapia. Rio de Janeiro: Guanabara Koogan; 2019. p. 1059-63.

CAPÍTULO

71

Marketing Nutricional

Lara Cunha Natacci

Introdução

A comunicação é um processo necessário na área da saúde que demanda um conhecimento técnico pelos profissionais que nela atuam para melhor transmitir informações técnicas de qualidade na linguagem adequada à população para a promoção da saúde, prevenção de doenças e melhora da qualidade de vida.

A American Marketing Association (2005) define *marketing* como um conjunto de processos que envolvem valor, criação, benefício, relacionamento e comunicação. Segundo Kotler, é um processo social e gerencial pelo qual indivíduos e grupos obtêm o que necessitam e desejam por meio da criação, oferta e troca de produtos de valor com os outros. Ele complementa que as necessidades se tornam desejos quando são dirigidas a objetos específicos capazes de satisfazê-las. Esses desejos são moldados pela sociedade em que se vive.

Serviços de saúde são atividades ou processos realizados por profissionais ou organizações de saúde que objetivam satisfazer necessidades de cuidados e atenção de pacientes/clientes. São realizados processos pelos quais os pacientes estão dispostos a pagar um determinado preço (honorários ou mensalidades), para impedir o surgimento de doenças ou para alterar o seu curso quando já instaladas. Promover a saúde, prevenir a doença, curar e reabilitar são produtos finais dos serviços de saúde, motivos pelos quais o negócio existe e seus profissionais são pagos.

Especificamente na área de saúde, o *marketing* é formado por um conjunto de estratégias que permitirão aos profissionais (médicos, enfermeiros, nutricionistas, fisioterapeutas etc.), planos de saúde, hospitais e clínicas identificar as necessidades dos seus pacientes, de modo a atendê-las da melhor maneira possível.

As estratégias de *marketing* na área da saúde são utilizadas principalmente na busca por novos pacientes (pois a carteira de clientes exige renovação); na retenção de clientes existentes, gerando vendas recorrentes; e na conquista de novos mercados. Em consultório de nutrição, o produto/serviço a ser divulgado e vendido é o profissional, por isso o *marketing* pessoal se torna uma estratégia importante.

Bourdin (2013) apresenta uma série de pontos a serem observados em se tratando de *marketing* pessoal.

O primeiro ponto é o autoconhecimento. É necessário refletir se você realmente gosta de trabalhar com consultório, se tem a habilidade da escuta, bom relacionamento com as pessoas, boa capacidade de comunicação, e preferência e conhecimento técnico específico para trabalhar com um determinado grupo de pessoas. O planejamento também é importante, para que as estratégias de divulgação sejam direcionadas aos os objetivos que queremos atingir.

Boa saúde e qualidade de vida serão úteis para que tenhamos condições físicas, emocionais e cognitivas. A vida social vem junto com o *networking*, refletindo a importância da convivência e da troca de experiências com outras pessoas, da área da saúde ou não. O visual reflete nossa apresentação, postura, que devem condizer com nossa atuação. A conduta baseada na ética caminha junto à busca da perfeição, por meio da busca contínua por aprendizado e especializações. Evidenciando esse aspecto, a palavra "ética" é de origem grega e significa aquilo que pertence ao caráter.

O paciente hoje tem características diferenciadas. Ele é mais informado, tem acesso a qualquer informação, exige mais conforto, apresenta maior expectativa em relação aos serviços, menor fidelidade e cobra pelo que é prometido *versus* o que é oferecido.

Divulgação de consultório nas mídias tradicionais e digitais

Segundo o Parecer Técnico CRN-3 2/2014, entende-se por "divulgação de serviços prestados pelo nutricionista" a elaboração de material que esclareça sobre suas atividades e atuação profissional, nas diferentes mídias (impressa, eletrônica e digital).

Os tipos de divulgação da atuação do nutricionista em consultório podem ser diversos, desde o *networking*, com contatos pessoais e profissionais; contratação de assessoria de imprensa; até *marketing* direto, por meio de, por exemplo, *telemarketing*, *e-mail marketing* ou mídia alternativa. Dentro da mídia alternativa podemos realizar propaganda cooperada com outros profissionais ou grupos, *banners*, cartazes, distribuição de folhetos, brindes, e até mesmo palestras e eventos gratuitos para grupos de pessoas.

Networking constitui a capacidade de um indivíduo de estabelecer uma rede de contatos ou uma conexão com algo ou com alguém. Com isso, existirá a partilha de serviços e informações entre indivíduos ou grupos que têm um interesse em comum. O benefício, nesse caso, deve ser mútuo, porque mesmo que uma pessoa ou corporação seja mais experiente, ela sempre pode aprender alguma coisa com outra.

O objetivo é desenvolver uma rede de profissionais e grupos que poderão trocar informações e indicações entre si. Um exemplo são as parcerias com entidades, associações, além da troca de experiências com outros profissionais de saúde e mesmo outros nutricionistas. Nesse sentido, a diferenciação e a busca por especializações serão pontos muito importantes, pois se o profissional é especializado em uma determinada área, pode trocar indicações de atendimentos com outros profissionais que sejam *experts* em outras áreas. Dessa maneira, saem ganhando tanto os profissionais, que se tornarão referências em assuntos específicos, quanto os clientes, que receberão o atendimento de melhor qualidade.

A contratação de uma assessoria de imprensa permite ao profissional de saúde ser inserido em veículos de comunicação para entrevistas sobre sua área de atuação. Nesse caso o retorno é indireto, caracterizado pela maior exposição do profissional, e apresenta um custo relativamente elevado.

A participação de nutricionistas em programas de televisão, rádio, revistas e jornais, a chamada mídia tradicional, vem crescendo bastante ultimamente. Para isso, é imprescindível falar sobre o que se realmente sabe. O profissional deve discorrer sobre o assunto de sua especialidade, sem cair na tentação de falar sobre qualquer tema com o intuito único de divulgar sua imagem. A preparação também é muito importante, com a busca de pesquisas recentes sobre o assunto, como se fosse uma revisão bibliográfica sobre o tema. No ato da entrevista, cada veículo apresenta uma particularidade. Na televisão, não somente o modo de falar, mas também o modo de se apresentar, por meio da vestimenta, postura e gestos, contam para uma apresentação impecável. No rádio, o tom de voz, a sua fluidez e a fala pausada e clara são fundamentais. Na entrevista para revistas ou jornais é importante checar o entendimento e desenvolver uma boa comunicação com o jornalista responsável. Em todos os veículos devemos respeitar a ética e a informação baseada em evidências científicas.

É também interessante trabalhar a "chamada" para o programa ou texto. Uma boa abordagem é despertar a curiosidade do espectador, com perguntas sobre sua rotina ou mostrando que ele encontrará a solução para um problema (mesmo que ele não tenha um problema). Um exemplo seria: "veja cinco maneiras de criar uma boa relação com a comida".

Outra condição é o papel do nutricionista em motivar o espectador para adquirir hábitos saudáveis. O desafio é, por meio do veículo de comunicação, estabelecer uma conexão verdadeira, de confiança, com seus ouvintes/leitores. Para isso, é necessário ter empatia, entender a situação do outro e se imaginar no lugar dele; e estudar o público e entender como ele se sente torna-se fundamental.

O *marketing* de relacionamento tem como objetivo estabelecer relacionamentos mutuamente satisfatórios de longo prazo com as partes interessadas (no caso, nutricionista e paciente/cliente), a fim de ganhar e reter a sua preferência e negócios em longo prazo.

Devemos lembrar que o objetivo do nutricionista é que seu cliente engaje no processo de mudança comportamental, por meio de sua motivação e do vínculo com o profissional que contribuirá para essa mudança. Para isso, a criação de vínculo emocional é determinante, pela compreensão respeitosa da experiência da outra pessoa, incluindo seus sentimentos, necessidades e desejos.

O *marketing* de conteúdo pode ser realizado para estreitar essa relação, bem como para captar novos clientes, por meio do fornecimento de conteúdo atrativo para determinados grupos de pessoas, por exemplo, um *e-book* de receitas para as pessoas que gostam de cozinhar, ou ainda um *newsletter* sobre alimentação e esporte para praticantes de atividades físicas.

A união entre as mídias tradicionais e as mídias digitais tem ajudado a manter o vínculo com o cliente e a preferência de uma parcela significativa da população. Quem ganha com essas mudanças na comunicação é o consumidor final e os profissionais que se empoderam desses meios para transmitir uma boa mensagem e para fidelizar seus clientes.

No entanto, notícias falsas, as famosas *fake news*, têm atrapalhado um pouco a comunicação na área da saúde.

A International Food Information Council (IFIC) Foundation 2017, que realizou a 12ª Pesquisa Anual de Alimentos e Saúde, analisa informações existentes nas mídias sobre saúde e conclui que existe uma abundância de informações para o consumidor sobre alimentos, de diversas fontes. Na pesquisa, 78% dos entrevistados referiram receber informações conflitantes sobre o que comer e o que evitar para manter uma alimentação saudável, e 56% dos entrevistados dizem que as informações conflitantes os fazem duvidar de suas escolhas alimentares.

Grande parte das pessoas (96% dos entrevistados) busca benefícios nos alimentos e bebidas que consomem, mas só 45% consegue identificar um alimento ou nutriente associado com esse tipo de benefício, e 77% dos consumidores confiam em amigos e família para informações sobre nutrição e segurança alimentar.

Esses dados nos mostram que a área de *marketing* digital ainda é um campo desafiador para os profissionais de saúde. De acordo com o Center for Food Integrity (2016), 62% das pessoas que buscam saber sobre o impacto do alimento na saúde e segurança alimentar procuram ferramentas como Google ou Bing; e 40% acham que podem ter toda a informação que precisam nessas ferramentas de busca (esse número em 2008 era 17%). Nesse sentido, o grande desafio é capacitar os consumidores com informações precisas baseadas em ciência para proporcionar escolhas alimentares adequadas.

Durante toda a história de todos os tipos de transmissão de informações, as manchetes atraentes e intrigantes sempre constituíram uma maneira de reter a atenção do público. Porém, notícias falsas podem prejudicar o receptor de diversas maneiras, principalmente quando tratam de informações na área de ciência da saúde, uma vez que afetam uma questão sensível e muito íntima que é a própria saúde do indivíduo.

Em sites de redes sociais, o alcance e os efeitos da disseminação da informação são significativamente amplificados e ocorrem em um ritmo tão rápido que informações distorcidas, imprecisas ou falsas adquirem um grande potencial para causar impactos reais, em minutos, para milhões de usuários.

É importante salientar que as pessoas não confiam completamente nas informações na internet, mas ainda é difícil ficar livre de sua influência. Isso quer dizer que muitas pessoas, por meio de seu senso crítico, tendem a considerar as informações *on-line* duvidosas e pouco confiáveis, mas a maioria delas ainda é influenciada. Essa influência é ainda maior se a pessoa já teve, anteriormente, contato com a suposta informação. A familiaridade desempenha um papel importante na crença sobre notícias falsas, e a repetição facilita o processamento rápido e fluente, o que implica que a afirmação repetida se torna "verdadeira".

O Conselho Regional de Nutricionistas da Terceira Região, CRN-3, criou um documento com a preocupação de orientar os profissionais que se utilizam das mídias digitais. A seguir, a transcrição desse documento no que se refere aos cuidados que os profissionais devem atentar para que tal prática seja adequada nesse aspecto.

"O Nutricionista e as Redes Sociais (CRN3)"

"Para utilizar a rede social com fins profissionais, é indispensável informar o nome, profissão, o número de inscrição no CRN e respectiva jurisdição. Também poderá informar a área na qual tem experiência e título de especialista, desde que chancelado pela ASBRAN e reconhecido pelo Sistema CFN/CRN (Resolução CFN nº 416/08).

Imagem pessoal – selecione cuidadosamente a sua foto do perfil, avaliando traje, postura e cenário. Sua imagem representa a categoria profissional.

Atenção com fotos inapropriadas – caso seja marcado em fotos inapropriadas, retire a marcação. Por mais que não tenha controle sobre o que os outros postam, existe a possibilidade da veiculação de conteúdos não pertinentes.

Curtir ou compartilhar – ao curtir ou compartilhar qualquer conteúdo, você se torna tão responsável por sua divulgação quanto quem publicou inicialmente. Portanto, avalie criticamente essas ações.

Evite divulgação sensacionalista – o tom espalhafatoso ou exacerbado, que passa ao público a ideia de algo excepcional, deve ser evitado, mesmo que o conteúdo tenha fundamento e referência.

Qualidade da informação – as informações publicadas devem ser sustentadas pelos princípios da Ciência da Nutrição e reconhecidas pela comunidade científica. Avalie, periodicamente, a necessidade de atualizar o conteúdo técnico-científico, sempre indicando as referências bibliográficas consultadas.

Linguagem do texto – o conteúdo da informação sobre Nutrição deve ser exato, de fácil entendimento, expresso de maneira clara, objetiva e didática.

Consulta nutricional – o Código de Ética do Nutricionista veda ao profissional realizar, por qualquer meio que configure atendimento não presencial, a avaliação, o diagnóstico nutricional e a respectiva prescrição dietética do indivíduo sob sua responsabilidade. No entanto, o contato por meio eletrônico poderá ser utilizado para esclarecer dúvidas, dar orientações gerais e resolver questões burocráticas.

Relacionamento com o paciente/cliente – o tratamento cortês deve permear o relacionamento com o paciente/cliente, sem avançar na vida privada ou em outras situações que podem exceder os limites profissionais.

Imagem de pacientes e terceiros – a publicação de depoimentos de pacientes/clientes, ou mesmo imagens do "antes" e "depois", não é recomendada".

Ainda segundo as diretrizes do CRN3, no site do conselho pode-se encontrar mais detalhadamente sobre "A atuação do nutricionista em mídias" (<http://www.crn3.org.br/Postagens/atuacao-profissional>).

Leitura recomendada

- Armstrong G, Kotler P. Marketing: an introduction. Prentice Hall; 2005.
- Bourdin SM. Marketing pessoal dez etapas para o sucesso. Rio de Janeiro: Best Seller; 2013.
- Carâp LJ. Marketing estratégico em saúde. In: Barbosa PR (org.). Curso de Especialização em Autogestão em Saúde. Rio de Janeiro. 2001.
- Figueira A, Oliveira L. The current state of fake news: challenges and opportunities. Procedia Comput Sci. 2017; 121:817-25.
- International Food Information Council (IFIC) Foundation. 2017 Food and Health Survey: "A Healthy Perspective: Understanding American Food Values". 2017.
- Kanoh H. Why do people believe in fake news over the Internet? An understanding from the perspective of existence of the habit of eating and drinking. Procedia Comput Sci. 2018; 126:1704-9.
- Novelino MSF. A linguagem como meio de representação ou de comunicação da informação. Belo Horizonte: Perspect Ciênc Inf. 1998 jul/dez; 3(2):137-46.
- Rimal RN, Lapinski MK. Why health communication is important in public health. Bull World Health Organ. 2009; 87(4):247-247a.
- Rubin C. Estratégias de Marketing para o Nutricionista. In: Nutrição: Visão Atual e do Futuro. Manole; 2018.
- Scheufele DA, Krause NM. Science audiences, misinformation, and fake news. Proceed Natl Acad Sci. 2019; 116(16):7662-9.
- The Center for Food Integrity. Inside the Minds of Influencers - The Truth About Trust. 2016 Consumer Trust Research Summary. Centre for Food Integrity; 2016.
- Villas Boas S. Formação e Informação Científica, Jornalismo para Iniciados e Leigos. São Paulo: Summus Editorial; 2005.

SEÇÃO 9

Segurança, Qualidade, Experiência do Paciente e Colaborador

CAPÍTULO

72

Indicadores de Qualidade em Terapia Nutricional

Guilherme Duprat Ceniccola
Tatiana Scacchetti

Introdução

O mundo moderno é muito dinâmico: fazem parte do nosso cotidiano novos desafios à saúde que incluem vírus devastadores, superbactérias, e que só dão mais importância para a atenção em saúde e o cuidado ao doente grave. Essas ameaças à vida e o desenvolvimento científico recente demandam soluções que visam otimizar os sistemas de saúde. Para a Organização Mundial da Saúde, a definição de sistema de saúde inclui todas as atividades cujo propósito básico é promover, restaurar ou manter a saúde. Sob essa perspectiva, podemos destacar a qualidade dentro do sistema de saúde, que significa alto nível de excelência, uso eficiente dos recursos, mínimo de riscos para o paciente, alto grau de satisfação por parte do paciente e seus resultados.

Os conceitos de qualidade para os serviços de saúde foram inicialmente introduzidos no continente europeu, a partir do século XVIII, por Florence Nightingale, Ignaz Semmelweiss, Ernest Codman, Avedis Donabedian, John E. Wennberg, Archibald Leman Cochrane, dentre outros, que por intermédio da literatura trouxeram a importância da atenção a temas como: transmissão da infecção pelas mãos, organização do cuidado, criação de padrões de qualidade em saúde, avaliação dos estabelecimentos de saúde, variabilidade clínica e ciência baseada em evidências. Com isso, a tomada de decisão usando conceitos de saúde baseada em evidências e a interdisciplinaridade vêm modificando muito a atenção em saúde e estão sendo incorporadas dentro da terapia nutricional hospitalar.

Qualidade no cenário da saúde significa ir além da percepção momentânea de um usuário ou prestador de serviços; sua importância se dá como um processo contínuo que permite métricas, ajustes e melhorias, e é um conceito no qual o serviço de saúde conhece as necessidades, as expectativas e o padrão de saúde. Para se chegar à qualidade, é necessário planejamento e verificação das falhas, feitos por meio da análise dos serviços e de seus registros.

Nesse contexto, destaca-se a utilização de indicadores de qualidade como ferramentas para interpretar a terapia nutricional de pacientes hospitalizados. Isso compreende tanto a *performance* dos prestadores de serviço como o bem-estar do paciente e a sua integração na comunidade. Esses indicadores são considerados instrumentos de gestão que orientam o caminho para a excelência do cuidado, apontando a eficiência e eficácia de processos e os resultados organizacionais, e a sua utilização para medir o desempenho hospitalar tornou-se prática padrão nos últimos anos. Assim, a avaliação do cuidado por meio de indicadores é importante para o gerenciamento de boas práticas, fornecendo subsídios para a tomada de decisão relacionada à qualidade e segurança nos serviços. Os modelos de qualidade em saúde sofreram modificações ao longo do tempo, mas na sua essência são compostos por três pilares: estrutura, processos e resultados.

Com o monitoramento desses pilares, os desfechos em saúde podem ser verificados para atender o paciente e a sociedade. Pela característica abrangente desse tema, medir a atenção em saúde requer não apenas o estabelecimento de conceitos e padronizações, mas também a aplicação contínua de auditorias e uso de instrumentos, como questionários e *checklists* que identifiquem fraquezas nesses domínios.

O modelo de Donabedian já foi adaptado para diferentes cenários em saúde e é reconhecido por ser inovador e útil na medição e monitoramento da qualidade dos serviços. Recentemente, o grupo holandês Landelijke Prevalentiemeting Zorgproblemen (LPZ) adaptou esse modelo para avaliar o estado nutricional de seus pacientes, delimitando em estrutura e processo as atividades relacionadas à atenção nutricional. Como resultado importante, esse estudo mostrou que a desnutrição hospitalar, aqui representando um desfecho em saúde, pode ser combatida ao longo do tempo com o controle de indicadores de estrutura. Nesse estudo, os indicadores monitorados foram a triagem nutricional, os protocolos de registro da ingestão de nutrientes e a reavaliação nutricional.

Uma abordagem complementar ao conceito de qualidade vem sendo aprimorada desde 2003 pela Academia de Nutrição e Dietética (AND) dos Estados Unidos. A AND define a atuação do nutricionista e a mensuração de sua performance na atenção em saúde utilizando 4 etapas essenciais. Essas 4 etapas são representadas por rotinas da atenção nutricional hospitalar e se iniciam com a avaliação nutricional, o diagnóstico nutricional, a intervenção nutricional e a avaliação de monitoramento. No ano de 2014, no Brasil, a Associação Brasileira de Nutrição (Asbran) publicou um manual de orientação sobre a sistematização do cuidado da atenção nutricional, instrumento esse que também direciona as etapas da atenção nutricional.

Para a melhor compreensão dos sistemas de saúde e formulação de indicadores de qualidade para um setor, o ideal é que as etapas da sistematização do cuidado nutricional sejam monitoradas por indicadores de qualidade de maneira frequente e que também aconteçam análises críticas periódicas desses resultados.

Alguns estudos mostram o benefício do cuidado nutricional realizado com parâmetros padronizados em unidades de terapia intensiva, como o de Soguel (2012), que observou diminuição do déficit energético e do tempo para iniciar a terapia nutricional enteral (TNE) após a inserção do nutricionista no quadro de profissionais da unidade de terapia intensiva (UTI), e também com a elaboração de um protocolo de início e seguimento da TNE.

Conceitos de qualidade aplicados à saúde

A avaliação da qualidade em serviços de saúde deve se iniciar pela definição do conceito ampliado de qualidade em saúde. Para Avedis Donabedian, um dos pioneiros nessa área, a qualidade deve compreender a visão dos colaboradores, dos pacientes, do serviço e a responsabilidade social com a saúde assumida pela sociedade e governantes. Para atender a essa complexidade, o modelo proposto por Donabedian se forma por três domínios essenciais denominados estrutura, processo e desfecho ou resultados. Ele já foi adaptado a diferentes realidades e se mostrou útil para avaliar sistemas de saúde.

Nessa perspectiva, a aplicação da qualidade na área de saúde deve levar em conta não apenas aspectos objetivos, como medidas pragmáticas, mas também considerar a importante parcela de compromisso social, que vai além da necessidade individual e atinge a promoção de saúde de coletividades e a prevenção de acometimentos futuros. Atualmente todos esses aspectos ganham ainda mais importância devido ao aumento dos custos associados à saúde.

Com a demanda aumentada por qualidade e o lançamento diário de novas terapias, vem à necessidade adotar programas que contemplem sistemas de garantia de prestação de serviços seguros e efetivos aos seus clientes, tanto na maximização da reabilitação, prevenção de falhas, quanto em relação ao desperdício de recursos. Atualmente, isso inclui a adesão a selos de qualidade como a International Organization for Standardization (ISO) e outras modalidades de acreditação hospitalares como a Joint Commission e a Organização Nacional de Acreditação (ONA) que completam o arcabouço estratégico de conceitos que fazem parte do sistema de manutenção da qualidade dos serviços de saúde.

Indicadores de qualidade para a terapia nutricional

Os indicadores de qualidade em saúde fazem parte do mapa estratégico das instituições e suas definições precisam estar alinhadas. Nesse cenário, as organizações realizam suas estratégias e a partir destas definimos os indicadores de qualidade, o que possibilita a sinergia dos resultados. Vale considerar o grande desafio devido às variáveis que contemplam a terapia nutricional hospitalar, como aspectos emocionais, destacando a experiência do paciente; passando para o atendimento, avaliação e conduta nutricional, protocolos, aspectos sanitários, padronizações e regulamentações que impactam diretamente os resultados dos indicadores.

No âmbito da terapia nutricional hospitalar, a padronização de rotinas, o desenvolvimento de protocolos e a educação continuada são ações que devem ser promovidas pela equipe multiprofissional em terapia nutricional (EMTN). Essa equipe é formada por nutricionistas, médicos, enfermeiros, farmacêuticos e outros profissionais associados. Nesse contexto, o nutricionista atua diretamente nas rotinas relacionadas à terapia nutricional enteral (TNE) e na avaliação e acompanhamento da terapia nutricional de todos os pacientes durante a internação hospitalar. Atualmente, acredita-se que a utilização de indicadores de qualidade seria útil para monitorar essas atividades, mas os estudos, nesse sentido, ainda são incipientes, como mostra uma revisão sistemática atual.

A aplicação desses conceitos começa com a definição clara do que representa um indicador de qualidade. Ele é uma unidade de medida de uma atividade com a qual está relacionado ou, ainda, uma medida quantitativa usada como guia para monitorar e avaliar a qualidade de importantes cuidados providos ao paciente e as atividades dos serviços de suporte. Um indicador não seria uma medida direta de qualidade. Ele é um parâmetro que identifica ou dirige a atenção para assuntos específicos, dentro de uma organização de saúde, sendo esses indicadores motivos de revisões constantes. Um indicador pode ser uma taxa ou coeficiente, um índice, um número absoluto ou um fato que compõe um modelo de qualidade.

Para entender melhor o modelo de qualidade de Donabedian e usá-lo para avaliar a terapia nutricional, faz-se necessário detalhar cada domínio no que se refere à atenção em saúde geral e também dentro da nutrição clínica. Por isso, apresentamos mais detalhadamente e com exemplos a definição de cada um deles.

▶ Indicadores de estrutura

Compreendem aspectos de área física, recursos materiais, como medicamentos, equipamentos, capital e também atributos de recursos humanos, gerais e especializados, além da área de estrutura organizacional que engloba o reembolso de serviços, os sistemas de referência de conhecimento e atenção direta em saúde.

Um grupo de pesquisadores holandeses (LPZ) adaptou o modelo de Donabedian para estudar o desfecho da desnutrição em instituições de longa permanência de idosos da Holanda, Alemanha e Áustria. Segundo o modelo adaptado, e direcionado para a nutrição clínica, indicadores de estrutura seriam representados: (1) pela definição de critério de desnutrição; (2) pela presença de diretrizes para a prevenção e tratamento da desnutrição; (3) pela discussão multiprofissional de casos de pacientes desnutridos; (4) pela presença de nutricionista no hospital; (5) pela presença de folhetos informativos aos pacientes sobre alimentação e desnutrição; (6) por treinamentos para funcionários sobre prevenção e tratamento da desnutrição; (7) pelo mapeamento das enfermarias onde existem pacientes em risco de desnutrição; (8) por protocolos de introdução de medidas preventivas para pacientes em risco.

▶ Indicadores de processo

Representam o que realmente é feito em relação ao recebimento e à prestação de serviços em saúde. Eles estão presentes na busca do paciente pelo serviço e no recebimento desse paciente pelos profissionais de saúde que podem diagnosticar uma condição e recomendar e implementar um tratamento. São exemplos de indicadores de processo na nutrição clínica: (1) taxa de triagem nutricional; (2) frequência de monitoramento da ingestão alimentar e do peso de pacientes internados; (3) frequência de realização das rotinas; (4) medidas adotadas no reconhecimento da desnutrição.

▶ Indicadores de desfechos ou resultados

Representa o efeito do cuidado prestado na saúde de pacientes e da sociedade. Medir desfechos em saúde pode ser visto de maneira simplificada, considerando apenas a mortalidade e sobrevida, ou, ainda, desfechos em saúde podem ser mais amplos e considerar variáveis de qualidade de vida, custo e benefício e grau de satisfação da população. Na realidade, os desfechos em saúde não precisam ser obrigatoriamente objetivos, pois existe uma série de outros fatores influenciadores da saúde e que impõem limitações de análise não superadas atualmente, mesmo com ajustes metodológicos e de análise extensos.

O estudo realizado pelo grupo LPZ adotou como indicador de qualidade de estrutura a realização de triagens nutricionais e, como indicador de desfecho em saúde, a taxa de desnutrição dentro de instituições hospitalares ao longo do tempo. Como resultado, foi verificado que a realização de triagens nutricionais influenciou a redução da desnutrição hospitalar durante o período medido.

Outros trabalhos mostraram a associação de aspectos nutricionais em relação a desfecho clínicos, como o de Mogensen *et al.* (2015) que determinou a associação positiva da desnutrição na admissão e a mortalidade após 30 dias. Seus resultados indicaram que a desnutrição aumentou em até 110% a chance de mortalidade em 30 dias. Entretanto, apesar de esse estudo ter incluído 6.518 pacientes, o protocolo para a detecção da desnutrição foi desenvolvido localmente. Isso dificulta a comparação com outros estudos contemplando ferramentas validadas, como o de Fontes *et al.* (2014), que utilizou avaliação global subjetiva e mostrou aumento da chance de mortalidade 8 vezes maior para os desnutridos.

Assim, a vigilância contínua, o reconhecimento e o monitoramento de fatores de risco nutricional, com uso da estratificação de atividades de estrutura e processos, podem contribuir para o reconhecimento e ajuste de potenciais falhas no tratamento e, também, gerar mais efetividade ao plano nutricional, reduzindo possivelmente os custos em saúde e aumentando a satisfação dos pacientes.

O Quadro 72.1 mostra a interpretação de indicadores de qualidade da terapia nutricional utilizando a visão de Donabedian adotada pelo estudo LPZ.

Quadro 72.1. Indicadores de qualidade voltados para a terapia nutricional conforme o modelo de Donabedian.

Indicadores de estrutura	Indicadores de processo	Indicadores de desfechos ou resultados
• Determinação de uma política institucional para triagem de risco nutricional. • Adoção de um método de diagnóstico nutricional na instituição. • Elaboração de um plano de ação para cada paciente desnutrido.	• Taxa de realização de triagem nutricional. • Taxa de realização de diagnóstico nutricional. • Taxa de acompanhamento da alimentação e do peso.	• Avaliação das taxas de mortalidade em relação a um aspecto nutricional ou desnutrição. • Análise de custo e benefício da terapia nutricional. • Grau de satisfação da população com o tratamento. • Cumprimento de parâmetros de qualidade padronizados.

Fonte: adaptado de Noemi, CvNV 2014.

Roteiro prático para a aplicação dos indicadores da terapia nutricional na atenção em saúde

- Escolher os indicadores de acordo com seus objetivos e necessidades, alinhados com a instituição.
- Todos os dados utilizados devem estar documentados.
- Os indicadores devem permitir comparações com outras instituições ou com a literatura.
- Eles devem ser acompanhados por uma série histórica.
- Os indicadores devem medir apenas as atividades relacionadas a pontos críticos de um processo.
- Eles são ferramentas para orientar a gestão do dia a dia.
- Deve-se buscar a melhoria do desempenho do indicador ao longo do tempo.
- A análise crítica dos indicadores de qualidade é fundamental para o cumprimento das metas e para a manutenção da qualidade.
- Quando o resultado não for favorável, deve-se elaborar um plano de ação documentado em que constem as definições de responsáveis e o prazo para a sua execução.
- Os resultados dos indicadores devem ser divulgados a cada período de coleta para todos os setores envolvidos, visando avaliações e o planejamento de ações para tomada de decisão efetiva.
- Para cada indicador, é necessário que se elabore uma ficha técnica com informações que dispõem sobre suas características e ajudem na construção e análise dos dados (Quadro 72.2). Não há nenhum conjunto de regras explícitas e gerais que se aplique a todas as fichas técnicas, mas sim elementos mínimos que devem ser contemplados para sua elaboração. Cada organização de saúde pode acrescentar as informações que julgar necessárias para atender às suas especificidades, tais como: meta, periodicidade da coleta e análise de dados, responsáveis pela coleta dos dados e análise dos resultados do indicador.

Quadro 72.2. Modelo de ficha técnica de um indicador de qualidade.

Responsável: nome dos responsáveis pelo desenvolvimento do indicador.

Nome do indicador: deve representar a fórmula de cálculo.

Descrição: representa uma explicação objetiva e rapidamente compreensível.

Finalidade: objetivo do indicador.

Tipo de indicador: estrutura, processo ou resultado.

Continua...

Quadro 72.2. Modelo de ficha técnica de um indicador de qualidade. Continuação.

Forma de detectar a melhoria da qualidade: resultado esperado.

Numerador: fórmula utilizada para calcular o indicador, definindo precisamente os elementos que a compõem.

População incluída: especificar.

População excluída: especificar.

Denominador: fórmula utilizada para calcular o indicador, definindo precisamente os elementos que a compõem.

População incluída: especificar.

População excluída: especificar.

Meta

Referencial comparativo: definir localmente ou pela literatura.

Data da versão do instrumento:

Fonte de dados: fonte primária de onde os dados podem ser obtidos e/ou o(s) sistema(s) de informações que fornece(m) os dados.

Forma de relato do dado: especificar a modalidade de registro.

Fonte: acervo pessoal da autoria.

Considerações finais

Os indicadores de qualidade e conceitos gerais que envolvem a avaliação de qualidade em saúde devem fazer parte do dia a dia de nutricionistas e profissionais que trabalham com terapia nutricional. Esse modo de cuidado dentro da atenção nutricional promove a percepção da segurança almejada por clientes e prestadores de serviço, uma vez que são avaliadas continuamente a afetividade de rotinas, as falhas em sua execução e as possibilidades de melhoria. Ainda são necessários mais estudos nessa área para auxiliar na padronização e seleção de indicadores de qualidade efetivos dentro de cada cenário clínico ou outra área de atuação.

Leitura recomendada

- Academy Quality Management Committee, Scope of Practice Subcommittee of Quality Management Committee. Academy of Nutrition and Dietetics: Revised 2012 Standards of Practice in Nutrition Care and Standards of Professional Performance for Registered Dietitians. J Acad Nutr Diet. 2013 jun; 113(6 Suppl):S29-45.
- Báo ACP, Amestoy SC, Moura GMSS, Trindade LL. Indicadores de qualidade: ferramentas para o gerenciamento de boas práticas em saúde. Rev Bras Enferm. 2019; 72(2):377-84.
- Bittar ONJ. Indicadores de qualidade e quantidade em saúde. RAS. 2001; 3(12).
- Brasil. Resolução n.º 663, de 28 de agosto de 2020. Dispõe sobre a definição das atribuições de Nutricionista em Unidades de Terapia Intensiva (UTI) e dá outras providências. Brasília: Diário Oficial da União; 2020. p. 225.
- Ceniccola GD. Sistematização da atenção nutricional para pacientes críticos: uma proposição [tese de doutorado em Nutrição Humana]. Brasília: Universidade de Brasília; 2018.
- Doig GS, Heighes PT, Simpson F, Sweetman EA. Early enteral nutrition reduces mortality in trauma patients requiring intensive care: a meta-analysis of randomised controlled trials. Injury. 2011 jan; 42(1):50-6.
- Donabedian A. Evaluating the quality of medical care. Milbank Mem Fund Q. 1966 jul; 44(3):Suppl:166-206.
- Donabedian A. The role of outcomes in quality assessment and assurance. Qual Rev Bull. 1992; 18:356-60.
- Erickson-Weerts S. Past, present, and future perspectives of dietetics practice. J Am Diet Assoc. 1999 mar; 99(3):291-3.
- Fidelix MSP (org.). Manual Orientativo: Sistematização do cuidado de nutrição. São Paulo: Associação Brasileira de Nutrição; 2014.
- Fontes D, Generoso SD, Toulson Davisson Correia MI. Subjective global assessment: A reliable nutritional assessment tool to predict outcomes in critically ill patients. Clin Nutr; 2013.

- Heyland DK, Cahill NE, Dhaliwal R, Sun X, Day AG, McClave SA. Impact of enteral feeding protocols on enteral nutrition delivery: results of a multicenter observational study. JPEN J Parenter Enteral Nutr. 2010 nov-dez; 34(6):675-84.
- Institute of Healthcare Improvement. Campanha 5 Milhões de Vidas. Disponível em: http://www.ihi.org/IHI/Programs/Campaign/
- Isosaki M, et al. Nutrição hospitalar: qualidade em saúde da teoria à prática dos serviços. Atheneu; 2019.
- Lorini C, Porchia BR, Pieralli F, Bonaccorsi G. Process, structural, and outcome quality indicators of nutritional care in nursing homes: a systematic review. BMC Health Serv Res. 2018 jan; 18(1):43.
- Meijers JM, Tan F, Schols JM, Halfens RJ. Nutritional care; do process and structure indicators influence malnutrition prevalence over time? Clin Nutr. 2014 jun; 33(3):459-65.
- Ministério da Saúde, Fundação Oswaldo Cruz, Agência Nacional de Vigilância Sanitária. Documento de referência para o Programa Nacional de Segurança do Paciente. Brasília: Ministério da Saúde; 2014.
- Mogensen KM, Robinson MK, Casey JD, Gunasekera NS, Moromizato T, Rawn JD, et al. Nutritional Status and Mortality in the Critically Ill. Crit Care Med. 2015 dez; 43(12):2605-15.
- Organização Mundial da Saúde. Cuidados inovadores para condições crônicas: componentes estruturais de ação: relatório mundial. 2020.
- Patient Safety – Quality Improvement. Department of Community and Family Medicine, Duke University Medical Center. Disponível em: http://patientsafetyed.duhs.duke.edu/
- Soguel L, Revelly JP, Schaller MD, Longchamp C, Berger MM. Energy deficit and length of hospital stay can be reduced by a two-step quality improvement of nutrition therapy: the intensive care unit dietitian can make the difference. Crit Care Med. 2012 fev; 40(2):412-9.
- Taylor B, Renfro A, Mehringer L. The role of the dietitian in the intensive care unit. Curr Opin Clin Nutr Metab Care. 2005 mar; 8(2):211-6.
- van Nie NC, Meijers JM, Schols JM, Lohrmann C, Spreeuwenberg M, Halfens RJ. Do structural quality indicators of nutritional care influence malnutrition prevalence in Dutch, German, and Austrian nursing homes? Nutrition. 2014 nov-dez; 30(11-12):1384-90.
- van Nie-Visser CN. Malnutrition in nursing home residents in the Netherlands, Germany and Austria. Exploring and comparing influencing factors. Maastricht: Universiteit Maastricht; 2014.
- Verotti CCG, Ceniccola GD, Rajendram R. Top ten quality indicators for nutritional therapy. In: Rajendram R, Preedy VR, Patel VB. Diet and Nutrition in Critical Care. Springer; 2015.

CAPÍTULO

73 Segurança do Colaborador

Michelle Leite Oliveira Salgado
Patrícia Maria dos Santos Chaves
Patrícia Siqueira Viana da Costa
Aline Correia dos Santos
Rosa Graziela Gomes de Moura

Introdução

Para o êxito de um de serviço nutrição hospitalar é necessário muito além de técnica, de uma boa refeição e da entrega no horário adequado. A experiência dos profissionais envolvidos, desde o recebimento dos produtos, preparação, entrega e recolhimento, é fundamental. Um direcionador comum dessas etapas é a segurança desses colaboradores, ou seja, como os riscos associados são identificados, controlados e até eliminados, pela instituição e pelas próprias equipes.

Recomenda-se que a gestão desses riscos tenha um direcionamento técnico e especializado, comumente executado por uma equipe de segurança e saúde do trabalho (SST).

As áreas da SST existentes estão associadas a uma série de ações que têm por objetivo minimizar e/ou evitar acidentes e doenças ocupacionais.

No Brasil, as principais diretrizes legais de segurança e saúde do trabalho são representadas pelas normas regulamentadoras (NR) e leis complementares, como portarias, decretos, dentre outros.

As equipes de SST podem ser compostas por técnicos e engenheiros de segurança do trabalho, médicos, técnicos e enfermeiros do trabalho, dimensionados pela gestão da empresa ou com base na NR4 (Serviço Especializado em Engenharia de Segurança e em Medicina do Trabalho).

Riscos ocupacionais na preparação e dispensação de refeições

Para que os ambientes de trabalho estejam livres de acidentes e doenças ocupacionais, seus riscos precisam ser conhecidos e devidamente eliminados e/ou controlados. Esse fator não difere de um ambiente de preparação e dispensação de alimentos no âmbito da saúde.

De acordo com a legislação, consideram-se riscos ocupacionais os agentes físicos, químicos e biológicos, além dos ergonômicos e de acidentes, existentes no ambiente de trabalho. Em função de sua natureza, concentração ou intensidade podem causar danos à saúde do trabalhador ou comprometer a sua integridade física. Em todos os casos, onde aplicável, as avaliações qualitativas e quantitativas devem estar disponíveis, bem como as ações de eliminação e mitigação para o seu devido controle. Na Tabela 73.1, exemplificamos os riscos ambientais em uma unidade de nutrição hospitalar, bem como modelos gerais (não esgotados) de gestão.

Tabela 73.1. Tipos de riscos ambientais.

Tipo de risco	Agentes do risco	Exemplos na nutrição	Meios de controle
Físico (Figura 73.1)	Ruído Vibrações Pressões anormais Temperaturas extremas Radiações ionizantes e não ionizantes	Baixas temperaturas nas câmaras frias Ruído na área de higienização das bandejas	Rigorosas especificações de equipamentos Instruções de trabalho Treinamento EPI especiais
Químico	Substâncias, compostos ou produtos que possam penetrar no organismo pelas vias respiratória, dérmica ou por ingestão, nas formas de poeiras, fumos, névoas, neblinas, gases ou vapores	Contato com produtos químicos durante a higienização e limpeza dos materiais e ambiente Riscos associados ao armazenamento e uso incorretos desses produtos	Armazenamento adequado Uso de produtos de primeira linha Métodos de higienização com interação limitada Treinamento Sinalização EPI
Biológico	Bactérias Fungos Bacilos Parasitas Protozoários Vírus	Esses riscos podem estar presentes em ambientes de preparação de alimentos sem que estejam implantadas as boas práticas de fabricação de alimentos	Manual de boas práticas de fabricação de alimentos, que considera todos os métodos necessários para a gestão desse risco
Ergonômico (Figura 73.2)	Demandas associadas à adaptação das condições de trabalho às características psicofisiológicas dos trabalhadores	Distúrbios osteomusculares no recebimento e armazenamento dos insumos Transtornos pelo modelo e ritmo de trabalho	Comitê atuante de ergonomia Ginástica preventiva Diversas atividades de convívio Especificações rigorosas para equipamentos, utensílios manuais, ambiente e mobiliários Instruções de trabalho
Acidente (Figuras 73.3 e 73.4)	Fatores que podem afetar a integridade física dos profissionais, por meio de lesões relacionadas ao trabalho	Manuseio de materiais, máquinas e equipamentos de grande porte, ferramentas cortantes, alimentos aquecidos, dentre outros, podendo gerar cortes, fraturas, prensamentos, queimaduras, dentre outros.	Especificações rigorosas para equipamentos, utensílios manuais, ambiente e mobiliários Instruções de trabalho Regras de ouro da segurança EPI Treinamento, sinalização e comunicação constantes.

EPI: equipamentos de proteção individual.
Fonte: acervo de documentação institucional do Hospital Israelita Albert Einstein, 2020.

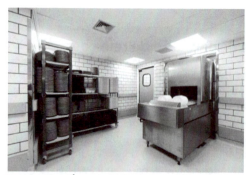

Figura 73.1. Área de higienização de louças; risco físico.
Fonte: acervo da SBIBAE, 2020.

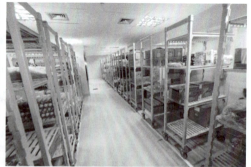

Figura 73.2. Estoque; risco ergonômico.
Fonte: acervo da SBIBAE, 2020.

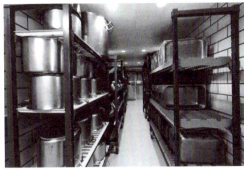

Figura 73.3. Áreas de armazenamento de panelas; risco de acidente.
Fonte: acervo da SBIBAE, 2020.

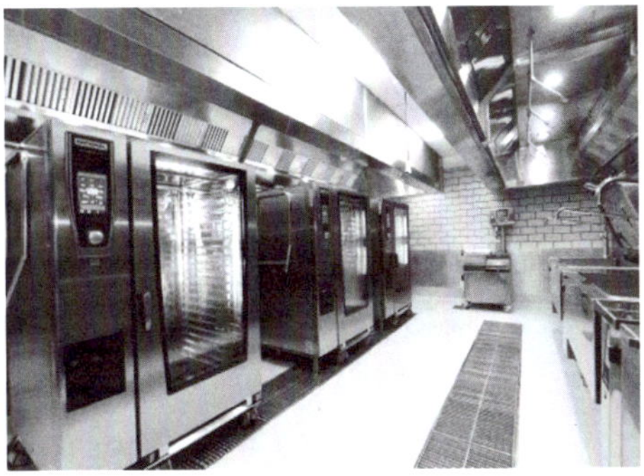

Figura 73.4. Área dos fornos; risco de acidente.
Fonte: acervo da SBIBAE, 2020.

Boas práticas na gestão de riscos

Com o propósito da prevenção de doenças e acidentes do trabalho, associados à preparação e entrega de refeições em um hospital, uma série de ações, como detalhado na Tabela 73.1, pode ser implantada, além das ações que veremos a seguir, desenvolvidas na Sociedade Beneficente Israelita Brasileira Albert Einstein (SBIBAE).

O cuidado com a saúde dos profissionais, como o programa de imunização, realização de exames médicos ocupacionais, monitoramentos laboratoriais, além de condições adequadas de higiene e estrutura física, programa de controle de pragas, são base da manutenção da integridade das equipes. Além disso, há o estabelecimento de padrões e regras para as atividades, bem como, onde necessário, o fornecimento dos EPI (Figuras 73.5 e 73.6).

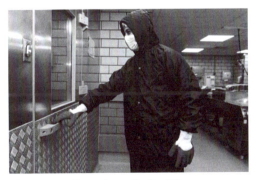

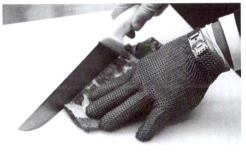

Figura 73.5. Uso adequado dos EPI.
Fonte: acervo da SBIBAE, 2020.

Figura 73.6. Uso adequado dos EPI.
Fonte: acervo da SBIBAE, 2020.

Criação, implantação e manutenção de regras de ouro da segurança representam os comportamentos mínimos esperados por todos os profissionais da instituição. O conteúdo é construído com base nos maiores oferentes de acidentes e doenças do trabalho. Para a SBIBAE, são 5 regras de ouro definidas: segurança (reforça a preparação para a execução segura das atividades), consciência (compromisso em atuar diante de comportamentos e condições inseguras), adesão (estímulo constante ao seguimento de todos as instruções, padrões e procedimentos), mobilidade (segurança no trajeto e ao caminhar) e comunicação (reforça que os eventos, com e sem lesão, devem ser comunicados e tratados) (Figura 73.7).

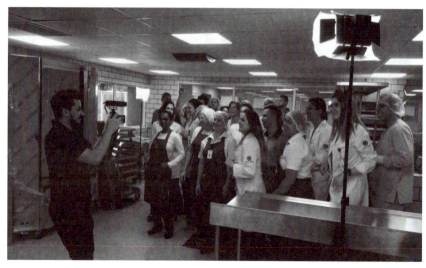

Figura 73.7. Gravação do clipe das 5 regras de ouro na nutrição.
Fonte: acervo da SBIBAE, 2018.

É importante também a prática de treinamentos para todos os profissionais, próprios e terceiros, com foco em sensibilização para prevenção contínua de acidentes e doenças ocupacionais. O treinamento denominado "metamorfose" é um exemplo. Tem o propósito de ambientar o profissional a se transformar, de "lagarta" em "borboleta", em busca do "dano zero". Na primeira etapa há um vídeo do caos. Em seguida, uma grande exposição de fotos com cenários reais que geraram (ou que têm potencial de gerar) lesões ou doenças do trabalho. Na fase final da transformação há um ambiente claro, colorido, com o aprendizado da prevenção.

A proposta desse treinamento é fazer com que o profissional saia da sua zona de conforto para uma transformação e mudança de hábitos (Figura 73.8 e 73.9).

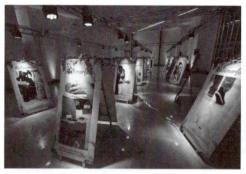

Figura 73.8. Setor de exposição de fotos.
Fonte: acervo da SBIBAE, 2019.

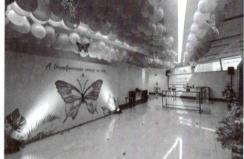

Figura 73.9. Setor de transformação no final do treinamento.
Fonte: acervo da SBIBAE, 2019.

A missão SSMA (segurança e saúde do trabalho e meio ambiente) é outro exemplo. Ela traz a ideia de sensibilizar e estimular o trabalho em equipe em um formato de escape dentro de uma "nave espacial", com desafios que fazem com que os participantes obrigatoriamente relembrem as principais regras de segurança, saúde e relativas ao meio ambiente para resolver o desafio (Figura 73.10 e 73.11).

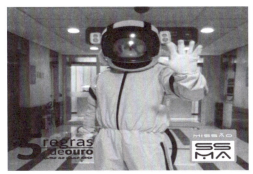

Figura 73.10. Divulgação do treinamento.
Fonte: acervo da SBIBAE, 2020.

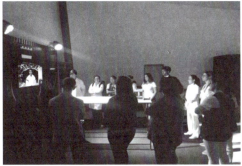

Figura 73.11. Equipes desvendando o desafio.
Fonte: acervo da SBIBAE, 2020.

O treinamento de "gameficação" faz uso de jogos e objetivos específicos para aprender brincando. O ZIB (zero incidente biológico) e Bezehirut (cuidado ao caminhar) são exemplos reais de boa aceitação e aplicação de conceitos com a interação total dos times.

Para atividades de estímulo ao comportamento seguro com a implantação de ferramentas comportamentais e objetivas, no caso da SBIBAE, há a observação de abordagem comportamental (OAC).

A OAC vem de uma adaptação da indústria, em parceria com uma empresa especializada, porém totalmente voltada para o setor da saúde. Por meio de um método denominado COACH (integrante da ferramenta), aprende-se a observar, dialogar e estimular a identificação de comportamentos de riscos, bem como ações de controle imediatas, criando assim um ambiente de confiança que favorece atitudes seguras e melhora a percepção dos riscos pelos líderes e liderados. Atualmente são mais de 700 observadores capacitados na OAC em toda a SBIBAE, inclusive no serviço de nutrição e dietética (SND).

Oficina de percepção de riscos

Consiste na prática com o objetivo de estimular o colaborador na identificação dos principais riscos do seu local de trabalho, como também do seu trajeto, associando-os aos meios de eliminação e controles desses riscos.

Para isso, no primeiro contato são apresentadas fotos de cenários reais sem a identificação dos riscos, e depois essas mesmas fotos são apresentadas com os riscos já identificados, validando os achados e reforçando outros pontos importantes (Figura 73.12).

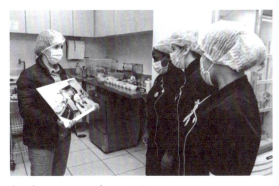

Figura 73.12. Oficina aplicada no serviço de nutrição.
Fonte: acervo da SBIBAE, 2020.

Protocolo FoCo (foco na consciência)

É uma prática que associa a oficina de percepção de riscos, a OAC, o incentivo ao autocuidado e ao cuidado com o próximo e um exercício de tomada da consciência. Tem como objetivo ampliar a consciência situacional, melhorar a percepção de riscos e redução de acidentes.

Treinamentos especializados do serviço nutrição hospitalar

▶ GLOS (grupo local de segurança)

No serviço de nutrição hospitalar do HIAE, desde 2013, formou-se um comitê denominado GLOS (grupo local de segurança). Esse grupo de colaboradores promove ações de motivação e gincanas; planeja e discute temas pertinentes; desenvolve materiais; e valida com o setor de segurança do trabalho discussões com toda a equipe.

▶ Diálogos de segurança (DS)

É uma ferramenta utilizada como modo preventivo dentro do ambiente de trabalho. Desperta e conscientiza o colaborador a respeito de sua segurança, envolvendo-o em suas atividades de risco (Figuras 73.13 e 73.14).

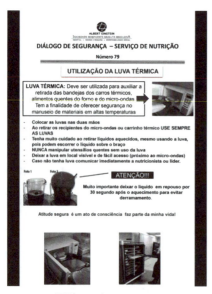

Figura 73.13. Diálogo de segurança.
Fonte: acervo SBIBAE, 2020.

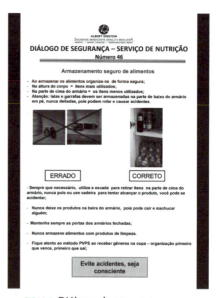

Figura 73.14. Diálogo de segurança.
Fonte: acervo SBIBAE, 2020.

▶ Projeto NutriAção

Por meio da identificação do risco de acidentes com produtos químicos na lavagem de louças, quando não há o uso dos óculos de proteção, sugere-se o projeto desenhado com as seguintes etapas:
- Primeira etapa: entrega dos óculos de proteção (EPI) para toda equipe.
- Segunda etapa: um responsável observa a adesão à utilização dos óculos de proteção, sem comunicar para o colaborador a observação. Os dados **são** anotados em uma planilha.

- Terceira etapa: com os **óculos de proteção vendados**, **é** solicitado ao copeiro que tente realizar suas atividades (Figuras 73.15 e 73.16). Após a dinâmica, o copeiro registra sua percepção ao realizar a dinâmica.
- Quarta etapa: **é aplicado** um diálogo de segurança após a dinâmica sobre o tema.
- Quinta etapa: ocorre uma nova observação, como na etapa 2, para verificar se houve melhora na adesão ao uso dos óculos.
- Sexta etapa: aos colaboradores que continuaram sem adesão ao uso dos óculos de segurança, realizou-se um *feedback* verbal com o registro de compromissos para verificação futura.

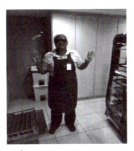 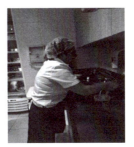

Figura 73.15. Óculos vendados.
Fonte: acervo SBIBAE, 2018.

Figura 73.16. Atividade de olhos vendados.
Fonte: acervo SBIBAE, 2018.

▶ *Quiz da segurança*

Nessa atividade foi elaborado um *quiz* com 12 perguntas de múltipla escolha, abordando temas de segurança do trajeto, uso e importância de EPI, descarte correto de resíduos e uso seguro do aparelho celular.

A equipe foi abordada para responder o *quiz*, em que, para as respostas erradas, a correção é imediata, sendo discutido sobre as possíveis dúvidas. Com essa ação, pode-se reforçar questões importantes das regras de ouro da segurança, evidenciando o nível de conhecimento da equipe em relação às atitudes seguras.

▶ *Projetos de segurança no trajeto*

Segurança no trajeto é uma preocupação das instituições e, na SBIBAE, é vista como uma grande demanda. A proposta dessa ação é orientar a equipe sobre acidentes de trajeto, regras, consequências e meios de prevenção por meio de impressos coloridos e detalhados dos possíveis acidentes de trajeto.

Após o treinamento foi aplicada uma prova com correção e discussão imediata.

Considerações finais

Os processos de melhoria constante, dessas e de outras iniciativas, são de extrema importância para que os riscos associados ao trabalho sejam minimizados, e até eliminados, a fim de garantir um ambiente de autocuidado e livre de todos os acidentes e doenças ocupacionais.

Leitura recomendada

- Barreto C. Segurança do trabalho em unidades de alimentação e nutrição. 1 ed. Rio de Janeiro: Rubio; 2016.
- NR 4 – Serviços especializados em engenharia de segurança e em medicina do trabalho. portal.anvisa.gov.br Disponível em: https://enit.trabalho.gov.br/portal/images/Arquivos_SST/SST_NR/NR-04.pdf

CAPÍTULO

74 Melhoria Contínua e Excelência Operacional

Barbara Coutinho Fernandes
Glaucia Fernanda Corrêa Gaetano Santos
Rita Mayra Janzantti
Silvia Maria Fraga Piovacari

A complexidade e a dinâmica do ambiente organizacional geram diversificadas necessidades de competências, que agregam valor econômico e valor social a indivíduos e à empresa na medida em que contribuem para o alcance de objetivos organizacionais e expressam o reconhecimento social sobre a capacidade de determinada pessoa. A gestão por competências representa um processo contínuo, que tem como etapa inicial a formulação da estratégia da organização, na qual são definidas a missão, a visão e os macro-objetivos para a excelência das instituições.

A excelência operacional tem sido um caminho estratégico para muitas empresas no ambiente competitivo atual, em especial na área hospitalar. Essa estratégia identifica possíveis oportunidades de melhoria em processos assistenciais e administrativos a fim de melhorar o desempenho com o aumento da produtividade, satisfação dos pacientes, segurança nos processos, redução de desperdícios e custos; e está associada cada vez mais a melhorar o gerenciamento dos processos e aumentar a eficiência operacional, otimizando recursos.

A melhoria contínua vai além da adoção de práticas pontuais. Ela se dá com a melhoria e atualização contínuas por meio da metodologia de gerenciamento de processos intra-hospitalares. É necessário alinhar as necessidades aos padrões, mantendo uma gestão inovadora e de qualidade, a fim de gerar percepção de valor desejada. Uma maneira de atingir esse valor é por meio da obtenção de certificações e acreditações hospitalares, instrumentos que entregam maior credibilidade, garantia de eficácia nos métodos de gestão e referencial seguro para a melhoria contínua.

A necessidade de projetos estruturados para a eficiência operacional demanda conhecimento de uma área específica de gerência de projetos e inovação. A metodologia *lean* é uma filosofia de melhoria de processos baseada em tempo e valor, desenhada para assegurar fluxos contínuos e eliminar desperdícios e atividades de baixo valor agregado. Na tradução livre, *lean* quer dizer "enxuto".

A definição de um projeto *lean six sigma* inicia na necessidade real da empresa em melhorar o nível atual de seus processos, em que são analisados:

- Aumento de receita;
- Diminuição de custos variáveis;
- Diminuição de custos fixos;
- Satisfação do cliente;
- Diminuição de inventário;

Melhoria Contínua e Excelência Operacional

- Otimização de ativos fixos;
- Diminuição de contas a receber;
- Diminuição de empréstimos externos.

Um bom projeto *lean six sigma* deve estar associado a uma meta e/ou métrica de uma organização. Existem algumas características que definem um bom candidato a líder de projeto *lean six sigma*:

- Escopo do projeto, que permite que seja terminado no período de 4 a 6 meses.
- A execução do projeto tem um impacto significativo para a organização (preferencialmente financeiro).
- Solução e/ou implementação de difícil execução e/ou não óbvias para a organização.
- Se possível, relacionado às atividades do dia a dia (gestão da rotina) ou faz parte dos objetivos definidos para a função naquele ano.
- Ter um defeito claramente definido com uma métrica associada a ele.
- Potenciais ações a serem implementadas dentro das possibilidades e alinhadas com a visão estratégica da organização.
- Pessoas a serem envolvidas dispostas e convencidas a negociar parte do seu tempo para ajudar no projeto.

A identificação do projeto ocorre por meio do desdobramento de metas e tem como objetivo o sistema de gestão, como um conjunto de métodos e ferramentas que se encaixam à cultura da empresa e que, juntos, farão com que a organização atinja metas e objetivos; os métodos que fornecem disciplina de execução; e ferramentas que ajudam a responder às perguntas importantes para se tomar decisões corretas no ambiente de negócio.

Gestão de fluxos e rotinas

O mapa de fluxo de valor é uma ferramenta que ajuda a identificar o fluxo de materiais e informações dentro de uma organização. Para elaborá-lo, deve-se apenas seguir o fluxo de um determinado processo, desde o início até o final, e cuidadosamente desenhar uma representação visual de cada uma das etapas do processo. Algumas vezes se detalha mais um determinado processo ou etapa para um objetivo específico na eliminação de desperdícios.

A metodologia propõe que se parta do entendimento dos requisitos do cliente para melhorar os processos pela eliminação sistemática de suas falhas, levando a produtos e serviços livres de erros, que possam ser entregues num prazo mais curto e a um custo menor.

O grau de detalhamento do mapa de processo deve ser o mínimo suficiente para permitir a identificação de entradas e saídas. Uma etapa de processo é caracterizada pelas seguintes propriedades:

- Fluxo contínuo;
- Fluxo interrompido ou desconectado;
- Variável de saída de processo (POV).

O SIPOC (*suppliers, inputs, process, outputs* e *customers* – fornecedores, insumos, processos, produtos e clientes) é um mapa de alto nível que documenta um processo do fornecedor ao cliente. Esse mapa é utilizado para: identificar lacunas em requisitos de saídas ou entradas do processo; identificar fornecedores das entradas do processo; ajudar a identificar necessidades de coleta de dados; verificar requisitos de recursos de equipe e informação; e mirar as métricas corretas, como ferramenta de verificação contínua de requisitos de cliente.

Para a criação do mapa de processo (SIPOC) é necessário:

- Definir o processo a ser mapeado;
- Estabelecer início e fim do processo;
- Determinar resultado do processo (saídas);
- Determinar os clientes do processo;

- Determinar as exigências dos clientes;
- Apontar as entradas do processo;
- Identificar fornecedores para as entradas;
- Determinar necessidades do processo.

É importante lembrar que as saídas do SIPOC não devem se restringir somente às características de qualidade do produto ou serviço final.

É conveniente apontar características associadas à qualidade, entrega e custo.

Elementos fundamentais para fluxos:

- Tempo de espera (TE) – tempo consumido entre as etapas de um processo.
- Porcentagem de completo e correto (%CC) – porcentagem de vezes que o conteúdo de trabalho chega à etapa seguinte completo e correto.
- Tempo de processamento (TP) – tempo realmente utilizado para executar a etapa do processo.
- Tempo de interrupção (TI) – tempo consumido durante a etapa, mas não associado ao processamento.
- *Lead time* (LT) – tempo total, do início ao fim, de uma determinada etapa do processo.
- N.º de pessoas equivalentes (PE) – capacidade de trabalho dedicada à realização de cada etapa do processo.

Atualmente o serviço de saúde vem se aprofundando e se aprimorando na qualidade de atendimento e na melhor experiência do seu paciente, integrando eficiência, resolutividade, tecnologia e custos. Com a informação mais veloz e atualizada, o paciente tem contribuído cada vez mais para a evolução do setor, sendo na maneira de pensar ou até mesmo no questionamento.

Gerenciar projetos com eficiência é um fator crítico para o sucesso e para a sobrevivência das empresas no mercado. A gestão de projetos por meio da metodologia DMAIC (D: definição; M: medição; A: análise; I: implementação da melhoria; C: controle para o fechamento do ciclo) busca alcançar a qualidade esperada e é importante para a adoção de uma abordagem científica estruturada, permitindo alcançar seus objetivos de maneira organizada, multidisciplinar e econômica. Na gestão de projetos é de suma importância conhecer ferramentas de controle e monitoramento que propiciem que um projeto seja gerido com eficiência, atendendo ao escopo planejado e sendo executado dentro do cronograma e do orçamento.

O programa *six sigma* tem como visão o aperfeiçoamento do processo por meio da correta coleta dos dados que possam ser melhorados e das pessoas a serem treinadas. Além disso, relaciona as técnicas estatísticas com as ferramentas da qualidade e segue um caminho lógico, utilizando o método científico DMAIC, para a obtenção de ganhos efetivos, tanto em qualidade quanto em custos. O ciclo DMAIC é uma variante do *six sigma* para processos e é fundamentado na ISO 9000 e no TQM (*Total Quality Management*). Está baseada no uso de ferramentas estatísticas, juntamente a diversas ferramentas de controle da qualidade.

A fase DMAIC e suas características:

Fases	Características
Definir	Análise das expectativas do cliente, em que são identificados as etapas e os produtos do processo, ou seja, define-se de maneira precisa o escopo do projeto.
Medir	Mensurar para obter informações a fim de executar o mapa de processo e elaborar a matriz de causa e efeito, determinando o foco do problema.
Analisar	Identificar o desempenho em relação à meta estabelecida, detectando os possíveis gargalos do processo. É uma fase em que é necessário o uso de software estatístico para a realização de cálculos e gráficos que permitem conhecer as não conformidades dos processos e as suas variações.
Melhorar	Desenvolver soluções para intervir no processo, reduzindo significativamente os níveis de defeitos.
Controlar	Controlar e monitorar o processo para manter os resultados obtidos.

Fonte: adaptada de PMI – Project Management Institute. Guia PMBOK: Um guia do conjunto de conhecimentos em gerenciamento de projetos. 3 ed. Pennsylvania: Four Campus Boulevard; 2004.

O planejamento do serviço de nutrição e dietética permite a melhor utilização dos recursos humanos, por meio do dimensionamento do contingente de mão de obra necessário e definição das tarefas a serem executadas, de que resulta maior racionalização de trabalho e, consequentemente, menor sobrecarga.

Um planejamento respaldado no reconhecimento das características específicas do funcionamento dos serviços de nutrição e dietética, visando também à economia de movimentos e evidente racionalização das ações, poderá evitar fatores negativos de operacionalização, dentre os quais: interrupções no fluxo de operações; cruzamentos desnecessários de gêneros e funcionários; má utilização dos equipamentos; limitação de espaço, que causa congestionamento na circulação; falha no dimensionamento e localização dos pontos de distribuição, dentre outros.

O serviço de nutrição dietética de uma determinada organização necessita contar com um quadro de pessoal adequado, tanto no ponto de vista quantitativo como qualitativo, para atender às diversas atividades nela desenvolvidas.

Esse quadro de pessoal é definido considerando-se todos os aspectos funcionais, com vistas a alcançar os objetivos do serviço de nutrição e dietética e contribuir, direta ou indiretamente, para a consecução dos objetivos gerais da organização.

Nos hospitais, podem ser encontrados os sistemas centralizados, descentralizados e mistos. Os sistemas descentralizados exigem maior tempo, por parte dos copeiros, juntos aos pacientes, pois o porcionamento realizado por nível de copa da unidade de internação necessita de maior número de copeiros. Convém lembrar que o tipo de utensílios utilizados na distribuição constitui fator de maior ou menor rendimento do tempo.

A busca da qualidade no trabalho é uma prioridade para toda organização que deseja o seu próprio desenvolvimento. O suporte da metodologia DMAIC para a filosofia enxuta se apresenta como uma alternativa para operacionalizar a melhoria contínua dos processos do setor de nutrição hospitalar.

Leitura recomendada

- Abreu ES, Spinelli MGN, Zanardi AMP. Gestão de unidades de alimentação e nutrição: um modo de fazer. São Paulo: Metha; 2003.
- Andrietta JM, Miguel PAC. Aplicação do programa seis sigma no Brasil: resultados de um levantamento tipo survey exploratório-descritivo e perspectivas para pesquisas futuras. Gestão Produção. 2007; 14(2):203-19.
- Lean Institute Brasil. Disponível em: https://www.lean.org.br. Acessado em: 20 dez 2019.
- Mezomo IFB. Os serviços de alimentação: planejamento e administração. São Paulo: Manole; 2002.
- PMI – Project Management Institute. Guia PMBOK: Um guia do conjunto de conhecimentos em gerenciamento de projetos. 3 ed. Pennsylvania: Four Campus Boulevard; 2004.
- Schroeder RG, Linderman K, Liedtke C, Choo AS. Six Sigma: Definition and underlying theory. J Oper Manag. 2008; 26:536-54.
- Six Sigma Brasil. Disponível em: http://sixsigmabrasil.com.br. Acessado em: 20 ago 2020.
- Zanella LC, Cândido I. Auditoria interna – rotinas e processos práticos para hotéis, restaurantes e empresas em geral. Caxias do Sul: EDUCS; 2002.

CAPÍTULO

75 Experiência do Paciente

Ana Merzel Kernkraut
Claudia Regina Laselva
Silvia Maria Fraga Piovacari

A experiência do paciente tem se tornado um diferencial para as instituições de saúde.

Segundo o Beryl Institute, comunidade global de referência que tem em seu propósito melhorar a experiência do paciente por meio da colaboração e compartilhamento de conhecimento, a experiência do paciente é definida como o somatório de "todas as interações, moldadas pela cultura da organização, que influenciam a percepção do paciente por meio da continuidade do cuidado". Em outras palavras, ela é percebida em todas as interações pelas quais o paciente passa no ambiente hospitalar. Por isso, traçar estratégias, práticas e processos para aprimorá-la tem se tornado um desafio para as instituições por todo o país.

Segundo a National Academy of Medicine (NAM) (antigo IOM – Institute of Medicine), uma organização sem fins lucrativos que presta assessoria nacional em questões relacionadas à ciência biomédica, medicina e saúde e que serve como um conselheiro para a nação para melhorar a saúde, define a experiência do paciente como um "cuidado que respeita e atende às preferências, necessidades e valores individuais dos pacientes, e garante que os valores do paciente orientem todas as decisões clínicas".

O Institute for Healthcare Improvement (IHI), outra organização destinada a melhorar a segurança com a qual o paciente é atendido, propõe a quádrupla meta às instituições de saúde que querem promover a segurança dos processos assistenciais: melhorar a experiência do paciente, melhorar a saúde da população, reduzir custos e melhorar o bem-estar da equipe profissional.

Na Sociedade Beneficente Israelita Brasileira Albert Einstein (SBIBAE), a experiência do paciente é um tema central e estratégico e, dessa maneira, foi criado o Programa Acelerador da Experiência do Paciente para garantir que as áreas envolvidas na assistência ao paciente, de maneira direta ou indireta, trabalhem de maneira colaborativa e coordenada e estejam alinhadas ao planejamento estratégico institucional.

O objetivo é dar maior agilidade à elaboração do diagnóstico e de ações. Esse trabalho é acompanhado pela liderança institucional por meio de reporte periódico e indicadores estabelecidos.

Outra estratégia que tem sido utilizada é a ciência da melhoria, metodologia proposta pelo IHI que norteia as ações de melhoria identificadas.

O objetivo é identificar os gargalos no atendimento e propor soluções a fim de proporcionar uma experiência de cuidado positiva com o atendimento na instituição. Todas as ações identificadas devem ser acompanhadas por indicadores que possam refletir a mudança e melhoria daquele processo.

É bastante comum tratar a experiência do paciente como satisfação do paciente, entretanto são dois conceitos diferentes. A experiência do paciente também engloba a satisfação. Quando falamos sobre a experiência temos que pensar em todos os pontos de contato, por exemplo, como o paciente é atendido no *call center*, como o manobrista ou recepcionista o recebem, ou, ainda, como o copeiro entrega a refeição. Aspectos como a cordialidade e atenção são esperados nesse momento, bem como acolhimento e humanização. Além disso, há o estado do ambiente; se está limpo, com iluminação adequada e se o paciente consegue transitar facilmente nas instalações. Outro aspecto extremamente importante é a alimentação, no que diz respeito a estar na temperatura, qualidade e quantidade adequadas e haver disponibilidade de alimentos que atendam a todas as necessidades nutricionais, levando em conta intolerâncias, alergias e preferências alimentares.

Esses são os primeiros pontos de contato antes de o paciente ser atendido pela equipe assistencial. Nesse momento, a maneira como o paciente é atendido, se ele tem o diagnóstico e tratamento correto ou como o procedimento técnico é realizado são fundamentais na experiência. Além disso, esta não termina na alta hospitalar, pois atualmente grande parte da recuperação ocorrerá em casa. Dessa maneira, ter a orientação adequada de como proceder, como reconhecer sinais e sintomas de piora e quem procurar é parte dessa jornada de cuidado.

Por fim, temos a experiência com o que é cobrado na instituição. Muitas vezes o paciente tem uma jornada de cuidado positiva, entretanto quando recebe a conta fica incomodado, e esse aspecto pode fazer com que a experiência dele seja comprometida.

Como podemos observar, a experiência é influenciada por múltiplos aspectos ao longo da jornada de cuidado.

É importante diferenciar a satisfação do paciente e a experiência do paciente. Enquanto a satisfação diz respeito ao atendimento ser adequado, podendo ser influenciada pela experiência anterior própria ou de amigos e familiares, pelo tempo desde a chegada até o atendimento, pelo humor ou qualquer intercorrência que possa refletir no atendimento do paciente, na experiência do paciente a qualidade do atendimento é importante, bem como a empatia do profissional, a cordialidade, o tempo de atendimento, o ambiente, oo desfecho, o custo e a satisfação do paciente. Um paciente ou familiar pode ter tido uma experiência positiva e um desfecho negativo, e o contrário também é verdadeiro: um paciente pode ter tido um desfecho positivo, entretanto sua experiência foi negativa.

Para que os profissionais possam oferecer uma excelente experiência do paciente, foi criado o modelo Einstein de atendimento, foi pautado em 3 pilares: a Segurança, a Paixão em servir e a Atenção aos detalhes – SPA.

A segurança é uma prioridade, um valor institucional. A vida e a saúde das pessoas, pacientes, familiares e funcionários são a nossa prioridade. O ambiente, os processos e as atitudes devem proporcionar condições seguras para todos, prevenindo acidentes e incidentes de qualquer natureza.

A paixão em servir diz respeito a como fazemos as coisas! É uma atitude genuína de servir os outros com amor, humildade, respeito e empatia, demonstrando compromisso, prontidão, colaboração e tolerância.

Por fim, a atenção aos detalhes aborda como procuramos cativar pacientes e familiares, cuidando de todos os detalhes e proporcionando a melhor experiência de serviço.

Leitura recomendada

- Institute for Healthcare Improvement. Disponível em: www.ihi.org
- National Academy of Medicine. Disponível em: https://nam.edu/
- The Beryl Institute. Disponível em: https://www.theberylinstitute.org

CAPÍTULO

76 Educação Corporativa

Eletéa Barbosa Tasso
Glaucia Fernanda Corrêa Gaetano Santos
Selma Tavares Valério
Simone Cristina Azevedo Silva

Definições e benefícios

Como uma alternativa para capacitar e gerar níveis mais altos de competências para as instituições, surgiu o conceito de educação corporativa no ano de 1990, nos Estados Unidos, que vem ganhando mais espaço no Brasil, com a preocupação de detectar os melhores caminhos para o desenvolvimento e a disseminação de conhecimento e aprendizagem nas organizações.

A educação corporativa compreende a possibilidade de desenvolvimento humano em um processo contínuo, crescente e interdependente de conexões de aprendizagem individuais e coletivas na organização (colaboradores e membros da cadeia de valor), com o objetivo de organizar a capacitação da organização para atuar num contexto de competitividade e sustentabilidade.

A educação corporativa tem como finalidade estimular o desenvolvimento das competências organizacionais e humanas para atender à necessidade da instituição, de maneira sistemática, estratégica e contínua. Desse modo, pode agregar valor à empresa e às pessoas, contribuindo para a vantagem competitiva da organização.

A educação corporativa é uma evolução do sistema de treinamento e apresenta o desenvolvimento de competências como seu objetivo principal e como uma das principais diferenças, além de outras, conforme observado na Tabela 76.1.

A educação corporativa representa uma ferramenta para atingir os objetivos estratégicos da instituição, com foco em resultados estratégicos, que deve permear a cultura organizacional, com envolvimento da alta direção, lideranças, recursos humanos, bem como fazer parte das atividades do dia a dia, além do entendimento e engajamento de todos os colaboradores no sistema de aprendizagem contínua, ativa e eficaz. Também atua como complemento no processo de aprendizagem da população, tanto intra como extramuros organizacionais, trazendo uma contribuição à sociedade.

A cultura de aprendizagem contínua requer a atuação de líderes exemplares e educadores, que vivenciem, aceitem e pratiquem essa cultura, despertando e desenvolvendo nas pessoas a cultura de aprendizado e autodesenvolvimento contínuo, sendo essencial ao líder direcionar, engajar, participar ativamente no processo de desenvolvimento, controle e avaliação dos programas educativos e de seus colaboradores, demonstrar interesse em aprender, divulgar e promover a educação e ensinar. Assim, desenvolve um modelo de comportamento a ser seguido.

Educação Corporativa

Tabela 76.1. Diferenças de treinamento e desenvolvimento e educação corporativa.

Treinamento e desenvolvimento	Educação corporativa
Reativo	Proativo
Descentralizado	Centralizado
Soluções genéricas	Soluções para a instituição e para público específico
Visão de curto prazo	Visão de longo prazo
Aprendizado individual	Aprendizado organizacional
Desenvolvimento de habilidades técnicas	Desenvolvimento de competências técnicas e comportamentais críticas
Pontual	Processual
Público interno	Público interno e externo
Espaço presencial	Espaço presencial e virtual
Resultados individuais	Resultados estratégicos

Fonte: adaptado de Meister, 1999, citado por Eboli, M.

Com a constante mudança da sociedade, do mercado de trabalho e dos clientes, é necessário que os colaboradores tenham capacidade de adaptação e desenvolvimento contínuo com inovação, em um ambiente de constante aprendizagem para atingir resultados ágeis e eficazes. Com o modelo de educação corporativo é importante considerar o rompimento da barreira do espaço e tempo, entre momento de aprendizado e trabalho, pois se aprende trabalhando em todas as oportunidades.

Para a implantação da educação corporativa em uma instituição é importante seguir algumas fases:

- Alinhamento estratégico com a missão, visão e valores da instituição.
- Mapeamento das competências (empresariais, organizacionais e humanas), que representa o desempenho esperado, ou seja, o que o profissional precisa saber e ser capaz de fazer, em uma atuação que possa ser observável, para possibilitar melhorias na atuação profissional e alcance dos objetivos estratégicos.
- Validação dos objetivos estratégicos, suas diretrizes e recursos necessários.
- Criação das soluções de aprendizagem (formatos de escolas, trilhas, programas).

Os princípios de sucesso que auxiliarão no conceito e na metodologia para a concepção, a implementação e a análise de educação corporativa são:

▶ Competitividade

Educação como maneira de desenvolver os colaboradores como um diferencial para a instituição, aumentando seu valor de mercado por meio do valor das pessoas. São as pessoas que fazem as organizações, e pessoas mais preparadas resultam em empresas mais competitivas; ou seja, com mais clientes satisfeitos, há maior atuação no mercado, maior valorização da sua marca e melhores resultados.

▶ Perpetuidade

Valorizar a educação como um processo de transmissão da cultural organizacional, a fim de conservar, transmitir, disseminar, reproduzir ou até mesmo transformar as crenças e valores organizacionais.

▶ Conectividade

Estabelecer conexões por meio da comunicação na instituição e ampliar de modo dinâmico a rede de relacionamentos com o público interno e externo, com o objetivo gerar, compartilhar e transferir os conhecimentos institucionais.

▶ Disponibilidade

Oferecer e disponibilizar atividades e recursos educacionais de fácil uso e acesso, promovendo aprendizagem acessível e concreta "a qualquer hora e em qualquer lugar", estimulando, assim, o conceito de ser o protagonista do seu próprio processo de aprendizado e autodesenvolvimento.

▶ Cidadania

Estimular a construção do conhecimento organizacional.

▶ Parceria

Estabelecer relações de parceria no âmbito interno (líderes, gestores, áreas e departamentos) e externo (universidades), com interesse comum na educação dos colaboradores.

▶ Sustentabilidade

Gerar resultados para a instituição, agregando valor ao negócio; e buscar fontes alternativas de recursos, diminuindo assim as vulnerabilidades do projeto de educação corporativa.

Para mensurar os resultados dos programas de educação corporativa, podem ser utilizadas medidas de quatro níveis de avaliação dos programas:

- **Reação**: medidas de como os participantes avaliam o programa, ou seja, é a medida de "satisfação".
- **Aprendizado**: medida do conhecimento adquirido, habilidades aprimoradas e atitudes modificadas.
- **Comportamento**: medida da mudança de comportamento no trabalho dos participantes.
- **Resultados**: medida dos resultados que ocorreram devido ao treinamento, incluindo aumento de vendas, produtividade, redução de custos e impacto nos indicadores, sendo um dos maiores desafios para os sistemas de educação corporativa.

A educação corporativa promove a capacitação e desenvolvimento do modo de ser, pensar e fazer dos colaboradores para o alcance dos objetivos estratégicos da instituição; assim, deve ser um sistema de gestão de pessoas por meio da capacitação e desenvolvimento de competências críticas para atingir o resultado estratégico do negócio, pela aprendizagem contínua e ativa, pautada na missão, visão e valor da instituição. Representa uma proposta mais abrangente e estratégica para ampliar o repertório dos seus colaboradores, pois ensina competências necessárias para promover qualidade, excelência e produtividade no trabalho, sendo um diferencial competitivo e de valor para a organização. Além disso, é um modo de promover a gestão do conhecimento, como instrumento de gestão e desenvolvimento das organizações, em um processo complexo que necessitará de dedicação e personalização.

Estratégias de educação corporativa

O crescimento das tecnologias de informação e comunicação propiciou a expansão das práticas de ensino, contribuindo para a distribuição do conhecimento de modo mais rápido e abrangente e para o surgimento de novas propostas para a educação corporativa. Nesse cenário, são consideradas as seguintes modalidades de ensino:

Educação Corporativa

▶ Modalidade presencial

Há a presença física do instrutor e participantes. É um modelo tradicional e ainda bastante utilizado. Como vantagem apresenta a facilidade do contato direto entre o instrutor e participantes, facilitando questionamentos e esclarecimento de dúvidas. Como desvantagem há a falta de flexibilidade de locais e horários.

▶ Modalidade on-line

O aprendizado ocorre sem que os participantes estejam envolvidos nas atividades ao mesmo tempo e/ou no mesmo lugar. Oferece rapidez, agilidade, o conteúdo adequado e a disponibilidade da informação no momento necessário. Pode conciliar datas e horários para que não precise liberar toda a equipe ao mesmo tempo.

▶ Modalidade blended (mista)

É a combinação de encontros presenciais com atividades on-line. Esse modelo unifica as vantagens do ensino a distância com o tradicionalismo das "salas de aula" para a troca de experiências.

As instituições de sistemas mais estratégicos de educação corporativa propiciam a adoção simultânea de todas as modalidades, sem a necessidade de fazer segmentação entre elas. Para mobilizar e comprometer os colaboradores com as estratégias de educação corporativa, é necessário oferecer ambiente adequado à aprendizagem, utilizando um sistema para gerenciamento da aprendizagem ou learning management systems (LMS). Esse sistema permite criar, personalizar, organizar e permitir a gestão de cursos presenciais ou on-line, oferecendo tanto acesso a conteúdo quanto interação entre os colaboradores, permitindo a criação e o compartilhamento de conhecimentos.

Além dos recursos tecnológicos é importante fornecer uma experiência de aprendizagem que considere os princípios de andragogia, a aprendizagem de adultos. Para os adultos, todo novo conteúdo apresentado é julgado como relevante ou não. Só é retido aquilo que consideram relevante para o seu dia a dia. Os adultos aprendem de maneira autodirigida, decidindo quando, como e o que querem aprender, e é importante preservar essa autonomia. Além disso, gostam de compartilhar suas experiências e conhecimentos acumulados e valorizam suas experiências prévias. É preciso dar oportunidade para atividades reflexivas após uma nova informação e estimular situações interativas, como discussões e debates. Finalmente, aprendizes adultos não valorizam conhecimento teórico sem aplicação prática. Assim, quando ensinamos adultos é importante mostrar o motivo pelo qual aquela informação deve ser retida, valorizando a motivação.

O uso das estratégias de aprendizagem a serem disponibilizadas em um programa de educação corporativa depende dos objetivos de aprendizagem, do nível de conhecimento do público-alvo, dos tipos de necessidades, duração, condições físicas e ambientais, dentre outros. Podemos destacar algumas estratégias, como:

Vídeos educacionais

Combinam imagens, texto e som em um único objeto, favorecendo a retenção do conhecimento e aproximando os colaboradores dos contextos reais de atuação. Os formatos variam desde videoaulas de captura simples em sala de aula, apresentação de slides com narração, demonstração de procedimentos ou entrevistas, até formatos mais elaborados, que incluem textos, animações ou cenários customizados, enriquecendo os ambientes de aprendizagem.

Conteúdo interativo

Material didático interativo, exposição do conteúdo em formato hipertexto, com imagens, vídeos, questões objetivas para reflexão e fixação de conteúdo de fácil leitura e navegação.

Estudo de caso

Permite a busca e conexão entre a teoria e a prática, contribuindo para o desenvolvimento do senso crítico, o que gera maior retenção do conhecimento e preparação do profissional para a resolução de problemas relacionados à rotina da sua profissão.

Microlearning

Uma maneira rápida e direta de transmitir o conhecimento – pequenas pílulas de informação que podem ser consumidas pelos colaboradores no momento em que acharem mais adequado. Pode ser um *link* interessante, um pequeno vídeo, um texto compartilhado.

Gamificação

É uma estratégia que traz para o ambiente corporativo o espírito lúdico e as interfaces amigáveis do universo dos games. Por meio da gamificação, é possível instalar um processo constante de educação, permitindo que os colaboradores alcancem diferentes níveis de conhecimento, acompanhem o progresso em barras e escalas e sejam reconhecidos pelos avanços.

Workshops ou oficinas

Têm como objetivo detalhar, aprofundar um determinado assunto de maneira mais prática. Recomenda-se o uso de métodos ativos nos momentos presenciais, sempre que possível. O instrutor atua como mediador da aprendizagem, provocando e instigando o colaborador a buscar as resoluções por si só.

Simulação realística

Método ativo e colaborativo, com intensa troca entre facilitador e participante, com ganhos comprovados após treinamento em conhecimentos, habilidades e atitudes, além de permitir discussão e diversos aspectos do atendimento como trabalho em equipe, comunicação, pensamento crítico, tomada de decisão e consciência situacional.

Em um mundo de transformação e avanços tecnológicos é essencial a criação de uma cultura organizacional que estimule seus colaboradores a se tornarem aprendizes por toda a vida. Investir em *lifelong learning* significa estimular de maneira voluntária, proativa e permanente o desenvolvimento pessoal e profissional do colaborador, a partir das mais diversas experiências de aprendizagem. Os benefícios do *lifelong learning* em uma instituição propiciam um aprendizado contínuo, deixando o profissional pronto para novas experiências.

Trilhas de aprendizagem

A responsabilidade pelo processo de desenvolvimento de capacitação deve ser compartilhada entre empresa e colaborador, visando que o domínio de uma competência represente um valor econômico e um valor social para o trabalhador e para a organização. O desenvolvimento de competências ocorre por meio da aprendizagem e, para as organizações, o desenvolvimento de mecanismos para ampliar a capacidade e a velocidade de aprendizagem de seus empregados é importante.

As trilhas são ações de aprendizagem de caminhos flexíveis para o desenvolvimento pessoal e profissional, visando à automobilização das pessoas em busca de conhecimentos necessários. São constituídas por uma estratégia educativa para a realização da excelência profissional e humana dos profissionais dentro de uma organização. Desse modo, as trilhas de aprendizagem constituem uma importante opção de sistematização de técnicas e estratégias em prol da aprendizagem.

▶ Trilhas de aprendizagem Einstein

A Sociedade Beneficente Israelita Brasileira Albert Einstein (SBIBAE) implementou as trilhas de aprendizagem como estratégia para a capacitação dos profissionais. Esse modelo de treinamento tem um caráter estratégico e visa alcançar 3 objetivos: desenvolver competências, fortalecer a cultura organizacional e alinhar comportamentos e atitudes.

Para atender ao objetivo de estruturação de um programa de treinamento contínuo baseado nas competências mapeadas para os cargos, nas situações organizacionais, suas diretrizes e planejamento estratégico, com eixos de sustentação para a construção, foi necessária a implantação do modelo de trilhas de aprendizagem como uma alternativa.

A elaboração das trilhas na SBIBAE foi definida seguindo o modelo de construção, baseada em competências e indicadores, metodologia inovadora e estratégias híbridas, gerenciamento de tempo, priorização e efetividade.

Na SBIBAE, as trilhas de aprendizagem foram implantadas com a segmentação abaixo, e o conteúdo é renovado anualmente ou a cada circunstância, para responder à necessidade da instituição:

- **Trilha institucional:** desenvolvida com base na missão, visão, valores e princípios da instituição.
- **Trilha profissional:** construída a partir dos norteadores: *balance score card* (BSC) da instituição, indicadores de qualidade e segurança, legislação, acreditações e competências mapeadas de acordo com cargo e função.
- **Trilha setorial:** instituída com base nas competências de cargo e função de áreas estratégicas da instituição e setor de atuação.
- **Trilha individual:** elaborada com base na identificação de lacunas de conhecimento, identificadas pelo próprio colaborador e/ou nas avaliações por competências.

Na finalização do ciclo anual, são analisados os resultados para o planejamento de um novo ciclo. O acompanhamento e análise dos indicadores institucionais **são parâmetros para avaliar as trilhas e seu impacto para a instituição e profissional. Os indicadores são:**

- Satisfação, que é medida por meio do NPS ((número de promotores – número de detratores)/número total de respondentes da avaliação de reação × 100).
- Adesão (número de pessoas que concluíram 100% da trilha/número de elegíveis a aquela trilha × 100).
- Desempenho do colaborador (aprovação ou reprovação na avaliação de aprendizagem).

Em um ambiente com evolução exponencial, de constantes mudanças e presença de alta tecnologia, fazem-se necessárias estratégias educacionais diversificadas e inovadoras de acompanhamento contínuo, a fim de aprimorar as competências profissionais, visando ao atendimento de excelência com qualidade e segurança.

▶ Trilha profissional de nutricionista

Os temas da trilha profissional dos nutricionistas são ajustados anualmente conforme os indicadores de segurança do paciente, protocolos e políticas institucionais, acreditações e certificações. Para novos colaboradores são propostos os treinamentos de gerenciamento da dor, prevenção de lesão por pressão, prevenção de quedas, fluxo de emergência e códigos institucionais, risco psiquiátrico, protocolo AVC, prevenção de infecção e educação do paciente. Para a capacitação anual são adicionados os temas: fluxo de atendimento de urgência e emergência – RCP, com abordagem transversal sobre educação do paciente e acompanhante, alta confiabilidade e conta certa.

Além das capacitações institucionais que sustentam a educação corporativa, são realizados treinamentos setoriais que contemplem as necessidades das especificidades das áreas. Segue a descrição do caso do treinamento dos copeiros.

Capacitação interna em nutrição clínica

Desenvolveu-se um programa de treinamento interno intitulado "Servindo o bem-estar", que busca promover competências essenciais para a prática do modelo Einstein de atendimento e os pilares da filosofia SPA (Segurança, Paixão em servir e Atenção aos detalhes) e elevar os índices de percepção de qualidade no atendimento, proporcionando a melhor experiência ao paciente e seus familiares.

O cronograma desse programa de treinamento foi estruturado com o objetivo de promover o reconhecimento da importância do serviço dos profissionais da copa da nutrição clínica do Hospital Israelita Albert Einstein dentro de um contexto voltado à hotelaria, firmado por um conjunto de palestras e oficinas interativas de desenvolvimento humano, preparando os profissionais para uma nova fase de atuação.

Cronograma do programa de treinamento "Servindo o bem-estar"		
Módulos	**Tema/conteúdo**	**Carga horária**
Módulo 1	**Motivação pessoal – eu sou eu!** Relacionamento interpessoal e trabalho em equipe	1 hora 30 minutos
Módulo 2	**Motivação profissional – construção do bem-estar** Autoestima e bem-estar	1 hora 30 minutos
Módulo 3	**Abordagem comportamental – comunicação plena** Comunicação/empatia/gestão de conflitos/negociação	1 hora 30 minutos
Módulo 4	**Abordagem técnica – hotelaria** atendimento ao cliente/cortesia/apresentação pessoal/montagem de bandejas/segurança do cliente	3 horas

Leitura recomendada

- Amorim WAC, Éboli M, Fischer AL, Moraes FCC. Educação corporativa: Fundamentos, Evolução e Implantação de Projetos. São Paulo: Atlas; 2010. p. 123-39, 140-61, 275-96.
- Brasil. Anvisa. Educação corporativa: o estado da arte de suas pesquisas, principais desafios e tendências no período de 2010 a 2017. 2018. Disponível em: http://portal.anvisa.gov.br/documents/219201/219401/Educa%C3%A7%C3%A3o+Corporativa_Revis%C3%A3o+Bibliogr%C3%A1fica+2018/21232609-0fbd-4793-b29e-1ef49827639e. Acessado em: 1 ago 2020.
- Carbone PP, Brandão HP, Leite JBD. Gestão do conhecimento e gestão por competências. Rio de Janeiro: Editora FGV; 2005.
- Filatro A, Cavalcanti CC. Di 4.0: Inovação na educação corporativa. São Paulo: Saraiva Educação; 2019.
- Freitas IA. Trilhas de desenvolvimento profissional: da teoria à prática. In: Anais do 26° ENANPAD. Salvador: ANPAD; 2002.
- Gui RT. Trilhas de desenvolvimento profissional. Brasília: Mimeo; 2000.
- Juliano MC. Desenvolvimento de pessoas. Londrina: Editora e Distribuidora Educacional SA; 2018. p. 165-9.
- Kirkpatrick DL, Catalanello RF. Evaluating training programs: the four levels. San Francisco: Berrett-Koehler; 1998.
- Knowles MS, Holton EF 3rd, Swanson RA. Aprendizagem de resultados: Uma abordagem prática para aumentar a efetividade da educação corporativa (S. A. Holler, Trans., 2ª repr. ed.). Rio de Janeiro: Elsevier; 2009.
- Muller CC. Educação a Distância nas Organizações. 1 ed. Curitiba: IESDE Brasil SA. 2009; 1:164.

CAPÍTULO

77 Habilidades Comportamentais na Comunicação

Ana Paula Molino de Moraes

Este capítulo foi escrito com o objetivo de ser principalmente prático, como um pequeno guia para uma nova proposta de comunicação.

Comunicação e comportamento

A comunicação é a maneira de os seres humanos manifestarem seus pensamentos e comportamentos. Estudos mostram uma história com mais de 5 mil anos de uma lógica de dominação entre os indivíduos, ou seja, uma longa história de um sistema em que há opressores e oprimidos. Assim, com a repetição desses comportamentos, criou-se uma linguagem de acusações e defesas, de julgamentos moralizadores, de certo e errado. Ocorre que a comunicação com essas bases cria uma imensa barreira ao avanço do diálogo construtivo, eventualmente impeditivo do surgimento de um campo fértil de novas ideias e soluções criativas.

Comunicação significa expressão de pensamentos e comportamentos. Dessa maneira, uma proposta de mudança de comunicação é ainda mais desafiadora, pois se trata de alterações comportamentais. Nesse contexto, trata-se de um novo ajuste de lentes por meio das quais os indivíduos se enxergam e se conectam.

Apesar dos desafios, pesquisadores apontam ganhos de grande magnitude nessa nova comunicação, uma vez que ela é aliada à expressão plena, autêntica do indivíduo, e com resultados efetivos de conexão social e resolução de conflitos que geram ganhos mútuos.

A teoria da motivação humana, que em síntese consiste em demonstrar as necessidades básicas humanas em uma hierarquia, aponta que se um indivíduo não tem relacionamentos de qualidade, dificilmente ele alcançará satisfatoriamente suas necessidades de estima, cognitivas, estética e autorrealização.

Relacionamentos satisfatórios necessitam ser construídos. A comunicação é um instrumento central para a construção de relacionamentos sociais de qualidade e, por ser uma habilidade, pode ser aprendida e praticada.

Modelo da comunicação não violenta

Marshall Rosenberg, mediador de conflitos e criador do processo que chamou de "comunicação não violenta" (CNV), criou princípios por meio de estudos e práticas em que observou comunicações que geram violência, assim como outras comunicações não geradoras.

A palavra violência lembra agressividade. No entanto, no contexto da comunicação, a violência pode aparecer de maneiras disfarçadas, como exclusão, competição, imposição, julgamento moralizador, utilização da culpa, recusa a ouvir, ironias ou até, em alguns casos, o próprio silêncio.

O autor observou que relacionamentos humanos passam por três estágios:

O primeiro estágio, por ele chamado "escravidão emocional", é aquele pelo qual um indivíduo se responsabiliza pelos sentimentos do outro. Assim, ele não comunica suas próprias necessidades e se esforça para satisfazer as necessidades do outro. Desse modo, a tendência do indivíduo é evitar qualquer ameaça de conflito e calar-se, em prol da harmonia do ambiente, o que lhe acarreta uma grande sobrecarga emocional.

No segundo estágio, denominado "ranzinza", o indivíduo toma consciência do alto custo causado nos comportamentos descritos no primeiro estágio. Essa consciência gera raiva. Desse modo, é comum a utilização da comunicação expressando raiva. Não se trata de negar esse sentimento, posto que na comunicação não violenta nenhum sentimento deve ser negado. Ocorre que a expressão somente pela raiva, conforme pesquisas demonstram, resulta numa probabilidade de resolução de problemas muito menor.

O terceiro estágio define a proposta da comunicação não violenta, que ele denominou "libertação emocional". Esse conceito foi utilizado ao longo de mais de 40 (quarenta) anos para mediações dos mais variados conflitos: guerras, conflitos entre tribos, pais e filhos, maridos e esposas, em escolas e em equipes de empresas. Percebe-se que todos os conflitos, independentemente de alguma escala de maior ou menor agressividade, possuem elementos em comum. A proposta sugere que um indivíduo comunique claramente sua necessidade, de uma maneira que exponha igualmente seu desejo de entender a necessidade do outro.

O conceito pode ser ilustrado pela frase do autor: "Todo ato violento é uma expressão trágica de uma necessidade não atendida". Todos os indivíduos compartilham as mesmas necessidades humanas. Assim, a probabilidade de soluções de conflitos com ganhos mútuos aumenta muito se houver o foco nas necessidades de todos os envolvidos.

Para a prática dessa comunicação, observa-se a importância de aumento de vocabulário e compreensão do significado de necessidades, ou seja, o que efetivamente as pessoas precisam, como: segurança, apoio, organização, liberdade, companhia, descanso, lazer, diversão. A dificuldade que se impõe é que culturalmente não há uma consciência majoritária na sociedade sobre se expressar dessa maneira. Assim, geralmente a comunicação nos conflitos envolve julgamentos moralizadores, acusações ou mágoas mútuas.

Assim, a comunicação não violenta propõe uma nova maneira de comunicação, sustentada por dois pilares: empatia e comunicação autêntica.

▶ Empatia

A empatia, nesse contexto, tem um significado diferente do conceito comum que utiliza a expressão "colocar-se no lugar do outro". Essa definição pode induzir que o praticante da empatia saiba em primeira mão como o outro se sente e imediatamente dê soluções, aconselhamentos ou mesmo tente minimizar o sofrimento do outro. O que acontece nesse tipo de resposta é que certamente o outro se sentirá ainda mais solitário. Raramente se pode minimizar a dor do outro; a cura vem da conexão.

Sendo assim, criam-se obstáculos à empatia, como: competir pelo sofrimento do outro, amenizar, educar, aconselhar, perguntar, contar a própria história. Todos eles tiram a atenção de quem precisa da empatia naquele momento.

A empatia, portanto, é definida como a genuína curiosidade em conhecer e conectar-se ao outro. Para tanto, tenta-se conhecer profundamente a outra pessoa ao ponto de que, mesmo não concordando com as histórias e reflexões do outro, fique focado nos possíveis sentimentos e necessidades que este apresenta, partindo assim para uma investigação.

São necessários 4 pontos para a empatia: presença plena, foco no sentimento e necessidade do outro e pergunta de verificação (se está certo ou não), o que foi entendido pelo sentimento e necessidade.

Por exemplo, em um conflito familiar, no qual a esposa reclama que o marido não fica em casa, o marido pode oferecer empatia à esposa, investigando as necessidades e sentimentos que estão por trás da reclamação dela.

Assim, ele pode dizer: "Você está (sentimento) chateada porque gostaria de ter (necessidade) mais tempo livre comigo para passearmos, ir ao restaurante que gostamos ou mesmo que eu a apoie mais aqui nas tarefas da casa? (pergunta de verificação). É isso?".

O importante é o fato de o marido compreender a esposa sem julgar, independentemente de concordância ou não. Ele não precisa estar correto no sentimento e necessidade da esposa nesse momento, mas a tentativa gera uma nova maneira de escuta, cria um sentimento de pertencimento entre todos os envolvidos e gera validação da importância do relacionamento. A partir daí, cria-se uma abertura para uma conversa de qualidade na qual a esposa poderá em algum momento realmente saber o que sente e precisa. Nota-se que, dessa maneira, a comunicação é ferramenta para a construção de um relacionamento com mais qualidade.

Muito mais do que uma técnica, vale a verdadeira intenção de conectar-se à verdade do outro. Esse é o desafio, pois se trata de uma mudança de postura comportamental com as dificuldades daí inerentes.

▶ Comunicação autêntica

O outro pilar que, junto à empatia, sustenta a comunicação não violenta é a comunicação autêntica. Compõe-se de quatro estágios: observação, sentimento, necessidades e pedido.

A comunicação autêntica começa com a observação. A descrição do fato deve ser a mais precisa possível em relação a tempo e espaço. Assim, evita-se que a descrição do fato possa estar carregada com juízos de valores.

Por exemplo: Maria (nome fictício) entra em uma sala falando alto e bate na mesa. A fala mais comum para a descrição dessa cena seria: "Maria entrou na sala com raiva". Dizer que ela estava com raiva é um julgamento, e provavelmente Maria entenderia essa suposta observação como crítica e prejudicaria a continuação da conversa. A proposta da observação descrita acima como o primeiro elemento da CNV poderia ser: "Maria entrou ontem à tarde na sala e bateu na mesa", ou seja, um "retrato" fiel da cena, do que aconteceu, antes de um preceito de valor.

O segundo passo para a comunicação autêntica é expressar o sentimento vivenciado. Pode parecer estranho quando se demonstra sentimento em uma situação de conflito. No entanto, a expressão de sentimento traz autorresponsabilidade, portanto não acusa o outro. Esse fato ajuda nas resoluções de conflito.

Suponha uma pessoa que toca um instrumento musical dentro de um apartamento. Pode-se citar pelo menos dois diferentes sentimentos que vão depender de qual necessidade a pessoa que escuta o som do instrumento apresenta. Se naquele momento um vizinho precisa de descanso, é provável que fique irritado com o som do instrumento. Em outra hipótese, se o vizinho se sente sozinho, pois está há muito tempo em casa, é provável que ele fique entusiasmado porque precisa de divertimento.

Observa-se que da mesma situação foram produzidos sentimentos diferentes e até antagônicos. Ou seja, não é a ação de outra pessoa que provoca sentimentos, na verdade os sentimentos advêm das necessidades do próprio indivíduo em um determinado momento.

Importante diferenciar os sentimentos propriamente ditos dos pseudossentimentos. Pseudossentimentos estão carregados de julgamentos. Por exemplo: "Ela se sentiu ignorada". A palavra "ignorada" supõe uma ação (ignorar) causada por outra pessoa, carregada de um julgamento. Nesse caso, deve ser investigado o verdadeiro sentimento por trás disso, indagando: "se ela se sentiu ignorada, qual o verdadeiro sentimento?". A resposta pode ser "ela se sentiu triste porque precisava de atenção".

O terceiro passo é expressar a própria necessidade, ou seja, o que se precisa naquele momento diante do conflito. Nota-se que revelar a própria necessidade implica uma liberdade de expressão, conjugada com autorresponsabilidade, sem implicar culpar o outro, criando uma maneira honesta e não violenta.

O quarto e último passo é o pedido, que pode ser de 3 maneira: pedido de ação, conexão ou clareza.

O pedido de ação deve ser específico, atingível, positivo e que tenha prazo, por exemplo: "Marido, podemos reservar dois dias da semana para ficarmos juntos à noite?" ou "Marido, amanhã você pode chegar em casa antes das 19 horas para aproveitarmos um tempo juntos?".

O pedido de conexão pode ser definido como contribuição sobre o que o outro está pensando naquele momento, como: "O que você acha disso?" e o pedido de clareza é explicado como um resultado de ações. Por exemplo: "o que eu estou fazendo ou não que faz com que você ache que eu estou ausente?".

Importante ressaltar que pedido não é exigência. Caso seja entendido como exigência, a probabilidade de conexão está fragilizada.

Por meio da comunicação autêntica, pode-se elencar todos os elementos com a seguinte estrutura:

"Quando você ____ (observação), eu me sinto _____ (sentimento), porque eu preciso de ____ (necessidade). Eu gostaria que você ____ (pedido)".

No caso do exemplo do casal descrito acima, uma possibilidade de comunicação do marido pode ser:

"Esposa, quero conversar com você a respeito do que você me trouxe sobre o tempo que eu não fico em casa (observação). Compreendo que esse assunto gera um desgaste na nossa relação, que pelo fato de eu trabalhar muito, você pode estar se sentindo sobrecarregada querendo descanso ou mesmo lazer (empatia). Eu fico triste e frustrado porque (sentimento) eu me importo com seu bem estar e da nossa família, da organização da casa e principalmente quero cuidar da nossa relação (necessidade). Podemos pensar uma melhor maneira para todos, de cuidarmos do que é importante para nós, e para a nossa relação não ficar prejudicada (pedido de conexão). Como soa isso para você?".

A proposta acima é muito diferente de uma resposta mais violenta e carregada de julgamentos como: "Você é controladora, eu não posso nem trabalhar sossegado". Muitas vezes essa resposta pode estar embutida em um silêncio, o que também não cuida da relação.

Geralmente, quando se pensa em conflito, existe uma resistência de enfrentamento pelo incômodo decorrente. No entanto, a substituição da ideia de confronto e luta por divergência de interesses é necessária e salutar para criar habilidade em comunicação.

Não se pode afastar a possibilidade de, com a percepção das circunstâncias do momento, diante de uma inevitabilidade de confronto, decidir por postergar a aplicação da comunicação, em momento oportuno.

Fato é que o enfrentamento do conflito é essencial, pois proporciona oportunidades de novas soluções e, ao mesmo tempo, o cuidado no relacionamento.

Assim como as pessoas têm dificuldades em se expressar em um conflito, elas também têm resistência para enunciar apreciação positiva. Nessa hipótese, os elementos aqui apresentados também podem ser utilizados para valorizar as relações. Por exemplo, se um chefe gosta de um relatório de um funcionário ele pode dizer: "O relatório que você entregou ontem ficou completo e correto (observação), estou orgulhoso e satisfeito (sentimento), pois fico seguro de que o cliente receberá as informações claras e precisas (necessidade). Obrigado".

Portanto, empatia e comunicação autêntica são etapas relevantes para a humanização das relações humanas de maneira pacífica. A mudança de hábito se apresenta como um desafio, no entanto pode ser transposto pelo objetivo final de construção de relações mais profundas e conexas.

Leitura recomendada

- Brown B. A coragem para liderar: trabalho duro, conversas difíceis, corações plenos. 6 ed. Rio de Janeiro: Bestseller; 2020.
- D'Ansembourg T. Como se relacionar bem usando a Comunicação Não Violenta. Rio de Janeiro: Sextante; 2018.
- Fisher R, Ury W. Como chegar ao sim: como negociar acordos sem fazer concessões. Rio de Janeiro: Solomon; 2014.
- Rosemberg MB. A linguagem da paz em um mundo de conflitos: sua próxima fala mudará seu mundo. São Paulo: Palas Athena; 2019.
- Rosemberg MB. Comunicação Não Violenta: técnicas para aprimorar relacionamentos pessoais e profissionais. São Paulo: Agora; 2006.
- Rosemberg MB. Vivendo a comunicação não violenta. Rio de Janeiro: Sextante; 2019.
- Ury W. Como chegar ao sim com você mesmo. Rio de Janeiro: Sextante; 2015.

Índice Remissivo

Obs.: números em *itálico* indicam figuras; números em **negrito** indicam quadros e tabelas.

A

Absormetria radiológica de dupla energia, 47
Acidente vascular cerebral, 231
Ácido(s)
  fólico, recomendação para suplementação, **92**
  graxo(s)
    alimentares, 237
    classificação dos, 236
    efeito sobre os lipídios do plasma e risco
    cardiovascular, 237
    eicosapentaenoico, mecanismos de ação
    direto e indireto dos, *495*
    insaturados, 236
    poli-insaturados de cadeia longa, 124
    trans, 236
Aconselhamento nutricional, modelo tradicional, *454*
Adenina dinucleotídeo reduzido, 201
Adequação
  do peso atual, 17
  do peso usual, **17**
  ponderal, 17
Adipômetro, 214
Adoçante, recomendações de ingestão, **88**
Adoecimento e hospitalização, processo, 301
Adolescente(s)
  com crescimento e desenvolvimento adequado,
    recomendações proteicas, **144**
  gravemente doentes, recomendações proteicas, **145**
Adrenalina, 326
Agentes imunoterápicos, 289
AGS (avaliação global subjetiva), 16
Água
  corporal total, 44
  excesso e alterações provocadas, *320*
Alanino aminotransferase, 68
Albumina, 69
  relações clínico-nutricionais, **280**
Álcool
  desidrogenase, 201
  efeito sobre a obesidade, 238
Aleitamento materno, manejo do, 127
Alérgeno, 153

Alergia(s)
  alimentar, 152, 259
    contaminação cruzada, 155
    cuidados especiais para indivíduos com, **260**
    cuidados gerais, 156
    diagnóstico, 153
    história natural, 153
    imunoterapia oral, 155
    prebióticos, 155
    prevenção, 153
    principais alérgenos, 153
    probióticos, 155
    tipo de reação e conduta para manejo da, **154**
    tratamento, 154
  fluxo para atendimento nutricional de pacientes
    com, *261*
Alfa-1 glicoproteína ácida, 71
Alimentação, 392
  precoce, 297
  procedimentos sugeridos em relação à, **272-273**
  saudável com controle de carboidratos, 170
  via oral, dificuldade de, 113
Alimento(s)
  armazenamento, 408
  contém glúten, **262**
  contém lactose, **262**
  crus, recomendações de ingestão, **88**
  estratificação por alergia/intolerância
    alimentar, **262**
  etapa de preparo, 410
  exemplos disponíveis no padrão de dietas, **262**
  infecção por, 88
  pré-preparo, 409
  procedimentos sugeridos em relação ao preparo
    de, 272
  procedimentos sugeridos em relação ao preparo
    de, **272-273**
  recomendações, idade, textura e quantidade, **138**
  resfriados, 409
  segurança de, 87
  temperatura dos, 414
Alopecia, cuidados nutricionais para o controle
  de, **224**

Índice Remissivo

Alta hospitalar
estratégias para otimização, 463
fatores que interferem na orientação para, 463
planejamento da, 12, 463
possíveis intervenções para o planejamento da, **464**
Alterações hidreletrolíticas, 319
Amamentação
benefícios, 125
em recém-nascidos prematuros, 113
protocolo e manejo clínico da, 125
anatomia da mama, 126
como o leite é produzido, 127
composição do leite materno, 127
cuidados importantes antes da mamada, 132
lesões mamilares, 132
manejo do aleitamento materno, 127
pega e posicionamento na mama, 130
posições para amamentar, 128
Ambiente hospitalar
experiência gastronômica no, 392
raciocínio nutricional em, 2
Ambulatório multidisciplinar de síndrome do intestino curto, 217
Analgésicos, 328
Anemias
carenciais, 100
classificação das, 66
Anorexia
conduta nutricional, **308**
dietoterapia, **276**
do envelhecimento, 197
nervosa
complicações clínicas, **256**
critérios diagnósticos, **255**
Anti-CTLA-4, 289
Antioxidantes, recomendação para suplementação, **92**
Antropometria, 17
circunferências corporais, 20
dobras cutâneas, 22
estatura, 19
índice de massa corpórea, 20
peso corpóreo, 17
Apojadura, 127
Aprendizagem, trilhas de, 540
Arginina, 352
Ascite, 204
ASGPP (avaliação subjetiva global produzida pelo paciente), 4
Aspartato aminotransferase, 68
Assistência, nível de, 11
Atividade física, 309
Avaliação(ões)
antropométrica na gestação, 84
dietética, 57
escolha do método e ferramenta mais

adequados, 57
ferramentas em tempos atuais, 59
ferramentas prospectivas, 59
ferramentas restropectivas, 58
do paciente, composição dos itens para, *474*
geriátrica ampla, 196
nutricional, 9
antropometria, 142
composição corporal, 142
do idoso, 26
necessidade de energia, 143
necessidade hídrica, 145
necessidade proteica, 144
recomendações nutricionais, 143
triagem nutricional, 141
Aversões alimentares, acentuação de, condutas nutricionais sugeridas, **82**
Azoto proteico, 74

B

Bacteroides, 136
Baixo
ganho de peso, intervenção nutricional no, 100
peso ao nascer, 109
Balanço nitrogenado, 337
Balão intragástrico, 221
Banco de leite humano, 175
alvará de funcionamento, 176
atendimento para coleta, *178*
controle microbiológico, 179
distribuição, 179
do Hospital Israelita Albert Einstein, *layout,* 177
embalagens e materiais, 177
equipamentos e instrumentos, 177
histórico da rede brasileira, 175
infraestrutura física, 177
pasteurização, 179
recursos humanos, 176
rotulagem, 178
seleção e classificação, 179
Banda gástrica ajustável, 221
Basofilia, 67
Bebidas
açucaradas, 172
alcoólicas, 238
Bifidobacterium, 136
Bilirrubina, 68
Bioimpedância elétrica, 44, 214
Biscoito de maisena, ingredientes, 262
Boca, sinais associados à desnutrição, **23**
Bócio, 267
Bulimia nervosa, 256
complicações clínicas, **257**
critérios diagnósticos, **255**
Burn shock, 335

C

Cabelo, sinais associados à desnutrição, **23**
Cafeína, recomendações de ingestão, **87**
Cálcio, 75, 189
  alimentos fontes de, 190
  distúrbios de, 323
  média de consumo em adultos, mapa global, *190*
  recomendação para suplementação, **92**
Calorimetria indireta, 165, 336
Câncer
  de bexiga, complicações nutricionais mais comuns, **307**
  de brônquios, complicações nutricionais mais comuns, **307**
  de cavidade oral, complicações nutricionais mais comuns, **307**
  de cólon, complicações nutricionais mais comuns, **307**
  de mama, complicações nutricionais mais comuns, **307**
  de ovário, complicações nutricionais mais comuns, **307**
  de pâncreas, complicações nutricionais mais comuns, **307**
  de próstata, complicações nutricionais mais comuns, **307**
  de pulmão, complicações nutricionais mais comuns, **307**
  de reto, complicações nutricionais mais comuns, **307**
  de tireoide, complicações nutricionais mais comuns, **307**
  de vias urinárias, complicações nutricionais mais comuns, **307**
  risco nutricional de acordo com o diagnóstico de, **278**
Carboidrato(s)
  contagem de, 173, 250
  efeito sobre a concentração plasmática de triglicerídeos e risco cardiovascular, 237
  recomendações da gestante, **90**
  recomendações nutricionais da, **91**
  substitutos de, 251
Cardiologia, 240
Carências nutricionais, gestação e, 100
CAR-T *cells,* 289
Catecolaminas, 326
Cetoacidose diabética, 248
Cetogênese, 163
Cetose
  cuidados nutricionais para o controle de, **224**
  monitoramento da, 168
Chás, recomendações de ingestão, **88**
Choque, 325

Ciclo
  da ureia, 74
  DMAIC, 532
Cidadania, 538
Circunferência(s)
  braquial, 21
    cálculo para adequação da % da, 21
  corporais, 20
  da cintura, 20
  da panturrilha, percentis de, 41
  de braço, percentis de, 40
  muscular do braço, 21, 22, 41
    classificação do estado nutricional segundo, **22**
Cirrose hepática, 203
Cirurgia(s)
  bariátrica, 221
  bariátrica e metabólica, 221
    acompanhamento nutricional, 222
    complicações nutricionais na, 224
    cuidados nutricionais para o controle de complicações pós-operatórias, 223
    estágios da alimentação, 224
    exames laboratoriais, 224
    grupos específicos, 226
    pós-operatório, 223
    pré-operatório, 222
    procedimentos de, 221
    suplementação, 225
  bariátrica prévia, gestação e, 96
  de câncer colorretal, 441
  duodenal switch, 221
  eletivas, 265
  ginecológica, 266
  oftalmológica, 266
  ortognática, 267
  urológica, 266
Clostridium, 136
Cocção, temperatura de, **411**
Colaborador, segurança do, 523
Colecistite acalculosa, 376
Colestase, 376
Colite ulcerativa, 442
Colostro, 115, 136
  de mães de crianças a termo e pré-termo, composição do, **136**
Comer
  com atenção plena, 460
  intuitivo, 258, 459
Comfort food, 393
Comida de conforto, 393
Compartimento múltiplo, 44
Competências alimentares, 114, 258
  modelo de, 455
Competitividade, 537

Complicação(ões)
cardiovasculares, conduta nutricional, **308**
cirúrgicas
recomendação nutricional de acordo
com, **299**
terapia nutriconal nas, 299
pós-tratamento oncológico relacionadas à
nutrição, **307**
relacionadas ao tratamento oncológico, 306
Comportamento alimentar na gestação,
avaliação, 87
nutrição e o, 454
Composição corporal, 44
na gestação, avaliação da, **86**
Compotamento alimentar, mudanças de, 458
Comunicação, 509
autêntica, 545
comportamento e, 543
habilidades comportamentais em, 543
não violenta, modelo da, 543
Conceito de Satter, 456
Conectividade, 538
Constipação, 366, 441
aconselhamento nutricional, **291**
dietoterapia, **277**
manejo nutricional, **304**
Consumo alimentar, formulário quantitativo de
acompanhamento do, 379
Contagem de carboidrato, ciclo de
recomendações de cuidados centrado no paciente
no momento do planejamento da, 253
Controle glicêmico, 367
metas de acordo com as sociedades, **253**
Convulsões, 322
Correção de peso em pacientes amputados, 18
Corticosteroides, 332
COVID-19, cuidado nutricional no atendimento
do paciente com, 447
Cozinha hospitalar, projeto de, 396
Creatinina, 74
Criança
com câncer, manejo da nutrição enteral durante
o tratamento antineoplásico, **283**
com crescimento e desenvolvimento adequado
recomendações proteicas, **144**
gravemente doentes, recomendações
proteicas, **145**
Crianças e adolescentes, triagem nutricional, 6
Cronograma do programa de treinamento
"Servindo o bem-estar", **542**
Cuidado
nutricional, plano de, 10
paliativo na oncologia, 300
Curva de IMC para a avaliação do estado
nutricional durante a gestação, 85

D

Data provável do parto, cálculo de, **80**
Deficiência
de magnésio, 75
visual, 266
Déficit calórico, 336
Deiscência, recomendação nutricional, **299**
Delirium, 322
Densitometria de corpo inteiro, 337
Derivação biliopancreática de Scopinaro, 221
Desafios, equipes desvendando o, 527
Descanso intestinal, 210
Descartável, armazenamento, 408
Descida do leite, 127
Desjejum
com creme de leite fresco, ovo e fruta, exemplo
de cálculo, 167
esquema alimentar para o, **167**
Desidratação, 75
cuidados nutricionais para o controle de, **223**
Desmame da dieta cetogênica, 169
Desnutrição, 203, 383
cuidados nutricionais para o controle de, **224**
fatores de alto risco para, **279**
hospitalar, 14, 50
onze passos para o combate à, 51
Desperdício de alimentos prontos, 395
Dexmedetomidina, 329
DHA, recomendações para suplementação, **93**
Dia alimentar, esquema para a, **137**
Diabetes
gestação e, 97
gestacional, diagnóstico, 97
melito/*mellitus*, 170, 171, 248
alimentação, 171
alimentação de crianças e adolescentes com, 171
composição da alimentação, 171
contagem de carboidratos, 173, 250
contagem de gorduras e proteínas, 173
cuidado nutricional, 249
diagnóstico, 248
distribuição dos macronutrientes, 171
educação nutricional, 251
estresse oxidativo, 249, 250
índice glicêmico, 173
perfil da dieta, 249
tipo 1, 248
tipo 2, 248
na gestação, terapia nutricional para, **98**
Diálogo de segurança, 528, 528
Diário
alimentar, **59**
do valor energético total, 53
Diarreia, 366
aconselhamento nutricional, **291**

aguda, tratamento, 440
cuidados nutricionais para o controle de, **224**
dietoterapia, 277
induzida por antibioticoterapia, prevenção, 440
manejo nutricional, **304**
Dieta(s)
branda, **54**
cetogênica
Atkins modificada, 164
avaliação e manejo nutricional, 165
baixo índice glicêmico, 164
cálculo e elaboração do cardápio, 165
clássica, 164
desmame, 169
efeitos adversos, 168
indicação e contraindicação, 163
industrializada, 168
manejo clínico na epilepsia refratária, 163
monitoramento da cetose, 168
protocolo de início e jejum, 165
suplementação de vitaminas e minerais, 168
tipos, 164
triglicerídeos de cadeia média, 164
como restrição alimentar, 53
cremosa, **55**
DASH, 234
perfis das, 249
de exclusão, 154
do Mediterrâneo, 230
enteral, oferta em RNPT, 121
geral, **54, 413**
hiperproteica, **56**
hipocalêmica, **55**
hipocalórica, **56**
hipogordurosa, **56**
hipoproteica, **55**
hipossódica, **55**
hospitalar(es), 53
atenção às necessidades especiais na, 259
classificação das, *54*
modificadas em nutrientes, 54
leve, **54**
líquida, **55**
modificadas em nutrientes, aplicabilidade e
classificação de, **55-56**
no pós-operatório de cirurgias do trato
gastrointestinal, 298
para a equipe de nutrição, material de apoio
relacionado ao padrão de, **413**
pastosa, **55, 413**
pobre em iodo, **56**
pobre em resíduos, **56**
rica em fibras, **56**
semissólida, **55**
vegetariana, 244, 263
na gestação e lactação, adequação
semiquantitativa para, **94**

Wahls, 130
Dietoterapia, 10
Dificuldade alimentar
intervenção para, 150
surgimento da, 147
Diretrizes oncológicas, 309
Disbiose, 152, 437
Disfagia
aconselhamento nutricional, **291**
conduta nutricional, **308**
manejo nutricional, **303**
sarcopênica, 489
Algoritmo de Mori *et al*. para diagnóstico da, *490*
Disgeusia, 195
aconselhamento nutricional, **292**
dietoterapia, **276**
manejo nutricional, **303**
Dislipidemia, tratamento
nutricional das, 238
recomendações dietéticas para o, *241*
Disponibilidade, 538
Dispositivos para terapia nutricional enteral,
vantagens e desvantagens, **365**
Distúrbio(s)
de cálcio, 323
do magnésio, 322
do sódio, tratamento do, 321
eletrolítico, quadro clínico relacionado ao, **375**
hidreletrolíticos, quadro clínico e
tratamento, **374-375**
DNA, metilação do, 497
Dobras cutâneas, 22
do bíceps, 22
percentis para, sexo feminino, 39
percentis para, sexo masculino, 38
tricipital, 22
percentis de, 40
Dobutamina, 327
Doença(s)
cardiovascular, 240
críticas agudas, 325
de Alzheimer, 228
de Crohn, 208, 442
de Parkinson, 229
do enxerto contra o hospedeiro, 271
do trato gastrointestinal, planejamento
nutricional da, 272
hepática, 201, 204
alcoólica, 201
gordurosa não alcoólica, 202, **203**
recomendação nutricional, 202
hipertensiva específica da gestação, 98
terapia nutricional para, **99**
infecciosa, gestação e, 105
inflamatória(s)
intestinais, 208, 442

deficiências nutricionais, 211
estado nutricional, 208
necessidades calórico-proteicas dos pacientes com, 209
necessidades nutricionais, 209
nutrientes específicos, 211
terapia nutricional, 210
neurológicas, 228
acidente vascular cerebral, 231
doença de Alzheimer, 228
doença de Parkinson, 229
esclerose lateral amiotrófica, 232
esclerose múltipla, 229
síndromes demenciais, 228
Dopamina, 326
DRI (*dietary reference intakes*), 189
Droga(s)
em terapia intensiva, 325
sedativas, 328
vasoativas, 325
vasopressores, 326
sedativas, 328
vasoativas, 325
Ductos lactíferos, 126
DXA (absormetria radiológica de dupla energia), 47

E

Edema de extremidades, condutas nutricionais sugeridas, **82**
Educação
corporativa, 536
diferenças de treinamento e desenvolvimento e, **537**
estratégias de, 538
trilhas de aprendizagem, 540
Eletrólito(s), 75
cálcio, 75
magnésio, 75
papel fisiológico dos, **320**
potássio, 76
Embalagem para alimentos, armazenamento, 408
Empatia, 544
Engasto, cuidados nutricionais para o controle de, **223**
Enterite, aconselhamento nutricional, **291**
Enterocolite
necrosante, 120
abordagem nutricional após, 123
controvérsias, 124
prevenção, 121
tratamento, 121
suporte nutricional na, 120
Entrevista motivacional, 258, 455

Envelhecimento
alterações fisiológicas do, 195
alterações próprias do, **195**
anorexia do, 197
da população, 194
epidemiologia, 194
necessidades nutricionais, 197
calóricas, 197
hídrica, 198
proteicas, 198
possíveis intervenções nutricionais comuns no, 199
Eosinofilia, 67
EPI, uso adequado, 525
Epigenômica nutricional, 496
Epilepsia refratária, manejo clínico da dieta cetogênica, 163
Epinefrina, 326
Equação
DRI, 165
para estimativa do gasto energético de pacientes críticos, **316**
Equilíbrio, 196
Equipe multiprofissional de terapia nutricional, 383
atribuições, 384
atuação, 384
composição, 384
enfermeiro, atribuições do, 386
farmacêutico, atribuições do, 387
implementação, 388
médico, atribuições do, 385
nutricionista, atribuições do, 386
Eritrograma, 65
Esclerose
lateral amiotrófica, 232
múltipla, 229
dieta do Mediterrâneo, 230
protocolo Wahls, 230
recomendações ESPEN neuro 2018, 230
Escore do Medical Research Council, 473
Esofagite, conduta nutricional, **308**
Esquema alimentar para lactentes entre 6 e 12 meses de vida, **149**
Estado
de choque, 335
muscular, avaliação, 24
nutricional
classificação de acordo com adequação do peso, **17**
de adultos, classificação segundo IMC, **20**
de idoso, classificação segundo IMC, **26**
pré-gestacional
feto único, **84**
gestantes gemelares, **84**
segundo classificação de DCT por percentil, **11**
nutricional proteico, indicadores, 69

Estatura, 19
  estimativa, fórmula para cálculo da, **20**
Esteatorreia, cuidados nutricionais para o controle de, **224**
Esteatose hepática, 376
Estenose de esôfago, recomendação nutricional, **299**
Estilo de vida, 243
Estimativa de peso
  corpóreo, fórmula para estimativa de, **18**
  em pacientes amputados, 18
Estoque, *524*
Estresse oxidativo, 250
Esvaziamento areolar, *132*
Etanol, toxicidade do, 201
Ética profissional, 505-508
Exame
  físico da avaliação global subjetiva do estado nutricional, **25**
  laboratorial
    hemograma, 65
    interpretação de, 65
Excelência operacional, 530
Experiência
  do paciente, 534-536
  gastronômica no ambiente hospitalar, 392
    Comfort food, 393
    responsabilidade ambiental, 394
    satisfação do paciente, 395
Expressão gênica, resumo dos principais mecanismos epigenéticos envolvidos na regulação da, *497*

F

Fadiga, conduta nutricional, **308**
Faecalibacterium prausnitzii, 439
Fentanil, 328
Ferramenta(s)
  balanço nitrogenado, 337
  de avaliação global subjetiva, 33
  de triagem
    mini nutritional assessment (MNA), 31
    MUST, 32
  de triagem nutricional, 3
    ESPEN, 2019, 4
    MNA (miniavaliação nutricional), versão reduzida, 6
    NRS 2002, 3
  malnutrition screening tool (MST), 33
  para controle diário da alimentação e insulinoterapia, **253**
Ferro, recomendação para suplementação, **92**
Fibras, recomendações
  da gestante, **90**
  nutricionais da, **91**

Fibrinogênio, 71
Ficha técnica do serviço de alimentação do Hospital Israelita Albert Einstein, 398
Fígado, integridade do, 201
Fístula
  entérica, recomendação nutricional, **299**
  linfática, recomendação nutricional, **299**
  quilosa, recomendação nutricional, **299**
Flatulência, cuidados nutricionais para o controle de, **224**
Fluido corporal, distribuição do cloro e sódio nos compartimentos de, *320*
Fluidoterapia, 319
Flushing, 322
Food chaining, 150
Força
  de preensão
    palmar, 8, 23
      de acordo com sexo e idade, 42
    valores normativos para, **8-9**, 42-43
  muscular, 8
Fórmula(s)
  Currei, **337**
  Davies e Lilijedahl, **337**
  de Holliday-Segar, 166
  Harris Benedict, **337**
  infantis, 181
    categorias e indicação, **181-182**
    preparo das, 184
    sob refrigeração, validade das, 185
  Ireton-Jones, **337**
  preditivas utilizadas para estimar necessidade calórica em queimados adultos, **337**
  Toronto, 337
Formulário quantitativo de acompanhamento do consumo alimentar, 379
Fornecedor(es)
  avaliação de, **404-406**
  críticos, metodologia de qualificação e avaliação de desempenho dos, 402
Fornos, área dos, *525*
Fortificante do leite humano, 121
Fósforo
  distúrbio de, 323
  reposição de, 323
Fraqueza, 322
Fraturas, 188
Frutosamina, 73
Função
  cognitiva, 196
  hepática, parâmetros normais na gestação, **83**
  renal, 74
    parâmetros normais na gestação, **83**

Índice Remissivo

G

Gamificação, 540
Ganho de peso, conduta nutricional, **308**
Gastrectomia vertical, 221
Gastrojejunostomia nasoenteral, vantagens e desvantagens, **365**
Gastroparesia, 366
Gastrostomia, 364
  endoscópica percutânea, indicações em oncologia, **282**
  nasoenteral, vantagens e desvantagens, **365**
Gêneros alimentícios
  controle de recebimento, planilha eletrônica, 408
  controle de qualidade, 407
  critérios de temperatura de recebimento, **408**
  planejamento de aquisição, 401
Genômica nutricional, 493
  epigenômica nutricional, 496
  nutrigenômica, 494
Gerontologia, 194
  avaliação geriátrica ampla, 196
  epidemiologia do envelhecimento, 194
  necessidades nutricionais, 197
  possíveis intervenções nutricionais comuns no envelhecimento, 199
Gestação(ões), 80
  anamnese inicial e avaliação clínica, 81
  anemia(s) na
    carenciais na manejo nutricional das, **102**
    diagnóstico diferencial, 101
  avaliação
    antropométrica na, 84
    bioquímica, 82
    da composição corporal na, **86**
    nutricional adequada durante a, 81
  classificação da hipertensão arterial durante a, **99**
  com baixo peso, abordagens para recuperação nutricional na, **101**
  comportamento alimentar na, avaliação do, 87
  curva de IMC para a avaliação do estado nutricional durante a, 85
  excesso de peso na, 95
  programação de ganho de peso na, 84
  recomendações nutricionais na, 87
  sintomas clínicos típicos da, **81-82**
  situações especiais na, 95
    carências nutricionais, 100
    cirurgia bariátrica prévia, 96
    diabetes, 97
    doença hipertensiva específica da gestação, 98
    doenças infecciosas, 105
    excesso de peso, 95
Gestante
  adulta, recomendação energética para, cálculo, **88**
  avaliação do estado nutricional, segundo IMC por semana gestacional, **85-86**
  avaliação nutricional da, 80
  com hepatites, condutas sugeridas para acompanhamento de, **105-106**
  com HIV-Aids, condutas sugeridas para acompanhamento de, **105-106**
  de 14 a 18 aos, recomendação energética para, cálculo, **89**
  recomendações nutricionais da, 80, **90**, 907
  valores diários de ingestão dietética para micronutrientes recomendados para, **91**
  vegetariana, 93
Gestão
  de fluxos e rotinas, 531
  de riscos, boas práticas na, 525
Glândula, sinais associados à desnutrição, **24**
Glicação, 72
Glicemia, 72
Glicocorticoides antenatais, uso de, 124
Glicólise anaeróbica, 73
Glicose sérica, relações clínico-nutricionais, **280**
GLIM (*Global Leadership Initiative on Malnutrition*), 15
GLOS (grupo local de segurança), 528
Glutamato-piruvato transaminase, 69
Glutamina, 211, 353
Goma de mascar, 297
Gordura
  avaliação das reservas de, 24
  conagem, 173
  corporal, excesso de, 242
Grande queimado, 335
  metas da terapia nutricional no, 337
  monitorização da terapia nutricional, 337
  necessidade calórica e proteica, 336
  nutrientes especiais, 338
  propranolol, 338
  risco nutricional, 336
  suplementação diária de micronutrientes no, sugestão, **338**

H

Habilidades comportamentais na comunicação, 543
Hábitos alimentares, 271
HDL (lipoproteína de alta densidade), 234
Hemoglobina glicada, 72
Hemograma, interpretação, 65
Hemorragia digestiva, 332
Hidratação, 24
  oral, 215
Hiperaldosteronismo, 322
Hipercalcemia, causas, 324
Hipercalemia, 75

Hipercolesterolemia, 235
Hiperêmese gravídica, 103
  critérios diagnósticos para classificação de, **103**
  opções de tratamento, *104*
Hiperfosfatemia, 323
Hiperglicemia, 374
Hiperinsulinemia, 243
Hipermagnesemia, 322
Hipertensão arterial
  durante a gestação, classificação, **99**
  sistêmica, 244
Hipertrigliceridemia, 375
Hipocalcemia, 323
Hipocalemia, tratamento emergencial, **321**
Hipofosfatemia, 323
Hipoglicemia, 169, 374
Hipomagnesemia, 322
Hipopotassemia, 321
Hiporreflexia, 322
Hiposmia, 195
Histonas, modificação em, 497
História dietética, 58, **62-63**

I

Idoso
  avaliação nutricional do, 26
  indicação de terapia nutricional enteral, 199
  metas proteicas em situações específicas, **198**
  necessidade
    calórica, 197
    hídrica, 198
    proteica, 198
  recomendações proteicas para, **191**
  triagem de risco em, 7
Íleo pós-operatório, 297
IMC
  para adultos, cálculo, **17**
  para idosos, cálculo, **17**
  pré-gestacional, 84
Imunonutrição, 296
Imunoterapia, 288
  oral, 155
Inapetência
  aconselhamento nutricional, **292**
  manejo nutricional, **304**
Indicador(es)
  da terapia nutricional na atenção em saúde,
  roteiro prático para aplicação dos, 520
  de desfechos, **520**
  de estrutura, 518, **520**
  de processo, 519, **520**
  de qualidade
    em terapia nutricional, 516

    modelo de ficha técnica de um, **520-521**
    para a terapia nutricional, 518
    voltados para a terapia nutricional conforme
    o modelo de Donabedian, **520**
  do estado nutricional proteico, 69
    albumina, 69
    pré-albumina, 70
    proteína transportadora de retinol, 70
    transferrina, 70
    transtiretina, 70
  relacionados ao metabolismo da glicose, 71
    glicemia, 72
    hemoglobina glicada, 72
    teste oral de tolerância à glicose, 72
Índice
  de anisocitose, 66
  de Kuchi-Kara Taberu, 491
  de massa corpórea (IMC), 20
  de Quetelet, 20
  glicêmico, 173, 249
  HOMA, relações clínico-nutricionais, **280**
Infância, dificuldades alimentares na, 149
  definições para, **149**
Infecção por alimentos, 88
Inflamação, marcadores de, parâmetros normais
na gestação, **83**
Ingredientes, armazenamento, 408
Inibidor(es)
  da fosfodiesterase, 327
  de PD-1, 289
Inotrópicos, 327
Insuficiência
  adrenocortical, 75
  cardíaca congestiva, 245
  renal, 75
Insulina, 251
Interação(ões)
  droga × dieta enteral, 479
  entre fármacos e alimentos, **481-488**
Intestino remanescente, fases de adaptação do, **215**
Intolerância
  a alimentos gordurosos, condutas nutricionais
  sugeridas, **82**
  à lactose, dietoterapia, **277**
  à nutrição enteral, 450
  a proteínas, condutas nutricionais sugeridas, **81**
  alimentar, 259
    em RN, 121
    sugestão de fluxo para pacientes com, *261*
Introdução alimentar, 147, 148
Iodo, 267
  recomendação para suplementação, **92**
Iodoterapia, 267
Iogurte de polpa de ameixa, ingredientes, 262

Índice Remissivo

J

Jejum
abreviação de, 422
pré-operatório
abreviação de, 296
prolongado, 423
Jejunostomia nasoenteral, vantagens e desvantagens, **365**

L

Lactação
anamnese inicial e avaliação clínica, 81
avaliação bioquímica, 82
avaliação e recomendações nutricionais na, 90
Lactário, 182
hospitalar, 181
Lactato, 73
relações clínico-nutricionais, **280**
Lactente(s)
com crescimento e desenvolvimento adequado
recomendações proteicas, **144**
de 6 e 12 meses de vida, esquema alimentar, **149**
gravemente doentes, recomendações proteicas, **145**
Lama biliar, 376
Leite
de transição, 115, 136
humano
aditivos de, 117
citocinas inflamatórias encontradas no, 117
componentes bioativos do, **116**
composição do, 115
hormônios no, 117
micronutrientes no, 116
materno
composição do, 127
maduro de mães de crianças a termo e pré-termo, composição do, **136**
Lesão(ões)
mamilares, 132
por pressão, 426
combate da, método mnemônico dos 12 passos, **431**
em mebrana mucosa, 428
estágios 1 e 2, 426
estágios 3 e 4, 427
estratégias para prevenção, 429
não classificável, 427
necessidades nutricionais na, **430**
nutrição na, 429
protocolo de prevenção, 433
protocolo de tratamento via enteral, 434
protocolo de tratamento via oral, 433

protocolo de tratamento via parenteral, 434
relacionada a dispositivo médico, 428
tissular profunda, 427
pulmonar aguda que origina SDRA, 346
renal aguda
causas de depleção proteico-energética no paciente com, 332
critérios conforme KDIGO, **331**
necessidades nutricionais no paciente com, 333
necessidades proteicas, 332
Leucemia, 270
Leucocitose, 67
Leucogama, 67
Liberação emocional, 544
Lifelong learning, 540
Ligamentos suspensores de Cooper, 126
Linfócito Treg, 152
Linfocitose, 67
Linfoma
complicações nutricionais mais comuns, **307**
Hodgkin, 270
não Hodgkin, 270
Lipídio(s)
como moduladores de resposta inflamatória para pacientes com SDRA, **349**
recomendações da gestante, **90**
recomendações nutricionais da, **91**
Líquidos, recomendações
gestante, **90**
nutricionais da, **91**
Livre mamada, 131
Louça, área de higienização de, 524
Lúpus eritematoso, 75

M

Má-absorção intestinal, conduta nutricional, **308**
Macronutriente(s), 115
para a população geral, recomendações dietéticas de, **53**
quociente respiratório dos, **348**
Magnésio, 75
deficiência de, 75
distúrbios do, 322
reposição de, 322
Malnutrition screening tool (MST), 33
Mama
anatomia da, 126
massagem na, 132
Mamada, cuidados importantes antes da, 132
Manejo nutricional das anemias carenciais na gestação, **102**
MAN-SF, caracterização, **15**
Marcadores de inflamação, parâmetros normais na gestação, **83**

558 Nutrição Hospitalar

Marketing nutricional, 509
  divulgação de consultório nas mídias tradicionais e digitais, 510
Massa muscular, 8
  ao longo da vida, *191*
  diminuição em relação à idade, *469*
  pontos de corte das técnicas de avaliação de, **472**
Massagem na mama, *132*
Materiais alimentícios, planejamento de aquisição, 401
Matéria-prima
  armazenamento, 408
  categorização de, **403**
Medicamentos imunossupressores, **206**
Melhoria contínua, 530
Meta calórica e proteica, adultos e idosos, **10**
Método mnemônico dos 12 passos para o combate da lesão por pressão, **431**
Meu prato saudável, 171
Microbiota
  composição da, 437
  intestinal, 211
    desequilíbrios na, 152
    eficácia à imunoterapia e à, 290
Microlearning, 540
Micronutriente(s), 116, 250
  recomendações nutricionais para gestação e lactação, 91
  suplementação obrigatória e usual durante a gestação e lactação, **92**
MicroRNA, 498
Midazolam, 329
Mieloma múltiplo, 75
Mindful eating, 258
Mindfulness, 258
Mini nutritional assessment (MNA), 31
Miniavaliação nutricional (MNA), 26, 197
Miniavaliação nutricional, versão reduzida (MNA-SF), 6
Misturas, componentes das, **137**
MNA (miniavaliação nutricional, versão reduzida), 6
Mobilidade, 196
Modalidade de ensino
  blended, 539
  mista, 539
  on-line, 539
  presencial, 539
Modelo
  assistencial em nutrição clínica, 2
  hierárquico desenvolvido por Satter, adaptação do, *456*
  tradicional de tratamento nutricional e aconselhamento nutricional, diferenças de conceitos entre, *454*
  transteórico de mudança comportamental, 457

Monitoramento nutricional, sugestão de, *12*
Monocitose, 67
Morfina, 328
MST, caracterização, **15**
Mucosite
  aconselhamento nutricional, **292**
  oral
    dietoterapia, **277**
    manejo nutricional, **303**
Muito pré-termo, 109
Músculo, cor ultrassonográfica do, 46
MUST, 32
MUST BAPEN, caracterização, **15**

N

Náusea(s), 322
  aconselhamento nutricional, **292**
  conduta nutricional, **82, 308**
  cuidados nutricionais para o controle de, **223**
  dietoterapia, **276**
  manejo nutricional, **304**
Náuseas e vômitos da gravidez, fluxograma de tratamento para, *104*
Necessidade(s)
  energéticas, cálculo das, 160
  hídrica, cálculo da necessidade, **145**
  nutricional(is)
    de bebês, 137
    determinação das, 10
    do paciente com câncer, 290
    na lesão por pressão, **430**
    nas doenças inflamatórias intestinais, 209
    no paciente cirúrgico crítico, 356
    no paciente com lesão renal aguda, **333**
    no paciente crítico, 314
    para idosos, 197
    para o paciente pediátrico oncológico, **281**
Nefrolitíase, 75
Neofobia, 150
Neoplasia de tireoide, 267
Networking, 510
Neutropenia, cuidados nutricionais na, 277
Nitroglicerina, 328
Nitroprussiato de sódio, 328
Nível(eis)
  de atividade física, **89**
  primário de assistência, 11
  secundário de assistência, 11
  terciário de assistência, 11
Noradrenalina, 326
Norepinefrina, 326
Normobiose, 437
NRS 2002 (*nutritional risk screening*), 3
  caracterização, **15**

Índice Remissivo

triagem inicial, **3-4**
Nutrição, 26
  cinco regras de ouro na, gravação do clipe, 526
  clínica
    capacitação interna em, 542
    modelo assistencial em, 2
  e o comportamento alimentar, 454
  em cuidados paliativos, 302
  enteral, manejo em crianças com câncer durante o tratamento antineoplásico, **283**
  hospitalar, treinamentos especializados do serviço, 528
  humanizada e afetiva, 454
  na lesão por pressão, 429
  parenteral
    contraindicações da, **284**
    individualizada, 372
    pronta para uso, 372
    total, componentes
      cálcio e fósforo, 122
      eletrólitos, 123
      oligoelementos, 123
Nutricionista, trilha profissional de, 541
Nutrientes, suplementação na prática clínica, 92
Nutrigenética, 495
Nutrigenômica, 494
Nutrition Risk In The Critically Ill, 356
Nutritional Risk Screening (NRS 2002), *30*
Nutriz
  cálculo energético para, 90
  recomendações nutricionais da, 80, **91**
  valores diários de ingestão dietética para micronutrientes recomendados para, **91**
  vegetariana, 93

O

Obesidade, 234
  controle da, 221
  infantil, 157
    causas, 157
    concentração plasmática de glicose, triglicerídeos e HDL, relação entre, 235
    consequências, 157
    diagnóstico nutricional, 158
    epidemiologia, 157
    necessidades energéticas, cálculo, 160
    prevenção, 161
    tratamento, 159
  recididva da, 222
Ocitocina, 127
Óculos
  de proteção vendados, 529
  vendados, atividades de, *529*
Odinofagia
  aconselhamento nutricional, **292**

manejo nutricional, **303**
Oficinas, 540
Óleo de peixe, metabólitos do, 449
Olhos, sinais associados à desnutrição, **23**
Ômega-3, 212
Oncologia
  cuidados paliativos na, 300
  nutrição em cuidados paliativos, 302
  pós-tratamento, 306
    abordagens gerais e nuticionais, 308
    complicações relacionadas ao tratamento oncológico, 306
  tratamento cirúrgico, 295
    abreviação de jejum pré-operatório, 296
    cirurgia do trato gastrointestinal, 298
    goma de mascar, 297
    imunonutrição, 296
    oerientação de alta e seguimento, 299
    orientação nutricional pré-operatória, 295
    reintrodução precoce da dieta, 297
    terapia nutricional nas complicações cirúrgicas, 298
    terapia nutricional no pós-operatório, 297
Oncopediatria, 275
  cardiogênese, 275
  etiologia, 275
  incidência, 275
  métodos de avaliação, 278
  necessidades nutricnoais, 280
  terapia nutricional, 280
  triagem nutricional, 278
Ordenha manual, *132*
Ortopedia, 188
Osso
  cortical, anatomia do, *189*
  trabecular, anatomia do, *189*
Osteopenia, conduta nutricional, **308**
Osteoporose, 307
  conduta nutricional, **308**
Overfeeding, 332, 336
Ovolactovegetariano, 263
Oxigenação por membrana extracorpórea, 450

P

Paciente(s)
  amputados
    adequação do peso em, 18
    estimativa ou correção de peso em, 18
  cirúrgico crítico, 355
    avaliação nutricional do, 355
    cuidado nutricional perioperatório, 357
    jejum pré-operatório, 357
    necessidades nutricionais, 356
    pós-operatório, 358

pré-habilitação nutricional, 356
terapia nutricional pré-operatória, 357
triagem, 355
via de nutrição no perioperatório, escolha da, 358
com COVID-19, cuidado nutricional no atendimento do, 447
avaliação nutricional, 447
dose, evolução e ajustes da terapia nutricional, 448
em posição prona, nutrição para, 450
fatores de risco que devem ser considerados, **448**
fluxo de assistência nutricional em unidade hospitalar, *452*
reabilitação pós-COVID, 451
seleção da fórmula, 449
tempo de início da terapia nutricional, 448
terapia nutricional diurante a oxigenação por membrana extracorpórea, 450
terapia nutricional oral, 451
tolerância à nutrição, monitorização da, 450
triagem, 447
vias e métodos para terapia nutricional, 448
crítico
equações para estimativa do gasto energético de pacientes, **316**
métodos de avaliação, 314
necessidades nutricionais, 314, 315
diabético
educação do, 151
recomendação de nutrientes, **249**
experiência do, 534
grave, recomendações nutricionais para, **318**
hematológico, cuidados nutricionais em, 270
pediátrico ocológico, necessidades nutricionais para o, **281**
Pâncreas, 340
anatomia do, *340*
função endócrina, 340
função exócrina, 341
Pancreatite, 341
Pancreatite aguda, 341
Pancreatite aguda grave, 340
metas energética e proteica, baseadas na regra de bolso, sugestões, **342**
terapia nutricional para, *343*
Pancreatite crônica, 341
Panelas, áreas de armazenamento de, *525*
Pão francês, ingredientes, 262
Paralisia muscular, 322
Pasteurização, 179
PEG em oncologia, indicações, **282**
Pega
e posicionamento da mama, *130*
incorreta, sinais de, 131
Peixes, recomendações de ingestão, **88**

Pele, sinais associados à desnutrição, **24**
Peptídeo C, 73
Percentis
de circunferência da panturrilha, 41
de circunferência de braço, 40
de circunferência muscular do braço, 41
de dobra cutânea tricipital, 40
para circunferência do braço
sexo feminino, 35
sexo masculino, 34
para circunferência muscular do braço
sexo feminino, 37
sexo masculino, 36
para dobra cutânea do tríceps
sexo feminino, 39
sexo masculino, 38
Perfil lipídico, 73
Perpetuidade, 537
Peso
corpóreo/corporal, 17
fórmula para estimativa de, **18**
metas para manutenção e redução**, 159**
estimativa em relação à retenção de líquidos, **10**
ideal, sugestão de cálculo, **17**
porcentagens correspondentes a cada segmento do corpo, *18*
recomendações para ganho de gestantes, **84**
variação do, 18
Physical performance battery, 472
Pica, critérios diagnósticos, **255**
Pirâmide
de Maslow, *456*
de Satter, *456*
Pirose, condutas nutricionais sugeridas, **82**
Plano de cuidado nutricional, 10
Plaquetograma, 67
Pneumonia associada à ventilação mecânica, 442
Polidipsia, 248
Polifagia, 248
Polifarmácia, 197
Poliquimioterapia, 287
Politrauma, 351
Poliúria, 248
População idosa, 194
Pós-alta hospitalar, continuidade da assistência, 466
Posição
cruzada para amamentar, *130*
deitada para amamentar, *129*
invertida para amamentar, *129*
para amamentar, 128
tradicional para amamentar, *128*
Pós-transplante hepático, 205
Potássio, 76, 321
alterações eletrocardiográficas com o aumento do, 322

Índice Remissivo

Prato, composto por alimentos que são fontes de carboidratos, *171*
Pré-albumina, 70
  relações clínico-nutricionais, **280**
Prebióticos, 155
  mecanismo de ação, 439
Preferências alimentares, acentuação de, condutas nutricionais sugeridas, **82**
Prematuro
  cuidado nutricional do recém-nascido, 111
  terapia nutricional do, 110
    nutrição enteral, 110
    oferta de glicose, 111
    oferta de lipídios, 111
    oferta de minerais, 110
    oferta de proteína, 111
Pré-natal
  fluxo de exames bioquímicos obrigatórios durante o, **83**
  referências para análise de exames bioquímicos durante o, **83**
Preparo imunológico, 421
  orientação para pacientes elegíveis para realizar o, **422**
Prescrição dietética
  avaliação dietética, 57
  ferramentas em tempos atuais, 59
  métodos retrospectivos × métodos prospectivos, 58
  no âmbito hospitalar, 53
Pré-termo
  extremo, 109
  moderado, 109
Primeiros mil dias de vida, 134
Probióticos, 124, 155
  conceitos, 439
  disponíveis no Brasil, **444-446**
  mecanismo de ação, 439
  recomendações para suplementação, **93**
  tipos, 438
Processo de reabilitação motora para alcançar a funcionalidade, itens e sistemas envolvidos no, *473*
Produto(s)
  congelados, validade de, **409**
  planillha de categorização de, **402**
  probióticos e simbióticos disponíveis no Brasil, **444-446**
Programa ERAS, 422
Projeto
  ACERTO, 355, 424
  de segurança, 529
  Genoma Humano, 493
  lean six sigma, 530
  NutriAção, 528
Promoção de saúde, 308
Propofol, 329
Propranolol, 338

Proteína, 190
  contagem, 173
  C-reativa, 71
  de fase aguda positiva, 71
  do leite humano, 116
  glicada, 73
  hidrolisada do arroz, 154
  recomendações da gestante, **90**
  recomendações nutricionais da, **91**
  transportadora de retinol, 70
Protocolo
  FoCo, 528
  Wahls, 130

Q

QFCA (Questionário de frequência do consumo alimentar), 58, **60-62**
QR, *ver* Quociente respiratório
Queimados adultos, fórmulas preditivas utilizadas para estimar necessidade calórica em, **337**
Queimaduras, 335
Questionário
  de frequência do consumo alimentar, **58, 60**
  de triagem de sarcopenia SARC-F, *470*
  de triagem de sarcopenia SARC-F+CC, *471*
  SARC- F, **7-8**
Quimioterapia, 287
  adjuvante, 287
  curativa, 287
  neoadjuvante, 287
  paliativa, 287
Quimioterápico potencial emético de alguns, **288**
Quiz da segurança, 529
Quociente respiratório, 336
  dos macronutrientes, **348**
  uso de formulações para manipular, **348**

R

Radioterapia, 286, 441
  efeitos colaterais, conforme a região anatômica, **287**
Reabilitação
  de maneira didática, processo de, *475*
  motora, 469
  pós-COVID, 451
Reação(ões)
  alérgicas, 152
  imunomediadas, 289
Readmissão hospitalar, 466
  intervenções que reduzem a, 467
Reatividade cruzada, 153
Recém-nascido
  com crescimento e desenvolvimento adequado recomendações proteicas, **144**

562　Nutrição Hospitalar

prematuro, 109
  amamentação em, 113
  terapia nutricional no, 109
Recidiva de obesidade, cuidados nutricionais para o controle de, **224**
Recomendações nutricionais, 141
  na gestação, 87
    energia e macronutrientes, 88
    para micronutrientes, 91
    segurança dos alimentos, 87
  para pacientes graves, **318**
Recordatório alimentar de 24 horas, **58**
  exemplo de preenchimento, **60**
Refeição(ões)
  atendimento nas unidades de internação fluxo exclusivo, **417**
  carros para distribuição de, prós e contras dos modelos de, **415**
  entrega das, 416
  montagem das, 415
  montagem e distribuição de, 413
    condições sanitárias, 414
    entrega das refeições, 416
    precauções, 416
    temperatura dos alimentos, 414
  processo de produção de, 394
  riscos ocupacionais na preparação e dispensação de, 523
Refluxo, condutas nutricionais sugeridas, **82**
Registro alimentar, **59**, 63
  pesado, **59, 63**
  por meio de métodos visuais, **59**
Regra de bolso, sugestões de meta energética e proteica, baseadas na, **342**
Remoção do bebê do seio, *131*
Responsabilidade ambiental, 394
Resposta inflamatória sistêmica, etapas do processo de, *346*
Restrição de crescimento intrauterino, 100
Retenção
  de líquidos, estimativas de peso em relação à, **19**
  de sódio e água, dietoterapia, **277**
  hídrica, condutas nutricionais sugeridas, **82**
Risco(s)
  ambientais, 524
  de acidente, 525
  oficina de percepção de, 527
Roda da vida, exemplo preenchido da, *459*

S

Salivação, aumento de, condutas nutricionais sugeridas, **81**
SARA (síndrome da angústia respiratória aguda), 345
SARC-F, para idosos, 7

Sarcopenia, 15, 306, 469, 470
  conduta nutricional, **308**
  SARC-F, questionário de triagem de, *470*
  SARC-F+CC, questionário de triagem de, *471*
  triagem de risco para idosos, 7
Saúde, conceitos de qualidade aplicados à, 517
Sedativo-hipnóticos, 329
Sedativos, 328
Sedentarismo, 243
Segurança
  do colaborador, 523
  quiz da, 529
Seletividade, 150
  na infância, 147
Semivegetariano, indivíduo, 263
Sensibilizador de canais de cálcio, 327
Serviço(s)
  de alimentação do Hospital Israelita Albert Einstein, 398-400
    açougue no, modelo de ordem produção do, *400*
    ficha técnica do, 398
    ordem de pré-preparo do, modelo **399**
    ordem de produção, modelo, 399
  de nutrição, oficina aplicada no, 527
Setor de transformação no final do treinamento, 526
Siderofilina, 70
Simbióticos, 440
  disponíveis no Brasil, **444-446**
Simulação realística, 540
Sinais físicos indicativos de
  carências específicas de nutrientes, **23-24**
  desnutrição energético-proteica, **23-24**
Síndrome(s)
  da angústia respiratória aguda, 345
  da angústia respiratória do adulto, 345
  de desconforto respiratório agudo, 345
    fatores de risco para, **346**
    lipídio, 349
    manejo nutricional, 347
    necessidades calóricas, recomendação segundo a Diretriz Brasileira de Ventilação Mecânica, 2013, **347**
    necessidades proteicas, recomendação segundo a Diretriz Brasileira de Ventilação Mecânica, 2013, **347**
    segundo classificação de Berlim, **345**
    terapia nutricional em posição prona, 347
    uso de fórmulações para manipular QR, recomendações referentes ao, **348**
  de Doose, 164
  de Dravet, 164
  de *dumping*
    cuidados nutricionais para o controle de, **223**
    recomendação nutricional, **299**
  de realimentação, 367, 375

Índice Remissivo

demenciais, 228
do intestino curto, 213
  ambulatório multidisciplinar de, 217
  avaiação do estado nutricional, 214
  hidratação oral, 215
  padrão de dieta , **219-210**
  terapia nutricional, objetivos, 215
  tratamento farmacológico, 214
metabólica, 234
  conduta nutricional, **308**
  recomendações nutricionais para gestantes com fatores de risco para, **95-96**
  tratamento dietoterápico de pacientes com, 243
SIPOC (*suppliers, inputs, process, outputs and customers*), 531
SIRS (*systemic inflammatory response syndrome*), 346
Sistema(s)
  cardiovascular, sinais associados à desnutrição, **24**
  GALT, 439
  gastrointestinal, sinais associados à desnutrição, **24**
  musculoesquelético, sinais associados à desnutrição, **24**
  nervoso, sinais associados à desnutrição, **24**
Sleeve, 221
Sobrepeso, 235
Sódio, 76
  recomendações da gestante, **90**
  recomendações nutricionais da, **91**
Sofrimento, abordagem do, *302*
Solução clorada, planilha de monitoramento de, **410**
Sonda nasoenteral, vantagens e desvantagens, **365**
Sono e vigília, mudança nos padrões de, condutas nutricionais sugeridas, **82**
Sonolência, 322
Status
  nutricional, consequências do efeito metabólico e hormonal pós-queimadura no, 335
  volêmico, 332
STRONGkids, **6-7**
Substituto, 167
Superfície corporal queimada (SCQ), 335
Suplementação
  com aminoácidos específicos, 124
  de vitaminas e minerais, 168
Suplemento(s)
  nutricional oral, 377
    indicação, *378, 380*
  probióticos
    em fórmulas magistrais, 438
    industrializados, 438
Suporte nutricional na enterocolite, 120
Sustentabilidade, 538

T

Tabagismo, 245
Tecido subcutâneo, sinais associados à desnutrição, **24**
Telemedicina, 499
Telenutrição, 499, 501
  conceitos, 499
  experiência no Hospital Israelita Albert Einstein, 502
  resoluções, 499
Telessaúde, 499
  no atendimento nutricional, estratégias da, 501
Temperatura
  de controle de acordo com a legislação e etapa da cadeia produtiva, **414**
  dos alimentos, 414
    para consumo e em espera para distribuição, **414**
Terapia
  antineoplásica, risco nutricional de acordo com a, **279**
  cognitivo-comportamental, 258
  comportamental dialética, 258
  intensiva, drogas em, 325
  nutricional
    do prematuro, 110
    em pacientes onco-hematológicos, 271
    enteral, 210, 216, 282, 362
      administração, 365
      benefícios, **363**
      complicações mecânicas, 367
      complicações metabólicas, 366
      contraindicações, 364
      controle glicêmico, 367
      dispositivos para, vantagens e desvantagens, **365**
      indicações para uso da, **362-363**
      início, indicação para, **363**
      monitoramento, 365
      objetivos do monitoramento, **366**
      para idosos, 199
      vias de acesso, 364
    equipe multiprofissional de, 383
    indicadores de qualidade em, 516, 519
    nas complicações cirúrgicas, 298
    no pós-operatório, cirurgia de cabeça e pescoço, 297
    no recém-nascido prematuro, 109
    oral, 210, 216, 377
    para doença hipertensiva específica da gestação, 98
    para pacientes com pancreatite aguda grave, *343*
  parenteral, 216, 369
    administração, 371
    complicações, 373

564   Nutrição Hospitalar

contraindicações, 371
indicações, **370**
indicações de via de acesso, **371**
monitorização, 373, **373**
para pacientes adultos, recomendações
nutricionais em, **373**
suplementar de, **370**
via de acesso, escolha, 371
precoce no pós-cirúrgico, 423
tomada de decisão de acordo com
prognóstico, **304**
Testagem combinada de HIV, sífilis e hepatite B à
gestante, **105**
Teste
de equilíbrio, 472
de provocação oral, 152
oral de tolerância à glicose, 72
Tetania, 322
Timed get-up-and-go test, 472
Tireoidectomia, 267
Tolerância oral, 152
Tomada de decisão para a terapia nutricional de
acordo com o prognóstico, **304**
Tomografia computadorizada, 46
para avaliar composição corporal, 46
Tórax, sinais associados à desnutrição, **24**
Transaminases, 68
Transferrina, 70
Transplante cardíaco, 246
Transtiretina, 70
Transtorno(s)
alimentares, 254
complicações, **256-257**
critérios diagnósticos em, **255**
diretrizes para o tratamento nutricional, 257
especificado, critérios diagnósticos, **255**
não especificado, critérios diagnósticos, **255**
restritivo evitativo, critérios diagnósticos, **255**
de compulsão alimentar, 256
complicações clínicas, **257**
critérios diagnósticos, **255**
de ruminação, critérios diagnósticos, **255**
Tratamento
nutricional, modelo tradicional, *454*
ocológico, efeitos adversos e dietoterapia, **276-277**
pré e pós-transplante hepático, recomendações
de nutrientes para pacientes com, **205**
Traumatismo cranioencefálico, 351
Treinamento
de "gameficação", 527
divulgação do, 527
especializados do serviço nutrição hospitalar, 528
diálogos de segurança, 528
GLOS, 528
projeto NutriAção, 528
projetos de segurança no trajeto, 529
quiz da segurança, 529

Servindo o bem-estar, cronograma do programa
de, **542**
Tremor, 322
Triagem(ns)
de risco
de desnutrição para crianças de 1 mês a 18
anos de idade, 6
de sarcopenia para idosos, 7
em idosos, 7
nutricional, 2, 14
caracterização das ferramentas de, **15**
ferramentas de, 3
sugestão de, 3
para crianças e adolescentes, 6
para anemias e estoques de ferro, parâmetros
normais na gestação, **83**
para diabetes, parâmetros normais na gestação, **83**
para dislipidemias, parâmetros normais na
gestação, **83**
Triglicerídeos, relações clínico-nutricionais, **280**
Trilha
de aprendizagem, 540
Einstein, 541
profissional de nutricionista, 541
Triple aim, 12, 50, *51*
Trismo, aconselhamento nutricional, **292**
Trombocitopenia, parâmetros normais na
gestação, **83**
TUG (*timed up and go*), 196
Tumor, abordagens terapêuticas imunológicas
para, 289

U

Ultrassom, 45
para avaliação da composição corporal, 45
Unha, sinais associados à desnutrição, **24**
Unidade
de Hounsfield, 46
produtora de refeições, 391-417
estrutura física, equipamentos e recursos
humanos, 396
experiência gastronômica no ambiente
hospitalar, 392,
montagem e distribuição de refeições, 413
planejamento de aquisição de gêneros
alimentícios e materiais, 401
Ureia, 74
relações clínico-nutricionais, **280**
Usual gait speed short, 472

V

Valor
de pontos de corte sugeridos para a definição de
baixa muscularidade, **47-48**

Índice Remissivo

de referência para diagnóstico do estado nutricional, **159**
Variação ponderal, cálculo da, **19**
Vasodilatadores, 328
Vasopressina, 326
Vasopressores, 326
Vegetarianismo na gestação e lactação, adequação de dieta ao, **93**
Vegetariano estrito, 263
Velocidade de hemossedimentação, 68
Vídeos educacionais, 539
Vitamina D, 190
    alimentos fontes de, 190
    parâmetros normais na gestação, **83**
    recomendações para suplementação, **93**
Vômito(s)
    aconselhamento nutricional, **292**
    condutas nutricionais sugeridas, **82**
    cuidados nutricionais para o controle de, **223**
    dietoterapia, **276**
    manejo nutricional, **304**

W

Workshops, 540

X

Xerostomia, 195
    aconselhamento nutricional, **293**
    conduta nutricional, **308**
    dietoterapia, **276**
    manejo nutricional, **303**